Alfred Vogel

Lehrbuch der Kinderkrankheiten

Alfred Vogel

Lehrbuch der Kinderkrankheiten

ISBN/EAN: 9783742809018

Hergestellt in Europa, USA, Kanada, Australien, Japan

Cover: Foto ©Lupo / pixelio.de

Manufactured and distributed by brebook publishing software
(www.brebook.com)

Alfred Vogel

Lehrbuch der Kinderkrankheiten

Lehrbuch

der

nderkrankheiten

von

Dr. Alfred Vogel,
Professor der medicinischen Klinik in Dorpat.

Mit 6 lithographirten Tafeln.

Vierte Auflage.

Erlangen.
Verlag von Ferdinand Enke.
1869.

Vorwort zur ersten Auflage.

————

Der Hauptzweck dieses Buches ist, meinen Zuhörern einen Leitfaden in die Hand zu geben, welchen sie ihren häuslichen Studien zu Grunde legen können. In einem von zahlreichen Kranken frequentirten Ambulatorium ist es nicht immer möglich, über alle Fälle die gehörige, erschöpfende Belehrung zu geben. Man muss sich meist damit begnügen, nach einem bündigen Krankenexamen die Diagnose zu stellen, das Sichtbare sehen, das Hörbare hören und das Greifbare fühlen zu lassen. Die ausführlichere Schilderung und Deutung der Symptome kann bei gehörigem Fleisse auch aus Büchern erlernt werden.

Obgleich nun die Zahl der schon bestehenden Lehrbücher keine geringe ist und jedes derselben viel gutes und wahres enthält, so wird man mir es doch nicht verargen, wenn ich mit keinem derselben vollkommen einverstanden bin. Es soll diess keineswegs als Tadel, sondern nur als Beweis angesehen werden, dass manches in der Pädiatrik noch Hypothese ist und namentlich die Therapie von verschiedenen Aerzten verschieden gehandhabt wird.

Die hier angegebene Behandlung mag sceptisch oder selbst einseitig genannt werden. Sie mag es stellenweise auch sein. Jeder Arzt kann sich irren, keiner aber sollte sich herbeilassen, Mittel zu rühmen, die ihn selbst schon oft im Stiche gelassen haben. Hätte man von jeher strenge an diesem Grundsatze festgehalten, so stünde es gewiss besser um unsere Therapie und um den ganzen Stand der Aerzte überhaupt. Die ziemlich allgemein gewordene Sitte, jedem Abschnitte eine möglichst grosse Anzahl von Quellen aus Handbüchern, Monographien und Journalartikeln vorauszuschicken, ist unterlassen, weil sich diese Citate schon in den meisten anderen Lehrbüchern finden, z. B. bei Rilliet und Barthez, bei Canstatt, in Virchow's Pathologie, und weil dieselben nur dann einen Sinn haben, wenn auch ihr Inhalt in der folgenden Schilderung resümirt und kritisch beleuchtet wird. Eine derartige Bearbeitung ist jedoch für das Anfangsstudium nicht zweckmässig, indem hiebei die nöthige Kürze und Klarheit verloren geht.

München, im Juli 1860.

Alfred Vogel.

Vorwort zur zweiten Auflage.

Die erste, anderthalbtausend Exemplare starke Auflage dieses Lehrbuches ist nun nach drei Jahren vergriffen und von der durch Dr. Drielsma veranstalteten holländischen Uebersetzung ist die zweite Auflage schon erschienen. Wenn die Resultate mich schon hinreichend ermuthigten, an eine zweite Auflage zu gehen, so wurde ich in meinem Vorhaben noch durch vielfache Anerkennung von Seite der Collegen und Schüler bestärkt. Zur besonderen Beruhigung gereicht es mir, dass die Kritik gar keine Einwürfe gegen die als Thatsachen von mir hingestellten Angaben zu machen hatte. Die Pädiatrik ist aber eine der unfertigsten Doktrinen, und es liess sich demnach leicht voraussehen, dass manche meiner Hypothesen von den Fachgenossen beanstandet und durch andere ersetzt würden. Wo mir die letzteren plausibel und wichtig genug erschienen, habe ich sie neben den meinigen angeführt.

Im übrigen wurde bis auf einige Zusätze der Text der I. Auflage beibehalten. Die zweite Auflage ist etwas enger gedruckt und dadurch um 6 Bogen kürzer als die erste. Wenn auf diese Weise die Eleganz einigermassen benachtheiligt ist, so wird dieser Nachtheil durch eine bedeutende Preisermässigung hinlänglich aufgewogen. Die in der I. Auflage nicht sehr gelungenen Abbildungen wurden nun durch neue, wie mir scheint, tadellose ersetzt.

So ist, was an mir liegt, für Verbesserung und allgemeine Verbreitung Alles geschehen. Möge die bisher bewiesene Theilnahme dem Lehrbuche auch in seiner neuen Gestalt nicht vorenthalten bleiben, und dasselbe auch in Zukunft als treuer Führer am Krankenbette sich bewähren.

München, im October 1863.

Alfred Vogel.

Vorwort zur dritten Auflage.

Wieder nach drei Jahren erlebe ich die grosse Freude, zum dritten Male mein Lehrbuch der Kinderkrankheiten den Fachgenossen und Jüngern der Wissenschaft vorlegen zu dürfen und bin nun vollkommen darüber beruhigt, dass meine Schöpfung keine ganz unnöthige war. Als fernere äussere Anerkennung ist zu berichten, dass zur holländischen Uebersetzung sich vor zwei Jahren noch eine russische unter Redaktion von M. Zelensky gesellt hat. Was die Verbesserungen und Zusätze betrifft, so sind dieselben nicht beträchtlich. Nur das Capitel der Diphtherie musste umgearbeitet werden, indem die Schilderung in den beiden ersten Auflagen mehr der sporadischen Diphtherie in Folge von Scharlach etc. entsprach, während die epidemische Form, welche ich erst in den letzten Jahren aus eigener Anschauung kennen lernte, nicht erschöpfend gewürdigt worden war. So übergebe ich denn guten Muthes das Werk dem angehenden Praktiker von Neuem. Möge es ihm in

Stunden des diagnostischen Zweifels und der therapeutischen Verlegenheit, die ja bei keinem gewissenhaften Anfänger ausbleiben, zur Klarheit verhelfen und das schwankend gewordene Vertrauen zu seiner ärztlichen Kunst zu heben im Stande sein.

Dorpat, im October 1866.

Alfred Vogel.

Vorwort zur vierten Auflage.

Man hat diesem Lehrbuche zuweilen den Vorwurf gemacht, dass manche Capitel zu kurz, nicht erschöpfend genug behandelt seien. Hiegegen ist zu erinnern, dass bei dem Studium der Kinderkrankheiten stets gründliche Kenntniss der speciellen Pathologie und Therapie vorausgesetzt werden muss und also ein derartiges Lehrbuch nur als Anhang an die üblichen Compendien der speciellen Pathologie zu betrachten ist. Nur die dem Kindesalter speciell zukommenden Eigenthümlichkeiten des Krankheitsverlaufes sollen ausführlicher besprochen werden, und von dieser Anschauung ausgehend wurden auch in dieser vierten Auflage nur an zwei Stellen grössere Zusätze für nöthig erachtet. Der erste Zusatz betrifft die Liebig'sche Kindersuppe, welche sich nach mehrjähriger Prüfung als das beste Surrogat der Muttermilch erwiesen hat und nun mit vollstem Vertrauen in der Pädiatrik eingeführt werden kann.

Die zweite Vermehrung des Buches, nämlich die Einreihung der mysteriösen Rubeolae, Rötheln, als selbstständiges acutes Exanthem wird wohl von manchen Dermatologen nicht günstig aufgenommen werden, was ich um so verzeihlicher finde, als ich selbst, bis ich nicht durch eigene

Anschauung eines Besseren belehrt wurde, die Selbstständigkeit dieses Exanthemes bezweifelte. Ausserdem wurde an einzelnen Stellen neuer therapeutischer Hülfsmittel gedacht, dabei jedoch stets an dem Grundsatze fest gehalten, dass nur solche Heilverfahren berücksichtigt werden dürfen, welche nach meinen eigenen Erfahrungen oder denen anerkannter Autoritäten wirklich empfehlenswerth sind.

Schlüsslich freue ich mich berichten zu können, dass dieses Lehrbuch jetzt in drei fremde Sprachen übertragen ist, indem zu den schon früher erschienenen holländischen und russischen Uebersetzungen noch eine weitere in's Englische, von Dr. Raphael in New-York angefertigt, hinzugekommen ist.

Dorpat, im Juli 1868.

Alfred Vogel.

Inhalt.

I. Allgemeiner Theil.

---

1. Capitel.

Physiologisch anatomische Bemerkungen über den kindlichen Organismus.

A. Respiration und Circulation. Der erste Akt des Neugeborenen ist eine Inspiration. Unmittelbar nach der Geburt contrahiren sich die Inspirationsmuskeln, und es dringt zum ersten Male atmosphärische Luft in die Lungenbläschen. Die hierauf erfolgende Volumszunahme der Lungen bedingt einerseits nach aussen Vergrösserung des Brustkorbes, andererseits aber auch nach innen eine Compression der neben den Lungen in der Brusthöhle befindlichen Organe — Herz, grosse Gefässe und Thymusdrüse —, und ferner ein Herabdrängen des Zwerchfells, wodurch ein beträchtlicher Druck auf die Baucheingeweide entstehen muss. Diese plötzliche Volumsveränderung sämmtlicher Brust- und Baucheingeweide trägt neben andern physiologischen Vorgängen jedenfalls dazu bei, die Circulationsverhältnisse der einzelnen Organe zu ändern, und es schliessen sich in der That folgende fötale Blutbahnen unmittelbar oder bald nach der Geburt:

1) Der Ductus venosus Arantii, Tafel I. 4. Aus der Placenta entspringt die Nabelvene, Tafel I. 8, läuft nach ihrem Eintritt durch den Nabelring zwischen dem Bauchfell und den Musc. transversis zur Leber und gelangt durch die Fossa longitudinalis anterior sinistra rückwärts zum linken Ende der Fossa transversa. Sie theilt sich hier in 2 Aeste, von welchen der grössere in den linken Ast der Pfortader geht, der kleinere Ast als Ductus venosus Arantii aber in die untere Hohlvene, Tafel I. 4. einmündet. Der Ductus venosus Arantii verbindet also die Nabelvene mit der V. cava adscendens, und diese Verbindung sowie jene mit der Pfortader wird aufgehoben, sobald die Placenta vom Uterus abgestossen, das Blut in der Nabelvene stagnirt, und die erste Inspiration geschehen ist.

2) Der Ductus arteriosus Botalli, Tafel I 2, am Fötus ein Verbindungscanal zwischen der Arteria pulmonalis und der Aorta. Er ent-

springt da, wo die Arteria pulmonalis sich in die beiden Aeste spaltet, doch mehr nach dem linken Aste hin, läuft dann schräg aufwärts nach dem unteren Rande des Aortabogens, und verbindet sich unter einem stumpfen Winkel mit demselben an der Stelle, wo nach oben die linke Arteria subclavia hervorkommt. Er dient dazu, das Blut von den Lungen abzuhalten und es sogleich wieder aus dem rechten Herzen in den grossen Kreislauf zu bringen. Je näher die Geburt heranrückt, desto dünner wird der Ductus arteriosus B., desto stärker die beiden Aeste der Pulmonalarterie. Je weiter der Ductus arterios. B., desto enger ist der Theil der Aorta, welcher aus dem Herzen bis zur Einmündungsstelle dieses Ductus geht. Die durch die Inspirationsmuskeln ausgedehnten Lungen saugen nicht nur Luft, sondern auch Blut aus den Gefässen an, nicht blos das luftführende, auch das blut führende Röhrensystem erweitert sich. Es entsteht ein rascher und stärkerer Blutstrom von der Lungenarterie zu den Lungen, die Lungenarterie gibt kein Blut mehr an ihren fötalen Verbindungsgang mit der Aorta, den Ductus Botalli, ab, und letzterer obliterirt hierauf so schnell, dass man bei einem Kinde das 24—36 Stunden gelebt hat, kaum mehr eine Sonde durch denselben führen kann.

3) Das Foramen ovale. Das Septum der Vorhöfe hat im Fötus eine Oeffnung, For. ovale, da wo beim Erwachsenen die Fossa ovalis liegt. An dieser Oeffnung findet sich eine häutige, halbmondförmige Klappe, Valvula foraminis ovalis, die nach oben einen ausgeschweiften, freien Rand hat. Im Fötus verschliesst diese Klappe das For. ovale nur sehr unvollständig, so dass ein Theil des Blutes aus dem rechten Vorhof direct in den linken Vorhof und mit Umgehung der Lungen sogleich wieder in den grossen Kreislauf gelangt. Je näher die Geburt heranrückt, um so kleiner wird das For. ovale und um so grösser und entwickelter seine Klappe. Nach der Geburt wandeln sich die Lungen plötzlich zu einem Saugwerke um, es wird eine grössere Blutzufuhr zu denselben nothwendig, der rechte Ventrikel erweitert sich und hiemit wird die Blutbahn vom For. ovale abgelenkt. Der freie Rand der halbmondförmigen Klappe besteht zwar gewöhnlich noch einige Monate fort, die Klappe ist aber so entwickelt, dass sie allseitig, sufficient schliesst. Bei Kindern über 8—10 Monate findet man in der Regel den Klappenrand total mit dem entsprechenden Raude des For. ovale verwachsen.

4) Die Nabelarterien, Art. umbilicales, Tafel I. 9. Nachdem schon bei Verschluss des Ductus venosus Arantii der Nabelvene gedacht worden, erübrigt noch die Beschreibung des Verschlusses der Nabelarterien. Die beiden Nabelarterien entspringen aus der entsprechenden Arteria hypogastrica, übertreffen an Dicke alle übrigen Aeste der Hypogastrica, und steigen neben der Harnblase aufwärts. Beide fassen den Urachus zwischen sich und gehen mit ihm zwischen den Bauchmuskeln und dem Bauchfell in die Höhe bis zum Nabel. Sie laufen nun gewunden durch den Nabelstrang und erreichen die Placenta, in der sie sich verästeln. Sobald die Verbindung zwischen Uterus und Placenta aufgehört hat, entsteht in diesen Umbilicalarterien ein Thrombus, der sich fast bis zu ihrem Ursprunge aus der arteria hypogastrica erstreckt. Nur eine kurze Strecke von diesen Ursprungsstellen bleiben sie wegsam, und geben einige Arter. vesicales, beim weiblichen Geschlecht ausserdem die Arter. uterina ab. Der übrige Theil von da bis zum Nabelring obliterirt und bildet einen feinen weissen Strang. —

Neben diesen grossen mechanischen Veränderungen gehen durch den Eintritt der atmosphärischen Luft in die Lungen noch bedeutendere chemische Processe vor. Durch Wechselwirkung von Luft und Blut, und durch den Austausch von Gasen, welche die Wand der den Lungen-Alveolen anliegenden Capillaren und die Alveolenwandung selbst in 2 entgegengesetzten Richtungen zu durchdringen haben, wird Luft und Blut so verändert, dass erstere irrespirabel, letzteres arteriell und somit nahrungsfähig gemacht wird. Der Neugeborene bekömmt hellrothes und dunkelrothes Blut.

Eines dem kindlichen Organismus allein zukommenden Organes muss hier noch Erwähnung geschehen, der Thymusdrüse. Die Thymus zeichnet sich durch grosse Verschiedenheit in Bezug auf Grösse, Gewicht, Consistenz und Gestalt aus.

In das Mediastinum anticum eingebettet beschränkt sie sich bald auf den obern Theil des Herzbeutels und auf die Ursprünge der grossen Gefässstämme, in der Breite kaum $1/2$ Zoll messend, bald wieder reicht sie von der Schilddrüse bis zum Zwerchfell herab und übersteigt $2^1/_2$ Zoll in der Breite. Nach Jendrassik sind ihre Hauptblutgefässe unmittelbare Zweige der grossen Gefässstämme, welchen sie aufliegt. Nach demselben Autor, dem wir noch die meiste Aufklärung über dieses räthselhafte Organ verdanken, besteht die Thymus aus 2 oft sehr ungleichen Hälften, welche durch eine aus mehreren zarten Blättern zusammengesetzte Membran mit einander verbunden sind, in der die Hauptblutstämme verlaufen. Die häufiger vorkommende Gestalt einer solchen Thymushälfte ist eine längliche, das obere Drittel beiläufig schmächtig, abgerundet, während der übrige Theil mehr abgeflacht und breiter ist; oft krümmt sich noch vom unteren Ende der Drüse ein mehr oder weniger grosser Abschnitt hornartig am äusseren Rande nach aufwärts. Abweichend von dieser Form ist die Thymushälfte nur in Gestalt eines durchgehends dünnen und schmalen strangartigen Streifens vorhanden, oder sie zerfällt bei bedeutendem Volumen in mehrere abgerundete Lappen, die durch dünne Parenchymtheile verbunden neben oder über einander gelagert sind.

In allen Fällen ist die vordere dem Sternum zugewendete Fläche convex, die hintere dem Herzbeutel aufliegende schwach concav. Der äussere und untere Rand ist dünn, oft saumartig, der innere stumpfer, mit tiefen Furchen versehen, in welche wie in einen Hilus die Blutgefässe sich einsenken.

Am Anfange solid und festkörnig verwandelt sich die Thymus mit der Zeit in eine viele Höhlen bergende, weichere Masse, deren Saft immer sauer reagirt. Die Erweichung schreitet von der Centralaxe, wo in einem ausgebreiteten Bindegewebslager die Hauptvenen verlaufen, nach der Peripherie vor. Nach und nach wird die Drüse immer flacher, die Hohlräume treten dichter an einander, so dass von einem Drüsenparenchym eigentlich nichts mehr zu bemerken ist, und zur Zeit der beginnenden Pubertät ist sie in der Regel vollkommen verschwunden. Ausnahmsweise jedoch findet sie sich auch noch bei älteren Individuen, zuweilen sogar von beträchtlichem Umfang und Gewicht. Bei tuberculösen Kindern findet man sie von Tuberkeln durchsetzt. Der Krebs des Mediastinum anticum, der bei Kindern verhältnissmässig öfter vorkömmt als bei Erwachsenen, nimmt wahrscheinlich von ihr seinen Ausgang. Die vielfach nacherzählte Angabe, dass bei syphilitischen Kindern sich Abscesse in der Thymus finden, beruht nach Jendrassik auf einem Irrthume; denn die vermeintlichen Abscesse sind meistens nichts anderes, als die in der Rückbildung regelmässig entstehenden Hohlräume, welche sich bei vielen nicht im mindesten syphilitischen Kindern auch finden.

B. Secretionen. Sämmtliche Schleimhäute, die im Fötalzustande nur sehr wenig functionirten, fangen nach der Geburt an, das ihnen eigenthümliche Secret zu secerniren. Die Mund- und Nasenhöhle werden schlüpfrig, letztere oft nur sehr mangelhaft, so dass häufig Kunsthülfe nöthig wird, um die angetrockneten Schleimkrusten zu entfernen. Die Speicheldrüsen secerniren zwar auch eine Flüssigkeit, dieselbe hat aber noch nicht ganz die chemischen Eigenschaften des Speichels der Erwachsenen, indem sie Stärkmehl nur sehr langsam in Zucker umzuwandeln im Stande ist. Der Magen beginnt einen Saft zu secerniren, der den in der Muttermilch enthaltenen Käsestoff löst. Die den grössten Theil der Bauchhöhle ausfüllende Leber secernirt hellbraune Galle, die den Fäces, nach Entleerung des dunkelbraunen Meconiums (Kindspeches), eine orangegelbe Farbe verleiht.

Die weit verbreitete Ansicht, das Meconium sei ein Gemisch von Galle, Darmschleim und Darmepithel, hat sich durch Förster's Untersuchungen als irrig erwiesen. Es besteht vielmehr aus platten Schüppchen, die alle Charaktere verhornter Plattenepithelien an sich tragen, daher aus dem Tractus intestinalis nicht herstammen können, vielmehr vollkommen genau mit den Hornschüppchen des Vernix caseosus übereinstimmen. Daneben finden sich constant Härchen in derselben Menge wie im Vernix caseosus und ausserdem Fettkugeln von verschiedener Grösse — offenbar Hauttalg, dem Vernix caseosus angehörig — Cholestearinkrystalle, die theils aus der Galle stammen, theils Rückbildungsproducte des Vernix caseosus sein mögen, und unregelmässige gelbe und bräunliche Klümpchen und Schollen, welche die dunkle Färbung des Meconium verursachen und ohne Zweifel Gallenfarbstoffe sind. Es besteht demnach das Meconium ausser den allerdings von der Galle herrührenden letztgenannten Substanzen hauptsächlich aus Vernix caseosus; und es geht daraus hervor, dass der Fötus von Zeit zu Zeit — und zwar, aus der gewöhnlichen Quantität Meconium zu schliessen, nach und nach eine ziemlich grosse Menge — Amnionwasser mit dem in ihm schwimmenden Vernix caseosus verschluckt, wovon das Wasser im Magen rasch aufgesogen wird, da man es nie in demselben findet, die Haare und Hornschüppchen aber als unverdaulich durch den ganzen Tractus intestinalis wandern.

Der Darm secernirt nach der Geburt eine gewisse Quantität Schleim, dessen vermehrte oder verminderte Secretion, als Diarrhöe oder Verstopfung, die häufigsten und ersten Erkrankungen des Säuglings bedingt.

Den Nieren wird gleich nach der Geburt eine etwas zu grosse Aufgabe zugemuthet. Die Kinder trinken in den ersten Tagen noch zu wenig, das Blut kann deshalb nur wenig Wasser abgeben, und so kömmt es, dass in den geraden Harnkanälchen die harnsauren Salze, welche in Folge der grossen Umwälzungen des Stoffwechsels sich schnell ansammeln, nicht gelöst bleiben, sondern aus der zu concentrirten Lösung herausfallen und den sog. Harnsäureinfarkt der Neugeborenen bilden. Der Harnsäureinfarkt ist eine gelbrothe oder hochrothe Streifung der Pyramiden, nahe an den Papillen. Er erscheint gewöhnlich erst am 2ten Tage nach der Geburt, wurde aber in einzelnen Resten von mir noch bei Kindern gefunden, welche schon länger als 4 Wochen gelebt hatten. Da er, freilich nur sehr ausnahmsweise, bei todtgeborenen Kindern gefunden worden sein soll, und eine beträchtliche Menge von Kindern, die zwischen dem 2.—14. Lebenstage sterben, denselben nicht aufweist, so lässt er sich gerichtlich medicinisch nicht verwerthen. Man findet ihn häufig als carminrothes Pulver in den Windeln der Neugeborenen, was

auch einzelnen aufmerksamen Hebammen schon bekannt ist. Die microscopische Untersuchung ergibt cylindrische, aus amorphem, harnsaurem
Ammoniak und Epitheliumzellen bestehende Säulchen, denen auch einzelne rhomboëdrische Harnsäurekrystalle beigemengt sind. An den Tagen, wo dieses Pulver sich in den Windeln findet, sind die Kinder meist
unruhig, schreien beim Uriniren und haben eine geröthete Harnröhrenmündung. Wenn gleich seine Entstehung und Ausscheidung als ein
physiologischer Vorgang zu betrachten ist, so lässt sich doch nicht läugnen, dass der so häufige Nierengries kleiner Kinder ebenso wie das
Auftreten der Blasensteine im Kindesalter mit ihm in Verbindung zu
bringen ist. —

Die Haut, welche während des Fötuslebens anhaltend die Temperatur des mütterlichen Blutes genoss, tritt mit dem Momente der Geburt
in ein kälteres Medium, sie ist von nun an der Einwirkung der Luft,
des Lichtes und des Temperaturwechsels ausgesetzt und übernimmt die
Functionen der Aussonderung. Sie hat zuerst eine gleichmässige, rothe
Färbung, welche am 2.—6. Tage einer gelblichen Platz macht, um dann
in die gewöhnliche rosenrothe überzugehen. Diese gelbliche Färbung
wird oft irrthümlich für Gelbsucht gehalten. Die neugebornen Kinder
sind fast am ganzen Körper mit Ausnahme der Handteller und Fusssohlen mit weichen, oft ziemlich langen Haaren, Lanugo besetzt, welche in
den ersten Lebenswochen ausfallen. Auch die starken Kopfhaare, welche viele Kinder mit auf die Welt bringen, fallen in den ersten Lebenswochen wieder aus und werden nur sehr langsam durch feinen, meist
heller gefärbten Nachwuchs ersetzt. Schwächliche Kinder, von langsamer Entwicklung ohne derbe Fettpolster, behalten diese ersten Haare
viel länger, als die schnell und gehörig zunehmenden. Die Schweissdrüsen funktioniren in den ersten Lebenswochen nur sehr wenig, es gelingt
fast nie, ein Kind unter 4 Wochen in eine solche Transspiration zu bringen, dass der Schweiss sich in Tropfen sammelte.

Hingegen kömmt an den Talgdrüsen der behaarten Kopfhaut fast
bei allen Kindern eine vermehrte Secretion vor, der Gneis, Seborrhoea
capillitii, die vom Beginn des 2ten Lebensmonats an bis zu Ende des
1. Jahres zu den physiologischen Vorgängen zu rechnen ist. Der Gneis
entwickelt sich sehr allmälig; am Anfange sieht die Haut aus, als wenn
sie mit Talg oder Cerat eingeschmiert worden wäre; auf dieser schmie-
rigen Haut bleibt nun aller Staub und Schmutz kleben und vertrocknet mit dem Hauttalge zu weissgrauen oder gelblichen, später braunen und selbst schwarzen Schuppen, die zwischen den Fingern sich
leicht zerreiben und, abgelöst, die Kopfhaut unversehrt, nicht einmal congestionirt durchblicken lassen. Er wird von keinem Jucken, keiner
Nässe und keiner Hautinfiltration begleitet. Durch flüssiges Einölen
des Kopfes mit Olivenöl und Abwaschungen mit Seifenwasser kann man
diese Schuppenbildung unbeschadet der Gesundheit leicht verhüten. An
vielen Orten, z. B. in München, haben die Hebammen dem Gneis ein
noli me tangere vindicirt. Es gelingt nur selten eine Mutter zu der
eben beschriebenen Behandlungsweise zu überreden, die Mütter lassen
meistens die braunen Schuppen unberührt, bis am Ende des ersten Lebensjahres die Seborrhoe von selbst nachlässt, die Schuppen von den
fortwachsenden Haaren weiter und weiter von der Kopfhaut abgehoben
werden und endlich ganz vertrocknen und zerbröckeln. Nach Ablauf
jener Zeit kommt keine einfache Seborrhoea capillitii bei den Kindern
mehr vor.

C. Das Wachsthum der Kinder im Allgemeinen, und

das Wachsthum einzelner Körpertheile. Am schnellsten wächst das Kind in den ersten Lebenswochen, im ersten Lebensjahre 6—7 Zoll, im zweiten $3^1/_2$ Zoll, im dritten kaum 3, im vierten $2^1/_2$ Zoll. Vom 4. oder 5. Lebensjahre bis zum 16. wird das Wachsthum ziemlich regelmässig und beträgt jährlich etwas über oder unter 2 Zoll. Vom 16. — 17 Lebensjahr nimmt der Körper nur mehr $1^1/_2$, in den folgenden 2 Jahren nur um 1 Zoll zu. Die meisten Menschen wachsen nur bis zum 20. Jahre, bei einzelnen wird das völlige Wachsthum erst mit 25 Jahren beendet. Mangelhafte Ernährung, zu heisses und zu kaltes Klima beschränken das Wachsthum. Acute fieberhafte Krankheiten unterbrechen dasselbe in keiner Weise, befördern es vielmehr sehr bedeutend, was besonders für acute Exantheme gilt. Die Kinder wachsen in einer acuten fieberhaften Krankheit von wenigen Wochen oft $^1/_2$—1 Zoll, während sie im physiolog. Zustand hiezu $^1/_4$—$^1/_2$ Jahr Zeit brauchen. (Sie erscheinen übrigens noch dadurch viel grösser, dass die Fettpolster bei allen diesen Krankheiten beträchtlich abnehmen. Knochenkrankheiten, Rachitis, Knochenscrofulose verzögern das Wachsthum. Wachsen die Kinder zu schnell, so magern sie ab, werden kraftlos, träge, blass. Nach $1^1/_2$—2 Monaten fängt das Kind an, den Kopf aufrecht zu halten und willkürlich, besonders nach dem Lichte, zu drehen. Erst im siebenten bis achten Lebensmonate lernen die Kinder sitzen und noch später im neunten bis zehnten entwickeln sich die Bewegungen der untern Extremitäten, es beginnt zu stehen und einige Wochen darauf zu gehen.

Das Wachsthum geht nicht immer an allen Körpertheilen gleichmässig von Statten, oft wächst der Kopf mehr als die übrigen Theile, oft die Extremitäten mehr als Rumpf und Kopf, am häufigsten bleibt bei unserer mangelhaften physischen Erziehung der Thorax in seiner Entwicklung nach der Breite zurück.

Zuweilen ist es von Interesse, das Maass der Schädelknochen genauer zu bestimmen, und man hat sich deshalb über folgende Messpunkte verständigt: 1) die grösste Peripherie des Kopfes. Hier wird das Maass am Hinterhaupthöcker und an der grössten Wölbung der Stirne angelegt. Bei bedeutenderen chronischen Wasserköpfen steht das Hinterhauptbein mehr horizontal, und es fällt daher die grösste Peripherie oberhalb des Hinterhaupthöckers. 2) Das Maass vom einem Ohr zum andern. Es geht von der obersten Parthie des Ohrmuschelansatzes über die grosse Fontanelle zur entgegengesetzten Seite. 3) Das Maass vom Hinterhaupt zur Nasenwurzel geht vom Hinterhaupthöcker über den Scheitel bis zur Glabella. Diese 3 Maasse können mit jedem Papierstreifen oder noch besser mit einem in Zolle und halbe Zolle getheilten Lederstreifen genommen werden. Die Durchmesser müssen mit einem Messzirkel gesucht werden. Der Querdurchmesser hat seine Endpunkte an den beiden Seitenwandhöckern, der Längendurchmesser an der kleinen Fontanelle und an der grössten Wölbung in der Mitte der Stirne.

Von Wichtigkeit für den Kinderarzt ist eine genaue Kenntniss der grossen Fontanelle und ihres physiologischen Verschlusses. Die Fontanellen sind durch die Entwicklung des Schädels bedingt. Indem der Verknöcherungsprocess des embryonischen Schädels von mehreren Ossificationspunkten ausgeht, welche durch Knochenanschluss an ihre Peripherie nach allen Seiten gleichmässig wachsen, so müssen die Ecken des Schädelknochen das Letztgebildete sein. Da also die Schädelknochen Anfangs eine rundliche Contour haben, so wird, wenn mehrerere solche

Knochenscheiben zusammenstossen, zwischen diesen ein Raum übrig bleiben müssen, der so viele Ränder hat, als Knochenscheiben ihn begrenzen. Dieser nur durch häutige Bedeckung verschlossene Raum heisst Fontanelle. Weil nun das Seitenwandbein im entwickelten Zustand 4 Winkel hat, so wird an jedem derselben im embryonalen Zustand eine Fontanelle vorkommen müssen, weil aber die obern Winkel beider Seitenwandbeine aneinanderstossen, somit ihre Fontanellen zusammenfliessen, so können nur 6 Fontanellen vorkommen, von denen die Stirn- und Hinterhauptfontanelle unpaarig, die vordere und hintere Seitenfontanelle dagegen paarig angebracht ist.

Am ausgetragenen Kinde existirt nur mehr die grosse viereckige Stirnfontanelle, deren Viereck einen Rhombus mit einwärts gebogenen, ungleich langen Rändern bildet. Sie entsteht durch Zusammenstoss der beiden Stirn- und Seitenwandbeine, der Winkel, unter welchem die Stirnbeine zusammenstossen, ist spitzer als der der zusammenstossenden Seitenwandbeine. Ein vollkommener Verschluss der grossen Fontanelle tritt selten vor beendigtem 2. Jahre ein. Merkwürdig ist die Vergrösserung dieser Fontanelle bis nach zurückgelegtem 9. Lebensmonat, eine Erscheinung, auf die Elsässer zuerst aufmerksam gemacht hat. Zur Bestimmung ihrer Grösse wählte Elsässer eine Methode, die neben möglichst annähernder und wenigstens relativ sicherer Bestimmung ihres Quadratinhalts zugleich einen kurzen Ausdruck lieferte. Er mass die Entfernung zweier einander parallel gegenüberliegenden Seiten von der Mitte ihrer Länge aus, dasselbe wurde mit den 2 anderen parallelen Seiten vorgenommen, die 2 hieraus resultirenden Zahlen wurden dann addirt und die Hälfte als Durchmesser der Fontanelle angenommen. Es liefert diese Methode exactere Resultate, als wenn man von einer Ecke zur andern gegenüberliegenden messen wollte. Das Resultat ist in diesem letzteren Falle ganz unsicher, weil die Ecken sich oft noch ziemlich weit in die Nähte hinein als schmale Streifen erstrecken, wobei die Grenze, von der aus gemessen werden will, der Willkür unterliegen muss.

Die Grössenverhältnisse der vorderen Fontanelle waren nach Trimestern folgende:

Trimester.	Zahl der Kinder.	Durchschnittlicher Durchmesser der Fontanelle in Pariser Linien.
1— 3 Monat.	10	9,60
4— 6 „	15	11,93
7— 9 „	7	13,90
10—12 „	13	11,88
1—12. Monat	45	11,60

In diesem Zeitraume ist die Fontanelle immer offen.

13.—15. Monat 9 7.77

Unter diesen 9 Kindern ist die F. bei 3 geschlossen, bei einem 5, bei den übrigen 10—15 Linien weit.

16.—18. Monat: 8 Kinder. Bei 4 ist die F. geschlossen, bei den übrigen 2, 3, 9 und 10 Linien weit.

19.—21. Monat: 5 Kinder. Bei 2 geschlossen, bei den übrigen 5, 12 und 12 Linien weit.

22.—24. Monat: 7 Kinder. Bei 5 geschlossen, bei den übrigen 9 und 15 Linien weit.

Es geht aus dieser Tabelle hervor,

1) dass die vordere Fontanelle während des ersten Lebensjahres am kleinsten ist beim Neugeborenen und im Verlaufe des ersten Trimesters,

2) dass sie dann bis ins dritte Trimester an Grösse zunimmt und

3) erst im vierten wieder sich verkleinert.

Die hier sogleich sich aufdrängende Frage: „Wie ist diese Zunahme der grossen Fontanelle an Umfang zu erklären?" lässt sich nach Elsässer auf folgende mechanische Weise beantworten. Die grosse Fontanelle bildet ein Viereck, dessen Spitzen nach vorne und hinten, rechts und links gestellt sind. Durch die Ecken laufen 2 Knochenspalten des Schädels, eine Querspalte (Kronennaht) und eine Längenspalte (Stirn- und Pfeilnath). Stellen wir uns nun vor, das Flächenwachsthum der Schädelknochen geschehe so, dass sich an ihren Rändern immer neue Streifen ansetzen, so werden durch die an den 2 Rändern jeder Spalte neu entstandenen Ansätze die betreffenden Knochen auseinander getrieben. Betrifft es nun die in die Fontanelle einmündenden Spalten, so muss dieselbe, wenn ihre Ränder nicht gleichzeitig auch wachsen, nach allen Seiten grösser werden. Die Fontanellenränder wachsen nun allerdings, allein sie wachsen nur in demselben Verhältnisse wie die Spaltränder, und diess genügt schon die mechanische Vergrösserung der Fontanelle zu erklären.

Denken wir uns nämlich weiter, dass nur eine der oben genannten Hautspalten, z. B. die Querspalte, neue Flächenmasse ansetze, die andere aber, nämlich die Längenspalte, unverändert bleibe, denken wir uns ferner, dass an jedem Rande der Querspalte in einem gewissen Zeitraum ein 1 Pariser Linie breites Stück anwachse, so wird die Fontanelle am Schluss dieses Zeitraumes in diesem Falle wieder ihren alten Durchmesser haben, wenn auch ihre Ränder innerhalb desselben je um eine Linie gewachsen sind. So würde also, ein gleichmässiges Wachsthum aller Knochenränder vorausgesetzt, die Fontanelle in dem Falle ihren Durchmesser gar nicht verändern, wenn nur Eine Spalte durch sie hindurchginge, oder in der andern gar kein Stoffansatz stattfände. Nun findet aber dieser in der Längenspalte in demselben Verhältniss statt, wie in der Querspalte. Wie nun beim Wachsthum der Querspaltenränder um eine Linie die Fontanellenränder gleichfalls um eine Linie wachsen mussten, sollten anders ihre Durchmesser dieselben bleiben, so tritt dieselbe Consequenz bei der Längenspalte ein, wenn diese gleichzeitig mit der Querspalte eine Linie in die Breite wächst. Mit andern Worten, die Fontanellenränder müssen, sollen ihre Durchmesser dieselben bleiben, innerhalb eines Zeitraumes, in welchem die Quer- und Längsspaltenränder je 1 Linie ansetzen, um das doppelte, nämlich um 2 Linien sich vergrössern. Letzteres thun sie aber nicht, sondern wachsen ungefähr in demselben Verhältnisse wie die Spaltränder (also in dem angenommenen Zeitraum auch nur um 1, nicht um 2 Linien) und deshalb muss die Fontanelle stetig an Umfang zunehmen. Diess ist nun auch wirklich annäherungsweise der Fall. Wem vorstehende Erklärung nicht deutlich genug sein sollte, der gebe sich die kleine Mühe, die 2 Contouren Tafel II. Fig 1 u. 2 je viermal aus Papier auszuschneiden und mit den stumpfen Winkeln so zusammenzusetzen, dass die kleinen Linien a. u. a' je einer Figur ein Viereck bilden.

Fig. II stellt die schematische Zeichnung eines bei der Bildung der grossen Fontanelle betheiligten Schädelknochens dar, der in einem gewissen Zeitraum allseitig um 1 Linie aus Fig. I. seiner ursprünglichen Grösse herangewachsen ist.

So lange nun die Spaltränder in demselben raschen Verhältniss wie die Fontanellenränder fortwachsen, dauert natürlich die Vergrösserung der Fontanelle fort. Es kömmt aber ein Zeitpunkt, wo die Ränder der Spalten kn ö ch ern verwachsen, Nähte im engeren Sinne bilden, und gleichzeitig der Gesammtkopf in einem langsameren Verhältniss sich ausdehnt. Die Folge hievon ist, dass die Knochenränder sich nicht mehr auseinander schieben können, und dass das unveränderte Fortwachsen der noch freien Fontanellenränder nun die allmählige Verkleinerung der Fontanelle zum Resultate hat. Dieser Zeitpunkt der gleichzeitigen Nahtbildung und beginnenden Verkleinerung der Fontanelle tritt bei gesunden Kindern um den 9. Monat ein. Die Fontanelle schliesst sich aber vollkommen erst nach dem 15. Lebensmonat.

Die Vergrösserung der grossen Fontanelle in den ersten 3 Trimestern ist also kein pathologischer, kein rachitischer, sondern ein physiologischer Vorgang.

Der Nutzen der grossen Fontanelle wird gewöhnlich zu einseitig nur von seiner negativen Seite, der mangelnden festen knöchernen Hülle betrachtet, während ihre Form, Lage, Grössenzunahme, mit der ganzen Entwicklung des Kindes zusammengehalten, einen wirklichen positiven Zweck erkennen lässt.

Schädel und Wirbelsäule bilden zusammen eine feste unnachgiebige Kapsel um Gehirn und Rückenmark, so dass die Gesammtmasse der Schädelhöhle und des Rückenmarkskanales an Raum weder ab- noch zunimmt. In dem ersten Lebensjahre nun, wo das Gehirn rasch wächst und zu Congestionen mehr als später geneigt ist, hätte eine absolute Starrheit des Schädels diesen physiologischen Eigenschaften nicht entsprochen, zu welchem Zwecke eine nach innen und aussen nachgiebige Stelle, die grosse Fontanelle, gleichsam als eine Art Sicherheitsventil besteht. Während sie bei Gehirncongestionen und Hydrocephalus sich nach aussen wölbt und so den Druck auf das Gehirn durch die strotzenden Gefässe oder den hydrocephalischen Erguss mindert, wölbt sie anderer Seits sich bei Gehirn-Anämie und Atrophie nach innen und bildet auf dem Schädeldach eine Grube. —

Das Gehirn wächst in den ersten Lebensmonaten am schnellsten, bei der Geburt wiegt es noch kein Pfund, im zweiten Jahre schon $1\frac{1}{2}$ Pf. Beim Neugeborenen ist die Gehirnsubstanz weich, fast homogen, nicht scharf in graue und weisse, in Rinden- und Marksubstanz geschieden. Im ersten Lebensjahre ist die Dura mater regelmässig, im zweiten noch häufig mit dem Schädeldach fest verwachsen, so dass bei Eröffnung der Schädelhöhle die Dura mater und das Schädeldach zugleich abgenommen werden müssen. Es erscheint demnach überflüssig, bei jeder Sektion eines Kindes unter einem Jahre diese Erscheinung eigens zu beschreiben, wie es in den meisten Sectionsberichten mit einem besonderen Nachdruck geschieht.

Der Durchbruch der Zähne.

Nach Hyrtl fängt schon im ersten Drittel des Embryolebens die Bildung der Zähne an. In der sechsten Schwangerschaftswoche entstehen nach Goodsir an der Stelle der zukünftigen Kinnladen enge Furchen zwischen den kaum angedeuteten Lippen und den rudimentären Kieferbogen. Die Ränder der Furchen erheben sich zu Wällen, wodurch die

Furche zu einem tiefen Graben wird. Die Wälle biegen sich mehrmals ein, wodurch der Graben buchtig wird. Auf dem Grunde der Buchten wachsen Wärzchen empor, zwischen welchen die gebogenen Wälle sich berühren, und Zellen für die Wärzchen bilden. Jede Zelle hängt mit der Mundhöhle durch eine Oeffnung zusammen, welche sich durch Connivenz der Ränder später schliesst. So entsteht das Zahnsäckchen, auf dessen Grund die Zahnpapille aufsitzt. Die Zahnpapille dient als Modell für die Ablagerung des Zahnbeines, das Email wird durch das den Kopf der Papille überziehende und einhüllende Schmelzorgan gebildet, in welches die Zahnpapille hineinwächst. Auf diese Weise entwickeln sich die Zahnsäckchen der 20 Milchzähne, deren Verknöcherung im 5. Schwangerschaftsmonat erfolgt. Die Säckchen für die bleibenden Zähne sprossen an der hinteren Wand der Milchzahnsäckchen hervor, wahrscheinlich mit Höhlencommunication. Sie schnüren sich beim zunehmenden Wachsthum von diesen ab, hängen aber mit ihnen durch einen Faden zusammen (Gubernaculum dentis). Beim Neugeborenen sind schon sämmtliche Bläschen der Milchzähne und der bleibenden Zähne im Kiefer vorhanden. Die Milchzähne rücken allmälig gegen den durch einen Knorpel geschlossenen Zahnhöhlenrand des Kiefers empor. Die Ursache dieses Vorrückens ist die successive Ausbildung der Zahnwurzel. Zugleich schwindet der Zahnfleischknorpel und die obere Wand des Zahnsäckchens. Die Seitenwände des Zahnsäckchens werden zum Periost der Zahnwurzel. Zuweilen schwindet der Knorpel früher, als die Krone des Zähnchens die Oberfläche erreicht hat, der durchbrechende Zahn liegt dann in einer seichten Grube des Zahnfleischknorpels frei zu Tage, kann aber häufig nicht gesehen, sondern nur gefühlt oder durch Anschlagen mit einem Löffelstiel entdeckt werden. Ein Experiment, womit man den auf den ersten Zahn ungeduldig wartenden Eltern grosse Freude bereiten kann.

Unter vermehrter Secretion und Röthung der Mundschleimhaut und verschiedenen andern, im spec. Theile abzuhandelnden Symptomen beginnt der Durchbruch der ersten Milchzähne. Die 20 Milchzähne erscheinen bei den meisten gesunden Kindern in folgenden 5 Gruppen:

I. Gruppe.

Zwischen dem 4. u. 7. Monate erscheinen ziemlich gleichzeitig die 2 mittleren unteren Schneidezähne, worauf eine Pause von 3—9 Wochen eintritt.

II. Gruppe.

Zwischen dem 8. u. 10. Monate erscheinen die 4 oberen Schneidezähne in kurzer Aufeinanderfolge von wenigen Wochen. Zuerst die beiden mittleren, dann die seitlichen. Die 2. Pause beträgt 6—12 Wochen.

III. Gruppe.

Zwischen dem 12. u. 15. Monate erscheinen 6 Zähne auf einmal, nämlich die 4 ersten Backenzähne und die 2 unteren seitlichen Schneidezähne; gewöhnlich zuerst die Backenzähne im Oberkiefer, dann die unteren Schneidezähne und zuletzt die Backenzähne des Unterkiefers. Pause bis zum 18. Monat.

IV. Gruppe.

Zwischen dem 18. u. 24. Monate brechen die Eckzähne (die oberen auch Augenzähne genannt) durch. Pause bis zum 30. Monat.

V. Gruppe.

Zwischen dem 30. u. 36. Monate endlich kommen die 4 zweiten Backenzähne zum Vorschein.

Hiemit ist die erste Dentition geschlossen. Das Kind hat nun 20 Milchzähne. Im 5. oder 6. Lebensjahre bricht der dritte Backenzahn durch und hiemit beginnt die 2. Dentition. Die Arterien der Milchzähne obliteriren und ihre Nerven schwinden; so werden diese ihrer Lebensbedingungen beraubt und fallen, durch die Vergrösserung der Alveolen gelockert, endlich aus, ohne vorher cariös geworden zu sein. Da der kindliche Kiefer nicht gross genug ist, auch die bleibenden Zähne in geschlossener Reihe sich entwickeln zu lassen, so kommt der bleibende Eckzahn vor den äusseren Schneidezahn und ersten Backenzahn zu liegen, und auf dieser Sonderstellung der Eckzähne beruhen auch ihre häufigen unrichtigen Stellungen nach dem Durchbruche. Die Scheidewand, welche die Alveoli der bleibenden Zähne von jenen der Milchzähne trennte, wird nach und nach resorbirt. Damit erstere in die Fusstapfen der letzteren treten können, und damit sie ihren Weg nicht verfehlen können, verwandelt sich der abgeschnürte Strang zwischen jedem Milchzahn und dem correspondirenden bleibenden Zahn wieder in einen offenen Gang. Die Milchzähne fallen ungefähr in derselben Ordnung wieder aus, wie sie erschienen sind. Im zwölften Jahre erscheint der 4. Backenzahn und endlich im 16.—24. Jahre der 5. Backenzahn, der sog. Weisheitszahn, dessen Krone erst im 10. Lebensjahre zu verknöchern beginnt.

Wenn auch nicht behauptet werden kann, dass alle gesunden Kinder in der eben beschriebenen Ordnung und Zeit zahnen, so steht doch wenigstens so viel fest, dass die Kinder, die diese Ordnung einhalten, die wenigsten Beschwerden und Folgekrankheiten vom Durchbruch ihrer Zähne zu erleiden haben. Unter den Varietäten der physiologischen Dentition sind besonders folgende zu bemerken. 1) In der Zeitfolge. Es kommen zuweilen Kinder mit Zähnen auf die Welt, wie Ludwig XIV. und Mirabeau, ohne dass später eine allgemeine raschere Entwicklung an ihnen bemerkt wurde. 2) In der Reihenfolge: Zuweilen erscheinen die oberen Schneidezähne früher als die unteren, und in diesem Falle die seitlichen meist vor den mittleren; nur sehr selten erscheinen die Eckzähne vor den Backenzähnen.

---

2. Capitel.

Allgemeine Regeln für die Untersuchung der Kinder.

Ganz kleine, erst einige Wochen alte Kinder verhalten sich meist sehr indifferent gegen eine ärztliche Untersuchung, sie schlafen viel und fühlen sich, wenn man sie auf einige Minuten ihrer festen Wickeln und Kissen entledigt, so behaglich, dass sie nur selten unruhig sind. Fangen die Kinder aber einmal an, ihre Umgebung zu kennen und zu unterscheiden, was oft schon deutlich im 3. Lebensmonate bemerkt wird, so erschreckt sie jedes fremde Gesicht, also auch das des herbeigerufenen Arztes. Diese Schüchternheit dauert bei einigen Kindern blos bis zum 18.—24. Lebensmonat, nimmt zuweilen ab, dann wieder zu, bei andern aber bestcht sie bis zum 4.—6. Jahre fort. Viel kömmt hierbei auf die Verhältnisse an, unter welchen das Kind heranwächst; je weniger Menschen es zu sehen bekömmt, um so schüchterner wird es; Kinder, die in Städten aufwachsen, leiden deshalb weniger daran als die auf dem Lande.

Drei Umstände sind es hauptsächlich, die dem Kinderarzte hindernd in den Weg treten; das Fehlen der Sprache, die bedeutende Agitation, welche die Untersuchung hervorruft, und endlich das Geschrei, das diese Agitation begleitet. Das erste Hinderniss lässt sich natürlich nicht beseitigen, kann aber durch ein geordnetes, eingehendes Examen der Angehörigen einigermassen ersetzt werden, die beiden letzten hingegen müssen hinweggeräumt werden.

Wenn ein Kind gewaschen ist und dann getrunken oder gegessen hat, so schläft es ein; da aber diese Proceduren in einer ordentlichen Familie täglich um dieselbe Zeit vorgenommen werden, so ist es gar nicht schwierig, das Kind schlafend zu beobachten, wobei man nicht vergessen darf, es vor dem Einschläfern mit solchen Kleidern einhüllen zu lassen, die dann, ohne das Kind im mindesten zu belästigen, leicht aufgehoben werden können. Der Schlaf muss zu jenen Untersuchungen benützt werden, welche nur bei vollkommener Ruhe richtig gewürdigt werden können, die Untersuchungen, welche man ungeachtet der Agitation und des Geschreies vorzunehmen im Stande ist, können bis zum Erwachen des Kindes verschoben werden. Hieraus ergibt sich, dass die Untersuchung kranker Kinder in 2 verschiedenen Zeitabschnitten vorgenommen werden muss, nämlich während der Ruhe, und während der Agitation. Nur während der Ruhe können beobachtet werden: die Gesichtszüge, die Stellungen und unwillkürlichen Bewegungen des Rumpfes und der Extremitäten, der Puls, die Art und Zahl der Respirationen und die Ergebnisse der Auscultation. Während der Agitation kann man untersuchen: die Haut, deren Farbe, Temperatur und krankhafte Veränderungen, die Mundhöhle, das Abdomen, die Genitalien, den Anus, die Extremitäten, die Art zu Saugen und vor allem das Geschrei. —

Der Ausdruck des Gesichtes verräth die Empfindungen auch der kleinsten Kinder ziemlich deutlich und kann für den geübten Beobachter ungemein viel zur Erkennung der Krankheit und Stellung der Prognose beitragen. Eusèbe de Salle bemerkt ganz richtig, dass gesunde Säuglinge vollkommen ausdruckslose Physiognomicen haben, worin ihm Jedermann, eine verblendete Mutter vielleicht ausgenommen, beistimmen muss. Um so wichtiger ist die Thatsache, dass kranke Kinder einen bestimmten Ausdruck bekommen, der grösstentheils vom Schwund des Fettes im Unterhautzellgewebe, zum Theil aber auch von eigenthümlichen Contraktionen sonst relaxirter Gesichtsmuskeln abhängt.

Bei jeder profusen Diarrhöe, am schnellsten bei der asiatischen Cholera, verändern sich die Gesichtszüge eines vorher vollen runden Kindes so rasch, dass es in 24 Stunden oft kaum mehr wiederzuerkennen ist. Die Augapfel sinken zurück in die Orbita, so dass die Lider kaum mehr dem Bulbus allseitig folgen können und eine Falte (dem untern Band der Orbita entsprechend) am untern Augenlide sich bildet, die Nase wird spitz und die vorher wulstigen Lippen werden scharfrandig.

Bei chronischer Atrophie schwinden auch die letzten Spuren von Fett aus dem Gesicht, die Haut wird überall zu weit und runzlich, und ausserdem kommen noch in Folge von Gehirnreiz mannigfache Contraktionen, besonders der Stirnmuskeln, dann des Corrugator supercilii und des Levator alae nasi et labii superioris vor, wodurch das Gesicht ein greisenhaftes Aussehen bekömmt, weshalb die französischen Pädiatriker es sehr ungalanter Weise ein Voltaire'sches Gesicht nennen.

Jadelot hat 3 Gesichtszüge aufgestellt, welche innere Krankheiten anzeigen sollten. Der erste Zug fängt am innern Augenwinkel an und verliert sich am Jochbein. Er nannte ihn le trait oculo-zygomatique, Augenbackenzug. Der zweite nimmt seinen Anfang am oberen Theil des Nasenflügels und umfasst in einem Halbkreise die äussere Linie des Orbicularis oris. Dieser zerfällt in 2 Theile, in den Nasen- (le trait nasal) und in den Backenzug (le trait génal). Der dritte Zug fängt am Mundwinkel an und verliert sich gegen das Kinn zu. Der erste soll Affektionen des Gehirns, der zweite des Unterleibes und der dritte der Brusthöhle anzeigen. Wir brauchen einem denkenden Leser wohl kaum hinzuzufügen, dass diess leere Hirngespinnste sind. So leicht wird es dem Arzte leider nicht gemacht, dass er gleich aus dem Gesichte eine jede Krankheit zu entdecken im Stande wäre. Ein einziges charakteristisches Zeichen für eine bestimmte Krankheit findet sich im Gesicht, nämlich das Heben der Nasenflügel während einer jeden Inspiration, wodurch wir mit grösster Bestimmtheit eine entzündliche Affection der Lunge diagnosticiren können. —

Was die Stellungen und Bewegungen des Kindes betrifft, so pflegt das neugeborene Kind diejenige Körperhaltung wieder anzunehmen, die es in der Gebärmutter hatte. Der Rücken ist nach aussen gekrümmt, der Kopf senkt sich auf die Brust und die Glieder sind an den Rumpf gezogen. Liegt das Kind ruhig, hat es anhaltenden und festen Schlaf, bewegt es sich im wachen Zustand mit gehöriger Kraft und Lust, so kann man auf ein entschiedenes Wohlsein schliessen. Hiervon unterscheidet sich wesentlich der Zustand von Kraftlosigkeit und Betäubung. In jenem hört die Beweglichkeit des Kindes auf, es liegt apathisch da; im letzteren hingegen sind die Augen starr, verfolgen nicht mehr die Augen der Mutter oder der Amme, was schon ganz kleine, kaum 4 Wochen alte, gesunde Säuglinge zu thun pflegen, die Augenlider bedecken die halbe Hornhaut, schliessen sich aber auch im Schlafe nicht vollständig.

Werfen sich die Kinder unaufhörlich umher und finden in gar keiner Lage Ruhe, so haben sie bestimmt erhöhte Hauttemperatur und beschleunigten Puls, werden sie hierauf ruhig, ohne dass das Fieber abnimmt, so ist dieser Nachlass die Folge zunehmender Schwäche und kann als ungünstiges Zeichen betrachtet werden. Bei exsudativen Processen im Gehirn beugen die Kinder häufig den Kopf nach rückwärts, bei Gehirnatrophie in Folge von allgemeiner Atrophie reiben sie mit dem Hinterhaupt fortwährend am Kopfkissen oder bohren in dasselbe hinein und reissen sich mit den Händchen an den Haaren und den Ohren. Gesunde Kinder schlafen, wenn sie müde sind, in jeder Position ein und ruhig fort, bei Pneumonien aber wählen die Kinder meist die Rückenlage oder die Lage auf der erkrankten Seite und legen sich, wenn man sie auf die gesunde Seite lagert, gleich wieder auf die andere hinüber. Auf dem Gesichte liegen die Kinder mit scrofulösen Augenentzündungen und zuweilen mit cephalischen Schmerzen.

Wenn man Säuglinge während des Saugens oder kurze Zeit nachher auf die linke Seite legt, so pflegen sie unruhig zu werden und zu erbrechen, was auf der bedeutenden Schwere und Grösse der Leber, die in dieser Lagerung auf den Magen drückt, zu beruhen scheint. Daher kommt es auch, dass die Säuglinge am leichtesten an der linken Brust trinken, dass sie deshalb mehr an diese angelegt werden und dass sich deshalb in dieser gewöhnlich mehr Milch findet. An Wahrscheinlichkeit gewinnt diese Argumentation noch dadurch, dass Säuglinge, die sich hartnäckig sträuben, an der rechten Brust zu saugen, diese nicht selten ohne Weigerung nehmen, sobald man ihre Beine unter den rechten Arm der Mutter bringt und sie auf der rechten Seite liegend trinken lässt.

Mit den Händen zeigen die Kinder häufig direkt den Sitz des Schmerzes an. Während des Zahnens greifen sie sich in den Mund, bei Hydrocephalus und Gehirnreiz zupfen sie an den Haaren (zuweilen aber auch an den Genitalien), beim Krup drücken und reiben sie sich am Halse, grössere Kinder drücken bei Colik sich auf den Unterleib, bei Blasenschmerzen, häufig durch Vesicantien veranlasst, auf die Blase. Bei Würmern bohren sie sich in der Nase und in dem Anus. Atrophische Kinder haben die Daumen eingeschlagen und machen eine feste Faust. Das stossweise Anziehen und Strecken der Füsse mit Geschrei verbunden ist das gewöhnliche Zeichen von Blähungen und hört sogleich auf, wenn einige Blähungen abgegangen sind.

Die Untersuchung des Pulses kann mit Erfolg nur bei einem schlafenden Kinde angestellt werden. Bei einem Kinde, das plötzlich erwacht oder durch vieles Betasten bereits unruhig geworden ist, hat man natürlich mit unübersteiglichen Schwierigkeiten zu kämpfen. Das Kind sucht sich auf jede Weise los zu winden, und je fester man den Arm fixirt, um so stärker spannt das Kind die Muskeln und macht das Pulsfühlen ganz unmöglich.

Man hat verschiedene Mittel angegeben, durch welche es auch beim wachenden Kinde gelingen sollte, den Puls zu befühlen, so bei einem an der Brust, an einem Sauglappen oder am Finger saugenden Kinde. Die Saugbewegungen beschleunigen aber immer die Respirations- und die Herzbewegungen, weshalb durch diese Untersuchungsmethode keineswegs brauchbare Resultate erzielt werden können. Man nähert sich also am besten einem schlafenden Kinde, berührt mit der Spitze des Zeigefingers leise die Art. radialis und folgt, wenn das Kind den Arm rührt, allen diesen Bewegungen ohne den geringsten Widerstand, es wird dann gewöhnlich bald wieder rukig und schläft fort. Dauert die Unruhe des Armes aber fort, so muss man sogleich den tastenden Finger zurückziehen, weil es sonst unfehlbar wach wird und für ein ärztliches Examen kein Kind ungünstigere Verhältnisse bietet, als ein eben aufgewecktes. In der Vernachlässigung dieser Vorsichtsmaassregeln mag wohl der Grund liegen, dass die meisten Autoren den Puls der Säuglinge etwas zu hoch, 130—140 Schläge in der Minute, angeben. Valleix, Arzt am Pariser Findelhaus, hat bei 13 ganz gesunden, schlafenden Säuglingen von 3—21 Tagen die Mittelzahl 87 (Minimum 76, Maximum 104) gefunden. Ich fand bei 24 gesunden, schlafenden Säuglingen als Minimum 92, als Maximum 136, als Mittelzahl 109 Pulsschläge. Noch schwieriger ist bei der Kleinheit der Arterie die Bestimmung des harten und weichen Pulses. Das Hauptaugenmerk muss bei Säuglingen entschieden auf den Rythmus der Pulsschläge gerichtet werden, unrythmischer, aussetzender Puls kömmt bei Herzfehlern und bei Gehirnerkrankungen vor. Grosse Frequenz der Pulsschläge hat eine viel geringere Bedeutung, als bei Erwachsenen, denn sie wird schon durch die geringste Aufregung und unbedeutende Schmerzen erzeugt. Verlangsamung des Pulses findet man bei Sklerem der Neugebornen und bei Gehirndruck. In vielen Fällen ist der Puls einen oder selbst mehrere Tage vor dem Tode gar nicht mehr zu fühlen.

Die Untersuchung der Respirationsorgane bietet bei kleinen Kindern sehr bedeutende Schwierigkeiten, die ebenso durch die Kleinheit der betreffenden Organe als durch die Unruhe und Widerspenstigkeit des zu untersuchenden Kindes bedingt sind. Die physicalische Untersuchung zerfällt in die Inspection, Percussion, Auscultation und Palpation, von denen die ersten zwei Methoden bei vollkommener Ruhe, die letzteren auch bei einem schreienden Kinde in Anwenduug kommen können.

Inspection. Was vorerst die Art und Zahl der Respirationen bei kleinen Kindern, die das erste Lebensjahr noch nicht erreicht haben, betrifft, so leuchtet schon aus den ganz bestimmten Angaben der gewissenhaftesten Autoren ein, dass sich hierüber keine bestimmten Normalzahlen finden lassen. Es schwanken diese Angaben der Respirationsbewegungen zwischen 18 und 35 in der Minute. Vor allem ist zu berücksichtigen, dass auch bei gesunden Kindern die Respirationsbewegungen nicht gleich sind im Schlafe und wachen Zustande. Nur im Schlafe geht die Respiration vollkommen rhythmisch von Statten. 60 Zählungen, die ich an 22 schlafenden Kindern in einem Alter von 3—4 Wochen vornahm, gaben mir als Mittel 26,4 Inspirationen in der Minute. Sobald die Kinder erwacht und nur einigermassen munter geworden sind, so wird durch jede Berührung, durch jeden ungewohnten Ton, durch jede Veränderung der Zimmerbeleuchtung die Respiration ungleich; sie setzt länger als gewöhnlich aus, dann folgen wieder einige sehr rasche oberflächliche oder tiefe und langsame Athemzüge nach. Heben die Kinder nun gar an zu schreien, so hört aller Rhythmus auf, im Allgemeinen aber nimmt während des Schreiens die Frequenz der Athemzüge zu. Wegen dieser grossen physiologischen Schwankungen lassen sich auf kleine Abweichungen von der Mittelzahl nicht wohl diagnostische Schlüsse bauen.

Bei Kindern, die das erste Lebensjahr überschritten haben, sind die Respirationsbewegungen im wachen Zustande schon viel gleichmässiger. Durch die so ausserordentlich häufigen Lungenerkrankungen, besonders die lobuläre Pneumonie und die rachitische Carnification, werden sie um das 2—4fache, also bis 50—80 in der Minute beschleunigt, ohne dass die mechanischen Hindernisse, Verstopfung grösserer Lungenparthieen 'mit Exsudat, physicalisch nachweisbar sind. In späteren Jahren, bis nach vollendeter zweiter Dentition heben nur noch gewisse Krankheiten den Rhythmus der Respiration auf, nämlich alle jene Gehirnerkrankungen, welche einen erheblichen Druck auf die Gehirnsubstanz auszuüben vermögen, also vor allen Hydrocephalus acutus, ferner grössere Gehirntuberkel, Gehirnkrebs und zuweilen auch Meningitis und Meningealblutungen, wenn die Eiter- oder Blutschichte über den Meningen eine gewisse Dicke erlangt hat. In diesen Fällen sind die Athembewegungen auffallend ungleich, abwechselnd langsam und wieder beschleunigt, tief, still oder mit einem Seufzer verbunden.

Was die Form der Athembewegungen betrifft, so haben wir beim gesunden Kinde unter einem Jahre vorherrschend die abdominelle Respiration, d. h. das Zwerchfell contrahirt sich stärker und kräftiger als die Brustmuskeln, der Brustkorb wird nach oben fast gar nicht, nach abwärts aber um so bedeutender ausgedehnt, so dass vielmehr eine Formveränderung am Unterleibe als am Thorax zum Vorschein kömmt. Die Art zu respiriren ist bei verschiedenen Brustkrankheiten eine sehr verschiedene; die einzelnen Abweichungen werden bei den betreffenden Krankheiten im speciellen Theile eigens besprochen werden. Eine aufmerksame Inspektion des Thorax ist sehr wichtig und verschafft schon manche Aufschlüsse, bevor noch die eigentliche physicalische Untersuchung, welche ja beim unruhigen Kinde gar nicht ausführbar ist, begonnen hat.

Die Percussion des kindlichen Thorax geschieht am besten ohne Plessimeter und ohne Hammer, Finger auf Finger. Der chirurgische Grundsatz, alle Instrumente, die durch die Hand ersetzt werden können, zu vermeiden, findet hier um so mehr seine Anwendung, als die Kinder, besonders die im 2 u. 3. Lebensjahre stehenden, eine unüberwindliche Scheu gegen die Hammer- und Plessimeterpercussion haben, während sie sich bei einer ausserdem ruhigen und sanften Behandlung gern die Fingerpercussion gefallen lassen. Kinder, die schon aufrecht getragen werden, percutirt man am besten auf dem Arme der Mutter. Es bietet sich so die Rückenfläche, auf welche immer das meiste Augenmerk zu richten ist, am bequemsten dar, und die Kleinen lassen sich in unmittelbarer Berührung ihrer Mutter noch am liebsten untersuchen. Wickelkinder percutirt man in der Seitenlage, wobei man selten Widerstand zu befürchten hat. Dass die Hände, bevor man sie auf den blossen Leib des Kindes legt, gehörig gewärmt sein müssen, versteht sich von selbst. Aerzte, die an perpetuellen kalten und feuchten Händen leiden, werden in der Kinderpraxis nicht besonders reüssiren.

Die Percussionsanschläge vollführe man durchaus schwach, sanft und langsam, und setze sie so lange an einer Stelle fort, bis man im Moment der tiefsten Inspiration und vollkommensten Exspiration zu percutiren Gelegenheit gehabt hat, wozu oft zehn und noch mehr Schläge nothwendig sind.

Eine kräftige Percussion, wie sie am Rücken eines athletischen Mannes gefordert wird, ist bei der Elasticität des Thorax und der Kleinheit der zu untersuchenden Organe niemals am Platze. Man percutirt hiedurch nicht deutlicher, sondern macht entferntere Theile, den Darm, consonirend, und ausserdem wird das Kind durch stärkeres Klopfen sogleich und sicher unruhig.

Langsam muss percutirt werden, weil der Untersuchende immer eine gewisse Zeit braucht, den erzeugten Schall zu empfinden und über das Empfundene sich ein Urtheil zu bilden. Mit der gewöhnlichen, raschen, trommelnden Bewegung ist es dem geübtesten Ohre nicht möglich, feinere Nüancen des Tones zu unterscheiden,

An ein und derselben Stelle muss so lange fortpercutirt werden, bis der tiefste Exspirations- und Inspirationsmoment erhascht worden ist, weil nur durch Vergleichung und gehörige Würdigung der beiden hiedurch entstehenden immer verschiedenen Percussionsschalle eine wirkliche Erforschung der percutirten Partie ermöglicht wird.

Auf eine Erscheinung muss ich speciell aufmerksam machen, die trotz ihres täglichen Vorkommens noch nirgends gehörig gewürdigt und noch weniger gedeutet wurde. Percutirt man nämlich bei gesunden Kindern von der Geburt bis zum zweiten und selbst dritten Lebensjahre die beiden Lungen vergleichsweise auf dem Rücken, so findet man so lange die Kinder ganz ruhig athmen, und gar keinen Ton von sich geben, beiderseits einen sonoren, schwächer oder stärker tympanitischen

Percussionsschall; sobald sie aber unruhig werden, sich gegen die Untersuchung sträuben und ihren Unwillen durch ein pressendes Geschrei kundgeben, so wird der ganze Befund plötzlich ein anderer. Statt des beiderseits gleichen, sonor-tympanitischen Schalles tritt über der linken Lunge ein mässig gedämpfter Percussionsschall ein, die Rückenfläche der rechten Lunge aber ist hinauf bis an die Spina scapulae vollkommen leer, gedämpft. Percutirt man nun an derselben Seite einige Secunden oder selbst Minuten ruhig fort, bis es sich trifft, dass ein Percussionsschlag gerade mit dem Moment zusammentrifft, wo das Kind wieder tief inspiriren und zu diesem Zwecke die Bauchpresse bis nach vollendetem Athemzug aufgeben muss, so hört man plötzlich wieder den ursprünglichen normalen Percussionsschall, der jedoch nur einen Augenblick währt und sogleich wieder durch vollkommen leere, gedämpfte Schläge ersetzt wird.

Die Kinder, einmal durch Percutiren unwillig gemacht, hören nämlich nicht mehr auf, mit kräftiger Bauchpresse zu schreien, und so lange dieses pressende Geschrei währt, kann man mit Bestimmtheit bei jedem Kinde im ersten Lebensjahre diese Erscheinung studiren.

Der nächst liegende Grund dieses verminderten sonoren Schalles auf der ganzen Rückenfläche findet sich in der Wirkung der Bauchpresse, wodurch der ganze Inhalt der Bauchhöhle nach oben comprimirt wird. Der Unterschied zwischen rechts und links, nämlich der vollkommen leere, gedämpfte Percussionsschall rechts, erklärt sich aus dem stärkeren Aufwärtsdrängen der Leber, deren Grösse noch in einem bedeutenden Missverhältniss zu den übrigen Unterleibsorganen steht.

Auf der Vorderfläche des Thorax und zu beiden Seiten sind die durch Anwendung der Bauchpresse entstehenden Veränderungen des Percussionsschalles wohl auch zu bemerken, erscheinen aber hier viel weniger frappant.

Die oben beschriebene merkwürdige Erscheinung zeitweiser vollkommener Dämpfung rechts hinten macht mein Vertrauen auf die Krankengeschichten von Pneumonien kleiner Kinder, wie sie in den Handbüchern und Journalartikeln sich so häufig finden, etwas schwankend, um so mehr, als in denselben gerade wieder rechts hinten die Dämpfung am häufigsten beobachtet wird. Nur solche physicalische Untersuchungen können Geltung behalten, bei welchen ausdrücklich erwähnt ist, dass das Kind während derselben vollkommen ruhig respirirte, die Bauchpresse nicht benützte, und dass die dann aufgefundene Dämpfung auch bei der Inspiration und mehrere Tage hindurch noch deutlich zu unterscheiden war. Ich bin überzeugt, dass eine grosse Anzahl einfacher Bronchitides, die in den ersten Tagen ihres Bestehens gewöhnlich von Fieber und etwas Dyspnöe begleitet sind, aus Unkenntniss dieser physiologisch normal eintretenden Dämpfung rechts hinten für Pneumonien gehalten werden, worin denn auch die meistens glückliche Behandlung und schnell eintretende Genesung ihren Grund haben mag.

Bei der Percussion des Thorax eines schreienden Kindes ist noch eine andere Erscheinung zu bemerken, nämlich das sogenannte Münzenklirren. Dieses Geräusch kann man jeden Augenblick an sich selbst studiren, wenn man sich mit voller Faust an das Sternum klopft und zu gleicher Zeit lange Noten singt. Es wird hiedurch der Ton momentan von einem Geräusche unterbrochen, das metallisch klirrend ist und dieselbe Höhe hat als der gesungene Ton, welcher sogleich nach geschehenem Schlage in die ursprüngliche Reinheit wieder fortklingt.

Es kann dieses Geräusch mit dem bei Erwachsenen vorkommenden cavernösen Münzenklirren und dem Bruit de pôt fêlé nicht verwechselt werden, indem es nur während des Schreiens oder Sprechens hervorgebracht werden kann, während das bei Excavationen zuweilen beobachtete, auch ohne dass der Kranke einen Ton von sich gibt, gehört wird. Bei ruhig athmenden nicht schreienden Kindern kommt niemals Münzenklirren vor, indem bekanntlich bei Kindern unter 2 Jahren Cavernen ausserordentlich selten sind, und selbst bei deren Bestehen dies Geräusch nur ausnahmsweise percutirt wird. Diagnostische Bedeutung kann ihm demnach nicht zugeschrieben werden.

Durch Percussion lässt sich die Grösse der Thymusdrüse ermitteln. Wenn man das Manubrium sterni möglichst rasch aufmerksam und leise percutirt, so findet man eine Dämpfung, deren Umfang von Monat zu Monat abnimmt. Man kann sich durch diese Untersuchung häufig genug überzeugen, dass viele Kinder eine grosse Thymusdrüse haben und doch niemals an Spasmus glottidis leiden, und umgekehrt, dass viele Kinder, die von heftigem Spasmus glottidis (das sog. Asthma thymicum) befallen werden, keine percutirbare Thymus erkennen lassen.

Die Auskultation, bei Erwachsenen der wesentlichste Theil der physikalischen Untersuchung, bietet bei Kindern viel geringere Vortheile, woran theils die fortwährende Unruhe und die ungleichen Athembewegungen derselben, theils die Kleinheit des Raumes und die durch die elastischen Thoraxwände begünstigte Schallleitung, theils endlich der Umstand, dass die Kinderstimme auf den Wunsch des Untersuchers weder erhoben noch verboten werden kann, die Schuld tragen.

Wenn bei abgemagerten Kindern die Intercostalräume einmal bedeutende Vertiefungen darstellen, so ist eine vollständige Aufsetzung des Stethoscops geradezu unmöglich, mit dem blossen Ohre die Seitenflächen oder die vorderen Parthien des Thorax zu auskultiren duldet fast kein Kind, es bleibt uns also vornehmlich der Rücken für diese Untersuchung übrig. Während wir aber bei Erwachsenen den Raum des Trachealathmens genau begrenzt wissen, ist diess bei Kindern nicht der Fall. Wir hören bei gesunden Kindern über den ganzen Rücken, oft sogar über den ganzen Thorax eine laute Exspiration und eine tubare Inspiration, so dass wir nach diesem Befunde, wenn er bei Erwachsenen vorkömmt, eine ausgedehnte, unzweifelhafte Verdichtung des Lungengewebes diagnosticiren würden. Nicht so bei Kindern. Wir haben hier bei der Auscultation nicht die streng geschiedenen Geräusche des normalen Vesiculärathmens einerseits und des Bronchialathmens andererseits, sondern an den meisten Stellen des Thorax ein dem Bronchialathmen sehr nahes, oft nicht von diesem zu unterscheidendes Geräusch. So fällt der Hauptschluss, den wir aus dem Bronchialathmen bei Erwachsenen ziehen können, nämlich die Verdichtung des Lungengewebes, weg; es handelt sich bei Kindern meistens nur um eine Vergleichung der beiden Thoraxhälften, auf welcher von beiden das Bronchialathmen deutlicher vernommen wird. Gute Anhaltspunkte liefert die Auskultation der Stimme. Die Stimme consonirt zwar überall am ganzen kindlichen Thorax, wo aber verdichtetes Lungengewebe besteht, da ist ihre Consonanz so heftig, dass der Untersuchende glaubt, er habe sein Ohr am Munde des Kindes, und dieses schreie ihm direkt hinein. Es ist dieses Zeichen um so werthvoller, als es auch bei unruhigen Kindern, und zwar nur bei diesen, wahrgenommen werden kann, und man sich also dem Kinde nicht mit besonderer Vorsicht und grösserem Zeitaufwand zu nähern braucht.

Die Palpation ist die bequemste und einfachste Untersuchungsmethode des kindlichen Thorax. Legt man die Hand auf die Brust eines Kindes, so fühlt man zunächst den Temperatur- und Feuchtigkeitsgrad der Haut. Da bei der Unruhe der Kinder exakte Thermometermessungen nicht immer anwendbar sind, so muss man sich gewöhnen, mit der Hand allein die Hauttemperatur möglichst genau zu erforschen, indem die erhöhte Temperatur das wesentlichste Glied des Symptomencomplexes, den wir Fieber nennen, abgibt und hienach unser therapeutisches Verfahren sich zum grössten Theile richtet.

Ausser diesen allgemeineren Wahrnehmungen fühlt die auf die Brust gelegte Hand noch den Fremitus der Stimme, d. h. die der Hand sich mittheilenden Vibrationen des Thorax, welche mit der Stimme entstehen und wieder verschwinden. Am stärksten werden die Fibrationen am Orte ihrer Entstehung, dem Larynx und der Trachea gefühlt, sehr deutlich längs der Wirbelsäule, in dem Raume zwischen den beiden Schulterblättern, deutlich in den Seitengegenden, dann über und unter den Schlüsselbeinen und dem Sternum. Da, wo das Herz und die Leber unmittelbar den Brustkorb berühren, ist der Fremitus vollkommen aufgehoben. Fettpolster schwächen die Vibrationen.

Diese bei jedem gesunden Kinde auftretenden Verhältnisse ändern sich nun, sobald ein Theil des Lungengewebes durch compacte tuberculöse oder scirrhöse Infiltrationen, lobäre Hepatisation oder Carnification verdichtet ist. Es wird nämlich, wenn hiebei die in verdichteten Stellen einmündenden grösseren Bronchien permeabel bleiben, die Stimme verstärkt gefühlt. Verstopfung eines Bronchus hebt allen Fremitus über der entsprechenden Lungenparthie auf. Flüssige Ergüsse in den Pleurasäcken verhindern uns ebenfalls da, wo die Flüssigkeit die Lungen von den Rippen trennt, die Stimme zu fühlen, hingegen ist bei der nothwendig dadurch erfolgenden Compression der Lungen, da wo sie am Thorax anliegen, der Fremitus verstärkt.

Durch die Palpation lassen sich ausser der Stimme noch die Rhonchi ermitteln. Bringt die in den Bronchien und der Trachea auf- und abströmende Luft zähe Schleimmassen, die membran- oder balkenartig deren Lumen ausfüllen, in Schwingungen, so theilen sich die so entstehenden Geräusche der Brustwand mit und pflanzen sich deutlicher und weiter als alle anderen Geräusche fort. Auf diesem letzteren Umstande beruht auch die irrthümliche Ansicht, dass diese Geräusche da entstünden, wo sie am deutlichsten gefühlt werden. Je höher oben gegen die Trachea zu die vibrirende Schleimlamelle aufsitzt, um so verbreiteter fühlt man das hiedurch entstehende Geräusch über den ganzen Thorax, je kleiner der Durchmesser des schleimhaltigen Bronchus, also je näher der Peripherie, um so umschriebener wird es an der Brustwand fühlbar.

Die Palpation der Stimme und der Rhonchi darf nie unterlassen werden, und muss bei unruhigen Kindern sogar Percussion und Auskultation ersetzen.

Diess sind die Hauptpunkte, auf welche der Arzt bei einem schlafenden oder wenigstens ruhigen Kinde zuerst zu achten hat. Die Percussion muss immer zuletzt vorgenommen werden, weil man durch dieselbe am gewissesten den Schlaf stört.

Fast noch wichtiger als die Untersuchung der Brusthöhle ist die der Bauchhöhle, da die Krankheiten des Darmkanals bei weitem häufiger sind als die der Lungen. Wenn schon beim Erwachsenen die Percussion des Abdomens wegen der schwankenden Gasmenge in den Gedärmen keine sehr exakten Resultate liefert, so tritt dieser Uebelstand beim Kinde noch viel schärfer hervor. Bei allen Arten von Darmcatarrhen wird der Darm meteoristisch aufgetrieben und Leber und Milz nehmen bei der dann vorgenommenen Percussion scheinbar an Volumen ab.

Valleix liess, wenn er den Bauch eines Kindes untersuchen wollte, dasselbe plötzlich an ein helles Fenster oder in die Nähe eines Lichtes bringen, wodurch die Unruhe in der Regel sogleich aufhört, das Kind sieht unverwandt gegen das Licht. Einen solchen Augenblick muss man benutzen, um einen langsam zunehmenden Druck auf das Abdomen auszuüben, was das Kind ruhig verträgt, wenn der Druck keinen wirklichen Schmerz erzeugt. Man kann auf diese Weise den Bauch bei einem kleinen Kinde oft so stark drücken, dass man die Wirbelsäule berührt. Ist der Druck wirklich schmerzhaft, so stösst das Kind jedesmal einen schmerzhaften lauten Schrei mit Verzerrung der Gesichtszüge aus, der zuweilen gleich wieder aufhört, sobald der Druck nachlässt.

Seröse Ergüsse im Peritonäalsack, die hauptsächlich häufig nach Scharlach und bei Tuberculosis des Peritonäums vorkommen, findet man schwer in liegender Stellung. Das Serum schwimmt dann auf der hinteren Fläche, und an der vorderen Fläche des Abdomen findet sich überall Darm, so dass man nirgends Fluctuation entdecken kann. Lässt man die Kinder aufsitzen oder auf den Bauch legen, so senkt sich das Serum nach unten und vorne, und ist dann leicht durch Fluctuationsgefühl und Percussion zu constatiren.

Der Anus ist bei jedem Kinde genau zu besichtigen. Bei vielen Diarrhöen röthet er sich und gibt gewissermaassen einen Maassstab für die Heftigkeit und Dauer, an ihm erscheinen auch gewöhnlich die ersten Symptome der angeborenen Syphilis. Die innere Untersuchung hat gar keine Schwierigkeit; unter langsam rotirenden Bewegungen kann der kleine Finger wohl geölt auch eingeführt werden, es verursacht aber diese Procedur immer Schmerzen und darf nur bei wirklichen Indicationen vorgenommen werden.

Die Genitalien verdienen auch in allen Fällen eine genaue Besichtigung. Sie sind bei Diarrhöen ebenfalls geröthet, und das Scrotum vornehmlich excoriirt sehr schnell, die weiblichen Genitalien secerniren dann mehr Schleim. Die Harnröhre wird am einfachsten mit einer silbernen Sonde, beim Knaben katheterartig gebogen, untersucht, welche Procedur in vielen Fällen von Strangurie zugleich als Heilmittel die besten Dienste leistet.

Die Innenfläche der Schenkel ist der beste Anhaltspunkt für die Beurtheilung der Ab- oder Zunahme eines kranken Kindes, wie ja bekanntlich auch die Mästung unseres Schlachtviches von den Fleischern immer an dieser Stelle geprüft wird. Ein Unwohlsein und besonders eine Diarrhöe von wenigen Stunden macht die vorher feste, gespannte Haut schon weich und etwas locker, nach 24 Stunden entstehen kleine Fältchen auf ihr, und bei fortdauernder Krankheit schwinden die mächtigen Fettpolster so vollkommen, dass statt ihrer grossfaltige, schlotternde Säcke sich bilden, die sich aber bei wieder aufgenommener Ernährung erstaunlich rasch füllen und der inneren Schenkelfläche ihre frühere Gestalt und Festigkeit wieder geben.

Die Untersuchung der Mundhöhle darf nie unterlassen werden. Man drückt den Kindern sanft auf das Kinn, worauf sie gewöhnlich den Mund weit aufmachen, oder man schiebt ihnen den Finger längs der Wangenschleimhaut bis an den hinteren Abschnitt des Unterkiefers, gelangt hier leicht zwischen Ober- und Unterkiefer hinein und kann nun die Mundhöhle beliebig weit öffnen. Bei einiger Geschicklichkeit und

Uebung gelingt es sehr leicht, mit dem Zeigefinger die hintere Pharynx-wand, den hinteren Ausgang der Nasenhöhle, den Kehldeckel und selbst die Stimmritze zu betasten, was in einzelnen Fällen von Diphtheritis, Retropharyngealabscessen, Larynxkrup etc. wichtige Aufschlüsse verschaffen kann.

Die Zunge ist bei Kindern noch viel weniger „der Spiegel des Magens" als bei Erwachsenen. Kinder mit heftigen Darmerkrankungen haben häufig eine ganz normale rothe Zunge, und umgekehrt gesunde Kinder mit gutem Appetit und regelmässiger Verdauung zeigen häufig eine ganz weisse oder wenigstens mit weissen Inseln bedeckte Zunge. Viele Eltern richten ihre Kinder schon in der frühesten Jugend dazu ab, auf Befehl sogleich die Zunge herauszustrecken, und thun sich auf diese ihre umsichtige Erziehung etwas zu Gute. Die Kleinen treiben aber dann ihre gute Erziehung so weit, dass sie auch auf der Strasse dem behandelnden Arzt, den sie häufig schon von weitem erkennen, zur allgemeinen Belustigung der Vorübergehenden die Zunge fortwährend herausstrecken. Zahnende Kinder mit rothem Zahnfleisch lassen ihre Mundhöhle nur sehr ungern untersuchen, man muss sich deshalb gewöhnen, mit einem einzigen Fingergriff so rasch als möglich beide Zahnreihen zu überstreichen, damit sie nicht gar zu unruhig werden.

Zweierlei Geräusche sind es endlich, die wir bei der Untersuchung beobachten müssen: Das Geschrei und der Husten.

Die Kinder schreien nur während des Exspirationsaktes. Während der Inspiration kommen zwar auch einzelne Schreie vor, z. B. beim Stimmritzkrampf. Diese lauten, gezogenen Inspirationen sind jedoch immer nur vereinzelt und lassen sich unter die Bezeichnung „Geschrei" eigentlich nicht bringen, da wir hiebei eine Reihe schnell sich folgender Töne im Sinne haben. Das gewöhnliche Geschrei findet also nur während der Exspiration statt, es ist laut klingend, langgedehnt und bei Kindern von gleichem Alter auch von ziemlich gleicher Höhe, doch hat der Ton des Geschreies fast bei jedem Kinde noch etwas Eigenthümliches, das sich ebenso wenig wie die Verschiedenheit der menschlichen Stimme genauer definiren lässt. Da während des Schreiens die Luft in den Lungen durch die Bauchpresse comprimirt wird, durch die gespannte Stimmritze aber nur langsam und nicht dem Grade ihrer Compression entsprechend entweichen kann, so muss eine momentane Circulationsstörung eintreten. Nach einer tiefen Inspiration hebt das Kind sein Geschrei damit an, dass es den Mund weit öffnet, wobei die Zunge zuweilen in leichten convulsivischen Bewegungen auf dem Zahnfleischrande sichtbar wird, die Nasenlöcher sich erweitern, die Augen sich pressend schliessen und auf den Wangen und der Stirne sich zahlreiche Falten bilden. Es schreit nun unter zunehmender Röthe und strotzenden Hals- und Kopfvenen so lange fort, als es ohne erneute Inspiration bestehen kann, tritt dieser Zeitpunkt ein, so nimmt es rasch einen tiefen Athem, wobei die Verzerrung der Gesichtszüge einen Augenblick nachlässt. So lange die Unruhe des Kindes währt, bestehen auch diese Verzerrungen fort, sobald es sich aber beruhigt, tritt wieder ein Ebenmaass im Aus- und Einathmen ein, die Falten des Gesichtes schwinden, es folgen noch einzelne leichtere Schreie, der Mund schliesst sich allmälig, und es tritt dann bald eine kleine Erschöpfung ein, die sehr gewöhnlich in Schlaf überzugehen pflegt. Zuweilen hört man in einer Exspiration 3—5 Schreie schnell auf einander, worauf ein langgedehnter anhaltender Schrei folgt, der in zitternden Absätzen endet. Es hat dieses Geschrei mit dem Ziegengemecker grosse Aehnlichkeit. Zu bemerken ist noch, dass kleine

Kinder unter ¹/₄ Jahr, und nur für diese gilt die bisherige Beschreibung des Geschreies, niemals Thränen vergiessen. Die wesentlichsten Schlüsse, die wir von der Art des Geschreies auf die Art der Erkrankung selbst ziehen können, sind nun folgende: Kinder, die an Pneumonie, an Pleuritis oder an Atelectase der Lungen leiden, schreien niemals laut, noch viel weniger anhaltend, sie sind blos im Stande, ein leises klägliches Stöhnen hervorzubringen. Kinder, die an catarrhalischer, diphtheritischer oder krupöser Laryngitis erkrankt sind, können gar nicht schreien, sind aphonisch, die leichtesten Grade von catarrhalischer Kehlkopfentzündung hemmen das Geschrei nicht vollständig, machen es aber heiser. Hydrocephalische Kinder endlich bringen nur einzelne schrillende Töne hervor und verfallen nach jedem einzelnen Aufschreien wieder in ihren Sopor. Ein fieberkrankes Kind schreit nie anhaltend und laut, selbst wenn es heftige Schmerzen hat. Am längsten schreien die Kinder bei Otitis, bei Abscessen in der Tiefe und nach Verwundungen.

Die Art des Hustens gibt uns für die Beurtheilung der Respirationsorgane sehr wesentliche Anhaltspunkte: Husten die Kinder laut, locker und ohne Schmerz, so hat man sicher nur einen einfachen Catarrh der Bronchien vor sich; verzerren sie aber bei jedem Hustenreiz das Gesicht, husten sie trocken, leise und suchen sie den Husten möglichst zu unterdrücken, so hat man es eben so sicher mit einer entzündlichen Affection der Lungen zu thun. Der Krup beginnt mit einem trocknen, bellenden Husten, der nur zu bald einem aphonischen Krächzen Platz macht. Der Keuchhusten besteht in einem langen, krampfhaften, stossweisen Aushusten, das durch eine gezogene, lautschlürfende Inspiration unterbrochen wird. Die tuberculösen Kinder husten meist trocken, aber in kurzen Intervallen Tag und Nacht fort. Der Husten der Typhösen endlich ist im Verhältniss zu den grossen Veränderungen, die wir an den Lungen physikalisch nachweisen und häufig in den Leichen finden, sehr unbedeutend und ohne Beschwerde.

Diess sind die Haupteigenthümlichkeiten, auf die der Arzt bei Untersuchung eines kranken Kindes vornehmlich Rücksicht zu nehmen hat. Was nun das Benehmen des Arztes betrifft, so gehört zum Umgange mit kranken Kindern grosse Geduld und Sanftmuth. Am schwierigsten sind immer die Kinder von 1 — 3 Jahren zu behandeln. Säuglinge und Kinder unter 1 Jahre sind selten sehr scheu und lassen sich durch etwas Geklapper oder leichtes Klopfen auf ihre Kissen schnell beruhigen. Die Kinder von dem eben angeführten Alter aber haben oft gegen jedes fremde Gesicht eine unüberwindliche Scheu. Man muss zu solchen Kindern nicht direct an's Bett gehen, sondern ihnen Anfangs den Rücken wenden, sie ganz ignoriren, entfernt vom Bettchen mit den Eltern oder Kindsmädchen ruhige Gespräche mit sanfter Stimme führen, und sich endlich langsam und ruhig mit etwas Glänzendem oder einem Stückchen Zucker dem Kinde nähern. Sitzt man am Bett, so darf man das Kind nicht gleich abdecken, am Unterleib herumkneten und die physikalische Untersuchung beginnen. Man stellt erst einzelne dem Alter entsprechende Fragen an dasselbe und sucht ihm einige Ja oder Nein abzugewinnen, man bewundert sein Spielzeug, das am Bette steht, oder man erzählt ihm von einem andern Spielzeug, das es noch nicht besitzt und das man ihm zu zeigen verspricht etc. etc., kurz man muss mit dem Kinde befreundet sein, bevor man es unternehmen darf, an eine ordentliche, gründliche Untersuchung zu denken. Auf diese Weise gelingt es aber fast immer und zwar sehr schnell, sich die Freundschaft der Klei-

nen zu erwerben. Lässt man nach so geschlossener Freundschaft auch
etwas Ernst und Energie durchblicken, so gewinnt man plötzlich viel
mehr Autorität über die Kinder, als diess die nächste Umgebung nur je
zu ahnen gewagt hat. Die Kinder lassen sich dann ruhig untersuchen,
legen sich auf jede Seite, wie man wünscht, nehmen ohne Widerrede
selbst die bittersten Medicamente ein und unterstützen die ärztliche Untersuchung auf alle mögliche Weise. Nur wenn die Umgebung die un-
glaubliche Bornirtheit begangen hat, dem Kinde den zu erwartenden Arzt
als Popanz vorzustellen, dauert es etwas länger, bis ihm diese einfältige
Vorstellung wieder verwischt wird. Niemals und unter keiner
Bedingung versuche man durch barsches Anfahren, Festhalten oder
gar durch einen leichten Schlag widerspenstige Kinder zur Fügsamkeit
zu bringen. Abgesehen davon, dass man hiedurch nur grössere Furcht
und ein noch heftigeres Zetergeschrei bewirkt, zieht man sich hiedurch
die Abneigung und selbst den Hass der meistens bornirten Eltern —
denn fast nur bei diesen findet man solche unbändige Kobolde — zu.
Behält man hingegen in solchen Fällen seinen Gleichmuth und ruhige
Stimme, so überkömmt die Eltern wegen der ganz vernachlässigten und
verfehlten Erziehung des Kindes ein tiefes Schamgefühl. Sie züchtigen
es hierauf oft so gewaltig, dass man vom ärztlichen Standpunkt aus dazwischen treten muss, worauf man dann gewöhnlich gewonnenes Spiel
und einen ergebenen Patienten hat. Im Allgemeinen kann der Grundsatz aufgestellt werden, je kränker das Kind, um so leichter lässt es
sich untersuchen.

Dem angehenden, in der Pädiatrik unerfahrenen Arzte mögen diese
Bemerkungen kleinlich und unbedeutend erscheinen, wenn er sich aber
einmal mehr auf diesem Gebiete bewegt hat, wird er bald einsehen, dass
ohne diese Cautelen trotz aller Kenntnisse und Untersuchungsmethoden
eine glückliche Behandlung rein unmöglich ist.

---

3. Capitel.

Ernährung und Pflege der Kinder.

Das beste Nahrungsmittel für ein neugeborenes Kind ist bekannt-
lich die Milch seiner eigenen Mutter, wenn diese nicht stillen kann, die
Milch einer Amme, und wenn auch diese nicht beizuschaffen ist, die
Milch eines Hausthieres.

Bezüglich des Stillens durch die eigene Mutter entstehen 2 Fragen:
1) In welchen Fällen kann die Mutter nicht stillen? und 2) in welchen
darf sie nicht stillen?

Sie kann nicht stillen, wenn sie keine oder zu wenig Milch hat,
wenn die Warzen fehlen oder fehlerhaft gebildet sind, oder endlich wenn
örtliche Krankheiten der Brust, Geschwüre oder Krebsknoten vorhanden
sind. Ob eine Mutter Milch bekommen und das Kind selbst zu säugen
vermögen werde, ist, besonders bei Erstgebährenden, schwer vorherzusa-
gen. Die Grösse und Härte einer Brust gibt hiefür keine sicheren Anhaltspunkte. Oft fehlt gesunden, jungen Frauen mit gutgeformten üppigen Brüsten die Milch, während sie bei schwächlicheren, mit vorher sehr

flachem Busen, oft wider Erwarten reichlich eintritt. Am wahrscheinlichsten sind die Schwangeren zum Selbststillen ihres zu erwartenden
Kindes geeignet, denen schon während der Schwangerschaft viel Colostrum aus den Brüsten fliesst. Bezüglich dieser Secretion theilt Donné
die Frauen in 3 Klassen: In die erste gehören jene, die so wenig Colostrum secerniren, dass man am Ende der Schwangerschaft kaum einige
Tropfen aus der Drüse zu drücken im Stande ist. Dieses Colostrum
enthält mikroskopisch nur wenig Milchkügelchen und nur eine geringe
Zahl Colostrumkörperchen. Man darf dann nur auf eine sparsame Milchsecretion nach der Entbindung rechnen.

Die zweite Classe umfasst jene Frauen, die zwar viel Colostrum
secerniren, das aber ganz die Eigenschaften des vorigen hat. Es ist
eben so arm an Milchkügelchen und Colostrumkörperchen, und man kann
dann mit Wahrscheinlichkeit eine zwar reichlich secernirte aber dünne,
wenig nährende Milch nach der Geburt erwarten.

Ist aber drittens die Secretion des Colostrums am Ende der Schwangerschaft reichlich, milchweiss und mit gelben Streifen und Klümpchen
vermischt, und finden sich viel Milchkügelchen und Colostrumkörperchen
vor, so kann man ziemlich bestimmt voraussagen, dass sich die Schwan-
gere zum Selbststillen eignen und eine nahrhafte Milch in genügender
Menge secerniren wird.

Vollkommener Mangel der Warzen findet sich selten, häufig aber
kommen die eingedrückten Warzen vor, woran gewöhnlich ein zu hoch
heraufgehendes Corsette, dessen Brustausbuchtung zu klein ist, die
Schuld trägt. Nach der Geburt ist es zu spät diese eingedrückten Warzen zu verbessern, bis es gelingt, sie brauchbar zu machen, müht sich
das Kind vergebens ab, die Milch herauszuziehen und hört endlich ganz
auf zu saugen; während der letzten Schwangerschaftsmonate aber kann
hiefür viel geschehen. Die Frauen müssen ganz weit gekleidet sein und
müssen täglich einmal den Kopf einer irdenen sog. cölnischen Pfeife
auf die Warze setzen und am andern Ende der Pfeife mit dem Mund
saugen, oder man setzt ihnen noch besser täglich einmal eine Cautschuk-
milchpumpe auf. Den Vorschlag von Bouchut, wenn die Frauen diese
Manipulation nicht ertrügen, „den Mann hin und wieder den Säugling
machen zu lassen,“ habe ich noch keinem Ehemanne gemacht, glaube
auch nicht, dass sich bei uns in Deutschland viele so galante Gatten
finden würden.

Mit dem Brustkrebs endlich darf man jene harten gutartigen Knoten nicht verwechseln, welche bei jungen Frauen und Mädchen sehr
häufig vorkommen, aber unschmerzhaft sind. Sie sind ganz unschädlich
und verlieren sich gänzlich nach dem ersten Wochenbette, wenn das
Stillen einmal in Gang gekommen.

Die 2. Frage: In welchen Fällen darf eine Mutter nicht selbst
stillen? ist schwieriger zu entscheiden. Schwächliche und zart organi-
sirte Frauen ertragen zuweilen das Selbststillen gut, wenn sie sonst
günstige äussere Verhältnisse und das zum Stillen so nothwendige
Phlegma haben. In andern Fällen hingegen wirkt das Stillen selbst auf
kräftige robuste Frauen, wenn Armuth, Aerger, Gram, unglückliche ehe-
liche Verhältnisse dazu kommen, höchst ungünstig, sie magern ab und
altern ausserordentlich schnell. Absolut zu verbieten ist das Selbststillen
allen Müttern, welche an Syphilis, chronischen Hautausschlägen, Tuberculosis, oder auch nur hereditärer Anlage zu derselben, an Arthritis
und Epilepsie leiden. Bei hysterischen Frauen hat das Selbststillen
vermöge der Säfteentziehung einen nachtheiligen Einfluss sowohl auf die

Gesundheit der Mutter, als vermittelst der Herrschaft des Nervensystems auf die Milchabsonderung auch auf das Kind. Bei höherem Alter der Mutter, besonders wenn diese Erstgebärende ist, verbietet sich das Stillen wegen Mangel an Milch meistens von selbst, ist aber wegen jedenfalls dünner, magerer Milch in allen Fällen abzurathen. Acute Krankheiten, Exantheme, Typhus, Puerperalfieber etc. machen gewöhnlich die Milch versiegen, so lange sie aber secernirt wird, soll man die Kinder nicht abnehmen. Die Milch wirkt nicht direct schädlich auf das Kind, ihre Enfernung aber in allen Fällen sehr wohlthätig auf die Mutter.

Liegt keiner dieser Uebelstände vor, so ist es einer jeden Mutter zur heiligen Pflicht zu machen, dass sie ihr Kind selbst stille. Zartheit und Kleinheit kann diese Pflicht nicht aufheben, sonst wären die meisten Frauen in unseren Städten davon dispensirt. Unter ausserdem günstigen Verhältnissen bekömmt die Milch der eigenen Mutter den Kindern immer am besten, denn es ist eine oft gemachte Erfahrung, dass das Kind einer schwächlichen Mutter an deren Brust vortrefflich gedeiht und zunimmt, während ein fremdes Kind, dem man, verführt durch das gute Aussehen des ersteren, diese schwächliche Mutter als Amme gibt, durchaus nicht zunehmen will.

Kann oder will eine Mutter nicht selbst stillen, so ist das beste Surrogat eine Amme.

Es ist schwer über die Wahl einer Amme allgemeine Regeln aufzustellen, weil eine Menge localer Verhältnisse hier in Betracht kömmt, die natürlich für verschiedene Städte und Länder verschiedene sein müssen.

Hat man die Wahl zwischen mehreren zum Ammendienst sich antragenden Personen, so erhält immer die den Vorzug, die schon einmal geboren und durch ihre Brust allein ein kräftiges Kind schon aufgezogen hat. Lässt sich dies durch eigene Anschauung oder glaubwürdige Zeugen beweisen, so hat man die grösste Garantie, dass nach den folgenden Geburten das Stillen in gleicher Regelmässigkeit vor sich gehen werde. Es ist immer gut, wenn die Amme 3—4 Wochen früher entbunden hat, als die Frau, deren Kind sie übernehmen soll, denn in den ersten 3 Wochen hat fast eine jede Wöchnerin eine ziemliche Quantität Milch aufzuweisen, nach dieser Zeit aber nimmt bei vielen die Milchsecretion von Tag zu Tag ab, so dass, wenn man genöthigt war, eine Amme zu engagiren, die erst vor wenigen Tagen entbunden hat, man nach einigen Wochen diesen kostbaren Individuen wegen Milchmangel den Abschied geben muss. Ausserdem sind bei Ammen, die schon einige Wochen gestillt haben, Nachkrankheiten des Wochenbettes und namentlich das lästige Wundwerden der Warzen nicht mehr zu befürchten. Diese hier aufgeführten Vortheile überwiegen jedenfalls den kleinen Nachtheil, dass die Milch einer solchen Amme eigentlich für ein mehrere Wochen älteres Kind gehört. Die chemische Zusammensetzung der Milch ist überhaupt bei ein und derselben Amme und noch mehr bei verschiedenen Individuen so wenig constant, dass es immer nur ein glücklicher Zufall ist, wenn einem Kinde die Milch einer fremden Person so gut wie die seiner eigenen Mutter bekömmt und anschlägt.

Das beste Alter für eine Amme ist zwischen 20 und 30 Jahren, doch können häufig Ausnahmen hievon gemacht werden; Mädchen unter 20 Jahren sind meist Erstgebärende, und haben also ihre Eigenschaften als Amme noch nicht declarirt. Bei Personen, die älter als 30 Jahre sind, findet schon nicht mehr der rege Stoffwechsel statt, der zur Production einer qualitativ und quantitativ genügenden Milch gefordert wird.

Die Franzosen behaupten, die Brunetten hätten eine nahrhaftere Milch als die Blondinen, wovon ich mich bei uns in Deutschland noch nicht habe überzeugen können. Was die Brustdrüsen selbst betrifft, so seien sie mässig gross, von gesunder Haut bedeckt, die Warzen müssen wenigstens 2—3 Linien prominiren, und bei Druck auf die Mamma muss die Milch aus mehreren Milchgängen in feinen Strahlen hervorspritzen. Man pflegt bei den Ammen auch auf gute Zähne zu sehen, was übrigens bei der ungeheuren Verbreitung, die jetzt die Zahncaries gewonnen hat, immer mehr vernachlässigt wird. Viel wichtiger scheint mir ein gesundes, rothes, festes Zahnfleisch zu sein. Blasses, bläuliches, leicht blutendes oder riechendes Zahnfleisch lässt immmer Blutarmuth oder mangelhafte Verdauung vermuthen, zwei Zustände, die sich keinesfalls mit dem Säugen vertragen. Bei unserer Bevölkerung sind mir die phlegmatischen und nachgiebigen Ammen immer die erwünschtesten, eine herrschsüchtige Person kann in einem Hause, wo mehrere Dienstboten sind, niemals Amme werden; denn sie wird, kaum angenommen, sogleich ihre Unentbehrlichkeit denselben fühlen lassen und sie nach wenigen Tagen aus dem Hause zu treiben suchen. Der Schluss der ganzen Scene ist dann immer, dass die Friedensstörerin wieder entfernt wird, und der für Alles Rath wissende Hausarzt eine neue Amme herbeischaffen muss. Gewöhnlich zieht man die Landmädchen den Städterinnen vor. Wenn es wahr wäre, dass die Moralität auf dem Lande grösser ist als in der Stadt, so wäre dies allerdings ein gewichtiger Grund, meine Erfahrungen jedoch können diese Behauptnngen nicht bestätigen. Bei Landammen stellt sich aber meist noch der Uebelstand ein, dass sie starkes Heimweh bekommen, die städtische Kost und Lebensweise nicht vertragen und sich schwer acclimatisiren, so dass sie trotz ihres stärkeren Knochenbaues und ihrer entwickelten Brüste weniger gute Dienste leisten, als ein Fabrikmädchen oder eine städtische Dienstmagd.

Bevor man eine Amme engagirt, hat sie sich und ihr Kind am ganzen Körper untersuchen zu lassen; das Kind muss gut genährt sein, für sein Alter gehörige Fettpolster haben und darf an keinem Körpertheile nur irgend verdächtige wunde Stellen zeigen. Die Amme muss die oben beschriebenen Eigenschaften der Mamma und des Zahnfleisches haben, die physikalische Untersuchung der Brusthöhle darf keine Anomalie ergeben, sie darf keinerlei Geschwüre haben, besonders sind Anus, Genitalien und Mundhöhle genau auf Syphilis zu untersuchen.

Diese Vorschriften finden alle nur ihre Anwendung, wenn man die Wahl zwischen mehreren Ammen hat. Wenn man aber, wie es so häufig in kleineren Städten der Fall ist, froh sein muss, überhaupt im ganzen Orte und seiner Umgegend eine Person, die sich zur Amme hergibt, aufzutreiben, so kann man eine jede nehmen, die an keiner fieberhaften Krankheit, keiner Syphilis und keiner nachweisbaren Tuberculosis leidet und eine hinlängliche Menge Milch aus gesunden Warzen secernirt.

Wir kommen nun zur Hauptsache, zur Milch und ihren chemischen und mikroskopischen Eigenschaften.

Das spec. Gewicht der Frauenmilch ist durchschnittlich 1,032. Lässt man sie einige Zeit ruhig stehen, so scheidet sich auf ihrer Oberfläche eine dicke, fettreiche, gelblich weisse Schichte, der sog. Rahm, ab, während die darunter befindliche Flüssigkeit, ärmer an Fett und desshalb specifisch schwerer, von bläulich weisser Farbe wird. Die frische Frauenmilch ist bläulich weiss oder rein weiss, von schwach süsslichem Geschmacke und alkalischer Reaction, lässt man sie aber bei nicht zu niedriger Temperatur stehen, so fängt sie allmälig an neutral und endlich sauer zu reagiren und kleine Klümpchen auszuscheiden. Der wesentliche Unterschied zwischen Frauenmilch und Kuhmilch besteht nicht in der Verschiedenheit der Milchzucker- und Butterquantität, sondern darin, dass das Casein der Kuhmilch beim Sauerwerden in grossen Klumpen und selbst zu einer zusammenhängenden Gallerte gerinnt, während das Casein der Frauenmilch sich nie anders als in kleinen Klümpchen und losen Flocken ausscheidet.

Bei der mikroskopischen Untersuchung stellt sich die frische Frauenmilch als klare Flüssigkeit dar, in welcher gleich wie in einer Emulsion Fettkügelchen, die sog. Milchkügelchen suspendirt sind. Die Grösse der Milchkügelchen ist verschieden, die meisten messen im Durchmesser 0,0012—0,0020''', schüttelt man aber die Milch, lässt sie dann einige Stunden stehen und untersucht von der oberflächlichen Schichte, so findet man neben den gewöhnlichen Milchkügelchen viele grosse Fettkugeln, deren Durchmesser bis zu 0,03—0,04''' zunimmt. Siehe Tafel II. Fig. 3.

Durch das Mikroskop allein, ohne Beihülfe chemischer Reagentien, kann man sich nicht überzeugen, dass die Milchkügelchen eigene Membranen haben. Die Existenz einer Hüllenmembran kann aber sehr leicht und zwar auf zweierlei Weise bewiesen werden. Die eine Methode, von Henle, besteht in der Anwendung verdünnter Essigsäure und gleichzeitiger Beobachtung der angesäuerten Milch unter dem Mikroskope. Die Milchkügelchen erleiden hiedurch eine solche Veränderung, die sie, wären sie blosse Fetttröpfchen, niemals zeigen könnten. Sie werden vielfach gezerrt, einige wie geschwänzt, andere biscuitförmig, an den meisten tritt aber ein kleines Tröpfchen hervor, welches fast wie ein Kern des Milchkügelchens erscheint, diesem Tröpfchen folgen an andern Stellen neue nach, so dass zuweilen um das nun verkleinerte Milchkügelchen ein ganzer Kranz von Tröpfchen entsteht. Bei Anwendung concentrirterer Essigsäure fliessen die Milchkügelchen zu grossen Fetttropfen zusammen. Die zweite Methode ist von E. Mitscherlich und besteht darin, dass man frische Milch mit Aether schüttelt, wobei dieselbe fast unverändert bleibt und der Aether nur wenig Fett aufnimmt. Wäre die Milch eine einfache Emulsion, so müsste sie alles Fett an den Aether abgeben und sich hiedurch in eine durchsichtige, oder wenigstens durchscheinende Flüssigkeit verwandeln; setzt man nun eine Substanz zu, welche jene Hüllen aufzulösen vermag, z. B. ätzendes oder kohlensaures Kali, dann nimmt in der That der Aether alles Fett auf, und es bleibt eine fast durchsichtige Molke zurück.

Ausser den Milchkügelchen kommen in der Milch noch andere Formelemente vor, nämlich die Colostrumkörperchen oder Corps granuleux der Franzosen. Physiologisch finden sie sich nur in der ersten Woche nach der Entbindung, nehmen dann rasch ab und zeigen sich immer wieder, sobald dem Wochenbette sich irgend eine Krankheit zugesellt oder eine Stillende von irgend einer acuten, fieberhaften Affection befallen wird. Sie bestehen aus unregelmässigen Conglomeraten sehr kleiner Fettbläschen, welche durch eine amorphe etwas granulöse Substanz zusammengehalten werden, und sind nach Henle von 0,006 bis 0,023''' Durchmesser. Durch Aether werden die Fettkörnchen derselben weit leichter als die der Milchkügelchen aufgelöst, durch Essigsäure und Kali wird die granulöse Zwischensubstanz aufgelöst und die Fettbläschen zerstreut; durch Jodwasser werden die Colostrumkörperchen intensiv gelb gefärbt. Es kann also kein Zweifel sein, dass diese Körperchen nichts weiter sind, als sehr kleine, in eine albuminöse Substanz eingebettete Fettbläschen, ein Kern und eine Hüllenmembran sind nicht nachzuweisen. Siehe Tafel II. Fig. 4.

Neben diesen beiden Hauptformelementen der Milch finden sich noch darin sehr vereinzelt: Epithelialzellen und Schleimkörperchen, sie treten in grösserer Quantität nur bei localen krankhaften Affectionen der Brustdrüsen auf.

Faserstoffgerinnsel kommen nur bei Blutgehalt der Milch vor.

Blutkörperchen werden selten in der Milch gefunden und mengen sich derselben gewöhnlich nur bei Erosionen der Warzen bei. Pilze und Infusorien finden sich in der frischen Frauenmilch niemals.

Was die chemische Zusammensetzung betrifft, so haben wir hier:
1) den Milchzucker ($C_{12}H_{12}O_{12}$), der in der Frauenmilch zu 3,2 bis 6,2 Procent enthalten ist. Im Colostrum ist am meisten Milchzucker (7%), seine Quantität vermindert sich nach Simon's Beobachtungen von Monat zu Monat, geht aber selten unter 4% herunter.

2) Die Fette, die Butter. Die Butter bildet den Inhalt der Milchkügelchen und kann durch Zerstörung der Hüllenmembranen dieser Kügelchen (Buttern) ziemlich gut isolirt werden. Die einzelnen Fette der Frauenmilch sind noch keiner genaueren Untersuchung unterworfen worden, nur so viel ist bekannt, dass sie sehr schnell ranzig werden und flüchtige Fettsäure bilden. Der Gehalt der Frauenmilch an Fett ist nicht constant. Simon fand 2,53 bis $3,88\%$ Butter; Clemm und Scherer am 4. Tage nach der Geburt $4,3\%$, am 9. Tage $3,5\%$, und am 12. Tage $3,3\%$; Chevallier und Henry $3,5\%$. Im Colostrum fand Simon $5,0\%$ Butter. Eine auffallende Erfahrung ist, dass die beim Melken oder künstlichen Saugen zuletzt auslaufende Milch bei übrigens gleicher Zusammensetzung immer viel fettreicher gefunden wird, als die zuerst auslaufende. Da diese Beobachtung zuerst an Kühen gemacht wurde, so glaubt man, dass schon in dem Futter die Milch anfange sich abzurahmen, so dass die wässrigen Bestandtheile sich in den Zitzen vermehrt, höher oben vermindert fänden, allein da Reiset dieselbe Erfahrung auch an der Frauenmilch, die in einzelnen Absätzen aus der Brust einer Frau gezogen wurde, machte, so muss, da hier diese einfache Senkung vermöge der Stellung der Brüste nicht angenommen werden kann, der Grund wohl in etwas anderem als in dem gemuthmassten mechanischen Verhältnisse zu suchen sein.

Nach meinen neuesten Untersuchungen schwankt der Fettgehalt der Frauenmilch ausserordentlich. Es ist mir gelungen, eine höchst einfache optische Milchprobe herzustellen, mit welcher man in 2—3 Minuten eine genaue Rahmbestimmung und zwar von einer ganz kleinen Quantität Milch machen kann. Die ausführliche Beschreibung des Instrumentes und seiner bisherigen Anwendung findet sich in einer eigenen Brochüre: Eine neue Milchprobe. F. Enke 1862. Man kann auf diese Weise den Fettgehalt einer Frauenmilch augenblicklich, sicher und, was das wichtigste ist, mit ein Paar Cubikcentimeter Milch anstellen. Die bisherige Methode, den Fettgehalt der Frauenmilch zu prüfen, bestand darin, dass man die ausgepumpte Milch in den Galaktometer goss. Der Galaktometer ist ein Probirgläschen, das eine Skala von 100 Theilstrichen trägt. Man füllt dasselbe bis zum O Striche mit Milch, lässt es 24 Stunden ruhig stehen und liest dann die Dicke der Rahmschichte ab. Gute Frauenmilch darf nicht weniger als 3 Theilstriche Rahm geben. Dieser Galaktometer hat den Nachtheil, dass die Untersuchung erst nach 24 Stunden beendet werden kann, und dass es oft schwierig und schmerzhaft ist, eine so grosse Menge Milch aus der Brust einer Amme zu pumpen. Durch meine optische Milchprobe werden diese beiden Nachtheile vermieden.

Der Milchzucker und die Butter enthalten keinen Stickstoff und sind die sog. Respirationsmittel der Frauenmilch.

3) Der Käsestoff, das Casein findet sich in der Frauenmilch gelöst, so lange sie nicht sauer reagirt und fällt in leichten Flocken heraus, wenn sich überschüssige Milchsäure durch Zersetzung des Milchzuckers gebildet hat. Die Milch einer guten Amme muss 3 bis $3{,}5^0/_0$ Casein enthalten, das Colostrum aber enthält etwas mehr, meist $4^0/_0$. Die chemische quantitative Bestimmung des Caseins ist sehr schwierig und zeitraubend und kann desshalb bei der Wahl einer Amme füglich unterlassen werden. Das Casein ist der einzige stickstoffhaltige Körper der Milch.

4) Die löslichen Salze der Frauenmilch bestehen aus Chlornatrium und Chlorkalium, phosphorsauren Alkalien und ausser diesen aus dem Kali und Natron, welche an das Casein gebunden sind.

Die unlöslichen Salze sind phosphorsaure Kalk und Talkerde, welche hauptsächlich dem Casein angehören, Spuren von Eisenoxyd und Fluor. In der Frauenmilch kommen im Durchschnitt 0,16 bis $0{,}25^0/_0$ Salze, darunter 0,04 bis $0{,}09^0/_0$ lösliche vor. Der Salzgehalt des Colostrums ist grösser als der der Frauenmilch in einem späteren Stadium des Säugens.

Vernois und Becquerel untersuchten die Milch von 89 Ammen und stellen folgende Durchschnittszahlen auf.

Dichtigkeit 1032

In 1000 Theilen Milch findet sich:

Wassermenge	889,08
Zucker	43,64
Käsestoff	39,24
Butter	26,66
Salze	1,38

Es gibt einzelne Verhältnisse, welche auf die Zusammensetzung der physiologischen Milch von Einfluss sind, nämlich 1) die Innervation, 2) die Zeit, welche seit der Entbindung verflossen, 3) die Nahrungsweise der Stillenden und 4) ihre Geschlechtsfunctionen.

1) Die Innervation. Der schädliche Einfluss, den Zorn, Schrecken, Schmerz, Nervenanfälle etc. auf die Milch ausüben, ist längst bekannt. Weniger genau sind die wirklichen, hiedurch entstehenden chemischen Veränderungen untersucht. Die Milchdrüse hat in dieser Beziehung Aehnlichkeit mit der Thränendrüse, die sich ja bei fast allen grösseren Gemüthsbewegungen betheiligt. Faktisch ist, dass die Kinder, welche an einer gemüthlich afficirten Amme getrunken haben, bald darauf heftig schreien, Coliken, Diarrhöen und zuweilen Convulsionen bekommen. Ob die Milch hiedurch so giftig werden kann, dass die Kinder sogleich nach dem Genusse sterben, muss bezweifelt werden. Bedenkt man, dass einerseits eine unverhältnissmässig grosse Zahl von kleinen Kindern überhaupt plötzlich stirbt und andererseits, dass es Ammen gibt, die sich fast täglich erzürnen, so möchte man eher an ein zufälliges Zusammentreffen als an eine wirklich giftige Milch glauben. Ich behandelte eine hysterische Frau, die ihr Kind selbst stillte, und war nicht wenig erstaunt, als ich einmal nach einem hysterischen Anfall ihr einige Kaffeelöfel Milch aus den Brüsten pumpte, diese Milch fast ganz durch-

siehtig wie Molke und ohne allen Zuckergeschmack zu finden. Sie liess hierauf an diesem Tage das Kind nicht mehr trinken, und nach 24 Stunden war wieder die frühere, sehr dicke gelbweise, fettreiche Milch vorhanden, womit das Kind vortrefflich gedieh. Es ist auch bekannt, dass die Kühe weniger Milch geben als gewönlich, wenn sie von einer fremden Person gemolken werden, sie sollen sogar in einzelnen Fällen gar keine Milch geben, wenn sie gequält oder durch fremde Zuschauer während des Melkens beunruhigt werden. Es muss diess auf einer plötzlichen Verminderung der Secretion und theilweisen Resorption der secernirten Milch beruhen; denn die Milch kann nicht willkürlich zurückgehalten werden, da durchaus kein entsprechender Muskelapparat existirt. Aus diesen Angaben geht jedenfalls zur Genüge hervor, dass der psychischen Stimmung einer Stillenden grosse Aufmerksamkeit gewidmet werden muss, und dass es vollkommen gesunde, gut entwickelte Frauen gibt, die nichtsdestoweniger zum Säugegeschäft durchaus unbrauchbar sind.

2) Die Zeit, welche seit der Entbindung verflossen ist, hat einen grossen Einfluss auf die chemische Zusammensetzung der Milch. Das Colostrum, die erste Milch, enthält ausser den bisher angeführten chemischen Körpern noch Albumin, Schleim und die grossen granulirten Colostrumkörperchen. Die Grösse der Milchkügelchen ist noch viel ungleicher, als diess später der Fall ist. Die Butter und die Salze finden sich in grösserer Menge als in der späteren Zeit, und hievon hängt die etwas abführende Wirkung des Colostrums ab. Die Quantität des Milchzuckers nimmt von Monat zu Monat ab und bleibt endlich auf 4% als Minimum stehen.

3) Die Nahrungsmittel der Stillenden vermindern, wenn sie unzureichend sind, die Milchquantität überhaupt, und die soliden Bestandtheile insbesondere, so dass eine hungernde Amme nur wenig und wässrige Milch von geringem spec. Gewichte liefert. Am meisten nimmt die Butter und der Käsestoff ab.

Vernois und Becquerel haben in dieser Richtung zahlreiche Versuche gemacht und folgende Zahlenunterschiede gefunden.

	Bei guter Nahrung.	Bei mittelmässiger Nahrung.
Spec. Gewicht	1034,68	1031,91
Wasser	888,86	891,80
Feste Bestandtheile . . .	111,14	108,20
Zucker	42,97	43,88
Butter	26,88	25,92
Casein	39,96	36,88
Salze	1,33	1,52

Ob einzelne Nahrungsmittel mehr Milch machen als andere, ist schwer zu entscheiden, und keinesfalls lassen sich hierüber allgemeine Gesetze aufstellen, weil die Assimilation verschiedener Nahrungsmittel bei einzelnen Individuen eine sehr verschiedene ist. So viel aber ist gewiss, dass die Milchqualität und Quantität nicht im geraden Verhältniss zum Stickstoffgehalt der Nahrungsmittel steht. Eine Amme vom Land z. B. gibt mit den gröbsten Mehl- und Milchspeisen viel mehr und bessere Milch, als wenn man ihr täglich die grössten Stücken gebratenen Fleisches aufnöthigt. Genuss von Alkohol oder alkoholreichen Getränken verleiht der Milch eine betäubende Eigenschaft. Die Säuglinge schlafen viel, bekommen aber bald eine Gehirnreizung, verdauen schlecht und magern ab. In Ländern, wo Bier das Nationalgetränk ist, halten es die Frauen für unmöglich, ohne 2 — 4 Seidel Bier für den Tag zu stillen. Diejenigen, die schon früher im nichtschwangeren Zustande an grössere Mengen Bier gewohnt waren, mögen den Genuss desselben nur fortsetzen, sie werden hiedurch sich und dem Kinde keinen Schaden zufügen. Wenn aber Ammen erst während des Stillens Bier trinken lernen, und sich nun alle Mühe geben, auf einmal grosse Quantitäten hievon in sich aufzunehmen, so treten hiedurch deutliche Congestionen nach dem Gehirn und Verdauungsstörungen auf, die jedenfalls nachtheilige Folgen für den Säugling haben. —

Von den Arzneimitteln hat man schon verschiedene in der Milch deutlich nachweisen können. Die meisten in Wasser löslichen Salze finden sich, wenn sie keine profuse Diarrhöe verursacht haben, in der Milch wieder, am leichtesten und eclatantesten ist das Jodkalium nachzuweisen. Man schüttelt die Milch mit etwas Stärkemehl und gibt nun zu diesem Gemische einige Tropfen Salpetersäure, worauf sogleich sich die ganze Stärke in den bekannten dunkelblauen Jodkleister verwandelt. Verschiedene Farbstoffe gehen in die Milch über, z. B. der Krapp. Bei Kühen, die mit Esparsette gefüttert werden, bildet sich in der Milch ein blauer Farbestoff, der dem Indigo analoge Eigenschaften haben soll. Absynthium, Wermuth macht die Milch bitter, die ätherischen Oele des Knoblauchs und des Thymians verleihen ihr den Geruch nach diesen Pflanzen. Gibt man einer Amme ein Drasticum irgend welcher Art, so geht eine purgirende Wirkung in den meisten Fällen auf die Milch und hiemit auf den Säugling über. Die Behandlung des Säuglings durch Medicamente, die man der Mutter eingibt, ist übrigens eine unnütze Quälerei der letzteren; wenn dergleichen Medicamente wirklich indicirt sein sollten, so verträgt sie der Säugling ebensogut, wenn man sie ihm in gehörig kleiner Quantität direkt aus dem Medicinglas eingibt, als wenn sie erst in den Kreislauf der Mutter aufgenommen und dann in sehr kleinen und jedenfalls nicht genau bestimmbaren Quantitäten aus der Brustdrüse secernirt werden.

4) Die Geschlechtsfunctionen haben einen unverkennbaren Einfluss auf die Milchsecretion. Menstruirt eine Amme wieder, so wird ihre Milch im Allgemeinen sparsamer secernirt, aber die festen Bestandtheile derselben nehmen nicht ab, sondern vermehren sich im Gegentheil. Butter und Casein nehmen bedeutend, Milchzucker und Salze nachweisbar zu. Das Kind wird desshalb in der Regel etwas unruhig und lässt die Zeichen gestörter Verdauung erkennen. Nach beendeter Menstruation tritt aber häufig die frühere Beschaffenheit und Quantität der Milch wieder ein, wesshalb es nicht geeignet erscheint, eine menstruirende Amme sogleich zu entlassen, wie diess so häufig geschieht; es ist vielmehr räthlich, die Wiederkehr der Menstruation nochmals abzuwarten, und die Amme erst dann zu entlassen, wenn das Kind längere Zeit nach der Periode unruhig bleibt und nicht mehr in dem Maasse wie früher zunimmt.

Tritt neue Schwangerschaft ein, so verbietet sich das Fortstillen in den meisten Fällen von selbst, weil die Milchsecretion sogleich bedeutend geringer wird und die Milch wieder die Eigenschaften des Colostrums annimmt. Tritt in Ausnahmsfällen diese Veränderung nicht ein, so muss der Säugling abgenommen werden, weil sonst das Wachsthum des Fötus in hohem Grade beeinträchtigt wird. Ob ein Coitus, auf den keine Schwangerschaft eintritt, an und für sich schädlich ist, ist mir nicht bekannt aber auch nicht wahrscheinlich.

Rasch sich wiederholende Schwangerschaften üben einen ungünstigen Einfluss auf die Michsecretion aus. Bei der hiedurch entstehenden Blutarmuth und allgemeinen Hyperästhesie der Weiber wird nur sparsam und wenig nahrhafte Milch erzeugt.

Durch Krankheiten erleidet die Milch wesentliche Veränderungen. Gewöhnlich finden sich in der Milch fiebernder Ammen grössere Mengen von Colostrumkörperchen. Ihre Quantität nimmt hiebei sehr ab oder sie versiegt gänzlich. Die festen Bestandtheile schwinden aber nicht mit gleicher Schnelligkeit wie das Wasser, so dass im Anfange einer fieberhaften Erkrankung eine an allen festen Bestandtheilen sehr reiche Milch erzeugt wird, weshalb leicht Indigestionen des Säuglings entstehen. Im Allgemeinen ist als Regel aufzustellen, dass man den Säugling an der Brust der erkrankten Stillenden lässt, so lange dieselbe Milch hat, und der Säugling keine grösseren Verdauungsstörungen erleidet, wobei natürlich vorausgesetzt wird, dass die Krankheit keine ansteckende, kein acutes Exanthem, kein Petechialtyphus, und keine syphilitische ist. —

Für den praktischen Arzt genügt es volllkommen, folgende Eigenschaften der Milch zu prüfen. 1) Er füllt seinen in 100 Theile getheilten Galaktometer vid. pag. 28 bis zum obersten Theilstriche und lässt ihn 24 Stunden wohl zugedeckt und ruhig stehen; nach dieser Zeit muss die Rahmschichte mindestens 3 Theilstriche einnehmen. 2) Er untersucht die frische Milch mit blauem Lakmus- und gelbem Curcumapapier. Das Lakmuspapier darf sich in keinem Falle röthen, das Curcumapapier muss sich schwach bräunen. 3) Er bringt einige Tropfen der frischen Milch auf die Zunge. Die Milch muss fade und schwach süsslich schmecken. 4) Er bringt einen Tropfen Milch unter das Mikroskop. Wenn die Amme vor mehr als 8 Tagen geboren hat, dürfen hier die Colostrumkörperchen und Epithelialzellen gar nicht oder nur sehr vereinzelt zum Vorschein kommen. Die Milchkügelchen sollen nicht gar zu ungleich von Grösse und in dichter Menge vorhanden sein.

Im Allgemeinen ist zu bemerken, dass der Gesundheitszustand der Amme, ihre Verdauung, ihr Schlaf, ihre Respiration, ihre Haut und ihre Genitalien, eine viel grössere Aufmerksamkeit verdienen als die chemische und morphologische Zusammensetzung ihrer Milch, und dass es viel wichtiger ist, sich von einer genügenden Quantität der Milch genau zu überzeugen, als ihre qualitativen Verhältnisse zu prüfen. Die Quantität einer Milchsecretion lässt sich dadurch bestimmen, dass man das Kind vor und nach dem Trinken wiegt, wobei es im Durchschnitt um 3—6 Unzen zugenommen haben muss. Da diese Wägungen aber umständlich und in der Privatpraxis nicht beliebt sind, so genügt es auch den Säugling während des Trinkens zu beobachten. Strengt er sich dabei nicht bedeutend an, läuft ihm die Milch zu den Mundwinkeln heraus, und lässt er nach ½ Stunde die Brust zufrieden und ruhig los, so darf man überzeugt sein, dass er eine hinreichende Quantität Milch zu sich genommen hat. —

Hat man nun das seltene Glück, eine in jeder Beziehung entsprechende Amme gefunden zu haben, so sind folgende Vorsichtsmassregeln zur Wahrung ihrer ferneren Gesundheit zu beobachten. Warme Bäder sind für Personen aus den unteren Ständen etwas so seltenes und ungewohntes, dass es nicht rathsam erscheint, einer nicht sehr reinlich aussehenden Amme ein ganzes Bad nehmen zu lassen, man thut besser, ihr mehrmals die Woche eine kleine Wanne mit warmen Wasser und ein Stück Seife zu verabreichen, wodurch bei gutem Willen eine genügende Reinlichkeit erzielt werden kann. Ist die Amme warme Bäder von früherher gewohnt, so schaden sie ihr auch während des Stillens nicht. Das gleiche gilt auch von den kalten Fluss- und Seebädern. Als erste Regel muss immer aufgestellt werden: man ändere nichts an den Gewohnheiten und der früheren Lebensweise der Amme, wenn anders sie nur einigermassen mit einem vernünftigen Regim sich vereinigen lassen. Die Ammen können mit Ausnahme sehr gewürzreicher, salz- oder alkoholhaltiger Speisen Alles essen, was ihnen schmeckt, und es ist immer am besten, wenn ihre Lebensweise, ein Paar Zwischenmahlzeiten abgerechnet, von der Lebensordnung der Familie, in der sie aufgenommen, gar nicht abweicht. Alle Speisen, die sie bekömmt, müssen gut gekocht und nach ihrem Geschmack sein, im übrigen ist es wirklich überflüssig, sich auf detaillirte Küchenzettel einzulassen.

Ihr Schlafzimmer muss gut ventilirt werden, und sie selbst muss täglich ohne Rücksicht auf das Wetter sich Bewegung in frischer Luft machen, wobei nur zu bemerken ist, dass sie, wenn man sie nicht schon lange und ganz genau kennt, nie allein ausgehen darf.

Ein grosses Vorurtheil herrscht im Publikum gegen menstruirende Ammen, und einige Blutspuren in ihrem Hemde genügen gewöhnlich schon, die Eltern des Säuglings in die grösste Bestürzung zu versetzen. Die Gefahr ist aber bei weitem nicht so gross, als sie aussieht, die meisten Ammen menstruiren nur schwach und unregelmässig, haben während der Menses etwas weniger Milch, die Kinder bekommen wohl auch darauf Colikschmerzen, in 1—3 Tagen ist aber die ganze Veränderung vorüber, und Amme und Säugling befinden sich wieder im besten Wohlsein.

Zwei Grundsätze müssen fest gehalten und täglich eingeschärft werden:

1) Die Brust ist kein Beruhigungsmittel für das schreiende Kind, sondern muss regelmässig entweder alle 2 oder 3 Stunden gereicht werden. Während dieser Intervalle eintretende Unruhe ist kein Zeichen von Hunger, sondern hat irgend einen andern Grund, der häufig in engen Kleidchen oder durchnässten Windeln zu suchen ist. Zur Nachtzeit genügt eine vierstündige Pause, z. B. von Abends 9 Uhr bis 1 Uhr der Amme zum ersten Schlafe vollständig. Den Rath einiger Pädiatriker, vom Abend bis zum andern Morgen den Säugling nicht anzulegen, habe ich noch nie befolgen können.

2) Die Amme darf niemals das Kind bei sich im Bette haben. Ich bin überzeugt, dass viele von den räthselhaften, schnellen Todesfällen der Säuglinge durch Erstickung im Bette der Mutter oder Amme zu erklären sind. Die Ammen schlafen während des Stillens ein und ersticken dann durch ihren Körper oder durch das im Schlaf hinaufgezogene Federbett den Säugling. Eine aufmerksame Mutter darf sich deshalb die Mühe nicht reuen lassen, die Amme mehrmals in der Nacht zu controliren, und ihr die Uebertretung dieses Gebotes mit der grössten Strenge zu verweisen.

Viele Ammen leiden an hartnäckiger Obstipation und ziehen sich durch Verschweigung dieses Uebels endlich wirkliche Verdauungsstörungen zu. Man hat sie deshalb zu belehren, dass sie dieselbe nicht verschweigen, sondern gleich davon die Eltern in Kenntniss setzen, man kann durch ein Paar Löffelchen Latwerge oder gekockte Zwetschgen die ganze Krankheit beseitigen.

Man komme einer Amme mit Theilnahme und freundlicher Ansprache entgegen, trotz ihres hohen Lohnes sind die armen Geschöpfe herzlich zu bedauern, die, freilich durch eigene Schuld, so weit gekommen sind, dass sie ihr eigenes Kind weggeben und ein fremdes dafür an die Brust nehmen; ein solcher Dienst ist, beim Lichte betrachtet, mit Geld überhaupt gar nicht zu bezahlen.

Es entsteht nun schliesslich noch die Frage: Wann und wie soll man ein Kind entwöhnen?

Nur selten hängt die Beantwortung dieser Frage vom Gutachten des Arztes allein ab, gewöhnlich influenziren eine Menge äusserer oder Gesundheitsrücksichten der Amme und des Kindes auf die Bestimmung des Termines zum Abgewöhnen. Auch hier, wie leider in so vielen Dingen der ärztlichen Praxis, ist die Sache nicht mit ein Paar Zahlen abgemacht, sondern es müssen viele Verhältnisse einander gegenüber gestellt und erwogen werden. Das natürlichste ist offenbar, das Kind so lange fort trinken zu lassen, als es die Brust gerne nimmt, dabei gedeiht, und die Stillende hiedurch keinerlei Nachtheil an ihrer Gesundheit, Schwäche, Blässe, Abmagerung, allgemeine Hyperästhesie etc., verspürt. Dieses Verhältniss dauert bei einer gesunden Amme und einem kräftigen Kinde in unseren Climaten durchschnittlich 4—8 Monate fort. Hierauf verspürt die Amme, dass ihre Milchsecretion dem steigenden Appetit des Kindes entsprechend nicht weiter zunimmt, und dass der Säugling also nicht mehr genug bekömmt. Nun ist der Zeitpunkt gekommen, wo man dem Kinde ausser der Brust noch andere Nahrungsmittel zukommen lassen muss. Auch hier kann man nicht sagen, diese oder jene Speise ist die zuträglichste, und die andern sind schädlich; denn die Kinder haben nicht alle denselben Magen und denselben Geschmack, die einen z. B. nehmen, so lange sie nur noch einmal im Tage die Brust bekommen, keine Kuhmilch und nichts damit bereitetes an, während sie verschiedene eingekochte Fleischsuppen ohne Sträuben geniessen, die andern nehmen kein Mehlmus, sondern blos Zwieback- oder Semmelmus, andere wieder nehmen gar keine eingekochte Fleischsuppen, sondern blos Milchsuppen an u. s. w. Ich lasse deshalb mit dünnem Semmelmus den Anfang machen, geht es in acht Tagen hiemit nicht, so versuche ich Mehlmus, und wird auch dieses nicht angenommen, so kömmt dünne Fleischbrühe mit Semmel gekocht an die Reihe. Eines dieser 3 Nahrungsmittel nimmt ein jedes Kind, wenn ihm die Brust der Amme nicht hinlänglich Sättigung bietet. Vier Wochen lang gibt man 1 Mus, weitere 4 Wochen 2 Mus und endlich 3 Mus. Inzwischen lernt das Kind auch Weissbrodrindchen kauen und Wasser trinken, nimmt die Brust nur mehr einmal in der Nacht und vermisst sie nicht sehr lebhaft, wenn es schliesslich in der Nacht lauwarme Kuhmilch statt der Brust bekömmt.

Diess ist die sicherste Methode ein Kind ohne allen Schaden abzugewöhnen. Oft genug muss es auf einmal oder in sehr kurzer Zeit die Amme verlieren. Da ist es dann besonders wichtig, auf die Zahnperioden zu achten. Hat das Kind gerade eine Zahnperiode glücklich überstanden, so dass sich mit Bestimmtheit voraussetzen lässt, dass es in den nächsten Wochen mit neuen Zahnbeschwerden nicht zu thun haben werde, so verträgt es in den meisten Fällen auch das plötzliche Abgewöhnen ohne Gefahr, im entgegengesetzten Falle aber tritt meistens eine sehr profuse Diarrhöe ein, die oft nicht mehr zu stillen ist oder an deren Folgen wenigstens die Kinder Monate lang laboriren. Wenn einem Kinde die oberen und unteren Schneidezähne durchgebrochen sind, so ist ihm von der Natur gewiss schon andere compactere Nahrung als die blosse Muttermilch angewiesen. Jedenfalls aber ist es unütz und für die Mutter meistens schädlich, die Kinder bis über das erste Jahr hinaus zu stillen. Sie nehmen sich dann meistens selbst ab, weil ihnen beim Saugen zu wenig auf einmal in den Mund kommt. Ich behandelte eine amerikanische Dame, die ihren zwei und einhalbes Jahr alten Sohn immer noch stillte, bis ihr eines Morgens das geistig sehr entwickelte Kind, als es zum Trinken kommen sollte, ganz freundlich sagte: Ich danke, liebe Mama, das Saugen ist mir zu langweilig. —

Kann die Mutter nicht selbst stillen und hat sie nicht die Mittel, sich eine Amme zu miethen, so bleibt nichts übrig, als die künstliche Ernährung zu versuchen.

Zur künstlichen Ernährung sind folgende Bedingungen erforderlich. Sorgsame Auswahl und Zubereitung der Nahrungsmittel, grosse Geduld und Ausdauer, strenge Genauigkeit, manuelle Fertigkeit und der höchste Grad von Reinlichkeit.

Der beste Ersatz für die Frauenmilch ist die Kuhmilch, nicht weil sie in der Zusammensetzung ihr am ähnlichsten, sondern weil sie zu billigen Preisen am leichtesten und regelmässigsten zu haben ist. Nur wer selbst längere Zeit sich mit quantitativen Milchuntersuchungen abgegeben hat, wird mir beistimmen können, dass die Paar Procente mehr Casein und Butter, und die Paar Procente weniger Milchzucker die grosse Differenz allein nicht veranlassen können, die zwischen der Ernährung mit Frauenmilch und Kuhmilch allerdings besteht. Das Secret der Milchdrüsen hat eben auch, ähnlich dem der Nieren, ziemlich weite physiologische Grenzen, aus denen man recht schöne Mittelzahlen construiren kann. Aus diesen Mittelzahlen aber geht noch lange nicht hervor, dass die Milch die beste ist, welche dem physiologischen Mittel am nächsten steht.

Der wesentlichste Unterschied zwischen Frauen- und Kuhmilch ist, wie schon oben bemerkt, darin zu suchen, dass das Casein der Frauenmilch im Magen zu kleinen leichten Flocken in einer ganz losen Gallerte, das der Kuhmilch aber zu grossen compacten Klumpen gerinnt, wovon man sich leicht überzeugen kann, wenn man ein künstlich aufgezogenes und ein Brustkind $1/4$ oder $1/2$ Stunde nach der Mahlzeit durch rasche Bewegungen, Reiben an der Magengegend etc. zum Brechen bringt. Die lockeren Flocken der Frauenmilch werden leicht verdaut und assimilirt, die festen Klumpen des Kuhmilchcaseins vermag der jugendliche Magensaft aber nicht zu lösen, sie werden wieder erbrochen oder wandern als grosse, saure, unverdaute Massen durch den ganzen Darmkanal, der dadurch allenthalben gereizt wird. Es kömmt also darauf an, dem Casein der Kuhmilch diese Eigenschaft zu benehmen, was einigermassen erzielt werden kann, wenn man sie etwas stärker alkalisch macht. Ich bediene mich seit langer Zeit hiezu einer Lösung von kohlensaurem Natron ʒi auf ℥vj Wasser, von der zur Milch jeder Mahlzeit ein Kaffeelöffel voll zugeschüttet wird. Wird die Milch zu Mus verkocht, so lasse ich die Lösung schon zur kalten Milch zusetzen, und im Sommer wird gleich die ganze für 12 Stunden berechnete Milchmenge bei ihrer Ankunft im Hause in der Weise alkalisch gemacht, dass immer auf 5 Unzen Milch ein Esslöffel Natronlösung kömmt. Bei kleinen Kindern lasse ich noch $1/3$ Wasser und auf jede Mahlzeit eine Messerspitze Milchzucker zusetzen, Kinder über 3 Monate trinken die Kuhmilch, wie sie ist, aber immer mit dem Natronzusatz. Mit so präparirter Milch habe ich schon viele Dutzende von Kindern gross ziehen lassen, und bei der Mehrzahl durchaus keine Verdauungstörungen bemerkt. Sind die Eltern vernünftig, so gibt man in den ersten 3 Lebensmonaten nur diese Milch und keinerlei Mus und fängt zu Beginn des 4. Lebensmonates erst mit einem Muse an. Man lässt die Milch gewöhnlich gleich beim Empfange einmal

3 *

aufkochen, weil hiedurch auch die Gerinnung verzögert wird. Das beste Mus wird so bereitet, dass man $1/4$ altgebackene Semmel $1/4$ Stunde lang in kaltem Wasser einweicht, worauf das Wasser gewöhnlich schwach sauer reagirt und dann die nicht weiter ausgepresste Semmel mit 6—8 Unzen alkalisirter, nicht abgerahmter Milch und einer Messerspitze Milchzucker zu einem gleichmässigen Brei verkocht. Bei weitem beliebter als der Semmelbrei ist, besonders in den untern Volksklassen, der Mehlbrei; auch bei diesem gedeihen unendlich viele Kinder vortrefflich, und es ist noch sehr die Frage, ob er nicht ebenso unschädlich ist, als der Semmelbrei. Wenn $4/5$ der künstlich aufgezogenen Kinder Mehlmus bekommen und nur $1/5$ Semmelbrei, so werden bei angenommener gleicher Verdaulichkeit beider Nahrungsmittel 4 Mehlmuskinder an Verdauungsstörungen leiden müssen, bis endlich einmal ein Semmelmuskind erkrankt. Wer nun nicht weiss, dass wirklich 4 Mal mehr Kinder Mehlmus essen, der muss natürlich die Ansicht sich bilden, dass das Mehlmus bei weitem schlechter vertragen wird als das Semmelmus. Bevor aber nicht ausführliche, Jahre lang geführte statistische Zusammenstellungen diese Verhältnisse in klaren Zahlen darthun, kann Niemand behaupten, dass dünnes, noch tropfbares Mehlmus schädlicher sei als das Semmelmus. Statt des gewöhnlichen Weizenmehles nimmt man auch Reismehl oder das Mehl der Pfeilwurzel, Arrowroot, zwei sehr kleberarme Mehlsorten. Die Gebrauchsart für das Arrowroot ist folgende: Man schüttet einen Theelöffel voll in ein porcellanenes Gefäss und setzt so viel kaltes Wasser hinzu, das dasselbe einen feinen Teig gibt, hierauf giesst man eine Tasse kochender Milch (oder auch Wasser, Fleischbrühe) zu, rührt gut um und lässt es am Feuer einige Minuten aufkochen, bis es die Consistenz einer leichten Gallerte bekommt. Weitaus das rationellste unter allen Surrogaten der Muttermilch ist jedenfalls die sog. Liebig'sche Suppe, durch welche sich der grosse Chemiker ein bleibendes Verdienst um die Pädiatrik erworben hat. Bekanntlich sind enthalten:

	blutbildende Stoffe	wärmebildende Stoffe
in Frauenmilch	1	3,8
„ Kuhmilch, frisch	1	3,0
„ Kuhmilch, abgerahmt	1	2,5
„ Weizenmehl	1	5

Es liesse sich also leicht eine Mischung von Kuhmilch und Weizenmehl herstellen, die dasselbe Verhältniss der blut- und wärmebildenden Bestandtheile böte wie die Frauenmilch; indess reagirt das Weizenmehl sauer und enthält viel weniger Alkali als die Frauenmilch, weniger als zur normalen Blutbildung erforderlich ist, und endlich wird dem kindlichen Organismus durch Ueberführung des Stärkemehls in Zucker eine ganz unnöthige Arbeit aufgebürdet. Es ist also wünschenswerth, zuvor das Stärkemehl in die lösliche Form des Zuckers und des Dextrins überzuführen; diess geschieht leicht durch Zusatz von Malzmehl zu dem Weizenmehle. Wenn man Milch mit Weizenmehl zu einem dicken Brei kocht und diesem noch heissen Brei dann Malzmehl zusetzt, so wird die Mischung nach einigen Minuten flüssig und nimmt einen süssen Geschmack an; darauf und auf einen Zusatz von Alkali, um die saure Reaktion des Weizenmehles zu neutralisiren, beruht die Herstellung der Liebig'schen Suppe.

Die Vorschrift, die Liebig selbst gegeben hat, ist folgende: Man wiegt 1 Loth Weizenmehl, 1 Loth Malzmehl und $7^1/2$ Gran doppelkohlensaures Kali ab, mischt sie erst für sich, sodann unter Zusatz von 2

Loth Wasser und zuletzt von 10 Loth Milch, und erhitzt unter beständigem Umrühren bei sehr gelindem Feuer, bis die Mischung anfängt dicklich zu werden; bei diesem Zeitpunkte entfernt man das Kochgefäss vom Feuer und rührt 5 Minuten lang um, erhitzt auf's Neue und setzt wieder ab, wenn eine neue Verdickung eintritt, und bringt zuletzt das Ganze zum Kochen. Nach der Absonderung der Kleie von der Milch durch ein feines Sieb (feines Florzeug) ist die Suppe zum Gebrauche fertig. Zu beachten ist, dass man gewöhnliches, frisches Weizenmehl, nicht das feinste, weil reicher an Stärkemehl, nimmt. Gerstenmalz ist bei jedem Bierbrauer zu haben. Nachdem die Unkrautsaamen ausgelesen, wird es leicht auf einer gewöhnlichen Kaffeemühle zu einem groben Mehl gemahlen. Von dem Kali bicarbon. crystall. löst man 2 Theile in 11 Theilen Wasser auf und erhält so eine vollkommen helle, klare Flüssigkeit. Das lästige Abwiegen der Stoffe kann man vermeiden, denn ein gehäufter Esslöffel Weizenmehl wiegt ziemlich genau 1 Loth, ein eben solcher Esslöffel Malzmehl zur Hälfte glatt abgestrichen wiegt ebenfalls 1 Loth, und ein gewöhnlicher Fingerhut mit der Kalilösung gefüllt, fasst nahe 15 Gran des Salzes. Lässt man sich noch in einem Becherglase vom Apotheker 2 Loth und 10 Loth Wasser abwiegen und notirt die Höhe der Flüssigkeiten durch einen aufgeklebten Papierstreifen, so ist Alles für eine vernünftige Mutter hinlänglich bequem eingerichtet, das doppeltkohlensaure Kali kann nicht durch das gleiche Natronsalz ersetzt werden, da in allen unsern Speisen, in der Milch, der Fleischflüssigkeit und den Blutkörperchen wesentlich Kalisalze enthalten sind. Die so bereitete Suppe schmeckt ziemlich süss und wird bei gehöriger Verdünnung mit Wasser auch von Neugeborenen vertragen. Nach meinen eigenen Erfahrungen und denen vieler deutscher Aerzte ist diese Suppe das beste Surrogat für Muttermilch und hat schon manchen, ganz atrophischen Kindern sichtlich das Leben gerettet.

Das schwierigste in grossen Städten ist immer, sich frische unverfälschte Milch zu verschaffen. Die Milch der öffentlichen Milchniederlagen lässt immer viel zu wünschen übrig, und es ist unbedingt nothwendig, wenigstens zu Anfang, bis man sich hinlänglich von dem reellen Treiben des Milchlieferanten überzeugt hat, das Melken und Füttern im Kuhstalle selbst zu überwachen. Die Milch muss immer von einer Kuh genommen werden, die täglich mehrere Stunden sich ausserhalb des Stalles im Freien befindet und fast ausschliesslich grünes Futter bekömmt. Unsere weit verzweigten Eisenbahnverbindungen machen es übrigens jetzt fast jeder Familie möglich, sich von irgend einem befreundeten Gutsbesitzer oder Oekonomen, dessen Zuverlässigkeit man schon in andern Dingen mehrfach erprobt hat, den täglichen Milchbedarf kommen zu lassen. Wenn die Milch durch den Transport auch 2 oder 3 mal theurer als an Ort und Stelle wird, so ist diese Ernährung doch noch viel billiger als eine Amme.

Ist man nun durch die Ungunst der Verhältnisse nicht im Stande, dem Kinde eine solche Kuhmilch zu verschaffen, so muss man zu Surrogaten greifen, deren Brauchbarkeit auf die Länge aber sehr problematisch ist. Hierher gehört Kalbsbrühe mit Eigelb, Schleimsuppen, Salepabkochungen, Carottenbrei. Der letztere machte vor einiger Zeit grosses Aufsehen und wird folgender Massen bereitet: 2 Loth geriebene gelbe Rüben werden mit 6—8 Unzen Wasser gemischt und 12 Stunden stehen gelassen, worauf man dies Gemisch durch ein Tuch presst. Der so gewonnene Saft wird mit geriebener Semmel (1 Theil Semmel auf 4 Theile Saft) an gelindem Feuer einige Male aufgekocht und zuletzt mit etwas

Zucker versüsst. — Es gibt Kinder, welche durchaus keine Kuhmilch vertragen. Diese können mit Carottenbrei oder Schleimsuppe oder Fleischbrühe mit Eigelb mehrere Monate lang bestehen, sie wachsen aber nur langsam und setzen bei dieser Kost nie gehörige Fettpolster an, von 4 zu 4 Wochen muss man desshalb immer wieder einen Versuch mit recht frischer, süsser Milch oder Liebig'scher Suppe machen, oft gelingt die Resorption der Milch später, obwohl sie vorher durchaus nicht vertragen wurde.

Die Art, wie man kleinen Kindern die Nahrung beibringt, ist nicht gleichgiltig. Man kann ihnen schon von den ersten Lebenstagen an dieselbe mit einem Löffelchen oder einer Schnabelschale reichen, woran sie sich bald gewöhnen, besser aber gibt man ihnen ein Saugglas, weil hiebei die Gesichtsmuskeln auf ähnliche Weise geübt werden wie bei Kindern an der Mutterbrust.

Die einfachste Art von Saugglässern ist wohl ein gewöhnliches 4—5 Unzen haltendes Fläschchen mit ziemlich engem Halse, auf welchem man mehrere Stöpsel aus neuem, feinem Badeschwamm schneidet und den eingepassten Schwamm dann durch ein darüber gebundenes Stückchen Flor oder Battist am Flaschenhalse befestigt. Diese Schwämmchen müssen täglich mehrmals gewechselt werden und lassen sich am besten in frischem Wasser aufbewahren. Ueberragen sie den Hals des Fläschchens um 1/2 Zoll und ist das Stückchen Battist gehörig gespannt, so imitiren sie täuschend die Form und Consistenz einer Brustwarze.

Wem diese Schwämmchen nicht gut und elegant genug sind, der kann die Gläser mit goldenen, silbernen, zinnernen, beinernen oder decalcinirten Mundstücken versehen lassen. Sehr gerne trinken die Kinder auch aus den in neuester Zeit Mode gewordenen durchlöcherten Cautschoukkäppchen, welche sich besonders durch Reinlichkeit empfehlen.

Eine grosse Verbreitung hat der sog. Schnuller, Zulp, oder Sauglappen. Derselbe wird bereitet, indem man stark gezuckerten, gestossenen Zwieback mit Milch oder Wasser zu einem dicken Teig formt, in einen leinenen Lappen schlägt und dann zubindet, wodurch ein Knopf von der Grösse eines kleinen Apfels entsteht. Dieser weiche, süsse Knopf wird den Kindern nun, wenn sie nicht zu beruhigen sind, in den Mund gesteckt, sie fangen sogleich an zu saugen und halten sich Stunden lang hiebei ruhig. Im Allgemeinen lässt sich gegen reinliche, oft erneuerte Schnuller nichts sagen, als dass die Wangen der Kinder durch das Tage lange Saugen übermässig ausgedehnt werden und hässliche Wülste bilden, wenn sie endlich einmal den Mund ohne Schnuller schliessen. Gewöhnlich aber fängt der Inhalt des Schnullers, in Berührung mit der warmen Mundhöhle, rasch an in saure Gährung überzugehen. Der Mundhöhlenschleim wird sauer, und es entsteht dann sogleich gestörte Verdauung und eine Pilzbildung auf der Schleimhaut, die nur zu oft ein trauriges Ende nimmt. Es ist desshalb Pflicht eines jeden Arztes, die Schnuller möglichst zu beseitigen, was allerdings leichter gesagt als gethan wird. Man denke sich nur in die Lage einer armen Frau, die sich den ganzen Tag mit ihren Kindern geplagt hat, und nun in der Nacht, wenn sie und ihre ganze Familie der Ruhe dringend bedürfen, das schreiende Kind nicht vom Arme bringt. Sie wird sagen, der Arzt hat gut rathen, keinen Schnuller zu geben, er trägt das schreiende Kind in der Nacht doch nicht herum, und wird ihn dem Kinde unter 100 Fällen nicht einmal vorenthalten. In den untern Volksklassen wird es kaum je gelingen, diesen gährenden Knopf zu beseitigen und in den bessern Classen haben die Kinder eine Amme oder wenigstens eine reichliche Bedienung, die ihn oft genug erneuert, wodurch er dann gewöhnlich auch unschädlich gemacht wird. — Soviel von der Ernährung im ersten Lebensjahre.

Im zweiten Lebensjahre kann man schon anfangen, den Kindern etwas weiches, feingeschnittenes Fleisch zu geben. Wenn sie nicht Diarrhöe haben, auch nicht dazu geneigt sind, vertragen sie reifes Obst schon vortrefflich, hingegen machen ihnen gekochte grüne und Wurzelgemüse und Hülsenfrüchte sehr gewöhnlich Indigestion. Einem zweijährigen Kinde z. B. verordne ich folgende Lebensweise: Morgens, zwischen 6 und 7 Uhr im Sommer, zwischen 7 und 8 Uhr im Winter, Milchsuppe, zwischen 9 und 10 Uhr trockenes Weissbrod, höchstens etwas Butter darauf gestrichen, um 12 Uhr eingekochte Fleischsuppe, Fleisch mit etwas Sauce oder Kartoffelpüree, oder statt des Fleisches eine Mehlspeise wohl mit Eiern, aber nur mit wenig Fett bereitet, nur selten und wenig grünes oder anderes Wurzelgemüse, Nachmittags zwischen 3—4 Uhr Milch mit Weissbrod, im Sommer Obst mit Brod, Abends um 7 Uhr Fleischsuppe oder Milchsuppe. Zucker bekommt den Kindern im Allgemeinen schlecht, und es ist für ihre ganze Verdauung höchst wichtig, sie so wenig wie möglich daran zu gewöhnen. Nach zurückgelegtem dritten Lebensjahre vertragen die Kinder auch alle Gemüse, und sie können, wenn sie ausserdem gut erzogen sind, recht wohl mit den Eltern am Tische essen; man hat ihnen blos noch die gepfefferten, stark gesalzenen, gewürzten und sehr sauren Nahrungsmittel zu versagen, alle anderen können sie mit Maass geniessen. Wein sollen die Kinder bis zum 14. Jahre nicht zu kosten bekommen, auch Bier ist durchaus unnöthig. Ebenso Thee und Kaffee. Das Weissbrod wird vom dritten Jahre an sehr passend durch ausgebackenes nicht zu frisches Roggenbrod, Hausbrod, ersetzt. Man thut gut, den Kindern die ganze Mittagskost von einem Teller essen zu lassen. Sie müssen zuerst die Suppe vollkommen aufessen, bevor sie Fleisch und Gemüse auf den leeren Suppenteller bekommen, und auch dieses muss erst vollständig verzehrt sein, bevor eine Mehlspeise oder Compot oder Braten, etc. ihnen auf den wieder sauber abgegessenen Teller gegeben wird. Abgesehen davon, dass der kleinere Verbrauch von Tellern eine Vereinfachung des Hauswesens bedingt, wird hiedurch noch die gute Eigenschaft erzielt, dass die Kinder alles essen lernen und nicht genäschig werden. —

. Gehen wir nun von der Ernährung über zur Pflege der Kinder, so treffen wir zuerst auf die Cultur der Haut. Der Vernix caseosus, die Hautschmiere des Fötus, kann nicht durch Wasser abgewaschen werden, sondern muss zuerst mit einem Fett, frischer Butter oder einem geruchlosen, fetten Oel vermengt werden, worauf er sich mit jedem Tuche leicht abputzen lässt. Kleine Kinder müssen täglich 10 Minuten lang in einem Wasser von 27° R. gebadet werden, örtliche Leiden genügen nicht dies Gebot zu umgehen, wohl aber muss das Baden unterbleiben bei einer allgemeinen fieberhaften Erkrankung. Der Aufenthalt im Wasser und die Temperaturverschiedenheiten, die beim Ausziehen und Abtrocknen der Kinder nicht umgangen werden können, vermehren in der Regel die Hitze der Haut und führen einen höheren Grad von Schwäche herbei.

Wenn die ersten Schneidezähne durchgebrochen sind, kann man gradatim bis auf eine Temperatur von 24° R. heruntersteigen. Kühlere Bäder im ersten Lebensjahre zu geben, ist nicht rathsam. Im zweiten Lebensjahre, wo die Ausleerungen der Kinder seltener werden und sie schon anfangen, sich an Reinlichkeit zu gewöhnen, ist es nicht mehr nothwendig, sie täglich zu baden, man gibt dann 3—4 Bäder die Woche von 23—24° R. Vom dritten Lebensjahre an genügen wöchentlich 2—3 Bäder, im Sommer täglich Fluss- oder Seebäder vollständig, die Haut gehörig offen zu erhalten. Die Erlernung der Schwimmkunst ist für beide Geschlechter sehr nützlich und Gesundheit fördernd.

Zur Cultur der Haut gehört nicht nur deren Reinigung, sondern auch die Abhaltung zu grossen Temperaturwechsels von derselben, was durch Kleidung und Heizung bewerkstelligt wird.

Bei der ersten Bekleidung der Neugebornen ist darauf zu achten, 1) dass die Nabelschnur in keiner Weise gezerrt werde; 2) dass Brust und Bauch mit Kleidungsstücken umgeben sind, die in keiner Richtung die vor so kurzer Zeit erst eingeleiteten Respirationsbewegungen hemmen können und 3) dass den obern und untern Extremitäten ihre natürliche Stellung, die Beugung gestattet ist. Das Fatschen oder Wickeln der Kinder kann sehr schädlich werden, wenn, wie es gewöhnlich geschieht, die Wickelschnur zur bessern Befestigung fest angezogen wird. Der aufmerksame Arzt hat bei jedem Wickelkind, bevor er es sich aufwickeln lässt, die Anlage der Wickelschnur zu prüfen und das zu feste Anlegen strenge zu rügen. Die Hände sollen niemals mitgewickelt werden, sondern müssen, im Falle sie zum Kühlwerden geneigt sind, durch ein eigenes für sich bestehendes Tuch bedeckt werden. Aufrecht darf ein Kind erst getragen werden, wenn es den Kopf allein heben und in aufrechter Stellung wenigstens einigermassen dirigiren kann. Mit der frühzeitigen Abhärtung durch leichte kühle Kleidung muss der Arzt sehr vorsichtig sein. Es lässt sich allerdings nicht läugnen, dass in der ersten Jugend abgehärtete Kinder sich schneller und kräftiger entwickeln, seltener erkranken, und einmal acquirirte Krankheiten leichter überstehen, andererseits muss man aber auch zugestehen, dass viele Darm- und Lungenerkrankungen der Kinder von einem raschen Temperaturwechsel, oder einer überhaupt zu geringen Wärme der Brust- oder Bauchhaut hergeleitet werden müssen. Hat man nun ängstliche Eltern endlich zur Abhärtungsmethode gebracht und es erkrankt darauf das Kind, so werden dem Arzte die bittersten Vorwürfe, und nicht mit Unrecht gemacht. Ich gebrauche deshalb immer den Ausweg, leichte Kleidung, wo ich sie vorfinde, nie zu tadeln, allein auch nie bestimmt darauf zu dringen. Unvernünftige Excesse in zu kühler oder warmer Kleidung können aber natürlich nicht geduldet werden. Lernen die Kinder laufen, so müssen sie Schuhe bekommen, die aber eine gehörig breite Sohle haben und so lang sein sollen, dass von dem Nagel der grossen Fusszehe bis zur Spitze der Schuhe wenigstens noch ein Zwischenraum von $1/2$ Zoll besteht. Eitle Mütter fangen schon sehr frühzeitig an, auf die schlanke Taille der kleinen Mädchen ihr Augenmerk zu richten, was man natürlich nicht leiden, in vielen Fällen aber nicht verhüten kann; denn die mütterliche Eitelkeit ist ein arger Feind des rationellen Arztes.

Was endlich die Kinderstube betrifft, so muss das Kind in den ersten 8 Tagen seines Lebens in einem halb dunklen Zimmer gehalten werden, das man nach und nach heller werden lässt, bis die jungen Augen nach 14 Tagen endlich an das Licht vollkommen gewöhnt sind und ohne Schaden ihm ausgesetzt werden können. Von dieser Zeit an sei die Kinderstube freundlich, wenigstens von 2 Fenstern erhellt, der Boden sei mit Oelfarbe angestrichen, oder mit Wachstuch bedeckt, dass kein Wasser eindringen kann, und der Ofen werde von innen geheizt und nicht zum Kochen der Speisen benützt. Zur gründlichen Ventilation müssen die Fenster täglich einmal $1/2$—1 Stunde lang geöffnet sein, während welcher Zeit die Kinder sich natürlich in einem anderen Zimmer aufzuhalten haben. Frische Luft ist unbedingt ein dringendes Bedüfniss einer kräftigen Entwicklung. Neugeborene, die im Sommer das Licht der Welt erblicken, sollen schon vom 2. oder 3. Tage an täglich in's Freie getragen werden, im Winter aber muss man mindestens 8—10 Wochen warten, bis man es wagen darf, sie an einem sonnigen Mittag etwas an die Luft zu bringen. Grössere Kinder können gar nie genug im Freien sein, je früher man sie hinausschickt und je länger man bis vor Einbruch der Nacht sie aussen lässt, um so besser entwickeln sie sich. In den Städten hat desshalb der Arzt mit aller Energie darauf zu dringen, dass die Familien sich Gärten oder schattige Grasplätze miethen, wo die Kinder ungenirt den ganzen Tag bleiben können. Die bei den Kindsmägden so sehr beliebten Spaziergänge auf öffentlichen Promenaden können dem Kinde den ungenirten Aufenthalt in einem Privatgarten keineswegs ersetzen.

II. Specieller Theil.

1. Capitel.

Krankheiten direkt in Folge der Geburt entstehend.

Wenn es allerdings zweckmässig erscheint, bei einer Besprechung der Kinderkrankheiten, ebenso wie in den neueren speciellen Pathologien, die Krankheiten eines Körpertheils nach dem andern einfach aufzuzählen und die Eintheilung nicht auf das Wesen der pathologischen Veränderungen zu gründen, so treffen wir doch in der Pädiatrik eine Classe von Krankheiten, welche einen bestimmten physiologischen Zusammenhang haben und desshalb auch gemeinsam vor allen andern abgehandelt werden müssen. Es sind das die Krankheiten, die dem Geburtsakt und dem Ortswechsel des Kindes aus dem Uterus in die atmosphärische Luft allein ihren Ursprung verdanken. Hicher gehören: A) der Scheintod der Neugeborenen, B) die Atelectase der Lungen, C) die Kopfblutgeschwulst der Neugeborenen, D) die pathologischen Zustände des Nabels, E) der Trismus neonatorum, F) die Zellgewebsverhärtung, G) die Melaena, H) der Icterus der Neugeborenen und I) die Ophthalmoblennorrhöe der Neugeborenen.

A. Asphyxia neonatorum.

Der Scheintod der Neugeborenen oder die Asphyxia (α privativum und $\check{\eta}$ $\sigma\varphi\acute{\iota}\xi\iota\varsigma$ der Puls) ist ein Zustand, bei welchem nach der Geburt die Inspirationsmuskeln sich nicht oder nur mangelhaft contrahiren, und das Athmen also nicht beginnt. Die Herzbewegungen gehen hiebei ziemlich rythmisch, wenn auch schwach und nicht immer fühlbar, sondern blos auscultirbar fort, wesshalb der Name Asphyxie gerade nicht sehr glücklich gewählt erscheint. Man unterscheidet zwei verschiedene Formen von scheintodten Neugeborenen; bei der einen Form sind die Kinder cyanotisch, gewöhnlich sehr gross und entwickelt, die Haut ist infiltrirt, die Zunge dick und blau, aus der Mundhöhle ragend, die Bulbi hervorgetrieben, der Herzschlag schwach und unrhythmisch. Man nennt diese Form auch Asphyxia apoplectica, weil sie wahrscheinlich auf einer

Congestion des Gehirnes in Folge mangelhafter Herzaction beruht. Bei der andern Form sind die Kinder todtenblass, die Gliedmassen hängen schlaff herunter, der Unterkiefer nähert sich dem Sternum, der Herzschlag und die Pulsation der Nabelschnur sind unordentlich und schwach zu fühlen, die Respiration fehlt entweder ganz, oder es erhebt sich der Thorax in grossen Intervallen kurz und krampfhaft, das Meconium fliesst unwillkürlich ab. Die Respirationen werden immer seltener, der Herzschlag immer schwächer, und gewöhnlich tritt nach einigen Stunden der Tod ein. Zwischen diesen beiden Hauptformen gibt es einzelne Uebergänge, die keines der eben gezeichneten Bilder vollständig wiedergeben, im Allgemeinen aber sind diese Uebergänge selten.

Aetiologie.

Die Asphyxie hat verschiedene Ursachen. Sie kann durch Compression der Nabelschnur gegen die Beckenwände entstehen, oder die Nabelschnur kann um den Hals geschlungen sein, oder die Placenta kann sich vorzeitig gelöst haben. Es kann der Schädel durch ein zu enges Becken oder die geburtshülfliche Zange gelitten haben, oder es sind die Luftwege mechanisch durch Schleim und Blut verstopft. Endlich sind Frühgeburten, schwächliche Eltern, besonders schwächende Krankheiten der schwangeren Mutter als Ursache der Asphyxie bekannt. Eine Compression der grösseren Blutgefässe des Halses kann nur die apoplektische Form bedingen, weil kaum ein Druck entstehen dürfte, der die Halsarterien unwegsam machte, während die oberflächlicheren und dünnwandigen Halsvenen bald darunter leiden werden. Die Zufuhr des Blutes zum Kopfe wird somit nicht beeinträchtigt, sondern nur dessen Abfluss.

Eine Compression des Nabels hingegen übt früher einen Einfluss aus auf die Nabelvene als auf die Nabelarterien, es fliesst desshalb vom Fötus mehr Blut ab als zu, und es kann hiebei nur Anämie und Blässe und endlich die sog. Asphyxia nervosa sich ausbilden.

Die pathologische Anatomie liefert hiebei keine constanten Resultate. Man findet in der Leiche nichts als einen noch ziemlich vollständigen fötalen Kreislauf und bei besonders heftigen geburtshülflichen Eingriffen oder sehr ungünstigen Beckenräumlichkeiten Blutextravasate zwischen den Meningen oder im Gehirn selbst.

Der Verlauf dieses Zustandes muss selbstverständlich ein sehr rascher sein; wenn sich nach einigen Stunden keine regelmässigen Respirationsbewegungen und deutlichere Herzschläge einstellen, so hört das Leben auf, welcher Ausgang sich häufiger bei der sog. nervösen als bei der apoplectischen Form ereignet. Sehr häufig stellen sich nach einiger Zeit bei gehöriger Hülfeleistung die Athembewegungen ein, der Herzschlag wird kräftiger und rhythmisch, und es verliert sich sowohl die Cyanose bei der einen als die abnorme Blässe der andern Form.

Therapie.

Die Behandlung richtet sich hauptsächlich nach den Ursachen. Vor allem ist die Mundhöhle gründlich zu reinigen, was am besten mit dem Finger geschieht. Es entstehen durch Berührung des Gaumensegels und der Epiglottis leicht Würg- und Hustenbewegungen, wodurch allein schon die Respiration eingeleitet werden kann. Hat man durch Reinigung der Mundhöhle nichts effektuirt, so lässt man bei den cyanotischen Kindern sogleich aus der durchschnittenen Nabelschnur 2 Esslöffel Blut heraus. Blutet die Nabelschnur nicht mehr, so verzichte man auf fernere Blutentziehung. Blasse Kinder vertragen natürlich keinen Blutverlust, sind vielmehr durch genaue Unterbindung der Nabelschnur davor zu schützen. Ein sehr einfaches und immer bereites Mittel sind einige Schläge mit der flachen Hand auf den Steiss. Theils durch die Erschütterung, theils durch den Schmerz entstehen sehr nützliche Reflexbewegungen der Inspirationsmuskeln. Nützt auch dieses Verfahren nicht, so bringe man das Kind in ein warmes Bad, nehme es aus diesem nach einer Minute wieder heraus, schwenke es einige Male auf und nieder und setze es hierauf gleich wieder in das Bad. Durch diese abwechselnde Erwärmung und Abkühlung entsteht ein wohlthätiger Hautreiz. Man kann, auch reizende Flüssigkeiten auf die Brust träufeln, worunter Weinessig, Branntwein, Aether, cölnisches Wasser die gebräuchlichsten Mittel sind. Ein sehr beliebtes, oft gepriesenes, dann wieder verworfenes Verfahren ist das directe Lufteinblasen. Man reinigt hiebei zuerst Mund und Nase, setzt dann die eigenen Lippen an den geöffneten Mund und Nase des Kindes und bläst hinein, worauf natürlich die Luft zu den Nasenlöchern des Kindes wieder herauskömmt. Nachdem man sich so von der Durchgängigkeit derselben überzeugt hat, hält man auch diese mit 2 Fingern zu, und bläst nun von Neuem Luft in den Mund. Man irrt sehr, wenn man glaubt, es komme auf diese Weise Luft in die Lungen, in den meisten Fällen wird durch das Aufblasen der Mundhöhle die Epiglottis nur noch fester auf den Kehlkopf aufgedrückt, so dass gar keine Communication der Mundhöhle mit den Lungen mehr stattfindet. Der durch die Spannung der Mundhöhle entstehende Reiz aber kann möglicher Weise günstig auf die Inspirationsbewegung wirken, und mag einen ähnlichen Effekt wie der die Epiglottis berührende, kitzelnde Finger hervorrufen.

Soll wirklich Luft in die Bronchien geblasen werden, so muss man das von Chaussier hiezu eigens angegebene Instrument oder einen dünnen männlichen Catheter in die Trachea bringen, nachdem man mit der Spitze des Zeigefingers die Epiglottis in die Höhe gehoben hat. Viele und bewährte Geburtshelfer verwerfen aber das Lufteinblasen gänzlich, auch sprechen Versuche an neugeborenen Thieren, die man durch Untertauchen in warmes Wasser künstlich scheintod gemacht hat, gegen dasselbe. Rationell ist es, die Kinder auf die rechte Seite und etwas hoch zu legen, weil hierdurch der rechte Vorhof nach unten, der linke nach oben zu liegen kommt und hiermit das in den rechten Vorhof eingetretene Blut gerade nach aufwärts steigen muss, wenn es durch das noch offene Foramen ovale gleich in den linken Vorhof statt in den rechten Ventrikel gelangen will. Es mag durch diese Lagerung der Schluss der Klappe dieses fötalen Weges erleichtert werden. Das sicherste Mittel, die Inspirationsmuskeln zur Contraction zu bringen, wird immer die Electricität sein. Die Inspirationsmuskeln können den Thorax nur auf Kosten der Lungen erweitern, und es müssen also die Alveolen Luft aufnehmen; sind sie einmal ordentlich mit Luft gefüllt, so kann dieselbe so rasch nicht mehr ganz austreten und wird fort und fort als Reiz für fernere Inspirationsbewegungen dienen; das schlimmste hiebei bleibt, dass hier Periculum in mora ist, und dass die Herstellung eines elektrischen Stromes immer eine gewisse Zeit und Sachkenntniss erfordert, die man von einer Hebamme kaum erwarten darf.

Alle diese Belebungsversuche sind so lange fortzusetzen, als man noch durch Auscultation den Herzschlag ermitteln kann. Erst wenn dieser mehrere Minuten lang gar nicht mehr zu hören, kann man von weiteren Bestrebungen abstehen und das Kind für todt erklären. Wenn es überhaupt gelingt, Asphyxie zu heben, so geschieht diess gewöhnlich in einer oder höchstens in 2—3 Stunden.

B. Atelectasis pulmonum.

Wenn nach der Geburt die Inspirationsmuskeln sich nicht hinreichend und gleichmässig contrahiren, so dehnen sich auch nicht alle Parthieen der Lungen gleichmässig aus, an einzelnen Stellen verharren die Alveolen in ihrem fötalen Zustande, sind luftleer und bleiben collabirt. Dieser pathologisch anatomische Befund heisst Atelectasie (α priv. τέλος das Ende. ἡ ἔκτασις, die Ausdehnung).

Selten ist eine ganze Lunge oder ein ganzer Lappen, meist sind nur einzelne zerstreute Läppchen, besonders nach hinten und unten atelectatisch, dieselben sind in den beiden Lungen scharf abgegrenzt, vertieft neben den lufthaltigen Theilen, sie sind blauroth und derb, crepitiren nicht auf Druck und sinken im Wasser unter, die Schnittfläche ist gleichmässig, nicht körnig. Mit einem Tubulus lassen sich die atelectatischen Lungenparthieen vollkommen aufblasen, die aufgeblasenen Stellen bleiben aber immer noch etwas dunkler rosa als ihre Umgebung. Durch diese Möglichkeit sich aufblasen zu lassen, unterscheidet sich die Atelectase hinlänglich von der lobulären Pneumonie. Ausserdem findet man bei diesen Kindern meist noch die fötalen Circulationswege offen, in den Lungen aber nirgends Spuren eines entzündlichen exsudativen Processes.

Symptome.

Die Kinder kommen sehr gewöhnlich asphyctisch zur Welt oder athmen wenigstens von Geburt an oberflächlich und heben den Thorax nur unmerklich. Characteristisch ist die Stimme dieser Kinder. Sie können nicht zusammenhängend und laut schreien, sondern geben nur einzelne schwache, wimmernde Töne von sich, auch können sie nicht anhaltend und kräftig saugen und lassen die Brust bald wieder los, wodurch den Stillenden bedeutende Beschwerden bereitet werden. Zuweilen sind sie vorübergehend cyanotisch, sie schlafen viel und haben eine blasse, kühle Haut. Die Pupillen reagiren träge, sind etwas erweitert, der Puls ist schwach und verlangsamt. Die Percussion des Thorax ist, wenn die Atelectase nicht sehr ausgedehnt ist, kaum verändert, im Allgemeinen etwas weniger sonor als bei gesunden Neugeborenen. Das Athmungsgeräusch ist bei der geringen Thoraxbewegung natürlich nur sehr schwach, Bronchialathmen bekömmt man auch über den atelectatischen Stellen fast nie zu hören, zuweilen aber knisternde Rhonchi. Hat dieser Zustand einige Tage bestanden, so stellen sich Krämpfe im Gesicht und am ganzen Körper ein, die Respirations- und Circulationsbewegungen werden immer schwächer und langsamer, die Haut immer kühler, und die Kinder verlöschen entweder nach und nach, oder der Tod tritt unter heftigen tonischen oder clonischen Convulsionen plötzlich ein.

Ursachen.

1) Asphyxie und alle dort angeführten Bedingungen. Die ganze Atelectase lässt sich auch als ein leichterer und länger fortgesetzter Grad der Asphyxie betrachten. 2) Unreife und schwächliche Kinder. 3) Die Autoren geben auch das Einathmen einer zu kalten Luft als Ursache an, viel wahrscheinlicher stellt sich aber auf kalte Luft lobuläre Pneumonie ein und 4) sollen zu schnelle und leichte Geburten Atelectase bedingen. Von der später erworbenen Atelectase soll weiter unten bei den Lungenkrankheiten gesprochen werden.

Behandlung.

Sie fällt ganz mit der des Scheintodes zusammen. Prophylaktisch ist es wichtig, jedes Kind in den ersten Minuten seines Lebens zu längerem, lautem Schreien zu bringen, wozu die beim Scheintod angegebenen Mittel die geeignetsten sind: Lufteinblasen hat bei Atelectase keinen Erfolg, hingegen ist die Electrisirung der Brustmuskeln mit Vorsicht angewandt hier vollständig an ihrem Platze. Was die allgemeinen Regeln betrifft, so müssen diese Kinder in einer gleichmässigen Zimmertemperatur von mindestens 15° R. und durch Wärmflaschen und warme Tücher möglichst warm gehalten werden; man wechsele häufig ihre Lage und trage sie umher. Man flösse den Kindern nichts mit dem Löffel ein, sondern lasse sie mit einiger Anstrengung saugen, weil auch hiedurch tiefe Inspirationen entstehen. Das von Jörg empfohlene Emeticum aus Pulv. r. Ipecac. gr. jj habe ich einmal, aber mit unglücklichem Erfolge angewandt, und beschränke mich seitdem darauf, die Kinder täglich 2—3 Mal mit dem Finger am weichen Gaumen und der Epiglottis zu kitzeln, wodurch heftige Würgbewegungen und diesen entsprechende tiefe Inspirationen hervorgerufen werden.

Man hat auch versucht durch Druck von aussen die Respirationsbewegungen nachzuahmen, indem man den sehr beweglichen Thorax der Neugeborenen kräftig und im langsamen Tempo mit den Fingern comprimirte, wobei der Rücken auf einer festen Unterlage sich befinden muss. Auch von diesem Verfahren habe ich noch keine günstigen Resultate gesehen, was sich übrigens leicht voraussehen liess; denn dieses ruckweise Comprimiren des Thorax hat wirklich nicht mehr Aehnlichkeit mit den Inspirationsbewegungen, als das Zustöpseln einer Flasche mit deren Oeffnen.

C. Cephalaematoma. Die Kopfblutgeschwulst.

Symptome.

Die Kopfblutgeschwulst, Cephalaematoma (ή κεφαλή Kopf τὸ αἷμα Blut) auch Thrombus neonatorum genannt, ist eine unschmerzhafte, weiche, elastische, deutlich fluctuirende Geschwulst am behaarten Theile des Kopfes und rührt von einem Bluterguss zwischen Pericranium und Knochen her, wesshalb man es auch zur genaueren Bezeichnung Cephalaematoma sub pericranium genannt hat. Die Blutung ereignet sich höchst wahrscheinlich während der Geburt; denn man bemerkt schon am ersten Lebenstage, wenn die gewöhnliche Kopfgeschwulst sich zu senken anfängt, eine ziemlich bedeutende Erhabenheit, dieselbe dauert bis zum 4., längstens 6. Tage fort, wo dann ein reichlich apfelgrosser Tumor auf einem Parietalknochen sich findet. Gewöhnlich wird sie auf der rechten Seite beobachtet, ausnahmsweise kommen auf beiden Scheitelbeinen solche Geschwülste vor. Sie überschreiten niemals eine Naht.

Nachdem diese Geschwulst einige Tage bestanden hat, bemerkt man, wenn man mit dem Finger von der normalen Kopfhaut aus fest gegen die Geschwulst drückt, einen festen knöchernen Ring, der die ganze Basis der Geschwulst umgibt. Es ist dies eine Knochenwucherung, die sich zwischen Knochen und dem vom Blute abgehobenen Periost entwickelt, Taf. II, Fig. 5, Nr. 6, und den Anfang der Resorption bezeichnet. Nach und nach verliert die Geschwulst ihre Weichheit und theilt dem aufdrückenden Finger ein eigenthümliches Gefühl oder Geräusch mit, das davon herrührt, dass nun auch auf der der Blutung zugekehrten Fläche des Pericranium Knochenbildung begonnen hat. Allmälig verliert die Geschwulst an Höhe, wird ·immer härter und flacher, und nach ¼ oder ½ Jahr bemerkt man nur mehr bei genauem Zufühlen eine Unebenheit und ungleiche Erhabenheit des Knochens, über der die behaarte Kopfhaut sich aber gut verschieben lässt. Das Cephalaematom ist eine ziemlich seltene Krankheit und kömmt unter 1000 Neugeborenen höchstens 1 bis 2 Mal vor.

Aetiologie.

Die Ursache desselben scheint nach Valleix folgende zu sein: Man findet bei den meisten Leichen Neugeborener eine Ecchymose des Pericraniums von 3 Zoll Länge und 2 Zoll Breite, die sich zu beiden Seiten der Pfeilnaht erstreckt, auf dem rechten Scheitelbeine aber ausgedehnter vorkömmt als auf dem linken. Sie rührt höchst wahrscheinlich von dem zirkelförmigen Druck des geöffneten Muttermundes her. Die Stellen, an denen man diese Ecchymose am häufigsten findet, sind nur gerade die, wo auch das Cephalaematom am häufigsten vorkömmt, so dass letzteres nur als der höchste Grad jener gewöhnlich auftretenden kleinen Blutung erscheint.

Bei der Häufigkeit schwerer Geburten und der Seltenheit der Cephalaematome wird es jedenfalls nothwendig sein, ausser diesen mechanischen Verhältnissen eine besondere Dünne oder Brüchigkeit der Knochengefässe anzunehmen, und die von Nägele, Hüter und Meissner beobachteten Cephalaematome nach Steissgeburten beweisen zur Genüge, dass die Sache nicht so einfach ist, wie Valleix sie sich gedacht hat, sondern dass noch andere Faktoren hier im Spiele sein müssen.

Ausser dieser eigenthümlichen Kopfknochenblutung kommen ebenfalls sehr selten nach schweren Geburten besonders in Folge der Zange noch Blutungen über und unter der Galea aponeurotica vor, sie sind mehr diffus, bekommen nie einen Knochenring und resorbiren sich viel schneller als die ächten Cephalaematome, mit grüner und brauner Färbung der behaarten Kopfhaut. Tafel II, Fig. 6 ein schematischer Durchschnitt eines solchen Cephalaematoma subaponeuroticum sive spurium. —

Endlich findet man auch neben dem wahren Cephalaematom, aber auch ohne dasselbe, eine Blutung an der Innenfläche des Schädeldaches zwischen Knochen und Dura mater. Taf. II, Fig. 7. In Folge des Gehirndruckes treten Convulsionen oder Lähmungen ein. Es lässt sich diese Meningealapoplexie nicht sicher diagnosticiren, wenn aber bei Cephalaematoma sub pericranium dergleichen Symptome vorkommen, so kann man mit ziemlicher Bestimmtheit die Complication eines Cephalaematoma meningeum annehmen. Der Tod ist der gewöhnliche Ausgang dieses Processes.

Das wahre Cephalaematom kann ausser mit dem C. subaponeuroticum noch verwechselt werden:

1) mit dem Caput succedaneum, der gewöhnlichen Kopfgeschwulst, dem sog. Vorkopfe. Derselbe ist ein Oedem der Kopfschwarte, fluctuirt nicht und hinterlässt auf Fingerdruck eine Grube. Es verschwindet schon in den ersten 12—24 Stunden, während das Cephalaematom, bei der Geburt kaum bemerkbar, von Tag zu Tag wächst, bis es nach 8 Tagen seine grösste Ausdehnung erreicht hat, und sich mit einem Knochenringe umgibt. Häufig wird in den ersten 24 Stunden das Cephalaematom vom Vorkopfe maskirt;

2) mit dem angebornen Hirnbruche. Hernia cerebri congenita. Der Hirnbruch findet sich nie auf dem Scheitelbeine, sondern immer nur zwischen zwei Kopfknochen, also in den Nähten und Fontanellen. Er tritt beim Schreien und Husten der Kinder mehr hervor, lässt
sich zum Theil reponiren, und verursacht hiebei leicht Convulsionen. Die
ihn bedeckende Haut ist meistens verdünnt und haarlos;

3) mit vasculösen Geschwülsten. Dieselben sind bei Neugeborenen ziemlich selten, und wenn sie vorkommen, sehr selten am behaarten Theile des Kopfes; sie fluktuiren nicht, fühlen sich teigig an, haben keinen Knochenring, und die sie bedeckende Haut ist durch stark
entwickelte Venengeflechte bläulich gefärbt.

Behandlung.

Aus unserer Schilderung des Verlaufes lässt sich die Behandlung
leicht abnehmen. Wenn man das Cephalaematom ruhig sich selbst überlässt, nicht quetscht, die deckende Haut nicht reizt und keine chirurgischen Eingriffe unternimmt, so resorbirt es sich, wie oben erwähnt, im
Verlaufe von 3—6 Monaten vollständig, die Kinder entwickeln sich dabei ungehindert fort, haben keinen Schmerz, wenn man auf den unebenen
Knochen drückt, und überhaupt gar keinen Nachtheil von dem ganzen
Process und seinen Folgen.

Trotz dieser unumstösslichen Thatsache gibt es eine Menge von Behandlungsmethoden, die theils von operationsgierigen Chirurgen, theils
von allzugeschäftigen Aerzten erfunden worden sind. Man hat die Geschwulst mit allen möglichen aromatischen Wässern, mit Salmiak, grauer
Salbe, Jodtinktur, Branntwein und Salz etc. etc. gewaschen und gesalbt.
Man hat durch Bestreichung mit Collodium oder durch Stanniolplatten,
mit denen die Kinderhäubchen gefüttert wurden, einen gelinden Druck
ausgeübt, man hat Aetzmittel aufgelegt, Setaceen durchgezogen, und man
hat endlich die Geschwulst angestochen, aufgeschlitzt, oder gar durch einen
Kreuzschnitt das Blut entleert.

Das Comprimiren, Aetzen, Stechen und Schneiden bringt nur Nachtheil und Gefahr durch Reizung der Kopfschwarte und durch die Berührung des vom Periost entblössten Knochens mit der atmosphärischen
Luft. Bei der sog. zertheilenden Behandlung sind die unschädlichsten
Mittel die besten; ich bediene mich lediglich eines indifferenten Fettes,
das Solaminis causa täglich einmal auf die Geschwulst geschmiert wird.
Zu meiner Genugthuung ersehe ich, dass nach einem Bericht Fürth's
im Wiener Findelhaus seit mehreren Jahren 69 Fälle rein exspektativ
und zwar mit dem besten Erfolge behandelt wurden.

D. Die Krankheiten des Nabels.

Nach Durchschneidung der Nabelschnur beginnt das am Unterleibe
des Kindes adhärirende Stück einzutrocknen und fällt zwischen dem 3.
und 10. Tage ab. Die Zeit des Abfalls richtet sich nach der Beschaffenheit der Nabelschnur; ist diese dünn und schlank, so fällt sie schnell
ab, ist sie dick oder, wie die Hebammen sagen, fett, so dauert es natürlich länger, bis alles Wasser der Wharton'schen Sulze verdunstet ist. In
Folge des üblichen Einschlagens in einen Leinwandlappen und des Ein-
bindens in die Nabelbinde nimmt die zu Horn vertrocknete Nabelschnur
die Gestalt eines flachen Bandes an, auf dem die Nabelarterien und die
Vene sich als 3 dunklere Streifen markiren. An der Stelle, wo die

Wharton'sche Sulze mit der Bauchwand sich vereinigt, faltet sich bei Schrumpfung der Nabelschnur die Cutis sternförmig, und bei endlichem Abfall der Schnur findet man eine ziemlich feste, trockene Narbe. In einzelnen Fällen wächst im Fötus die Cutis eine kleine Strecke an den Nabelstrang hinauf, wodurch nach Abfall desselben unverhältnissmässig grosse Wülste und ein tiefer Trichter entstehen, was man mit dem Namen „Fleischnabel" bezeichnet, wie Tafel II, Fig. 9 a. u. b schematisch darthun.

Bei fetten Nabelsträngen ist jener Vernarbungsprocess weniger vorgeschritten, statt der Narbe erscheint eine geröthete, entzündete, nässende oder wirklich eiternde Fläche, die zu verschiedenen pathologischen Processen Veranlassung gibt. Nur im Zusammenhange mit einem lebenden Kinde geht der Nabelstrang diese Vertrocknung ein, stirbt das neugeborene Kind bald nach der Geburt, so vertrocknet er nicht an der Leiche, sondern beginnt zu faulen, was bei gerichtlichen Sectionen einen Anhaltspunkt für den Eintritt des Todes abgeben kann.

Behandlung des normalen Nabels.

Um ein regelmässiges Eintrocknen und Abfallen des Nabelstranges zu erzielen, ist es nothwendig, ihn vor jeder Zerrung und Misshandlung zu schützen. Er werde etwas zusammengerollt oder gebogen, in ein feines Leinwandläppchen geschlagen und seitlich, ohne Zerrung, mit der Nabelbinde befestigt. Beim Aus- und Ankleiden der Kinder sowie im Bade muss jede Berührung des immer steifer werdenden Nabelschnurendes vermieden werden, und niemals darf man versuchen, durch Anziehen oder rüttelnde, zupfende Bewegungen ein vorzeitiges Abfallen zu bewerkstelligen.

Folgende pathologische Processe kommen während oder nach dem Abfall vor.

1) Die Entzündung der Nabelgefässe. Phlebitis und Arteritis umbilicalis.

Es kömmt zuweilen, zum Glück jedoch selten vor, dass die Gerinnsel, welche unter den Bauchmuskeln die Nabelgefässe ausfüllen, eiterig zerfallen und eine eiterig jauchige Sekretion des Nabels veranlassen. Durch Druck auf die Umgebung desselben kann man einzelne Tropfen Jauche auf einmal entleeren. In Folge der Röthung und des Schmerzes sind die Kinder sehr unruhig, bewegen die Bauchmuskeln so wenig als möglich und fiebern regelmässig. Bald treten pyämische Entzündungen der serösen Häute oder Erysipel der Bauchwand hinzu, und die Kinder sterben bis längstens Ende der 3. Woche. Tritt ausnahmsweise keine Jaucheresorption ein, so wird die Eiterung geringer, und der Nabel vernarbt nach einigen Wochen zu einer harten Narbe. Da aber diese Venenentzündung besonders in Gebärhäusern, in welchen Puerperalfieber herrscht, beobachtet wird, so erfolgt gewöhnlich Pyämie und der Tod.

Behandlung.

Die Behandlung ist sehr einfach; man duldet keine Krusten auf der jauchigen Fläche, indem man sie fortwährend mit warmen feuchten Compressen bedeckt und 2—3 stündlich mit warmen Wasser ausspritzt. Die Hauptsache bleibt immer schleunige Entfernung aus dem inficirten Gebärhause und eine kräftige gesunde Amme, welche natürlich nur bei den wenigsten Frauen, die in Gebärhäusern entbinden, zu beschaffen ist. Ist man gezwungen, die Kinder künstlich zu ernähren, so genügt während dieses Processes Milch und Wasser oder Milch und Thee zur Fristung des Lebens. Diarrhöen müssen so schnell als möglich durch Mucil. gi. arab. ʒj mit R. Opii croc. gtt. j, wovon man 1 oder selbst 2 Kaffelöffel reicht, gestillt werden.

2) Blennorrhöe und Ulceration der Nabelfalte.

Bei fettem Nabel oder in Folge von Unreinlichkeit und Misshandlung der jungen Narbe fängt diese wieder an, nach Art der Schleimhäute zu secerniren, was man durch Bleiwassercompressen oder Bestreichung mit Höllenstein wieder sistiren kann. Besteht aber dieser Zustand länger, so bilden sich kleine Excoriationen auf der Bauchwand, die ganze Umgebung wird lebhaft geröthet, schmerzhaft bei Berührung, und es entwickelt sich ein rundes Geschwür bis zur Grösse eines Groschens. In den schlimmsten Fällen kann Perforation dieses Geschwüres, Peritonitis und Tod eintreten.

Behandlung.

Durch die Behandlung mit feuchter Wärme und später mit einigen Höllensteinstrichen gelingt es meist eine Vernarbung herbeizuführen, wenn anders die Kinder gut genährt und keine Verdauungsstörungen vorhanden sind, im entgegengesetzten Falle tragen die Schmerzen und die Eiterung des geschwürigen Nabels natürlich zur Beschleunigung der Atrophie das ihrige bei.

3) Brand des Nabels.

Bei schwächlichen Kindern oder in Gebärhäusern, wo Puerperalfieber herrscht, kann eine Nabelphlebitis oder das eben besprochene Nabelgeschwür auch gangränös werden, indem sich aus demselben eine graubraune, sphacelöse Masse entwickelt; der Brand greift rasch auf die Bauchwand über, die Epidermis wird lose, lässt sich abziehen und die darunter befindliche Cutis hat eine graue, bläuliche Farbe. Zuweilen sickert zwischen den sphacelösen Massen noch jauchegemischtes Blut in ziemlicher Menge hervor. In den meisten Fällen tritt rasch Peritonitis, nach Anlöthung eines Darmstückes auch Darmperforation und Entleerung von Fäces aus dem sphacelösen Geschwür ein. Sehr selten nur genesen diese Kranken, indem der Schorf sich begrenzt, abstösst und eine granulirende Fläche zurücklässt; der gewöhnliche Ausgang ist der Tod nach 8—14 Tagen.

Bei der Behandlung ist Reinlichkeit und eine Amme das Wichtigste: zur Vertilgung des brandigen Geruches ist ein Charpieverband mit Chamäleonlösung zu empfehlen. Zur Aufrechthaltung der sehr gesunkenen Kräfte bediene ich mich immer eines reinen Kaffee's mit Milch und Zucker, oder einiger Kaffeelöffel rothen Weines.

4) Der exulcerirende Nabelstumpf, der Nabelschwamm, Fungus umbilicalis.

Wenn nach Abfall der Nabelschnur noch keine Vernarbung eingetreten ist, so wuchert zuweilen aus der wunden Fläche eine gestielte Excrescenz, die die Grösse einer Erbse und darüber erreichen kann, hervor

und verhindert natürlich die Bildung einer Narbe. Die anliegende Bauchhaut wulstet, röthet und excoriirt sich, und bei Vernachlässigung dieser
Symptome liegt die Gefahr des Brandes sehr nahe. Sind einmal Excoriationen vorhanden, so muss man sie erst genau reinigen und die Nabelfalte auseinanderziehen, bis man sich von der Ursache, dem exulceri-
renden Stumpfe, überzeugen kann, indem derselbe häufig von der gewulsteten Falte überdeckt wird, wie der schematische Durchschnitt, Taf.
II, Fig. 8; zeigt. Ist der Stumpf und die Nabelfalte exulcerirt, so glaubt
man eine wunde Fläche vor sich zu haben und kann sich nur durch Auseinanderziehen der Falte von dieser irrthümlichen Anschauung befreien.
Die Behandlung besteht in Abschneidung oder Abbindung des Stumpfes.
Die Abschneidung kann man ohne Assistenz vornehmen, indem man mit
der linken Hand die Nabelfalte auseinanderhält, dann mit einer Cooper'schen Scheere den Stiel abschneidet und die blutende Wundfläche
mit Höllenstein tupft. Zur Abbindung braucht man beide Hände, wesshalb ein Assistent mit einer Hand die Nabelfalte spannt und mit einer
Sonde in der andern die gemachte lose Fadenschlinge möglichst tief an
den Grund des Stieles schiebt. Zieht man die Schlinge fest an, so durch-
schneidet sie sogleich den Stumpf, und auch hier tritt eine kleine Blutung
ein, die durch Höllenstein gestillt wird. Aus dem Gesagten geht hervor,
dass das Abschneiden weit leichter, einfacher und ebenso gefahrlos ist
als das Abbinden. Ich vermuthe, dass dieser gestielte Stumpf, wenn man
ihn sich ganz selbst überlässt, nach und nach verjaucht und abstirbt, so
dass schliesslich eine spontane Heilung eintritt.

5) Die Nabelblutung.

Nach Abfall der Nabelschnur, bevor vollkommene Vernarbung eingetreten, entsteht zuweilen eine gefährliche Blutung, der man nur
höchst selten Meister zu werden im Stande ist. Plötzlich ohne alle
Veranlassung findet man die Nabelbinde blutig und löst man sie nun,
so sieht man Tropfen auf Tropfen langsam aus der Nabelgrube heraus-
siekern. Fängt man das Blut in einem Uhrglase auf, so dauert es Tage
lang, bis sich ein Fibrincoagulum bildet, und dieses Coagulum bleibt lose
und flockig. Die Kinder bluten nun so fort und fort und gehen nach
einigen Tagen anämisch zu Grunde, nachdem sich zuletzt noch Petechien
und Ecchymosen auf der Haut, die man bei der Section auch auf Pleura und
Pericardium trifft, eingestellt haben. Die Krankheit, überhaupt ausserordentlich selten, indem sie bei 10000 Neugeborenen nur einmal vorkömmt, wurde von mir erst einmal beobachtet, bei der Section fand man
Nabelvene und Nabelarterien mit vollständigen Thromben ausgefüllt.
Der Vater dieses am 11. Tage verstorbenen Kindes will der Sohn eines
Bluter's sein, indem er mir unaufgefordert versicherte, dass sein Vater
aus jeder Schnittwunde am Finger mehrere Tage lang blutete und einmal nach einer Zahnoperation so viel Blut verloren hatte, dass er mehrere
Monate lang blass und schwach blieb. Die Nabelblutung ist also mit
Wahrscheinlichkeit als die erste Aeusserung der Bluterdyskrasie anzu-
sehen und ist dann wohl auch mit Ursache, dass die Bluter so selten
vorkommen.

Therapie.

Die gewöhnlichen blutstillenden örtlichen Mittel, auch der so sehr
gerühmte Liquor ferri sesquichlorati, bleiben erfolglos, auch die von Du-
bois und Scanzoni empfohlene Ligature en masse, welche darin besteht,

dass man zwei Insektennadeln über's Kreuz tief durch den Nabel sticht und mit Achtertouren umwickelt, leistete in meinem Falle nichts, indem aus den Nadelstichen selbst das Blut wieder heraussickerte. Thomas Ilill hat einen Fall geheilt, indem er auf den eben abgetupften Nabel einen Gypsbrei goss und die später entstehenden Risse immer wieder mit Gyps ausfüllte, ein Verfahren, das, jedenfalls gefahrlos und leicht auszuführen, eine fernere versuchsweise Anwendung verdient. Die von einzelnen Chirurgen vorgeschlagene Aufsuchung und Unterbindung der Nabelarterien und der Nabelvene geht von der unrichtigen Prämisse aus dass die Blutung aus diesen Gefässen herrührt, was sich in meinem Falle nicht bestätigt hat. Hält man an der Theorie der Bluterkrankheit, welche bisher die meiste Wahrscheinlichkeit für sich hat, fest, so sind natürlich alle operativen Eingriffe zu verwerfen.

6) Der Nabelbruch, Hernia umbilicalis.

Unter Nabelbruch kurzweg versteht man zweierlei Zustände, die fast gar keine Aehnlichkeit miteinander haben, nämlich den angeborenen und den erworbenen Nabelbruch (Exomphalus, Omphalocele congenita, Nabelschnurbruch — Hernia umbilicalis, Omphalocele acquisita, Nabelringbruch).

Der angeborne oder Nabelschnurbruch beruht auf einer Hemmungsbildung der Bauchdecken, in deren Spalte der Bruch zu Tage kommt. Die Bauchplatten des Embryo, die links und rechts von den Primitivstreifen auswachsen, sind die ersten Rudimente der Bauchwand, sie wachsen in die Keimblase hinein, nähern sich mit ihren Rändern und umgreifen dadurch eine Höhle — die zukünftige Bauchhöhle, in welcher ein Theil der Keimblase abgeschnürt wird. Dieser abgeschnürte Theil der Keimblase wird zum Darmkanal, welcher mit dem ausserhalb des Bauches liegenden Theile der Blase (Nabelbläschen) durch einen Gang communicirt. Dieser Gang ist der Darmnabel; die ihn umgebenden Ränder der noch nicht vollständig verwachsenen Bauchplatten bilden den Hautnabel. Findet nun diese Abschnürung, welche in die 7—8. Woche des Fötuslebens fällt, nicht gehörig statt, so entwickelt sich der Darm in der offenen Blase, erhält sie dadurch bleibend offen und die Leber hat grosse Neigung in die weite Blase zu treten, wohin sie durch die Nabelvene direct geleitet wird.

Wenn der Theil des Darmes, welcher normal in der Basis der Nabelschnur enthalten ist, nicht zur rechten Zeit in den Unterleib zurücktritt, sondern sich in der Nabelblase fortentwickelt, so erreicht er am Ende einen Umfang, der ihm auch nach der Geburt den Rücktritt in die Bauchhöhle verbietet, gleich Früchten, die frühzeitig als Blüthen in den Hals einer Flasche hineingebracht, im reifen Zustand denselben nicht mehr passiren können.

Wenn sich aber neben dem Darme auch ein Theil der Leber bei der Nabelöffnung betheiligt, so hält die Leber gemäss ihrer Dichtigkeit den Ring weit offen und der in der Blase enthaltene Darm kehrt bei seiner zunehmenden Grösse in die Bauchhöhle zurück. Die angeborenen Nabelbrüche, wo kein Theil der Leber vorliegt, lassen sich niemals reponiren, die vorliegenden Darmschlingen werden bald nach der Geburt nach Abstossung der Nabelschnur brandig, es tritt Peritonitis und der Tod ein. Die angeborenen Nabelbrüche, welche ein Stück Leber enthalten, sind möglicher Weise einer spontanen Heilung fähig. Es bedeckt sich der Peritonäalüberzug der Leber mit Granulationen, die grosse Oeff-

nung contrahirt sich nach und nach und es entsteht eine derbe Narbe.
Debout hat auf diese Weise Heilung zu Stande kommen sehen. Die Behandlung ist hiebei sehr einfach, man bedeckt die granulirende Fläche mit einem Ceratlappen und nährt die Kinder möglichst gut.

Der erworbene Nabelbruch, der Nabelringbruch entsteht erst einige Wochen oder Monate nach der Geburt, nachdem die Nabelnarbe sich zur rechten Zeit und in normaler Weise gebildet hat, und wird hauptsächlich bei etwas mageren Kindern, die viel an Flatulenz leiden und anhaltend schreien, beobachtet. Der Nabelring gibt nach, durch die Bauchpresse wird ein Stückchen Dünndarm in den Ring gepresst und schiebt das Peritonäum und die sich ausdehnende Nabelnarbe vor sich her, so dass statt der Vertiefung eine Hervorragung von der Grösse einer Kirsche bis zu der eines halben Apfels zum Vorschein kömmt. In der Mitte des Nabels findet sich eine weisse, glänzende Stelle, welche dem Punkte entspricht, wo die drei Nabelgefässe nach dem Abfallen des Nabelstranges mit einander verwachsen, diese Stelle heisst der Gefässnabel. Sie dehnt sich weniger aus, als der Hautnabel und findet sich desshalb auch gewöhnlich nicht auf dem Gipfel des Nabelbruches, sondern nach unten oder seitwärts. Der Inhalt des Bruches ist meist eine kleine Dünndarmschlinge, die nur sehr selten das Netz vor sich her schiebt. Die Reposition gelingt in allen Fällen ohne Mühe, nach derselben kann man mit der Fingerspitze leicht die Grösse des Ringes untersuchen. Bei gehörigem Verband verkleinert sich der Nabelring nicht einfach, sondern wird, wie ich oft beobachtet habe, zuerst eine Querspalte, deren Ränder sich dann mehr und mehr nähern. Incarcerationen sind mir noch niemals vorgekommen.

Die Behandlung dieses meist auch spontan heilenden Bruches besteht darin, dass man sich aus Leinwand oder Charpie oder Korkholz einen Pfropf macht, der etwas grösser als der Nabelring ist, ihn mit einem 6—8 Quadratzoll grossen Stück Heftpflaster auf den reponirten Bruch aufklebt, und mit einer breiten Nabelbinde diesen Verband unterstützt. Wenn die Angehörigen des Kindes dieses einfache Verfahren einmal gelernt haben, so kann das Kind auch täglich wieder gebadet werden, worauf dann der Verband jedesmal erneuert werden muss. Der Ansicht vieler Autoren, es müsse der Nabelbruch durch lange, um den ganzen Leib gehende, vorne gekreuzte Heftpflasterstreifen zurückgehalten werden, kann ich nicht beistimmen; denn die abdominelle Respiration wird hiedurch sehr beeinträchtigt, ferner gibt es kein Heftpflaster, das nicht mit der Zeit erodirte, und die Erneuerung dieses Verbandes ist den Angehörigen schwieriger zu lehren, als das einfache Ankleben eines viereckigen Pflasters, wesshalb gewöhnlich zum grossen Schaden der Kinder das Baden lange unterbleibt. In 3—6 Monaten kann man, wenn obiges Verfahren consequent fortgesetzt wird und das Kind ausserdem gedeiht, einen jeden noch so erweiterten Nabelring zum Verschlusse bringen.

E. Trismus und Tetanus der Neugebornen.

Symptome.

(ὁ τρισμός, das Knarren; ὁ τέτανος, Starrkrampf) 1—5 Tage nach Abfall der Nabelschnur, niemals früher noch später, kömmt bei Kindern Trismus vor. Gewöhnlich gehen Vorboten voraus, als Unruhe, Weinen, ein eigenthümliches Zittern des Unterkiefers, Auffahren im Schlaf und

Begierde nach der Brust, die das Kind schnell wieder los lässt. Nachdem diese Vorboten einige Stunden, höchstens Tage gedauert, können die Kinder plötzlich den Mund nicht mehr öffnen. Die Kaumuskeln fühlen sich hart an, die Haut darüber aber ist zum Unterschied von der Zellgewebsverhärtung leicht verschiebbar. Die Gesichtszüge verlieren die den Neugeborenen eigene Ausdruckslosigkeit, der Mund spitzt sich zu, die aufeinander gepressten Lippen sind von strahlenförmigen Falten gefurcht, es bilden sich Falten auf der Stirne und den Wangen, die von bläulichen Ringen umgebenen Augen sind fest geschlossen, der Kopf ist stark nach hinten gezogen, der Nacken steif, die Haut ist turgescirend, geröthet. Die Kinder vermögen nicht mehr zu schlucken; wenn man ihnen auch mit ziemlicher Gewalt die Kiefer geöffnet und etwas Getränk eingeflösst hat, so kömmt es doch regelmässig nach kurzer Zeit wieder zum Munde heraus. Anfangs hat dieser Zustand noch Intervalle, die Krämpfe lassen Stunden lang nach, so dass man an eine Genesung glauben könnte. Sie kehren aber regelmässig wieder, werden immer anhaltender und dauern meist bis zum Tode, nur zuweilen tritt vor der Agone wieder eine Relaxation der contrahirten Muskeln ein. Im höchsten Grade der Krankheit werden alle Muskeln so vollkommen steif, dass man die Kinder wie ein Stück Holz emporheben kann. Nach 1—8 Tagen tritt der Tod ein und zwar durch Erstickung oder durch Erschöpfung. Die Kinder ersticken entweder in Folge von Verschliessung der Stimmritze während eines convulsivischen Paroxismus, oder in Folge der durch die allgemeine Starre gänzlich aufgehobenen Thätigkeit der Inspirationsmuskeln. Im zweiten Falle, dem Tode durch Erschöpfung, ist es die häufige Wiederkehr der Convulsionen, welche ein rasches Sinken der Kräfte bedingt. Bei längerer Dauer bringt der Mangel an Schlaf und Nahrung die Auflösung zu Stande.

Aetiologie.

Bei wenig internen Krankheiten kann man die Ursache mit solcher Bestimmtheit angeben als beim Trismus neonatorum. Eine Krankheit, die nur 1 bis 5 Tage nach dem Abfallen der Nabelschnur auftritt, hat doch ganz gewiss einen Zusammenhang mit dem Vernarbungsprocesse des Nabels. Es ist auch sehr natürlich, dass bei einer so raschen Contraction von Geweben, wie sie hier stattfindet, hie und da in der Narbe ein Nerv gezerrt oder gequetscht werde, und so alle Reflexcontractionen veranlassen kann, wie wir sie beim traumatischen Tetanus durch einen fremden Körper erzeugt finden. Diess wird um so eher geschehen, wenn die Nabelschnur dick war, roh behandelt wurde und in Folge dessen eine Ulceration sich entwickelte. Man findet bei den meisten Sectionen an Trismus verstorbener Kinder bedeutende Veränderungen der Nabelarterien und der Vene, Erweiterung, Röthung, Erweichung, Verschwärung der Gefässhaut, Eiter und Jauche im Innern und in der Umgebung dieser Gefässe.

Bei uns in Deutschland kömmt die Krankheit nur sehr sporadisch vor; dass sie zu gewissen Zeiten und bei gewissen Witterungsverhältnissen häufiger sein soll, war mir nicht möglich zu entdecken. Ich sah sie schon zu allen Jahreszeiten und Barometerständen, bei kühlem und heissem, feuchtem und trockenem Wetter. Im Dubliner Gebärhause und in Mailand wurde der Trismus epidemisch beobachtet, endemisch ist er in Triest, Spanien, auf Minorka, in Westindien, Jamaica, auf Cayenne. In einzelnen Colonien Guyana's soll die Hälfte der dort geborenen Kinder davon weggerafft werden. Nicht bloss im Süden, auch im hohen

Norden tritt er endemisch auf, z. B. in Island, wo ihn die Eingeborenen mit dem Namen „Chinclose, Kinnbackenschluss" bezeichnen, und auf den Westmann - Eyer - Inseln an der Südküste von Island soll nach Mackenzie diese Krankheit so heftig unter den Neugeborenen herrschen, dass sich die kleine Bevölkerung nur durch die Einwanderung erhält.

Die pathologische Anatomie liefert ausser den schon besprochenen Veränderungen der Nabelgefässe keine characteristischen Merkmale. Die Blutüberfüllung des Rückenmarks und die zuweilen blutigen Ergüsse des Rückgrathkanals sind jedenfalls secundäre Processe. Die Leichen behalten ihre holzartige Steifheit und fühlen sich auch in warmer Jahreszeit wie gefroren an.

Die Prognose ist ausserordentlich ungünstig. Gölis und Heim haben in ihrer langen Praxis keinen einzigen Fall genesen sehen. Hufeland stellt das Verhältniss der Sterblichkeit = 50 : 1. Alle meine Kranke, es waren deren wenigstens 10 — 12, sind mir unter den best empfohlenen Methoden gestorben.

Behandlung.

Da nach meinen Erfahrungen und denen der beschäftigsten Kinderärzte überhaupt der einmal entwickelte Trismus neonatorum zum Tode führt, so ist es doppelt wichtig, die prophylactische Behandlung scharf in's Auge zu fassen; denn es wird nicht leicht ein Fall vorkommen, wo man nicht bei genauer Nachforschung irgend eine Vernachlässigung in der Pflege der Nabelschnur entdecken kann. Wo freilich das Leiden so endemisch herrscht, dass regelmässig ein grösserer Bruchtheil der Neugeborenen daran zu Grunde geht, ist Frank's Rath zu befolgen, wonach die Schwangeren den gefährlichen Landstrich verlassen müssen und erst nach vollendeter Vernarbung des Nabels ihres Neugeborenen zurückkehren dürfen.

Eine sorgsame Pflege der Nabelschnur, wie sie sich pag. 48 schon angegeben findet, und eine reinliche, schonende Behandlung der noch nicht vollkommen gebildeten Nabelnarbe, wozu hauptsächlich auch gleichmässige Temperatur von 15 — 16 Graden, reine Luft und gesunde Muttermilch gehört, sind also auf das strengste zu empfehlen.

Da ich noch nie ein Kind mit Trismus geheilt habe, so kann ich selbstverständlich auch kein Mittel gegen die einmal entwickelte Krankheit bevorzugen, sondern muss mich begnügen, die verschiedenen als unnütz erkannten Behandlungsmethoden aufzuzählen. Man hat 1) eine antiphlogistische Behandlung, namentlich Blutentleerungen versucht, 2) hat man Antispasmotica und Narcotica, 3) Diaphoretica und Hautreize und 4) die ausleerende Methode in Anwendung gebracht. Jede dieser Behandlungsweisen hat ihre Fürsprecher und jede hat ihre Verächter.

Am meisten hoffte ich noch von den Narcoticis. In einem Falle gab ich Opiumtinctur stündlich einen Tropfen, in einem andern 2stündlich 1 Tropfen Opiumtinctur, in einem andern wieder chloroformirte ich das Kind alle 2 Stunden. Während jeder Narkose liess bei diesem Kinde die Steifheit nach und kam erst nach $\frac{1}{2}$—1 Stunde wieder. Am nächsten Tag waren die Symptome dieselben, als ich aber das Kind, um es zum 7. Male zu narkotisiren, besuchen wollte, war es todt. Das vernünftigste scheint zu sein, dass man die Kinder wenigstens nicht verschmachten lässt, indem man ihnen täglich 2 Mal mittelst eines elastischen Catheters, der sich sehr leicht durch den Oesophagus in den Magen bringen lässt, Milch oder Fleischbrüh mit Eigelb in den Magen injicirt, und dass man den Ort, von dem der Trismus ausgeht, die Nabelnarbe, mit einem kleinen Ferrum candens cauterisirt. Eine Behandlung, die bei dem nächsten sich mir bietenden Falle versucht werden soll.

F. Skleroma (τὸ σκλήρωμα, die Verhärtung). Induratio telae cellulosae, Zellgewebsverhärtung.

Das Sklerom, von andern auch Oedema neonatorum, oder Oedema compactum, durum genannt, besteht in einem Hartwerden einzelner Hautstellen, welches sich in dieser Weise nur bei Neugeborenen in den ersten Lebenswochen findet.

Symptome.

Die Infiltration der Haut beginnt an den unteren Extremitäten, deren Röthe zunimmt, während zu gleicher Zeit die Temperatur sinkt. Zuerst schwellen die Waden hart an und werden ganz steif, die Geschwulst ergreift hierauf auch die Füsse, wobei die Fusssohlen eigenthümlich convex werden und erstreckt sich aufwärts über das Knie an die Oberschenkel bis zu den Genitalien, dem Schamberg, den Nates und zum Nabel; die Brust bleibt auffallender Weise immer verschont, hingegen werden die oberen Extremitäten und das Gesicht, vorzüglich die Lippen und Wangen, die dann einen eigenthümlichen Glanz bekommen, sehr gewöhnlich vom Sklerom befallen. Die anfangs dunkelrothe Farbe der ergriffenen Stellen erbleicht bald und macht einer gelblichen Platz, die Haut wird trocken und die Epidermis, die sich sonst immer abstösst, kömmt hier nicht zur Abschuppung. Bei den höchsten Graden des Skleroms liegen die Kinder hochgeschwollen, kalt und starr, gleich einer erfrorenen Leiche da. Die harten, glänzenden Wangen, die aufgetriebenen, nach vorwärts geschobenen Lippen, die mehr ödematösen als verhärteten Augenlieder, welche sich nur wenig öffnen können, verstellen das Gesicht zur Unkenntlichkeit. Zu Anfang der Krankheit lassen sich die einzelnen Hautparthien noch etwas verschieben, und man vermag mit dem Finger einen längere Zeit bleibenden Eindruck in das Sklerom zu machen, später aber gelingt beides nicht mehr. Sehr charakteristisch ist die Temperaturerniedrigung solcher Kinder, nicht nur an der Oberfläche, sondern auch in der Mundhöhle, wo sie nach Léger's Messungen bis auf 23° C. sinken kann. Durch künstliche Erwärmung mittelst Wärmflaschen, warmer Tücher, heisser Bäder kann man die kalten Glieder nur vorübergehend, wie eben jeden andern leblosen Gegenstand auch, erwärmen.

Sämmtliche physiologische Functionen sind hiebei unterdrückt oder nur sehr schwach entwickelt. Die Respiration oberflächlich und selten, die Stimme schwach und wimmernd, niemals wird lautes anhaltendes Geschrei gehört. Die Kinder saugen nur wenige Minuten und ziehen nur sehr geringe Quantitäten Milch aus den Brüsten. Das Meconium entleert sich lange nicht, die Urinsecretion ist sehr vermindert. Der Puls ist immer sehr klein und langsam, nach Valleix 60—72 Schläge in der Minute, später bei überhandnehmendem Sklerom wegen des Hautexsudates an keiner Extremität mehr zu fühlen. Die Herzbewegungen sind ausserordentlich schwach, der zweite Ton ist kaum zu hören. Die Sensibilität in den erkrankten Hautstellen ist fast vollständig verschwunden, wovon man sich durch seichte Nadelstiche leicht überzeugen kann.

Indem alle diese eben beschriebenen Symptome nur allmälig überhandnehmen, so ist eine Stadieneintheilung nicht möglich und auch nicht nöthig. Je mehr das harte Oedem fortschreitet, desto tiefer wird die Lethargie, desto langsamer die Respiration, desto merklicher die Kälte. Endlich fliesst ein blutiges Serum aus Mund und Nase und es erfolgt der Tod ohne Convulsionen, einfach unter langsamer werdenden Athemzügen.

In den seltenen Fällen, welche in Genesung übergehen, bemerkt man zuerst freiere und tiefere Athemzüge, Zunahme und Kräftigung der Herzbewegungen, vermehrten Appetit und zuletzt eine Abnahme der geschwollenen Parthien. Nach Valleix werden zuerst die Augenlider und die Vorderarme dünn und geschmeidig, dann die Hinterbacken und das Hypogastrium, später die Hände; Unterschenkel und Füsse bleiben zuweilen noch lange ödematös, wenn die übrigen Theile schon normal sind. So lange die Füsse noch geschwollen sind, darf man die Kinder noch nicht ausser Gefahr erklären, sie pflegen schläfrig zu sein und wenig zu trinken und sterben dann noch nach 2—3 Wochen.

Ist das Oedem ganz verschwunden, so behalten die Theile noch eine Zeit lang ihre violettrothe Farbe, die Haut ist schlaff, weich und runzlich und bekommt erst spät ihre normale Beschaffenheit wieder.

Die häufigste Complication ist lobuläre Pneumonie, die Valleix unter 25 Fällen 5 mal beobachtete; sehr selten sind Darmcatarrhe, was bei der mangelhaften Zufuhr der Nahrungsmittel wohl erklärlich ist. Gelbe Färbungen der Neugeborenen kommen natürlich häufig vor, wirkliche Gelbsuchten mit gelber Sclera, gallenfarbstoffhaltigem Harne und grauen Faeces sind bei Kindern überhaupt sehr selten und haben auch zum Sklerom keine besonderen Beziehungen.

Sectionsbefund.

Die vom Sklerom befallenen Theile werden nach dem Tode schnell blau und behalten ihre Steifigkeit und Härte, die übrige Haut, besonders am Rumpfe, ist normal, gelblich weiss. In Folge der Senkung nach den abhängigsten Stellen ist die Infiltration am stärksten auf der Seite, auf welche die Leiche gelegt wurde. Schneidet man auf die erkrankte Haut ein, so fliesst zunächst schwarzes flüssiges Blut ab, aus dem Unterhautzellgewebe aber, das gewaltig angeschwollen ist und die Vergrösserung der Extremitäten bedingt, sickert eine grosse Menge einer gelben oder von beigemischtem Blute noch rothgefärbten Flüssigkeit aus, die sich weder chemisch noch morphologisch vom gewöhnlichen hydropischen Serum unterscheidet. Nach Abfluss desselben werden die vorher harten Theile weich und welk. Das Bindegewebe über den Aponeurosen ist zu einer 2—4 Linien dicken gallertartigen Masse umgewandelt, unter der Aponeurose, im Zwischenmuskelgewebe findet sich niemals Oedem. Nicht zu verwechseln mit diesem Befunde ist die Verhärtung des Fettes, wenn die Leichen der Kälte ausgesetzt waren. Hier fühlen sich die Extremitäten wohl auch hart an, sind aber nicht geschwollen und nicht so blau, und auf dem Einschnitt findet man das Unterhautbindegewebe normal, trocken, nicht gallertig infiltrirt.

Wir haben es also beim Sklerom im wesentlichen mit einem acuten Hautödem zu thun, dessen Veranlassung in allgemeinen Vehältnissen zu suchen sein dürfte. Die übrigen Organe sind nicht constant verändert, am häufigsten finden sich noch seröse Ergüsse im Peritonäum oder in den Pleurasäcken, und zuweilen entwickeln sich lobuläre Pneumonien. Die fötalen Circulationswege sind bald geschlossen, bald noch offen, wie man das überhaupt bei Kindern, die in den ersten Lebenstagen sterben, häufig trifft, so dass das Sklerom mit grösseren Veränderungen der Circulation nicht in Zusammenhang gebracht werden kann.

Aetiologie.

Das Sklerom befällt vorzugsweise nicht ausgetragene Kinder. Es lässt sich übrigens viel leichter bestimmen, woher das Sklerom nicht kommt, als woher es kommt. Es entsteht nicht durch Offenbleiben der fötalen Wege, und nicht durch lobuläre Pneumonie. An die Verlangsamung der Respiration und des Pulses, die mit Ausnahme jener Fälle, welche mit Pneumonie complicirt sind, eine constante ist, muss vor allen erinnert werden. Es fehlt also wahrscheinlich an der Innervation des Herzmuskels, der sich zu selten contrahirt und nun die Kälte und peripherische Transsudation bedingt. Im Winter ist die Krankheit entschieden häufiger als im Sommer.

Behandlung.

Valleix hat 2 Kinder genesen sehen, von denen einem jeden 2 Blutegel hinter die Ohren gesetzt worden waren. Andere Kinder starben unter dieser Behandlung. Das wesentlichste scheint eine fortwährend sehr hohe Temperatur zu sein, die man durch Wärmflaschen, heisse Krüge, Sandsäcke, warme Tücher zu erhalten sucht. Auch ist es rationell durch Alkoholica die Herzcontractionen zu beschleunigen, wobei freilich nicht zu läugnen ist, dass alle diese Versuche in der Regel misslingen und nur in Ausnahmsfällen bei wenig verbreitetem Sklerom zu einem günstigen Resultate führen.

G. Melaena neonatorum.

Am 1.—3. Lebenstage kommen bei Kindern zuweilen Darm- und Magenblutungen vor. Das Erbrechen des Blutes ist seltener, als eine blutige Färbung der Faeces. Fast immer sind die blutigen Stühle sehr reichliche und kehren in kurzen Zwischenräumen wieder. Das Blut ist bald flüssig, bald mit grossen, geronnenen Klumpen vermengt. Die Kinder collabiren hiebei sehr schnell, bekommen blasse Lippen, kühle Haut, kaum fühlbaren Puls, und die Symptome von acuter Gehirnanämie. Gewöhnlich verläuft die Blutung in 24 Stunden, doch kann sie auch 3—5 Tage dauern. Die Stühle behalten noch mehrere Tage eine schwarze Farbe. Nach Rilliet genest die Hälfte der davon ergriffenen Kinder.

In der Section findet man noch grosse Mengen flüssigen oder geronnenen Blutes in Magen und Darmkanal, und in den andern Organen die höchste Anämie. Die fötalen Blutwege sind offen, was übrigens auch bei vielen andern nicht an Melaena verstorbenen Neugeborenen vorkömmt. Als Ursache dieser Krankheit lässt sich die schon im physiologischen Zustand eintretende Turgescenz der Mesenterialarterien und ihres Capillarsystems betrachten, welche durch den plötzlichen Verschluss der unmittelbar aus der Arteria hypogastrica entspringenden im Fötus sehr bedeutenden Nabelarterien bedingt ist. Eine besondere Dünnwandigkeit oder Brüchigkeit des betreffenden Gefässsystems muss freilich noch dabei im Spiele sein, weil sonst diese in Wirklichkeit sehr seltene

Blutung viel häufiger vorkommen müsste. Auch der Verschluss des ductus venosus Arantii und namentlich des in die Pfortader mündenden Armes der Nabelvene verdiente zur Aufklärung dieser Blutung eine öftere, genauere Untersuchung.

Ausser durch diese Darmblutungen können die Faeces noch blutig gefärbt werden durch in den Mund gekommenes und verschlucktes Blut. Diess kann sich ereignen bei allen Operationen an den Lippen und der Zunge, nach Nasenbluten durch Anstossen der Nase auf eine harte Fläche, durch Verschlucken mütterlichen Blutes während der Geburt und endlich kann das neugeborne Kind auch aus den Brüsten der eigenen Mutter Blut saugen, wenn sich hier blutende Risse gebildet haben oder wenn ein starkes Kind aus milchleeren Brüsten lange Zeit zu saugen sich bemüht hat. Alle diese zufälligen Beimischungen von Blut sind sehr selten, das Blut findet sich hiebei nicht in grosser Quantität und wird gewöhnlich nicht durch den Darm entleert, sondern wieder erbrochen. Dabei collabiren die Kinder nicht so wie bei einer wirklichen Darmblutung.

Behandlung.

Die einzige Darmblutung, die ich bisher bei einem Neugeborenen zu behandeln hatte, trat 36 Stunden nach der Geburt ein. Es wurden in 24 Stunden 10 blutige Windeln mit Blutcoagulis von der Grösse einer Halselnuss verbraucht. Das kräftige Kind wurde alsbald wachsbleich, kühl an den Extremitäten und der Puls war kaum mehr zu fühlen. Ich liess die Temperatur des Zimmers bis auf 18° R. erhöhen, legte um das Kind 3 Krüge mit heissem Sande gefüllt und liess es alle Stunden an der Mutterbrust trinken. Als nach 12 Stunden die Blutung nicht nachliess, gab ich ihm

Rp. Liq. Ferri sesquichlorat. ℈j
Aq. destillat.
Aq. cinnamom. ana ʒß
Syr. simpl. ʒß

wovon das Kind nach 12 Stunden ungefähr die Hälfte genommen hatte und hierauf kein Blut mehr entleerte. Zu der von Rilliet vorgeschlagenen Behandlung mit eiskalter Milch und kalten Umschlägen auf den Bauch konnte ich mich nicht entschliessen wegen der Abkühlung der Prominenzen und halte es für rationeller bei diesen Darmblutungen der Neugeborenen einen möglichst starken Turgor nach der äusseren Haut zu erzeugen, was am besten durch hohe Temperatur erreicht wird. Nachdem die blutigen Stühle aufgehört hatten, erholte sich das Kind in wenigen Tagen vollständig und gedeiht seit jener Zeit vortrefflich. —

H. Icterus neonatorum. (ὁ ἴκτερος, Gelbsucht).

Ausser der pag. 6 angegebenen physiologischen gelben Färbung der Haut, wohin in der That die meisten für Icterus gehaltenen Hautveränderungen gehören, gibt es noch eine wirkliche Zurückhaltung des Gallenfarbstoffes im Blute, in vielen Fällen ein sehr bedenklicher Zustand. Die Sklerotica ist hiebei gelb gefärbt, der Eiter der Ophthalmoblennorrhoe, die zufälliger Weise danebcn vorkömmt, wird orangegelb, der Harn färbt die Windeln dunkelgelb. Die Fäces werden aber fast nie so grau, wie bei erwachsenen, sondern behalten eine hellgelbe oder grünliche Färbung. Bei der Section findet man die serösen Häute, die Muskeln, Knochen etc. von Gallenfarbstoff durchtränkt, wie diess bei erwachsenen Icterischen auch vorkömmt. Viele icterische Kinder haben Fieber und leiden an einem noch nicht vernarbten, exulcerirten Nabel, womit der Icterus neonatorum im engsten Connex steht, und dem entsprechend man in den lethal ausgehenden Fällen gewöhnlich Phlebitis der Nabelvene und zuweilen der Pfortader, im Leberparenchym aber kleine Abscesse findet. Es ist demnach der wahre Icterus neonatorum in diesen Fällen als eine Theilerscheinung oder Complication der Phlebitis umbilicalis zu betrachten, ohne dass jedoch behauptet werden darf, dass nicht ein Duodenalcatarrh oder eine mechanische Verschliessung der Gallenausführungsgänge auch hie und da einen Icterus verursachen könnten. Alle günstig verlaufenden Icterus der Neugeborenen gehören wohl in diese Categorie. Ihre gewöhnliche Veranlassung dürfte nach Frerichs in der verminderten Spannung der Capillaren des Leberparenchyms zu suchen sein, welche beim Aufhören des Zuflusses von Seiten der Umbilicalvene sich einstellt und vermehrten Uebertritt von Galle in's Blut veranlasst.

Was den Verlauf betrifft, so gilt für die erste Categorie alles, was bei der Phlebitis umbilicalis pag. 48 gesagt worden; die Kinder leben selten länger als 14 Tage, atrophiren sehr rasch und gehen meist mit Diarrhöe zu Grunde. Die letztere Art, der einfache Icterus, dauert zwischen 8—14 Tage. Die gelbe Färbung wird niemals sehr saturirt und das Allgemeinbefinden ist während des ganzen Verlaufes kaum merklich getrübt.

Behandlung.

Die Behandlung des perniciösen Icterus ist eine höchst undankbare. Es findet sich meines Wissens in der ganzen Literatur kein einziger Fall von Heilung. Um so dankbarer dagegen ist die der fälschlich Icterus genannten gelben Hautfärbung bei frühgeborenen Kindern oder nach schweren Geburten. Dieselbe schwindet regelmässig nach einigen Tagen von selbst, und man hat nichts zu thun, als die Verdauung des Kindes zu beaufsichtigen. Neugeborene Kinder sind sehr selten wirklich obstipirt und es wird daher auch der so allgemein beliebte Rhabarbersaft auf diese Fälle zu reduciren sein.

J. Conjunctivitis blennorrhoica neonatorum.

Unter blennorrhoischer Bindehautentzündung (βλέννος, Schleim, Eiter) verstehen wir eine Entzündung, welche nicht nur mit profuser Eiterung an der freien Oberfläche der Conjunctiva, sondern auch mit Erguss eines plastischen Exsudates in deren Parenchym verläuft. Der secernirte Eiter ist ansteckend und wird von der ganzen Oberfläche der Lidbindehaut secernirt. Das ansteckende, reichliche Secret und das überall gleichmässige und gleichzeitige Erkranken des Papillarkörpers charakterisiren diese Krankheit vor allem.

Je nach der Heftigkeit des Verlaufes unterscheiden wir nach Arlt zweierlei Arten von Blennorhöen.

Erste Art. Fälle, welche gleich vom Anfang an einen sehr raschen Verlauf und die Tendenz, rasch den höchsten Grad zu erreichen, darbieten.

Im ersten Grade dieser Art ist die Bindehaut der Lider gelockert, geschwollen, gleichmässig geröthet und secernirt eine ziemliche Menge Eiter, alle diese Symptome sind acut aufgetreten. Oft sistirt die

einfach eiterige Secretion rasch und macht einem dünnflüssigen, molken-
oder fleischwasserähnlichen Secrete Platz, in welchem consistentere Flocken und Fäden herumschwimmen und sich häufig an der Conjunctiva
ziemlich fest ankleben. Es findet hiebei eine merkliche Schwellung, ein
acutes Oedem der Lider statt. Gewöhnlich dauert dieser Zustand nur
so kurze Zeit (12 — 24 Stunden), dass der Arzt ihn selten zu Gesicht
bekömmt.

Im zweiten Grade dieser Art ist die Lidbindehaut dunkelroth
und sehr geschwollen, so dass die innere Lidkante nicht mehr scharf erscheint und die Aufsaugung der Thränen wegen Wegdrängung der
Thränenpunkte gehindert ist. Die Bindehaut der Sclera ist auch schon
bedeutend infiltrirt und injicirt, das Secret ist meist fleischwasserartig,
selten eiterig dickflüssig und excoriirt die nächstgelegenen Hautparthien.
Die Geschwulst der Lider ist schon so stark, dass die Eröffnung der
Lidspalte höchst schmerzhaft und schwierig ist.

Im dritten Grade endlich sind alle Erscheinungen des zweiten nur
noch in erhöhtem Maasse zugegen, und dazu kömmt noch eine erhöhte
Geschwulst der Conjunctiva bulbi. Die Geschwulst der äusseren Lid-
haut steigt über den Augenbraunbogen nach oben und über das Wan-
genbein nach unten und ist vom äusseren bis zum inneren Augenwinkel
gleichmässig, weil sie eben nur eine secundäre Erkrankung der gleichmässig entzündeten Conjunctiva ist. Das Secret ist ausserordentlich
reichlich, fliesst fast unaufhörlich über die Wangen herab, und ist bald
dünn- bald dickflüssig, wässerig oder eiterig, zuweilen bräunlich von beigemischtem Blute gefärbt. Die Conjunctiva bulbi ist entweder gleichmässig infiltrirt und umgiebt die tieferliegende Cornea als ein rother, wallar-
tiger Kranz oder erhebt sich in selteneren Fällen ungleichmässig in Form
von schlaffen, blasenähnlichen Wülsten.

Zweite Art. Fälle mit mehr chronischem Verlauf und ohne blennorrhoische Secretion von vorn herein. Die letztere nimmt erst nach
einigen Tagen zu, die Veränderungen der Conjunctiva aber sind bedeutend, sie wuchern allenthalben und bilden kleine Wärzchen, die an der
Uebergangsfalte sich zu hahnenkammartigen Höckern vereinigen.

Im ersten Grade dieser zweiten Art ist die Secretion sehr unbedeutend, die rothe Färbung und die höckerige Beschaffenheit der Conjunctiva, verbunden mit etwas Lichtscheu, sind ihre einzigen characteristischen Merkmale. Dieser Zustand kann mehrere Tage dauern, ohne
dass namhafte Veränderungen eintreten.

Im zweiten Grade ist die Erkrankung der Conjunctiva palpebrarum folgende: So weit der Papillarkörper reicht, also am unteren etwa
$1/2'''$, am obern gegen $1'''$ über den Orbitalrand des Tarsus hinaus, erscheint die hochrothe Bindehaut mit dicht aneinander gedrängten, gleich-
hohen und gleichgrossen Wärzchen besetzt. Am Anfang bluten diese
Wärzchen fast bei jeder Berührung, nach längerem Bestehen — sie
währen, nicht behandelt, oft Monate lang — erblassen sie an der Oberfläche, werden durch den Druck des bulbus etwas abgeplattet, und bluten dann nicht leicht mehr. Gegen den Orbitalrand hin zeigt sich immer die stärkste Tendenz zur Wucherung, es bilden sich dort hohe kamm-
artige Wülste.

Das Oedem und die Röthung der Lider ist hiebei unbedeutend und
vergeht früher als die Conjunctivalerkrankung.

Zum dritten Grade kömmt es bei dieser Art Blennorhöe selten; in der Regel nur dann, wenn während der Krankheit noch weitere
schädliche Einflüsse auf das Auge einwirken. Die anatomischen Charak-

tere sind übrigens dieselben wie die des dritten Grades der acuten ersten Art.

Verlauf. Es ist nicht nothwendig, dass die Blennorrhöen immer
alle 3 Grade durchlaufen, sie können auch auf dem zweiten, zuweilen
auch auf dem ersten stehen bleiben. Es müssen auch nicht immer beide
Augen ergriffen werden, gewöhnlich aber steckt der Eiter des erst ergriffenen Auges das andere an, wesshalb dem weiter unten näher zu
beschreibenden Verschluss des noch gesunden Auges die höchste Wichtigkeit beizulegen ist. Hat eine wirkliche Uebertragung blennorhoi-
schen Eiters stattgefunden, wie diess bei Neugeborenen eben meistens
der Fall ist, so durchläuft der Process den ersten und zweiten Grad so
schnell, dass der schon nach 24 Stunden zugerufene Arzt den dritten
Grad vollkommen ausgebildet findet, und das Auge zu dieser Zeit schon
unrettbar verloren sein kann durch ausgedehnte Zerstörung der Hornhaut.
Bleibt die Affection auf dem ersten Grade stehen, so verläuft sie
langsam und spontan und ohne gefährliche Folgen. Durch Einwirkung
äusserer Schädlichkeiten kann sie zu einem höheren Grad sich steigern.

Der zweite Grad ist fast ohne Ausnahme durch Berührung mit in-
ficirendem Eiter veranlasst. Hier ist schon viel weniger Tendenz zur
spontanen Heilung zu gewärtigen, indem die Wucherung des Papillarkörpers und die daraus hervorgehende Eiterung unbehandelt viele Monate lang bestehen können. Die Lider verdicken und vergrössern sich
bei diesem chronischen Verlaufe beträchtlich; trotz der später erfolgenden Vernarbung der Conjunctiva verkürzen sie sich aber niemals nach
innen, es entsteht vielmehr häufig ein Ectropium des oberen und unteren
Augenlides. In anderen Fällen kann sich durch Excoriationen eine Verkleinerung der Lidspalte, Blepharophimosis, bilden. Die Hornhaut wird
beim zweiten Grade nur wenig gefährdet, nur kleine und oberflächliche
Hornhautgeschwüre kommen vor.

Der dritte Grad, der zu jeder Zeit sich aus dem ersten und zweiten entwickeln aber auch sehr acut ohne länger vorausgehende Erkrankung auftreten kann, ist immer ein höchst gefährlicher Zustand.

In der Regel wird die Cornea ergriffen. Man kann bei der
ersten Untersuchung die Hornhaut ganz rein, durchsichtig und glänzend
gefunden haben, untersucht man nach wenigen Stunden wieder, so ist
sie erweicht, eiterig infiltrirt und zum grossen Theil zerstört. Zur Erhöhung des Unglückes findet dieser Process fast regelmässig in der Mitte,
gerade der Pupille gegenüber, statt, während die Peripherie der Cornea
bei unversehrtem Centrum nur höchst selten zerstört wird. Eigenthümlich ist bei diesen Hornhautgeschwüren, dass sich nie eine Eiterung zwischen die Schichten der Hornhaut, ein Unguis, bildet. Sie haben eine
ausserordentlich grosse Neigung zu perforiren, die Iris fällt alsdann vor
und bedeckt sich schnell mit grauem Exsudate, woraus sich dann später
die Staphylome entwickeln. Ist die Iris und das sie bedeckende Exsudat nicht im Stande die Perforationsöffnung zu verschliessen, so tritt
Phthisis bulbi ein. Im Allgemeinen kann als Regel gelten, dass die Horn-
hautaffection, je später sie nach überschrittenem Höhestadium der Blennorrhöe auftritt, um so weniger eine destructive Tendenz an den Tag
legt. Bilden sich nach längerem, 2—3 wöchentlichem Bestehen der Blennorrhöe noch Geschwüre, so greifen sie zwar bei weitem weniger um
sich, können aber doch noch häufig genug zu begrenzten Hornhautper-
forationen und deren Folgen, Vorfall der Iris, und undurchsichtigen Narben, vorderen Synechien, Verzerrung der Pupille, Centralkapselstaar,
Staphylom etc. Veranlassung geben. Bei diesem dritten, höchsten Grade

haben die Kinder in Folge des Schmerzes und der Schlaflosigkeit gewöhnlich heisse Haut und Fieber.

Ursachen.

Die Fälle, welche in der Privatpraxis vorkommen, müssen von jenen in den Gebär- und Findelhäusern gesondert betrachtet werden. Das ausserordentlich häufige Vorkommen der Blennorhöe in den ersten 6—8 Lebenstagen kann unmöglich auf allgemeine Ursachen, grelles Licht, Kälte, unreine Luft, unreinliche Behandlung der Augen etc. allein zurückgeführt werden, indem diese Momente in den folgenden Wochen doch auch noch einigermassen einwirken, während die Entstehung einer Blennorrhöe nach überstandenem 8. Lebenstage in der Privatpraxis zu den grössten Seltenheiten gehört.

Man nimmt desshalb ziemlich allgemein eine Ansteckung durch blennorrhoischen Vaginalschleim beim Durchgange des Kindskopfes durch die Geburtswege an, wobei nicht nothwendig Syphilis im Spiele zu sein braucht. Die Infectionsbedingungen sind dann dieselben wie die eines Trippers, der nach einem unreinen Beischlaf entstanden ist. Nicht jeder Fluor albus erzeugt beim Coitus einen Tripper und noch viel weniger während der Geburt eine Blennorrhöe der Conjunctiva. Wäre das letztere der Fall, so müssten die meisten Neugeborenen erkranken; denn fast alle Weiber haben in den letzten Schwangerschaftswochen eine vermehrte Vaginalsecretion, deren höherer Grad eben eine Vaginalblennorrhöe darstellt. Die Neugeborenen sind übrigens durch die während der Geburt fest zugeklemmten Augenlider und eine gehörige Decke von Vernix caseosus gut gegen Ansteckung geschützt, woraus sich der zur Vaginalblennorhöe der Mutter verhältnissmässig seltene Zutritt der Conjunctivalblennorrhöe erklären lässt. Dass diese Ansteckungsart während des Durchtrittes des Kindes durch die Geburtswege eine nicht gar intensive ist, geht daraus hervor, dass die neugeborenen Knäbchen niemals einen Harnröhrentripper und die Mädchen nie eine Vaginalblennorrhöe in den ersten Lebenstagen acquiriren. Sei dem nun, wie ihm wolle, so viel steht fest, dass wenigstens 80—90 Procente aller Conjunctivalblennorrhöen bei uns auf Neugeborene treffen, und dass immerhin der Geburtsakt selbst als das wichtigste ätiologische Moment zu betrachten ist.

Wo viele Kinder beisammen sind, in Findel- und Gebärhäusern, kömmt die Blennorrhöe auch epidemisch vor, besonders, wenn in den Gebärhäusern Puerperalfieber herrscht. Hier ist es nun äusserst schwierig zu entscheiden, auf welche Weise die Verbreitung stattfindet. Da man weiss, dass Schwämme, Handtücher, Windeln und die Hände der Wärterinnen, wenn sie mit blennorrhoischem Eiter beschmutzt sind, die Blennorrhöe auch auf gesunde Augen zu übertragen vermögen, so sind der Gelegenheiten zur Ansteckung so viele und mannigfache gegeben, dass man wahrscheinlich nicht die Luft etc. zur Erklärung bedarf.

Die Prognose richtet sich lediglich nach dem Verhalten der Hornhaut. Mögen die Granulationen und Wucherungen der Conjunctiva auch noch so grässlich aussehen, mag die Eitersecretion auch noch so profus sein, alles diess geht spurlos vorüber, die Hornhautveränderungen aber lassen für das ganze Leben ihre Spuren zurück. Je früher die Cornea ergriffen wird, um so grösser ist die Gefahr gänzlicher Zerstörung. Primär oder secundär syphilitische Vaginalblennorrhöen bedingen in der Regel solch intensive Hornhautbetheiligung. Die Geschwulst der Augendeckel steht in der Regel in geradem Verhältniss zur Gefährlichkeit des Processes.

Behandlung.

Eine Prüfung und Kritik der verschiedenen anempfohlenen und von Anderen wieder verworfenen Behandlungsmethoden wird dadurch sehr erschwert, dass erstaunlich viele Blennorrhöen ohne alle Medicamente und ohne minutiöse Reinigung von selst heilen und keine Hornhautveränderungen zurücklassen.

In München, wo in den untersten Volksklassen eine grosse Sorglosigkeit bezüglich des Aufkommens und Gedeihens der Neugeborenen herrscht, kömmt es oft genug vor, dass die Mütter 3—4 Wochen alte Kinder mit heftigen Blennorrhöen wegen irgend eines anderen Leidens zum Arzte bringen, und auf genaueres Befragen über die Augenaffektion ganz naiv bemerken, „es habe sich gleich in den ersten Lebenstagen die Gelbsucht auf die Augen geschlagen, jetzt sei es schon wieder viel besser, am Anfange aber wären die Augen stark geschwollen gewesen. Der Eiter und blutiges Wasser sei fortwährend über die Wangen heruntergetröpfelt.“ Untersucht man nun solche nicht behandelte Augen, so findet man sehr häufig die Cornea vollkommen rein und intakt. Die Genesung erfolgt ohne alle Behandlung. In andern Fällen freilich findet man zur grossen Bestürzung der Angehörigen beide Bulbi auch vollständig zerstört. Diese Thatsache muss offenbar vorausgeschickt und bei Beurtheilung der nun folgenden Heilmethoden im Auge behalten werden.

Als Prophylacticum gegen das Uebergreifen der Blennorrhöe von dem einen erkrankten Auge auf das andere noch gesunde ist ein Schutzverband besonders zu empfehlen. Man bedeckt zu diesem Zwecke das gesunde Auge mit einem leichten Polster von trockner Charpie und hält dieselbe durch mehrfache Heftpflasterstreifen fest. Zweimal täglich muss dieser Verband abgenommen und das Auge genau untersucht werden. Hat sich dennoch auch auf diesem Blennorrhöe eingestellt, so muss behufs der Eiterentfernung dieser Verband, der seinen Zweck hiemit verfehlt hat, ganz weggelassen werden.

Der wesentlichste Theil der ganzen Behandlung besteht in einer gehörigen Reinigung des Auges. In Spitälern und Gebärhäusern, wo die Kinder fortwährend unter der Aufsicht von Sachverständigen sind, bedient man sich am besten eines an der Wand hängenden Wasserbehälters, aus welchem mit einem Cautchoukrohr ein Wasserstrahl in das Auge des Kindes geleitet wird. Die Temperatur des Wassers braucht nicht höher als die des Zimmers zu sein. In der Privatpraxis bei ordentlicher Pflege kann man das Wasser auch mittelst eines enghalsigen Kännchens oder einer Spritze in das Auge bringen, was wenigstens stündlich einmal geschehen muss. Es gehört zu dieser Manipulation schon ziemlich viel Geschick, gewöhnlich spritzen die Wartfrauen das Wasser auf die fest zugeklemmten Augenlider und der Eiter bleibt vor wie nach auf dem Bulbus liegen. Bei jeder Reinigung die Lider mittelst Lidhalter auseinander zu zerren, halte ich für sehr ungeeignet, weil dadurch in der kürzesten Zeit ein so gewaltiges Oedem derselben entsteht, dass das obere Augenlid weit über das untere sich hinabsenkt, und man auf keine Weise mehr den Bulbus zu Gesicht bekommt. In Anbetracht dieser Schwierigkeiten, und weil die Leute mit dem Spritzen sich gelegentlich auch den blennorrhoischen Eiter in ihr eigenes Auge spritzen, auf welche Weise ein Freund von mir sein Auge durch Blennorrhöe verloren hat, begnüge ich mich damit, einen feinen schon gebrauchten Badeschwamm in scharfkantige Stückchen zu schneiden, und mit diesem die Reinigung

halbstündlich oder wenigstens stündlich vornehmen zu lassen. Die Wartfrauen müssen mit Daumen und Zeigefinger der linken Hand die Lidspalte
etwas öffnen und dann mit der scharfen Kante des wohl angefeuchteten
Schwämmchens die Conjunctiva abtupfen. Es ist das eine Manipulation,
die eine jede Person mit gutem Willen lernen kann, die auch vollkommen zur Reinigung der Conjunctiva genügt, und bei der nicht das ganze
Kopfkissen und die Leibwäsche des Kindes durchnässt wird, wie diess
bei den Einspritzungen zu geschehen pflegt.

Die locale Behandlung. Seit v. Gräfe die Cauterisation mit
Höllenstein so dringend empfohlen hat, cauterisirt man die blennorrhoische Conjunctiva fast allenthalben. Vor allem ist dabei zu bemerken,
dass man zu einer ordentlichen Cauterisation einen Assistenten nöthig hat, der den Kopf ordentlich fixirt und die zu cauterisirenden Lider
auch gehörig umstülpt. Zur Cauterisation bedient man sich des gewöhnlichen Höllensteines oder eines aus gleichen Theilen Salpeter und Höllenstein zusammengeschmolzenen mitigirten Stiftes. Durch Oel oder Salzwasser muss die Weiterverbreitung des Cauteriums verhütet werden.
Nach der Cauterisation wird die Secretion in der Regel etwas vermindert,
tritt aber häufig am nächsten Tag nur um so profuser auf. Man cauterisirt nun täglich, oder einen um den andern Tag fort, bis sie nach und
nach abnimmt. Es müssen jedesmal beide Augenlider bis zur Orbital-
falte bestrichen werden, weil die Erkrankung eben die ganze Conjunctiva
palpebrarum betrifft. Dass diese Behandlungsweise eine sehr schmerzhafte ist und viele Frauen ihre Kinder zu einer zweiten Cauterisation
desshalb nicht mehr bringen, kann nicht geläugnet werden. Auch habe
ich trotz genau befolgter Vorschriften schon mehrmals Perforation der
Cornea entstehen sehen. Die Blennorrhöe der Conjunctiva scheint ein
dem Tripper der Harnröhre analoger Process zu sein. Beim Tripper war
man vor wenigen Jahren auch von den Höllensteininjectionen ganz enthu-
siasmirt. Jetzt wendet sie niemand mehr an. —

Weniger schmerzhaft und ungefähr von demselben Erfolge ist statt
der Cauterisation mit dem Höllensteinstift ein Collyrium von Sublimat
oder schwefelsaurem Zink oder Kupfervitriol, von ersterem gr. β, von
beiden letzteren gr. j auf ʒj Wasser. Man bringt von diesen Collyrien
täglich 6—8 Mal einen Tropfen in den innern Augenwinkel und öffnet
dann die Lidspalte ein wenig, wobei der Kopf des Kindes so gelagert
sein muss, dass der angebrachte Tropfen vermöge seiner eigenen Schwere
in die Lidspalte rinnt. Das souveränste Mittel in den ersten Tagen der
Blennorrhöe ist die

Kälte. Anhaltende Kälte auf einer Stelle der Haut erzeugen, ist
nicht so leicht als man glaubt. Compressen, in kaltes Wasser getaucht
und auf die Haut gelegt, nehmen in der kürzesten Zeit, in weniger als
einer Minute, die Temperatur der Haut selbst an. Man müsste sie also
in der Stunde 60 Mal, in einem Tage 1440 Mal erneuern, wozu mindestens 2 Personen nothwendig wären. Bringt man aber zwischen die einzelnen Blätter der angefeuchteten Compressen 2—3 Stückchen Eis von
der Grösse einer Erbse, so werden die schmelzenden Eisstückchen 6—10
Minuten dem Auge eine sehr niedrige Temperatur verleihen. Eine so
kleine Quantität Eis erzeugt auch beim langsamen Schmelzen nicht so
viel Wasser, dass es über das Gesicht herunterfliesst, sondern von der
Compresse aufgesogen wird. Zur sicheren Wahrung des Rumpfes vor
Durchnässung kann man den Hals mit einem trocknen Tuche, das man
dann leicht wechseln kann, umgeben. Durch unaufhörlich fortgesetzte
Kälte kann gewöhnlich die äussere Geschwulst der Lider beseitigt und

die Blennorrhöe in mässigen Schranken gehalten werden. Bei fortgesetzter fleissiger Reinigung, einem adstringirenden Augenwasser, und, dauert die profuse Secretion länger, bei Einreibungen von grauer Salbe auf die Stirne wird die Hornhaut selten perforiren. Hahnenkammartige Wucherungen an der Umschlagstelle der Conjunctiva, die die Blennorrhöe ausserordentlich lang unterhalten, trägt man am besten mit der Scheere ab. Ist Perforation und Irisvorfall eingetreten, so lässt sich wenigstens die Bildung eines Staphyloms durch energische Cauterisation der Hornhaut und anhaltende Compression sicher vermeiden. Bei circumscripten centralen Leukomen kann in späteren Jahren durch künstliche Pupillenbildung das Sehvermögen bedeutend verbessert werden. Ist Phthisis eingetreten, so muss man die Entstellung durch ein künstliches Auge, in deren Anfertigung die Technik jetzt gewaltige Fortschritte gemacht hat, zu heben suchen.

---

2. Capitel.

Krankheiten des Digestionsapparates.

A. Mundhöhle.

1) Hasenscharte und Wolfsrachen. Labium leporinum. Palatum fissum.

Die Hasenscharte ist eine angeborne Spaltung der Oberlippe, der Wolfsrachen eine angeborene Spaltbildung des harten Gaumens. Zum gründlichen Verständniss dieser Bildungsfehler muss man auf die Entwicklungsgeschichte zurückgehen.

So lange beide Oberkiefer in der Mittellinie noch nicht mit den aus dem mittleren Stirnfortsatz entstandenen Intermaxillarknochen zur Bildung des harten Gaumens verwachsen sind, so lange steht Mund- und Nasenhöhle in weiter offener Communication.

Bei dem Wolfsrachen unterbleibt nun diese Verwachsung auf einer Seite, bei der Hasenscharte kömmt wohl eine Verwachsung der Knochen zu Stande, scheint aber retardirt worden zu sein, wodurch sich die ursprünglich aus 2 seitlichen und einem Mittelstück entstehende Oberlippe nicht mehr vereinigt, sondern der der verspäteten Verwachsung entsprechende Spalt der Oberlippe sich gleich dem Lippenrande überhäutet und dann nachträglich nicht mehr verwächst. Aus diesen Angaben erhellt auch, warum niemals eine Hasenscharte in der Mitte der Oberlippe, deren Rinne, sondern immer etwas seitlich, in ein Nasenloch mündend, beobachtet wird.

Je nach der Zeit, in welcher während des Fötallebens dieses Bildungshemmnis sich einstellt, haben wir verschiedene Grade von Spaltungen. Die Spalte des harten Gaumens kann so weit sein, dass man einen Finger bequem hineinlegen und alle Choanen ohne Mühe übersehen kann. Bei diesem hohen Grade ist fast gar keine Oberlippe zugegen, und ein oder beide Nasenlöcher sind ungeheuer in die Breite gezerrt. Oder der Intermaxillarknochen kann nach vorn gewuchert sein und bildet unter der Nase einen mit etwas Haut überzogenen Knopf. Zu beiden Seiten dieses Knopfes gehen Lippenspalten in die Nasenlöcher. Oder es findet sich nur eine schmale Spalte von der Breite eines Messerrückens im harten Gaumen, der entsprechend dann auch die Spalte der Oberlippe weniger klafft. Oder es sind die beiden Oberkiefer vollkommen normal gebildet, und nur in der Oberlippe ist eine schmale Spalte, deren Ränder sich fast berühren und entweder bis in ein Nasenloch hinauf, oder bloss bis zur Hälfte der Oberlippe sich erstrecken.

Es gibt Familien, wo mehrere Glieder mit Hasenscharten behaftet sind, so dass man eine Art Prädisposition oder Erblichkeit anzunehmen gezwungen ist.

Die Folgen dieses Uebels sind nun:

1) Erschwertes Saugen, besonders bei gespaltenem Gaumen. Der Akt des Saugens besteht darin, dass die Lippen sich hermetisch um die Brustwarze herum anschliessen, und dass dann durch Erweiterung des Thorax die Luft in der Mundhöhle verdünnt und auf diese Weise die Milch ausgepumpt wird. Ist nun die Continuität der Lippen unterbrochen, so ist auch ein genaues Anschmiegen derselben an die Warze, und hiemit das Milchauspumpen unmöglich. Wenn der harte Gaumen nicht mit gespalten ist, so fassen die Kinder die Warzen statt mit den Lippen zwischen die Kiefer und saugen so ziemlich ungenirt. Bei Gegenwart von Wolfsrachen aber sind sie niemals im Stande, ordentlich zu ziehen, die strotzenden Brüste entleeren wohl etwas Milch in den Mund, sie fliesst aber zum grössten Theil zur Nase wieder heraus, was durch Hochhalten des Kopfes noch am besten vermieden werden kann.

2) Schiefstellung der Zähne. Werden die Kinder nicht vor Durchbruch der ersten Zähne operirt, oder ist die Operation misslungen, so wachsen die Zähne an der Stelle, wo der Kiefer von den Lippen nicht bedeckt ist, nach auswärts statt nach abwärts, was, besonders bei Gegenwart von Wolfsrachen, eine schauderhafte Entstellung des Gesichtes bedingt.

3) Undeutliche Sprache. Einzelne Buchstaben, zu deren Bildung die Oberlippe unumgänglich nothwendig ist, hauptsächlich B, P, M, W, werden nur undeutlich bei der Hasenscharte, und höchst unvollkommen beim Wolfsrachen ausgesprochen. Bei letzterem verlieren übrigens auch alle anderen Consonanten wegen des mangelhaften Gaumens an Deutlichkeit.

Behandlung.

Nur die Operation kann diesen Bildungsfehler heben. Ueber die Zeit derselben ist schon viel geschrieben und gestritten worden. Ist die Ernährung des Kindes sehr erschwert, lernt es in den ersten Lebenswochen nicht ordentlich saugen und schlucken, so bleibt es natürlich in seiner Entwicklung zurück, und die Operation muss so schnell als möglich gemacht werden. Ist diess aber nicht der Fall, so wartet man besser bis nach zurückgelegtem 4. Lebensmonat. Jedenfalls aber muss vor Durchbruch der ersten Zähne operirt werden; denn sowie die Zahnung einmal begonnen, sind die Kinder viel häufigeren Erkrankungen ausgesetzt und der Erfolg ist desshalb ein getrübter. Auch fangen sie nach überstandenem erstem Halbjahre schon an, ihre Hände zu gebrauchen, mit denen sie nach der Operation die Pflaster herunterreissen, an den Nadelspitzen hängen bleiben und den ganzen Erfolg vereiteln können.

Vor der Operation muss das Kind mehrere Stunden wach erhalten werden, damit es nachher in einen um so längeren Schlaf verfällt, und die Brust genommen haben, damit der Durst es nicht so bald aufweckt. Am besten schlägt man es in ein grosses Leintuch bis zum Hals hinauf fest ein und setzt es einem Assistenten auf den Schoos. Zur Operation bedarf man nichts als ein scharfes Häckchen, eine scharfe, starke Scheere, den Nähapparat und einige Streifen Heftpflaster. Ein zweiter Assistent fasst nun mit Daumen und Zeigefinger den einen Theil der gespaltenen Oberlippe und comprimirt die Gefässe. Der Operateur, der dem Kinde gegenübersitzt, fasst den Rand der Lippe, da wo er in die Spalte nach oben übergeht, mit dem scharfen Hacken, schiebt die Scheere längs der Spalte hinauf und trägt mit einem Schnitte den ganzen Rand der Spalte ab. Dasselbe Manoeuver wird auf der andern Seite wiederholt. Nach Anfrischung der Ränder werden 2—3 Insektennadeln, die unterste zuerst, angelegt, und mit Fäden umschlungen.

Bei breitem Wolfsrachen, wo fast gar keine Oberlippe vorhanden, muss man die Wangen weit nach hinten vom Knochen trennen, um eine gehörige Strecke dehnbarer Theile zu erzielen. Allenfalls vorstehende Zähne oder Knochenauswüchse müssen schon vor der Operation entfernt und deren Vernarbung muss erst abgewartet werden. Man darf die Fäden nicht zu fest anziehen, weil sonst die Circulation der Wundränder gar zu sehr leidet, und zu wenig Wundsecret ausgeschieden wird. Bei meiner ersten Hasenscharteoperation zog ich, um eine recht exakte Vereinigung zu bewirken, die Fäden sehr fest an, das Kind bekam nach 24 Stunden Trismus und Tetanus, und die Nadeln mussten natürlich so schnell als möglich entfernt werden. Der Trismus schwand hierauf wieder, der Erfolg der Operation aber war vereitelt.

Nach 48—60 Stunden entfernt man die vorher etwas mit Oel bestrichenen Insektennadeln, die Fäden selbst lässt man möglichst lange noch kleben. Bei doppelten Hasenscharten, mit grossem Mittelstück, sucht man dasselbe zu erhalten. Bei Wolfsrachen, wo häufig der eine Schartenrand kürzer ist als der andere, macht man an dem kürzeren einen Bogenschnitt, wodurch dann die Wundränder auch gleich lang werden.

Wenn die Operation auch noch so schön gelungen ist, so entsteht mit der Zeit durch Narbencontraktion doch wieder eine seitliche Einkerbung der Oberlippe. Für die fernere Gestaltung des Wolfsrachens ist das Gelingen der Operation von grösster Wichtigkeit. Die zusammengewachsene Oberlippe wirkt fortwährend als ein gelinder Druckverband auf die klaffenden Oberkiefer, nähert sie mehr und mehr, bis sie endlich sich berühren und die Schleimhaut durch leichtes Cauterisiren oder Anfrischen zur Vereinigung gebracht werden kann.

2) **Verengerung des Mundes. Microstoma.** ($\mu\iota\varkappa\varrho\acute{o}\varsigma$, klein $\tau\grave{o}$ $\sigma\tau\acute{o}\mu\alpha$, Mund).

Eine überaus seltene Krankheit. Die Kinder kommen entweder mit einem sehr kleinen Mund oder mit vollständig verwachsenen Lippen zur Welt, in welch letzterem Falle selbstverständlich die Operation der Mundbildung in den ersten Stunden des Lebens vorgenommen werden muss. Häufiger kommt Verengerung des Mundes nach syphilitischen Schleimhautplaques und nach Schankern vor. Es contrahiren sich die Narben mehr und mehr, bis endlich die Einführung eines kleinen Löffels und selbst eines Röhrchens unmöglich wird. Ist die Syphilis durch eine mercurielle Behandlung getilgt, so muss die Mundbildung nach Dieffenbach gemacht werden. Man schneidet zu beiden Seiten des verengerten Mundes ein myrthenblattförmiges Stück Haut aus der Narbe, ohne die Schleimhaut zu verletzen, und bildet hiedurch die zukünftigen Mundwinkel, dann schneidet man mit der Scheere die bisher ganz gelassene Schleimhaut gerade nach dem Winkel hin durch, so dass die Schleimhaut nach aussen gestülpt, mit dem äusseren Wundrand durch Nähte vereinigt werden kann. Sind die Kinder nicht marastisch, was nach überstandener Syphilis freilich ihr gewöhnliches Loos ist, so gelingt die Operation sehr leicht. Im entgegengesetzten Falle heilt die Schleimhaut nicht an, bedeckt sich mit Soormembranen, und die Kinder gehen atrophisch zu Grunde.

3) Bildungsmangel der Zunge. Defectus linguae.

Statt der ovalen Form zeigt die Zunge an ihrer Spitze zuweilen eine Einkerbung und selbst eine tiefere Spalte. Als grösste Rarität findet sich eine vollkommene Spaltung der Zunge, wobei bloss noch am Boden der Mundhöhle zwei etwas bewegliche Warzen oder Leisten bemerkt werden. Die hiemit behafteten Kinder vermögen nach Bednar zu schreien, und der Geschmackssinn soll vorhanden sein. Aus der Entwicklungsgeschichte lässt sich dieser Bildungsfehler folgendermassen erklären: Die Entwicklung der Zunge geht vom ersten Visceralbogen aus. Wenn nämlich die kolbigen Enden der Visceralbogen sich schon in der Mitte erreicht und mit einander vereinigt haben, so bemerkt man an dem unteren Rande der hinteren Fläche des ersten Kiemenbogens, gerade an der Vereinigungsstelle seiner beiden Hälften, die Entwicklung einer kleinen Anschwellung, welche anfangs eine dreieckige, später mehr rundliche Form hat und sich allmälig zu einem nach vorn gebeugten, fleischigen Kegel (der Zunge) ausbildet. Hat aber diese Vereinigung der Visceralbogen nicht vollständig und zu rechter Zeit sich eingestellt, so muss auch jener fleischige Kegel, die Zunge, gespalten bleiben, worauf sie in ihrer allgemeinen Entwicklung überhaupt zurückbleibt.

4) Hypertrophie und Vorfall der Zunge. Prolapsus linguae.

Nach der Geburt sieht die Zungenspitze nur wenig zwischen den Lippen vor, das vorragende Stück nimmt aber von Tag zu Tag an Grösse zu, wenn nichts gegen dieses Uebel geschieht. Die Kinder vermögen nicht zu saugen und sind auch am Schlingen gehindert, weil die Zunge nicht nur nach vorne, sondern auch nach der Breite und Dicke vergrössert ist. Gewöhnlich ist diese Zungenvergrösserung mit Kretinismus verbunden. Kommen die Zähne zum Durchbruch, so verhindert die vorgestreckte Zunge die Schneidezähne am senkrechten Durchbruch und gibt ihnen eine Richtung nach vorne. Durch den Druck der Zähne wird die Infiltration der Zunge immer beträchtlicher, sie excoriirt, wird rissig, der Mundschleim fliesst fortwährend über sie herunter, zersetzt sich und verbreitet einen widerlichen Fettsäuregeruch. Bei mehrjährigem Bestande bildet der Unterkiefer eine Rinne, in welcher die geschwürige oder trockne Zunge liegt. Die Unterlippe stülpt sich um, und von articulirter Sprache kann natürlich nicht die Rede sein.

Erworben kommt dieser Zustand auch bei sonst gut entwickelten Kindern vor, die an häufigen Convulsionen gelitten haben, wodurch eine Schwäche oder partielle Lähmung einzelner Zungenmuskeln zurückbleiben kann.

Behandlung.

Ist das Uebel neu und die Zunge reponibel, so gelingt die Heilung sehr bald, wenn man das vorgestreckte Stück mit etwas Alaunpulver oder Tinct. amara betupft. Ist die Zungenspitze aber auf diese Weise nicht zurückzubringen und hat die Schleimhaut schon Risse und Geschwüre, so muss das heraushängende Stück auf chirurgischem Wege entfernt werden. Früher bediente man sich hiezu der Ligatur oder des Messers, jetzt wird die Operation am einfachsten mit dem Ecraseur, am schnellsten und elegantesten durch Galvanokaustik verrichtet.

5) Abnorme Anheftung der Zunge. Adhaesio linguae.

Es gibt Kinder, bei denen das Zungenbändchen kurz und doch weit vorne an der Zungenspitze inserirt ist, wodurch die Zunge in ihrer Bewegung, besonders im Vorstrecken und Saugen gehindert wird. Auch kommen Knoten und Verdickungen am Zungenbändchen vor, welche denselben Effekt ausüben. So beschaffene Bändchen müssen durch einen Scheerenschnitt getrennt werden, wenn das Saugen hiebei wirklich beeinträchtigt wird, was gewöhnlich nicht der Fall ist. Das Trennen des Zungenbändchens wird viele hundert Mal ausgeübt, bis es einmal dringend indicirt ist. Da die Operation, von sicherer Hand ausgeführt, durchaus unschädlich ist, so braucht man es bei der Indication nicht zu strenge zu nehmen, wenn den Angehörigen hiemit eine besondere Beruhigung verschafft werden kann. Die kleine Operation wird auf folgende Weise gemacht: Man lässt den Kopf des Kindes, gegen das Fenster gewendet, fixiren, schiebt den Zeigefinger der linken Hand unter die Zunge neben das Zungenbändchen, das hiebei gespannt wird und schneidet nun dasselbe mit einer nach abwärts gerichteten Cooper'schen Scheere durch, so weit es membranös ist. Die Blutung ist gleich Null.

Ausser dieser Verkürzung des Zungenbändchens kommt aber noch eine wirkliche allseitige Verwachsung der ganzen unteren Zungenfläche mit dem Boden der Mundhöhle vor, entweder angeboren, als ein Fortbestehen der embryonischen Verwachsung der Zunge mit dem Mundboden, deren normaler Ueberrest die Schleimhautfalten zu beiden Seiten des Frenulums, die s. g. Plica fimbriata, darstellt, oder erworben durch Syphilis und Mercurialgeschwüre. Es ist dies zum Glück ein ziemlich seltenes Ereigniss. Die Trennung der ganzen Zunge mit dem Messer ist eine sehr blutige Operation und führt, wenn die Nachbehandlung, bestehend in fortwährender Einlegung von Charpickugeln und häufigen passiven Bewegungen der Zunge, nicht sehr sorgfältig geleitet wird, gewöhnlich nicht zum Ziele. Die Galvanocaustik verspricht günstigere Resultate. —

6) Die Ranula.

Unter Ranula, Froschgeschwulst, versteht man eine blasige Geschwulst mit flüssigem Inhalt, die sich unter der Zunge am Boden der Mundhöhle vorfindet. Sie kömmt entweder nur auf einer oder zu beiden Seiten des Frenulum linguae vor, ihre Grösse schwankt zwischen der einer Erbse und eines Taubeneies, in letzterem Falle ist sie auch von aussen unter dem Kinn zu fühlen. Die sie bedeckende Schleimhaut ist oft so atrophirt, dass die Cystenwandung frei zu Tage liegt. In anderen Fällen hingegen liegt die Geschwulst viel tiefer am vorderen und seitlichen Theile des Halses unter dem Musc. mylohyoideus. Die Folgen dieses Uebels sind je nach der Grösse verschieden. So lange die Geschwulst nicht grösser als eine Erbse ist, macht sie gar keine Erscheinungen. Bei zunehmendem Wachsthume aber wird die Zunge gegen den harten Gaumen gedrängt und hiemit das Saugen, Schlucken und Respiriren erschwert. Im höchsten Grade des Uebels entstehen Stickanfälle, die mit denen des Krup's einige Aehnlichkeit haben können. Gewöhnlich nimmt man an, dass nur auf chirurgischem Wege abgeholfen werden könne, es kömmt aber auch eine spontane Heilung durch Vereiterung der Cyste und ihrer Umgebung vor, worüber mich vor kurzem folgender Fall belehrte:

Eine Mutter stürzt athemlos mit ihrem $1\frac{1}{2}$ jähr. Knaben auf dem Arme in mein Zimmer. Sie erzählt, das Kind sei immer wohl gewesen, habe aber in letzterer Zeit im Schlafe eigenthümlich geröchelt und seit 8 Tagen habe es Stickanfälle, die nach ihrer Meinung mit dem Zahnen zusammenhingen, weil das Kind viel geifere und die Händchen oft zum Munde führe. Während die Frau diese Angaben machte, fing ich an, das Kind zu untersuchen. Die Stirne war heiss, der Puls sehr beschleunigt, die Respiration laut, ähnlich wie bei Krup, der Gesichtsausdruck war leidend und ängstlich. Als ich den Finger in den Mund führte, um die Tonsillen und den Pharynx zu untersuchen, bekam das Kind einen heftigen Stickanfall und als ich desshalb die Zunge mit dem Finger niederdrückte, fühlte ich plötzlich etwas platzen und das Volumen der Zunge sich vermindern. In demselben Moment floss neben meiner Hand aus dem Boden der Mundhöhle eine schleimige eiterige Flüssigkeit in ziemlicher Menge ab, die aus einer geplatzten Cyste unter der Zunge herrührte. Ich cauterisirte die collabirte Cystenwandung intensiv mit Höllenstein, worauf ein hartnäckiges Geschwür entstand, das sich erst nach mehreren Monaten mit einer weissen Narbe schloss.

Ueber die Natur der Ranula bestehen verschiedene Ansichten. Abgesehen von der etwas zu kühnen Anschauung des alten Paré, „der sie von einer kalten, feuchten klebrigen Materie, die sich vom Gehirne auf die Zunge versetzte, ableitete," hielten die einen sie für eine Balggeschwulst unbekannten Ursprungs, während die andern eine Verstopfung und nachfolgende Ausdehnung des Ausführungsganges der Submaxillardrüse, des Ductus Whartonianus, annahmen. Diese letztere Ansicht von Munincks erdacht und von Vielen adoptirt, hat zu gewichtige Gründe gegen sich, als dass sie fernere Geltung behalten könnte. A priori stünde dieser Anschauung nichts im Wege, sie findet im Gegentheil in der Dacryocystoblennostasis eine gerechtfertigte Analogie, die chemische Untersuchung aber hat gezeigt, dass der Inhalt der Ranula kein Speichel ist, indem darin sich Eiweiss findet, das im Speichel nicht vorkommt, während das den Speichel charakterisirende Rhodankalium hier vollkommen mangelt. Die Entgegnung, dass die chemische Zusammensetzung nicht massgebend sein könne, weil der Speichel, lange abgesperrt, neue chemische Körper aufnehmen und ursprüngliche exosmotisch abgeben könne, wird durch das anatomische Messer entkräftet. Man hat nämlich nach Hyrtl neben der Ranula schon den gesunden nicht erweiterten Speichelgang gefunden. Die Ranula also ist kein erweiterter Ductus Whartonianus, sondern eine Cyste, und da nach Fleischmann sich unter der Zunge ein Schleimbeutel findet, wahrscheinlich ein hydropischer Schleimbeutel, ein Ganglion.

Die Prognose ist nach diesen anatomischen Verhältnissen und auch erfahrungsgemäss nicht ungünstig, zumal die erkrankten Stellen leicht zugänglich sind.

Therapie.

Die **Behandlung** besteht in Abtragung des vorderen Theiles der Cystenwand und öfter wiederholter Cauterisation der blosgelegten Höhle mit Höllenstein. Eine einfache Incision in die Cystenwand und Entleerung des Inhaltes genügt nicht, weil die Cysten grosse Neigung zur Wiederverwachsung haben, die durch den Druck der aufliegenden Zunge nur begünstigt wird. Aus der blossgelegten Höhle entsteht ein sehr torpides Geschwür, das erst auf öfter wiederholte, intensive Cauterisation sich langsam schliesst.

7) Die catarrhalische Entzündung der Mundschleimhaut. Stomatitis catarrhalis.

Symptome.

Unter catarrhalischer Stomatitis versteht man Röthung, Schmerz und vermehrte Secretion der Mundschleimhaut. Die Röthung erreicht an Schleimhautstellen, die ein schlaffes und reichliches unterliegendes Bindegewebe haben, einen viel höheren Grad als an solchen, die direkt über dem Knochen liegen, z. B. am harten Gaumen, wo sie gewöhnlich nur unbedeutend vermehrt ist. Am intensivsten ist sie auf der Zunge, die wie mit einer dicken Schichte Himbeersyrup bestrichen aussieht. Wenn der Zustand länger dauert, bedeckt sich die rothe Zunge mit einem weissen Belege. Es tritt hiebei wohl auch Schwellung der Schleimhaut ein, dieselbe ist aber so gering, dass sie keine Formveränderung der Wangen und Lippen veranlasst, wie diess zum Beispiel bei der Stomacace, der Mundfäule, der Fall ist.

Der Schmerz ist hiebei sehr deutlich zu erkennen. Die Kinder saugen ungern, nehmen überhaupt sehr wenig und immer nur kalte Nahrungsmittel zu sich und lassen sich nicht mit dem Finger in den Mund greifen. Da die Stomatitis catarrhalis nur selten idiopathisch, sondern die gewöhnliche Begleiterin anderer grösstentheils fieberhafter Processe ist, so ist es schwer, ihren Einfluss auf das Allgemeinbefinden zu bestimmen. Reizbare Kinder fiebern auch bei einfacher Stomatitis ohne alle weitere Organerkrankung. Wenn die Entzündung sich über die Mundschleimhaut hinaus auch auf den Larynx, die Nasenschleimhaut und die Eustachische Trompete fortpflanzt, so bedingt sie die bekannten Erscheinungen der catarrhalischen Laryngitis, der Coryza und des Catarrhes der Eustachischen Ohrtrompete und der Paukenhöhle, von denen eine jede einzelne schon genügt, Fieberbewegung hervorzurufen. Der Schmerz beim Saugen und Trinken ist zuweilen so gross, dass die Kinder mehrere Tage lang fast gar nichts über die Lippen bringen, wodurch die Ernährung und Entwicklung merklich beeinträchtigt wird.

Die Secretion einer so veränderten Schleimhaut ist immer vermehrt, der Schleim fliesst fortwährend über die Mundwinkel herab, erodirt dieselben, röthet das Kinn und durchnässt die Kleidchen. Dieser Schleim riecht wohl etwas säuerlich, reagirt auch schwach sauer, hat aber nie den eckelhaften Geruch, den man bei wirklichen Eiterungen der Schleimhaut wahrnimmt.

Hat die Röthung und Schmerzhaftigkeit einige Tage bestanden und dauert die Ursache derselben immer noch fort, so erheben sich als wirkliche Exsudation kleine wasserhelle Bläschen auf der Zunge, dem Zahnfleisch und der Lippen- und Wangenschleimhaut, die in Aussehen und Verlauf viel Aehnlichkeit mit dem Herpes labialis haben — Stomatitis ulcerosa. — Dieselben platzen sehr bald und hinterlassen kleine flache Geschwürchen mit gelbweissem Grunde, welche sich in den ersten Tagen nach allen Richtungen vergrössern, confluiren und so ziemlich ausgedehnte geschwürige Flächen, besonders am Zungenrande und an der Schleimhaut der Unterlippen darstellen. Auch diese Bläschen hat man, wie fast alle Krankheiten der Mundhöhle „Aphthen" genannt, eine Benennung, die eine so heillose Verwirrung in der Bezeichnung der Mundkrankheiten angerichtet hat, dass es rathsam erscheint, sie ganz zu verlassen.

Nachdem diese Geschwüre sich einige Tage vergrössert und bei Berührung lebhaften Schmerz verursacht haben, verschwindet die gelbliche Farbe ihres Grundes, derselbe röthet sich wieder und bedeckt sich, wie es scheint, unmittelbar mit Epithel, wenigstens geschieht die Heilung so schnell, oft in 2—3 Tagen, dass man nicht an eine Heilung durch Vernarbung, durch Contraction, denken kann.

Niemals verbreiten diese Geschwüre einen besondern Geruch. Der Athem der damit Behafteten riecht nur sehr schwach säuerlich, niemals eckelhaft wie bei Stomacace.

Die gewöhnlichste Veranlassung ist der Durchbruch der Zähne. Die Stomatitis tritt hiebei so regelmässig auf, dass man sie als physiologische bezeichnen muss. Eine weitere häufige Ursache bieten die Sauglappen mit ihrem meist gährenden Inhalt. Bei älteren Kindern zu heisse oder zu kalte Nahrungsmittel, cariöse Zahnspitzen, gewürzte reizende Speisen, bei manchen Kindern die Antimonial- und Jodpräparate. Sie kömmt auch in kleinen Epidemieen vor, hauptsächlich im Sommer, vielleicht durch übermässigen Genuss saurer Früchte bedingt und ist übrigens auch die Begleiterin vieler fieberhafter Krankheiten, besonders der acuten Exantheme. —

Therapie.

Die Behandlung ist ausserordentlich einfach. Man entfernt die Ursachen, den Schnuller etc., so gut als möglich, schützt die Brust durch ein Stückchen Guttapercha, das unter dem Jäckchen befestigt wird, vor Durchnässung und gibt den Kindern nur kühle Milch und Wasser zu trinken.

Da der übermässig secernirte Schleim rasch sauer wird, so ist es rathsam, die Mundhöhle mit einer schwach alkalischen Lösung, z. B. Borax ℈j Wasser ℥j, stündlich auszupinseln, damit die überschüssige Säure neutralisirt werde. Die schmerzhaften Geschwüre kann man mit dem Höllensteinstifte auf mehrere Stunden und sogar für immer schmerzlos machen, die Cauterisation selbst aber ist ziemlich schmerzhaft. Nach 8, längstens 14 Tagen tritt spontane Heilung der idiopathischen Stomatitis ein. Die symptomatische Stomatitis bei fieberhaften Krankheiten wird gewöhnlich nicht der Gegenstand einer speciellen Behandlung. —

8) Diphtheritis der Mundhöhle. (ἡ διφθέρα, Haut).

Unter Diphtheritis oder Diphtherie, Angina membranacea, Agine couenneuse der Franzosen, versteht man eine erst in den letzten Jahrzehnten wieder häufiger auftretende acute Allgemeinerkrankung, deren augenfälligstes Symptom in einer ausgedehnten Membranbildung auf den hinteren Parthien der Mundhöhle besteht. Historische Forschungen haben ergeben, dass die Krankheit keineswegs neu ist, sondern schon Aretäus (zweite Hälfte des ersten Jahrhunderts nach Chr.) bekannt war. Es liegen ferner verschiedene Schilderungen von Epidemien in Holland (14. Jahrhdt.), in Paris (16. Jahrhdt.), in Spanien (17. Jahrhdt.) vor und in diesem Jahrhundert kam sie am häufigsten in Amerika, dann aber auch in England und Frankreich und zuletzt bei uns in Deutschland und zwar vorherrschend im nördlichen Theile desselben zur Beobachtung.

Man unterscheidet eine primäre und eine secundäre Diphtherie, welche letztere namentlich zu Masern und Scharlach sich gesellt und sporadisch vorkommen kann, während die primäre fast ohne Ausnahme sich epidemisch zu verbreiten pflegt und entschieden contagiös ist.

Symptome.

Die primäre Diphtherie beginnt regelmässig mit Fieber, beträchtlicher Pulsbeschleunigung, Temperaturerhöhung und allgemeiner Abgeschlagenheit. Doch sind diese Erscheinungen bei den verschiedenen Individuen ausserordentlich verschieden stark entwickelt, wie es überhaupt eine Eigenthümlichkeit dieser Krankheit ist, dass ihr ganzes Auftreten und ihr Verlauf unter gleichen Verhältnissen und bei gleichem Lebensalter ein sehr verschiedener ist.

Nachdem diese allgemeinen Erscheinungen einige Stunden, oder längstens 1—2 Tage bestanden, stellen sich die örtlichen Symptome ein. Die Kinder bekommen Schlingbeschwerden, näselnde, etwas belegte Stimme und Steifigkeit des Halses, die beiden erstgenannten Symptome rühren von dem diphtheritischen Belege auf den Mandeln, dem Gaumensegel und der Nasenhöhle, das letzte von der nie fehlenden Drüsenschwellung der benachbarten Lymphdrüsen des Halses her.

Untersucht man nun bei guter Beleuchtung die Mundhöhle, so sieht man die Schleimhaut der Lippen, des Zahnfleisches, der Wangen und des harten Gaumens vollkommen intakt, das Gaumensegel aber, die Mandeln und die hintere Pharynxwand mit weissen Membranen bedeckt, welche besonders auf den Mandeln die Dicke einer halben und selbst einer ganzen Linie erreichen können. Die Farbe dieser Membranen ist Anfangs vollkommen weiss, geht nach einigen Tagen aber in eine gelblichweisse oder grauweisse über. Wenn durch Aetzungen oder unsanfte Untersuchung die betroffenen Theile verletzt werden, so entstehen kleine Blutungen, in Folge deren diese Häutchen eine braunrothe, sogar schwärzliche Färbung annehmen können. Der Verlauf dieser Membranbildung ist nun je nach dem Charakter der Epidemie ein verschiedener. Es gibt Fälle, wo die Membranen nach 2 — 3 Tagen sich abstossen und die Schleimhaut darunter unversehrt zum Vorschein kömmt, dann wieder andere, und diese bilden die Regel, wo die Membranen und ihre Nachschübe 2—3 Wochen bestehen, die Schleimhaut dabei in einen Ulcerationsprocess gezogen wird und erst nach längerer Zeit unter sichtlicher Narbenbildung heilt, und endlich bösartige Fälle, in denen sich alsbald Gangrän und allgemeiner Collaps einstellt, so dass die Schleimhaut in schwarzen Fetzen zu Grunde geht. In diesem letzten ungünstigen Falle kommen beträchtliche Zerstörungen zu Stande, worauf gewöhnlich rasch der Tod, nur ganz ausnahmsweise noch Genesung eintritt.

Wenn die Membranen an den genannten Stellen zu sehen sind, so kann über die Diagnose kein Zweifel mehr bestehen. In einzelnen Fällen aber ist auf dem Hintergrund der Mundhöhle nur eine Röthe und leichte Schwellung zu bemerken, und doch sind alle subjectiven und die übrigen objektiven Symptome der Diphtherie zugegen. Wir haben es hier mit einem Belege der hinteren Fläche des Gaumensegels und der Nasenhöhlen zu thun, was durch Aufheben des Gaumensegels mit einer Pincette, freilich nur bei Erwachsenen leicht ausführbar, und durch einen profusen, röthlich gefärbten Schleimabfluss aus den Nasenlöchern nachgewiesen werden kann. Dass die vordere Fläche des Gaumensegels ganz frei, hingegen die hintere mit Membranen bedeckt sein kann, habe ich selbst schon öfter bei Sectionen beobachten können. Weitaus die gefährlichste und in manchen Epidemien leider auch häufigste Erscheinung ist das Uebergreifen der Membranen auf den Kehlkopf, wovon weiter unten, Capitel Krup, ausführlich gehandelt werden wird.

Die Diphtherie ist keine örtliche Krankheit, denn sonst könnten sich nicht zu gleicher Zeit auch die Vagina, Excoriationen an verschiedenen Hautstellen, die Conjunctiva, zuweilen auch der Anus mit Membranen bedecken. —

Als die gewöhnlichsten Complicationen und Nachkrankheiten sind zu erwähnen, die Albuminurie und Nephritis, Krup, Bronchitis und Pneumonie, Darmcatarrhe, Myocarditis und endlich eine eigenthümliche Paralyse. Albuminurie soll in schweren Epidemien gleich zu Anfang der Krankheit häufig beobachtet werden, bei den gewöhnlichen Epidemien, wie ich eine solche in München im J. 1864 erlebte, ist der Urin Anfangs frei von Eiweiss, dunkel pigmentirt und wird spärlich ausgeschieden. Erst später nach vollständig abgelaufener Diphtherie stellt sich zuweilen eine wirkliche Nephritis ein, die sich bezüglich der Veränderungen im Urin von der nach Scharlach vorkommenden in keiner Weise unterscheidet. Der Urin wird blutroth, enthält grosse Mengen von Blutkörperchen, Epithel und Fibrincylinder und zeigt beim Kochen einen entsprechend grossen Eiweissniederschlag. Während aber bei Nephritis nach Scharlach sich Anasarka und Höhlenwassersucht schnell und in bedenklich hohem Grade einstellen, schwellen hier die Extremitäten in der Regel gar nicht an und die Wassersucht der grossen serösen Säcke wird noch seltener beobachtet. Der gewöhnliche Ausgang dieser Nephritis ist Genesung, welche jedoch Monate lang auf sich warten lässt und erst nach einer Besorgniss erregenden allgemeinen Abmagerung unter allmäliger Abnahme des Eiweisses eintritt. Der Mangel des Hydrops wird sich wohl am einfachsten durch die Annahme erklären, dass im Scharlach fast immer beide Nieren erkranken, bei Diphtherie aber wahrscheinlich nur die eine ergriffen wird, während die andere in normalen Verhältnissen bleibt und hiedurch den Hydrops verhütet.

Bronchitis und Pneumonie als Complicationen der Diphtherie werden zweckmässiger beim Krup besprochen werden.

Die Myocarditis, der microscopische Zerfall des Herzmuskels, ist bei plötzlich Verstorbenen ein ziemlich regelmässiger anatomischer Befund, der in jeder beträchtlicheren Epidemie ab und zu einmal vorkömmt.

Die Darmcatarrhe während und nach der Diphtherie sind bei kleineren Kindern, welche noch in der Zahnung begriffen sind, oft von besonders langer Dauer und führen häufig unter zunehmender Anämie zum Tode.

Die diphtheritische Lähmung ist ganz eigenthümlicher Natur, ihr Zusammenhang mit der Diphtherie ist erst in den letzten Decennien, zuerst von Orillard, erkannt worden. Was die Frequenz dieser Erscheinung betrifft, so ist dieselbe in den verschiedenen Epidemien eine sehr verschiedene. In einzelnen Epidemien sollen fast alle Reconvalescenten Lähmungssymptome zeigen, in andern, z. B. in der von mir beobachteten, wieder nur ein kleiner Theil derselben. Die Zeit des Auftretens fällt meist in die 3. oder 4. Woche nach Beginn der Krankheit, nicht leicht früher, zuweilen aber bedeutend später, so dass die Kinder 6—8 Wochen lang anscheinend vollkommen wohl sein und doch noch plötzlich von der Lähmung befallen werden können. Sie beginnt fast ohne Ausnahme am Gaumensegel. Die Kinder bekommen mit einem Male eine undeutliche, näselnde Sprache, wie sie bei Menschen mit angeborenem oder durch Syphilis erworbenem Defekt des Gaumensegels beobachtet wird, und namentlich wird die Aussprache der Gaumenlaute beeinträchtigt. Zu gleicher Zeit stellen sich Schlingbeschwerden ein, und ein Theil der genossenen Getränke fliesst mit oder ohne Hustenreiz zur Nase wieder heraus. In den meisten Fällen bleibt die Lähmung auf diesen kleinen Raum beschränkt, das Allgemeinbefinden ist mit Ausnahme einer auffallenden Blutleere nicht getrübt, und der gewöhnliche Ausgang ist nach einigen Wochen eine plötzliche Genesung. Viel schlimmer gestaltet sich die Prognose, wenn auch die Extremitäten gelähmt werden, und bei der Lähmung der Muskeln des Rumpfes tritt in Folge der erschwerten, mühsamen Respiration gewöhnlich der Tod ein. Die Lähmung der Extremitäten betrifft häufiger die unteren als die oberen, ist meist doppelseitig und unterscheidet sich in nichts von der nach Typhus oder Scharlach eintretenden.

Eigenthümlich ist schliesslich noch die diphtheritische Amaurose. Die Erblindung ist keine vollständige, sondern besteht nur in einer Sehschwäche, so dass kleinere Gegenstände nicht mehr genau erkannt werden. Ophthalmoscopisch lassen sich keine constanten Veränderungen nachweisen und die Specialisten nehmen nach Donders' Vorgang eine Lähmung der Mm. sphincter iridis und des tensor chorioideac an. Auch dieses Uebel verschwindet in der Regel in einigen Wochen vollständig. Recidive dieser sämmtlichen Lähmungssymptome sind beobachtet worden, scheinen jedoch selten zu sein.

Pathologische Anatomie.

Der wesentlichste pathologisch anatomische Befund besteht immer im Nachweis der Membranen, welche sich am häufigsten an den hinteren Parthien der Mundhöhle, im Rachen und Kehlkopf finden. Sie sind gewöhnlich gelblich weiss, werden aber in der Leiche, besonders bei geöffnetem Munde bald dunkelgelb, braun oder schwärzlich in Folge der Vertrocknung. Sie lassen sich bald leicht, bald schwer von der unterliegenden Schleimhaut entfernen, und die letztere zeigt in der Regel keinen Substanzverlust, sondern bloss einen Verlust ihres natürlichen Glanzes. Die microscopische Untersuchung der Membranen liefert wenig prägnantes. In der Hauptmasse bestehen dieselben aus Körnchen, Kernen und Zellen, einzelnen Epithelien und Fibrinstreifen. Von den Veränderungen des Larynx und der Lungen weiter unten.

Therapie.

Ueber die Behandlung der Diphtherie herrschen die verschiedensten, geradezu sich widersprechenden Ansichten, woraus allein schon hervorgeht, dass alle bisher angewandten Mittel von zweifelhaftem Erfolge sind. Da man den Sitz der Krankheit mit den Augen und Händen bequem erreichen kann, so ist von jeher eine örtliche Behandlung angestrebt und empfohlen worden. Es giebt kein Aetzmittel, das hiegegen noch nicht versucht worden wäre. Den grössten Ruf unter denselben hat sich der Höllenstein und die Salzsäure erworben. In neuester Zeit unterliessen einige bedeutende englische Aerzte diese Aetzungen ganz und fanden, dass sich ihre therapeutischen Resultate in keinem Falle verschlimmerten, ja sogar etwas günstiger gestalteten. Auf diese Beobachtung hin habe auch ich seit 2 Jahren die Aetzungen der Rachenhöhle vollständig verbannt und mich in vielen 100 Fällen von der Richtigkeit jener Angaben überzeugt. Ich kann mit gutem Gewissen und zum Wohle der viel gequälten diphtheritischen Kinder erklären, dass die Aetzungen mit den bisher üblichen Mitteln k e i n e n günstigen Einfluss auf den localen Verlauf haben. Bei grösseren, über 5 Jahre alten Kindern lasse ich mit dem jetzt so sehr vereinfachten Pulverisateur reines Kalkwasser täglich 5 — 6 Mal mindestens 5 Minuten lang einathmen und habe bei dieser schonenden Behandlung, zu welcher man die Kinder in diesem Alter auch in Güte bringen kann, auffallend günstige Resultate gesehen. Intern gebe ich seit Jahren nichts als chlorsaures Kali, bei Kindern unter 1 Jahr ℈β—℈j, von 1—3 Jahren ℨβ, von 3—5 Jahren ℈jj, bei ältern Kindern ℨj in 24 Stunden, gelöst in einigen Unzen Wasser. Wenn Durchfall oder grosse Unruhe vorhanden, wird zweckmässig eine entsprechende Dosis Opium oder Morphium zugesetzt. Das von den Franzosen als specifisch gerühmte kohlensaure Natron zu ℨj pro die hat sich bei uns keineswegs bewährt und steht in seiner Wirkung dem Kali chloricum jedenfalls weit nach. Bei beginnendem Verfall der Kräfte muss man durh Wein, China, Campher, Castoreum etc. das Leben zu fristen suchen. Ueber die Behandlung des diphtheritischen Krups weiter unten bei den Kehlkopfkrankheiten. —

9) Die Mundfäule, Stomacace.

Den ersten Anfang der Stomacace hatte ich noch nie Gelegenheit zu sehen, und kann also den Angaben der Autoren, nach welchen zuerst eine catarrhalische Stomatitis vorhanden sein soll, weder beistimmen noch entgegentreten. Die einmal entwickelte Stomacace, — nur wegen dieser wird gewöhnlich Hilfe gesucht — hat folgende Symptome:

Der Rand des Zahnfleisches ist an einzelnen Stellen gelb, mit einer dünnen Schichte gelben Schleimes bedeckt und der scharfe Rand desselben ist nicht mehr vorhanden, so dass die Zähne etwas grösser erscheinen. Eine leichte Berührung solchen Zahnfleisches veranlasst eine Blutung der geschwürigen Parthien. Trotz der geringen Ausdehnung der Geschwüre erkennt man sie schon bei einer Entfernung von mehreren Zollen durch den Geruchssinn. Die S t o m a c a c e e n t w i c k e l t i m m e r e i n e n e i g e n t h ü m l i c h e n f ö t i d e n G e r u c h, und dieser Geruch ist es, der sie mit Bestimmtheit und Leichtigkeit von höheren Graden der catarrhalischen Stomatitis, wo es nach dem Platzen der Bläschen auch zu flachen, gelben Geschwüren kömmt, unterscheiden lässt.

Bei diesem, dem ersten Grade der Stomacace ist die Mundschleimhaut nur wenig geschwollen, und ihre Secretion nicht bedeutend vermehrt.

Beim zweiten höheren Grade werden die dem Zahnfleisch anliegenden Theile durch Contact angesteckt und erleiden dieselben Veränderungen, wie dasselbe. Die Wangenschleimhaut schwillt bedeutend an, so dass man den Eindruck der einzelnen Zähne in ihr deutlich erkennen kann, ebenso die Schleimhaut der Zunge, welche an ihrer Oberfläche einen weissen Beleg und an ihren Rändern ebenfalls die Zahneindrücke zeigt. Taf. III, Fig. 1 schematische Contour einer solchen Zunge. Ueberdiess wird ihre ganze Peripherie in Folge der Schwellung und der Compression der oberen und unteren Zahnreihe scharfkantig. Es entstehen nun schnell an der Wange, den Lippen und der Zunge dieselben gelben Geschwüre, wie sie ursprünglich nur am Zahnfleisch waren. Die Geschwulst nimmt rasch zu. In Folge derselben können die Kinder den Mund nicht mehr schliessen, sie öffnen nicht nur die Lippen, sondern auch die Kiefer, um jede Berührung und Reibung der höchst schmerzhaften Geschwüre zu vermeiden, und ein braunrother, faulig riechender Speichel fliesst ihnen in grosser Menge über die geschwollene Unterlippe herab. Fast ebenso regelmässig wie bei Diphtheritis oris schwellen auch hier die Halsdrüsen schmerzhaft an. Membranbildung auf den Geschwüren konnte ich niemals bemerken. Ihre Neigung zur spontanen Heilung ist eine sehr geringe, die Geschwulst, die Geschwüre und der Geruch können unbehandelt Monate lang bestehen, die Zähne werden dabei locker und fallen aus und die Kinder atrophiren bedenklich. Endlich nach langer Zeit scheint spontane Heilung einzutreten.

Das Schlingen, Kauen und Sprechen werden bei höherem Grade fast ganz unmöglich, die Kinder trinken lange Zeit nichts, bis der Durst quälend wird, worauf sie grosse Quantitäten kaltes Wasser oder kalte Milch unter deutlichen Schmerzäusserungen auf einmal zu sich nehmen. Bei grösseren Kindern tritt gewöhnlich kein Fieber ein, der Schmerz aber bei jeder Bewegung des Mundes und besonders auch beim Schlingen macht sie im höchsten Grade missmuthig.

Die Aetiologie ist eine mehrfache. Vor allem ist die Ansteckung häufig zu constatiren. Die Kinder einer Familie, oder die Nachbarn auf den Schulbänken theilen sich die Stomacace sehr leicht mit. Ein Incubationsstadium, wie bei den Exanthemen, scheint hier gar nicht oder nur kurze Zeit zu bestehen, wenigstens habe ich in Familien immer ein ziemlich gleichzeitiges Auftreten beobachtet. Ausserdem kann sie auch bei Kindern wie bei Erwachsenen spontan entstehen, wobei cariöse Zähne ein prädisponirendes Moment sind, und endlich wird durch Calomel bei Kindern eine Mundkrankheit erzeugt, die von der eben beschriebenen Stomacace in keiner Beziehung zu unterscheiden ist, es sei denn, dass der Mangel der Ansteckungsfähigkeit der sog. Stomatitis mercurialis als differentiales Merkmal geltend gemacht werden soll. Auf Quecksilber treten bei Kindern die Mundschleimhauterkrankungen viel später und seltener auf, als bei Erwachsenen. Auf äussere Application in Form der grauen Salbe, die ich seit 3 Jahren bei allen syphilitischen Kindern anwende, wenn anders die Beschaffenheit der Haut es zulässt, sah ich noch niemals Stomacace eintreten. Salivation ist bei kleinen Kindern ein ausserordentlich seltenes Ereigniss.

Behandlung.

Wir sind so glücklich, gegen die Stomacace nur ein Mittel zu besitzen, womit schon genug zu dessen Empfehlung gesagt ist. Es ist diess das chlorsaure Kali, Kali chloricum. Kindern unter einem Jahre gebe ich täglich ∂j, unter 2 Jahren β, unter 3 Jahren ∂jj, Kinder, die das 4. Lebensjahr erreicht haben, vertragen ganz gut schon $\overline{3}$j pro die. Die verschiedenen Quantitäten werden jedesmal in 4 Unzen Wasser gelöst, mit einem Syrup versüsst, und im Verlaufe von 12 — 18 Stunden gereicht. Nach dieser Zeit ist in allen Fällen und bei jedem Grade von Stomacace der Geruch vollständig verschwunden. Bei geringer Ausdehnung der Geschwüre tritt sofort Heilung ein, das Zahnfleisch wird wieder fest, der gelbe Rand stösst sich ab, man kann durch Berührung mit dem Finger keine Blutung mehr verursachen und die Kinder können wieder ohne Schmerzen sprechen und kauen. Bei höherem Grade genügt der eintägige Gebrauch des chlorsauren Kali's wohl auch zur Tilgung des Geruches vollständig, wenn man dasselbe aber nicht 3—4 Tage lang fortsetzt, so kehrt er wieder und die Krankheit macht neue Fortschritte. Länger als 4 Tage habe ich dieses Mittel noch nie angewendet. Anderweitige Wirkungen, Diarrhöe, Appetitmangel, Leibschmerz, Störungen der Diurese etc., konnte ich trotz mehr als hundertfachem Gebrauche noch nie beobachten, und bin desshalb auch noch gar nicht dazu gekommen, diese Lösung statt schlucken nur gurgeln zu lassen, zumal die Kinder sich sehr ungeschickt zum Gurgeln stellen und auch die grösseren nur mit Mühe dazu zu bringen sind. Die Cauterisation der nicht mehr riechenden und dann auch nicht mehr schmerzenden Geschwüre an den Wangen und der Zunge ist durchaus unnöthig, indem die Heilung ohnediess ausserordentlich rasch erfolgt. Früher glaubte man, die cariösen Zähne, deren sich bei Kindern vor Beginn der zweiten. Dentition oft eine bedeutende Zahl findet, müssten alle herausgenommen werden, damit Heilung eintreten könne. Es ist diess keineswegs nöthig und sogar direkt schädlich, weil die gequetschten Zahnfleischränder in der Nähe des extrahirten Zahnes sogleich wieder von Stomacace ergriffen und so der Schmerz und die eiternden Flächen nur vergrössert werden. Eine örtliche Behandlung ist bei dieser innerlichen Darreichung des Kali chloricum durchaus überflüssig.

10) Die scorbutische Entzündung der Mundschleimhaut.

Unter Scorbut versteht man eine ausgedehnte Erkrankung der Capillaren, welche an verschiedenen Stellen einreissen und je nach der Menge der Continuitätsstörungen grössere oder kleinere Mengen Blut in das nächstgelegene Gewebe austreten lassen. Ob hieran die chemische Beschaffenheit des Blutes Schuld ist, lässt sich nicht ermitteln, nur so viel weiss man, dass der Faserstoff des scorbutischen Blutes langsamer gerinnt als der des normalen.

Diese Blutungen finden nun auch in der Mundhöhle in so charakteristischer Weise statt, dass man aus ihrer Beschaffenheit allein schon auf die Gegenwart und den Grad des Scorbutes schliessen kann.

Ich kann aus Erfahrung nur von unserem Landscorbut referiren, wie sich die Kinder gegen den Seescorbut verhalten, liegt ausser meinem Bereiche. Ein gesundes wohl genährtes Kind in guter Wohnung bekömmt niemals Scorbut. Bei der wohlhabenden Klasse kommt derselbe nur in Folge eben überstandener schwerer langwieriger Krankheiten, namentlich nach Abdominaltyphus vor, in der unbemittelten Klasse werden in feuchten Wohnungen und bei schlechter Kost ganze Familien scorbutisch.

Symptome.

Gewöhnlich geht schon längere Zeit Blässe, Abmagerung, Traurigkeit oder auch ein langwieriger Typhus dem Ausbruch des Scorbutes voraus. Hierauf fängt das Zahnfleisch an beim Kauen zu schmerzen und ist zu kleinen Blutungen sehr geneigt. Der äussere Zahnfleischrand liegt nicht mehr fest an den Zähnen an, ist etwas geschwollen und von einer blaurothen Farbe, an einzelnen Stellen finden sich Defecte der Schleimhaut.

Die übrige Schleimhaut am harten Gaumen und an den Wangen ist nicht von catarrhalischer Stomatitis ergriffen, sondern vielmehr blass und anämisch. Der Geruch aus dem Munde ist auch hier ein ziemlich intensiver, lässt sich aber deutlich von dem der Stomacace unterscheiden.

Bei länger bestehendem Processe bildet der Zahnfleischrand nur blaurothe Wülste mit kleinen Excrescenzen bedeckt, und blutet bei der leisesten Berührung. Die Zähne sind mit einem gelben Schleim beschlagen, den ganzen Tag fliesst braunrother, übelriechender Speichel aus dem Munde und es erscheinen nun grössere und kleinere Ecchymosen auf der Schleimhaut der Zunge, der Wangen und Lippen, welche an einzelnen Stellen wieder resorbirt werden, an anderen aber platzen, und fungöse Geschwüre mit leicht blutendem Grunde darstellen. Unter günstigen Verhältnissen bilden sich alle diese Veränderungen, wenn auch meist nur sehr langsam, wieder zurück, das Zahnfleisch behält noch lange Zeit seine Neigung zu Blutungen. Bestehen aber die ungünstigen, ursächlichen Momente fort, so nehmen die scorbutischen Symptome mehr zu, die Zähne fallen aus, ganze Stücke Zahnfleisch stossen sich brandig ab, die ecchymotischen unteren Extremitäten werden ödematös, es tritt allgemeiner Hydrops ein und die Kinder gehen anämisch zu Grunde.

Therapie.

Die Behandlung des idiopathischen, nur durch elende Verhältnisse entstandenen Scorbutes ist sehr einfach, wenn man im Stande ist, diese Verhältnisse zu verbessern, wenn man die Kinder in eine trockene gut ventilirte Wohnung bringen und ihnen eine reinliche Pflege und gute, zum Theil animalische Kost verschaffen kann. Im entgegengesetzten Falle hingegen lassen uns alle angepriesenen Mittel im Stiche. Es kommen hier wohl auch Genesungen vor, besonders wenn bei wärmerer Jahreszeit die Kinder wenigstens auf der Strasse frische Luft geniessen können. Als eines der beliebtesten Heilmittel wird der Citronensaft oder eine Planzensäure überhaupt empfohlen. Die Mundaffection wird mit adstringirenden Gurgelwässern, bestehend aus Alaun, Eichenrinde, Ratanhia, Catechu etc., denen man sehr vortheilhaft einige Tropfen Myrrhentinktur zusetzt, bekämpft. Profusere Blutungen sucht man durch Liquor ferri sesquichlorati, oder durch Cauterisation mit Höllenstein oder concentrirter Salzsäure zu stillen. Bei gangränöser Zerstörung muss man durch China, Wein, excitirende Mittel und gute Ernährung die Kräfte möglichst aufrecht zu erhalten suchen. Scorbut nach Typhus ist eine der übelsten Typhuscomplicationen. Bei der darniederliegenden Resorption schlagen in der Regel alle Ernährungsversuche fehl. —

11) Die Noma (ἡ νομή, fressendes Geschwür).

Unter Noma, Wasserkrebs, Cancer aquaticus, Gangraena oris, Stomatonecrosis versteht man einen Brand der Wange, der unter so eigenthümlichen und constanten Erscheinungen zu Stande kömmt, dass er als eine specielle Art von Gangrän eine separate Beschreibung und Bezeichnung erfordert. Unseren alten Autoren scheint dieselbe nicht bekannt gewesen zu sein, die erste Arbeit hierüber hat Battus, ein holländischer Arzt, zu Anfang des 17. Jahrhunderts geliefert.

Die Noma kömmt fast nur bei Kindern von 2 — 12 Jahren vor. Säuglinge scheinen ganz von ihr verschont zu bleiben. — Erwachsene werden auch nur ausserordentlich selten davon ergriffen, viele Aerzte haben sie bei diesen nie beobachtet. Immer geht eine längere, fieberhafte Krankheit, Scharlach, Masern oder Typhus der Noma voraus, und es ist kein Beispiel bekannt, dass ein vorher ganz gesundes Kind daran erkrankt wäre. Epidemisch tritt sie nicht auf, in südlichen Ländern soll sie gar nicht vorkommen, am häufigsten scheint sie in Holland zu sein, Mädchen erkranken öfter daran als Knaben, und fast immer wird nur eine Gesichtshälfte ergriffen.

Symptome.

Der Sitz der Noma ist immer die Wange und zwar der dem Mundwinkel zunächst gelegene Theil derselben. Nur ein einziges Mal sah ich eine acute, rasch um sich greifende Gangrän in der Vertiefung unter dem Ohrläppchen entstehen, welche wie die gewöhnliche Noma rasch in die Tiefe der Parotis und seitwärts auf die Wangen, den Hals und das Ohrläppchen übergriff und in wenigen Tagen zum lethalen Ende führte. Man fühlt gewöhnlich bei einem in bester Reconvalescenz begriffenen Kinde eine ziemlich genau umschriebene harte Stelle in der Wange nahe dem Mundwinkel, wobei das Kind keinen lebhaften Schmerz äussert. Besichtigt man die Mundhöhle, so sieht man nur ganz ausnahmsweise eine der Härte entsprechende, jauchige Blase, gewöhnlich ist dieselbe schon geplatzt und es zeigt sich die Schleimhaut zu braunschwarzen Fetzen zerfallen.

Die Wange schwillt an und wird ödematös, das Oedem erstreckt sich über die ganze Gesichtshälfte, auch die nächst gelegenen Halsdrüsen werden infiltrirt. Die Haut ist dabei nicht geröthet, sondern blass, wachsartig, glänzend. Der innern Zerstörung entsprechend wird die äussere Haut an der Stelle der ersten Härte blau, die Epidermis löst sich bei leiser Berührung ab und es zeigt sich, dass die Gangrän, von innen nach aussen fortschreitend, an der Cutis angelangt ist. Das brandige Stück Wange, am Anfang kaum von Groschengrösse, contrahirt sich durch Vertrocknung, es entsteht ein braunrother Graben zwischen der lebenden und mortificirten Haut, und dieser Graben dehnt sich peripherisch mehr und mehr aus, so dass von Stunde zu Stunde die brandigen Parthien an Umfang zunehmen. Der Brand erstreckt sich weiter und weiter, bis er in manchen Fällen die ganze Wange bis zum Augapfel, zum Ohre und zur Halsgegend ergriffen hat, und die Kinder das eckelhafte Bild einer gräulichen Zerstörung bieten. Nicht nur nach aussen dehnt sich die Noma aus, sondern sie greift auch tief in die Kieferknochen, der Ober- zuweilen auch der Unterkiefer werden rasch nekrotisch, die Zähne fallen aus und nach wenigen Tagen ist die Nekrose so vollendet, dass man grosse Knochenstücke mit der Kornzange entfernen kann. Aus der wenig empfindlichen, unregelmässigen Geschwürsfläche ergiesst sich eine cadaverös stinkende, blutige Jauche. Die Ränder der gesunden Parthien sind hart und geröthet, zuweilen fahren einige Linien vom Brande entfernt auf der scheinbar noch gesunden Wange Jaucheblasen auf, das unterliegende Gewebe mortificirt rasch und die Ränder des alten und neuen Brandgeschwüres nähern sich mehr und mehr, bis sie endlich eine um so grössere Brandfläche bilden. Untersucht man die brandigen Theile, so findet man viel freies Fett, Spuren von Muskeln, die Nerven sind weissgelb und die Gefässe mit Thromben erfüllt. Die Thrombose scheint sehr frühzeitig und in hohem Grade einzutreten, denn Blutungen kommen ausserordentlich selten vor. In 3—6 Tagen gehen alle diese grossartigen Zerstörungen vor sich.

Allgemeine Erscheinungen und Fieber sind zu Anfang unbedeutend und treten erst als Folge der örtlichen Zerstörung und der Jaucheresorption ein, bald aber stellen sich Diarrhöen colliquativer Art, Ohnmachten, Sopor oder Delirien ein und zuweilen schwellen zum Schlusse noch die Füsse ödematös an. In der Leiche findet man ausserdem häufig lobuläre Pneumonie, welche zu Lebzeiten bei dem tiefen Ergriffensein des ganzen Organismus nur wenige subjektive und objektive Symptome geboten hat. Die Diagnose der Noma ist leicht. Von allen anderen Arten von Stomatitides unterscheidet sie sich durch das schnelle Ergriffenwerden der äusseren Bedeckung und das rasche Umsichgreifen des Brandes. Die Prognose ist sehr übel. Unter 5 Fällen, die ich zu beobachten hatte, ist nur einer genesen, und zwar mit einem scheusslichen Defect der Wange und Nase, der erst nach mehrfachen plastischen Operationen und nur mit grosser Verzerrung der Nachbartheile gedeckt werden konnte. Nach einer Zusammenstellung von Tourdes sind von 238 Fällen 63 genesen.

Behandlung.

Zur Verminderung des Geruches gibt man auch hier wieder das chlorsaure Kali in der bei der Stomacace angegebenen Weise. Die Wirkung desselben ist aber keine eclatante, der Brand macht seine Fortschritte und der Geruch wird nur wenig gemindert. Zur möglichsten Verminderung desselben ist es nothwendig, die Kinder täglich zu baden und mehrmals ihre Kleider zu wechseln, weil sie an dieselben ihre mit Jauche beschmutzten Hände fortwährend abwischen. Durch Cauterisation der dem brandigen zunächst gelegenen gesunden Theile muss man den Fortschritt des Brandes aufzuhalten suchen. Als das passendste Aetzmittel empfiehlt sich die concentrirte Salzsäure, womit täglich 2—3 Mal der ganze Rand der Noma aussen und innen bepinselt werden muss. Das Kind werde hierbei gut fixirt; denn der Schmerz ist sehr heftig und an der Schleimhautfläche der Noma muss mit kleinen Schwämmchen jedesmal die überflüssige Salzsäure abgetupft werden. Auf diese Weise gelingt es in einzelnen Fällen, dem Uebel Einhalt zu thun. Der Brand macht aber meistens unaufhaltsame Fortschritte und die Kinder sterben nach 2—14 Tagen unter den oben angegebenen Symptomen. Mit der roborirenden Behandlung, Wein, Dect. Chinae, Eier etc. lässt sich bei diesen Kindern nicht viel ausrichten, indem sie gewöhnlich nichts dergleichen nehmen, am ersten verstehen sie sich noch zu Milch oder Kaffee, wovon man ihnen möglichst oft und möglichst viel beizubringen sucht.

12) Der Soor.

Unter Soor, Mehlmund, Schwämmchen, Mundsöhr, Muguet, Blanchet, Stomatitis pseudomembranacea, Stomatitis cremosa, Aphthophyta, unter allen diesen vielen Bezeichnungen versteht man nur einen Process, nämlich die Bildung weisser Membranen in der Mundhöhle, welche mikroskopisch 1) aus einer Körnchenmasse, 2) aus Pflasterepithel und 3) aus Pilzen und ihren verschiedenen Entwicklungsstufen bestehen (Tafel III. Fig. 2). Robin hat diesen Pilz Oïdium albicans genannt. Obwohl nun diese Krankheit ausserordentlich häufig vorkömmt und sich jedem Arzte fast täglich zur Untersuchung aufdrängt, obwohl die Mundhöhle allen Sinnen zugänglich ist, so findet man doch die Angabe der verschiedenen Autoren bis auf den heutigen Tag in vieler Beziehung differirend.

Der Soor befällt vorzugsweise kleine Kinder in den ersten Lebensmonaten, wird aber in einzelnen Fällen auch bei ein- und mehrjährigen Kindern und ausserdem auch bei kachektischen erwachsenen Individuen, namentlich Tuberculösen und Krebskranken, beobachtet.

Symptome.

Zuerst verändert sich die natürliche hellrothe Farbe der Mundhöhle; es tritt eine tief dunkelrothe an ihre Stelle, ungefähr so als wenn man eine dicke Schichte Himbeersyrup auf die Schleimhaut aufgepinselt hätte. Diese Farbenveränderung findet sich nie in Form von Flecken oder Inseln, sondern ist gleichmässig über die ganze Mundhöhle ausgedehnt. Nur am harten Gaumen, wo die Schleimhaut fest mit dem Knochen verwachsen ist, und am Rande des Unterkiefers, wo die dem Durchbruche nahen Zähne eine bedeutende Ausdehnung und Spannung der darüberliegenden Schleimhaut verursachen, kann keine so beträchtliche Erweiterung der Capillaren stattfinden, und es ist desshalb die Röthe hier weniger entwickelt; zuweilen sticht der ganze harte Gaumen ziemlich grell mit seiner gelbrothen Farbe von der übrigen dunkelrothen Schleimhaut ab. Die Zunge ist am dunkelsten gefärbt, und ihre Papillen, besonders die an den Rändern, ragen etwas mehr hervor. Die Temperatur der Mundhöhle ist hiebei dem Gefühle nach erhöht, exacte Thermometermessungen lassen sich in der Mundhöhle eines Kindes schwer anstellen. Zu gleicher Zeit wird die Berührung der Mundhöhle schmerzhaft, was die Kinder zu erkennen geben, indem sie, wenn man ihnen einen Finger in den Mund steckt, nicht wie gewöhnlich daran saugen, sondern unwillig durch Hin- und Herwenden des Kopfes den Finger zu entfernen suchen. Aus gleichem Grunde setzen sie beim Saugen häufig ab und ruhen von dem durch die Schlingbewegungen hervorgerufenen Schmerz der entzündeten Schleimhaut einige Momente aus.

Ferner tritt eine Anomalie in den Sekretionen der Mundhöhle auf. Die Schleimhaut verliert ihre Schlüpfrigkeit, fühlt sich klebrig an und saugt ein aufgelegtes Stückchen Filtrirpapier fest an, während ein solches auf einer normalen Schleimhaut nicht leicht haften bleibt. Höchst wichtig und maassgebend für die Anschauung des ganzen Krankheitsprocesses ist die schon deutlich saure Reaction des Mundsecretes zu einer Zeit, wo noch keine anderen als die eben angeführten Veränderungen der Schleimhaut wahrgenommen werden können.

Wir haben in der Mundhöhle ein Gemisch von zweierlei Drüsensecreten, dem der Speichel- und dem der Schleimdrüsen. Reines Speicheldrüsensecret reagirt immer alkalisch und zwar am deutlichsten unmittelbar nach dem Essen, am undeutlichsten im nüchternen Zustande. Das Secret der Schleimdrüsen wird sehr bald sauer und diese saure Reaction zeigt sich beim Stehenlassen des frischen Schleimes immer deutlicher, indem sich in Folge dieser eintretenden Gährung rasch freie Säure bildet. Wir haben also in der Mundhöhle 2 entgegengesetzt reagirende Flüssigkeiten, und es wird nur auf deren quantitatives Verhältniss zu einander und ihren Concentrationsgrad ankommen, ob ihr Gemisch mehr die Eigenschaften des Speichels oder des Schleimes an sich trägt. Ist eine hinreichende Menge alkalischen Speichels vorhanden, so wird die im Schleim sich bildende freie Säure hiedurch neutralisirt, wo nicht, entsteht ein deutlich sauer reagirendes Mundsecret. —

Die klebrige, hochrothe Schleimhaut beim Beginne des Soors reagirt immer sauer, wenn man sie auch mit Wasser abgespült und eine Stunde lang durchaus mit keinem Nahrungsmittel mehr in Berührung gebracht hat. Schabt man eine so beschaffene Schleimhaut etwas ab, und untersucht das abgeschabte mikroskopisch, so findet man neben den Epithelien schon eine beträchtliche Menge eiförmiger, scharf-contourirter, zuweilen schon zu 2 oder 3 zusammenhängender Körper, welche sich deutlich als Pilzsporen zu erkennen geben. Man trifft wohl auch eine hochrothe sauer reagirende Schleimhaut, ohne irgendwo diese Sporen auf ihr entdecken zu können, niemals aber ist es mir gelungen, auf einer gesunden blassrothen Schleimhaut, welche eine Stunde vorher mit Wasser gut gereinigt und mit Nahrungsmitteln nicht mehr in Contact gebracht worden ist, dieselben zu beobachten. Daraus erhellt, dass wohl diese Erkrankung der Schleimhaut anfänglich ohne Pilzbildung, aber nicht eine Pilzbildung auf gesunder Schleimhaut entstehen kann. Diese Pilze verursachen nicht die saure Reaction und Röthung, sondern die im Munde sich sammelnden, chemisch veränderten Drüsensecrete reizen die Schleimhaut, machen sie roth, wärmer und schmerzhaft und gestalten sie zu einem für die Pilzwucherung günstigen Boden um. Die Pilzbildung macht in der Mundhöhle gerade solche Fortschritte wie auf irgend einer faulenden Obstsorte, nur mit dem Unterschied, dass hier der Boden sich nicht mehr verändert, während er dort einem lebenden Organismus angehört und desshalb keinen Augenblick aufhört sich von unten zu regeneriren und an der Oberfläche abzustossen.

Bei der Besichtigung der Mundhöhle bekömmt man nun, wenn diese Pilzwucherung nur wenige Stunden gedauert hat, weisse Punkte zu sehen, welche bald an einzelnen Stellen confluiren, grössere Flecke bilden und oft genug die ganze Schleimhaut mit einem dicken weissen Schorf, der an der Luft gelblich vertrocknen und durch Blutbeimischung selbst braun gefärbt werden kann, bedecken. Ueber diese weissen Membranen konnte man sich bisher nicht recht einigen, besonders ist die Art ihrer Befestigung auf der Schleimhaut, ihr Verhalten zu den Epithelien und der Ort ihres ersten Auftretens Controverse.

Was vorerst ihren Zusammenhang mit der Schleimhaut selbst betrifft, so behaupten die Einen, es liessen sich diese Membranen ohne Blutung von der unterliegenden Schleimhaut trennen, die Andern verneinen diess, Beide aber haben Recht. Es kömmt nur darauf an, wie lange nach dem Entstehen man sie zu trennen versucht. Kurz nach ihrem Auftritt ist der Zusammenhang wirklich ein sehr fester und kann auch von geübter Hand nicht ohne kleine Blutung getrennt werden, während nach einigen Tagen sich die Membranen von selbst lösen und die Mütter ohne alle Blutung oder Schmerzäusserung die grössten Stücke einfach mit dem Finger aus dem Munde wischen.

Zur Beantwortung der Frage von den Epithelien muss ich zunächst auf die mikroskopische Beschaffenheit dieser Membranen überhaupt genauer eingehen. Man bemerkt bei jeder Soormembran: Sporen, Sporenträger, Thallusfäden und Pflasterepithel, alles eingehüllt und umgeben von einer feinkörnigen weissen Masse, aus welcher man nur an den Rändern durch Quetschen die genannten Gebilde hervorragen sieht. Gelingt es, ein grösseres Stück zu lösen, so dass man die Flächen unterscheiden und gesondert untersuchen kann, so findet man an der freien Fläche die meisten Sporen, weniger Thallusfäden und viel ausgebildetes Pflasterepithel, an der andern der Schleimhaut zugekehrten Fläche wenig oder gar kein Pflasterepithel, wenig Sporen, aber ein dichtes Gewebe von Thallusfäden, das die ganze Körnchenmasse durchsetzt. Legt man ein Stückchen Soormembran einen Tag lang in

eine concentrirte Lösung von kohlensaurem Kali, so schwindet hier zuerst das Epithel, die weisse Körnchenmasse wird homogener, durchschei-
nender und ist nur mehr an einzelnen Stellen deutlich zu erkennen, die
Thallusfäden aber, deren dichtes Gewebe man nun durch die ganze
Dicke der Membran deutlich unterscheiden kann, haben keine Veränderung erlitten.

An einzelnen gelben Stellen der Membranen sieht man einen diffusen, die Körnchenmasse gelbfärbenden Farbstoff, der seinen Ursprung
wohl kleinen Blutungen zu verdanken hat. Man kann zweierlei Arten
von Thallusfäden unterscheiden.

1) Breitere mit vielen Querleisten, ganz nach der Form der Hefe-
pilze und 2) schmälere mit fast gar keinen Querleisten. Diese letzteren
haben weniger scharfe Contouren, sind meistens etwas granulirt und
kommen überall und in allen Fällen vor, während die erste Art nur ausnahmsweise gefunden wird. Es gedeihen diese Pilze nicht bloss in der
Mundhöhle, sondern wachsen auch auf andern feuchten gährenden Flächen, z. B. auf einer Apfelscheibe, fort, wie durch meine Versuche
(Henle und Pfeufers Ztschrft. N. F. VIII. Bd. 2. Heft) dargethan
worden ist. Auch werden Erosionen an den äusseren Theilen der Lippen
und selbst am Anus damit bedeckt. —

Nach all dem Gesagten hat man sich die Entstehung der weissen
Membranen und das Verhalten der Pilze zu denselben auf folgende
Weise vorzustellen: Die ersten Thallusfäden wachsen auf und zwischen
den obersten Epithelschichten, suchen überall, wie die Wurzeln eines
Baumes auf steinigem Erdreich nach günstigem Raum und Boden und
schliessen endlich die ganze Epithelschichte in ein dicht verfilztes Gewebe
ein. Auf der Oberfläche der Schleimhaut selbst, wo die Epithelien gebildet werden, angelangt, reizen sie dieselbe zu vermehrter Secretion
oder vermehren wenigstens die durch die saure Reaction der Mundflüs-
sigkeit bedingte Reizung, und es entsteht nun aus dem für die Epithel-
bildung secernirten Hornstoff kein vollendetes Epithel mehr, sondern
bloss eine dicke Schichte körnigen Exsudates. Die Pilze sind also weder
auf dem Epithel noch unter demselben, sondern sie schliessen es ein;
in den untern der Schleimhaut zugewandten Schichten kömmt es aber
nicht mehr zur Bildung fertigen Pflasterepithels, sondern die Thallusfäden bemächtigen sich gleich der Körnchenmassen und durchsetzen sie
nach allen Richtungen hin. —

Was den Ort des ersten Auftretens betrifft, so geben viele Autoren
an, dass die ersten weissen Punkte Schleimdrüsen entsprächen, und dass
die Pilze aus diesen hervorwüchsen. Es lässt sich diese Angabe weder
beweisen noch widerlegen, indem man bekanntlich am lebenden Kinde
die Mündungen dieser Drüsen nicht unterscheiden kann und an der Leiche das Auffinden von Thallusfäden in den Drüsen keinen Beweis abgibt, dass sie wirklich hier früher als auf der freien Schleimhautfläche
entstanden sind.

Bezüglich der Ausbreitung des Soors hat Reubold zuerst gefunden, dass sich der Pilz an das Pflasterepithel hält und auf Flimmer- und
Cylinderepithel nicht keimt, es gehören also zu seinem Gebiete die ganze
Mundhöhle der Rachen, der Oesophagus und der Kehldeckel bis zu den
obern Stimmbändern, wodurch die zuweilen sich einstellende Heiserkeit
hinlänglich erklärt ist. Die ziemlich verbreitete Ansicht vieler älterer
Aerzte, dass der Soor sich in den Magen und Darmkanal fortsetzen
könne, wurde noch niemals durch eine Section begründet. Wenn auch
die Möglichkeit, dass verschluckte Soormembranen unverdaut durch den

Anus wieder abgehen, durchaus nicht in Abrede gestellt werden darf, so resultirt hieraus noch lange nicht ihre Entstehung auf der Magen- und Darmschleimhaut.

Die Dauer des Soors ist in der Regel eine kurze und erstreckt sich bei kräftigen Kindern und reinlicher Pflege fast nie über 8 Tage hinaus. Bei atrophischen Kindern, besonders wenn ihre fortwährende Unruhe mit dem Schnuller gestillt wird, besteht er mehrere Monate bis zum Tode. —

Diese Erkrankung der Mundhöhle ist besonders in Findel- und Gebärhäusern ausserordentlich häufig mit Darmcatarrh complicirt, und zwar mit Darmcatarrh von höchst perniciösem Charakter. Diese Compli-cation ist so gewöhnlich, dass Valleix, Arzt am Pariser Findelhaus, die Darmaffection für einen integrirenden Theil der Erkrankung hielt und als solchen beschrieb, was jedoch durch Beobachtungen der Privatpraxis sich hinlänglich widerlegt.

Die Kinder bekommen Cholera-ähnliche Symptome, collabiren rasch, die grosse Fontanelle sinkt ein, die bulbi treten tief in die Augenhöhle zurück, die Haut verliert ihre Elasticität und Wärme, und die Fettpol-ster nehmen oft schon nach 12—24 Stunden merklich ab. Die grünen, dünnflüssigen, stark nach Fettsäuren riechenden Fäces reagiren hiebei deutlich sauer und röthen und erodiren in der kürzesten Zeit den Anus, die Genitalien, die innere Schenkelfläche und die Fersen. Dass diese Diarrhöe oder vielmehr ihre Folgen die Kinder tödtet und nicht die Mundkrankheit, geht daraus hervor, dass zuweilen Kinder bei starkem Soor keinen Darmcatarrh bekommen und nach Abstossung der Membra-nen sogleich wieder vollkommen gesund sind.

Die Ursachen des Soors sind nun: 1) Die vorwiegend saure Reaction der Mundhöhle, welche auf einer mangelhaften Speichelsecre-tion bei Neugeborenen beruht. Es gewinnt die Quantität des sauren Schleimes das Uebergewicht über den alkalischen Speichel, und das Gemisch reagirt dann sauer. 2) Die Uebertragung von einem Kinde auf das andere, besonders durch ein- und dieselbe Amme in den Findelhäu-sern. 3) Der fast durchgängig gährende Substanzen enthaltende Schnul-ler, welcher zudem an allen schmutzigen Tischen und Winkeln herum-gewischt und dann den Kindern in den Mund geschoben wird.

Therapie

Aus einer grösseren Reihe von Versuchen, die ich in dieser Rich-tung angestellt, geht hervor, dass eine Soormembran in Zuckerwasser, Brunnenwasser und in nicht alkalisch reagirenden Salzlösungen bei einer Temperatur von circa 35° R. nach 2 Tagen Ausläufer eines neuen Strauchwerkes von Pilzen aussendet, während diess in alkalischen oder in Metallsalzen nicht zu beobachten ist. Wirklich gelöst werden die Soormembranen nur in concentrirten kaustischen Alkalilösungen, die zu therapeutischen Zwecken natürlich nicht benutzt werden können. Wir haben also kein brauchbares Mittel, die einmal vorhandenen Membranen in der Mundhöhle chemisch zu zerstören, wohl aber können wir ihre Weiterverbreitung aufhalten durch örtliche Anwendung schwach alkalisch reagirender Salzlösungen. Die ganze Therapie beruht darauf, die saure Reaction der Mundhöhle zu beseitigen und es entspricht in der That eine Lösung des schon längst in Gebrauch gezogenen Borax diesem Zwecke vollständig. Es genügt, wenn man jede Stunde einmal eine Bo-raxlösung von Ʒj auf Ʒj Wasser auf die Schleimhaut pinseln lässt. Die günstige Wirkung dieses Mittels wird aber zum grössten Theil durch die allgemein übliche Beimischung von Honig oder Syrup wieder paralysirt, indem zuckerhaltige Substanzen die Pilzbildung entschieden befördern. Durch diese Boraxlösung wird keine Diarrhöe erzeugt, noch eine schon vorhandene vermehrt. Es ist hiebei aber unbedingt nothwendig, die Schnuller wegzulassen, selbst Milchkost schadet durch ihren Gehalt an Zucker und Casein. Am besten reicht man, so lange die Membranen bestehen, als Nahrung dünne Bouillon oder Schleimsuppe und zum Getränk Infus. Verbasc. mit wenig oder gar keinem Zucker. —

Anhang.

a) Die Bedeutung des Zungenbeleges bei Kindern.

Vor allem ist zu bemerken, dass bei den meisten Säuglingen in den ersten Lebenswochen die Zunge einen weissen Beleg zeigt, wobei die Kinder nicht die geringste Verdauungsstörung erkennen lassen.

Ausserdem wird bei den meisten Magen- und Darmaffectionen kleiner Kinder die Zunge weiss belegt, und wahrscheinlich erst in Folge dieses Belegtseins nimmt der Appetit ab. Dicke Belege kommen bei Kindern selten vor, in der Regel haben wir nur einen leichten weissen Anflug, der aber noch lange Zeit fortbestehen kann, nachdem der Appetit schon wiedergekehrt ist, und ebenso durch örtliche Krankheiten der Mundhöhle, Soor, Stomatitis catarrhalis, Diphtheritis, Traumen, chemische Reize und Verbrennungen, als durch eine Erkrankung des Magens oder Darmes erzeugt wird. Es kommen auch bleibende oder wenigstens einige Monate bestehende partielle Belege der Zunge vor, welche ohne allen Einfluss auf den Fortbestand der Gesundheit sind. Man hat hiefür sogar einen eigenen Namen, Pityriasis linguae, erfunden. Sie bestehen in weissen Inseln oder weissen Kreisen oder Halbkreisen auf der übrigens normalen, rosenrothen Zunge, und verdanken ihren Ursprung lediglich einer Anhäufung von Epithelien. Bei atrophischen Kindern kommen zuweilen auf einer ganz glatten rothen Zunge quere Einrisse vor, welche auf dem Riss einen gelben Grund durchblicken lassen, den Cauterisationen hartnäckig widerstehen und bis zum Tod nicht mehr verschwinden. Bei älteren Kindern hat der Zungenbeleg im Scharlach, den Masern, dem Typhus etc. dieselben Eigenschaften wie bei Erwachsenen, und wird bei jeder einzelnen Krankheit speciell beschrieben werden.

Die diagnostische und praktische Verwerthung des Zungenbeleges der Kinder ist übrigens keine besonders grosse. Bei einem gleichmässigen, wenn auch nur ganz dünnen Belege ist es räthlich, die Diät der Kinder fortwährend zu überwachen und durch Reguliren derselben eine bessere Verdauung, und alsbald eine Reinigung der Zunge zu erzielen.

b) Dentitionsbeschwerden. Dentitio difficilis.

Nachdem die physiologischen Verhältnisse des Zahndurchbruches schon im allgemeinen Theil ausführlich abgehandelt sind, erübrigt nur mehr auf die pathologischen Zustände, die während desselben entstehen und entschieden davon abhängen, aufmerksam zu machen.

Röthung, Schwellung, Schmerz und vermehrte Secretion, oder kurz die catarrhalische Stomatitis, findet sich in allen Fällen. Die häufige Bildung von Bläschen und schmerzhaften Geschwürchen ist als eine Steigerung derselben anzusehen und nach den pag. 72 angegebenen Vorschriften zu behandeln. Das Bedürfniss der Kinder, auf etwas zu beissen, befriedigt man durch ein Stück Eibischwurzel oder durch einen fest an den Finger gesteckten silbernen Fingerhut.

Als allgemeine oder sympathische Zufälle beim Zahndurchbruch machen sich geltend:

1) Fieber, bestehend in erhöhter Hauttemperatur, besonders an der Stirne und den Wangen, welche häufig auch einseitig roth werden. Da an den Kindern durchaus keine andere Ursache des Fiebers entdeckt werden kann, und dasselbe doch sehr häufig beim Zahndurchbruch sich einstellt, so ist anzunehmen, dass es durch letzteren bedingt ist.

2) Convulsionen, die sog. Fraisen. Die hier auftretenden Convulsionen haben durchaus nichts charakteristisches, sondern verhalten sich wie überhaupt alle symptomatischen Krämpfe. Die häufigsten Muskelcontractionen kommen an den Augenmuskeln vor; die zahnenden Kinder schlafen oft mit halbgeöffneten Augen, die bulbi nach oben gerichtet, und man sieht durch die ziemlich weit offene Lidspalte nichts als die weisse Sclera, ein Anblick, der für unerfahrene Eltern etwas so erschreckendes hat, dass gewöhnlich ärztliche Hülfe gesucht wird. Zuckungen der Gesichtsmuskeln, ein eigenthümliches Lächeln im Schlafe und leise Zuckungen der Extremitäten kommen bei vielen zahnenden Kindern vor, es sind das überhaupt reizbare Kinder, welche auch bei andern krankhaften Zuständen, ja schon bei Gemüthsbewegungen Reflexerscheinungen bekommen. Da sie bei vielen Kindern jedesmal, so oft ein Zahn durchbricht, sich einstellen, so ist nicht einzusehen, warum sie nicht direct mit der Zahnung in Verbindung gebracht werden sollen. Es kommen übrigens mit und ohne Zahndurchbruch bei einzelnen Kindern eclamptische Anfälle vor, welchen sie in wenigen Minuten erliegen können, und welche in der Section durchaus keine materielle Veränderung der Nervencentren nachweisen.

Behandlung.

Da diese Convulsionen vornehmlich bei Kindern mit träger Verdauung und hartem Stuhlgange auftreten und mit eintretender Diarrhöe schwinden, so liegt in der Vermehrung des Darmsecretes und in der Beschleunigung der peristaltischen Bewegung die erste Indication. Man gibt ihnen 1 oder mehrere Klystire mit kaltem Wasser, wenn dies nicht genügt, etwas Manna oder einige Kaffeelöffel ℞. Rhei aquosa. Ist aber die Haut dabei sehr heiss, so kann man Stuhl und Abnahme der Hauttemperatur zugleich durch einige Calomelpulver gr. $\frac{1}{8}$ — gr. $\frac{1}{4}$ erzielen. In England und Frankreich hat man mit der Scarification des Zahnfleisches viel Lärm gemacht. Die einen empfehlen einen Kreuzschnitt, die andern die ovale Abtragung des ganzen Käppchens, das die Zahnspitze noch bedeckt. Vorsichtiger Weise wird aber bei allen diesen Berichten und Anpreisungen hinzugesetzt, dass der Zahn am Durchbruche sein müsse, sonst helfen die Scarificationen nichts. Ich habe dieselben auch öfter gemacht, habe aber immer gefunden, dass die scarificirten Wunden einer entzündeten Schleimhaut sehr schlecht heilen und längere Zeit ulceriren, dass aber die Nervensymptome fortdauerten, bis sich künstlich oder spontan Diarrhöe einstellte.

Wenn man freilich so lange warten muss, bis der Zahn „sehr nahe" am Durchbrechen ist, so ist man überhaupt am Ende des ganzen Symptomencomplexes, und dann hilft eine jede beliebige unschädliche Behandlung gerade so viel als diese mit ziemlichen Schmerzen verbundene.

Stündlich oder zweistündlich eine kalte Waschung oder Begiessung des ganzen Kopfes vorzunehmen, ist ein zwar nicht sanftes und bei den Angehörigen nicht beliebtes aber sehr entschieden nützliches Heilverfahren gegen alle Convulsionen der Kinder und somit auch gegen die während der Dentition.

3) Hauteruptionen. Kinder mit feiner, glatter Haut, oder von Eltern stammend, die mit chronischen Hautkrankheiten behaftet sind, bekommen in jeder der 5 Zahnperioden eine oder die andere Ausschlagsform, die in den späteren Zahnperioden ziemlich dieselben anatomischen Merkmale zeigt, welche bei ihrem ersten Auftreten sich einstellten. Die Hauptformen sind nun:

a) Urticaria. Ausbruch von Quaddeln (Pomphi). Man versteht hierunter stark juckende Anschwellungen der Haut vom Umfange mehrerer Linien und von unregelmässig runder, zuweilen auch länglicher Gestalt, die nicht stark prominiren und eine abgeplattete Oberfläche haben. Sie haben meist normale Hautfarbe, während die sie zunächst umgebenden Hautparthien geröthet erscheinen. Zuweilen sind die Quaddeln wohl auch blasser als die übrige Haut. Eine Lostrennung der Epidermis von der Cutis findet nirgends statt. Durch Brennesseln (daher der Name), bei einzelnen Individuen auch durch Flohstiche entstehen Quaddeln, welche in keiner Beziehung von denen zu unterscheiden sind, die durch innere Ursachen z. B. die Dentition veranlasst werden. Sie verschwinden nach einer oder mehreren Stunden fast spurlos, der rothe Hof ist noch eine kurze Zeit zu erkennen, erblasst aber auch wieder sehr rasch, und dann ist von der ganzen bedeutenden Eruption nichts mehr zu entdecken. Von diesen Quaddeln schiessen bis zu 15 und 20 bei den Kindern mit- oder nacheinander auf, verschwinden wieder und werden an andern Stellen durch neue ersetzt. Gewöhnlich sistirt diese Hautaffection erst nach Beendigung einer Zahnperiode und bricht bei Beginn einer neuen wieder neu hervor. Die Behandlung muss sich darauf beschränken, durch Kleienbäder und Fetteinreibungen das höchst lästige und die Kinder beunruhigende Jucken möglichst zu mindern.

b) Lichen und Prurigo. Man versteht hierunter zwei papulöse Exantheme, von denen das erstere, auch Lichen strophulus genannt, die harten Papeln meist in Haufen beisammen, das zweite seine flacheren, niedrigen Papeln vereinzelt stehen hat. Die Knötchen sind in beiden Exanthemen zu Anfang blässer als die übrige gesunde Haut, werden aber bald durch Kratzen ihres Gipfels beraubt und zeigen nun statt dessen eine kleine braune Kruste von der Grösse eines Nadelkopfes. Sticht man eine Lichenpapel mit einer feinen Nadel ganz oberflächlich an, so dringt ein Tropfen Blut hervor, bei einer Prurigopapel aber kömmt kein Blut, sondern ein Tröpfchen seröser Flüssigkeit zum Vorschein, durch anhaltendes Kratzen aber bluten schliesslich auch die Prurigopapeln. Wenn diese verkratzten Papeln nahe bei einander standen, so vereinigen sich die Krusten und stellen dann grössere Geschwürsflächen dar, deren ursprüngliche Entstehungsweise nicht mehr zu erkennen ist.

c) Eczem und Impetigo. Unter Eczem versteht man eine Hautentzündung, bei welcher durch Anhäufung von flüssigem Exsudat unter der Epidermis sich kleine gewöhnlich nahe bei einander stehende Bläschen bilden, und unterscheidet ein Eczema simplex und rubrum. Bei Eczema simplex ist die Haut nur wenig geröthet und nicht geschwollen. Nach dem Eintrocknen oder Bersten der Bläschen bilden sich dünne gelbe Schuppen und Krusten, nach deren Abfall rasch eine neue Oberhaut entsteht. Das Eczema rubrum entwickelt sich meist aus dem ersteren und unterscheidet sich von demselben dadurch, dass neben der Bläschenbildung eine viel stärkere Röthe und Anschwellung der Haut besteht, und dass dann der Verlauf ein viel chronischerer wird. Nach Abfall der Krusten bleibt noch lange die Neigung zu neuer Bläschenbildung und eine infiltrirte, rothe, schuppige Haut zurück. Einen noch heftigeren Entzündungsgrad, als er beim Eczema rubrum beobachtet wird, bedingt der Impetigo. Statt der Bläschen entstehen beim Impetigo grössere mit Eiter gefüllte Pusteln, gewöhnlich nahe aneinander, so dass nach ihrem Platzen dicke, nässende, grüngelbe oder braune Grinde sich bilden, nach deren Abfallen das geröthete Corium blossliegt, stark nässt und bald wieder von neuen Krusten bedeckt wird. Nach der Heilung bleibt die erkrankte Hautstelle noch längere Zeit infiltrirt und braunroth.

Die unter b und c aufgeführten Ausschlagsformen heilen nach Durchbruch eines Zahnes natürlich nicht mit einem Male, bessern sich aber ganz entschieden, während sie vor demselben sich verschlimmern. Auch soll durchaus nicht gesagt sein, dass sie immer mit dem Zahnen zusammenhängen, da es ja bekanntlich viele Kinder gibt, die nach vollendeter erster Dentition erst diese Ausschläge acquiriren. Das aber ist Thatsache, dass sehr viele Kinder mit dem Durchbruch des ersten Zahnes eines dieser Exantheme, am häufigsten den Lichen, bekommen und gewöhnlich längere Zeit durch behalten, dann wieder verlieren, um bei neuen Dentitionsbeschwerden von neuem davon belästigt zu werden.

Die Behandlung dieser Hautkrankheiten ist ausserordentlich einfach. Die Haare müssen sorgfältig entfernt werden, wenn unter ihnen sich Ausschlag findet. Dicke Krusten werden mit Oel erweicht, und dann die Haare mit einer guten Scheere unter der Kruste an der Wurzel abgeschnitten. Gegen grosse Verbreitung und heftiges Jucken habe ich eine Einreibung von Ung. Zinci, täglich 2 Mal, sehr vortheilhaft gefunden. So lange die Kinder kein Fieber haben, müssen sie täglich $\frac{1}{4}$ Stunde lang in ein nicht zu warmes Waizenkleienbad gesetzt werden. Interne Mittel sind hiebei nicht strenge indicirt, die aber, welche die Verdauung stören, sind contraindicirt. Bei Exzema rubrum, das oft lang dauert, kann Liquor arsenicalis Fowleri, täglich 2—5 Tropfen, nothwendig werden, worüber bei den Hautkrankheiten das speciellere berichtet werden wird. In allen Fällen ist es nothwendig, den hautkranken Kindern die Nägel recht kurz zu schneiden, um das Kratzen möglichst unschädlich zu machen.

4) Darmcatarrh. Wenn ein Kind mit starker Röthung des Mundes und vermehrter Speichelsecretion zahnt, so bekömmt es in Folge des verschluckten Speichels immer dünne Ausleerungen, indem der Salzgehalt des Speichels gleich einem leichten salinischen Abführmittel wirkt. Eine nicht zu profuse Diarrhöe von 5—6 Stühlen in 24 Stunden ist für die zahnenden Kinder sehr wohlthätig, weil die Gehirnerscheinungen hiedurch am sichersten vermieden werden. Dieselbe tritt auch in der That ebenso häufig auf, als die Stomatitis catarrhalis, man könnte beide Processe füglich zu den physiologischen Vorgängen rechnen, wenn ihre Steigerungen, die doch oft genug zur Beobachtung kommen, sich nicht entschieden als Krankheiten und zwar ernsten Charakters zu erkennen gäben. Es kömmt nämlich der Uebergang von diesem einfachen Darmcatarrh zu einer Infiltration des Follikelapparates der Schleimhaut, verbunden mit profusem Durchfall und überaus rascher Abnahme des Fettes und der Kräfte, sehr häufig vor und endet in den meisten Fällen mit äusserstem Colapsus und dem Tode des Kindes.

Die Behandlung fällt mit der der Darmcatarrhe, aus anderen Ursa-

chen entstanden, zusammen und wird bei den Erkrankungen des Darmrohres ausführlicher erklärt werden.

5) B r o n c h i a l c a t a r r h. Es gibt Kinder, welche beim Durchbruch
eines jeden Zahnes eine heftige Bronchitis, die nach dem Durchbruch
alsbald wieder verschwindet, bekommen. Diese Bronchitis scheint eine
äussere Veranlassung zu haben. Der massenhaft secernirte Speichel bei
der Stomatitis catarrhalis durchnässt nämlich fortwährend die die Brust
umhüllenden Kleider und bringt eine Temperaturerniedrigung der Brust
zu Stande, als deren nächste Folge sich Schwellung und vermehrte Secretion der Bronchialschleimhaut einstellt. Werden die Kleider nicht
mehr durchnässt oder wird die Brust wenigstens durch wasserdichtes
Gewebe sorgfältig geschützt, so entsteht diese Bronchitis beim Durchbruch späterer Zähne nicht mehr. Mir sind schon so eclatante und oft
sich repetirende Beispiele dieser Dentitionsbronchitis vorgekommen, dass
ich nicht anstehe, einen Theil der Bronchialcatarrhe zur Dentitio diffici-
lis zu rechnen.

Behandlung.

Man lässt recht grosse gut ausgeschnittene Geiferläppchen anferti-
gen und sie auf der Rückseite mit der jetzt überall und zu billigen Preisen käuflichen gewalzten Guttapercha füttern, und wird fast ohne Ausnahme bemerken, dass dann kein Husten sich entwickelt.

6) Schliesslich muss noch eine b l e n n o r r h o i s c h e E r k r a n k u n g
d e r C o n j u n c t i v a p a l p e b r a r u m beim Durchbruch der oberen Backen-
und Eckzähne erwähnt werden. Es schwellen hiebei plötzlich beide Augenlider, vorzüglich aber das obere an, und sind so infiltrirt, dass man
nur mit der grössten Mühe und kaum ohne Blutung der gequetschten
Augenlider den bulbus zu sehen bekömmt. Letzterer ist übrigens mit
Ausnahme einer Injection und leichten Schwellung seiner Conjunctiva normal, die Cornea sah ich noch nie ergriffen. Das Secret ist nicht so gelb
und eiterig dickflüssig wie bei Ophthalmoblennorrhoea neonatorum, sondern mehr schleimig, fadenziehend, dem Nasenschleim nach überstandenem Catarrh der Nasenschleimhaut sehr ähnlich; von einer Ansteckungsfähigkeit desselben auf das andere Auge oder auf andere Individuen
konnte ich nie etwas erfahren. Die Umgebung der Lider findet sich gewöhnlich erodirt. Untersucht man nun bei einem mit dieser Form von
Augenentzündung behafteten Kinde die Mundhöhle, so findet man eine
schmerzhafte Röthe und Geschwulst des correspondirenden Oberkiefers
und einen oder zwei Höcker, dem durchbrechenden ersten Backenzahne
oder dem Eckzahne, der seine populäre Benennung „Augenzahn" also
nicht ohne Grund hat, entsprechend.

Es hat übrigens diese Augenentzündung gar nichts wunderbares,
wenn man bedenkt, dass der Boden der Highmor's Höhle oft kaum von
Papiersdicke ist und also eine Fortsetzung der Congestion oder Entzündung auf die Schleimhaut dieser Höhle leicht sich ereignen kann. Die
Schleimhaut des Antrum Highmori steht aber durch die Nasenhöhle und
den Thränensack direct mit der Conjunctiva in Verbindung und wir
haben hier eine einfach fortgepflanzte Schleimhautentzündung. Die Prognose dieses sehr gefährlich aussehenden Uebels ist günstig. Ich habe
früher nach Vorschrift der grössten Ophthalmologen diese Kinder viel
mit Höllensteincauterisationen gequält und war entzückt von meinen günstigen Erfolgen. Seit mehreren Jahren habe ich aber wenigstens ein
Dutzend Kinder nur mit trockner Wärme ohne Cauterisation behandelt
und eine noch schnellere und schmerzlosere Heilung erzielt. Ich lege auf

das Auge einen grossen Leinwandfleck mit einfachem Cerat oder Ung. Zinci bestrichen und binde über den Fleck gewärmte lockere Kleiensäckchen. Alle 2 Stunden lasse ich den Ceratfleck entfernen, das Auge mit einem spitzen Stückchen Schwamm, in warmes Wasser getaucht, sanft reinigen, und dann mit den warmen Säckchen sogleich fortfahren. Nach 1 längstens 2 Tagen ist das Oedem schon so weit eingesunken, dass die Kinder das Auge wieder ziemlich gut öffnen können, worauf sie die Kleiensäckchen gewöhnlich nicht mehr dulden, und wieder nach einigen Tagen ist an dem erkrankten Auge nichts mehr als einige. Röthung und Reizbarkeit der Lider zu entdecken. Untersucht man nun die Mundhöhle, so findet man die Stomatitis geringer oder ganz verschwunden und eine vorher nicht fühlbare Zahnspitze durchgebrochen. Leicht adstringirende Augenwasser, Zinc. sulfur. oder Cupr. sulfur. gr. j. auf ℥j Wasser, können während und nach Abnahme der Geschwulst der Lider mit einigem Vortheil eingeträufelt werden.

Diess sind die hauptsächlichsten und häufigsten Complicationen des Zahndurchbruches, deren wirkliche Abhängigkeit von demselben allen denkenden Aerzten längst bekannt ist. In neuester Zeit haben einzelne, darunter ziemlich bekannte Pädiatriker diesen Zusammenhang vollständig geläugnet und das häufige Zusammentreffen der eben beschriebenen Krankheiten mit der Zahnung entweder nicht beobachtet oder für Zufall erklärt. Dass nicht alle Aerzte mit dem durchaus nöthigen Scharfblick in der Beobachtung begabt sein können, ist eine alte Thatsache, und soll ihnen desshalb auch gar kein Vorwurf gemacht werden; denn Niemand, weder der Studirende selbst, noch dessen Angehörige oder Lehrer, können voraussagen, ob aus dem angehenden Mediciner jemals ein tüchtiger Beobachter werden wird. Mag er auch noch so gute und fleissige anatomische und klinische Studien gemacht haben, so kann aus ihm möglicher Weise wegen Mangel an Combinationsgabe und praktischem Scharfblick doch immer noch ein sehr mittelmässiger Arzt werden, wie diess die Erfahrung leider häufig lehrt. Wenn aber derartige unglücklich ausgefallene Aerzte, statt sich bescheiden in ihren Wirkungskreis zu finden, mit ihrem vollständigen Mangel an Beobachtungstalent noch renommiren und glauben, etwas nicht zu sehen, sei auch eine Kunst, so müssen sie sich auch gefallen lassen, dass man ihre Geistesconstitution als eine für einen praktischen Arzt durchaus ungünstige bezeichnet.

B. Parotis.

1) Entzündung der Ohr-Speicheldrüse. Parotitis.

Es gibt drei Arten von Parotitis: a) die idiopathische, b) die secundäre und c) die metastatische Parotitis.

a) Die idiopathische Parotitis tritt fast nur epidemisch auf und hat wegen ihrer allgemeinen Verbreitung und dem fast comischen Aussehen, das sie den Kranken verleiht, eine Menge zum Theil scuriler Namen, als Ziegenpeter, Bauernwetzel, Mumps, Tölpelkrankheit etc., erhalten. Sie hat viel Analogien mit den acuten Exanthemen, sie befällt den Menschen nur einmal, trifft vornehmlich das jugendliche Alter und hat einen ziemlich cyclischen Verlauf, ist aber zum Unterschied von jenen nicht contagiös. Kinder unter einem Jahre werden kaum davon ergriffen. Am häufigsten erscheint sie im Frühjahre, zuweilen auch im

Herbste; an den feuchten Küstengegenden von Holland, England und Frankreich soll sie endemisch sein.

Symptome.

Gewöhnlich gehen dem Mumps einzelne Vorläufer voraus. Die Kinder sind einen oder einige Tage matt, übelgelaunt, fiebern, verlieren den Appetit, legen sich freiwillig zu Bett, reizbare Kinder bekommen wohl auch Gehirnsymptome, Kopfweh, Delirien, Convulsionen, gefrässige Kinder erbrechen ihre letzte ohne Appetit hinuntergewürgte Mahlzeit. Nach einem, längstens 2—3 Tagen bekommen sie unter einem Ohre Schmerz, der sich durch Kauen, Oeffnen des Mundes oder Druck von aussen bedeutend steigert. Zu gleicher Zeit bemerkt man eine Anschwellung der Parotisgegend, die Grube zwischen Unterkiefer und Zitzenfortsatz ebnet sich vorerst, statt ihrer erhebt sich aber bald an dieser Stelle eine Geschwulst, welche das Ohrläppchen nach aussen schiebt, und sich weit über die Contouren der Drüse hinaus erstreckt. Das Unterhautzellgewebe der entsprechenden Wange, bis zum unteren Augenlid, und des Halses wird serös infiltrirt, so dass die Bewegungen des Unterkiefers und alle mimischen Bewegungen der Gesichtsmuskeln auf der erkrankten Seite unmöglich werden. Die Härte ist an der Stelle, wo die Drüse selbst liegt, am bedeutendsten und nimmt peripherisch ab. Die äussere Geschwulst ist ziemlich weich, teigig, der Fingerdruck hinterlässt eine Delle. Die die Geschwulst deckende Haut ist gewöhnlich etwas geröthet. Oft schwillt nur die eine Ohrspeicheldrüse an; wenn beide anschwellen, so geschieht diess gewöhnlich nicht gleichzeitig, sondern die eine erkrankt ein Paar Tage später als die andere, auch ist es nicht nothwendig, dass die Geschwulst auf beiden Seiten gleich gross wird. Auf der Höhe der Krankheit können die Kranken den Mund fast gar nicht öffnen und sprechen nur sehr undeutlich; die Speichelsecretion ist selten vermindert, eher vermehrt, zuweilen kommen auch profuse Speichelflüsse vor, die aber wegen Abwesenheit aller Geschwüre der Mundschleimhaut nicht den eckelhaften Geruch, wie die merkurielle Salivation, verbreiten. Angina tonsillaris und Paryngitis ist eine sehr seltene Complication. Suffocative Anfälle kommen fast gar nicht vor, weil die Geschwulst nach aussen, nicht nach innen sich ausdehnt. Die Allgemeinerkrankung ist bei den meisten Kindern nur von kurzer Dauer und geringer Bedeutung. So lange die Geschwulst ausgedehnt, hart und schmerzhaft ist, fiebern sie meistens, am 3.—5. Tage aber sind nur locale Beschwerden mehr vorhanden. Die bei Erwachsenen von Hippokrates schon beobachtete consensuelle Anschwellung eines Hodens, häufig des der nämlichen Seite, kömmt überhaupt ausserordentlich selten vor, z. B. bei der im Jahre 1857 in München aufgetretenen Epidemie, wo gewiss auch mehrere hundert Männer erkrankt sind, meines Wissens nur ein einziges Mal; bei Kindern aber wird sie nie getroffen.

Auch die andern Metastasen auf die Gehirnhäute, auf seröse Säcke, auf die Bronchial- und Darmschleimhaut habe ich noch nie gesehen, wage aber nicht sie gerade ganz zu läugnen, indem es ja bekannt ist, dass in einzelnen Epidemien derselben Krankheit zu verschiedenen Zeiten grosse Verschiedenheiten sich einstellen können. Wenn unsere Nachkommen einmal eine Parotitisepidemie erleben, auf welche die Beschreibung unserer gegenwärtigen nicht mehr passt, so werden sie hoffentlich auch so viel Einsicht haben, unsere jetzigen Schilderungen nicht für erlogen zu halten.

Verlauf und Ausgänge.

Der Verlauf der idiopathischen epidemischen Parotitis ist fast ausnahmslos ein günstiger. Nachdem die Krankheit 2—5 Tage zugenommen, nimmt das Fieber und bald darauf die Geschwulst ab, so dass nach 10—14 Tagen alle allgemeinen und örtlichen Symptome vollständig geschwunden sind. Fast immer tritt complete Zertheilung der Geschwulst ein, bei einzelnen serofulösen Kindern lässt dieselbe länger auf sich warten, die Speicheldrüse und die sie umlagernden Lymphdrüsen bleiben noch lange Zeit vergrössert und indurirt. Abscedirung der Drüse scheint in früheren Epidemien nicht so selten gewesen zu sein, wie jetzt, wo sie fast gar nicht vorkommt. Der Abscess öffnet sich entweder direct nach aussen oder in den äussern Gehörgang, wo dann lange Zeit Ohrenfluss und Schwerhörigkeit, bei Perforation des Trommelfells selbst lebenslängliche Taubheit zurückbleiben kann. Drückt die chronisch indurirte Drüse auf den N. facialis oder kam derselbe in den Bereich der Eiterung, so kann vorübergehende oder bleibende motorische Gesichtslähmung eintreten. Die Prognose ist all dem Gesagten nach ausserordentlich günstig. Bei Beginn einer Epidemie bekommt man viele Kinder zu sehen, nach einigen Wochen aber hat sich das Publikum so mannigfach von der Gefahrlosigkeit des Uebels überzeugt, dass die meisten Eltern keine ärztliche Hilfe mehr requiriren.

Pathologische Anatomie.

Die pathologische Anatomie dieser Krankheit ist wegen der seltenen Sterbfälle ziemlich dürftig. Ich selbst habe noch nie die Sektion einer Parotitis epidemica gemacht. Bamberger berichtet folgendermassen hierüber: Die ganze Drüse erscheint vergrössert, geröthet und ihr Gewebe geschwellt und gelockert, indem ein in verschiedenen Graden faserstoffiges Exsudat zuerst in das interstitielle, die Drüsenacini mit einander verbindende und die ganze Drüse umgebende Zellgewebe abgelagert wird. In den höheren Graden geht die Entzündung auch auf die Drüsensubstanz selbst über, diese ist geröthet und injicirt und die ganze Drüse erscheint zu einer gleichmässigen, fleischartig derben Geschwulst vergrössert. Das Exsudat kann nun entweder resorbirt werden, worauf die Drüse wieder zu ihren normalen Grösse- und Consistenzverhältnissen zurückkehrt, oder das in das Zellgewebe abgelagerte Exsudat verdichtet und organisirt sich und führt entweder zu einer bleibenden Volumszunahme oder zu Schwund und Obsolescenz der Drüse, wenn in Folge von Compression die eigentliche Drüsensubstanz allmälig verödet und zu Grunde geht.

Therapie.

Die Behandlung der Parotitis ist die der Drüsenentzündungen überhaupt. So lange allgemeine, fieberhafte Symptome zugegen, ist Ruhe, strenge Diät und ein säuerliches Getränk indicirt. Am bequemsten wird die Geschwulst selbst mit Oeleinreibungen behandelt. Die Kälte befördert die Zertheilung nicht im geringsten. Die Cataplasmen und Kleiensäckchen sind umständlich, machen Kopfcongestionen und werden besonders von kleinen Kindern nur mit Widerwillen ertragen. Bei grossen Schmerzen und sehr ausgedehnter, gespannter Geschwulst sind einige Blutegeln von Nutzen. Grosse Unruhe wird ohne Schaden durch eine Morphiumlösung gr. ¼ auf ʒiij stündlich 1 Kaffeelöffel bis zum Eintritt der Wirkung beseitigt. Zurückbleibende Indurationen müssen mit grauer

Salbe eingerieben werden. Da die damit behafteten Kinder gewöhnlich scrofulös sind, so ist ein mehrmonatlicher Gebrauch des Leberthran's sehr erspriesslich.

b) Die secundäre Parotitis ist eine sehr seltene Krankheit und entsteht bei länger bestehenden, tieferen Erkrankungen der Mundhöhle. Die hauptsächlichste Veranlassung zur secundären Parotitis ist der Mercurialspeichelfluss, die Diphtheritis oder eine vernachlässigte Stomacace. Sie erreicht nie die Grösse, Ausdehnung und Härte der epidemischen Parotitis, das Gesicht ist nie in so hohem Grade entstellt, das Ohrläppchen steht niemals weit nach aufwärts. Die Symptome beschränken sich auf leichte Geschwulst und auf Schmerz bei Druck von aussen oder beim Kauen. Die um und über die Parotis liegenden Lymphdrüsen, welche bei Mundkrankheiten viel früher und häufiger anschwellen als jene, erschweren die Diagnose bedeutend. Der beste diagnostische Anhaltspunkt bleibt immer der Stand des Ohrläppchens und der Verlauf. Die geschwellte Speicheldrüse zertheilt sich nämlich schneller und regelmässiger als die häufig indurirenden oder in Eiterung übergehenden Halslymphdrüsen. In seltenen Fällen kommt es auch zur Eiterbildung, wobei heftige allgemeine Erscheinungen, langwierige Zunahme und endliche Fluctuation und Zuspitzung sich einstellt. Nach einer sehr profusen und erschöpfenden Eiterung endet dieser Process mit vollständiger Atrophie der vereiternden Drüse. Da die secundäre Parotitis gewöhnlich nur einseitig und die Mundhöhle dabei sehr intensiv erkrankt, ist so lässt sich über das Verhalten der Speichelsecretion in der erkrankten Drüse nichts bestimmtes angeben.

Die Behandlung hat hauptsächlich ihr Augenmerk auf die Mundhöhlenerkrankung zu richten, wobei das Kali chloricum wieder als erstes Mittel erwähnt werden muss. Das weitere der Behandlung der Mundhöhlenaffection findet sich in den entsprechenden Abschnitten bereits angegeben.

c) Die metastatische Parotitis tritt auf im Verlaufe eines Typhus oder von Scharlach, von Variola, von Masern und zwar schon in den ersten Tagen, auf der Höhe der Krankheit, wo dann fast regelmässig der Tod erfolgt, oder mit eintretender Reconvalescenz, in welchem Falle die Prognose bei weitem günstiger gestellt werden kann. Der ätiologische Zusammenhang der Parotitis mit diesen Exanthemen ist sehr unklar; unter anderen Ursachen muss jedenfalls, besonders für den Typhus, eine mechanische Verstopfung des Ductus Stenonianus in Folge der Trockenheit der Mundhöhle geltend gemacht werden. In der Leiche findet man die Parotis und ihre Umgebung geschwellt und die Drüse von einer Menge kleiner Abscesse durchsetzt, deren Inhalt entweder gelber, dickflüssiger Eiter oder braune blutige Jauche ist. In sehr putriden Fiebern tritt rasch eine allgemeine brandige Verjauchung ein, wobei die ganze Drüse und ihre Umgebung in eine jauchige, braungrüne, stinkende Masse zerfällt.

Die Symptome sind je nach dem Grade der Allgemeinerkrankung verschieden. Ist der Typhus oder das acute Exanthem zu einer beträchtlichen Höhe gediehen, so bemerken die Kranken selbst gar nichts von der sich einstellenden Parotitis, tritt dieselbe hingegen in der Reconvalescenz auf, so geben sie dieselben subjectiven Erscheinungen an wie bei der idiopathischen, epidemischen Form. Im allgemeinen kann bemerkt werden, dass die metastatische Parotitis langsamer verläuft und viel häufiger in Eiterung übergeht als die secundäre oder gar die idiopathische. Der Uebergang in Eiterung findet hier sehr gewöhnlich statt.

Die objectiven Zeichen, Grösse, Ausdehnung und Härte der Geschwulst verhalten sich hier gerade wie bei der epidemischen Parotitis. Wenn bei den andern Formen immer noch die Frage offen bleiben muss, ob wirklich das Drüsenparenchym und nicht blos das zwischen den Acinis befindliche und das die ganze Drüse umgebende Bindegewebe erkrankt sei, so ist bei dieser metastatischen Parotitis wegen der Häufigkeit und Vielfältigkeit der Abscesse doch mit Bestimmtheit eine Parenchymerkrankung anzunehmen.

Die Behandlung spielt bei der Schwere der Complication gewöhnlich eine untergeordnete Rolle. Warme Kleiensäckchen scheinen, wenn die Kinder sie dulden, einen günstigen Einfluss auf die Rückbildung der Geschwulst zu haben und die Schmerzen zu mildern. Einstiche können mit Vortheil nur gemacht werden, wenn deutliche Fluctuation gefühlt wird. Wird durch tiefe Einstiche kein Eiter entleert und also keiner der Abscesse geöffnet, so tritt durchaus keine Erleichterung, vielmehr durch die zugefügte traumatische Parotitis nur grössere Schwellung und Beschwerden ein. Ist der Process in der Reconvalescenz aufgetreten, so wird dieselbe ungemein in die Länge gezogen und man hat durch möglichst roborirende Behandlung, Wein, Eier, Infus. carnis, Fleisch, China etc., die Kräfte aufrecht zu erhalten.

2) Hypertrophie der Parotis.

Es gibt a) eine gut- und b) eine bösartige Hypertrophie.

a) Die gutartige kann spontan und langsam entstehen, ist aber viel häufiger die Folge der vorgenannten entzündlichen Zustände. Zuweilen entwickeln sich auch gutartige Geschwülste, Fibroide, Fett- oder Balggeschwülste in der Drüse. Die Haut ist über der gutartigen Hypertrophie verschiebbar. Ihre Entwickelung ist immer nur einseitig, der Schmerz bei Druck auf die Drüse sehr gering, der Unterkiefer desshalb auch bei ziemlich grossen Geschwülsten noch hinlänglich beweglich. Von scrofulöser Anschwellung der Halsdrüsen lässt sie sich dadurch unterscheiden, dass das Ohrläppchen bei diesen nicht absteht, dass sie beweglicher sind und meist in grösserer Zahl gefunden werden.

Behandlung.

Einfache Hypertrophien können durch länger fortgesetzte Einpinselung von Jodtinktur, wöchentlich 1—2 Mal, bedeutend verkleinert und selbst zum vollkommenen Schwund gebracht werden, die gutartigen Lipome und anderen Geschwülste im Parenchym der Drüsen verkleinern sich auf Jodtinktur natürlich nicht, sondern müssen durch das Messer entfernt werden, wenn anders sie oberflächlich genug sind, dass man erwarten darf, sie ohne zu grosse Gefäss- und Nervenverletzung herauszuschälen.

b) Die bösartige Hypertrophie der Parotis besteht in der Wucherung eines Medullar- oder Faserkrebses im Parenchym der Drüse. Dieselbe kommt aber nie primär und isolirt in der Parotis vor, sondern erscheint meistens mit gleichzeitigen Krebsablagerungen in andern Organen, und ist bei Kindern, wie überhaupt alle Krebse, ausserordentlich selten. Bei bedeutenderem Wachsthume des Carcinom's nach innen kann Druck auf Pharynx und Larynx und auf die grösseren Gefässe und Nerven des Halses entstehen. Zuweilen wächst die Geschwulst auch nach vorne über den aufsteigenden Ast des Unterkiefers herauf, wodurch dessen Contouren nicht mehr ermittelt werden können, sie ist immer vollständig unbeweglich, je nach der Beschaffenheit der Neubildung hart (beim Faserkrebs) oder weich, selbst fluktuirend (beim Medullarkrebs). Bei der ersteren Art ist die bedeckende Haut unbeweglich mit der harten Geschwulst verwachsen. Tuberculose etablirt sich fast nie in der Speicheldrüse. Die Behandlung ist wie die der Krebskranken überhaupt lediglich eine Leben fristende. Ob durch Exstirpation der carcinomatösen Parotis, eine der schwierigsten und lebensgefährlichsten Operation der ganzen Chirurgie, schon ein Kind gerettet worden, ist mir unbekannt.

C. Pharynx und Oesophagus.

1) **Angina tonsillaris.** Cynanche (wörtlich das Hundehalsband von κύων der Hund, und ἄγχειν zuschnüren).

Die Mandeln sind Aggregate von Schleimdrüsen, welche im gesunden Zustand kaum über die Gaumenbogen, zwischen denen sie liegen, hervorragen dürfen. An der dem Isthmus faucium zugekehrten Fläche finden sich 10—20 Ausführungsgänge der Schleimkrypten, die der Mandeloberfläche ein durchlöchertes Aussehen verleihen und den Vergleich mit den Mandelschalen veranlasst haben. Diese 10—20 Krypten auf jeder Mandel sind nun Verschwärungen ausgesetzt, bei denen gleich den Furunkeln der Cutis jedesmal der Inhalt einer oder einiger Krypten eine Eiterung der Umgebung hervorruft und endlich durch Oeffnung des Abscesses aus der Mandel ausgeschieden wird. Bei diesem Processe schwillt das ganze Parenchym der Mandel an und hat grosse Neigung, eine chronische Induration einzugehen, welche sogar auch ohne Verschwärung der Krypten spontan und dann beiderseitig entstehen kann. Nach jeder Verschwärung bleibt auf der Mandel eine buchtige Vertiefung zurück, so dass, wenn sich das Leiden öfter repetirt hat, die Mandeln ganz zerklüftet und zerrissen aussehen, hiedurch aber sich merklich verkleinern. Je öfter Angina tonsillaris aufgetreten, um so wahrscheinlicher wird es, dass alle Krypten zerstört sind und hiemit die Gelegenheit zu ferneren Anginen entzogen ist, ein seltenes Beispiel einer radicalen Naturselbstheilung.

Symptome.

Die Krankheit beginnt mit Schlingbeschwerden, Schmerz, Hitze und Trockenheit des Halses. Die erkrankte Mandel vergrössert sich allseitig und ist auch von aussen unter dem Unterkiefer als leichte Geschwulst zu fühlen. Schwellen, was sehr häufig vorkommt, beide zugleich an, so berühren sie sich und steigern nun alle Symptome beträchtlich, bis endlich selbst Suffocation eintritt. Die Stimme ist hiebei immer näselnd; die Schmerzen strahlen nach dem Ohre aus, es kann durch Hinaufdrängen des hinteren Gaumenbogens der Zugang zur Rachenöffnung der Eustachischen Trompete mechanisch verlagert und auf diese Weise Ohrensausen und Schwerhörigkeit bedingt werden. Die Schlingbeschwerden sind bei Flüssigkeiten grösser als bei compakten Bissen, z. B. von Brod oder Fleisch, weil die letzteren durch ihre Festigkeit sich selbst den Weg bahnen, während die Getränke nur durch gleichmässige Compression der ganzen Mundhöhle gegen die geschwellten Mandeln durchgedrückt werden können.

Untersucht man nun die Mundhöhle, so muss man mit einiger Schonung zu Werke gehen, die Kinder einem hellen Fenster gegenüber placiren und sie zuerst nur einfach den Mund öffnen lassen, wobei man häufig schon den ganzen Process übersehen kann, besonders wenn die Kinder auch die Zunge dabei herausstrecken und tief inspiriren. Gelingt es auf diese Weise nicht, die Mandeln vollständig zu sehen, so muss man die Zunge niederdrücken, was nach meinen Erfahrungen sich die Kinder viel lieber mit dem Finger als mit dem Spatel oder einem Löffelstiel gefallen lassen. Ueberdiess kann man mit dem Finger die Zunge viel tiefer hinunter drücken und zu gleicher Zeit den Kopf besser fixiren als mit einem Löffelstiel. Man sieht nun das Gaumensegel geröthet und die hochrothen Mandeln mit dickem, zähem Schleim bedeckt. Sie füllen den grössten Theil des Isthmus Faucium aus. Wenn die Angina ein paar Tage bestanden hat, so kommen einige gelbe Punkte an den Mandeln zum Vorschein, aus welchen sich beim Anstechen eine ziemliche Menge übelriechenden Eiters entleert, worauf eine rasche Besserung und wieder nach einigen Tagen vollkommene Heilung eintritt, wenigstens was die subjectiven Symptome betrifft; denn trotz des Substanzverlustes bleibt eine solche Mandel noch lange Jahre vergrössert. Eine acute Angina tonsillaris mit Schmerz, Schlingbeschwerden und Fieber dauert bei Kindern niemals länger als 5—6 Tage, dann geht der Abscess entweder auf, oder es kömmt gar nicht zur Eiterbildung, sondern der Process geht über in die chronische, schmerzlose Induration.

Was die Actiologie betrifft, so tritt sie zuweilen epidemisch auf, meist aber sind die Fälle nur sporadisch und treffen die besonders disponirten Individuen. Ausserdem ist die Mandelentzündung eine constante Begleiterin des Scharlachs, geht aber hier gewöhnlich nicht in Eiterung über, und kommt zuweilen auch bei secundärer Syphilis vor, die sich bei Kindern jedoch seltener als bei Erwachsenen am Gaumensegel und den Tonsillen entwickelt.

Therapie.

Die Behandlung ist verschieden nach dem Alter des Kindes. Kleine Kinder unter 3—4 Jahren, die der Krankheit viel weniger unterworfen sind als die Kinder nach dem Durchbruch der bleibenden Zähne, können bekanntlich nicht gurgeln und behalten niemals Wasser im Mund, sondern schlucken es immer gleich hinunter. Es fällt bei diesen also ein Haupterleichterungsmittel, das Gargarisma, weg. Die so beliebten Eibischgargarismen mildern den Schmerz weniger und können den Schleim, der fortwährend die Mandeln und die hintere Pharynxwand dick bedeckt, nicht so gut entfernen, als frisches kaltes Wasser, das man die Kinder so lange ruhig im Mund behalten, nicht aber gurgeln lässt, bis es ihnen durch seine Wärme unangenehm wird. Es wird dann durch frisches ersetzt. Die dicken Cataplasmen und Kleiensäcke, mit denen man den Kindern den halben Kopf zu verbinden pflegt, sollen die Eiterung befördern, machen aber jedenfalls den Kopf heiss und eingenommen. Ich bin von dieser ihrer letzteren Wirkung viel gewisser überzeugt als von der ersteren und gebrauche sie desshalb nicht. Oeleinreibungen des Halses wirken schmerzstillend und erhitzen nicht. Bei Erwachsenen kann man heftige anginöse Beschwerden durch einige Blutegel sehr rasch mindern, bei Kindern ist aber der Blutverlust und dann die durch die Application der Blutegel hervorgerufene Angst und Aufregung mehr zu berücksichtigen. Die Incisionen in die hochgeschwollenen Mandeln, durch welche man bei Erwachsenen grosse Erleichterung und Abkürzung der Sehmerzen bewirken kann, erfordern vor allem die Einstimmung des zu Operirenden, auf welche man bei Kindern vergebens hoffen wird. Bei grosser Athemnoth und Suffocation müssen sie aber gemacht werden und können durch den mannigfach gebrauchten Brechweinstein nicht ersetzt werden. Es gelingt nur selten durch Brechbewegungen die Abscesse zum Platzen zu bringen. Der Eiter muss dabei jedenfalls sehr oberflächlich sein und hätte sich wahrscheinlich in den nächsten Stunden spontan entleert.

Man kann sich also bei acuter Angina tonsillaris auf Gargarismen aus kaltem Wasser und auf Oeleinreibungen beschränken. Bei Suffocation müssen Einschnitte in die Mandeln gemacht werden, und wenn diess wegen zu grosser Unruhe des Kindes und mangelnder Assistenz nicht sicher ausgeführt werden kann, kann man ein Brechmittel versuchen. Die gewöhnlich bestehende Obstipation wird sehr passend durch ein leichtes Abführmittel, Dct. tamarind. oder ein Infus. Rhei oder einige Kaffeelöffel ß. Rhei aquosa beseitigt.

2) Hypertrophia tonsillarum.

Es gibt eine erbliche Hypertrophie beider Tonsillen, welche sich schon sehr früh, oft schon im zweiten Lebensjahre, entwickelt und nicht die Folge von Anginen ist. Beide Mandeln sind hier gleichmässig angeschwollen, drängen das Gaumensegel nach vorne, schliessen das Zäpfchen zwischen sich ein, vergrössern sich nach oben gegen die Nasenhöhle und bedingen dadurch eine näselnde Stimme. Durch die Verlagerung der Eustachischen Trompete tritt Ohrensausen und Schwerhörigkeit ein. Röthung, Schmerz und subjective Symptome sind hiebei nicht zugegen, die Schwerhörigkeit, die näselnde Stimme, der Tag und Nacht offene Mund, ein fortwährendes Schnarchen im Schlafe sind die Hauptmomente, welche uns zu einer Untersuchung der Mandeln, die man bei bedeutender Vergrösserung auch von aussen fühlt, auffordern müssen.

Die von Dupuytren zuerst als Folge der hypertrophischen Mandeln angegebene Atrophie der Respirationsmuskeln und das Pectus carinatum (Hühnerbrust) konnte ich nicht finden oder wenigstens kein so häufiges Zusammentreffen dieser Zustände beobachten, dass sich hieraus ein striktes Abhängigkeitsverhältniss entnehmen liesse. Es gibt eine Menge ganz gut entwickelter Kinder, welche keine Spur von Hühnerbrust oder überhaupt irgend einer Erkrankung der Brust und der Brusteingeweide zeigen und doch an hypertrophischen Mandeln leiden, und eine noch grössere Menge von Kindern leidet trotz ganz normaler Mandeln an hochgradiger Hühnerbrust und mangelhafter Entwicklung der Brustmuskeln.

Schon vor Beginn der Pubertät tritt ein Stillstand im Wachsthum der hypertrophischen Mandeln ein, und der freie Raum zwischen denselben vergrössert sich wieder bei den Erwachsenen. Zu acuten Anginen sind die damit behafteten Kinder häufig disponirt, und sehr gewöhnlich begleiten scrofulöse Erkrankungen der Haut, der Augen und der Knochen dieses Uebel.

Behandlung.

Die niedrigen Grade erfordern gar keine Behandlung. Bei mehrere Monate anhaltendem Gebrauch des Leberthrans, der wegen anderer scrofulöser Affectionen gegeben wurde, sah ich mehrmals eine auffallende

Verkleinerung der hypertrophischen Mandeln, in den höchsten Graden des Uebels aber liess mich derselbe im Stiche. Durch lange Zeit fortgesetzte Höllensteincauterisationen, die wöchentlich zweimal vorgenommen werden können und gewandt applicirt, den Kindern gar keine Schmerzen und Beschwerden machen, erreicht man eine ziemlich beträchtliche Verkleinerung der Tonsillen, so dass man in vielen Fällen den Kindern oder eigentlich deren Angehörigen die Operation ersparen kann. Wenn aber das Uebel hochgradig ist, so ist die Exstirpation der Mandeln dringend indicirt, weil sonst die Kinder suffocatorisch zu Grunde gehen können. Die Operation wird entschieden am besten mit dem neuen Mathieu'schen Tonsillotom, wo man mit einem Ruck die Mandeln anspiesst und mit dem zweiten das vorragende Stück guillotinirt, zur Ausführung gebracht. Wenn man die Kinder überrascht und sie von der Operation nichts ahnen, so lassen sie sich gutwillig das in einen stumpfen Stahlring endende Instrument, in welchem die Klinge verborgen ist, um die Mandel legen, in demselben Moment ist sie schon angespiesst und im nächsten abgeschnitten, so dass sie kaum zum Bewusstsein des Geschehenen gelangen können. Die Abtragung einer Mandel genügt, den Isthmus faucium zu öffnen; zuweilen kann man die zweite unmittelbar darauf noch wegnehmen, gewöhnlich sträuben sich die Kinder aber sehr hiegegen und das Chloroformiren ist wegen des hinabfliessenden Blutes nicht rathsam.

Man lässt die Wundfläche heilen und schneidet später, sollten die Symptome sich nicht gehörig mindern, auch die andere ab. Die Amputation mit der Müssex'schen Zange und dem Messer ist sehr mühsam und wegen der Nähe der Carotis interna, die nach aussen und hinten an die Mandel grenzt und bei unruhigen Kindern leicht verletzt werden kann, auch gefährlich.

3) Retropharyngealabscess.

Die Abscesse der hinteren Pharynxwand lassen sich nach Bokai bezüglich ihrer Entstehungsweise in 3 Arten eintheilen: a) in solche, die sich idiopathisch aus einer Entzündung des Pharynx und des denselben umgebenden Zellgewebes entwickelten; b) in solche, die sich secundär in Folge einer Vereiterung von entzündeten Halsdrüsen bilden und c) in solche, die mit Halswirbelcaries complicirt sind.

Bei allen 3 Arten ist immer das erste Symptom ein langsam sich steigernder Schmerz beim Schlucken, wobei bald eine gewisse Steifheit des Halses bei Bewegungen des Kopfes ohne äusserlich wahrnehmbare krankhafte Erscheinungen dieser Theile sich einstellt. Die Stimme wird näselnd und bei der Untersuchung der Mundhöhle findet man den Pharynxraum verkleinert, die hintere Pharynxwand nicht auf beiden Seiten gleichmässig weit vom Gaumensegel entfernt, geröthet. Bei vorgerücktarem Stadium der Krankheit wird die Steifheit des Halses immer auffallender, die Kinder beugen den Kopf constant nach rückwärts und bekommen Athemnoth, so bald man das Kinn dem Sternum nähert. Der Hals wird in der Gegend der Unterkieferwinkel etwas dicker. Fieber und Unruhe stellt sich ein und nimmt mit Vergrösserung des Abscesses von Tag zu Tag zu. Iu den höchsten Graden des Uebels vermögen die Kinder nicht mehr zu schlucken, athmen nur sehr mühsam mit schmerzhaft verzerrten Gesichtszügen, das Athmen ist laut schnarchend, jedoch nicht pfeifend wie beim Krup, wofür man im ersten Augenblicke die Krankheit halten könnte, zumal auch hier die Sprache unverständlich, die Stimme klanglos wird. Die Mundhöhle ist fortwährend mit Schleim erfüllt und die hintere Pharynxwand fluktuirt endlich bei Berührung ziemlich deutlich. Der Abscess kann so gross werden, dass er bis zum Gaumensegel, das auf ihm aufzuliegen scheint, vorwächst. Reicht er tief hinab, so ist selbst das Zungenbein und der Larynx nach vorne oder zur Seite gedrängt, und wird er endlich geöffnet, so stürzt eine grosse Menge Eiter hervor, worauf sämmtliche Erscheinungen augenblicklich nachlassen; wenn der spontane Aufbruch im Schlafe stattfindet, so sollen schon Kinder durch den Eiter, der ihnen in den Larynx floss, erstickt sein.

Bei der zweiten auf Halsdrüsenvereiterung folgenden Art findet man ausserdem noch vergrösserte oder vereiternde Lymphdrüsen am Halse und bei der dritten, der häufigsten Art, die Erscheinungen eines Monate lang vorausgehenden Halswirbelleidens, schmerzhafte Halswirbel, schmerzhafte, erschwerte Bewegung, Rückwärtsbeugung des Kopfes, Aufwärtsziehung der Schultern und Auftreibung oder Formveränderung der ergriffenen Wirbel. Obwohl Halsdrüsenvereiterung zu den alltäglichen Leiden des kindlichen Alters gehören, so kommen doch Retropharyngealabscesse in Folge von Drüsenvereiterung ausserordentlich selten vor. Mir z. B. ist noch nie dieser Ausgang eines Lymphdrüsenabscesses begegnet. Die Prognose ist bei Retropharyngealabscessen immer zweifelhaft, bei Wirbelcaries mit Durchbruch des Eiters in den Rachen fast tödtlich zu stellen.

Behandlung.

Da die Diagnose erst mit Bestimmtheit gestellt werden kann, wenn der Abscess sich schon gebildet hat, so lässt sich von der Antiphlogose, Blutegel, Eisumschlägen und Laxantien sowenig wie von den zertheilenden Mitteln, der grauen Salbe, Jodsalben, Jodtinktur oder Cataplasmen, etwas erwarten.

Grösseren Kindern gewähren in den Mund genommene Eisstückchen durch ihre adstringirende und schmerzstillende Eigenschaft die grösste Erleichterung. Hat man sich aber einmal wirklich von der Gegenwart eines Abscesses überzeugt, so ist schleunige Eröffnung das einzige Mittel, die quälenden Symptome zu heben. Nur bei gleichzeitigem Leiden der Wirbelsäule, das übrigens nicht immer leicht zu diagnosticiren ist, räth Bamberger mit Recht, mit der Eröffnung so lange zu zögern, bis wirkliche Gefahr droht; denn der Zutritt der atmosphärischen Luft beschleunige stets das Fortschreiten der cariösen Wirbelzerstörung. Wenn bei Halswirbelcaries überhaupt etwas erwartet werden darf, so ist eine ruhige Rückenlage, mehrere Monate lang fortgesetzt, unerlässig. Hiebei müssen natürlich die Kräfte möglichst aufrecht erhalten werden und durch ein später zu setzendes Haarseil, sowie den lang fortgesetzten Gebrauch des Jodeisens muss man versuchen die verdickten Wirbelkörper zur Resorption zu bringen.

4) Entzündung des Oesophagus. Oesophagitis.

Fast alle Schleimhauterkrankungen der Mundhöhle können sich auf die Schleimhaut des Oesophagus bis zur Cardia fortsetzen. Es gibt eine catarrhalische, merkurielle und diphtheritische Entzündung desselben, auch kann sich der Soor bis zum Magen erstrecken. Die gewöhnlichste Art der Erkrankung der Speiseröhre aber ist die durch ätzende Substanzen und die durch mechanisch wirkende fremde Körper. Sie kommen fast nie bei Kindern unter einem Jahre vor, weil diese noch zu einfach genährt werden und zu ungeschickt sind, um selbst nach schädlichen Stoffen zu greifen und sie zu verschlucken.

Die Symptome der Oesophagitis sind folgende:

Brennender oder stechender Schmerz an irgend einer Stelle des Oesophagus, am Halse, am Rücken zwischen den Schulterblättern oder in der Herzgrube. Das Schlucken ist immer mit Schmerz verbunden, selbst die mildeste Flüssigkeit, der eigene Speichel gleitet nicht ohne Schmerz hinunter. Je nach der Heftigkeit des Schmerzes tritt bloss Würgbewegung oder wirkliches Erbrechen ein, besonders in der Rückenlage ist das Schlingen erschwert, weil bei zurückgebogenem Kopfe die vordere Wand der Wirbelsäule eine in die Rachenhöhle hineinragende Convexität bildet, wesshalb man ja auch allen Kranken den Kopf emporzuheben pflegt, wenn man ihnen Medicin reichen will. Der Durst ist bei Oesophagitis sehr quälend und die Kinder verweigern aus Furcht vor dem Schmerze beim Schlingen Tage lang alles Getränke. Da die gewöhnlichsten Veranlassungen zur Oesophagitis Verbrennung mit heissem Wasser, Lauge oder concentr. Säuren sind, so ist immer die Hauptveränderung im Munde, und es lässt sich von dieser ein Schluss auf die Veränderung der Oesophagusschleimhaut machen. Ist es einmal zur Geschwürsbildung gekommen, so heilen dieselben, weil die Schleimhaut der Speiseröhre bei jedem Schlucke eine bedeutende Ausdehnung erfährt, nur sehr langsam und fast immer mit Verengerung des Lumens, welche Monate lang zunimmt und erst spät einen höheren Grad erreicht. Ausser diesen Verbrennungen, die hauptsächlich wegen der Ungeschicklichkeit der Kinder und ihrem Mangel an Geistesgegenwart entstehen, indem sie die in den Mund genommene ätzende Substanz nicht gleich wieder ausspucken sondern verschlucken, gibt es noch eine Oesophagitis traumatischen Ursprungs. Sie entsteht durch Verschlucken und Steckenbleiben von Fischgräten, Knochenfragmenten, Nadeln und spitzen Körpern aller Art und hauptsächlich auch durch ungeschickte und rohe Versuche, dieselben zu entfernen. Endlich hat man auch Geschwürsbildung im Oesophagus auf grosse Dosen Tartarus stibiatus, in Pulverform gereicht, entstehen sehen.

Behandlung.

Die Extraktionsversuche fremder Körper hängen häufig bloss vom Zufall ab, da man den Fixirungsort nicht genau wissen und oft auch nicht erfahren kann, um welche Art fremden Körpers es sich handelt. Sie sind auch nicht immer nothwendig: denn es gibt eine Menge von Stoffen, z. B. Brodkrusten, hartes Zuckerwerk aller Art, selbst Stückchen Holz, welche bei längerem Liegenbleiben erweichen und durch Nachtrinken hinuntergespült werden können. Je länger der fremde Körper festsass, um so schwieriger wird seine Entfernung, da die Entzündung der Speiseröhre ihr Lumen noch mehr verengert. Der Versuch, spitze Körper in den Magen zu stossen, kann sehr schlimm ausfallen, da man ihn ebenso leicht durch die Oesophaguswand durch- als in den Magen hinabstossen kann. Füllt er die Höhle der Speiseröhre nicht vollkommen aus, was bei spitzen Körpern wohl niemals der Fall sein wird, so wird er durch ein über ihn hinausgebrachtes Instrument, dessen Ende ein Paar stumpfe Hacken hat, oder nach Art eines Regenschirms entfaltet werden kann, zuweilen herausgezogen.

Gegen die chemischen Verbrennungen muss man, wenn sie erst ganz kurz geschehen sind, die Antidota, gegen Säuren die Alkalien und umgekehrt, in passender Verdünnung anwenden. Später reicht man Emulsionen und lässt zur Stillung des Durstes Eisstückchen im Munde zergehen, wenn die Kinder sich hartnäckig weigern zu schlucken. Es wird kaum nothwendig sein, den Genuss fester Nahrungsmittel noch speciell zu verbieten, da beim ersten Versuche sich der Schmerz schon gewaltig steigert. Bei grossen Schmerzen legt man eine warme feuchte Cravatte um den Hals und gibt Opium dem Alter entsprechend, einem 2jährigen Kinde einen Tropfen Opiumtinktur, einem 3jährigen zwei Tropfen und so mit jedem Lebensjahre einen Tropfen mehr. Ein schlimmer, aber sehr häufiger Ausgang der Oesophagusgeschwüre, wie sie eben auf chemische oder mechanische Reize folgen, ist die Striktur. Die Bildung der Strikturen muss, durch Bougiekuren, die man ganz in der Weise ordnen kann, wie bei den Strikturen der Harnröhre, verhütet werden. Wo sie schon entstanden, ist das Bougie und seine consequente Anwendung die einzige Rettung vor dem Hungertode.

5) Angeborene Halsfistel. Fistula colli congenita.

Eine sehr seltene, wenig beschriebene, fast problematische Krankheit, die erst von wenigen Aerzten beobachtet worden ist. Ich selbst hatte noch nie Gelegenheit sie zu sehen. Nach Bednar verdankt sie ihren Ursprung dem Offenbleiben der zweiten oder dritten Kiemenspalte. Nach demselben Autor befindet sich ihre äussere Mündung, in deren Umgebung die äussere Haut an dem unterliegenden Zellgewebe festhängend ein Grübchen bildet, an der Seitengegend des Halses, $1/2$ Zoll vom Schlüsselbein und seiner Vereinigung mit dem Brustbein entfernt. Ihre innere Oeffnung mündet entweder in dem Schlundkopf neben dem Kehldeckel oder sie endet blind in der Nähe desselben. Das Sekret dieser Fistel besteht in zähem Schleim und kommt hauptsächlich beim Kauen und Schlingen zum Vorschein; in die Fistel eingespritztes Wasser ruft eine Schlingbewegung hervor.

Die Heilversuche mittelst Cauterisation blieben bis jetzt ohne Erfolg.

6) Sklerose des Musculus sternocleidomastoideus.

In den ersten Lebenswochen kömmt zuweilen eine eigenthümliche strangartige Verdickung eines Kopfnickers vor, deren Deutung noch keineswegs klar ist. Der harte Strang sitzt offenbar im Muskel, nicht über oder neben demselben, tritt stets einseitig auf, hat eine cylindrische Bleistift ähnliche Form und ist $1/2 - 1$ Zoll lang. Die Geschwulst ist meist ziemlich beweglich, tritt bei der Bauchpresse deutlicher hervor und betheiligt sich bei allen Bewegungen des Kopfnickers. Paget gibt an, dass das Gesicht nicht nach der erkrankten Seite hin gedreht werden könnte, in den 3 Fällen, die mir bisher vorgekommen, war von einer Funktionsstörung des Muskels nichts zu bemerken. Die Aetiologie der französischen Autoren, welche die Geschwulst einfach durch eine schwere Geburt, Zangenoperation etc., entstehen lassen, passt für meine Fälle nicht, da bei allen dreien die Entbindung ohne Kunsthilfe von Statten ging und die Geschwulst erst einige Tage nach der Geburt bemerkt wurde. Gegen die Annahme einer geschwollenen Lymphdrüse spricht die offenbar walzenförmige Gestalt und das Fehlen anderweitiger Drüsenschwellungen.

Behandlung.

Sämmtliche Autoren Labalbary, Melchior, Dolbeau, Paget, Wilks etc. stimmen darin überein, dass die Geschwulst nach einigen Wochen auf äusserlichen Jodgebrauch spurlos verschwinde, was ich durch meine eigene Erfahrung, einfache Einpinselungen mit Jodtinktur, vollkommen bestätigen kann.

D. Magen- und Darmkanal.

1) Die wichtigsten Symptome der Magen- und Darmkrankheiten.

Es repetiren sich bei den verschiedenen Magen- und Darmerkrankungen so viele Symptome, dass es praktischer erscheint, sich über dieselben von vorneherein zu verständigen, bevor wir zur Beschreibung der einzelnen Krankheiten, die dann mehr pathologisch anatomisch aufgefasst werden können, übergehen.

a) Dyspepsie. (ἡ δυςπεψία, Verdauungsstörung).

Unter Dyspepsie versteht man eine vollkommene Aufhebung oder blosse Verminderung des Appetits; in dem letzteren Falle werden die gewöhnlichen Nahrungsmittel verschmäht und es besteht bloss ein Verlangen nach den Lieblingsgerichten, von denen aber auch verhältnissmässig nur wenig genossen wird. Der Appetit ist der zuverlässigste Wegweiser bei Beurtheilung einer Allgemeinerkrankung und das hierüber anzustellende Examen macht den wichtigsten und schwierigsten Theil des ganzen Krankenexamens aus. Man darf sich niemals mit allgemein gehaltenen, vagen Antworten abfertigen lassen, sondern muss ganz genau die Menge und Qualität der genossenen Nahrungsmittel erforschen, muss sich das Gefäss zeigen lassen, aus welchem die Kinder zu essen bekommen, wie weit es voll war, wie viel übrig geblieben ist etc., nur dann bekommt man eine richtige Ansicht von der wirklichen oder eingebildeten Abnahme des Appetites eines Kindes.

Bamberger führt in seinem Lehrbuch der Krankheiten des chylopoëtischen Systems folgende 4 Arten von Dyspepsien an.

1) Dyspepsie durch anatomische Veränderungen der Verdauungsorgane.

2) Dyspepsie durch quantitative und qualitative Anomalien der Verdauungssecrete.

3) Dyspepsie durch veränderten Nerveneinfluss, wohin auch die secundär bei verschiedenen Krankheiten vorkommenden Verdauungsstörungen gehören und

4) Dyspepsie durch abnormen Reiz der Nahrungsmittel.

Alle diese Arten von Dyspepsien kommen, wie bei Erwachsenen, auch bei Kindern vor. Die seltenste ist die erste, die zweite ist sehr häufig und begleitet hauptsächlich die vermehrte Ausscheidung des Darmsecretes, die Diarrhöe. Die dritte findet sich bei allen acuten fieberhaften Erkrankungen und gibt den besten Anhaltspunkt für die Beurtheilung der Schwere und Dauer eines Fiebers, und die vierte ist die allerhäufigste Erkrankung in der ganzen Pädiatrik, an der die Mehrzahl aller künstlich aufgefütterten Kinder das ganze erste Lebensjahr hindurch laborirt. Dass diese einzelnen Arten nicht immer strenge von einander geschieden werden können, braucht kaum besonders erwähnt zu werden, indem ja einzelne sich gegenseitig direkt bedingen und in innigstem Zusammenhange stehen.

Bei jeder Dyspepsie ist der Verdauungsakt nicht nur verzögert, sondern auch von den mannigfachsten localen und allgemeinen Beschwerden begleitet. Die längere Zeit im Magen unverdaut liegenden Nahrungsmittel entwickeln stets Gase, welche einen denselben verwandten wenn auch nur unbedeutenden Geruch haben, und von denen die geruchlosen Gase, die bloss durch Schlürfen mit in den Magen gerathen sind und aus atmosphärischer Luft bestehen, wohl unterschieden werden müssen. Der grössere Theil der riechenden Gase entwickelt sich erst im Darmrohr und dehnt dasselbe aus, wodurch bei Berührung des Abdomens oder durch Bewegung des Körpers Schmerzen entstehen, die gewöhnlich mit dem Entweichen einer grossen Quantität von Gas endigen. Grössere Kinder klagen auch bei gestörter Verdauung über ein Gefühl von Druck, Völle und Schmerz in der Herzgrube und fast regelmässig gesellt sich hiezu ein consensueller Stirn- oder Scheitelschmerz, der nicht eher weicht, als bis der Appetit wiedergekehrt ist. Das gewöhnliche und bald eintretende Ende jeder Dyspepsie, besonders aber der durch abnormen Reiz der Nahrungsmittel bedingten ist Erbrechen, worauf, wenn bloss unverdaute Nahrungsmittel die Schuld trugen, der Appetit schnell wiederkehrt und die übrigen consensuellen Symptome verschwinden.

Therapie.

Die Behandlung der Dyspepsie erfordert ein gründliches Eingehen in ihre Ursachen und ist je nach diesen bald eine radicale, bald eine symptomatische, bald eine rein exspectative. Die Verhältnisse sind häufig so complicirt, die Ursachen so schwer zu ermitteln, dass es zu den schwierigsten Aufgaben gehört, allgemeine rationelle Regeln für diese Behandlung aufzustellen. Die Basis der ganzen Behandlung beruht auf strenger Diät, auf Entziehung der Nahrungsmittel, wie ja überhaupt Ruhe im Allgemeinen, Ruhe des erkrankten Organs insbesondere der erste Grundsatz der ganzen Therapie ist. Mag die Ursache der Dyspepsie sein, welche sie will, ihr Effekt ist immer derselbe — verminderte oder aufgehobene Verdauungsfähigkeit — und die Zufuhr neuer, der Verdauung bedürftiger, breiiger oder gar fester Nahrung ist also unter allen Umständen schädlich. Bei anatomischen Veränderungen der Verdauungsorgane kann natürlich auf den Appetitmangel nicht eingewirkt werden, da er nur eine Folge der Schleimhauterkrankung ist und so lange bestehen wird, als diese sich nicht zur Heilung anschickt. Dyspepsien, veranlasst durch Anomalien der Verdauungssecrete, lassen sich durch richtig gewählte Medicamente oft schnell beseitigen. Bei künstlich aufgefütterten Kindern ist es nämlich sehr gewöhnlich, dass in Folge der vielen Nahrungsmittel, die für den jugendlichen Magen noch nicht geeignet sind, ein viel saurerer Magensaft als bei Brustkindern secernirt wird und dass, wenn auch die Diät schon längere Zeit dem kindlichen Alter entsprechend regulirt ist, diese Secretion noch in reichlicher Menge fortdauert und Dyspepsie und Erbrechen bedingt. Man wusste diese Zustände schon in den ältesten Zeiten und gab dagegen die oculi cancrorum, die jetzt vom kohlensauren Kalk, von der kohlensauren Magnesia oder vom doppelt kohlensauren Natron mit Recht verdrängt worden sind. Welches dieser 3 Mittel man geben will, ist ziemlich gleichgiltig, sie neutralisiren alle 3 auf gleiche Weise den überschüssigen, zu sauren Magensaft und wenn ein Kind ein Paar Tage lang einen oder einige Grane dieser Mittel genommen hat, bekommt es regelmässig guten Appetit und gute Verdauung, vorausgesetzt, dass die Präsumtion der Ursache richtig war.

Aeltere Kinder bekommen ziemlich häufig Icterus und wenigstens in den ersten Tagen vollkommene Appetitlosigkeit. Dieselbe sah ich in mehreren Fällen auf Argent. nitric., das man vom 5. Jahre an ganz passend in Pillen geben kann, deren jede $^1/_6$ Gran Höllenstein enthält, mit einem Male weichen. Nach 3—4 Pillen kehrte der Appetit wieder, obwohl der Icterus noch Wochen lang bestand.

Die Dyspepsie, welche fieberhafte Krankheiten begleitet, erfordert keine specielle Behandlung. Der Instinkt ist bei den Kindern noch viel lebhafter und richtiger als bei Erwachsenen. Kinder mit wirklich heisser trockener Haut und beschleunigtem Pulse rühren niemals vorgesetzte Speisen an und trinken auch nicht gerne stickstoffhaltige Getränke, wie Milch oder Suppe, sondern verlangen immer nach kaltem Wasser, das sie allen süssen und säuerlichen Getränken vorziehen. Es gibt kein Mittel diese Dyspepsie zu heben, und wenn es auch eines gäbe, so wäre es jedenfalls während der Dauer des Fiebers contraindicirt. Hingegen kommt es häufig vor, dass man durch gar zu emsige Darreichung von Mitteln, z. B. des so sehr beliebten Tartarus emeticus in refr. dos., der Ipecacuanha, der Mittelsalze, der Säuren etc. die Verdauung der Kinder länger, als das Fieber währt, beeinträchtigt und hiedurch die Reconvalescenz verlangsamt.

Bei der durch abnormen Reiz der Nahrungsmittel bedingten Dyspepsie muss einige Tage strenge Diät, bestehend in dünner Schleimsuppe oder mit Chamillenthee gemischter Milch, gehalten werden, dann können die pag. 33 — 36 angegebenen Ernährungsweisen versucht werden. Eine entschieden günstige Wirkung äussert auf eine so gereizte Schleimhaut das Calomel zu gr. $^1/_8$ täglich 2—3 Mal gegeben. Es erfolgen einige grüne Stühle, der meteoristisch aufgetriebene Leib wird kleiner, es tritt Ruhe und Schlaf ein und die Kinder fangen wieder an zu verdauen.

b) Bulimia ($\dot{\eta}$ $\beta o v \lambda \iota \mu i \alpha$, der Heisshunger). Polyphagia ($\dot{\eta}$ $\pi o \lambda v \varphi \alpha$-$\gamma i \alpha$, die Gefrässigkeit). Fames canina.

Eine krankhafte Vermehrung des Appetites kann zwar auch durch üble Gewohnheit und verkehrte Erziehung erworben werden, ist aber viel häufiger ein Symptom verschiedener krankhafter Zustände, bei Kindern vor allem der Eingeweidewürmer, dann der Hypertrophie der Mesenterialdrüsen und der chronischen Gehirnleiden. Der nach acuten Krankheiten, besonders nach Typhus, sich einstellende Heisshunger gehört nicht hieher, sondern findet seine physiologische Erklärung in dem raschen Ersatz der verloren gegangenen Fettpolster. Auch zu jener Bulimie, welche bei allgemeinem Wohlbefinden und ohne alle Organerkrankungen entsteht, muss eine besondere Disposition angenommen werden, denn es werden sehr viele Kinder von ihren unvernünftigen Angehörigen fortwährend zum Essen angehalten und durch Abwechslung in den Leckerbissen dazu gereizt und nur wenige können sich diesen sehr seltenen Zustand erwerben. In diesen Fällen gehören die Gegenstände, womit die Kinder sich ihren Heisshunger zu stillen suchen, immer in die Classe der wohlschmeckenden Nahrungsmittel, bei der auf krankhaften Organveränderungen beruhenden Gefrässigkeit aber kommen Gelüste, ähnlich wie bei schwangeren Frauen, vor. Solche Kinder essen dann rohe und schlechte Nahrungsmittel, Rüben, Kräuter, Wurzeln aller Art und verweigern zu keiner Tageszeit, auch nicht unmittelbar nach dem Mittagessen das schwarze Roggenbrod, von dem sie geniessen so viel sie überhaupt bekommen können. Kann diesem Zustand nicht frühzeitig abgeholfen werden, so wird er chronisch, ohne dass die Kinder dabei an Körpergewicht und Grösse rascher zunehmen als andere mässige Kinder.

Im Gegentheil, sie sehen in der Regel blass und anämisch aus, entleeren copiöse, aashaft riechende Stühle und bleiben im Wachsthum zurück. Bei der Section findet man einen ausserordentlich grossen Magen mit verdickten Wandungen und wie Eingangs bemerkt gewöhnlich noch andere Veränderungen in verschiedenen Organen.

Therapie.

Die Behandlung ist glücklich und rasch, wenn Eingeweidewürmer, die man mit den verschiedenen Wurmmitteln abtreiben kann, die Ursache der Polyphagie sind, unglücklich und erfolglos aber, wenn, wie bei den atrophischen Kindern, die Mesenterialdrüsen sämmtlich vergrössert und infiltrirt sind, oder wenn ein Hydrocephalus chronicus der Grund der Gefrässigkeit ist. Man muss sich hier darauf beschränken, wenigstens nur blande, leicht verdauliche Nahrungsmittel zu gestatten, die Quantität derselben lässt sich kaum verringern.

c) Erbrechen. Vomitus.

Das Erbrechen hat bei Kindern oft eine andere Bedeutung als bei Erwachsenen. Es gibt nämlich eine grosse Anzahl von Säuglingen, welche, so oft sie getrunken haben, ohne alle Würgbewegungen, ohne Verzerrung des Gesichts und ohne alle Folgen die Milch zum Theil wieder herausbrechen, was am sichersten geschieht, wenn man sie nach dem Trinken hin- und herbewegt oder schaukelt. Sehr begünstigt wird dieses Erbrechen durch das fast vollständige Fehlen des Blindsackes, des Fundus ventriculi bei Kindern, wodurch bei peristaltischen Bewegungen des Magens dessen Inhalt nicht wie bei Erwachsenen in den Fundus, sondern direkt gegen die Cardia gedrängt und bei mangelhaftem Verschluss derselben sogleich nach oben befördert wird. Hat man Gelegenheit entkleidete Kinder Milch brechen zu sehen, so kann man sich leicht überzeugen, dass hiebei durchaus keine Bauchpresse stattfindet, sondern dass mit einem Male, während die Kinder ganz ruhig respiriren und die Zeichen allgemeinen Wohlseins an sich tragen, die Milch ruhig zum Munde herausfliesst. Sie brechen übrigens nie sehr viel Milch heraus und gedeihen bei diesem Zustand vortrefflich, so dass das alte Sprüchwort der Kinderfrauen „Speikinder, Gedeihkinder" als wahr anerkannt werden muss.

Es findet diess Erbrechen nur bei Brustkindern statt, die künstlich aufgezogenen erbrechen zwar auch oft genug, es geht aber hier dem Brechakt Unbehaglichkeit, Schlaflosigkeit und Hitze voraus, das Erbrechen selbst ist mit Würgen und Contraktion der Bauchmuskeln verbunden und seine Folgen sind Abmagerung und Verdauungsstörungen aller Art. Das Erbrochene besteht nicht rein aus den unverdauten, genossenen Speisen, der Kuhmilch, dem Brei oder der Suppe, sondern es ist ihm schon eine grössere Menge sauren Schleimes beigemengt und die Kuhmilch ist zu grösseren Klumpen geronnen. Wer zum ersten Male ein grösseres Kind bis zu 5 Jahren mit Uebelkeiten beobachtet, hält es für sehr schwer erkrankt, dem Tode nahe. Solche Kinder entfärben sich vollständig, die Stirne ist mit kaltem Schweisse bedeckt, das Auge matt, die Respiration sublim, unregelmässig, der Puls so klein, dass er kaum zu fühlen ist. Die Kinder legen sich hin und stöhnen leise, stecken zuweilen die Hand in den Mund und haben im Gesichte den Ausdruck der höchsten Angst. Dieser Zustand kann mehrere Stunden lang dauern. Plötzlich tritt heftiges Erbrechen ein, eine grosse Menge von Speisebrei strömt in hohem Bogen aus dem Munde, es folgen noch einige Würgbewegungen unter lautem Schreien der erschreckten Kinder nach, und das ganze Krankheitsbild ist mit einem Male verschwunden. In der Regel tritt bald hierauf ein tiefer langer Schlaf ein, aus welchem die Kinder, wenn bloss eine Ueberladung des Magens mit schweren unverdaulichen Speisen die Schuld der Erkrankung, war, vollkommen gesund erwachen, oder höchstens noch einige Zeit verminderten Appetit und belegte Zunge zeigen.

Werden Kinder von acuten Exanthemen, von Typhus oder Pneumonie befallen, so findet in der Regel am ersten Tage der Krankheit Erbrechen der letzt genossenen Mahlzeit statt; wenn dasselbe nicht spontan entsteht, so beschränke ich mich darauf, durch mechanische Mittel Brechreiz zu veranlassen, Ipecacuanha aber und Tartarus emeticus sollen niemals gereicht werden, weil sie immer zugleich auf den Stuhl wirken und Diarrhöen die genannten Krankheiten nur erschweren.

Kommt ein Spulwurm in den Magen, was bei Kindern unter 1 Jahre nur sehr selten, bei grösseren dagegen ziemlich häufig vorkommt, so scheint ihm dessen saurer Inhalt schlecht zu behagen, er bewegt sich rasch und veranlasst antiperistaltische Bewegungen und Erbrechen, womit er zum grössten Schrecken unerfahrener Angehöriger entleert wird. Ueble Folgen sind hievon nicht zu beobachten, gewöhnlich aber leiden solche Kinder immer an einer grossen Zahl von Ascaris lumbricoides und man thut gut, ihnen einige Tage nach dem Brechen wurmtreibende Mittel zu reichen.

Ganz eigenthümlich ist das Erbrechen bei acuten Gehirnkrankheiten, bei Commotio cerebri und besonders bei Hydrocephalus acutus. Wenn man die hieran Leidenden auf die andere Seite legt oder aufrichtet, so kömmt plötzlich, ohne dass die Kinder dadurch unangenehm afficirt würden, wenn anders sie bei Bewusstsein sind, ein Guss schleimigen, weissen oder gelbgrünen Wassers zum Munde heraus, worauf sie ohne alles Würgen und ohne Zeichen von Ueblichkeit wieder zu trinken begehren oder fortschlafen. Man hat also in allen Fällen zu examiniren und wohl zu beachten, ob dem Erbrechen Ueblichkeit und Würgen vorausgeht oder nicht. Gehen diese Symptome nicht voraus, so hat man es mit sehr ernstem cerebralen Erbrechen zu thun, wovon das zuerst besprochene Erbrechen der gesunden Säuglinge, das auch ohne Würgen sich einstellt, die einzige Ausnahme macht.

Behandlung.

Gegen das Erbrechen der Säuglinge hat man nicht einzuschreiten, so lange die Ernährung nicht darunter leidet und nicht grosse Quantitäten Milch entleert werden. Ist aber diess der Fall, so muss das Stillen in anderer Weise vorgenommen werden, die Kinder dürfen nicht trinken bis sie von selbst die Brust loslassen, sondern man muss sie nach halb so langer Zeit abnehmen und möglichst ruhig hinlegen. Das dadurch entstehende Geschrei giebt sich bald. Durch diese Procedur allein schon gelingt es gewöhnlich, das allzuhäufige und massenhafte Erbrechen zu verhüten. Reicht diess nicht aus, so gibt man einige Kaffeelöffel eines gezuckerten, starken Chamillenthees, bevor man die Kinder an die Brust legt.

Das Erbrechen künstlich ernährter Kinder ist immer ein Symptom von geschwächter Verdauung und muss unter jeder Bedingung bekämpft werden. Es passt hier die Behandlung mit kohlensaurem Kalk oder mit kohlensaurer Magnesia vortrefflich und führt, wenn die Diät ausserdem glücklich regulirt ist, bald zum Ziele. Ist der Darm mit erkrankt, ist Diarrhöe zugegen, so muss erst diese gestillt werden, bevor man ein Aufhören des Erbrechens erwarten darf. Auch hier steht das Calomel, zu gr. $\frac{1}{6}$ 2—3 Mal im Tage gereicht, unter allen bekannten Mitteln oben an.

Glaubt man, dass die Kinder Brechreiz haben und nur in Folge dessen unruhig und von Angst ergriffen sind, so genügen gewöhnlich mechanische Mittel, den Brechakt selbst hervorzurufen. Das sicherste ist die directe Compression des Magens, die ich in der Weise ausführe, dass ich mit den Fingerspitzen oberhalb des Nabels gegen die Herzgrube hin einen allmälig zunehmenden Druck mit rotirender Handbewegung ausübe, wodurch gewöhnlich heftige, zuweilen fühlbare Contractionen des Magens bedingt werden. Kömmt es auf diese Weise nicht zum Erbrechen, so führe ich den Finger in den Mund, drücke die Zunge nieder und kitzele das Gaumensegel. Erfolgt auch nach dieser Manipulation kein Erbrechen, so kann man mit Bestimmtheit annehmen, dass die Kinder keinen Brechreiz haben, und dass ein gereichtes Emeticum kaum eine günstige Veränderung in dem Zustand hervorbringen wird. Glaubt man ganz deutliche Zeichen von Ueblichkeiten bei einem Kinde, dem auf diese Weise keine Brechbewegungen gemacht werden konnten, bemerkt zu haben, so streut man ihnen am praktischsten 4—8 Gran Ipecacuanhapulver auf die Zungenwurzel, indem man mit dem Zeigefinger der linken Hand die Kiefer möglichst weit auseinander hält, und gibt ihnen darauf einige Kaffeelöffel Wasser zu trinken. Reicht auch diese Quantität Ipecacuanha nicht hin, so darf man sich versichert halten, dass der Magen keinen ihn belästigenden Inhalt hat und dass durch stärkere Brechmittel nur grosser Schaden angerichtet wird.

Das Erbrechen bei Gehirnerkrankungen ist nur ein symptomatisches, und lässt sich meines Wissens auf keine Weise stillen oder nur mindern; kommt, in ganz seltenen Fällen, der Hydrocephalus acutus noch einmal zum Stillstand, so hört es spontan wieder auf.

Das auf Commotio cerebri durch einen Sturz oder Schlag entstandene dauert, wenn keine Knochenverletzungen noch Gehirnblutungen zugegen sind, nur einen oder wenige Tage, um dann einer vollständigen Genesung Platz zu machen.

d) Flatulentia und Kolik.

Wenn die im Magen und Darmkanal physiologisch immer sich befindende Luft beträchtlich an Menge zunimmt und hiebei die peristaltische Bewegung dennoch nicht in der Weise beschleunigt ist, dass die abnorme Gasanhäufung durch den Anus sich entleert, so entsteht eine Ausdehnung des Magens und Darmrohres und in Folge dessen eine vermehrte Spannung der Bauchdecken, die man, wenn sie acut ist, Meteorismus, wenn sie chronisch geworden, Flatulenz oder Tympanites nennt. Diese Vermehrung von Gas verdankt der Darm grössten Theils einer Vermehrung seines eigenen Secretes; denn nirgends ist dieselbe constanter, als vor und während der Diarrhöen. Verstopfung führt wohl auch Flatulenz herbei, dieselbe ist jedoch nie so häufig und beträchtlich, als die die Diarrhöen begleitende. Zu den höheren Graden von Meteorismus gehört immer auch eine Verminderung des Tonus der Magen- und Darmmuskularis, ohne welche die entstehenden Gase immer gleich wieder zum Anus gelangen und nach aussen strömen müssen; diese findet sich hauptsächlich im Typhus, zuweilen auch in acuten Exanthemen. Die Nahrungsmittel, welche Kindern unter einem Jahre gereicht werden, Milch, Brod, Suppe und Amylacea, machen so lange sie vertragen werden, niemals Flatulenz, tritt aber Diarrhöe ein, so lässt sich nicht mehr entscheiden, ob die darauf entstehende Darmausdehnung eine Folge der Nahrungsmittel oder des vermehrten Darmsecretes ist.

Mechanische Hindernisse, Carcinome des Magens oder Darmrohres, eingeklemmte Hernien, bandartige Peritonäalexsudate, einschnürende Geschwürsnarben, die bei Erwachsenen so gefährliche, meist tödtliche Gasauftreibungen bedingen, kommen bei Kindern fast nie, bei Säuglingen absolut nie vor.

Symptome.

Unter Flatulenz versteht man eine Vergrösserung des Unterleibes, welche entweder die ganze Bauchhöhle oder nur einzelne Theile derselben treffen kann, je nachdem der Magen und das ganze Darmrohr oder nur einzelne Abschnitte des letzteren besonders ausgedehnt sind.

Gewöhnlich nimmt man an, dass bei einem mehr zugespitzten Unleib der Dünndarm, bei einem breiten fassförmig aufgetriebenen der Dickdarm ausgedehnt sei, wobei aber jedenfalls ein completer Abschluss zwischen Dick- und Dünndarm bestehen müsste, da in mit einander communicirenden Räumen die Luft gleiche Spannung und nur gleichmässige Ausdehnung ihrer Schranken bewirken kann. Dass ein so completer Abschluss jemals an der Cöcalklappe vorkomme, ist nicht denkbar, wohl aber ist ein ungleicher Tonus der Dick- und Dünndarmmuskularis möglich.

Bei acuten Krankheiten, besonders im Abdominaltyphus, wird der Zustand durch Meteorismus wesentlich verschlimmert, indem die Lungen und das Herz hiedurch comprimirt und so Athemnoth und Circulationsstörungen begünstigt werden. —

Die Kolik ($\dot{\eta}$ $\varkappa\omega\lambda\iota\varkappa\dot{\eta}$ $\nu\acute{o}\sigma o\varsigma$, Leibschneiden) ist ein in den Darmwandungen entstehender Schmerz, welcher meist anfallsweise wiederkehrt und exacerbirt. Derselbe ist natürlich nur Symptom und zwar der verschiedenartigsten Unterleibserkrankungen, seine häufigste Veranlassung aber ist die Flatulenz. Die Kolik ist deren stete Begleiterin. Ausserdem kommen bei Kindern mit jeder Diarrhöe, die in Folge anomalen Reizes der Nahrungsmittel entstanden ist, Kolikschmerzen vor und dieselben fehlen nie, wenn einmal materielle Veränderungen auf der Darmschleimhaut, wenn Enteritis folliculosa oder Dysenterie selbst nur in ihren leichteren Graden sich entwickelt haben.

Grössere Mengen von Spulwürmern können heftige Kolikschmerzen veranlassen, einzelne Spulwürmer gehen häufig von Kindern ab, die durchaus keine Kolik und überhaupt keine Symptome derselben gezeigt haben, wie bei dem Abschnitt von den Entozoën noch ausführlicher erörtert werden wird. Auch gibt es Kinder welche nach jeder Verkältung, besonders bei nassen Füssen, plötzlich von Kolik befallen werden, ohne dass die Verdauung vor oder während derselben merklich gestört wurde. Solche Kinder vertragen gewöhnlich das Baden und selbst die Waschungen mit kaltem Wasser nicht, sondern müssen oft Jahre lang mit warmem Wasser und nur sehr vorsichtig gewaschen werden.

Die Symptome sind gewöhnlich folgende: Plötzlich schmerzhafte Verzerrung der Mundwinkel und der Gesichtszüge überhaupt, plötzliches lautes anhaltendes Geschrei, unruhige Bewegungen der Arme, Stampfen mit den Füssen, Aufwärtsziehen derselben an den Leib, Schmerzhaftigkeit des Leibes, die bei Berührung zunimmt, Meteorismus, bei Knaben ist das Scrotum im Zustande äusserster Contraction. Gewöhnlich tritt bald Entleerung von Gasen oder flüssigen Fäces, häufig auch Erbrechen ein. Bei sehr reizbaren Kindern und hohem Grade von Kolik kann es sogar zu Convulsionen kommen. Die Diagnose hat ihren Hauptanhaltspunkt an den vollständigen Intermissionen der Schmerzen und an den vorausgehenden Verdauungsbeschwerden. Man darf sich übrigens nie auf die Aussagen der Angehörigen verlassen, welche sehr geneigt sind, jede Unruhe der Kinder auf Kolikschmerzen zu schieben, sondern muss immer die Kinder vollständig entkleiden lassen, und sie 10—20 Minuten lang unausgesetzt beobachten und untersuchen. Ein anderer Theil der Mütter hält das Kolikgeschrei immer für Hunger und beeilt sich mit Milch oder gar mit Brei den Mund zu stopfen, was merkwürdiger Weise oft gelingt, indem die Kinder nach einigen Schlucken wirklich sich beruhigen, aber nur, um nach kurzer Zeit in Folge des Reizes der neu eingebrachten Nahrungsmittel ein um so lauteres und längeres Geschrei zu erheben.

Therapie.

Die Behandlung der Flatulenz hat das Ziel, das Gas aus dem Darme zu entleeren, was am besten momentan durch Klystiere erreicht wird. Meistens genügt schon ein gewöhnliches Klystier mit warmen Wasser, dem ein Kaffeelöffel Oel beigefügt worden; wenn hierauf keine copiöse Entleerung von Fäces und Gasen erfolgt, so gibt man Klystiere entweder von ganz kaltem Wasser ohne Oel, oder von einem starken, warmen Chamilleninfusum; die ersteren haben eine plötzlich vermehrte peristaltische Bewegung des ganzen Darmkanales zur Folge, die häufig von lebhaften Schmerzäusserungen begleitet wird und desshalb bei vorherrschenden Koliksymptomen nicht wünschenswerth ist, die letzteren hingegen sind hauptsächlich gegen die Kolikschmerzen gerichtet und wirken mehr krampfstillend als Gas entleerend. Die bei Erwachsenen so beliebten Eisblasen oder kalten Umschläge auf den Leib wirken bei kleinen Kindern sehr ungünstig und vermehren die Schmerzen ohne folgende Erleichterung. Es kann mit dieser Behandlungsweise bloss ein momentaner Nutzen gebracht werden, gegen die Ursachen der Flatulenz aber kann man nur einschreiten, wenn man die ganze Ernährung des Kindes prüft und genau die Wirkung der einzelnen Nahrungsmittel beobachtet. Es stellt sich bei diesen Untersuchungen, wie schon gesagt, heraus, dass hauptsächlich das diarrhoische Darmsecret, bevor es ausgeschieden wird, grosse Mengen Gas entwickelt, und dass also alle Nahrungsmittel, welche den Kindern leicht diarrhoische Stühle verursachen, mittelbar auch die Flatulenz bedingen; als die bekanntesten sind das Mehlmus und überhaupt alle mit Kuhmilch und Amylaceen bereiteten Speisen anzuführen, die Brustkinder leiden fast niemals an Flatulenz. Es ergibt sich hieraus, dass man künstlich aufzuziehende Kinder, die Neigung dazu haben, bald an Fleischsuppe gewöhnen muss, die man ihnen Anfangs mit etwas Zucker und nur einmal im Tage, später zweimal und ungezuckert reichen kann. Sich auf einzelne Fleischsorten, Kalbfleisch, Hühnerfleisch zu capriciren, halte ich für Luxus, die Hauptsache ist, dass die Suppe nicht zu concentrirt, nicht stark gesalzen und von Fettaugen möglichst befreit sei. Das beste Material, der Suppe eine breiige Consistenz zu geben, ist geriebenes Weissbrod; Reis, Gries- und Schleimsuppen werden nicht lange genommen und widerstehen bald.

Die Kolik erfordert während der Anfälle eine symptomatische, nachher aber eine causale Behandlung. Die symptomatische Behandlung besteht entweder in vorsichtiger Anwendung der Narcotica, beson-

ders der Opiumpräparate, der Blausäure und Nux vomica, oder in ätherischen, aromatischen Mitteln, Chamillen-, Pfefferminz- oder Melissen-
thee, per os et anum applicirt. Wärme ist vor allen Dingen nothwendig und muss durch Wärmflaschen, warme Tücher, warme Getränke und
durch warme Säckchen, die man mit Chamillenblumen gefüllt den Kindern auf den Leib legt, hergestellt werden.

Die causale Behandlung hat die verschiedenen Ursachen zu beseitigen:

1) Kolik durch Anomalie des Magen- und Darminhaltes. Hier ist
wo möglich der Magen durch mechanische Mittel, oder wenn diess nicht
gelingt, durch 4—8 Gran Ipecacuanhapulver zu entleeren. Sind schwer-
oder unverdauliche Nahrungsmittel einmal über den Pylorus hinaus, so
verursachen sie schon durch ihren eigenen Reiz Diarrhöe und man hat
kaum jemals Veranlassung, dieselbe medicamentös zu bewirken, vielmehr
trifft es sich häufig, dass die Diarrhöe, weil sie zu profus geworden,
durch stopfende Mittel gestillt werden muss. Die Wurmkoliken müssen
Anfangs mit Opium zur Beruhigung der Kolik, dann aber mit grossen
Portionen wurmtreibender Mittel, deren Besprechung weiter unten folgen
wird, behandelt werden. Einem mit Diarrhöe und Kolik behafteten Kinde
soll man nie Vermifuga reichen.

2) Durch stagnirende Kothmassen bedingte Koliken kommen bei
Kindern wegen ihrer überhaupt rascheren Verdauung und Resorption
fast nie vor. Nur die Obstkerne, besonders die der Trauben und Kir-
schen, kleben, wenn der Stuhl trotz der genossenen Früchte hart bleibt
und grosse Mengen derselben verschluckt worden sind, zu grossen Klumpen zusammen, die heftige Kolikschmerzen und selbst Symptome von
Darmstenose bedingen können. Da diese Obstkernklumpen meist schon
im Dünndarm liegen bleiben, so genügen Clysmata zu ihrer Entfernung
gewöhnlich nicht, sondern es handelt sich darum, sie durch eine grössere Menge Darmsecret zu erweichen und zu verflüssigen, wozu einige
grössere Dosen Calomel von je 4—5 Gran vollständig genügen.

3) Die auf Texturkrankheiten des Darmrohrs selbst beruhenden
Koliken verlangen nur eine symptomatische Behandlung, wie sie schon
oben gelehrt worden, die Behandlung der Texturerkrankungen wird bei
der Besprechung derselben ausführlicher gegeben werden.

Bleikoliken, Arsenikkoliken und überhaupt alle toxischen Koliken
müssen, wie bei Erwachsenen, durch die entsprechenden Antidota, welche
die Toxicologie lehrt, behandelt werden.

a) Diarrhöe. (ἡ διάῤῥοια, Durchfliessen.)

Unter Diarrhöe versteht man eine qualitative und quantitative Veränderung der Excremente. Die Qualität der Excremente ist, abgesehen
von den später zu eruirenden chemischen und mikroskopischen Eigenschaften, in so ferne verändert, dass ihre Form nicht mehr die breiige
ist, dass vielmehr wasserdünne Flüssigkeit allein oder wasserdünne Flüssigkeit, in der noch Fäcalmassen oder Speisereste suspendirt sind, zur
Ausscheidung kommt. Die Quantität ist bei Diarrhöe immer vermehrt,
genauere Zahlenangaben lassen sich nicht geben, weil gerade im kindlichen Alter sich die Stühle nie gehörig sammeln lassen und die Wägungen desshalb nur ein höchst approximatives Resultat lieferten; das Au-
genmass genügt aber vollständig zur Rechtfertigung des Ausspruches,
dass in der Diarrhöe eine grössere Menge Fäces entleert wird, als im
Normalzustand. Das zur Entfernung einer grösseren Menge von Fäces

der Mastdarm sich häufiger öffnen muss als gewöhnlich, bedarf keiner weiteren Erklärung. Wegen des abnormen Reizes, den der flüssige salzreichere Darminhalt auf die Sphincteren ausübt, findet die Defäcation noch viel häufiger statt, als gemäss der Totalmenge des Ausgeschiedenen unumgänglich nöthig wäre.

Man kann je nach Form, Farbe und Geruch, ferner nach den chemischen und mikroskopischen Eigenschaften verschiedene Arten von Stühlen unterscheiden.

Die normale Form der kindlichen Fäces im ersten Lebensjahre — in späteren Jahren unterscheiden sie sich nicht mehr von denen Erwachsener — ist die breiige, die Farbe ist gelb, wie die eines Eidotters, der Geruch ist schwach säuerlich, niemals aashaft und nur bei Kindern, welche schon Fleischkost bekommen, so widerlich penetrant, wie bei Erwachsenen.

Die Diarrhöen können nun einfach in weicheren, dünnflüssigeren, aber gelb gefärbten und noch fäculenten Materien bestehen, Diarrhoea simplex, stercoralis sive fusa, oder es gehen mit so beschaffenen Stühlen unverdaute Nahrungsmittel ab, was man Diarrhoea lienterica, Lienterie (λεῖον glatt und ἔντερον Eingeweide, laevitas intestinorum) genannt hat. Bei künstlich aufgefütterten Kindern finden sich dieselben ausserordentlich häufig, indem die sorglosen Eltern von Zeit zu Zeit Versuche machen, ob man nicht endlich einmal aufhören dürfe, für das Kind apart zu kochen, und anfangen könne, es aus der grossen Schüssel mitessen zu lassen. Sie geben den Kindern Fleisch, Gemüss und Obst. Feingeschnittenes Fleisch wird zuweilen verdaut, in der Regel aber schlucken die Kinder wegen des Mangels der Zähne zu grosse Stücke hinunter, die der Magensaft nicht aufzulösen vermag, und die nun als fremde Körper, überdiess in Zersetzung begriffen, das ganze Darmrohr passiren. Gemüse und rohes Obst gehen gewöhnlich unverändert wieder ab und machen oft eine sehr profuse, gefährliche, oft wieder gar keine Diarrhöe.

Ferner gibt es Diarrhöen, wo die hellgelben Ausleerungen so dünn sind, dass sie wie aus einer Spritze aus dem Mastdarm hervorspritzen, wie Wasser sogleich die Wäsche durchdringen und an der Oberfläche des Tragkissens zum Vorschein kommen. Sie treten hauptsächlich in der Cholera nostras und asiatica, und bei Kindern, die eben von der Brust abgewöhnt werden sollen, Diarrhoea ablactatorum, auf, sind entweder ganz geruchlos, oder haben einen aashaften, niemals aber den physiologischen säuerlichen Geruch und reagiren nie sauer, wie die normalen Stühle der Brustkinder, sondern neutral, zuweilen selbst alkalisch bei Gegenwart von grösseren Mengen kohlensaurer Alkalien. Hat man Gelegenheit, sie in einem reinen Gefässe aufzufangen und bringt man sie dann in Reagensgläschen, so scheiden sie sich nach Art der Typhusstühle in 2 Schichten, in eine obere hellere, fast ganz durchsichtige, und in eine untere flockige mit kleinen braunen Kothbröckchen vermischte; diese untere Schichte ist oft sehr niedrig und wird von der oberen um das zehnfache an Volumen übertroffen. Die mikroskopische Untersuchung zeigt ausser den unverdauten Speiseresten, als Pflanzenzellen, Amylonkörpern, Milchkügelchen, Caseincoagula etc., nichts, als intensiv gelb oder hellbraun gefärbte Schollen, Fragmente von Epithelien — ganze Cylinderepithelien finden sich äusserst selten — und eine Menge brauner Kugeln von verschiedener Grösse und ohne Hülle, was man durch einfache Compression leicht nachweissen kann. In alkalischen Stühlen finden sich auch Tripelphosphate. Eiweisshaltig sind diese dünnflüssigen Stühle gewöhnlich nicht, nur wenn sie rosenrothe oder rothbraune Färbung haben, was gewöhnlich von der Beimischung kleiner Quantitäten von Blut herrührt, lässt sich leicht Eiweiss durch Salpetersäure nachweiseu. —

Die grünen Stühle der Kinder heissen gewöhnlich „gallige," jedoch ohne triftigen Grund; denn es hat noch niemand bewiesen, dass in denselben mehr Gallenbestandtheile enthalten sind als in den gelben oder braunen. Der Gallenfarbstoff ist ursprünglich braun und es sind desshalb die normalen Fäces braun oder, wenn die Kinder nur Milch bekommen, goldgelb. Der braune normale Gallenfarbstoff (das Biliphäin) kann aber sehr leicht durch eine Menge chemischer Agentien, selbst schon durch einfache Berührung mit atmosphärischer Luft in den grünen (das Biliverdin) umgewandelt werden, und diess geschieht medicamentös in der Pädiatrik sehr häufig durch Calomel. Die Annahme, dass die grünen Stühle nach kleinen Dosen Calomel von einer mechanischen Beimischung des mit einem schwarzen Ueberzug von Schwefelquecksilber bedeckten Mittels herrühren, ist eine irrige; denn 1) dauern diese grün gefärbten Stühle oft mehrere Tage und in grosser Menge fort, ohne dass man, nach dem zweiten Tage, Quecksilber in denselben nachweisen kann, und 2) kann man dieselben mit Wasser verdünnen und das Wasser abfiltriren, wobei es ganz grün durch das Filtrum läuft, so dass von einer mechanischen Färbung durchaus keine Sprache sein kann.

Während der Dentition und fast nach jedem Intestinalcatarrh durch indigeste Nahrungsmittel kommen bei kleinen Kindern die grünen Stühle vor, und es scheint das vermehrte Darmsecret schon hinzureichen, das Biliphäin in Biliverdin umzuwandeln. Eine sehr häufige Erscheinung ist auch die Entleerung vollkommen gelber Fäces, welche sich aber an der Luft nach wenigen Stunden grün färben. Dieses Farbenspiel beginnt an der Peripherie und den dünneren Schichten der Fäcalmasse zuerst, und ergreift erst nach längerer Zeit die dichte Hauptmasse, bis endlich das Ganze gleichmässig grün gefärbt erscheint. Gewöhnlich leiden die Kinder mit solchen Entleerungen an leichten Verdauungsbeschwerden. —

Bei einer anderen Art von Diarrhöe kommen Beimischungen von grossen Quantitäten Schleimes vor, welche in grösseren oder kleineren Klumpen und Fäden zwischen dem meist dünnflüssigen Darmsecret sich finden und die grösste Aehnlichkeit mit dem glasigen Nasenschleim haben. Sie lassen sich durch Schütteln mit Wasser vom Farbstoff ziemlich gut befreien, verlieren aber dabei an Durchsichtigkeit und zeigen unter dem Mikroskope Schleimkörperchen, Fragmente von Epithelien und körnige Massen. Die Entleerung derselben ist schmerzhaft. —

Bei künstlich aufgefütterten, langsam sich entwickelnden Kindern findet man zuweilen thonartige, fettige, graue oder hellgelb gefärbte Stühle, welche sich zwischen den Windeln wie feuchte Thonerde verschmieren lassen, und meist nur unter bedeutender Anstrengung den Anus passiren. Diese Entfärbung rührt von Mangel an Galle oder wenigstens an Gallenfarbstoff her, und hat meines Wissens keine schlimmen Folgen auf die Verdauung und Entwicklung überhaupt. Durch R. Rhei aquosa oder einige Gran Rheumpulver kann man wohl eine vermehrte Gallensecretion erzielen, man läuft aber hiebei immer Gefahr, einen Darmcatarrh, dessen Ende nicht abzusehen ist, hervorzurufen, und kann desshalb mehr Schaden als Nutzen hiedurch stiften.

Sehr wichtig für die Beurtheilung der Schleimhauterkrankung und besonders für die Prognose ist der Geruch der diarrhoischen Fäces. Bei ganz gleichem Aussehen und gleicher Dünnflüssigkeit gibt es Stühle, die fast gar nicht, andere, die einfach fäcal, und wieder andere, welche faulig aashaft riechen. Diese letzteren sind immer Symptome einer schweren Erkrankung, einer Enteritis folliculosa, die in den meisten Fällen mit dem Tode endet. Der Geruch lässt sich schwer beschreiben und ähnelt am meisten dem verfaulter Eier; er ist oft so heftig, dass die Pflege dieser Kinder nur mit der grössten Aufopferung bewerkstelligt werden kann, und dass die übrigen Bewohner des Zimmers, in welchem ein solches sich befindet, dasselbe verlassen müssen. Die Entleerung dieser Fäces ist ebenfalls schmerzhaft und röthet den Anus und seine Umgebung. Sie kommen am häufigsten in Begleitung des Soors vor, wobei dann Anus, Genitalien, innere Schenkelfläche und die Fersen intensiv geröthet und theilweise auch erodirt erscheinen. Mikroskopisch und chemisch konnte ich an diesen Stühlen keine besonderen Merkmale entdecken, und weiss ausser dem Geruch nichts charakteristisches anzugeben.

Eiter in den Stühlen kommt bei kleinen Kindern wohl nie vor, bei grösseren nach überstandenen Dysenterien. Tuberculöse Darmgeschwüre sitzen meist im Dünndarm und ihre Secretion ist nicht so copiös, dass ganze Streifen von Eiter, denn nur diese sind gemeint, in den Stühlen sich fänden.

f) Obstipation. Obstructio alvi. Verstopfung.

Wenn ein sonst gesundes Kind unter einem Jahre nicht täglich 2, und vom 1.—3. Jahre nicht wenigstens 1 Ausleerung hat, so wird die Consistenz der Fäces zu hart und es tritt der Zustand ein, den man Obstructio alvi nennt. Unter den kleinen Kindern sind hauptsächlich die künstlich aufgefütterten derselben unterworfen, doch kömmt sie auch bei Brustkindern vor, namentlich bei solchen, deren Ammen an diesem Uebel leiden. Die chemische Untersuchung solcher Ammenmilch führt zu negativen Resultaten.

Die Ursachen der Verstopfung finden sich in folgenden Momenten:

1) Mangelhafter oder zu zäher Darmschleim. Hierin ist der Grund der Verstopfung in den meisten fieberhaften Krankheiten oder bei vermehrter Schweiss- und Urinsecretion zu suchen, ohne dass die Beschaffenheit der Nahrungsmittel dabei betheiligt ist.

2) Die Nahrungsmittel, besonders die Amylum haltigen Breie aus Mehl, Reis, Sago etc. Bei älteren Kindern die Speisen aus Erbsen, Bohnen, Linsen, Kastanien. Ferner alle adstringirenden Nährstoffe und Medicamente, rother Wein, die Bleipräparate, Alaun, Eisen, Wismuth, Kalk, Silbersalpeter und die gerbstoffhaltigen vegetabilischen Mittel, bei deren Anwendung gegen Diarrhöe ihre stopfende Wirkung lange Zeit nachhält.

3) Zu geringe peristaltische Bewegung des Darmrohrs, die fast nie primär, sondern meistens secundär als Folge der Erkrankung anderer Organe beobachtet wird. Hieher gehört die hartnäckige Obstipatio bei Hydrocephalus acutus, bei welcher trotz ihres langen Bestehens der Leib immer muldenförmig eingezogen bleibt; ferner die durch Opiumnarcose bewirkte. Bei atrophischen Kindern in ultimo stadio stellt sich ausser der Verminderung des Darmsecretes auch Atrophie der Darmmuscularis und hiemit aus doppeltem Grunde Verstopfung ein, und endlich kommen noch periphere lähmungsartige Zustände des Darmes vorzüglich bei mechanischer oder perforativer Peritonitis vor.

8 *

4) Mechanische Hindernisse, incarcerirte Hernien, Intussusceptionen, Achsendrehungen, vollständige Verstopfung des Darmlumens durch harte Kothmassen etc. kommen bei Kindern ausserordentlich selten vor. Bei Neugeborenen muss auf Imperforatio ani, deren Besprechung weiter unten folgen wird, Bedacht genommen werden. —
Die Beschreibung der Symptome ist durch die Bezeichnung des Uebels fast schon erschöpft. Der Leib ist aufgetrieben, aber bei einfacher Verstopfung nicht schmerzhaft bei Berührung. Die spärlichen Fäces liegen trocken wie die der Ziegen oder Schafe in den Windeln. Bei längerer Dauer und höheren Graden nimmt der Meteorismus in einer Weise zu, dass die Leber nach oben gedrängt, die Milz nicht mehr zu percutiren und das ganze Abdomen trommelartig anzufühlen ist, wobei natürlich ein Druck auf dasselbe schmerzhaft wird. Die Kinder essen dann nicht mehr, sind sehr unruhig, bekommen Aufstossen und endlich Erbrechen, es gehen mit einiger vorübergehender Erleichterung stinkende Darmgase ab, und sämmtliche Symptome verschwinden mit einem Male, wenn eine oder einige copiöse Ausleerungen erfolgt sind.
Bei längerer Dauer wird der Meteorismus chronisch. Unter dem fortbestehenden Appetitmangel kommen die Kinder sehr herunter und es entwickeln sich in Folge der anhaltenden Compression der Abdominalvenen unter der Bauchhaut beträchtliche collaterale Venenverästelungen.
Bei jeder bedeutenderen Obstipation ist es rathsam, den Anus und den Mastdarm mit dem Finger zu untersuchen, weil hiedurch eine interne Behandlung zuweilen überflüssig wird. Die Folgen derselben sind häufig Hernien und, bei kleinen Kindern, Convulsionen. Die Prognose ist, wenn keine mechanischen, unüberwindlichen Hindernisse, wie sub 4) angegeben, vorhanden sind, günstig zu stellen.

Therapie.

Die Behandlung muss die Ursachen aufsuchen, wobei vor allem die Diät genau geprüft und regulirt werden muss. Oft genügt schon eine kleine Modification der Ernährung, z..B. wenn man statt 3 mal nur 2 mal Brei geben lässt und dafür mehr Milch reicht, oder wenn man statt der sehr stopfenden Schleimsuppen dünne Fleischbrühe mit etwas Weissbrod oder Gries als tägliche Nahrung einführt. Bei etwas älteren Kindern kann man durch gekochtes oder auch rohes reifes Obst, Trauben, Aepfel, Birnen etc., dann durch reichliches Trinken kalten Wassers den Stuhl leicht vermehren, und überhaupt ist es in allen Fällen rathsam, die Verstopfung durch geänderte Diät und nicht durch Abführmittel, was immer für Namen sie haben mögen, zu heben. Gelingt es auf diese einfache Weise nicht, das Uebel zu bekämpfen, so ist die B. Rhei aquosa zu 1—2 Kaffeelöffel gegeben, das beste und unschädlichste Mittel. Zur Beförderung des Stuhles ohne weitere Nebenzwecke soll man nicht immer gleich Calomel reichen, weil vom Quecksilber eben doch der Verdacht nicht weggewälzt werden kann, dass es in vielen Fällen die Entwicklung in der Folge redartirt und die Zahncaries befördert. Auf einfache Weise lässt sich oft durch ein Seifenzäpfchen von der Länge eines Fingergliedes und der Dicke eines Federkieles Verstopfung heilen. Clysmata mit kaltem oder Seifenwasser haben den doppelten Nutzen, die harten Fäcalmassen im Rectum zu erweichen und durch consensuellen Reiz den ganzen Darm zu vermehrter peristaltischer Bewegung und vermehrter Secretion anzuregen. Wenn übrigens die Kothmassen sehr compact sind, so gelingt es nicht, ein Clysma zu geben, sondern das Wasser fliesst regelmässig schon während des Einspritzens wieder ab, wo dann nichts übrig bleibt, als auf mechanische Weise mittelst Haarnadel oder Ohrlöffel dieselben zu entfernen. Die in Begleitung fieberhafter Krankheiten, dann die in Folge von Hydrocephalus acutus oder von Peritonitis entstehende Verstopfung wird nur selten Gegenstand specieller Behandlung und wird in den entsprechenden Abschnitten abgehandelt werden.

2) Catarrh der Magenschleimhaut. Catarrhus ventriculi.

Der Catarrh der Magenschleimhaut oder die Gastritis catarrhalis findet sich in den Leichen vieler Kinder, die bei Lebzeiten durchaus keine Zeichen von gestörter Verdauung erkennen liessen. Wenn man bedenkt, dass bei Neugeborenen eine lebhafte Röthe der Magenschleimhaut ein physiologischer Zustand ist, so wird man auf die so oft beschriebenen Injectionen und selbst Ecchymosen derselben kein grosses Gewicht mehr legen können, zumal wir gar keine Anhaltspunkte haben, ob und welche Symptome hiedurch erzeugt werden. Nur wenn eine Blennorrhöe der Magenschleimhaut sich entwickelt hat und der profus secernirte Schleim mehrmals täglich ausgebrochen wird, hat man vom klinischen Standpunkte aus das Recht, von Magencatarrh zu sprechen. Die Veranlassungen hiezu sind so mannigfach wie die, welche in den vorhergehenden Abschnitten für Dyspepsie, Erbrechen, Flatulenz etc. aufgeführt worden sind.

Symptome.

Die Symptome einer solchen Magenblennorhöe sind nun meist fixer, anhaltender Magenschmerz, der auf Druck zunimmt, permanente Auftreibung der Magengegend, fühlbar erhöhte Temperatur derselben und Anhäufung von Gas im Magen. Aufnahme von warmen oder festen Speisen und von warmen Getränken vermehrt den Schmerz, kalte Getränke, besonders kalte Milch beruhigt die Kinder merklich. Sie erbrechen zwar häufig auch die eingenommene Nahrung, hierauf allein aber lässt die Diagnose des Magencatarrhs sich nicht gründen, sondern es muss ohne viel Würgen vor oder einige Stunden nach der Mahlzeit Erbrechen von reinem, glasigem, trübem oder grünlichem Schleim erfolgen. Die Ernährung leidet hiebei Anfangs nicht besonders, weil, wie schon bemerkt, die Nahrungsmittel nicht regelmässig erbrochen werden und die Darmschleimhaut resorptionsfähig geblieben ist. Mit der Zeit aber tritt natürlich Abmagerung ein, und man findet dann in der Leiche die Magenschleimhaut verdickt, mit einer dicken Schleimmasse belegt und ihre Oberfläche uneben warzig, was die Franzosen etat mammelloné genannt haben. Hiebei ist noch zu bemerken, dass, bevor man eine Schleimhaut als mammelonirt bezeichnen darf, man vorher die contrahirte Muscularis des Magens ausgedehnt haben muss, indem bei stark contrahirtem Magen eine jede auch die gesundeste Schleimhaut ein warziges Aussehen bekömmt. Die übrigen in den Lehrbüchern angegebenen Symptome, die den Puls, das Allgemeinbefinden, die Stühle, den Urin etc. betreffen, sind nicht charakteristisch genug, dass sie hier aufgeführt werden müssten.

Therapie.

Die Behandlung hat hauptsächlich die Diät ins Auge zu fassen, wobei mehrere Tage lang nichts als kalte Milch gestattet werden soll.

Gegen die profuse Schleimsecretion hat sich der Höllenstein als souveränes Mittel herausgestellt. Bei kleinen Kindern unter einem bis zu 2 Jahren gebe ich ihn in Lösung zu gr. ¹/₂ auf ʒjjj destillirten Wassers ohne allen Syrup oder schleimigen Zusatz. Bei mehrjährigen Kindern, die schon geschickt genug sind, ganz kleine eingränige Pillen zu schlucken, wirken Pillen, von denen jede ¹/₆ Gran Argent. nitric. enthält, besser als die Lösung und sind leichter beizubringen. Ein einziges Mal erinnere ich mich bei einem 8jähr. Knaben mit dieser Behandlung zu keinem Resultate gekommen zu sein. Derselbe nahm 10 Tage hindurch täglilch 4—6 Höllensteinpillen ohne allen Erfolg, worauf ich ihm in 5 ʒ schleimigen Vehikel 5 Tropfen Kreosot ordinirte und zu meinem Erstaunen das Erbrechen der Schleimmassen plötzlich zu Stillstand gebracht sah. Wegen des üblen Geruches und überaus schlechten Geschmackes des Kreosotes ist der Höllenstein caeteris paribus immer vorzuziehen. Conf. die Behandlung des Erbrechens, pag. 107.

3) Die toxische Entzündung des Magens.

Alle Kinder naschen gerne und so geschieht es nicht gar selten, dass Kinder von 1—5 Jahren — die grösseren sind meist schon zu vorsichtig — besonders in Werkstätten, wo viel starke Säuren oder caust. Alkalien gebraucht werden, grössere Mengen Schwefelsäure, Salpetersäure, Aetzkalie, Aetzkalk, gewöhnliche Lauge oder kohlens. Natron hastig verschlucken und schon ziemlich grosse Mengen in den Magen bekommen, bevor sie ihren folgeschweren Irrthum inne werden. Die allgemeinen Wirkungen der caustischen Gifte zu erörtern, gehört vor das Forum der Toxicologie, wir wollen uns hier darauf beschränken, die örtlichen Veränderungen am Magen und den Eingeweiden zu betrachten.

Symptome und anatomische Charaktere.

Die Mundhöhle ist der sicherste Wegweiser für die Zerstörungen im Magen. Ihre Schleimhaut findet sich bei allen concentriten Causticis zu einer weissgrauen Masse verwandelt, nach deren Entfernung das submucöse Gewebe dunkelroth am Tage liegt und zuweilen bedeutende Blutungen erleidet. Nur bei der Salpetersäure ist die Schleimhaut gelb gefärbt und weniger erweicht als geschrumpft. Bei sehr concentrirten und in grosser Menge in den Mund gebrachten Causticis ergreift die Zerstörung auch das submucöse Gewebe und man glaubt bei der ersten Besichtigung eine ausgedehnte Gangrän wie z. B. bei Noma vor sich zu haben. Einen ähnlichen Befund trifft man auch im Magen. Die leichtere Cauterisation mit schwächeren Causticis oder so kleinen Portionen, dass sie durch Verdünnung des Mageninhaltes kaum mehr kaustisch wirken, kommen kaum jemals zur anatomischen Untersuchung, da das lethale Ende erst viel später oder in den meisten Fällen gar nicht erfolgt. In den schnell tödtlichen Fällen findet man die Schleimhaut zu schwarzen Fetzen zerstört, die Muscularis und Serosa ebenfalls aufgelockert und gewöhnlich durchlöchert, so dass der Mageninhalt in die Peritonäalhöhle ausgetreten ist. Der Zwölffingerdarm kann auch noch von dem Causticum erreicht werden, die Erscheinungen des Darmes sind aber im Verhältniss zu denen des Magens in allen Fällen sehr gering. Tritt nicht sofort der Tod durch Perforation des Magens ein, was bei naschenden Kindern sich viel seltener ereignet als bei Selbstmördern, die mit Vorsatz eine grosse Menge ätzender Flüssigkeit verschlucken, so entstehen doch häufig Magen- und besonders Oesophagusgeschwüre (cf. Oesophagitis, pag. 101), die nur sehr langsam mit Stricturen und harten Narben heilen.

Die ein solches Missgeschick begleitenden Symptome sind verschieden, je nach der Menge und Stärke des Causticums, je nach der Tiefe, bis auf welche sie im Oesophagus vorgedrungen, je nach der Zeit, die sie im Magen unverändert geblieben, und je nach der Menge von Speisebrei oder Flüssigkeit, die sie im Magen vorgefunden haben. Gewöhnlich tritt unmittelbar nach der Einführung in den Mund Brechbewegung und krampfhafte Verschliessung des Oesophagus ein, in Folge deren die ätzende Flüssigkeit gar nicht in den Magen gelangt, sondern wieder zum Munde herausbefördert wird.

Viel schlimmer ist der Fall, wenn wirklich auch der Magen geätzt worden ist. Die Kinder liegen dann in der grössten Angst da, bewegen sich nur wenig, weil die enormen Magenschmerzen hiedurch noch vermehrt würden, und fortwährend fliesst ihnen blutiger Speichel, dem zuweilen sich etwas erbrochene, schwarze Masse hinzugesellt, aus dem Munde. Die Sprache ist vollkommen klanglos, jede Schlingbewegung ruft neue heftige Schmerzen, selbst Ohnmachten oder Convulsionen hervor, und kalter Angstschweiss bedeckt das Gesicht, die Augen suchen ängstlich umher, liegen tief in der Orbita und sind mit einem breiten, blauen Hof halonirt. Der Puls ist klein, kaum zu fühlen, die Prominenzen des Körpers sind cyanotisch. Ist der Darmcanal auch noch mit dem Aetzmittel in Berührung gekommen, so sollen auch blutige Diarrhöen eintreten. Haben die Erscheinungen den eben beschriebenen hohen Grad erreicht, so tritt in der Regel bald der Tod durch Perforation des Magens oder auch ohne diese, wie es scheint, in Folge einer Paralyse der N. Vagi ein. Erfolgt der Tod nicht in den ersten Tagen, so tritt gewöhnlich nach Monate langen Schmerzen und unter gewaltiger Abmagerung Heilung ein, die abnormen Anlöthungen, Formveränderungen, Divertikelbildungen oder Strikturen können jedoch lebenslängliche Nachtheile hinterlassen.

Therapie.

Die Behandlung wird bei Vergiftung mit caustischen oder kohlensauren Alkalien durch möglichst rasche Neutralisation mittelst verdünnter Pflanzensäuren, Essig, Citronensaft oder Weinsäure eingeleitet, oder man verseift sie mit fetten Oelen, Mandel- oder Olivenöl, das die Kinder tassenweise nehmen müssen. Eines dieser Mittel findet sich in jedem Hause und man hat desshalb nicht nöthig, zuerst schleimige Mittel, deren einhüllende Wirkung durchaus nicht klar ist, zu geben, noch viel weniger sind Brechmittel indicirt, weil ohnedem immer spontanes Erbrechen erfolgt und durch noch kräftigere Magencontraktionen die Gelegenheit zu endlicher Perforation nur vermehrt wird.

Die ätzenden Säuren verlangen ebenfalls möglichst rasche Neutralisation und hiezu wäre am besten die Magnesia usta geeignet, die sich aber in keinem Hause vorfindet und immer erst aus der Apotheke geholt werden muss, wodurch eine Zeitversäumniss, die dem Kinde leicht das Leben kosten kann, entsteht. Man greift desshalb am besten zum Seifenwasser oder zu geschabter Kreide, wodurch sich aber sehr viel Kohlensäure entwickelt, die, bevor sie durch Aufstossen entleert wird, eine gefährliche Ausdehnung des Magens bedingen kann. Asche und gewöhnliche Lauge dürfen nur mit Vorsicht und bei gehöriger Verdünnung gereicht werden, weil sie selbst neue Aetzung bedingen können.

Hat man in dieser Weise nach mehrstündiger Behandlung die drohend-sten Symptome gemildert, so ist Opium das beste und rationellste Mittel zur Milderung des Schmerzes und zur Aufhebung der antiperistaltischen Magenbewegungen. Man gibt einem Kinde Opiumtinktur, immer einen Tropfen weniger als es Jahre zählt, welche Dosis von 2 zu 2 Stunden wiederholt wird, bis Ruhe und leichte Toxicationssymptome eintreten. Als bestes Nahrungsmittel, wobei auch ältere Kinder viele Wochen gut bestehen können, hat sich die Kuhmilch erwiesen, welche Anfangs kalt, später lauwarm nach Belieben gereicht werden kann.

4) Das perforirende Magengeschwür. Ulcus ventriculi rotundum sive perforans.

Das perforirende Magengeschwür kommt bei Kindern unter 10 Jah-ren nur äusserst selten vor, hingegen ereignet es sich häufig bei chloro-tischen Mädchen vor Eintritt der Pubertät. Wir haben es also hier mit keiner Kinderkrankheit im engeren Sinne zu thun, sondern führen das-selbe nur an, um es bei zweifelhafter Diagnose einer Magenkrankheit eines Kindes unter 10 Jahren ausschliessen zu können. Erkranken aber ältere Kinder, besonders Mädchen daran, so unterscheiden sich die Symp-tome, die pathologische Anatomie, die Ausgänge und die Behandlung in nichts von denen, die bei Erwachsenen beobachtet werden. Wir verweisen desshalb auf die classischen Arbeiten von Rokitansky, Cruveilhier und Bamberger in dessen Krankheiten des chylopoëtischen Systemes man eine erschöpfende Besprechung dieses Zustandes findet.

5) Die hämorrhagischen Erosionen der Magenschleimhaut.

Man sieht bei sehr vielen Sectionen von Kindern, die an den ver-schiedensten Krankheiten gestorben sind, auf der Magenschleimhaut eine grössere oder geringere Menge von kleinen Blutextravasaten. Es sind runde Stellen von kaum Hirsekorn- bis höchstens Erbsengrösse, oder längere schmale den äussersten Prominenzen der gewulsteten Magen-schleimhaut entsprechende Streifen, an denen die Schleimhaut dunkel ge-röthet, blutend erscheint, oder bei längerem Bestehen eine seichte De-pression in Folge von Substanzverlust darbietet. Gewöhnlich flottiren über solchen Stellen braunrothe Fibrinflocken, nach deren Entfernung man die beschriebenen Verhältnisse erst deutlicher wahrnimmt. Ein Weitergreifen in das submucöse Gewebe und die Muscularis konnte ich niemals bemerken.

In der Gegend des Pylorus sind diese Erosionen am häufigsten und zahlreichsten. Ob sie ihren Ursprung im drüsigen Apparat der Magen-schleimhaut haben, wesshalb Cruveilhier diesen Zustand Gastritis fol-liculosa genannt wissen will, ist in der Leiche, wo sich die Ecchymosen nicht auf einzelne Schleimfollikel beschränken, sondern über grössere Flächen in runder oder länglicher Form sich ausdehnen, nicht mehr zu entscheiden.

Die Symptome sind gemäss der schon Eingangs erwähnten That-sache, dass man diese Erosionen in den Leichen der an den verschie-densten Krankheiten gestorbenen Kinder finden kann, sehr unbestimmt und mangelhaft. Am häufigsten kommen sie bei tuberculösen und atro-phischen Kindern vor. Ausserdem findet man sie oft bei Kindern, die mit Tartarus stibiatus, mit anderen Brechmitteln, mit Drasticis behan-delt worden sind, oder welche im Verlaufe ihrer letzten Krankheit an spontanem Erbrechen gelitten haben. Uebrigens kann man sich nicht verhehlen, dass sie auch zuweilen bei Kindern gefunden werden, bei denen keiner dieser Umstände vorhanden war, und die an ganz anderen Krankheiten, an lobulärer oder lobärer Pneumonie, an Pyämie etc. zu Grunde gegangen sind, so dass es problematisch erscheint, für diesen Leichenbefund überhaupt Symptome bei Lebzeiten anzugeben und dass dieser Zustand also fast nur pathologisch anatomisches Interesse hat.

A n h a n g.

Die Magenerweichung. Gastromalacia.

Die Magenerweichung ist keine Krankheit, sondern ein Leichen-phänomen; da aber noch eine grosse Anzahl von Autoren und beschäf-tigten Aerzten zweifelt an ihrer cadaverischen Natur, so sollen im Fol-genden die Gründe hiefür etwas ausführlicher, als es die Einfachheit der ganzen Sache eigentlich erheischt, entwickelt werden.

Vor dem Erscheinen der Jäger'schen Artikel hielt Jedermann die Magenerweichung für eine Leichenerscheinung, eine nach dem Tode ein-tretende Selbstverdauung des Magens, in welchem Sinne schon Morgagni und Hunter, später Armstrong, Treviranus, Carswell hierüber schrieben. Da trat 1811 Jäger mit seiner Entdeckung einer neuen Krankheit, der Magenerweichung, auf, die er in mehreren Journal-artikeln im Hufelandischen Journal der prakt. Heilkunde publicirte. Die Symptome der neuen Krankheit fielen, wie später von Kreuser ganz richtig bemerkt wurde, mit der gewöhnlichen Brechruhr genau zusam-men. Sie gibt sich bei ihrem Beginn durch Fieber, unregelmässiges Ath-men, schmerzhaften Unterleib, grossen Durst, Appetitlosigkeit, Brechen und Durchfall zu erkennen, worauf in kürzester Zeit eine ausserordent-liche Abmagerung, fortwährende Unruhe und Schlaflosigkeit, Kühlwerden des Gesichtes und der Extremitäten und fast regelmässig der Tod erfolgt.

Es dauerte aber nicht lange, so fand man, dass dieser Symptomen-complex nicht bei allen in der Leiche gefundenen Gastromalacien passte, und man nahm desshalb seine Zuflucht zur Entdeckung von 2 Formen, einer acuten und einer chronischen. Für die acute blieben die eben be-schriebenen Symptome aufrecht erhalten, der Tod sollte am 7.—8. Tage, der Uebergang in die chronische Form schon am 4. Tage erfolgen. Diese letztere Form kann sich aber ausserdem aus Anfangs milden und wenig in die Augen fallenden Symptomen entwickeln und die Kinder gehen unter dem Bilde der Atrophie zu Grunde. Da fast ein jedes Kind im Verlaufe des ersten Lebensjahres das eine oder andere Mal Brechen und Diarrhöe gehabt hat, so liess sich nun, so oft man bei einer Sektion Magenerweichung fand, in sehr bequemer Weise diese chronische Form construiren. Dass bei einer grossen Anzahl von Kindern, die wirklich an acuter Brechruhr, an der sog. Cholera nostras, zu Grunde gegangen waren, keine Spur von Magenerweichung zu finden war, wurde lange Zeit ignorirt, wie diess eben zu gehen pflegt, wenn man von einer Idee ein-mal erfasst ist. Mit der Zeit mehrten sich aber die Zweifel über den Zusammenhang des Leichenbefundes mit dem künstlich construirten Symptomencomplex in einer Weise, dass die Stimme der Ungläubigen endlich gehört werden musste. Zu diesen gehörten vor Allen Virchow und seine Schüler, dann Engel, Bednâr, Oppolzer, Bamberger,

W. King und Trousseau. Ihnen stand und steht zum Theil noch ein ganzes Heer von deutschen und französischen Aerzten entgegen, die sich nach Bamberger in verschiedene Gruppen bringen lassen. Louis, Lallemand, Billard, Richter, Nagel betrachten die Erweichung als Produkt einer Entzündung. Andral, Cruveilhier, Berndt, Winter glauben sie durch veränderte Säftebeschaffenheit, zum Theil durch Reizung und Congestion bedingt. Jäger, Camerer, Authenrieth, Schönlein, Naumann, Most, Teuffel und Andere sehen als ihren Grund eine veränderte Beschaffenheit des Nervensystemes, eine Neurophlogose oder Neuroparalyse an. Auch Rokitansky hält, wenigstens in der älteren Auflage seiner pathol. Anatomie, diese Ursache für wahrscheinlich und nimmt ausserdem für eine andere Reihe von Fällen eine Degeneration dyskrasischer Processe an. Canstatt sucht die Ursache in einer Veränderung des Magensecretes und Eisenmann wittert gar ein eigenthümliches Miasma.

Endlich gibt es auch noch eine grosse Menge von Aerzten, die es mit beiden Partheien halten wollen, indem sie Magenerweichung wohl im Leben beginnen, aber erst nach dem Tode zu den höheren Graden und zur Perforation des Magens kommen lassen. Hieher gehören Chaussier, Meckel, zum Theil auch Andral.

Das meiste Licht in diesen verwickelten Streit brachte Elsässer durch seine 1846 erschienene Monographie, in welcher er nachwies, warum und unter welchen Bedingungen die Erweichung in einer Leiche eintritt, in einer anderen nicht gefunden wird. Bevor wir genauer auf die Gründe für die cadaverische Natur der Magenerweichung eingehen, müssen vorerst die pathologisch-anatomischen Befunde demonstrirt werden.

Man begreift unter Gastromalacie eine Veränderung des Magens, bei welcher seine Häute ohne alle Zeichen von Entzündung, Geschwürs- oder Pseudoplasmenbildung in grösserer Ausdehnung erweicht und selbst vollkommen zerstört sind. Der Sitz dieses Processes ist in der grossen Mehrzahl der Fälle der Blindsack, und vorzugsweise dessen hintere Wand. Dass gerade diese Parthien am häufigsten ergriffen werden, ergibt sich aus der Rückenlage, in welche man die Kinderleichen zu bringen pflegt. Das zuerst ergriffene Gewebe ist immer die Schleimhaut, erst wenn diese zerstört ist, greift der Process auf die Muscularis und nach dieser endlich auf die Serosa über. An den Uebergangstellen der erweichten Magenparthien zu den unversehrt gebliebenen lassen sich diese Verhältnisse leicht und klar demonstriren.

Man hat auch eine gallertige und eine schwarze Erweichung unterschieden. Bei der gallertigen sind die betroffenen Stellen in eine gelbgraue, sulzige, bei der schwarzen in eine dunkelbraune oder schwärzliche Masse zerfallen. Ob die Farbe eine dunklere oder hellere ist, hängt lediglich von dem mehr oder minder grossen Blutgehalt des Magens zur Zeit des eintretenden Todes ab. Je blutreicher die Magenhäute, um so dunkler werden die erweichten Stellen sich ausnehmen. Zuweilen beschränkt sich die Erweichung so präcis auf die Schleimhaut und das submucöse Gewebe, dass die Muscularis wie präparirt daliegt, ist aber auch diese zerstört, so bekommt die allein noch übrig bleibende Serosa ein florähnliches Aussehen und zerreist bei der leisesten Berührung, die man zur Herausnahme des Magens vornehmen muss. In anderen Fällen ist der Magen schon vor Eröffnung des Abdomens geborsten und sein Inhalt in den Peritonäalsack ausgetreten. Dabei ist aber wohl zu beachten, dass man noch niemals bei einem so durchlöcherten Magen eine

Reaktion des Peritonäums, frische Röthung oder eiterigen Erguss wahrgenommen hat.

Scharfe Begrenzung der erweichten Stellen findet sich niemals, die Erweichung wird allmälig seichter und verliert sich ohne alle entzündliche oder nur congestionelle Demarkation in die gesunde Schleimhaut. Was den Mageninhalt betrifft, so war Elsässer der Erste, der darauf aufmerksam machte, dass ein erweichter Magen niemals leer d. h. nur mit Schleim erfüllt ist und dass der vorhandene Speisebrei immer stark sauer reagirt. In der grossen Mehrzahl der Magenerweichungen besteht der Inhalt in geronnener Milch. Oefters wird auch die Umgebung des Magens von der Erweichung ergriffen, ohne dass desshalb eine Perforation hätte stattfinden müssen. Es wird die Milz, die linke Hälfte des Zwerchfells und der Oesophagus in die Erweichung hineingezogen, so dass nach Platzen des letzteren, was häufig durch unsanfte Behandlung der Leichen geschehen mag, der Speisebrei in den linken Pleurasack austreten kann. Auch hier hat man natürlich noch niemals Spuren von Reaktion gefunden. Es ist sogar eine Erweichung des Lungengewebes und schon Speisebrei in den Bronchien beobachtet worden, was wohl so gedeutet werden muss, dass durch Abwärtshalten der Kindesleiche auf dem Transport oder zum Behufe der Reinigung sich Mageninhalt in den Pharynx entleert und nun durch die klaffende Stimmritze in die Lungen sich ergossen hat, wo die die Erweichung bedingenden Stoffe ebenso zu wirken beginnen, als wären sie im Magen geblieben. In den übrigen Organen findet man überdiess meistens Veränderungen mannigfacher Art, aus welchen sich der Tod hinlänglich erklären lässt. Folgende Gründe nun lassen sich anführen für die cadaveröse Natur der Magenerweichung und für ihr Nichtbestehen während des Lebens.

1) Die Magenerweichung findet sich immer in dem am tiefsten gelegenen Theile des Magens, in welchem sich nach dem Gesetze der Schwere der Inhalt ansammelt, also unter den gewöhnlichen Umständen, bei der Rückenlage der Leichen, im Blindsacke und zwar vorzugsweise auf dessen hinterer Fläche. Dass die Erweichung immer nur die Stellen der Schleimhaut trifft, welche mit dem Spreisebrei längere Zeit in Berührung waren, kann man bei Thieren, die man bald nach einer Fütterung mit gährungsfähigen Substanzen getödtet hat, leicht dadurch nachweisen, dass man verschiedenen Thierleichen verschiedene Lagerungen gibt, indem man sie auf den Rücken, auf den Bauch, auf die Seite legt oder sie aufhängt. Elsässer hat auch an einer Kinderleiche diesen Nachweis geliefert, indem er dieselbe unmittelbar nach dem Tode 22 Stunden lang auf die rechte Seite legte und nun den Blindsack ganz unversehrt, die rechte Hälfte des Magens aber gegen den Pylorus zu erweicht fand. Die Schleimhaut war an diesen Parthien vollkommen, die Muscularis zum Theil in eine schleimigsulzige Masse verwandelt, der Mageninhalt bestand in einer grauen, molkigriechenden, sauer reagirenden, mit geronnenen Milchklümpchen vermischten Brühe. Diese Versuche zeigen evident, dass die Magenerweichung im Augenblicke des Todes noch nicht vorhanden ist und erst dann entsteht, wenn ein geeigneter Mageninhalt in der Leiche mit der Wandung längere Zeit in Berührung bleibt. Sie zeigen ferner, dass die Flächenausdehnung der erweichten Stellen im Verhältniss steht zu den Berührungsflächen des Magens und der Contenta. Bei einer Leiche, die bis zur Section ruhig gelegen ist, geht die Magenerweichung niemals über den Raum, den der Speisebrei einnahm, hinaus.

2) Directe Versuche, vorzugsweise von Elsässer angeregt und nach ihm von Vielen wiederholt und bestätigt, haben dargethan, dass

der aus der Leiche herausgenommene, gesunde Magen nicht nur durch alle Säuren, sondern auch durch alle Stoffe, die der sauren Gährung fähig sind, besonders Milch und Zucker, unter Erhaltung jener Temperatur, die auch in der Leiche noch lange Zeit zurückbleibt, ebenso erweicht wird, als diess bei den Sectionen gefunden wird.

3) Directe Versuche an Hunden und Kaninchen haben ergeben, dass ganz gesunde Thiere, wenn man sie mit Milch oder pflanzensäurehaltigen Vegetabilien füttert, während der Verdauung tödtet und 24 Stunden an einem nicht zu kalten Orte liegen lässt, die höchsten Grade von Magenerweichung, Perforation des Magens — bei Kaninchen fast vollständiges Verschwinden des ganzen Magens, der nunmehr als loser Schleim den grossen Klumpen der genossenen Pflanzen anklebt, — zur Folge hat. Dasselbe findet man häufig bei der Sektion der Selbstmörder und Hingerichteten und vieler plötzlich Verstorbenen.

Die Magenerweichung lässt sich also künstlich ausserhalb des Körpers und durch ein höchst einfaches Verfahren in jeder Thierleiche hervorrufen.

4) Die von Brechruhr befallenen Kinder, welche also nach der oben besprochenen Identität der Symptome der Brechruhr mit jenen der Magenerweichung auch an der letzteren leiden, genesen häufig und können dann bald darauf an einer andern Krankheit sterben. Man hat aber noch niemals die Spuren einer geheilten Magenerweichung in einer Kinderleiche gefunden, und doch müsste eine solche Zerstörung, wie sie schon bei den schwächsten Graden der Magenerweichung vorkommt, beträchtliche Narben und Contraktion der ergriffenen Theile bedingen. Man fand auch, wie schon erwähnt, noch niemals in einem erweichten Magen eine Spur von Reaction oder Abgrenzung, wie sie sonst bei allen vitalen Processen sich einstellt.

5) Die Symptome, welche die Erweichung bei Lebzeiten charakterisiren sollen, sind von den Autoren sehr verschieden angegeben. Die meisten beschreiben allerdings die Symptome des Brechdurchfalles, der Cholera nostras, andere aber beobachten Hirnreiz oder Hirndruck und wieder andere nur die gewöhnliche Atrophie, aus welcher dann die chronische Magenerweichung construirt wurde. Uebrigens harmoniren auch die Symptome des Brechdurchfalls mit den anatomischen Veränderungen der Magenerweichung nicht. Es ist sehr unwahrscheinlich, dass ein in Erweichung begriffener Magen fortwährend zu so kräftigen Contractionen disponirt ist, wie sie zu den Brechbewegungen nöthig sind. Wenn aber Kinder bei Lebzeiten Magenerweichung hätten und sich erbrächen, so müsste offenbar Blut erbrochen werden, weil die Arterien der erweichten Stellen nicht obliterirt sind, wie allen mit Injectionen vertrauten Anatomen bekannt ist.

6) Das geduldige Nervensystem wurde von den Vitalisten, so nannte man kurz diejenigen Aerzte, welche die Magenerweichung bei Lebzeiten entstehen liessen, mannigfach zu Hülfe gezogen. Namentlich erschien eine Halblähmung des Vagus sehr geeignet, alle Symptome zu erklären, und besonders wurde durch sie der Mangel des Schmerzes und der Reaktion und ferner das häufige Auftreten der Magenerweichung bei Gehirnund Lungenkrankheiten zu erklären gesucht. Elsässer bemerkt hingegen treffend, dass, wie die Magenerweichung, so auch anatomische Veränderungen in der Schädelhöhle bei Kindern überhaupt sehr häufig vorkommen und dass sich ihr Zusammentreffen so lange der Zufälligkeit verdächtig macht, bis einmal ausgedehnte statistische Zusammenstellungen ergeben haben, wie oft bei Kindern überhaupt Gehirnleiden, wie oft Magenerweichung für sich allein und wie oft beide zusammen gefunden

werden. Nach der bisher gesammelten Statistik stellt Elsässer eine genetische Beziehung zwischen Hirnkrankheiten und Magenerweichung in Abrede. Die von Camerer zum Belege dieser Vaguslähmung angestellten Versuche haben durchaus keine Beweiskraft. Derselbe fand nämlich, dass gesunde Kaninchen, denen man den Inhalt von erweichten Kindermägen in den Magen bringt, dadurch gar keinen Nachtheil erfahren, dass aber bei Kaninchen, denen man den n. vagus und sympathicus beider Seiten durchschnitten und hierauf von jenem Mageninhalt eingegeben hatte, der Tod nach ungefähr 16 Stunden erfolgte, und dass hierauf bei Einem 6¹/₂ Stunden nach dem Tode der Magen in allen Häuten merklich erweicht, bei einem andern, das erst 17 Stunden nach dem Tode geöffnet wurde, der Fundus des Magens grösstentheils aufgelöst war. Er hat unglücklicherweise vergessen, den Gegenversuch mit einem gesunden Kaninchen anzustellen. Auch die gesunden Kaninchen zeigen Magenerweichung, nur muss man die Thiere ziemlich bald, nachdem man ihnen den Inhalt erweichter Kindermägen oder irgend eine andere säuerliche Nahrung beigebracht hat, tödten, weil sonst durch die Bewegungen des verdauenden Magens der schädliche Inhalt in den Darm gefördert und hier zu sehr vertheilt wird. Dass die Mägen der so operirten Kaninchen noch in Erweichung übergingen, obwohl sie 16 Stunden lang nach Einbringung des säuerlichen Mageninhaltes am Leben geblieben waren, lässt sich einfach aus der hierauf entstandenen Lähmung der Magenmuskularis erklären. Es blieb in diesem Falle der Mageninhalt bis zum Tode unverrückt in dem gelähmten Magen liegen. Zu gleicher Zeit aber paralysirte Magennerven und ein „übersaures" Magensecret anzunehmen, wie diess auch bei manchen Autoren vorkommt, ist physiologisch unrichtig, weil schon Tiedemann und nach ihm viele Physiologen nachgewiesen haben, dass nach Durchschneidung der n. vagi der Magensaft neutral oder wenigstens weniger sauer als im Normalzustand gefunden wird.

So wären denn nun meines Erachtens genug triftige Gründe angeführt, von denen jeder allein schon genügte, die Magenerweichung als Krankheit zu negiren und es wäre manchen andern, längst und allgemein als wahr anerkannt pathologischen Thatsachen nur zu wünschen, dass sie auch so bestimmt und exakt als das, wofür man sie ansieht, bewiesen werden könnten, wie dies bei der Magenerweichung als Leichenerscheinung gelungen ist.

6) Die catarrhalische Darmentzündung. Catarrhus intestinalis.

Nachdem in dem Abschnitte von der Diarrhöe die Stühle des Darmcatarrhs schon besprochen, erübrigt hier nur mehr, die pathologische Anatomie, die Aetiologie, die Symptome, die Ausgänge und die Behandlung zu erörtern.

Stirbt ein Kind, das in den letzten Lebenstagen einen acuten Darmcatarrh acquirirte, so findet man die Schleimhaut des Dünn- und Dickdarms im Allgemeinen turgescirend, an einzelnen Stellen entweder dendritisch injicirt oder von einer diffusen dunkleren Röthe durchbrochen, welche Stellen häufig den Knickungen der einzelnen Darmschlingen entsprechen. Die solitären Drüsen erscheinen besonders im Dickdarm deutlich geschwellt und ragen als kleine weissliche Prominenzen von der Grösse eines Stecknadelkopfes über die geröthete Schleimhaut empor. Sie enthalten dieselben Zellen, die man auch im Normalzustand in ihnen findet, nur in viel grösserer Menge. Hat der Darmcatarrh erst kurze

Zeit bestanden, so findet man diese Lentikularfollikel und die Peyer'schen Drüsen, die ja nur als gruppenweise auftretende Lenticularfollikel zu betrachten sind, niemals oder sehr selten geplatzt, während sie bei chronischen Darmcatarrhen gewöhnlich geplatzt und stellenweise schwarz pigmentirt erscheinen. Auf grossen Strecken der Schleimhaut nehmen die neugebildeten Epithelzellen nach rasch erfolgter Abstossung des normalen Cylinderepithels, worin eben das Wesen des Darmcatarrhes zu suchen ist, nicht wieder den Charakter der ursprünglichen Cylinderepithelien an, sondern behalten die rundliche Form der Schleimkörperchen. Die ganze Schleimhaut wird durch die vermehrte Blutzufuhr und die seröse Exsudation geschwellt, schwerer. Das submucöse Zellgewebe bleibt beim einfachen Catarrh intakt, beim chronischen nimmt es an Dicke zu, ebenso auch die Muskularis. Die schwarze Pigmentirung der einzelnen Darmzotten, die der ganzen Schleimhaut eine grauschwarze Färbung verleiht und beim chronischen Darmcatarrh der Erwachsenen fast regelmässig beobachtet wird, kommt bei Säuglingen niemals, bei grösseren Kindern nur in sehr geringem Grade vor, obwohl im Kindesalter chronische Diarrhöen ausserordentlich lange anzuhalten pflegen. Die Mesenterialdrüsen sind zum Unterschiede von der Enteritis folliculosa zuweilen geröthet aber niemals infiltrirt und vergrössert. —

Aetiologie.

Der primäre, idiopathische Darmcatarrh kommt bei Säuglingen viel seltener vor als bei künstlich aufgefütterten Kindern. Bei jenen wird er fast nie durch die Nahrung, die Muttermilch, veranlasst, nur wenn die Stillende unwohl ist, künstlich erzeugte oder spontan entstandene Diarrhöe hat oder einer Gemüthsbewegung ausgesetzt war, stellt sich beim Säugling Unruhe, Colikschmerz und ein ganz leichter, nur kurze Zeit bestehender Darmcatarrh ein, durch welchen die Entwicklung des Kindes kaum merklich gehemmt wird. Am häufigsten entsteht bei Säuglingen der Darmcatarrh durch Erkältung, beim Durchbruch der Schneidezähne in Folge des Verschluckens des massenhaft secernirten Speichels und Schleims und beim Abgewöhnen (Diarrhoea ablactatorum). — Bei aufgefütterten Kindern ist die Nahrung eine kaum zu ergründende Quelle der verschiedensten Erkrankungen, vor allem aber der Diarrhöe. Es wurde schon im allgemeinen Theile bei der „Ernährung" bemerkt, dass das Casein der Kuhmilch im Kindermagen zu grossen Klumpen gerinnt, während das der Frauenmilch nur lose Flocken bildet, wodurch allein schon der grosse Unterschied zwischen der frischesten, besten Kuhmilch und der Milch einer Amme sich erklärt. Nun aber ist es in grösseren Städten, und gerade hier kommt das Auffüttern am öftesten vor, wirklich unmöglich, sich mehrmals des Tages frische Milch zu verschaffen, der mannigfachen Verfälschungen nicht zu gedenken. Es gibt kaum ein künstlich aufgefüttertes Kind, das nicht wenigstens einmal, dann aber längere Zeit, an Darmcatarrh gelitten und hiedurch um viele Monate in seiner Entwicklung aufgehalten worden wäre.

Bei grösseren Kindern über 1 Jahr alt ist der Zahnungsprocess die häufigste Veranlassung. Derselbe ist bekanntlich schon bei physiologischem Vorgange von einer mässigen Diarrhöe begleitet, welche aber sehr leicht ausartet und zum profusesten, choleräähnlichen Durchfall wird, der binnen 24 Stunden tödten oder einen unaufhaltsamen Marasmus herbeiführen kann.

Hingegen sind bei Kindern, die das erste Lebensjahr schon überstanden haben, die Diarrhöen in Folge abnormen Reizes der Nahrungsmittel seltener, indem der Magen schon viel schwerer verdauliche Nahrung zu bewältigen im Stande ist. Im Sommer, bevor die verschiedenen Obstsorten ihre gehörige Reife erlangt haben, kommt der Darmcatarrh bei ihnen epidemisch vor, es ist aber dann gewöhnlich kein einfacher Catarrh, sondern der Process nähert sich mehr dem ruhrartigen, indem die Kinder dabei noch heftige Colikschmerzen, hartnäckigen Tenesmus und zuweilen auch blutige Stühle bekommen.

Symptome.

Schon vor Eintritt des Hauptsymptomes der Diarrhöe sind an kleinen Kindern mannigfache Veränderungen zu bemerken. Sie werden unruhig, schreien fast fortwährend, ziehen die Schenkel an den Leib, nehmen die Brust und Saugflasche nicht mehr, kurz haben die verschiedenen Zeichen der Colik und Flatulenz. Mit dem ersten dünnflüssigen Stuhle treten, wenn er nur einigermassen copiös war, fast alle Symptome von Colik zurück und können auch fernerhin ausbleiben, wenn die den Durchfall bedingende Ursache eine vorübergehende war, z. B. eine einmal gereichte kleine Quantität säuerlicher Milch. Es ist dies aber der seltenere Fall, der sich fast nur bei Brustkindern ereignet, gewöhnlich genügt eine einmalige Darreichung nicht frischer Milch, einen Wochen lang dauernden, heftigen Darmcatarrh hervorzurufen. Je grösser die Ausdehnung der catarrhalisch ergriffenen Stellen ist, um so profuser wird die Diarrhöe, um so länger dauert sie und um so merklicher leidet die Ernährung darunter. Catarrhe des Dünndarmes veranlassen fast gar keine Colik und wenig Diarrhöe, indem hier das ausgeschiedene Secret im Dickdarme grösstentheils wieder resorbirt werden kann. Catarrhe des Dickdarmes hingegen und besonders des Rektums sind mit heftigen Schmerzen, mit Tenesmus und fortwährend profuser Diarrhöe verbunden. Die Farbe der diarrhoischen Fäces ist anfangs normal, nimmt aber mit jeder Ausleerung ab, so dass schliesslich eine ganz hellgelbe, selbst graue, reisswasserähnliche Flüssigkeit ohne allen Geruch entleert wird. Die Wiederkehr der dunkleren Farbe und riechender Fäces ist als das günstigste Zeichen baldigen Stillstandes der Secretion zu betrachten. Der Unterleib ist etwas aufgetrieben, um den Nabel herum gewöhnlich schmerzhaft, oft hört man gurrende Geräusche (Borborygmi) in ihm; die Percussion ist, wenn gerade viel Flüssigkeit im Darmrohr sich befindet, stellenweise gedämpft tympanitisch. Die Harnsecretion ist sehr vermindert, der Harn ist verhältnissmässig sehr pigmentreich und lässt nach mehrstündigem Stehen an einem Orte mit niedriger Temperatur (mindestens unter 10^0 R) ein Sediment von doppeltharnsaurem Natron, den sog. Ziegelmehlniederschlag, herausfallen. Der Durst ist sehr vermehrt; es ereignet sich hier zuweilen der eigenthümliche Fall, dass die Brustkinder während eines starken Durchfalles die Brust nicht nehmen, wohl aber Zuckerwasser und noch lieber kaltes Wasser begierig trinken; sobald die Diarrhöe steht, rühren sie das Wasser nicht mehr an und trinken wieder mit dem früheren Eifer an der Amme. Die künstlich aufgefütterten Kinder nehmen wohl einige Löffel Brei, worauf sie sich kurze Zeit beruhigen, werden aber alsbald durch den neuen Reiz der eingeführten Nahrung nur um so aufgeregter, und lassen sich Stunden lang nicht mehr zur Ruhe bringen. Wenn ein Kind das Unglück hat, von Personen gepflegt zu werden, die der Ansicht sind, dass man die Unruhe des Kindes durch Füttern stillen könne, und die desshalb mehrmals in der Nacht aufstehen, um ein Mus zu kochen, wovon das Kind natürlich immer nur wenige Löffel nimmt, so kann man es, falls diese Personen sich über ihre verkehrte Anschauung nicht belehren lassen, als eine sichere Beute des Todes betrachten. Mir wenigstens ist es noch niemals gelungen, bei solchen Angehörigen ein Kind durchzubringen.

Am Anfange eines einfachen Darmcatarrhes haben die Kinder kein Fieber, keine Trockenheit und erhöhte Temperatur der Haut, sie werden im Gegentheil bei profuser farbloser Diarrhöe leicht kühl, die Nasenspitze wird weiss und kalt, der Athem hat nicht mehr die normale Wärme, die Lippen werden blass und bläulich, ebenso die Fingerspitzen und das Fett der Orbita schwindet sehr rasch, wodurch die bulbi etwas tiefer zurücksinken und der eigenthümliche Gesichtsausdruck dieser Kranken entsteht. Nachdem aber die Diarrhöe zum Stillstand gebracht, tritt in Folge des vermehrten Stoffumsatzes gewöhnlich Fieber ein, das meist lange währt, die Genesung aufhält und oft zur Enteritis folliculosa und Atrophie führt. Ist dieses Reaktionsfieber von kurzer Dauer, so stellt sich nach seinem Verschwinden rasche Besserung ein. Die Stühle behalten einige Zeit noch eine abnorme Beschaffenheit, indem sie entweder sehr hart werden oder schleimig bleiben und dann einen ziemlich aashaften Geruch annehmen, der Appetit kehrt wieder und die Kinder bleiben nach ihren Mahlzeiten ruhig, das sicherste Zeichen, dass die Verdauung wieder ohne Beschwerden von Statten geht.

Als häufigste Complication ist der Magencatarrh zu erwähnen, das Erbrechen hört aber in der Regel früher auf als die Diarrhöe. Bronchitis ist ebenfalls oft mit Darmcatarrh complicirt. Am schlimmsten ist der Uebergang in Enteritis folliculosa, der bei so unzählig vielen künstlich aufgefütterten Kindern sich einzustellen pflegt.

Behandlung.

Bei Brustkindern genügt gewöhnlich schon eine diätetische Behandlung der Amme. Hat dieselbe Dyspepsie ohne Fieber und Darmcatarrh, wie das besonders nach Gemüthsbewegungen vorkommt, so hält man sie einige Tage diät und nährt sie einfach mit Mischsuppe, etwas Kaffee, Fleischsuppe und gekochtem Obst, zum Getränk gibt man ihr Mandelmilch, Wasser mit Wein, oder pures Wasser. Die Milch bleibt bei dieser Kost, so lange kein anhaltendes Fieber zugegen, niemals aus und wird höchstens in etwas geringerer Menge secernirt, was aber dem an Diarrhöe erkrankten Säugling gerade zuträglich ist.

Hat sich eine Amme durch einen Diätfehler Erbrechen und Durchfall zugezogen, so tritt ein noch strengeres Regim ein, sie bekommt nichts als Schleimsuppe, weisses Brod und schleimige Getränke, Reiswasser, Gummiwasser, Salepwasser oder Mandelmilch und steht auf diese Behandlung ihre Diarrhöe nach 2 — 3 Tagen nicht, so gibt man ihr 10 — 15 Tropfen Opiumtinktur unmittelbar nachdem sie das Kind gestillt hat, worauf sie es mindestens 4 Stunden nicht mehr anlegen darf. Wird aber die Diarrhöe dennoch chronisch und hat die Opiumtinktur nicht gleich in dieser ersten Gabe einen günstigen Erfolg, so stehe ich bei Fortsetzung des strengen diätetischen Verfahrens vom Opium ab und gebe Adstringentien, Alaun, Tannin, Colombo, Argent. nitricum etc. Mit einer internen medicamentösen Behandlung der Brustkinder kommt man selten weit, indem die meisten ungern aus einem Löffel schlucken und die eingeschüttete Medicin wieder ausspucken. Am bequemsten ist die Einpinselung des Mundes mit Opiumtinktur. Ich bediene mich hiezu eines kleinen Pinsels von der Dicke einer schwachen Rabenfeder, tauche denselben in T. Opii croc., entferne mit einer schnellenden Fingerbewegung den ersten Tropfen der Tinktur aus dem Pinsel und stecke ihn nun mit dem Rest derselben in den Mund; dann drücke ich das Kinn etwas nach aufwärts und ziehe den Pinsel zwischen den zusammengeklemmten Lippen heraus. Es kommt hiedurch circa die Hälfte eines Tropfens in den Mund und wenn man nun 2 — 3 Tropfen Wasser auf die Zunge nachträufeln lässt, so verschlucken die Kinder ohne Anstand die ganze Flüssigkeit ihrer Mundhöhle. Gewöhnlich tritt hierauf ein mehrstündiger Schlaf und Stillstand der Diarrhöe ein, die schlimmen Folgen, Gehirnreiz und Gehirncongestion, die man auf Opium, wahrscheinlich auf grössere Gaben oder länger fortgesetzten Gebrauch gesehen haben will, konnte ich niemals bei dieser Application bemerken.

Mit grossem Vortheile gibt man den Brustkindern kleine Clystiere eines schleimigen Dekoktes, z. B. eines dünnen Amylonbreies mit 1—2 Tropfen Opiumtinktur. Zur Einführung von Medicamenten in den Mastdarm, welche also mehrere Stunden zum Behufe einer Resorption daselbst verbleiben sollen, sind die gewöhnlichen Kinderklystierspritzen viel zu gross, ich bediene mich desshalb seit langer Zeit kleinerer Spritzen von Zinn, nach Art der Wund- oder Tripperspritzen und applicire sie eigenhändig, nachdem sie gut eingeölt und gehörig erwärmt worden sind. So kleine Quantitäten von 2 — 3 Drachmen bleiben fast immer bei den Kindern und nach $\frac{1}{2}$ — 1 Stunde beginnt die Wirkung des Opiums.

Die künstlich aufgezogenen Kinder leiden an ganz anderen Darmcatarrhen als die Brustkinder, indem die krankmachende Ursache, die ungeeigneten Nahrungsmittel, hier keine vorübergehende ist, sondern lange Zeit noch während der Erkrankung fortgesetzt wird. Im Allgemeinen ist der Grundsatz festzuhalten, dass kein Kind mit Darmcatarrh die Kuhmilch, sei sie nun pur oder mit Thee vermischt oder mit Mehl oder Brod zu einem Brei verkocht, verträgt, und dass die Diarrhöe nur ausnahmsweise bei Milchkost zum Stillstand gebracht werden kann. Die erste Bedingung ist desshalb eine vollkommene Abstinenz der Kuhmilch. So bald dünne Stühle sich einstellen, gibt man den Kindern blos schleimige Getränke, worunter das beste und stopfendste ein Decoct. Salep. ist, das man täglich 2mal frisch bereiten lässt, indem eine grosse Messerpitze Saleppulver mit 10 Unzen Wasser gekocht wird. Mit Zucker versüsst und etwas erwärmt, trinken alle Kinder eine solche Salepabkochung gerne, und seine stopfende Wirkung ist so merklich, dass oft die Ordination eines weiteren Medicamentes unnöthig ist. Als Mahlzeit giebt man den Kindern statt des Milchbreies 2 — 3 mal täglich eine Schleimsuppe aus dünner, fettarmer, ungesalzener Fleischbrühe und Reis, Hafer oder Rollgerste bereitet und mit etwas Zucker versüsst. Diese Diät wird beibehalten, bis die Stühle schon länger als 24 Stunden wieder ihre normale Consistenz angenommen haben; zeigt sich guter Appetit sich einstellt, so können zu jeder Mahlzeit 2 —3 Kaffeelöffel geriebenen Weissbrodes mit der Schleimsuppe verkocht werden. Wir verweisen übrigens auf das Capitel der künstlichen Ernährung. pag. 36. Nachdem die Stühle seit mindestens 2 Tagen normal geworden sind, versucht man täglich 1 Milchbrei, dann 2 und endlich 3, wobei das Salepwasser immer noch fortgebraucht wird, um schliesslich auch durch gewöhnliches Brunnenwasser wieder ersetzt zu werden.

Die Einpinselung der Mundhöhle mit etwas Opiumtinktur und die kleinen Opiumklystiere stehen unter den therapeutischen Mitteln oben an. Nur bei den profusen Sommerdiarrhöen entspricht das Opium zuweilen nicht, hier wirken kleine Dosen Calomel gr. $\frac{1}{8}$, 3—4 Dosen täglich, oder eine Höllensteinlösung (gr. β—ʒjjj mit Zusatz von einem Tropfen Opiumtinktur, ohne allen Syrup entschiedener. Die gerbstoffhaltigen Vegetabilien, Colombo, Ratanhia etc., die reinen Tanninlösungen und die Adstringentia überhaupt sind den kleinen Kindern nur schwer, und dann nur mit grossen Quantitäten Syrup beizubringen, wesshalb ich selten von ihnen Gebrauch mache und sie mehr bei chronischem Darmcatarrh der älteren Kinder benutze. In manchen Fällen sah ich auf eine Alaunlösung (gr. vj—ʒjjj) Diarrhöen sistiren, welche durch keines der eben genannten Mittel gestillt werden konnten. Die Hauptsache bleibt immer eine gehörige Prophylaxis. Man gebe den Kindern immer nur schwach alkalische Milch, indem man zu jeder Mahlzeit einen Kaffeelöffel der oben besprochenen Lösung von kohlens. Natron (ʒj — ʒvj) zusetzt und wird dann bald die Erfahrung machen, dass die Darmcatarrhe sich bedeutend mindern. Hätte ich die Wahl, blos durch die Kost oder blos durch Medicamente einen Darmcatarrh stillen zu müssen, so würde ich vorziehen, durch diätetische Behandlung allein es zu versuchen; denn von der Wirkungslosigkeit aller Arzneimittel bei Behandlung der Milch-kost habe ich mich schon zu oft und zu evident überzeugt.

7) Enteritis folliculosa und Tabes meseraica.

Es ist praktisch wichtig, vom einfachen Darmcatarrh die Enteritis folliculosa strenge zu scheiden, obwohl die pathologisch anatomischen Unterschiede nicht sehr frappant, und mannigfache Uebergänge von jenem zu dieser ungemein häufig sind.

Pathologische Anatomie.

Man findet hiebei das submucöse Gewebe beträchtlich infiltrit, so dass der Darm an Gewicht fühlbar zugenommen hat, und auf der ganzen Schleimhaut des Dick- und einer grossen Strecke des Dünndarmes die Zeichen des acuten Darmcatarrhes, d. h. statt der normalen Cylinderepithelien nichts als Schleimkörperchen. Die solitären Follikel und Peyer'schen Plaques sind zum Theil stark geschwellt und schon auf den ersten Blick als weisse Knöpfchen und Inseln über das Niveau der Schleimhaut hervorragend, zum Theil aber sind sie geplatzt und stellen dann leere, kraterförmige Vertiefungen auf den durch die ursprüngliche Follikelschwellung erzeugten Erhabenheiten dar. Das Mesenterium ist turgeseirend, die Chylusgefässe strotzen meist und sind von rosenrother Färbung, die Mesenterialdrüsen sind, soweit der Darmcatarrh geht, um das 2—4 fache ihres Volums vergrössert, auf dem Durchschnitt in recenten Fällen rosenroth, nach längerem Bestehen aber gelblichweiss. Die microscopischen Elemente sind dieselben wie in den normalen Mesenterialdrüsen, nur wenn die Farbe gelblich ist und die Drüse an Härte zugenommen hat, findet man das Bindegewebe etwas vorherrschender. Auch hier wie beim einfachen Darmcatarrh, findet man trotz der lange bestehenden Diarrhöen nur auffallend wenig Pigmentirungen der Schleimhaut. Der wesentliche pathologisch anatomische Unterschied zwischen Darmcatarrh und Enteritis folliculosa liegt in der Betheiligung der Mesenterialdrüsen in dem letzteren Falle. Es lässt sich leider weder durch Injectionen, noch auf irgend eine andere Art experimentell nachweisen, dass die Resorption des Chylus durch diese vergrösserten Mesenterialdrüsen gehindert wird und hiemit eine Ernährung und Weiterentwicklung des Kindes nicht mehr stattfinden kann. Wenn man aber in einem atrophischen Kinde, dessen Atrophie durch Enteritis folliculosa ursprünglich bedingt war, ausser jenen vergrösserten und härter gewordenen Mesenterialdrüsen nichts findet, so wird die Annahme doch sehr wahrscheinlich, dass hier mechanisch die Passage des Chylus in denselben unterbrochen wurde und so die Kinder, obwohl sie in ihren lezten Lebenswochen und selbst Monaten viel gegessen und keine Diarrhöe mehr hatten, doch aus Mangel an neuer hinreichender Zufuhr von Chylus gewissermassen verschmachtet sind. Die Tabes meseraica der alten Aerzte ist also durchaus nicht so unmotivirt und obsolet, wie sie von einigen Neueren dargestellt werden möchte, nur darin irrten sich die Aelteren, dass sie glaubten, die vergrösserten Drüsen fühlen zu können; denn gerade bei ihrer Hypertrophie ist der Darm immer meteoristisch aufgetrieben, und es ist dann gar nicht möglich unter oder zwischen den gespannten Därmen diese kleinen Geschwülste zu tasten, die kaum jemals die Grösse einer kleinen Haselnuss erreichen und jedenfall gegen die Wirbelsäule gedrückt werden müssten, wenn man sie fühlen wollte.

In seltenen Fällen von entwickelter Mesenterialdrüsentuberculose, wie sie bei mehrjährigen Kindern zuweilen vorkömmt, fühlt man allerdings einzelne härtere Stellen durch die Bauchwand hindurch. Es sind diess aber grössere, unter einander zu Paqueten verwachsene Drüsen, welche mit käsiger Tuberkelmasse durchsetzt sind. So geringe Vergrösserungen, wie sie bei Enteritis folliculosa beobachtet werden, können bei Lebzeiten niemals durch den Tastsinn entdeckt werden.

Symptome.

Die Enteritis folliculosa beginnt immer mit Darmcatarrh, und wir verweisen desshalb auf die im vorhergehenden Abschnitte angeführten Kennzeichen. Statt dass aber wie beim einfachen Darmcatarrh nach einigen Tagen die Stühle wieder breiig werden und die Ernährung sich wieder regulirt, bleiben die Ausleerungen ganz dünn und nehmen einen aashaften, faulen Geruch an, erodiren den Anus und seine Umgebung, die innere Schenkelfläche und die bei den angezogenen Oberschenkeln gerade den Anus berührenden Fersen. Es tritt ein starkes anhaltendes Fieber mit bedeutender Temperaturerhöhung ein, die Kinder haben fortwährend grossen Durst. Die Zunge ist roth und glatt oder mit einem dünnen weissen Belege bedeckt, in späteren Stadien fast immer mit Soor behaftet. Erbrechen ist häufig, jedoch nicht in allen Fällen und nicht sehr anhaltend zu beobachten. Charakteristisch ist die rasch eintretende Abmagerung. An der inneren Schenkelfläche werden bei vorher ganz wohlgenährten Kindern mit harten Fettpolstern zuerst kleine Fältchen bemerklich, die früher kernig anzufühlenden Fettpolster werden weich und welk. Rasch schwindet nun unter Fortbestand der Diarrhöe mit ihrem aashaften Geruche das Fett an allen Körpertheilen, so dass in wenigen Tagen die Knochen an den Händen und Füssen deutlich zu unterscheiden sind und die Schenkelhaut weit herabhängende Falten bildet. In der Schenkelbeuge lässt sich dann beiderseits ein Convolut von Inguinaldrüsen erkennen, welche auch um das 2—3 fache ihres normalen Volums anschwellen. Die Augen liegen tief, vom inneren Augenwinkel zum Jochbogen bildet sich in Folge dessen eine starke Falte, die Wangen werden blass und welk und lassen die Contur der Masseteren durchscheinen, das Kinn wird spitz, der Hals wird faltig, die Mm. sternocleidomastoidei und der Larynx treten hervor, die Rippen lassen sich ohne Betastung zählen, die Wirbelsäule und die Beckenknochen sind nur mehr von einer atrophischen Haut bedeckt.

Am Hinterhaupt bemerkt man hiebei eine ganz eigenthümliche Erscheinung. Es schiebt sich nämlich das Hinterhauptsbein unter die Schei-

telbeine hinein, so dass sich hier eine Treppe bildet, deren obere Stufe
die Seitenwandbeine, deren untere das Occiput bildet. Nur sehr ausnahmsweise schiebt sich das Occiput über die Seitenwandbeine. Eine ähnliche, aber weniger eclatante Verschiebung findet an den Stirnbeinen
statt, welche sich ebenfalls unter die Scheitelbeine begeben. Diese Verkleinerung der Schädelhöhle wird bedingt durch eine Verkleinerung des
Gehirns, indem dasselbe bei der allgemeinen Atrophie sich betheiligt,
und da es zum grossen Theil aus Fett besteht, jedenfalls auch einen beträchtlichen Verlust an diesem Material erleidet. Es sind mir keine quantitativen chemischen Analysen des Gehirnes atrophischer Kinder bekannt, man weiss nur, dass das Gehirn kleiner Kinder überhaupt ärmer
an Fett ist als das Erwachsener, und es wäre somit eine derartige Untersuchung ein Postulat, das die Pädiatrik an die pathologische Chemie
zu stellen hat. Wenn einmal die Kopfknochen übereinander geschoben
sind und die Atrophie des Gehirnes sich eingestellt hat, so ist nur sehr
selten mehr eine Besserung zu erwarten, die Kinder atrophiren mehr
und mehr und gehen regelmässig zu Grunde, obwohl sie in den letzten
Lebenswochen keine Diarrhöe gehabt, aber immer aashaft riechende
Stühle behalten haben und sogar mit grossem Appetit zu essen pflegen.
Es resultirt aus dieser Gehirnatrophie eine Reihe von Gehirnsymptomen,
welche wir später unter dem Namen Hydrocephaloid kennen lernen werden. Einen der besten Anhaltspunkte für die Beurtheilung des Grades,
zu welchem die Atrophie schon vorgeschritten ist, haben wir an der Bauchhaut. Wenn man dieselbe mit 2 Fingern zu einer Falte erhebt, und
wenn diese Falte nach Zurückziehung der Finger längere Zeit noch bestehen bleibt, so ist die Prognose fast immer und unter allen Umständen
lethal zu stellen, die Prognose bessert sich mehr und mehr, je schneller
die so erzeugten Hautfalten wieder verschwinden.

Bei atrophischen Kindern mit meteoristisch aufgetriebenem Leibe,
wie er eben bei Atrophie in Folge von Enteritis folliculosa gewöhnlich
gefunden wird, sieht man auf der Bauchhaut einzelne kleine Knötchen
von der Grösse eines Stecknadelkopfes, welche durch ganz dünne Stränge,
gewöhnlich nur dem Gefühl erkennbar, mit einander verbunden sind.
Gefüllte Venen sind diese Stränge nicht, weil Venen bei so atrophischer
Haut und so oberflächlicher Lage bläulich durchscheinen müssten, es
können blos obliterirte Venen, oder, was noch wahrscheinlicher ist, Lymph-
gefässe mit ihren Klappen sein, wodurch dann auch zugleich die Knötchen erklärt werden.

Behandlung.

Es gilt hier alles was bei dem Catarrhus intestinalis, als dessen Folgen offenbar die Infiltration der Mesenterialdrüsen und die Tabes zu betrachten sind, erwähnt wurde. In der Regel führen alle Behandlungsmethoden zu demselben Resultate, zum Tode, nur ein Mittel giebt es, von
dem ich frappante Erfolge gesehen habe, nämlich die Mutterbrust. Atrophische Kinder von 4 selbst noch von 6 Monaten, welche am Rande des
Grabes waren, an aashaften Diarrhöen und dispersen Soorinseln litten
und mit ihren langen, mageren Fingern sich in fortwährender Unruhe
vor Schmerz das Gesicht verkratzen, werden, an die Brust einer Amme
gelegt, plötzlich wie umgewandelt, sie trinken anfangs nur wenige Minuten um dann ihrer gewohnten Unruhe sich wieder hinzugeben, nach ein
Paar Tagen aber saugen sie schon wie ganz gesunde Kinder, schlafen
mehrere Stunden nacheinander, bekommen gelbe, normal säuerlich riechende Entleerungen und nehmen so schnell wieder zu, dass man sie

nach wenigen Wochen gewöhnlich gar nicht mehr erkennt. Wo die Verhältnisse die Anschaffung einer Amme nicht erlauben, ist, wie schon gesagt, die Prognosis fere lethalis. Einige Mal ist es mir in solchen Fällen gelungen, durch Chininpulver von gr. j. täglich 2 Dosen die Erhöhung der Hauttemperatur zu beseitigen, worauf die Atrophie auch abnahm und bei höchst vorsichtiger, mühseliger Ernährung endlich die Kinder wieder zu gedeihen anfingen, wobei als Nachkur lange Zeit B. mart. pomat. 3 Mal täglich 10 Tropfen gereicht wurde. Gewöhnlich aber schlägt diese Behandlung auch nicht an, die Hauttemperatur vermindert sich nur auf sehr kurze Zeit und die Kinder verfallen mehr und mehr, bis sie endlich oft erst nach vielen Wochen durch den Tod erlöst werden.

8) Dysenterie, die Ruhr.

In grossen Ruhrepidemien, wie sie hauptsächlich in Sumpfgegenden und in den Tropen so verheerend auftreten, bleiben die Kinder unter einem Jahr fast vollständig verschont. Nur wenige Beispiele sind erzählt, wo ruhrkranke Frauen Kinder zur Welt brachten, die bald nach der Geburt unter den Zeichen der Ruhr wieder zu Grunde gegangen sind. Aeltere Kinder, namentlich nach der 2. Dentition, werden von derselben wie die Erwachsenen ergriffen.

Die sporadische Ruhr hingegen kommt bei kleinen Kindern häufig vor, wird aber wegen ihres milden, meist gefahrlosen Verlaufes gewöhnlich nicht besonders beachtet.

Symptome.

Es können die Symptome der sporadischen und epidemischen Ruhr füglich miteinander abgehandelt werden, nur muss die Bemerkung vorausgeschickt werden, dass sie bei der sporadischen niemals die Heftigkeit und Gefährlichkeit der epidemischen erreichen.

Eine genaue Besichtigung und Zertheilung der Stühle gibt immer den besten Anhaltspunkt für die Beurtheilung der Darmschleimhaut. Jeder Stuhl, in welchem glasartiger, zu Klümpchen geformter Schleim sich findet, zeigt eine Veränderung der Dickdarmschleimhaut oder wenigstens ihres Follikelapparates an. Zu diesem glasartigen, den gekochten Sagokörnern ähnlichen Schleim gesellen sich bald einige Blutstreifen oder es wird der ganze Stuhl gleichmässig roth gefärbt, je nachdem eben die Blutung näher oder entfernter vom Mastdarme stattgefunden und das Blut sich kürzere oder längere Zeit mit den Fäces vereinigt hat. Mit der Zunahme dieses Schleimes wird die eigentliche Fäcalmasse immer weniger und es werden schliesslich Schleimmassen ohne alle Beimischung von Fäces entleert. Die Erkennung des beigemischten Blutes ist niemals schwierig, finden sich Blutstreifen und Blutklümpchen, so genügt die einfache Besichtigung, ist das Blut aber schon länger mit dem Schleim in Berührung, so mischt es sich inniger mit ihm und verleiht der ganzen Ausleerung eine rosenrothe oder wirklich rothe Farbe. Diese Färbung reicht eigentlich auch schon hin, uns über die Gegenwart des Blutes zu belehren, weil ausser dem Blutfarbstoff überhaupt kein anderer rother Farbstoff in den Fäces vorkommt, für Anfänger oder im Interesse des klinischen Unterrichtes kann auch durch das Microscop das Blut mit Leichtigkeit nachgewiesen werden.

Ist es einmal zur Geschwürsbildung gekommen, was sich in der sporadischen Ruhr kaum jemals ereignet, so nehmen die Ausleerungen eine schmutziggraue oder grauröthliche Farbe und einen aashaften Ge-

ruch an, indem nun die abgestossenen Schleimhautparthien und vorzüglich der von den Geschwüren massenhaft gelieferte Eiter sich hinzugesellen. Die Abstossung grösserer Schleimhautfetzen, die in den tropischen
Dysenterien häufig beobachtet werden soll, habe ich bei uns zu Lande
noch niemals gesehen. Zuweilen gehen, obwohl die übrigen Symptome
durchaus keinen Stillstand der Krankheit erkennen lassen, in blutigen
oder eiterigen Schleim gehüllt festere Kothklumpen ab, die wahrscheinlich aus einer von der Ruhr nicht ergriffenen Parthie des Dünndarmes
stammen und die Prognose desshalb keineswegs verbessern. Nach Abgang
dieser auf Besserung deutenden Fäces stellt sich sogleich die frühere
dysenterische Beschaffenheit wieder ein.

Man hat, je nachdem Blut beigemischt ist oder nicht, von einer rothen und weissen Ruhr gesprochen, eine Eintheilung, die natürlich jeder
wissenschaftlichen Basis entbehrt, indem es recht wohl möglich ist, dass
ein Kind am ersten Tage die weisse, am zweiten die rothe und am dritten oder vierten wieder die weisse Ruhr haben kann. Tritt wirkliche
Besserung ein, so nehmen die Fäces ihren fäcalen Geruch, später auch
die Consistenz wieder an und es schwindet allmählig die eiterige und
schleimige Beschaffenheit. Sind Spulwürmer vorhanden gewesen, so gehen dieselben regelmässig mit ab. Der Geruch der Stühle ist zu Anfang
der Krankheit fäcal und wird es wieder bei Eintritt der Genesung, auf
der Höhe derselben ist er entweder gänzlich verschwunden oder wird
säuerlich fade. Wenn bei der epidemischen Ruhr Eiter und abgestossene
Schleimhautstücken mit den Fäces abgehen, so wird er höchst penetrant
und faulig und erinnert an den der faulen Eier. Die microscopische Untersuchung zeigt Schleimkörperchen, Epithelien, Blutkörperchen, grössere
Aggregate von Fettkügelchen, etwas Speisereste, Vibrionen, Tripelphosphate, alles eingebettet in eine moleculäre, feinkörnige Masse; die chemische Reaction ist gewöhnlich alkalisch. Eiweiss lässt sich durch Abrühren
oder Schütteln des Stuhles mit destillirtem Wasser, Filtrirung und An-
säurung dieses Filtrates nachweisen. Die Zahl der Stuhle ist sehr verschieden. In den leichteren Fällen erfolgen 4 — 8, in den schwereren
20 — 30 Ausleerungen binnen 24 Stunden, was sich nicht so fest nach
der Quantität des zu entleerenden, die oft sehr gering ist, als nach dem
Grade des Tenesmus richtet.

Unterleibsschmerzen und Tenesmus fehlen niemals; der
Schmerz ist meist intermittirend, anfallsweise, nur auf der Höhe der
epidemischen Ruhr jammern und stöhnen die Kinder unaufhörlich. Gewöhnlich ist die Berührung des ganzen Leibes, sowohl um den Nabel
herum als nach dem Verlaufe des Colon schmerzhaft. Der Tenesmus ist
sehr quälend, man sieht häufig die untersten Falten des Anus blauroth
hervortreten und trotz des heftigen Pressens wird kaum ein Kaffeelöffel
des oben geschilderten Schleimes entleert. Mastdarmvorfall ist oft die
Folge dieses Pressens. Die Application der Clysmata, die in der Ruhr
die allerentschiedenste Wirkung hätten, wird durch den Tenesmus sehr
erschwert und oft unmöglich gemacht. Sensible Kinder bekommen bei
der Einführung der Klystierspritze in Folge des gesteigerten Schmerzes
Convulsionen. Der Tenesmus tritt gewöhnlich schon mit den ersten
schleimigen Ausleerungen ein und besteht bis zum Eintritt der Besserung
fort. Bei zunehmender Verschlimmerung kann Paralyse des Mastdarmes
und somit Aufhören des Tenesmus erfolgen, wobei die Prognose äusserst
ungünstig wird.

Erbrechen kommt zuweilen bei epidemischer Ruhr vor und ist,

wenn es anhält, ein Zeichen beginnender Peritonitis, bei sporadischer Ruhr wird es nur sehr ausnahmsweise beobachtet.

Fieber ist gewöhnlich Anfangs nicht zugegen, sondern tritt erst im Verlaufe der Darmveränderung hinzu. Der Puls gibt durchaus keinen Maasstab für die Schwere und Ausdehnung der Erkrankung. Die Temperatur ist selten sehr erhöht, gewöhnlich normal, in schweren Fällen sogar vermindert. Delirien und Convulsionen stellen sich bei reizbaren Kindern ziemlich häufig, auch in sporadischer Ruhr, ein.

Als secundäre Erscheinungen sind bei sporadischer Ruhr nur die lobuläre Pneumonie und eine häufig folgende Tabes meseraica mit Infiltration der Mesenterialdrüsen zu erwähnen. Bei epidemischer Ruhr kommen Anämie, Pyämie, Marasmus, Darmperforation und Peritonitis, Darmstrikturen Icterus und Leberabscesse in Betracht.

Die Genesung kann bei der sporadischen Ruhr in 4 — 6, bei der epidemischen in 10 — 14 Tagen eintreten. Die hierauf folgende Abmagerung ist immer sehr bedeutend und viele Kinder erliegen noch trotz begonnener Besserung den Nachkrankheiten. Der Tod tritt entweder in den ersten Tagen der Krankheit oder im chronischen Stadium ein.

Die epidemische Dysenterie complicirt sich bekanntlich mit allen möglichen acuten und chronischen Krankheiten. Die sporadische befällt hauptsächlich die Kinder in der ersten Dentition und die grösseren Kinder im heissen Sommer zur Zeit des unreifen Obstes.

Pathologische Anatomie.

Das dysenterische Exsudat findet sich nur im Dick- und Mastdarm und vorzugsweise auf der Höhe der Falten, an den Flexuren, an den Umbiegungsstellen des Darmrohres und erscheint als ein schmutzigweisses, graugelbes, grauröthliches oder dunkelgefärbtes Stratum, das oft die Dicke einer Linie erreicht und sich leicht abstreifen lässt. Die darunter zum Vorschein kommende Schleimhaut ist geröthet, erweicht und geschwollen, so dass die Innenfläche des Darmes ein höckeriges Ansehen bekommt. Im Darme findet sich der bei den Stühlen näher beschriebene dysenterische Schleim etc. Nach wenigen Tagen stösst sich nun diese Membran in kleineren oder selbst in grösseren Parthien ab und je nach der Tiefe, in welcher die Schleimhaut ergriffen worden, entstehen nun seichtere oder tiefere Geschwüre mit lang gedehnten Ecken und Zacken. Die solitären Follikel sind immer geschwellt und sogar exulcerirt. In den übrigen Organen die Zeichen der Anämie, nur das Peritonäum ist an verschiedenen, besonders den Schleimhautveränderungen entsprechenden Stellen injicirt. Bei der sporadischen Ruhr ist eine ausgedehnte oder irgend tiefer gehende Geschwürsbildung sehr selten.

Behandlung.

Gleichmässige Wärme in einem gut ventilirten Zimmer und strenge Diät ist vor allem nothwendig. Kalte Getränke vermehren die Schmerzen, wesshalb Alles lauwarm gereicht werden muss. Am besten gibt man den Kindern bloss Schleimsuppen und schleimige Getränke, Brustkinder vertragen die Ammenmilch sehr gut, künstlich aufgefütterte aber bekommen heftige Schmerzen auf Kuhmilch, die also zu vermeiden ist. Das souveränste Mittel bei der Dysenterie ist das Opium, und die sicherste Application ist die in Clystieren, woran man leider häufig durch den Tenesmus gehindert ist. Es wird dann am besten die bei der Therapie des Darmcatarrhes besprochene Einpinselung der Mundhöhle ausgeübt. Ich lasse mich übrigens niemals mit der Versicherung der Kindsmagd und der Mutter, dass es nicht möglich wäre das Kind zu klystieren, abfertigen, sondern versuche immer selbst noch einmal ein oder zwei Drachmen einer mit Opiumtinktur versetzten schleimigen Flüssigkeit zu injiciren, was sehr häufig gelingt, obwohl die Umgebung das Gegentheil versichert hat. Sehr guten Erfolg sieht man auch von der Verbindung des Calomels mit Opium z. B. für ein 1 jähr. Kind:

> Rp. Calomel gr. $^1/_8$
> Op. pur. gr. $^1/_{24}$
> Sach. alb. gr. v
> Dent. tal. dos. N. viii
> S. 2stündlich ein Pulver.

Die adstringirenden Vegetabilien, der Höllenstein und der Alaun finden erst ihre Anwendung nach Stillung des Schmerzes im chronischen Stadium.

9) Intussusceptionen.

Unter Intussusception oder Invagination des Darmes (auch Volvulus genannt) versteht man die Einstülpung eines Darmstückes in ein anderes benachbartes nach Art der Handschuhfinger, die sich beim Abziehen eines engen Handschuhes durch Uebereinanderschieben verkürzen.

Pathologische Anatomie.

Bei weitem nicht alle Invaginationen, die man in den Kinderleichen findet, waren bei Lebzeiten bestehende Krankheiten, sondern die meisten sind erst in Agone entstanden, zeigen keine Spur von Reaction, lassen sich ohne alle Mühe entwickeln und sind an mehreren verschiedenen Stellen zugleich, immer aber nur am Dünndarm, zu beobachten. Sie kommen auffallender Weise nur bei ganz gesundem Darme, nicht bei Sectionen von Cholera, Ruhr, Typhus oder Peritonitis, wohl aber von Gehirnkrankheiten vor und scheinen das Ergebniss einer ungleichmässigen Innervation der Darmmuskularis, die sich vorzüglich erst in Agone geltend macht, zu sein. Indess gibt es auch eine Reihe von Fällen, wo schon bei Kindern unter einem Jahre Invagination mit allen ihren Folgen: Darmstenose, Darmblutung, Kothbrechen, rascher Collapsus etc., auftrat und in der Regel zum Tode führte. Die anatomische Lagenveränderung ist bei beiden Invaginationen dieselbe.

Eine jede Einstülpung besteht aus 3 aufeinanderfolgenden Schichten, von denen die äussere und mittlere einander ihre Schleimhautflächen, die mittlere und innerste ihre Peritonäalfläche zukehren, wie aus einem schematischen Durchschnitt, Taf. III. Fig. 3 B., leicht zu sehen ist. Die äussere Schichte c. c. nennt Rokitansky die Scheide oder das Intussuscipiens, die innerste a. a. das eintretende, die mittlere b. b. das austretende Rohr, und beide zusammen das Intussusceptum. Zwischen dem eintretenden und austretenden Rohr befindet sich das mithineingezerrte conisch zusammengefaltete Gekrösstück des Intussusceptum und übt einen besonderen Einfluss auf die Gestaltung der Invagination. Die Zerrung des Mesenteriums bewirkt nämlich, dass das eingestülpte Darmstück nie ganz parallel seiner Scheide verläuft, sondern immer eine Krümmung darbietet, und dass seine Mündung nicht in der Axe oder dem Centrum der Scheide, sondern excentrisch liegt, indem es dem Zuge des miteingestülpten Mesenteriums folgt, wesshalb auch die Mündung des Intussusceptum (d) niemals rund, sondern zu einer Spalte verzogen ist.

Die Vergrösserung der Invagination kommt so zu Stande, dass die Mündung des Volvulus (d) den festen Punkt bildet, während die Scheide sich bei c. c. immer weiter umstülpt.

Die Ursache der Entstehung eines Volvulus lässt sich schwer erklären, wahrscheinlich ist das eindringende Darmstück stärker contrahirt und hat eine kräftigere peristaltische Bewegung als das weitere, es aufnehmende Darmstück. Hiefür spricht der Umstand, dass ihrer Bildung meist langwierige Durchfälle vorausgehen, wobei das aufnehmende Darmstück wahrscheinlich catarrhalisch erschlafft ist, während das eindringende eine normale Schleimhaut und normale Bewegung hat.

Die unausbleiblichen Folgen einer Invagination sind Circulationsstörungen im invaginirten Mesenterium, Oedem und Hyperämie des invaginirten Darmes, und Entzündung und plastisches Exsudat am Peritonäalüberzug des ein- und austretenden Rohres (a. und b. b.). Das Oedem und die Schwellung des invaginirten Darmstückes kann einen so hohen Grad erreichen, dass das Lumen des anfangs noch offenen, eintretenden Rohres aufgehoben wird, worauf gar keine Kothmassen, sondern bloss mehr blutiger Schleim per anum abgeht und fäcales Erbrechen sich einstellt.

Gewöhnlich geschieht die Einschiebung von oben nach abwärts, häufig kommt sie im Dickdarm vor, wobei man dann möglicher Weise das eingestülpte Stück per anum fühlen kann.

Die Intussusception tödtet entweder durch die von den serösen Oberflächen sich nach aufwärts über den Darmkanal verbreitende Peritonitis oder durch Brand des invaginirten Stückes.

Symptome.

So lange das Darmlumen noch nicht ganz verschlossen ist, sind die Symptome nicht besonders charakteristisch, ist aber einmal vollständige Stenose eingetreten, so treten die bekannten Zeichen, wie bei eingeklemmten Hernien hervor. Die Einstülpung des Darmes erzeugt für sich ohne vollkommene Abschnürung, immer heftige Colikschmerzen, wobei der Leib bald meteoristisch aufgetrieben wird. In einzelnen Fällen fühlt man einen länglichen Tumor, der von einigen Autoren für das invaginirte Darmstück gehalten wird, viel wahrscheinlicher aber aus Kothmassen besteht, die über der Invagination stagniren. Die Kinder sind dabei meist verstopft, es kommen jedoch auch Diarrhöen vor, und den Stühlen mischen sich in allen Fällen grössere oder kleinere Quantitäten Blut bei, was als das constante und charakteristischste Symptom des ganzen Zustandes zu betrachten ist. Fast ebenso constant ist das Erbrechen alles Genossenen, wobei sich schliesslich auch ein gelber oder grüner Magenschleim entleert. Die Kinder collabiren äusserst rasch und haben im Ausdrucke viel Aehnlichkeit mit den Cholerakranken, der Puls wird kleiner, endlich kaum mehr zu fühlen, es treten Ohnmachten und am 3.—4. Tage in der Regel der Tod ein.

Der günstigste, jedoch ziemlich seltene Ausgang ist allseitige Anlöthung des invaginirten Darmes und hierauf brandige Abstossung desselben; bisweilen sollen sich die Symptome auch ohne Abgang und Brandigwerden des Darmstückes mildern, das Lumen sich wieder erweitern und es kann so die Invagination fixirt bleiben, wobei aber der Canal immer stark verengt und zur Ableitung der Darmcontenta nicht gehörig sufficient bleibt. Es besteht hiebei ein chronischer, häufig recidivirender Zustand von entzündlicher Schwellung, der leicht in Darmentzündung ausartet und neue Intussusceptionen veranlasst.

Behandlung.

Die theoretischen Vorschläge Rokitansky's, vor eingetretener Fixirung des Volvulus durch Exsudat Injectionen von Luft oder Aspiration mittelst der Saugspritze zu versuchen, werden wohl immer theoretisch bleiben. Alle Mittel, welche vermehrte peristaltische Bewegung bewirken, können ebenso gut schaden als nützen, indem der Volvulus möglicher Weise zwar wieder gelöst wird, allein bei umgekehrter Bewegung sich auch vergrössern und eine begonnene glückliche Verlöthung zerrissen werden kann. Man gibt desshalb weder milde noch drastische Abführmittel und noch viel weniger Brechmittel. Die berühmte Anwendung des Mercurius vivus ist jedenfalls unschädlich und häufig nützlich, weil hiedurch das zum Verschwinden verengerte Lumen des ödematösen, invaginirten Darmstückes mechanisch wieder etwas wegsamer wird.

Das rationellste scheint die von Pfeufer vorgeschlagene und schon mit Glück durchgeführte Behandlung zu sein, welche in absoluter Diät und Ruhe, und in Erzeugung einer Opiumnarkose besteht und eine Sistirung der peristaltischen Bewegung beabsichtigt, während welcher sich allseitige Verlöthung bilden kann. Der Bauchschnitt ist trotz seiner grossen Gefahr schon mehrfach glücklich ausgeführt worden.

10) Der Leistenbruch. Hernia inguinalis.

Nachdem der Nabelbruch schon pag. 51 bei den Krankheiten des Nabels abgehandelt worden ist, Cruralhernien bei Kindern aber so gut wie gar nicht vorkommen, so bleibt nunmehr der Leistenbruch zu besprechen.

Die Inguinalhernien der Kinder sind in der übergrossen Mehrzahl äussere und zwar angeborene, jedoch nicht angeboren im strengen Sinne des Wortes, sondern nur in den ersten Lebenstagen durch beginnende Wirkung der Bauchpresse erworben, wobei dann durch den noch offenen Processus vaginalis peritonei eine oder einige Darmschlingen in den Hodensack oder bei Mädchen in die grosse Schaamlippe dringen. Die vorgefallenen Eingeweide stehen bei Knaben mit der freien Fläche des Hodens in Contakt, was bei keiner erworbenen Hernie möglich ist.

Man findet eine länglich runde, nicht eng abgegrenzte, vom äusseren Leistenringe bis in's Scrotum reichende, weiche compressible Geschwulst, die sich durch gleichmässigen, etwas rotirenden Druck ohne Schwierigkeit wegdrücken lässt. Man findet den Hoden nicht ganz leicht, bei genauerer Untersuchung kommt er nach hinten und oben liegend zum Vorschein. Blähungen, Stuhldrang, Schreien, Husten erzeugen den reponirten Bruch sogleich wieder. Bei Mädchen, wo der Bruch „äusserer Schaamlefzenbruch" genannt wird, zeigt die eine oder andere grosse Schaamlippe eine weiche längliche Geschwulst, welche ähnliche Merkmale wie der angeborene Inguinalbruch des männlichen Geschlechtes darbietet, übrigens niemals so gross wird und viel seltener beobachtet wird als jener. Der Bruch entsteht hier in der Art, dass durch den beim weiblichen Fötus zur Aufnahme des runden Mutterbandes bestimmten Inguinalkanal (Canalis ligamenti rotundi), der in seinem Anfange offen ist, sich aber gewöhnlich schon vor der Geburt durchaus schliesst, eine Darmparthie oder in ganz seltenen Fällen, das Ovarium sich hineindrängt. Nur ausnahmsweise geschieht es nach v. Ammon, dass sich in den Scheidenkanal bei Entstehung des Bruches eine eigene neue Falte des Bauchfelles als Hülle des Bruchsackes vordrängt und so ein wirklicher besonderer Bruchsack entsteht.

Der Inhalt des angeborenen Inguinalbruches besteht fast immer aus einer oder einigen Darmschlingen, sehr selten aus Netz. Der Bruch ist anfangs klein wie eine Erbse, vergrössert sich aber bald und dringt in den Hodensack, wobei der Canalis vaginalis weiter, kürzer und gerader wird. Zuweilen wird eine seröse Flüssigkeit abgesondert, wodurch sich dann zur Hernia inguinalis noch Hydrocele gesellt. Durch Quetschungen, rohe Repositionsversuche, vielleicht auch ohne diese, durch eine Art inflammatorischer Disposition entstehen zuweilen selbst plastische Ausscheidungen, die filamentöse Adhäsionen zwischen dem vorgefallenen Darme und dem Hoden bewirken und eine Reposition der Hernie unmöglich machen. Einklemmungen sind ausserordentlich selten, und wenn auch momentan ein solcher Bruch hart, schmerzhaft und irreponibel wird, so gelingt die Reposition doch regelmässig im warmen Bade und noch sicherer in der Chloroformnarkose.

Haben die Brüche einmal ein bedeutenderes Volum erreicht und hat sich der Canalis vaginalis beträchtlich ausgedehnt, so dringt er sogleich nach jeder Reposition wieder vor und bleibt nur in liegender Stellung bei schlafenden Kindern zurück. Es ist sehr schwierig, solche Kinder vor dem Frattwerden zu schützen oder schon vorhandene Epidermisdefekte zu heilen. Bei der Untersuchung eines kleinen Kindes auf Inguinalhernie muss man sich immer erst des Hodens versichern, weil ein verspäteter descensus testiculi bei eben stattfindendem Austritt des Hodens aus dem innern Leistenringe die nämliche Geschwulst darstellt wie eine beginnende Hernie. Zum Unterschiede von Hydrocele haben wir hier die Reponirbarkeit, die ausserdem in den meisten Fällen mit einem gurrenden Geräusche verbunden ist, den Mangel der Durchsichtigkeit, der leicht durch ein Licht constatirt werden kann und den Mangel einer Fluktuation zu berücksichtigen. Die Untersuchung wird in der Weise angestellt, dass man das Kind auf den Rücken legt, die Geschwulst sanft zu reponiren sucht und nach gelungener Reposition den kleinen Finger in den Hodensack einstülpt. Man führt ihn dann nach aufwärts gegen den Leistenring, sucht die Bruchpforte auf und bestimmt hierauf mit Leichtigkeit deren Lage und Ansdehnung.

Resumiren wir noch einmal die wichtigsten Varietäten der angeborenen Inguinalhernie, so haben wir:

In Bezug auf die Zeit der Entstehung:

1) Hernia canalis vaginalis congenita (seltenere Form).

2) Hernia canalis vaginalis mox post partum acquisita (häufigere Form).

In Bezug auf Geschlechtsverschiedenheit:

Bei Knaben:

1) Hernia canalis vaginalis testiculi congenita.

Bei Mädchen:

2) Hernia canalis ligamenti rotundi congenita.

In Bezug auf die Complication:

1) Hernia inguinalis congenita cum Hydrocele.

2) Hernia inguinalis congenita cum adhäsione testiculi ad intestina.

Behandlung.

Die meisten Inguinalhernien heilen von selbst auch ohne Bandage, und die beste und einfachste Compression des Canalis vaginalis wird durch die Zunahme der Fettpolster des Kindes bewirkt. Es genügt in der Regel eine gute Ernährung, eine Ueberwachung der Ausleerungen und die Verhütung zu grosser und anhaltender Unruhe zur Heilung. Wenn nur dafür Sorge getragen wird, dass während des Schlafes der Bruch reponirt ist, so hat es dann nichts zu sagen, wenn er einen grossen Theil des Tages herausgetreten bleibt. Es lässt sich die Reposition beim Einschläfern sehr leicht bewerkstelligen, indem man den Kindsfrauen lehrt, hiebei immer die eine Hand an der Hernie zu fixiren.

Von Bruchbändern habe ich nur bei Kindern, die über ein Jahr alt waren, entschiedene Vortheile gesehen. Bei Wickelkindern ist die Application der Bandagen ausserordentlich schwierig und in vielen Fällen schädlich. Erstlich muss man wenigstens deren 3 haben' damit man bei jeder Durchnässung und Stuhlentleerung wechseln kann; gedeiht dann das Kind wirklich, so werden die kaum angeschafften Bänder nach 8—10 Wochen zu klein und gänzlich unbrauchbar und müssen wieder durch 3 neue ersetzt werden, so dass man oft ein Dutzend und mehr Bruchbänder fertigen lassen muss. Ferner gelingt es fast nie, die Kinder vor Wundwerden zu hüten, die einmal wund gewordenen Stellen brauchen mehrere Tage zur Heilung und die neue Epidermis geht gewöhnlich gleich wieder zu Grunde, sobald der Druck des Bruchbands von neuem beginnt. Blei- und Zinksalben, sowie die häufigen Waschungen mit kaltem Wasser oder mit Wasser und Branntwein scheinen zwar einen günstigen Einfluss auf die Verhütung der Erosionen zu haben, genügen aber doch nur selten, sie gänzlich abzuhalten. Bei mageren Kindern endlich ist die Anlegung eines Bruchbandes geradezu unmöglich, weil es nie gehörig befestigt werden kann. Wenn also ängstliche Eltern absolut die Anlegung einer Bandage wünschen, so muss man sie auf die daraus erwachsenden Kosten und die möglicher Weise entstehenden Nachtheile der langsameren Entwicklung des Kindes aufmerksam machen. Solaminis causa bedecke ich die Hernien gewöhnlich mit einem Stückchen Heftpflaster oder lasse sie täglich mit irgend einer unschuldigen Salbe einreiben, sorge übrigens für strenge Reinlichkeit, gute Pflege, passende Kost und regelmässige Entleerungen und habe auf diese Weise schon sehr viele Kinder heilen sehen. Je schneller die Fettpolster eines Kindes zunehmen, um so sicherer bleibt die Hernie zurück und tritt ständiger Verschluss des Canalis vaginalis ein.

11) Fissura ani.

Es kommen bei Säuglingen und Kindern jedes Alters zuweilen am Anus heftige Schmerzen vor, die mit jeder Stuhlentleerung sich einstellen und ihren Grund in einem kleinen Einrisse des Anus haben. Die hiemit behafteten Kinder sind immer sehr obstipirt und der Riss ist wahrscheinlich durch das heftige Auspressen der harten Fäces entstanden. Die harten, trocknen Stühle sind stellenweise blutig gefärbt, und es fliessen auch nach der Defäcation noch einige Tropfen Blut aus dem Risse ab, wobei die Kinder ein durchdringendes Schmerzengeschrei anheben. Besonders erwähnt muss werden, dass diese kleinen Anusrisse bei oberflächlicher Besichtigung nicht zu sehen sind, sondern dass man zu ihrer Entdeckung die Nates gehörig auseinanderhalten und Falte für Falte des Anus genau untersuchen muss. Sie sind oft kaum 1—3 Millimeter lang und unterscheiden sich in der Farbe nur wenig von der übrigen gerötheten Schleimhaut. Der Schmerz tritt fast nur während und nach der Stuhlentleerung ein, scheint aber sehr heftig zu sein, indem die Kinder dabei entstellte Gesichtszüge und zitternde Reflexbewegungen am ganzen Körper bekommen.

Behandlung.

Vor allem ist nothwendig, dass die Obstipation gehoben wird, was am besten durch $^1/_2$ bis 1 Kaffeelöffel der wässrigen Rhabarbertinktur sich bewerkstelligen lässt. Die von Trousseau angegebene Methode, bestehend in Clystiren mit Ʒj Ratanhiaextrakt habe ich nicht bewährt gefunden, weil die Application des Clystieres selbst die heftigsten Schmerzen verursacht. Ich cauterisire diese Einrisse leicht mit Höllenstein, was zwar auch bedeutende Schmerzen hervorruft, aber nur einmal zu geschehen braucht, während jene Clystiere oft wiederholt werden müssen, und halte darauf, dass die Ausleerung niemals hart wird. Diarrhöe darf hiebei nicht bestehen, denn das diarrhoische Secret hindert ebenfalls die Heilung des Risses.

12) Polypen des Mastdarms.

Diese Polypen kommen nur sehr selten vor, werden vielleicht auch manchmal übersehen. Alle daran leidenden Kinder, deren in der Literatur gedacht wird, haben das 2. Lebensjahr schon überschritten.

Das Hauptsymptom ist eine kleine oder zuweilen auch grössere Mastdarmblutung mit und unmittelbar nach der Defäcation, welche bei Mädchen, die der Pubertät schon nahe sind, leicht als beginnende Menstruation gedeutet wird. An den Hemden lassen sich die Menstruationsflecken von denen durch Mastdarmblutung verursachten schon dadurch annähernd unterscheiden, dass die ersteren vorzugsweise die Vorderseite des Hemdes einnehmen, während die letzteren sich fast ausschliesslich auf dessen Rückseite finden.

Die Entleerung der Fäces hat immer Schwierigkeit und ist mit Schmerz verbunden, zuweilen erscheint hiebei der Polyp vor der Anusöffnung, zieht sich aber nach Remission des Zwanges schnell wieder zurück. Bei der Exploration des Mastdarmes mit dem Finger, wodurch sehr heftige Schmerzen verursacht werden, fühlt man den Polypen meist nahe am Anus aufsitzen. Der Verlauf des Uebels scheint in den meisten Fällen eine Spontanheilung zu sein, indem der Polyp sich mehr und mehr zustielt und endlich bei einer harten Defäkation abreisst. Die gewöhnliche Form ist die der Schleimpolypen.

Behandlung.

Die Entfernung des Polypen geschieht sehr leicht, wenn man unmittelbar nach dem Stuhlgang ihn vor dem Anus trifft, wo man ihn dann sogleich mit den Fingernägeln abkneipen oder seinen Stiel mit einem Faden unterbinden kann. Um nicht zu lange auf eine Stuhlentleerung warten zu müssen, thut man gut, dem Kinde einige Stunden vor der zur Operation bestimmten Zeit ein Infus. Sennae oder ein anderes Drasticum zu geben, indem bei dem hiedurch erzeugten Tenesmus der Polyp am sichersten und längsten austritt.

13) Vorfall des Mastdarmes. Prolapsus ani.

Man bezeichnet mit dem Namen Mastdarmvorfall 2 Zustände, die von einander ziemlich verschieden sind, nämlich 1) die einfache Umstülpung der untersten Schleimhautfalten und 2) eine Invagination der oberen Mastdarmparthie in den Anus, wobei dieselbe vor dem Anus zum Vorschein kommt.

Der Mastdarm lässt bekanntlich 3 Portionen, eine obere, mittlere und untere unterscheiden, Taf. III, Fig. 4, a, b, c. Die obere schliesst sich in ihrer Struktur an das S. romanum an, ist wie dieses vom Bauchfell überzogen, hat eine Cylinderform und verläuft von oben nach unten und etwas von links nach rechts. Diese Portion bildet fast die Hälfte des ganzen Mastdarmes und erstreckt sich vom S. romanum bis zu jener Linie, wo die Peritonäalhülle aufhört, Taf. III, Fig. 4, Nr. 3. Der Mastdarm verliert diesen Ueberzug an seiner hinteren Fläche höher oben als an der vorderen, wo er bis in die Gegend des 3. Kreuzbeinwirbels damit bekleidet ist. Die mittlere Portion (b) beginnt da, wo das Peritonäum den Mastdarm verlässt und wo derselbe nur mehr durch lockeres Zellgewebe an das Kreuzbein und beim Manne an die Blase und Prostata, beim Weibe an die Vagina angeheftet ist. Es zeichnet sich diese Parthie durch die Stärke ihrer Längsmuskeln aus, während die Quer- oder Ringfasern nur schwach entwickelt sind. Sie kann sich bei Obstipation bauchig ausdehnen und grosse Mengen harter Fäces bergen. Die untere, dritte Portion (c) ist die kürzeste, sie geht von der Prostata nach abwärts bis zum After und besitzt eine dicke Schichte Kreismuskelfasern, die beiden Afterschliessmuskeln.

Es werden nun entweder die Schliessmuskeln, die unterste Portion des Mastdarmes, einfach nach aussen umgestülpt und kommen als hochrothe oder blaurothe Wülste mit einer centralen Oeffnung zum Vorschein, oder es wird die mittlere Mastdarmportion (b) in die untere invaginirt und hängt rosenroth, oder wenn die Sphinkteren durch starke Contraktion den venösen Rückfluss hemmen, blauroth als ein mehrere Zoll langer, wurstförmiger Vorfall zum Anus heraus. Eine Umstülpung der Sphinkteren und eine Invagination der mittleren Portion scheint nicht gleichzeitig vorzukommen. Bei der ersten Art, der einfachen Umstülpung der Sphinkteren, kann der untersuchende Finger wohl in die centrale Oeffnung eindringen, wobei gewöhnlich sogleich eine Reposition des Vorfalles sich ergiebt, bei der zweiten Art kann der Finger oder wenigstens eine Sonde auch noch neben den Vorfall ein bis zwei Zoll eindringen, bis er an die obere Umbiegung des Vorfalles anstösst.

Aetiologie.

Die Umstülpung der Sphinkteren oder wenigstens ein partieller Prolapsus ihrer Schleimhaut kommen bei kleinen Kindern ausserordentlich häufig vor. Gewöhnlich ist längere Zeit Diarrhöe vorausgegangen, wodurch die besagte Schleimhaut sich wulstet, während die Sphinkteren erschlaffen. Aber auch anhaltende Verstopfung kann den Prolapsus bedingen, wo dann der Mastdarm durch die harten grossen Kothmassen mit herausgerissen wird. Es erfolgt hier häufiger Invagination der mittleren Portion als Umstülpung der unteren. Bei jungen Hunden, die an der sog. Sucht leiden, sind grosse Invaginationen des Mittelstückes sehr gewöhnlich zu beobachten.

Die Prognose ist bei beiden Arten günstig, wenn die Kinder nur sonst gut genährt und nicht atrophisch sind; eine radicale Heilung ist **ohne** Operation möglich.

Behandlung.

Was die allgemeine Behandlung betrifft, so versteht es sich von selbst, dass man bei Prolapsus in Folge von Diarrhöe stopfende Mittel, und bei dem in Folge von Obstipation gelind eröffnende Mittel geben muss. Zu den ersten gehören das Opium, die Mucilaginosa, und die vegetabilischen Adstringentien, sowie der Höllenstein und der Alaun; zu den letzteren das Rheum und die Mittelsalze in kleinen Dosen. Das Ricinusöl ist den Kindern sehr schwer beizubringen und wird gewöhnlich gleich wieder ausgespuckt oder erbrochen.

Bei der Reposition des Vorfalles selbst fragt es sich weniger darum wie, sondern wann sie zu geschehen hat. Die Hauptsache ist, dass man den Angehörigen, wenn sie nicht von selbst geschickt genug sind ihn zu reponiren, gleich bei dem erstmaligen Vorfallen die Reposition lehrt, indem man sie nicht selbst macht, sondern die Kindsmagd dazu instruirt. Dieselbe hat ein auf beiden Seiten mit Cerat bestrichenes Leinwandläppchen auf den Vorfall zu legen und nun mit dem Finger die centrale Oeffnung zu suchen, worauf sie den Finger direct in den Anus hineinschiebt. Nachdem nun Vorfall und Finger in ihn eingedrungen sind, hat sie den Finger durch langsame rotirende Bewegungen herauszuziehen, worauf das schlüpfrige Ceratläppchen sich ganz leicht und ohne neuen Vorfall zu erzeugen, entfernen lässt. Im Winter, oder wo Eis schnell zur Hand ist, ist es sehr nützlich, bevor man die Reposition vornimmt, ein rundes Stückchen Eis in den Vorfall zu schieben und dasselbe dann mit zu reponiren.

Bei atrophischen Kindern geht der Mastdarm immer wieder heraus, so oft man ihn auch zurückbringen, ätzen oder brennen mag, bei gut sich entwickelnden Kindern genügt meist schon die oben beschriebene interne und örtliche Behandlung, nur wenn die Neigung zum Vorfall schon sehr lange besteht, können einige Längsstriche mit dem Höllensteinstifte oder mit der rauchenden Salpetersäure nothwendig werden. In neuester Zeit wurden von Foucher subcutane Strychnininjektionen gegen veraltete Mastdarmvorfälle empfohlen. Dieselben sind jedoch wegen der äusserst gefährlichen Wirkung dieses Mittels nur bei grösseren, mehrjährigen Kindern rathsam. Man sticht die Pravaz'sche Spritze ein Paar Linien vom After entfernt in das den Mastdarm umgebende Zellgewebe und spritzt von einer schwefelsauren Strychninlösung 1 : 100 ungefähr 8—10 Tropfen ein. Diese Injektionen 3—4 mal repetirt üben nach meiner eigenen Erfahrung eine sehr günstige Wirkung auf den Mastdarmvorfall. Wer aber wie ich auf sehr kleine vorsichtige Dosen Strychnin schon die fürchterlichsten tetanischen Krämpfe hat eintreten sehen, wird sich nur im äussersten Nothfalle zu diesem heimtückischen Mittel entschliessen können. Das Glüheisen war ich noch niemals genöthigt anzuwenden.

Um das Pressen aus Gewohnheit, das manche Kinder an sich haben, zu verhindern, ist es rathsam, den Nachttopf der Kinder auf eine Fussbank zu stellen, so dass das Kind mit seinen Füssen den Fussboden nicht erreichen und hiemit keine so kräftige Bauchpresse anwenden kann. Erfahrene Wärterinnen verstehen es auch sehr gut, die Kinder während des Stuhlgangs frei schwebend hinzuhalten und zugleich die Anusspalte von unten und seitwärts zusammenzudrücken, wodurch der Wiedervorfall häufig verhütet wird.

14) **Bildungsfehler des Mastdarmes und des Afters.**

Wir haben am After zweierlei Veränderungen, a) eine Verengerung und b) eine Verschliessung desselben.

a) Verengerung des Mastdarmes.

Ein geringerer Grad von Verengerung wird kaum so merkliche Symptome liefern, dass ärztliche Abhülfe nothwendig erscheint, zumal im ersten Lebensjahre die Fäces im Normalzustand niemals fest, sondern immer breiig, formlos entfernt werden. Nur wenn Obstipation eintritt, kommt das Uebel an den Tag, die Kinder können etwas festere Fäces nicht mehr entleeren, bekommen Meteorismus und selbst die Symptome von Darmstenose. Durch öfter applicirte Clystiere werden die harten Kothmassen wieder erweicht, entleert und hiemit alle Krankheitssymptome gehoben, durch Laxantien erreicht man diesen Zweck wohl auch, doch wird deren Wirkung in diesen Fällen immer von Colikschmerzen begleitet.

Es werden zuweilen aber auch Kinder mit so bedeutender Verengerung des Afters geboren, dass schon die Defäcation des Meconiums sehr verspätet und mühsam erfolgt und dass man kaum mit einer gewöhnlichen Sonde in den Mastdarm gelangen kann. Hier ist natürlich ein kleiner chirurgischer Eingriff nothwendig, darin bestehend, dass man eine Hohlsonde einführt und auf derselben die verengerte Aftermündung mit dem Messer $\frac{1}{3}-\frac{1}{2}$ Zoll weit dilatirt. Es müssen dann mehrere Wochen lang Ceratläppchen in die Wunde eingelegt werden, um frühzeitige Verwachsung zu verbüten. Die täglich mehrmals erfolgenden Erweiterungen des Afters durch die Fäces verhindern die Bildung einer contrahirten Narbe.

b) Verschluss des Afters. Imperforatio ani.

Zum richtigen Verständniss dieses Zustandes müssen die Vorbemerkungen aus der Embryologie vorausgeschickt werden, dass in einer ganz frühen Zeit des Embryolebens eine Cloake, d. h. eine Verbindung zwischen Blase und Mastdarm, besteht, und ferner, dass der Mastdarm ursprünglich blind endet, blind in das kleine Becken hinabwächst, hier auf eine ebenfalls blind endigende Einstülpung der äusseren Haut, auf die Anlage des Afters, stösst und dass erst nach einer gegenseitigen Verwachsung dieser beiden blinden Endigungen und nach schliesslicher Atrophie der verschliessenden Quermembranen sich eine Communication zwischen Mastdarm und Anus herstellt.

Es können sich nun folgende Bildungshemmungen, die auf Tafel III. Fig. 5, 6, 7, 8 und 9 schematisch versinnlicht sind, ereignen.

1) Der Mastdarm ist vollkommen entwickelt, auf der äussern Haut aber in der Natesfalte, wo der Anus sich einstülpen sollte, ist diese Einstülpung nicht entwickelt, das blinde Ende des Mastdarmes wächst fort und fort nach abwärts bis es die Cutis, die es nicht zur Atrophie bringen kann, erreicht. Dies ist die einfachste und glücklichste Art der Imperforatio oder Atresia ani. Das nach der Geburt sich sammelnde und den Mastdarm ausdehnende Meconium wölbt die Stelle, an der der Mastdarm sich unter der Haut befindet, mehr und mehr hervor und ein einfacher Kreuzschnitt auf dieser Hervorwölbung genügt, einen After für alle Zukunft zu bilden. (Fig. 5.)

2) Die äussere Anuseinstülpung hat sich normal entwickelt, kann aber das blinde Ende des Mastdarmes nicht erreichen, weil dasselbe entweder in seinem Wachsthum zurückgeblieben ist, (Fig. 6), oder in die Vagina (Fig. 8), oder in die Blase (Fig. 9), einmündet. Es bleibt bei diesen Fällen die einfache Besichtigung des Anus resultatlos, indem derselbe gebildet ist, wie bei jedem gesunden Kinde. Erst nachdem in den ersten 24 Stunden kein Meconium entleert worden ist und wenn die Kinder unruhig werden, einen meteoristisch aufgetriebenen Leib bekommen und die Brust nicht nehmen, entdeckt die Hebamme, die durch ein Clystier abhelfen will, dass das Röhrchen ihrer Spritze entweder nicht weit genug hineingeht oder, wenn auch hiebei kein Anstand sich ergibt, dass das Clysma total zurückspritzt. Untersucht man nun mit der Sonde oder mit einem silbernen Catheter, so findet man, dass die Anuseinstülpung 1—2 Zoll höher oben blind endigt.

3) Es hat sich weder eine Anuseinstülpung entwickelt, noch ist das blinde Ende des Mastdarmes so weit herabgewaschen, dass er nach der Geburt durch eine Hervorwölbung der Cutis sich zu erkennen gäbe, (Fig. 7). In diesen Fällen ist gewöhnlich in der Gesässfurche gar keine Andeutung von einer Aftervertiefung zu beobachten und man hat keine Anhaltspunkte für die Beurtheilung des Mastdarmes, dessen blindes Ende oft 2 — 3 Zoll von der äusseren Haut entfernt im kleinen Becken sich findet. Zuweilen setzt sich ein compakter Strang vom S. romanum bis zur Cutis fort, der als ein rudimentärer Mastdarm zu betrachten ist und bei der Auffindung des blinden Darmendes wesentliche Dienste leistet.

4) Der Mastdarm mündet nicht nach aussen, sondern in die Vagina, die Blase oder einen Urether, wobei eine Anuseinstülpung vorhanden sein oder auch fehlen kann. (Fig. 8 und 9). Die Erscheinungen sind hier insoferne andere, als das Meconium nicht vollständig zurückgehalten wird, sondern in dem einen Fall mit dem Urin, im anderen durch die Vagina abgeht. Die Diagnose ist leicht zu machen, wenn man mit einer silbernen Sonde oder einem kleinen Catheter die Blase untersucht und den Meconium haltigen Urin auffängt, und noch leichter, wenn man das Meconium in der Vagina und in derselben die Einmündung des Mastdarmes durch eine Sonde findet. Die Folgen dieser Missbildung sind verschieden. Bei Communication des Mastdarmes mit einem Harnleiter oder der Blase wird der Urin immer alkalisch, reizt die Blasenschleimhaut fortwährend und bedingt Cystitis, Atrophie und den Tod. Mündet der Mastdarm aber in die Vagina, so entsteht durch den continuirlichen Abfluss der Fäces, die durch keinen Sphinkter willkührlich zurückgehalten und entleert werden können, wohl ein eckelhaftes Gebrechen, indem die Kinder nach Fäces riechen und an den Schenkeln fortwährend beschmutzt sind, keineswegs aber ist Lebensunfähigkeit anzunehmen. Es gibt Beispiele, wo auf operativem Wege der Mastdarm hergestellt und dann die Verbindung zwischen Vagina und Mastdarm aufgehoben wurde.

5) Endlich giebt es noch Fälle, wo der Anus gar nicht oder nur rudimentär vorhanden ist. Es existirt nur eine Parthie des Dickdarmes und diese mündet in der Nabelgegend, indem der embryonale Ductus omphalo-entericus offen geblieben ist, ein Zustand, den man Anus praeternaturalis oder Ectopia ani genannt hat.

Behandlung.

Die Behandlung kann natürlich nur eine operative sein. Bei den sub 1 besprochenen Fällen besteht dieselbe, wie schon angedeutet, einfach in einem Kreuzschnitt auf der vorgewölbten Haut, worauf das Meconium sich entleert. Um zu schnelle Verwachsung der Schnittwunden zu verhüten, ist es rathsam, die ersten Wochen nach jeder Stuhlentleerung ein Ceratläppchen einführen zu lassen. Bei den sub 2 angeführten Fällen muss man durch einen oder einige vorsichtige Einstiche mit einem gewöhnlichen grossen Troikart, wie man sich dessen zur Punktion des Ascites bedient, versuchen, das rudimentäre Rectum zu finden, worüber uns das Hervorquellen von Meconium Gewissheit verschafft. Man führt dann durch die Troikartcanüle einen oben abgeschnittenen elastischen Catheter ein und spritzt zur Verflüssigung der Fäces 3 — 4 Mal täglich warmes Wasser in denselben. Nach einigen Tagen ersetzt man ihn durch einen von stärkerem Caliber und fährt so mehrere Wochen fort, bis die Defäkation auch ohne Catheter regelmässig von Statten geht. Die Sphinkteren des Anus functioniren gewöhnlich ziemlich gut, oft bleibt aber eine Neigung zur nachträglichen Verengerung zurück, die durch Bougiecouren beseitigt werden muss. Bei der sub 3 angegebenen Art der Atresia ani muss zuerst an der Stelle, wo der Anus normal sich findet, ein Kreuzschnitt bis zur Tiefe eines Zolles angelegt werden, worauf man dann nochmals nach dem blinden Ende des Mastdarmes mit dem Finger sucht und nun mit dem Troikart ebenso verfährt, wie sub 2. Dass diese Operationen häufiger erfolglos sind und, selbst wenn der Mastdarm eröffnet ist, häufig noch lethal ausgehen, versteht sich bei der Lebensschwäche und Vulnerabilität eines neugeborenen Kindes von selbst.

Bei den Communicationen des Mastdarmes mit der Blase muss man ebenfalls so schnell als möglich suchen, den Fäces einen anderen Ausweg durch einen künstlichen After zu verschaffen, weil im Falle des Misslinges das lethale Ende gewiss ist. Bei der Ausmündung des Mastdarmes in die Vagina hingegen ist Eile weniger nöthig, weil dieser Zustand lange ertragen wird und es schon Kinder gegeben hat, die mit dieser Missbildung ohne alle chirurgische Eingriffe gross geworden sind; wo möglich muss aber auch hier, wenn das Kind anfängt zu gedeihen, der Mastdarm von aussen aufgesucht werden, worauf sich die Verbindung mit der Vagina von selbst hebt oder durch eine spätere Operation gehoben werden muss.

Wenn sub 2 und 3 die Auffindung des Mastdarmes nicht gelungen ist, so soll nach den Gesetzen der Chirurgie der künstliche After in der linken Lendengegend oder in einer Inguinalgegend angelegt werden. Dass so operirte Kinder durchkommen können, ist mehrfach schon berichtet worden, ob sie aber gedeihen und gross werden, ist mir nicht bekannt. Wenigstens habe ich noch nie einen Erwachsenen gesehen, dem in den ersten Lebenstagen wegen Verschluss des Anus an diesen Stellen ein künstlicher After angelegt worden wäre.

15) Infectionskrankheiten mit vorwiegender Localisatoin auf den Darmkanal.

A. Typhus abdominalis.

Der Abdominaltyphus ist bei Kindern viel häufiger als gewöhnlich angenommen wird, die Diagnose kann aber in vielen Fällen nicht mit Bestimmtheit gestellt werden und hierin mag wohl der Grund liegen, dass viele Aerzte den Kindern eine grössere Resistenz gegen denselben zuschreiben. Die Ansteckungsfähigkeit ist, wenn überhaupt eine solche angenommen werden darf, eine ausserordentlich geringe und gar nicht zu vergleichen mit der der anderen ansteckenden Kinderkrankheiten, Masern, Scharlach, Varicellen und Keuchhusten. Es kömmt wohl häufig vor, dass gleichzeitig in einem Hause die Kinder verschiedener Familien an Typhus, gewöhnlich in einer leichten Form erkranken, noch viel öfter aber sieht man nur ein Kind unter zahlreichen Geschwistern, die alle den Typhus noch nicht gehabt haben, typhös werden, während die übrigen mit ihm in derselben Stube lebenden vollkommen gesund bleiben.

Vor Beendigung des ersten Lebensjahres befällt der Typhus die Kinder ausserordentlich selten, doch finden sich auch einzelne Fälle in der Literatur aufgezeichnet, in denen Säuglinge dem Typhus erlegen sind, wobei aber zu beachten ist, dass in den Sectionsberichten niemals von typhösen Darmgeschwüren, sondern immer nur von Infiltration der Peyer'schen und Mesenterialdrüsen gesprochen wird. Im zweiten, und nach beendigter Dentition im dritten Lebensjahre wird der Abdominaltyphus ausserordentlich häufig und mit ziemlich charakteristischen Symptomen beobachtet, von welcher Zeit an er in jedem Lebensalter und zu jeder Jahreszeit sich einstellen kann.

Da bei der ganzen Anlage dieses Lehrbuches gründliche Kenntniss der speciellen Pathologie und Therapie vorausgesetzt wird, und nur die durch das kindliche Alter bedingten Abweichungen genauer berücksichtigt werden können, so liegt es nicht im Plane, die gegenwärtig herrschenden Ansichten über Infectionskrankheiten und über den Zusammenhang der localen zur allgemeinen Erkrankung einer Kritik zu unterwerfen. Nur soviel sei hierüber bemerkt, 1) dass die Erscheinungen im Darmkanal nicht im graden Verhältniss zur Gesammterkrankung stehen und 2) dass noch niemals im Blute Typhöser qualitative noch quantitative Veränderungen gefunden worden sind. Die Veränderungen im Blute Typhöser, welche schon seit mehreren Wochen erkrankt sind, sind Folgen der langwierigen Störungen im Stoffwechsel und Kreislaufe, und das sogenannte Typhusblut in den Leichen, worunter man ein dunkelviolettes, dünnflüssiges Blut mit weichen, losen Coagulis versteht, findet sich nicht constant in den Typhusleichen, wohl aber in den Leichen der meisten Kranken, deren Krankheit mit Störung der Respiration und Assimilation verbunden war.

Leichenbefund.

Man kann im Allgemeinen an den Typhusleichen eine erste und zweite Periode unterscheiden.

Erfolgt der Tod in der ersten Periode, so finden sich die typhösen Veränderungen nur im Dünndarm, in allen Mesenterialdrüsen, in der Milz und auf der Bronchialschleimhaut. — Die Leichen sind noch nicht abgemagert, haben tiefblaue Todenflecken und eine trockene dunkle Muskulatur. Das Gehirn ist fest und trocken. Die Bronchialschleimhaut ist geröthet, geschwellt und allenthalben mit einem weissgelben, zähen Schleim bedeckt, so dass an einzelnen Stellen die Bronchien dritter Ordnung davon schon ganz erfüllt sind. Die unausbleibliche Folge dieser Schleimüberfüllung ist in den Lungenparthien, hauptsächlich nach hinten und unten, Circulationsstörung, Hypostase und endlich Splenisation. Das Herz ist ausserordentlich schlaff, enthält sehr lose Coagula, und der Muskel ist an einzelnen Stellen erblasst. Unter dem Microscope zeigen diese blasseren Stellen beginnende fettige Degeneration. Die Milz ist vergrössert und die Vergrösserung trifft besonders ihren Längendurchmesser, die Kapsel ist prall gespannt, das Gewebe sehr dunkel und weich, oft bis zum Zerfliessen breüg. Der Darm ist meteoristisch aufgetrieben und enthält viel dünnflüssige, höchst penetrant riechende Flüssigkeit, fast die ganze Mucosa des Dünndarmes ist im Zustande des acuten Catarrhes und die Peyer'schen Drüsen sowie die solitären Follikel sind eigenthümlich infiltrirt. Die Vergrösserung der genannten Drüsen beruht auf einer grauweissen, markigen Masse, die hauptsächlich die Drüsenkapseln erfüllt und schwellt, aber auch in das submucöse Gewebe und die Mucosa selbst übergreift. Die Veränderungen und der Verlauf dieser Infiltrationen sind bei Kindern etwas abweichend von denen, die bei Erwachsenen beobachtet werden. Während die übergrosse Mehrzahl erwachsener Typhusleichen Verschwärung der Plaques zeigt, kommt dieselbe bei Kindern nur sehr ausnahmsweise vor, indem sich in den meisten Fällen die Infiltration zurückzubilden oder wenigstens nach einfachem Platzen der Kapseln eine Entleerung derselben ohne Verschorfung einzutreten scheint. Wenn in seltenen Fällen wirkliche Schorfe oder Geschwüre gefunden werden, so sind sie doch immer nur vereinzelt und haben nur einen oder wenige Plaques ergriffen; die Mehrzahl der Peyer'schen Drüsen bleibt immer auf der markigen Infiltration stehen, daher es wohl auch kommt, dass Darmblutungen und Perforationen bei Kindern so ausserordentlich selten sind. Je jünger die Kinder, um so seltener trifft man Geschwürsbildung; ich habe sie noch nie bei Kindern unter 4 Jahren gefunden, obwohl ich schon mehrere Kinder von 2 — 4 Jahren, die an exquisitem Typhus gestorben sind, secirt habe.

Die Mesenterialdrüsen erkranken ganz in derselben Weise, wie die Peyer'schen Plaques. Sie schwellen um das 3— 4 fache ihres Volumens an, sind auf dem Durchschnitt gelblichgrau und markig; je stärker jene infiltrirt sind, um so grösser werden diese, und da die meisten Peyer'schen Plaques sich gegen die Cöcalklappe zu finden, so sind auch die Mesenterialdrüsen gegen diese Klappe zu mehr und mehr vergrössert.

Secirt man eine Kinderleiche, die in der zweiten Periode erlegen ist, so fällt vor allem schon die grosse Abmagerung auf, die Haut ist blass und welk, die Todtenflecken sind nicht mehr so violett, die Muskulatur ist blass und ödematös durchfeuchtet. Die Haut zeigt oft Decubitus, Eiterbläschen, Sudamina und Ecchymosen; die unteren Extremitäten sind zuweilen etwas hydropisch. Die Parotis kann geschwellt und mit Eiterheerden durchsetzt sein. Im Larynx findet sich zuweilen Perichondritis und Necrose einzelner Knorpelparthien, die Lungen zeigen noch grössere Splenisationen als in der ersten Periode, die Bronchien sind mit Schleim erfüllt. Die Milz ist geschwollen, runzelig, ebenso die Mesenterialdrüsen, in welchen man hie und da centrale Abscesse findet. Die Peyer'schen Platten und die solitären Follikel sind etwas grau pigmentirt, die Kapseln sind meist geplatzt, wodurch die ganze Drüsenfläche ein reticulirtes Aussehen bekommt, und, wenn bei älteren Kindern einzelne Verschwärungen vorhanden waren, sind dieselben in der Vernarbung begriffen. Sind die Kinder an Pyämie zu Grunde gegangen, so findet man die bekannten eiterigen Ergüsse und Keilbildungen in den serösen Säcken und parenchymatösen Organen; sind sie der Anämie und dem Scorbut erlegen, so findet man beträchtlichere seröse Ergüsse in den Körperhöhlen und im subcutanen Gewebe, beim Scorbut ausserdem noch die Veränderungen am Zahnfleisch. Das Gehirn ist im Gegensatz zur ersten Periode ausserordentlich feucht und weich und lässt sich nur sehr schwer ganz aus der Schädelhöhle herausnehmen. Die Seltenheit der Verschwärung der Peyer'schen Plaques macht eine Verwechslung mit dem Leichenbefund der Enteritis folliculosa leicht möglich. Die Anschwellung der Milz und die Beschaffenheit der Lungen unterscheiden aber zur Genüge den Typhus von der folliculären Enteritis.

Symptome.

Wie schon aus der Beschreibung des Leichenbefundes hervorgeht, so sind die Veränderungen und Zerstörungen, die der Typhus im kindlichen Organismus anrichtet, nicht so beträchtlich, wie die bei Erwachsenen; dem entsprechend sind auch die Symptome gewöhnlich weniger stürmisch und bedrohlich und die Prognose im Allgemeinen eine sehr günstige. Selten sind die Symptome so heftig und charakteristisch, dass man schon beim ersten Anblick die Diagnose bestimmt auf Typhus stellen kann, wie ein geübter Beobachter diess wohl zu thun im Stande ist, wenn er an das Krankenbett eines erwachsenen, schweren Typhuskranken tritt. Namentlich schwankt die Diagnose oft zwischen Typhus und Hydrocephalus acutus, und auf dieser Schwierigkeit der Differentialdiagnose mag wohl auch so manche Heilung eines vermeintlichen Hydrocephalus acutus beruhen. In den meisten Fällen aber haben die Kinder den Typhus so leicht, dass Verwechslungen mit Gastricismus oder Dentitionsbeschwerden vorkommen und dass weniger ängstliche Eltern ärztliche Hilfe gar nicht nachsuchen. Physicalisch ist an diesen Kindern mit leichter Febris typhoides auch nicht viel zu entdecken, die Milz vergrössert sich nicht bedeutend, der Leib ist nicht besonders von Gasen aufgetrieben, und der Bronchialcatarrh erreicht keine beunruhigende Höhe, die Diarrhöen sind mässig, die Kinder sind ruhig, klagen nicht über Schmerzen und schlafen viel. Die bedeutende, Wochen lang dauernde Mattigkeit, der anhaltende Appetitmangel und die langwierige Reconvalescenz, bei der immer die Haare ausgehen und anfangs durch dünnere, lanugoartige ersetzt werden, sind oft noch die am meisten charakteristischen Merkmale einer schleichenden Febris typhoides, die in München allgemein Schleimfieber genannt wird.

Indessen lässt es sich nicht läugnen, dass einzelne Kinder, besonders nach vollendeter erster Dentition, auch ganz schwere complete Typhussymptome zeigen können, und es ist desshalb nöthig, dieselben einer speciellen Analyse zu unterwerfen.

Was vorerst die Chronologie betrifft, so ist es bei keiner acuten Krankheit schwieriger als beim Typhus, die Anfangszeit zu bestimmen, doch ist diess bei Kindern gewöhnlich leichter als bei Erwachsenen, indem ihr zarterer Organismus durch eine Infection und den Beginn ihrer Wirkung viel heftiger ergriffen wird und sie ausserdem weder durch Beruf noch Noth gezwungen werden, trotz begonnener Krankheit noch möglichst lange gegen dieselbe anzukämpfen. Der Tag, an welchem das Kind seine Heiterkeit verliert, sich gerne hinlegt und zu einer ungewohnten Stunde einschläft, ist, wenn später deutlichere Symptome nachfolgen, als der Anfang des Typhus zu betrachten. Oft essen sie noch an diesem Tage mit kaum verringertem Appetit, brechen aber gewöhnlich nach einigen Stunden die ganze Mahlzeit unverdaut wieder heraus, worauf sich dann die typhösen Symptome rascher und heftiger einzustellen pflegen, als wenn kein Erbrechen erfolgt ist. Deutliche Fröste habe ich noch nicht beobachten können und kann sie desshalb zur Bestimmung des ersten Tages gar nicht verwerthen. Wenn sich der Typhus während der Dentition entwickelt, ist es kaum möglich, seine Anfangszeit zu bestimmen, indem hier die fast physiologischen Diarrhöen und Kopfcongestionen ganz unmerklich in die typhösen Symptome übergehen. Der Typhus der Kinder kann bezüglich der Zeitdauer ebenso unregelmässig und verschieden verlaufen, als der der Erwachsenen, und es lässt sich von dem stürmischen Auftreten der ersten Symptome kein bestimmter Schluss auf dessen Verlauf und Dauer machen. Einzelne Kinder genesen von einem intensiven Typhus schneller als andere von einer ganz leichten schleichenden Febris typhoides. Im Allgemeinen aber ist als Norm anzunehmen, dass ein Kind, welches nach weniger als 3 Wochen vollkommen genesen und nicht entschieden abgemagert ist, keinen Typhus und nicht einmal eine Febris typhoides gehabt habe, dass also die davon befallenen Kinder länger als 3 Wochen in ihrer Ernährung und Entwicklung aufgehalten werden.

Die febrilen Erscheinungen lassen sich bei Kindern nicht so leicht in Ziffern ausdrücken, wie diess in neuerer Zeit für die Temperatur, die Pulsschläge und die Harnstoffausscheidung bei Erwachsenen gelungen ist. Ein typhöses Kind lässt sich nicht leicht die Hauttemperatur mit dem Thermometer messen, zu welchem Zwecke derselbe bekanntlich 10 — 15 Minuten ganz von Haut umgeben, ruhig angelegt bleiben muss. Es ist desshalb sehr rathsam, bei jedem Kranken, gleichviel, welchen Namen seine Krankheit führen mag, mit der vorher gewärmten Hand die Stirne, den Rumpf und die Extremitäten auf ihre Wärme zu untersuchen, man wird nach einigen 100 Versuchen eine solche Uebung in Unterscheidung der verschiedenen Temperaturgrade sich aneignen, dass die zeitraubenden und oft geradezu unmöglichen Thermometermessungen leicht entbehrt werden können.

Auch der Puls, auf dessen Beschaffenheit und Frequenz bei Erwachsenen mit Recht so grosser Werth gelegt wird, giebt minder sichere Anhaltspunkte bei Kindern. Er ist immer ausserordentlich schnell, bis zu 160 und 170 Schlägen in der Minute, ohne dass desshalb die Gefahr eine sehr grosse und die Prognose besonders ungünstig würde. In der Reconvalescenz lässt er sich ausserordentlich leicht wegdrücken, in Agone wird er unzählbar und ist nicht mehr zu fühlen. Aussetzen des Pulses kommt bei Kindern selten vor, einen dicroten Puls kann ich mich nicht erinnern bei Kindern unter 10 Jahren jemals gefunden zu haben.

Von subjectiven Fiebersymptomen sind immer die Abgeschlagenheit, die Aufregung oder auch die Schlafsucht die wichtigsten. Deutliche Fröste haben die Kinder fast nie, der Kopf ist immer geröthet, das Auge matt oder, bei starker Aufregung, eigenthümlich glänzend, der Ausdruck des Gesichts ist entweder der der Apathie oder der Erregbarkeit, oder, in heftigsten Fällen, der Verwirrtheit.

Die Ernährungsverhältnisse gestalten sich in der kürzesten Zeit sehr ungünstig, der Appetitmangel und die nicht zu stillenden profusen Diarrhöen einerseits und der an Harnstoff reiche Harn andererseits erklären hinlänglich die rasche Abmagerung typhöser Kinder. Ich habe mich oft bemüht, meine Harnstoffbestimmungen, die ich bei Erwachsenen Jahre lang im grössten Maassstabe durchgeführt habe, auch auf die Kinder auszudehnen. Alle Bemühungen scheiterten aber an der Möglichkeit, von Kindern unter 10 Jahren den Harn von 24 Stunden zu sammeln. Einzelne procentische Harnstoffuntersuchungen ergaben bei typhösen Kindern immer einen Harnstoffgehalt von 2,5—3,5% und, da sie dem Augenmaasse nach eine ziemlich grosse Menge Urin entleeren, so lässt sich approximativ wohl angeben, dass auch die Kinder, wie die Erwachsenen, im Typhus eine grössere Quantität Harnstoff verlieren.

Eigenthümlich ist, dass die Abmagerung immer noch Fortschritte macht und erst ihren Höhepunkt erreicht, wenn der Appetit schon wiedergekehrt ist und die Kranken sich vollständig in Reconvalescenz befinden. Stellen sich Nachkrankheiten, z. B. Tuberculosis, Scorbut, Phlebitis an verschiedenen Hautvenen oder grössere mehrfache Abscesse ein, so magern die Kinder oft bis zum Skelet ab, wesshalb die Prognose jedoch nicht unbedingt lethal zu stellen ist, indem solche Kinder zuweilen eine wunderbare Wiederstandskraft zeigen und sich nach vielen Monaten endlich doch noch erholen. Nach jedem intensiveren Typhus verlieren die Kinder ihre Haare fast vollständig, und bekommen anfangs sehr dünne, glanzlose wieder, schliesslich aber wachsen doch die stärkeren mit ihrem ursprünglichen Glanze in reicher Fülle nach. Bei den so häufigen leichteren Formen, bei denen die typhösen Symptome gewissermassen nur angedeutet sind, ist das Ausfallen der Haare weniger bemerklich.

Die wichtigsten Veränderungen finden immer im Gebiete der Digestion statt. Der Appetitmangel ist eines der constantesten Symptome, gewöhnlich ist er vollständig, zuweilen kommen aber auch eigenthümliche Gelüste, z. B. nach Schwarzbrod, nach Obst etc. vor, die man den Kindern ohne besonderen Schaden gewähren kann, wenn man die Vorsicht gebraucht, ihnen hievon recht grosse Quantitäten auf einmal vorzusetzen. Sie spielen gewöhnlich mit den vorgesetzten Nahrungsmitteln, führen auch wohl etwas davon zum Munde, schlucken in den meisten Fällen aber nichts hinunter, sondern spucken alles wieder aus, worauf dann die ganze Sehnsucht gestillt und kein weiteres Verlangen mehr kundgegeben wird. So lange die Fiebersymptome währen, dauert auch der Appetitmangel, 3—4 Wochen lang, und man hat dann oft die grösste Mühe, die Kinder nur einigermassen zu nähren, was nur durch Getränke möglich ist. Nach und nach stellt sich der Appetit wieder ein und wird in wenigen Tagen zu einem Heisshunger, dessen unvernünftige Befriedigung oft heftige Rückfälle veranlasst.

Die Zunge wird bei Kindern selten so trocken als bei Erwachsenen, weil die Kinder meist mit geschlossenem Munde schlafen und hiemit die Hauptgelegenheit zur Entstehung der trockenen Zunge fehlt. Sie ist meistens ziemlich dick belegt und die Papillen sehen dunkelroth zwischen dem weissen Belege hervor, in schweren Fällen kommt aber allerdings auch die charakteristische, braune, trockne Zunge der Typhösen vor.

Die Lippen häuten sich öfter und bluten viel, besonders bei grösseren Kindern, die fast unaufhörlich an den gesprungenen Lippen zupfen, worauf denn auch der sogenannte russige Lippenbeleg in Folge kleiner Blutungen sich einstellt. Der Geruch aus dem Munde, der bei erwachsenen Typhösen so ausserordentlich widerlich ist, wird bei Kindern weniger intensiv bemerkt.

Die Parotis schwillt bei typhösen Kindern zuweilen an, was immer als ein höchst gefährliches Symptom zu betrachten ist. Es lässt sich nicht mit Bestimmtheit angeben, ob alle Parotiden metastatischer Natur sind, indem ja auch eine direkte Fortpflanzung des Mundhöhlencatarrhes auf den Stenonischen Gang und die Speicheldrüse selbst möglich ist. Die Gefährlichkeit des Uebels aber und der meistens sich ereignende lethale Ausgang machen es wahrscheinlich, dass in der Mehrzahl der Fälle doch eine wirkliche Metastase und keine einfache Fortpflanzung des Catarrhes die Ursache der Parotitis ist. Sie geht regelmässig in Eiterung über, wenn anders die wenigen Lebenstage, die die Kranken gewöhnlich nur noch vor sich haben, der Drüse Zeit lassen zum eiterigen

Zerfall. In der Leiche findet man neben einzelnen grösseren Abscessen immer noch eine Menge kleiner, von der Grösse eines Stecknadelkopfes.

Mit Erbrechen wird sehr gewöhnlich der Krankheitsprocess eingeleitet, kleinere Kinder erbrechen oft während des ganzen Verlaufes mehrmals im Tage, wodurch, wenn nebenbei keine Diarrhöen bestehen, die Differentialdiagnose von Hydrocephalus acutus sehr erschwert wird. Dieses hartnäckige Erbrechen beruht auf einem profusen Magencatarrh, denn die Kinder brechen nicht nur die wenigen flüssigen Nahrungsmittel, sondern auch beträchtliche Quantitäten von Schleim heraus, wobei sie ungemein schnell atrophiren und gewöhnlich zu Grunde gehen. Das Erbrechen, welches bei Erwachsenen die perforative Peritonitis begleitet, ist bei Kindern sehr selten, weil eben auch das veranlassende Moment, die Perforation, fast nie beobachtet wird.

Leibschmerzen sind bei Kindern unter 2 Jahren wohl kaum mit Sicherheit zu eruiren, kommen bei grösseren aber nur ausnahmsweise und nicht in hohem Grade vor. Das gurrende Geräusch in der Cöcalgegend, das früher als ein charakteristisches Tyhussymptom bezeichnet wurde, ist als solches mit Recht in Misscredit gekommen, indem es sich bei jedem profuseren Dünndarmcatarrh ebensogut findet. Der Meteorismus ist, der geringeren Geschwürsbildung entsprechend, gewöhnlich nicht sehr bedeutend, und seine Folgen: erschwertes Athmen durch Heraufdrängung des Zwerchfelles, Lungenstase und Cyanose, kommen desshalb nur in geringerem Grade vor.

Die Darmausleerungen unterscheiden sich in nichts von denen der Erwachsenen. In den ersten Tagen haben die wenigsten Kranken Diarrhöe, bald aber treten fast regelmässig ohne Medicamente und trotz stopfender Getränke Diarrhöen ein, die oft in grosser Menge 20 — 30 Male im Tage dejicirt werden. Von einem Sammeln aller in 24 Stunden entleerten Stühle ist bei Kindern kaum die Rede, approximativ aber lässt sich angeben, dass dem Gewicht und Raum nach die typhösen Kinder 3 — 4 Mal mehr entleeren als die gesunden. Die 24 stündige Menge steht aber nicht immer im Verhältniss zur Anzahl der Entleerungen, manches Kind entleert auf 2 oder 3 Mal eine grössere Quantität typhöser Fäces als ein anderes auf 10 oder 12 Mal, was lediglich auf die Reizbarkeit des Sphincter ani ankommt.

Sind die Stühle ganz dünnflüssig, so werden sie hellbraun von Farbe und scheiden sich bei ruhigem Stehenlassen in 2 Schichten, eine obere durchscheinende und eine untere aus feinen weissen und gelben Flocken bestehende. Durch starke, mehrmals nach einander gereichte Drastica lassen sich allerdings Stühle erzeugen, die in Farbe und Schichtenbildung von jenen typhösen nicht mehr zu unterscheiden sind, da solche Drastica aber auch bei weniger rationeller Behandlung kaum jemals gegeben werden, so hat man nichtsdestoweniger an der Schichtenbildung einen wichtigen Anhaltspunkt für die Diagnose des Typhus. Die Abwesenheit stärkerer Diarrhöen beweist noch lange nicht die Abwesenheit des Typhus, indem es genug typhöse Kinder gibt, besonders nach überstandener zweiter Dentition, die während der ganzen Krankheit hartnäckig obstipirt sind und durch Clysmata entleert werden müsen. Die microscopische Untersuchung der gelblichen Flocken, aus denen die untere Schichte besteht, ergibt vor Allem 1) eine völlig formlose, gegen Reagentien wenig empfindliche Körnchenmasse, 2) intensiv gelb gefärbte Schollen, Fragmente von Epithelien (ganze Cylinderepithelien finden sich nur äusserst selten), 3) braune, fein granulirte Kugeln von verschiedener Grösse und ohne Hülle, was man durch vorsichtige Compression leicht ermitteln kann, 4) grosse braune, oft doppeltconturirte, runde, ovale, zuweilen deutlich rhombische, das Licht stark brechende Körper, 5) Tripelphosphate und 6) Infusorien, als ständige Begleiter einer jeden Verwesung. Lauter Gebilde, die sich auch in diarrhoischen Stühlen finden und für das Typhus somit nicht charakteristisch sind.

Ebenso wenig als durch das Microscop, können durch die chemische Untersuchung eigenthümliche Typhusstoffe nachgewiesen werden. Die typhösen Stühle entwickeln mehr Schwefelwasserstoffgas als die diarrhoischen, was durch feuchtes Bleizuckerpapier sich nachweisen lässt, und haben einen grösseren Ammoniakgehalt, wesshalb sie geröthetes Lakmuspapier intensiver bläuen.

Im Salzgehalt, dann in den verschiedenen Destillaten, die ich bei Gelegenheit einer früheren Arbeit ausführlich angestellt habe, ergibt sich kein Unterschied zwischen einem typhösen und einem diarrhoischen Stuhle.

Gewöhnlich dauern die profusen Diarrhöen 8 — 14 Tage, worauf Obstipation erfolgt; länger dauernde Diarrhöen sind bei Kindern verhältnissmässig seltner, weil die Zerstörungen der Darmschleimhaut weniger intensiv sind. So lange die Kinder fiebern, lassen sie unter sich gehen, wobei jedoch genau zu unterscheiden ist, ob sie bloss in Folge von Unaufmerksamkeit bei der Eingenommenheit des Sensoriums einige Male des Tages den Stuhl in das Bett gehen lassen, oder ob in Folge einer Lähmung der Sphincteren die flüssigen Fäces fortwährend zum Anus heraussickern und ihn unmittelbar nach vorgenommener Reinigung immer wieder beschmutzen. Die erstere Erscheinung ist sehr gewöhnlich, zeigt zwar einen ziemlich schweren Typhus an, gestattet aber dennoch eine günstige Prognose, die letztere hingegen ist ein Symptom höchster Schwäche und tiefster Depression des Nervensystemes und ist als ein ungünstiges Zeichen zu betrachten.

Typhöse Darmblutungen und Darmperforationen sind bei Kindern ausserordentlich selten, ihre Symptome und Consequenzen sind in nichts verschieden von jenen, die bei Erwachsenen vorkommen und als bekannt vorausgesetzt werden müssen.

In einzelnen bösartigen Epidemien gesellt sich in der 3ten oder 4ten Woche zum Typhus ein krupöser Process des Dickdarms, wobei die Kinder ruhrartige Stühle entleeren, rasch collabiren und comatös oder unter Convulsionen zu Grunde gehen. Man findet dann bei der Section auf der Dickdarmschleimhaut ausgebildeten Krup mit Geschwürsbildung der verschiedenen Stadien, wie sie bei der Ruhr ausführlicher beschrieben worden sind.

Die Milz schwillt auch bei Kindern regelmässig an; der physicalische Nachweis der Milzconturen aber ist viel schwieriger als gewöhnlich angenommen wird, und unterliegt unvermeidlichen und zugleich unberechenbaren Schwankungen. Bei einem gesunden Kinde von 1 — 2 Jahren lässt sich zwischen der 9. und 10. Rippe eine kleine Dämpfung von kaum einem Zoll Länge und $\frac{1}{2}$ Zoll Breite nachweisen, eine senkrechte Linie, von der Mitte der Achselhöhle zum grossen Trochanter gezogen, schneidet diese durch geringere Resonanz kenntlich gewordene Stelle. Die normale, nicht vergrösserte Milz liegt mit ihrer Längenaxe der des Körpers parallel, nur das untere Ende ragt ein wenig mehr nach vorn; vergrössert sie sich aber, so wird ihre Lage mehr und mehr horizontal, doch bleibt das untere Ende immer etwas tiefer als das obere. Bei zunehmender Vergrösserung wächst also der untere Rand nach vorne und unten, erreicht den knorpeligen Rippenrand und schiebt sich an der

Bauchwand nach vorne, während sich das obere hintere Ende der Milz nach dem Verlaufe der 9ten Rippe gegen die Dornfortsätze nach rückwärts vergrössert, so dass man bei Percussion des Rückens zwischen Wirbelsäule und Milz nur mehr einen schmalen sonoren Streifen findet. Je grösser die Milz wird, um so mehr geht sie wieder aus der horizontalen in die ursprüngliche senkrechte Lage über. Im Typhus kann sich die Milz um das 3—4fache ihres normalen Volumens vergrössern, die Vergrösserung im Längendurchmesser ist unverhältnissmässig beträchtlicher als die im Quer- und Dickendurchmesser.

Der typhöse Milztumor ist immer leicht beweglich und wird bei jeder tiefen Inspiration weiter nach abwärts gedrückt, was sich leichter durch Percussion als durch Eindrücken der Finger an den Rippenrand untersuchen lässt. Ueberhaupt ist es auffallend, wie schwer und undeutlich man eine stark vergrösserte Typhus-Milz, die weit über den Rippenrand hervorragt, palpiren kann, was wohl durch die enorme Weichheit und grössere Beweglichkeit zu erklären ist. Die Hauptanschwellung der Milz fällt in die 1te und 2te Woche, mit der 3ten Woche beginnt die Verkleinerung, die schon in der 4ten gewöhnlich die normale Grösse wieder herstellt.

Der Meteorismus des Darmrohres, der natürlich bald grösser bald geringer ist, je nachdem der Catarrh überhand nimmt und die peristaltischen Bewegungen verlangsamt werden, ist ein grosses Hinderniss bei Untersuchung der vergrösserten Milz. Die Raumvergrösserung des Darmes geht nicht bloss auf Kosten der Bauchwand, sondern auch aller übrigen Baucheingeweide vor sich. Die Leber kehrt ihren scharfen Rand mehr und mehr nach oben und drängt das Diaphragma nach aufwärts, die Milz aber wird nach hinten und oben geschoben und stülpt sich in den nachdrängenden Darm ein, so dass auch eine ganz bedeutend vergrösserte Milz kaum mehr zu percutiren ist. Man müsste die Diagnose häufig umstossen, wenn man den Nachweis des Milztumors für ein nothwendiges Postulat des bestehenden Typhus betrachtet. Es geht hieraus keineswegs hervor, dass man die Percussion der Milz als unnöthig unterlassen soll, nur das muss beherzigt werden, dass eine grössere Dämpfung in der Milzgegend nicht constant ist, und dass desshalb ein exquisiter Typhus bestehen kann.

Keilförmige Milzentzündung entsteht nur bei Pyämie, welche bei typhösen Kindern, die nicht in einem Spitale liegen, fast niemals zur Beobachtung kommt.

Eben so constant, wie die Veränderungen der Digestions-, sind die der Respirationsorgane. Alle typhösen Kinder haben Bronchialcatarrh und Husten, schlucken aber bis zum 5ten, 6ten Jahre den ausgehusteten Schleim regelmässig wieder hinunter. Je intensiver die Erkrankungen, um so unbedeutender und seltener ist der Husten, nicht als ob der Bronchialcatarrh hiebei geringer wäre, sondern weil die Reizbarkeit der Schleimhaut so abgestumpft ist, dass die secernirten Schleimmassen nicht mehr expectorirt werden. Bei der Auscultation der Lungen hört man allenthalben gross- und kleinblasige Rasselgeräusche. Der liegen bleibende Schleim verursacht endlich Verstopfung kleinerer Bronchien und es kommt zu den bekannten hypostatischen Splenisationen. Dieselben finden sich nur in den hinteren Parthien der unteren Lungenlappen und veranlassen wohl einen vermindert sonoren Percussionsschall, aber keine so exquisite Dämpfung wie eine pneumonische Lunge, wobei auch der feineren Nüançirung des Percussionsschalles der Umstand in den Weg tritt, dass hier meist in beiden Lungen Splenisation entsteht und somit der Vergleich des Percussionsschalles auf beiden Lungenflächen wegfällt. Zuweilen hört man an den splenisirten Stellen deutliches Bronchialathmen, niemals aber weder zu Anfang, wenn die Splenisation sich bildet, noch zu Ende, wenn sie sich in seltenen Fällen löst, kann man charakteristisches Knisterrasseln entdecken, wie diess in der Pneumonie so regelmässig gehört wird. Mit zunehmender Splenisation beschleunigen sich die Athemzüge und die Nasenflügel heben sich bei jeder Inspiration, ein Symptom, das man bei der Schwierigkeit der physicalischen Untersuchung und den unzureichenden Resultaten, die bei der Unruhe der Kinder nur zu häufig erzielt werden, nicht aufmerksam genug beachten kann. Zuletzt tritt leichte Cyanose ein, die Hirnsymptome nehmen zu, die Pulsfrequenz steigt und die Kinder gehen nach einer ziemlich langen Agone zu Grunde. Kleinere Splenisationen scheinen sich lösen zu können, grössere bedingen fast immer ein lethales Ende. Die Reconvalescenz dauert, wenn einmal Splenisation eingetreten war, immer sehr lange und der Husten verschwindet erst nach Monaten gänzlich.

Lobuläre Pneumonien finden sich häufig bei den Sectionen typhöser Kinder und kommen sowohl in splenisirten als in gesunden Stellen vor. Sie sind zu erkennen durch ihr starres Exsudat und das körnige Ansehen der Schnittfläche. Diagnostische Zeichen hiefür haben wir keine; denn die beschleunigte Respiration, das Heben der Nasenflügel und der ausserordentlich rasche Puls kommt ebenso der Splenisation und selbst schon einem ausgedehnten typhösen Bronchialcatarrh ohne Splenisation als der lobulären Pneumonie zu. Durch Percussion und Auscultation lassen sich so umschriebene Verdichtungen des Lungengewebes niemals entdecken.

Lungenödem wird häufig bei Sectionen bemerkt und scheint die Wirkung einer länger dauernden Agone zu sein. Lungentuberculose kann sich bei Kindern mit hereditärer Tuberkelanlage nach überstandenem Typhus rasch entwickeln, ist übrigens nach Typhus viel seltener als nach Masern, in deren Folge bei einer grossen Menge von Kindern dieselbe sich einstellt. Neu auftretendes Fieber, zunehmender Husten und Auswurf lassen sie vermuthen, die physicalische Untersuchung gibt nur selten hierüber directen Aufschluss. Die Bronchialdrüsen sind häufig vergrössert und vermehren die Athemnoth, ihre Vergrösserung lässt sich aber nicht diagnosticiren.

Zu manchen Zeiten sollen im Larynx Geschwüre vorkommen, in den letzteren Jahren sind mir bei keiner Section einfache Geschwüre im Larynx, wohl aber Perichondritis und Knorpelnecrose mehrfach begegnet. Gewöhnlich tritt die Erkrankung des Larynx erst in der 3ten bis 4ten Woche eines schweren Typhus auf und gehört zu den secundären Symptomen. Die Kinder werden plötzlich heiser, oder gänzlich aphonisch, bekommen einen bellenden Kruphusten und Fieber, bald gesellt sich die heftigste Athemnoth dazu und die Kinder sterben einen fürchterlichen Erstickungstod. Bei der Section findet man eine mehr oder minder grosse Necrose der Larynxknorpel, die necrotischen Knorpelstücke sind von Jauche umspült und die Glottis ist ödematös geschwollen. Fälle von spontaner Heilung mit lebenslänglicher Heiserkeit und selbst Aphonie sollen vorgekommen sein, von den erfahrensten Aerzten aber wird die Kehlkopfnecrose für tödtlich gehalten. Die Laryngotomie liefert bei Erwachsenen mit typhöser Larynxnecrose ziemlich günstige Resultate, ich selbst habe schon mehrere Individuen gesehen, an denen sie mit Glück verrichtet wurde, und werde keinen Augenblick anstehen, sie vorzunehmen, wenn ich wieder bei einem Kinde Larynxnecrose in Behandlung bekomme.

Wenn gleich auch im Typhus, wie in jeder anderen Krankkeit, catarrhalische Laryngitis, die dann freilich auf jeden beliebigen Hautreiz und auch von selbst wieder in einigen Tagen verschwindet, sich einstellen kann, so muss doch Heiserkeit bei einem typhösen Kinde immer die grösste Besorgniss erregen, und es ist rathsam, sich auf die Tracheotomie vorzubereiten, damit sie im Momente zunehmender Athemnoth sogleich angestellt werden kann.

Die Haut typhöser Kinder zeigt mannigfache Veränderungen. Ungefähr 5 — 10 Tage nach Beginn des Typhus treten auf Brust und Unterleib, — an den übrigen Stellen nur höchst selten und spärlich — nicht auf einmal, sondern im Verlaufe mehrerer Tage, stecknadelkopf- bis linsengrosse, nicht scharf begrenzte, in der Mitte dunkler, nach der Peripherie zu heller rothe Flecken auf, welche auf Fingerdruck schwindend sich so gleichmässig wieder röthen, dass man nicht entscheiden kann, ob die Röthe vom Centrum nach der Peripherie oder umgekehrt wieder eintritt. Roseola typhosa, taches lenticulaires. Sie sind gewöhnlich im Niveau der Haut und erheben sich nur ausnahmsweise nach Art der Morbillen über dieselbe, mit den Haarfollikeln und Schweissdrüsen stehen sie in keinem Zusammenhang und werden von den Kindern nicht empfunden.

Der Unterschied zwischen Roseola typhosa und Flohstichen ist nicht immer leicht zu bestimmen. Die Flohstiche werden mit in die Krankheit gebracht und erblassen täglich mehr, ohne durch neue ersetzt zu werden, weil die Flöhe alle Fieberkranken verlassen, während das typhöse Exanthem erst einige Tage, nachdem die Kinder schwer erkrankt sind, zum Vorschein kommt.

Der Ausbruch des typhösen Exanthems findet nicht auf einmal statt, der Verlauf ist durchaus nicht typisch, einzelne Flecken bleiben länger, andere kürzer stehen, während einzelne schon wieder erblassen, treten an anderen Stellen wieder neue auf, und wir haben hierin wesentliche Unterschiede von den acuten Exanthemen. Die typhöse Roseola steht immer mehrere Tage, in den Exacerbationen des Fiebers wird sie dunkler, in den Remissionen blasser, endlich erblasst sie durch Braunroth und Gelbroth wieder zur normalen Hautfarbe. Fast alle schwer typhösen Kinder zeigen einzelne solcher Roseolaflecken, in den leichteren Formen des Abdominaltyphus werden sie nicht beobachtet. In prognostischer Beziehung kommt es weniger auf die Zahl als auf die Farbe und Dauer der Flecken an, je bläulicher sie sind, um so gefährlicher ist der Zustand.

Schweisse sind im Typhus selten kritisch. Einzelne Kinder schwitzen von Anfang an trotz Zunahme der typhösen Symptome, andere gehen mit kaum feuchter Haut in eine vollkommene Reconvalescenz über.

Miliarien stellen sich bei den meisten typhösen Kinder in grösster Menge ein. Auch hier haben sie keine kritische und noch viel weniger eine ungünstige Bedeutung und es ist geradezu unerklärlich, wodurch unter den Laien aller Klassen eine so gewaltige Furcht vor diesen unschuldigen Schweissbläschen entstanden ist. Ihre Entstehungsweise ist eine höchst einfache. Durch die Sistirung der Schweisssecretion am Anfange des Typhus vertrocknen die den Ausführungsgang der Schweissdrüse auskleidenden Epithelien, werden nicht weggeschwemmt und bilden gegen den nun plötzlich nach längerer Unterbrechung wieder reichlich secernirten Schweiss einen Damm, den er nicht durchbrechen kann, wesshalb er die verschlossene Mündung und die sie umgebende, ebenfalls vertrockuete Epidermisschichte in der Grösse eines Stecknadelkopfes und grösser emporhebt. Nach 2, längstens 3 Tagen platzt diese Epidermiskappe, und der Schweiss sickert nun ungehindert durch die wiedergeöffnete, gereinigte Passage. Die mikro-chemische Untersuchung weist zur Evidenz nach, dass der Inhalt der Miliarien kein seröses Cutisexsudat, sondern reiner Schweiss ist, und bringt man die Kappe eines Miliarienbläschens unter das Microscop, so kann man sich leicht überzeugen, dass in ihrer Mitte sich die Mündung einer Schweissdrüse befindet, welche sich durch concentrische Lage der Epidermiszellen zu erkennen gibt und niemals geöffnet, sondern durch grössere und kleinere Kerne verschlossen erscheint.

Am grössten und zahlreichsten entstehen die Miliarien an den Stellen, wo Hautreize, z. B. Senfteige oder Ung. cinereum, angewendet wurden. Sie erreichen dort oft die Grösse von Linsen, nach dem Bersten derselben schält sich die Epidermis in grösseren Fetzen, fast wie bei Scharlach, und die neue Cutisschichte zeigt längere Zeit eine höhere Röthe als die Umgebung. Es ist diese Erscheinung auch sehr erklärlich, indem durch Salben die Schweissdrüsenausführungsgänge noch fester verstopft werden und durch Rubefacientien eine Congestion der Cutis entsteht, wobei die Drüsenkanäle jedenfalls comprimirt werden müssen. Kritisch kann man die Miliarien nur in soferne nennen, als sie eben anzeigen, dass die länger unterbrochene Schweisssecretion sich wieder eingestellt hat, was immer als ein erwünschtes, beruhigendes Symptom zu betrachten ist.

Ganz andere Bedeutung haben die Furunkel, die Zellgewebsabscesse und Decubitus. In der Reconvalescenz stellt sich zuweilen eine höchst schmerzhafte Furunkulosis hauptsächlich am Kopf und im Nacken ein, wodurch die Kinder viele Wochen gequält und in ihrer vollständigen Genesung aufgehalten werden, ein gleiches gilt von den mehrfachen subcutanen Abscessen, die oft sehr träge in Eiterung übergehen und lange auf die zum Einstich erwünschte Fluktuation warten lassen.

Reinlich gehaltene Kinder bekommen Decubitus viel später und in geringerer Ausdehnung als diess bei Erwachsenen beobachtet wird. Es stösst sich gewöhnlich an einigen kleinen Stellen am Kreuzbein, den Nates oder den Trochanteren die Epidermis ab und bedingt oberflächliche Cutisgeschwüre, die gewöhnlich auf einfache Bestreichung mit adstringirenden Salben wieder heilen. Die grösseren Hautnecrosen, wo thalergrosse Parthien der Haut über dem Kreuzbein plötzlich blau und brandig werden und sich in wenigen Tagen abstossen, mögen vielleicht in schlecht ventilirten Spitälern vorkommen, in der Privatpraxis sind sie mir bei Kindern noch nie vorgekommen.

Petechien an den unteren Extremitäten bemerkt man zuweilen bei typhösen Kindern, die in ganz feuchten armseligen Localen liegen und scorbutisch erkranken, sie unterscheiden sich in nichts von jenen des gewöhnlichen Scorbutes. Erysipel des Gesichts, wie sie bei Erwachsenen zuweilen als Theilerscheinung einer pyämischen Entzündung der Oberkieferhöhle sich finden, habe ich bei Kindern noch nicht beobachtet.

Die Kopf- und Nervensymptome sind bei den typhösen Kindern nicht so sehr markirt, als man bei der allgemeinen Irritabilität annehmen sollte. Die meisten leichteren Fälle verlaufen nur mit geistiger Trägheit und allgemeiner gemüthlicher Verstimmung, in schwereren Fällen stellen sich zuerst Nachts, später auch am Tage Delirien des verschiedensten Inhaltes ein, worauf dann wieder Stunden des tiefsten Sopor's folgen. Die Eintheilung der febris nervosa in eine versatilis und stupida lässt sich also, wie bei den Erwachsenen, auch bei den Kindern nicht aufrecht erhalten und nur wenn der eine oder andere Zustand mehrere Tage lang ein continuirlicher geworden, kann möglicher Weise die therapeutische Indication darnach sich ändern. Die Delirien dauern zuweilen nur einen oder einige Tage, gewöhnlich aber 2—3 Wochen, hören nicht mit einem Male, sondern nach und nach auf und lassen eine grosse Reizbarkeit und Gedächtnissschwäche zurück, die bei manchen Kindern eine bleibende lebenslängliche werden kann. Zuweilen tritt auf starkes Nasenbluten, eine Darmblutung oder auf eine profusere Diarrhöe ein plötzliches Freiwerden des Sensoriums ein.

Die Muskelschwäche der typhösen Kinder ist eine ausserordentlich grosse, sie liegen meist ganz ruhig auf dem Rücken und können sich kaum aufsetzen. Der fast nie fehlende Meteorismus ist zum Theil auch einer Parese der Darmmuskularis zuzuschreiben, die Schwerhörigkeit lässt sich einfacher durch mechanische Störung der Schallleitung, die in Folge eines Catarrhes der Eustachischen Röhren eintritt, als durch die toxische Wirkung des typhösen Blutes erklären. Von der dem Typhus eigenthümlichen Muskelschwäche ist zu scheiden eine Parese der unteren Extremitäten, die sich unverhältnissmässig lange in die Reconvalescenz hinauszieht, endlich aber doch sich wieder spontan hebt, gleichviel ob die jetzt so hoch gepriesene Electricität in Anwendung gekommen ist oder nicht.

Ueber den Urin typhöser Kinder und das uropoëtische System sowie über die Genitalien ist wegen der Unmöglichkeit den Harn gehörig aufzufangen und wegen der untergeordneten Bedeutung der kindlichen Genitalien überhaupt wenig zu berichten. Einmal sah ich bei einem ganz gut gepflegten 2 jähr. Mädchen aus einer wohlhabenden Familie Diphtheritis der Vagina und sofortige Gangrän der kleinen und grossen Labien eintreten, worauf trotz der energischsten, örtlichen Aetzmittel und allgemein roborirenden Behandlung der Tod nach wenigen Tagen eintrat.

Metastasen im Sinne der älteren Schule kommen im Typhus nicht vor. Man hat hiezu die Phlebitis, die Furunkel, die Hautabscesse, die keilförmigen Entzündungen parenchymatöser Organe und die Gangrän gerechnet. Seitdem man aber die Verschleppung der Gerinnsel und die Bedingungen der Pfropfbildung hauptsächlich durch Virchow's Bemühungen genauer hat kennen lernen, und seitdem der pyämische Process und sein Auftreten in den verschiedenen Höhlen und Organen besser erforscht worden ist, haben diese Anschauungsweisen sämmtlich sich sehr verändert. Wenn auch nocht nicht alle Verhältnisse vollkommen aufgeklärt sind, so ist doch so viel schon eruirt, dass sie zum grössten Theil auf mechanischen Circulationsstörungen beruhen und dass wir somit nicht nöthig haben, unsere Zuflucht zu den mysteriösen Metastasen zu nehmen.

Wirkliche Recidive kommen bei Kindern nur selten vor, hingegen geht fast kein typhöses Kind ohne längere oder kürzere Unterbrechung einer stetigen Genesung entgegen, weil sie bei erwachendem Heisshunger sich fast immer Nahrungsmittel zu verschaffen wissen und in Ermangelung derselben vollkommen unverdauliche Dinge, Papier etc. zu sich nehmen. Als häufigste Nachkrankheit stellt sich bei Kindern mit hereditärer Anlage die Tuberculose ein, an der sie erst nach vielen Monaten zu Grunde gehen, bei scrofulösen Individuen entstehen auch stark nässende Exantheme, Eczem und Impetigo und bösartige Otorrhöen, wobei gewöhnlich das Trommelfell perforirt und die Gehörknöchelchen ausgestossen werden. Das Ende dieser ebenso schmerzhaften als langwierigen und wegen des üblen Geruches auch für die Umgebung höchst lästigen Uebels ist natürlich complete Taubheit.

Eine dem Typhus der Kinder ausschliesslich zukommende Complication ist die Noma, welche sich zuweilen in der Reconvalescenz einstellt und hauptsächlich Kinder in schlecht ventilirten feuchten Localen befällt. Das nähere hierüber wurde schon pag. 79 besprochen.

Therapie.

Man kann einem typhösen Kinde durch Medicamente viel leichter schaden als nützen, und zwar wird ein wesentlicher Schaden zugefügt durch alle Brech- und Abführmittel drastischer Natur, obwohl die Anfangssymptome eines Typhus dazu oft ausserordentlich einladend sein können. Ich gestehe es offen, dass ich mich schon öfter habe hinreissen lassen, einem stark congestionirten obstipirten Kinde mit weissbelegter Zunge ein kleines Brechmittel aus Tartar. stibiat. gr. j Ipecac. Əj zu reichen, und jedesmal bemerkte ich, dass der Typhus, der sich in der Folge entwickelte, zu den heftigsten Erscheinungen sich steigerte. Bei dem jedesmaligen Zusammentreffen eines heftigen Typhus mit dem Brechmittel kann von einem Zufall nicht mehr die Rede sein und es muss desshalb dringend ermahnt werden, den Tartarus emeticus bei Seite zu lassen, wo irgend ein kleines Symptom den beginnenden Typhus verrathen hat.

Die in den Lehrbüchern ausführlich besprochenen prophylaktischen Maassregeln (Ventilation, gehörige Nahrung und Beschäftigung etc.) verdienen allerdings die grösste Beherzigung, lassen sich aber in den meisten Fällen viel leichter vorschreiben als durchführen. Hat man doch schon genug zu kämpfen, bis man die typhösen Kinder aus einer kleinen von anderen Kindern und Erwachsenen bewohnten Hinterstube, dem Kindszimmer, in das sog. schöne Zimmer transportiren kann, wo gewöhnlich der schönste, freieste Raum nur von einigen Luxusmöbeln ausgefüllt ist. In grösseren Wohnungen muss man darauf dringen, dass 2 neben einander liegende Zimmer für das kranke Kind disponibel sind, nur auf diese Weise gelingt es, die Luft gründlich zu erneuern. Wenn auch die Ansteckung eine höchst problematische ist, so ist es doch rathsam, schon zur Aufrechthaltung der nöthigen Ruhe, dass kein anderes Kind und nur eine, höchstens zwei erwachsene Personen in demselben Zimmer sich aufhalten. Die Temperatur des Zimmers gehe niemals über 15 Grad R. hinaus, Bettdecken müssen immer leicht, die Unterlagen ziemlich hart, von Seegras, Stroh oder Rosshaar sein. Wenn die typhösen Symptome einmal gehörig ausgesprochen sind, so ist es immer wünschenswerth, dass die Kopfhaare kurz abgeschnitten werden, wodurch die grösste Abkühlung des congestionirten Kopfes erzielt wird. Die kalten Umschläge, die gewöhnlich von den Laien in der Weise applicirt werden, dass man ein Stück Leinwand in kaltes Wasser taucht und es dann durch ein anderes trocknes Tuch auf die Stirne bindet, wirken höchstens eine Minute kühlend, nehmen alsbald die Temperatur der Haut an und wirken dann mehr erhitzend als abkühlend, wie man sich durch den Anblick und die Berührung so behandelter Kinder leicht überzeugen kann. Ich glaube nicht, dass auf die Stirne gelegte kalte Compressen grosse Erleichterung verschaffen, indem sie zu bald warm werden und man doch nicht jede Minute wechseln kann, was überdiess ein krankes Kind nur noch mehr aufregen würde. Wenn ein Kind noch zu unvernünftig ist, oder wenn es in Folge der Erkrankung in Delirien liegt, so muss man von dieser

Art der Kälteapplication ganz abstehen und sich darauf beschränken, den kurz geschorenen Kopf alle Stunden über eine Schüssel kaltes Wasser zu halten und eine tüchtige Waschung vorzunehmen, wobei man durch ein um den Hals gelegtes Tuch den übrigen Körper und die Kleider leicht vor Durchnässung schützen kann.

Die interne Behandlung muss in den ersten Tagen des Typhus schon desshalb eine exspectative sein, weil die Diagnose nicht bestimmt gestellt werden kann, und man, wie schon bemerkt, durch alle eingreifenden Mittel, wozu auch die zur Bekämpfung der Congestion an die Schläfe gesetzten Blutegel gehören, nur schadet. Man beschränkt sich am besten darauf, bei Obstipation ein säuerliches Getränk, irgend eine wohlschmeckende Pflanzensäure oder auch einige Tropfen Acid. Halleri zu geben, während man bei schon eingetretener Diarrhöe passender die Mucilaginosa reicht. Vom Calomel ist zu rühmen, dass es, in Mitteldosen von 2 — 4 Gran einige Male gereicht, sicher Stuhlausleerung bewirkt, ohne dass desshalb so profuse Diarrhöen wie auf Tartarus stibiat. oder Drastica folgten. Von einer coupirenden Wirkung ist natürlich keine Rede. So fährt man mit der säuerlichen oder schleimigen Behandlung 10 — 14 Tage fort, bis zu welcher Zeit sich gewöhnlich weder Besserung noch Verschlimmerung erkennen lässt, und fängt dann an die Kinder besser zu ernähren.

Die Diät der typhösen Kinder richtet sich nach ihrem Alter und der früheren Nahrungsweise. Die Bouillon und die Schleimsuppe, bei den Erwachsenen mit Recht als das passendste Nahrungsmittel betrachtet, nehmen viele Kinder, die in gesunden Tagen sich hauptsächlich von Milch und Milchspeisen genährt haben, gar nicht an, und es bleibt desshalb nichts übrig, als ihnen auch im Typhus kleinere Portionen Milch oder Milchkaffee mehrmals des Tages zu reichen, obwohl sich nicht leugnen lässt, dass die Diarrhöen dadurch etwas zunehmen und dass zuweilen grössere Coagula unverdauter Milch sich in den Stühlen finden. Durch dickschleimige Getränke, ein dickes Salepdekokt, Gummiwasser, Reiswasser etc. muss man trachten den durch die Milchsäure der genossenen Milch unfehlbar entstehenden Reiz zu bekämpfen. Schwertyphöse Kinder haben gar kein Bedürfniss als kaltes Wasser und verweigern Wochen lang alle Nahrung, selbst Milch und Suppe, ohne dass sie desshalb mehr abmagerten als andere, die täglich einige Male die Nahrungsmittel zu sich nehmen. Es fragt sich demnach sehr, ob die den typhösen Kindern beigebrachte Nahrung überhaupt assimilirt wird. Bei zunehmendem Collapsus, bei beginnender Splenisation und kleiner werdendem Pulse ist eine excitirende, roborirende Diät dringend indicirt.

Wir haben in dem Kaffee ein bequemes, leicht zu schaffendes Erregungsmittel, das wegen seines Wohlgeschmackes allen andern excitirenden Medicamenten, Kampher, Moschus, Castoreum, Ammoniak etc. bei weitem vorzuziehen ist. Auf eine Tasse gezuckerten, starken Kaffee's, der mit nicht zu viel Milch gemischt werden soll, heben sich oft plötzlich die Kräfte und die äusserst geschwächte Circulation bekommt neuen Tonus. Ausserdem muss Fleischbrühe mit Eigelb versucht werden, die auch per anum applicirt werden kann. Den Campher nehmen die Kinder sehr schwer und brechen gewöhnlich darauf, ähnlich verhält es sich mit dem Moschus, der ausserdem die Luft des ganzes Hauses verpestet. Kalte Begiessungen in trockener Wanne stellen gewöhnlich das Bewusstsein wieder her, kräftigen die Respirationsbewegungen und erzeugen eine zum Schweiss geneigte, duftende Haut. Wenn die Kinder mehrmals im Tage unter sich gehen lassen, so sind zur Herstellung der Reinlichkeit lau-

warme Bäder von 25° R., in welchen die Kinder 5 — 10 Minuten lang
zu verbleiben haben, dringend indicirt. Miliarien, Roseola typhosa und
der nie fehlende Bronchialcatarrh dürfen nicht als Contraindication derselben angesehen werden. Stellt sich nun in der 3.—4. Woche ein lebhafter Appetit ein, so
ist die strengste Aufsicht nothwendig. Es muss mit Schleimsuppe,
Fleischsuppe, Milch, Kaffee und Milchbrei so lange fortgefahren werden,
bis vollkommene Verstopfung, Fieberlosigkeit und reine Zunge eintritt,
worauf man etwas feingewiegtes Hühner- oder Kalbfleisch versuchen kann.
Fette Speisen und Blättergemüse sind noch lange Zeit, am besten bis die
Kinder schon ihren ersten Ausgang überstanden haben, zu vermeiden.
Mit dieser einfachen, exspectativen Behandlung reicht man in der
Mehrzahl der Fälle aus. Werden einzelne Symptome noch besonders
gefahrdrohend, so müssen sie natürlich speciell in Angriff genommen
werden. Gegen das Fieber und die Kopfcongestionen ist die Kälte das beste
Remedium. Kälte erzeugende Mittel sind: kühle Temperatur des Zimmers von 12—14 Grad R. und leichte Bedeckung, kurz geschorene Haare,
Kopfkissen von Rosshaar mit einem Ueberzug von weichem Rehleder,
eine mit Eisstückchen gefüllte Schweins- oder Cautschukblase, nur bei
älteren, nicht delirirenden Kindern anwendbar, stündlich kalte Waschungen des Kopfes, kalte Begiessungen des ganzen Körpers in trockner
Wanne, 1 höchstens 2 Mal im Tage. Von Senfteigen im Nacken oder
auf den Waden habe ich noch wenig Erleichterung gesehen. Die mehrtägige Röthe und grössere Empfindlichkeit der Haut, die regelmässig darauf erfolgen, machen die Kinder nur noch unruhiger und aufgeregter.
Niemals aber lasse man sich verleiten, typhösen Kindern Vesicantien zu
setzen, weil diese nur sehr langsam heilen, sich häufig mit diphtheriti-
schen Membranen bedecken und sogar gangränös werden können. Gegen grosse Aufregung, Schlaflosigkeit und furibunde Delirien haben wir in der Opiumtinktur das beste Mittel. Man gibt von derselben
am sichersten immer einen Tropfen weniger als das Kind Jahre zählt,
also einem 3 jähr. Kinde gtt. jj, einem 4 jähr. gtt. jjj etc. und kann
diese Dosis 2—3 Mal in 24 Stunden repetiren. Ich habe davon niemals
die dem Opium nachgesagten Nachtheile: Collapsus, tiefen Sopor, aus-
setzenden Puls, Cyanose etc. gesehen, sondern bemerkte nur, dass die
Kinder einige Stunden Ruhe, für sie und die Umgebung gleich erquickend,
fanden, ohne dass sich im Verlaufe des Typhus sonst etwas geändert
hätte. Gegen grosse Schwäche, kleinen Puls, kühle, bläuliche Haut und
die dabei regelmässig sich einstellende Splenisation der hinteren Lungenparthien ist eine excitirende roborirende Behandlung einzuschlagen, wobei ich starken Kaffee obenan stelle, beim Gebrauche des Weines, der
im Typhus der Erwachsenen mit Recht eine so wichtige Rolle spielt,
hingegen zur Vorsicht mahnen muss, weil die alkoholhaltigen Getränke
auf manches Kinderhirn einen rasch betäubenden Einfluss haben oder
auch furibunde Delirien erzeugen können. Interne gibt man am besten
Valeriana, Campher oder einige Tropfen Essigäther. Von der roborirenden Wirkung des Chinin's in diesen Fällen ist nicht viel rühmliches zu
erzählen. Trockne Schröpfköpfe, mehrmals täglich auf die vorderen und
seitlichen Parthien des Thorax gesetzt, sind nicht nur theoretisch rationell, sondern üben in der That einen ziemlich günstigen Einfluss auf die
Splenisation aus. Mässiges Nasenbluten bringt immer Erleichterung und Ruhe. Man

muss den Wärterinnen einschärfen, dass sie das Blut in ein leeres, nicht in ein mit Wasser gefülltes Gefäss laufen lassen, weil man sonst den Blutverlust gewöhnlich viel zu hoch anschlägt und sich zu früh beeilt, die Blutung, die in den meisten Fällen von selbst wieder steht, zu stillen. Erst wenn mehr als 2—3 Unzen Blut verloren gegangen sind, ist die Tamponade indicirt, wobei es fast immer genügt, ein Stückchen Eis in das blutende Nasenloch zu schieben und dann mit einem Charpiepfropf die Mündung zu verstopfen. Die Tamponade von unten und hinten durch die Mundhöhle mittelst der Belloc'schen Röhre ist wohl niemals nöthig und würde die Kinder jedenfalls sehr belästigen und ängstigen. Um sich zu überzeugen, dass die Blutung wirklich steht, muss man nach der Tamponade die Kinder auf das Gesicht legen oder den Kopf nach vorwärts halten lassen, weil sonst die Blutung fortbestehen und das Blut nach hinten abfliessen und verschluckt werden könnte.

Die typhöse Diarrhöe lässt sich durch kein Mittel gänzlich stopfen, nur das Opium vermindert sie etwas, die Adstringentien und Mucilaginosa sind gewöhnlich ganz ohne Wirkung. Im Allgemeinen aber ist die Diarrhöe bei Kindern überhaupt selten so profus und hartnäckig als bei Erwachsenen.

Verstopfung ist im Verlaufe des Typhus zuweilen ein unangenehmes Symptom, das zu gewissen Zeiten fast epidemisch auftreten kann. Sie darf niemals durch Purgantien sondern nur durch Clystiere beseitigt werden. Gelingt es den letzteren nicht, eine Oeffnung zu erzielen, so ist Calomel das einzige Mittel, das man intern geben darf, indem R. Rhei aquosa und Ricinusöl den Kindern nur sehr schwer beizubringen sind. Schliesslich muss noch allen Ernstes gemahnt werden, unter allen Umständen die Kräfte des Kindes zu schonen und sich niemals zu einem strengeren, antiphlogistischen Verfahren verleiten zu lassen.

B. Cholera asiatica.

Die Geschichte, das epidemische Verhalten, die Verbreitungsweise und die Aetiologie der epidemischen Brechruhr sind in den letzten Jahren so mannigfach ventilirt worden, dass wir sie füglich hier übergehen können; zumal für die Cholera asiatica der Kinder in keiner Beziehung abweichende Verhältnisse sich ergeben haben. Die Symptome aber, unter welchen bei kleinen Kindern die asiatische Cholera auftritt, unterscheiden sich vielfach von denen der Erwachsenen und diese Unterschiede sind es, welche hier eine speciellere Betrachtung finden sollen. '

Da die Diarrhöe bei kleinen Kindern überhaupt ausserordentlich häufig ist und durch den Reiz ungeeigneter Nahrungsmittel und die Dentition fortwährend neu veranlasst wird, so ist es bei ihnen noch schwerer zu entscheiden als bei Erwachsenen, ob eine Diarrhöe, die während einer herrschenden Choleraepidemie entsteht, dem Choleragifte oder den oben bezeichneten gewöhnlichen Veranlassungen zugeschrieben werden muss. Thatsache ist, dass während einer Epidemie alle Kinder, auch die Säuglinge, viel mehr zu Diarrhöe geneigt sind und dass dieselbe schwieriger zu stillen ist, als diess zu einer anderen epidemiefreien Zeit beobachtet wird. Die so entstandenen Diarrhöen können entweder als solche fortbestehen und nach einigen Wochen wieder sistiren, ohne dass sich ernstere Symptome dazu gesellten, oder sie gehen alsbald in wirkliche Cholera über. In vielen Fällen geht aber überhaupt keine Diarrhöe voraus, sondern ganz gesunde Kinder bekommen plötzlich starke Diarrhöe und Erbrechen und zeigen in wenigen Stunden das Bild der entwickeltsten

Cholera, profuse, hellgelbe, selten reisswasserähnliche Ausleerungen, seltener Erbrechen, dann Krämpfe, Collapsus, Schwinden des Pulses, Algor,
Cyanose und Aufhören der Urinsecretion.

Man kann auch bei Kindern zwei Stadien unterscheiden: 1) das Stadium des Anfalles und 2) das Stadium der Reaction, bis zu welchem jedoch nur sehr wenig Kinder gelangen, indem sie meist schon während
des Anfalles zu Grunde gehen. An die Reactionserscheinungen reihen
sich dann noch die secundären Processe und die Erschöpfungszustände
an. Im Allgemeinen aber lassen sich drei Hauptreihen von Erscheinungen in der Cholera trennen: 1) die des Darmes, 2) die der Circulation
und Respiration und 3) die der Nieren.

1) Die Störungen auf der Darmschleimhaut sind weitaus die wichtigsten, sie treten immer zuerst auf und sind wahrscheinlich die Veranlassungen zu den Veränderungen der Circulation, ganz gewiss aber zu
denen der Nieren.

Eigenthümlich ist, dass bei Kindern die Stühle selten so weiss werden wie bei Erwachsenen, sondern fast immer einen Stich in's Gelbliche
behalten, im Uebrigen bieten sie weder chemisch noch mikroscopisch be-
merkenswerthe Abweichungen dar. Selten sind sie sehr copiös, und 5—6
dünne Ausleerungen genügen schon bei einem kleinen Kinde den gefährlichsten Collaps zu erzeugen. Bei vorher marastischen Kindern tritt derselbe sogar schon mit dem ersten dünneren Stuhl ein, worauf noch einige
Convulsionen und nach wenigen Stunden der Tod erfolgt. Werden die
Stühle rosenroth, was von einer kleinen Beimischung von Blut herrührt,
so ist die Prognose lethal zu stellen.

Länger als 48, höchstens 60 Stunden hält ein Kind unter einem
Jahre den profusen Choleradurchfall nicht aus, entweder sistirt derselbe oder
es tritt der Tod in Folge des enormen Verlustes an Säften ein. Im ersteren Falle werden die Ausleerungen seltener, dann gelber gefärbt, weniger dünnflüssig und nehmen einen intensiven aber nicht gerade fauligen
Geruch an.

Mit dem Erbrechen verhält es sich bei Kindern anders als bei Erwachsenen. Während an den letzteren in $^9/_{10}$ der Fälle dasselbe beobachtet wird, bricht die Mehrzahl der Cholerakinder gar nicht oder nur höchstens ein- bis zweimal und das profuse Erbrechen alles Genossenen, kurz
nachdem es in den Magen gelangt ist, kommt fast niemals vor, was um
so auffallender ist, als die Kinder in gesunden Tagen bekanntlich viel
häufiger und leichter erbrechen als die Erwachsenen. Der Akt des Erbrechens ist nur von ganz geringer Anstrengung begleitet, am Anfange
kommen die zuletzt genossenen Nahrungsmittel wieder zum Vorschein,
alsdann aber wirkliches Magenschleimhauttranssudat, gemischt mit den
zuletzt genossenen Getränken, die wegen des quälenden Durstes fortwährend in grosser Menge zugeführt werden. Ueber die chemischen Eigenschaften des Erbrochenen der Cholerakinder ist meines Wissens wenig
bekannt, weil es immer gleich in das Bett und die Kleidung geht, und
die Chemiker zu einer genaueren Untersuchung sehr grosse Quantitäten
des zu bestimmenden Materials verlangen.

Die Respiration der Magen- und Darmschleimhaut ist während des
Anfalles sehr beschränkt und man kann desshalb den Kindern grössere ...
Mengen toxischer Substanzen, z. B. Morphium, Strychnin, Belladonna etc.
reichen, ohne dass Reaktion hierauf einträte; zuweilen aber, wenn die
Transsudation gerade schon in spontaner Abnahme begriffen war, tritt
plötzlich gefährliche Resorption ein, worauf hier nur desshalb aufmerksam gemacht werden soll, weil die besagten Substanzen immer wieder

von Neuem zum therapeutischen Versuche, als besonders einladend, gewählt werden, und der Experimentator, durch die ersten erfolglosen Gaben zu grösseren Dosen verleitet, plötzlich eine Vergiftung veranlasst, an deren Folgen das sonst genesende Kind zu Grunde gehen kann.

Der Unterleib fällt nach Beginn der Cholera schnell ein, wird weich schwappend, und lässt die Darmwindungen erkennen. Die Percussion zeigt, dass der Magen ziemlich viel Luft enthält, während das ganze Darmrohr mit Transsudat angefüllt ist und demnach einen vollkommen leeren Percussionsschall gibt. Wirkliche Colik scheinen die Kinder weniger zu haben als das Gefühl einer fortwährenden Ueblichkeit, das sie durch häufiges Oeffnen des Mundes, eigenthümliches Hervorstrecken der spitzen Zunge und einen ängstlichen Blick zu erkennen geben.

Es ist auffallend, dass die profusesten Diarrhöen bei Cholera asiatica den Anus nicht röthen, während er bei Enteritis folliculosa z. B. in Folge von Soor nach wenigen Stühlen sich röthet und erodirt wird. — Die nächste Folge dieser Transsudation ist bei der vollkommen sistirten Resorption natürlich eine beträchtliche Verminderung der ganzen Blutmenge und eine Aufsaugung des Wassers aus den parenchymatösen Organen und serösen Säcken. Ob sich alle weiteren Symptome aus dieser Blutleere und Vertrocknung allein herleiten lassen, oder ob das Choleragift auch anderwärts als im Darmkanal eine spec. Wirkung zeigt, ist noch immer Gegenstand der Controverse. Bei Kindern ist der Verlauf so ausserordentlich schnell, dass eine direkte Wirkung des Choleragiftes auch auf die Herzbewegung und den Puls hier ziemlich wahrscheinlich wird, denn schon mit dem ersten flüssigen Stuhle schwindet zuweilen der Puls und der Diastoleton.

2) Die Circulation soll in den ersten Stunden des Choleraanfalles zuweilen eine erhöhte Thätigkeit, heftige Herzpalpitationen und kräftiges Klopfen der Arterien zeigen, gewöhnlich aber wird Herzschlag und Radialpuls vom Beginne des Anfalles an stündlich schwächer und der letztere verschwindet bald ganz, während die Herztöne immer dumpfer und schwächer werden und der Diastoleton nur mehr schwach über den grossen Gefässen, an der Herzspitze selbst aber gar nicht mehr gehört wird.

Der Puls behält eine normale Frequenz, bei Kindern unter einem Jahre, gewöhnlich circa 100 in der Minute, wird aber alsbald fadenförmig und verschwindet dann gänzlich. Die Beobachtung von J. Meyer, an Erwachsenen angestellt, dass bei der spontanen Reaction der Puls lange ausbleibe, aber, nachdem er einmal wiedergekehrt, nicht leicht mehr verschwinde, dass dagegen bei der künstlich durch Reizmittel hervorgerufenen Reaktion es sich umgekehrt verhalte, findet auch ihre vollkommene Geltung in der Cholera der Kinder. Es gelingt sehr häufig, durch hohe Temperatur, ein Senfbad oder Campherpulver den verschwundenen Puls wieder fühlbar zu machen, sehr selten aber ist es möglich, ihn zu conserviren; gewöhnlich verschwindet er bald wieder, um niemals wiederzukehren. Uebrigens muss bemerkt werden, dass pulslose Kinder, wenn diese Pulslosigkeit einmal einige Stunden gedauert hat, gewöhnlich verloren sind, während es genug Beispiele giebt, dass Erwachsene 12—24 Stunden und noch länger pulslos waren und doch wieder vollkommen genasen. Im Choleratyphoide kommen verschiedene Pulsanomalien, Intermittiren und enorme Beschleunigung vor; bedeutende Verlangsamung bis auf 40 — 50, wie sonst nur bei hydrocephalischen Kindern eintritt, ist hier kein ungünstiges Symptom, sondern lässt baldige Genesung voraussagen.

Die Venen sind mit dickflüssigem Blute überfüllt, indem theils die vis a tergo, theils auch die saugende Kraft des rechten Herzens geschwächt ist, und in Folge dieser venösen Stauung tritt auch eine Stase der Capillaren an den Lippen, den Fingern, den Augenlidern, die sich als Cyanose äussert, ein. Bloss gut genährte Kinder werden in der Cholera cyanotisch, abgemagerte, marastische bringen es an den genannten Stellen nur zu einer graugelben Färbung.

Die Respiration kann bei so gewaltigen und rasch eintretenden Störungen im Kreislauf natürlich nicht intakt bleiben. Physikalisch ist zwar nichts abnormes an den Lungen nachzuweisen, in der Funktion des Athmungsaktes bemerkt man aber bald Veränderungen. Die Kinder athmen unregelmässig, seufzen tief und oft und zeigen einen entschiedenen Lufthunger. Am auffallendsten aber ist das Kühlwerden des Athems, das man durch die an den Mund gehaltene Hand, besonders an deren Dorsalfläche, deutlich unterscheiden kann. Prognostisch ist dieses Kühlwerden des Athems von grösster Wichtigkeit und offenbar das deutlichste Zeichen des unterbrochenen Stoffwechsels. Mit demselben steht immer im geraden Verhältniss das Kühlwerden der Prominenzen. Mit warmer Hand eine Betastung der Nase und Stirne, der Hände und Füsse, sowie eine Untersuchung der Temperatur der ausgeathmeten Luft genügt dem geübten Arzte, sich ein Urtheil zu bilden über die Schwere der Erkrankung und ihren wahrscheinlichen Ausgang.

3) Die Veränderungen in den Nieren sind bei den Kindern ebenso constant als bei Erwachsenen. Es finden sich in den Leichen alle Zeichen der Stase und eines acuten Morb. Brightii, nur ist der klinische Nachweis derselben durch eine Untersuchung des Harnes meistens unmöglich, weil die Kinder entweder gar keinen Urin entleeren oder nur wenige Tropfen in die Windeln laufen lassen. Wenn in Ausnahmsfällen Kinder von einem schweren Choleraanfalle genesen, so finden sich in ihrem Urine Eiweiss und Cylinder. Wie lange die Urinsecretion unterbrochen bleiben und doch Genesung wieder eintreten kann, ist schwer zu entscheiden, indem die Windeln von den profusen Stühlen beständig durchnässt sind und man eine Urinbeimischung nicht wohl erkennen kann.

Durch die Aufhebung der Urinsecretion tritt natürlich eine gewaltige Umwälzung im ganzen Stoffwechsel ein, als deren Hauptresultat die Zurückhaltung des Harnstoffs zu betrachten ist. Höchst wahrscheinlich sind hierauf auch die tonischen und clonischen Krämpfe zurückzuführen, von denen alle Cholerakinder wenigstens an den Muskeln des Gesichtes befallen werden, während die grosse Schwäche, der rasche Collapsus und der Verlust der Stimme mehr dem raschen Serumverluste zuzuschreiben sind.

Ueberstehen die Kinder ausnahmsweise den Choleraanfall, so ist der erste Urin, der wieder gelassen wird, immer eiweisshaltig und von harnsauren Salzen getrübt, und es entwickelt sich ein Choleratyphoid, in welchem die Haut heiss und trocken, der Puls hart und ausserordentlich frequent, die Zunge zur Trockenheit geneigt ist und die Symptome der Gehirncongestion zum Vorschein kommen. In vielen Fällen tritt dann noch der Tod unter Convulsionen ein oder entwickelt sich ein Marasmus, von dem nur sehr wenig Kinder sich mehr erholen können.

Fassen wird die Symptome der Cholera der Kinder zusammen, so ergeben sich folgende Verschiedenheiten von denen der Erwachsenen:

1) Die Stühle bleiben länger gelb gefärbt. 2) Der Collapsus ist

ausserordentlich rasch, bei schwächlichen, atrophischen Kindern tritt der Tod schon nach wenigen serösen Stühlen ein. 3) Das Erbrechen ist selten und fehlt in vielen Fällen gänzlich. 4) Das Mortalitätsverhältniss ist viel ungünstiger, indem von den wirklich kühl gewordenen pulslosen Kindern wenigstens 80 Proc. zu Grunde gehen. Die pathologische Anatomie, die in der Cholera überhaupt bis jetzt von untergeordneter Bedeutung ist, lässt keine Unterschiede zwischen den Leichen der Kinder und der Erwachsenen entdecken. Man findet bei Kindern, die bald nach dem ersten Anfalle gestorben sind, eine eigenthümliche Klebrigkeit der serösen Häute, Trockenheit aller parenchymatösen Organe, Cyanose der Haut, klebrige, schwarze Blutklumpen in den Venen und im Herzen, den Dünndarm mit weisslichem Fluidum angefüllt, die Schleimhaut desselben rosenroth, ihres Epithels vollständig beraubt, die Nieren infiltrirt, in den Harnkanälchen ausgedehnten desquamativen Catarrh, die Harnblase leer.

Sind hingegen die Kinder am Choleratyphoid gestorben, so ist die Cyanose der Haut weniger auffallend, die serösen Häute sind wieder schlüpfrig, das Gehirn ist ödematös, in den Lungen kommen häufig lobuläre Infarkte vor, im Dünndarme ist zäher, grüner Schleim enthalten, seine Schleimhaut ist weniger infiltrirt und geröthet, die Solitärdrüsen des Dickdarmes geschwellt oder exulcerirt. Die Harnblase enthält meistens wieder etwas trüben Urin, in welchem sich gewöhnlich noch Eiweiss nachweisen lässt.

Behandlung.

Die Therapie der Cholera der Kinder ist, wie sich schon aus den Mortalitätsverhältnissen ergiebt, eine höchst undankbare, obwohl der wesentlichste Theil der Behandlung, die künstliche Hebung der gesunkenen Hauttemperatur, hier leichter zu effektuiren ist als bei Erwachsenen. Ueber die allgemeinen, öffentlichen Maassregeln und über die individuelle Prophylaxis kann ich füglich hinweggehen, indem dieselben ausführlich in den neueren Handbüchern, z. B. Griesinger's Infektionskrankheiten, beschrieben sind. Die Behandlung der Choleradiarrhöe und des Choleraanfalles der Kinder unterscheidet sich wenig von der der Erwachsenen. Das Bestreben, den Durchfall zum Stillstand zu bringen, gelingt eben hier auch auf keine Weise, sobald einmal die Stühle ganz wässerig, hellgelb oder gar reisswasserartig geworden sind. Gegen einfache Diarrhöe, z. B. der zahnenden Kinder, die während einer herrschenden Epidemie natürlich auch die grösste Besorgniss erregen muss, ist Opiumtinktur das sicherste Mittel, gegen die wirkliche Cholera habe ich durchaus noch keinen Nutzen von ihr gesehen. Man kann das Opium in 4—5 Mal höherer Dosis geben als gewöhnlich, die Diarrhöe besteht unverändert fort, zuweilen aber, wenn sie vor der Application desselben schon 1—2 Tage gedauert hatte, steht sie plötzlich und es treten dann die heftigsten Opiumerscheinungen auf.

Gleich nutzlos sind die Adstringentia und überhaupt alle Mittel, denen man nur jemals stopfende Wirkung zugeschrieben hat.

Es ist hiebei zu berücksichtigen, dass bei der profusen exosmotischen Strömung, die auf der Schleimhaut des Magens und des ganzen Darmes stattfindet, höchst wahrscheinlich keine Resorption hier zu Stande kommt. Ich werde desshalb bei der nächsten Epidemie mir andere Stellen wählen, die zur Resorption geeigneter erscheinen, z. B. die Harnblase, die Harnröhre, Vagina, das subcutane Zellgewebe und hier verschiedene Mittel namentlich aus der Klasse der Narcotica versuchen.

Die Injektionen in die Venen sind sehr umständlich und dürften bei Kindern wegen Kleinheit der Venen und der Gefahr des Lufteintrittes kaum gelingen. Was das diätetische Regim betrifft, so ist besonders hervorzuheben, dass die Entziehung des Getränkes, wodurch man den profusen Diarrhöen Einhalt thun möchte, entschieden nutzlos und grausam ist, man lasse die Kinder nicht zu viel auf einmal trinken, gebe ihnen aber so oft sie Durst haben. Auf grosse rasch verschluckte Quantitäten Flüssigkeit entsteht gewöhnlich alsbald Erbrechen. Am liebsten trinken die Kinder kaltes Wasser, Säuglinge ziehen, so lange es ihre Kräfte erlauben, gehörig an den Brüsten und verschlucken, wenn sie auch schwach geworden, die ausgepumpte Muttermilch noch sehr begierig. Von Darreichung anderer Nahrung, ausgenommen leere Schleimsuppe oder lauwarme Milch, kann keine Rede sein, warmen Chamillen-, Wollblumen-, Münzenthee etc. verschmähen viele Kinder gänzlich.

Die Hauptindication ist offenbar eine künstliche anhaltende Erwärmung der kalt gewordenen Körperoberfläche, welche am besten dadurch gelingt, dass man die Kinder in ein heisses Bad von 30° R. setzt, worin ausserdem noch 1 — 2 Unzen Senfmehl suspendirt sind. Man trocknet die dadurch ziemlich geröthete Haut rasch ab, umgibt nun die Kinder in ihrem Bettchen ganz mit heissen Flaschen, Krügen oder Steinen und wechselt die Windeln nicht öfter als alle 2 Stunden. Unter Erhaltung einer hohen Temperatur wird der spurlos verschwundene Puls zuweilen wieder fühlbar, die Diarrhöen mindern sich, die Nasenspitze, die Ohren, der Hauch werden wieder warm und es stellt sich eine Reaktion ein, die freilich oft genug noch in ein tödtlich endendes Typhoid übergeht.

Im Typhoid ist die häufige Darreichung von Getränken das wichtigste, um die gehemmte Passage in den Nieren so schnell als möglich wieder wegsam zu machen. Die Nervina, Campher, Moschus, Kaffee etc. dann das so mannigfach gepriesene Chinin scheinen mir keinen günstigen Einfluss auf den Verlauf zu haben. In der Reconvalescenz ist die grösste Vorsicht so lange nothwendig, als noch irgend Veränderungen an den Stühlen vorkommen. Brustkinder müssen wenigstens noch 6—8 Wochen nach einem Choleraanfalle die Amme behalten, und dürfen nur ganz langsam abgewöhnt werden; bei künstlich aufgefütterten Kindern muss man noch lange Zeit Schleimsuppen reichen und kann sie erst nach und nach wieder an Milchkost gewöhnen.

So gross und beruhigend die Wirksamkeit des Arztes durch sein bestimmtes Auftreten sein kann, so problematisch ist der Nutzen, den er durch sein therapeutisches Verfahren einem cholerakranken Kinde zu verschaffen mag.

16) Die Entozoen. Enthelminthen. Helminthiasis, Wurmkrankheit.

Bevor wir auf die Wirkung der einzelnen Helminthen uns einlassen, erscheint es nothwendig zuerst eine einfache zootomische Betrachtung derselben zu geben, wobei wir zum Theil Bambergers vortrefflichen Aufsatz über die Entozoen in seinem Lehrbuch der Unterleibskrankheiten zu Grunde legen. Im Darmkanal der Kinder finden sich: 1) Die Taenia solium, 2) der Bothriocephalus latus, 3) der Ascaris lumbricoides, 4) der Oxyuris vermicularis und 5) vielleicht auch der Trichocephalus dispar. Die in neuester Zeit so grossen Schrecken bereitenden Trichinen kommen bei grösseren Kindern natürlich eben so gut als bei

Erwachsenen vor. Kleine Kinder blieben meines Wissens bisher von Trichina spiralis verschont aus dem einfachen Grunde, weil sie eben von dem die Trichinen bergenden Schweinefleisch, als einem für Kinder nicht geeigneten Nahrungsmittel, nichts bekamen. Da die Trichinose der Kinder sich in keiner Weise von der der Erwachsenen unterscheidet, so kann deren Schilderung hier um so mehr umgangen werden, als die vortrefflichen zahlreichen Monographien über diesen Gegenstand die ausgedehnteste Verbreitung und Beachtung gefunden haben.

1) Taenia solium und 2) Bothriocephalus latus. (Cestoden).

Die Taenia solium (T. cucurbitina, armata, Kettenwurm) Tafel IV. Fig. 4, 5, 6 und 7 ist ein weissgelber, bandartiger, gegliederter Wurm, 15 — 30 Schuh lang, und 3—5 Linien breit. Sie hat, wie alle Täniaarten, die männlichen und weiblichen Geschlechtsorgane in jedem ihrer entwickelten Glieder vereint, und pflanzt sich durch Eier, die aber niemals im Darmkanale selbst zur Entwicklung kommen, fort. Der Kopf erscheint dem unbewaffneten Auge als ein weisses Pünktchen, an dem sich mit der Lupe 4, zuweilen schwärzlich pigmentirte Saugnäpfe erkennen lassen. Zwischen denselben findet sich ein conischer, von einem doppelten Hackenkranz umgebener Rüssel, die einzelnen Hacken sind aber so klein, dass man zu ihrer deutlichen Ansicht einer 200 maligen Vergrösserung bedarf. Der Hals ist mehrere Zoll lang, ungegliedert, einem plattgedrückten Fädchen ähnlich und geht allmälig in den Körper über, der dann deutliche Gliederung zeigt. Die jungen Glieder sind breiter als lang, werden weiter nach hinten ganz und am Schlusse länglich viereckig mit stumpfen Ecken. An den letzteren sieht man die Genitalien deutlich, indem sich am Rande eine Hervorragung mit den Mündungen für die Scheide und den Penis findet und im inneren die Eierstöcke durchschimmern. Diese Hervorragung sitzt meist abwechselnd am rechten und linken Rande der Glieder.

Am Kopf findet eine beständige Neubildung von jungen, am Ende eine Abstossung von reifen Gliedern statt, die von Laien oft mit Kürbiskernen verglichen werden, und desshalb zur Bezeichung T. cucurbitina Veranlassung gegeben haben.

2) Der Bothriocephalus latus Tafel IV. Fig. 1, 2, 3, (Taenia lata der breite Bandwurm, Grubenkopf), ist der vorigen sehr ähnlich; unterscheidet sich aber folgendermassen davon: Er hat eine mehr graue Farbe, der Kopf ist länglich, zeigt nur 2 längliche Vertiefungen ohne Rüssel und ohne Hackenkranz. Der Hals ist viel kürzer, die Glieder sind alle breiter als lang, liegen dachziegelförmig übereinander und, das charakteristischste, an jedem Gliede zu bemerkende Kennzeichen, die Geschlechtsöffnungen sind nicht am Rande, sondern in der Mitte der Glieder.

Die Eier haben eine bräunliche Färbung und schimmern als braun gelbe Rosetten in der Mitte eines jeden Gliedes durch. Der Bothriocephalus hat ausserdem noch die Eigenthümlichkeit, dass er nicht leicht einzelne reife Glieder, sondern immer ganze Gliederreihen abstösst, was die Diagnose, die nur auf Erzählung der Kranken gestellt werden soll, wesentlich erleichtert.

Diese beiden Wurmarten zeigen ein merkwürdiges, gegenseitiges Ausschliessen. Der Bothricephalus findet sich nur in Russland, Polen, und Ostpreussen bis zur Weichsel, während die Taenia solium in sämmtlichen anderen Ländern Europa's vorkommt, nur in der Schweiz sollen nach Mayer-Ahrens beide beobachtet werden.

Beide Wurmarten kommen bei Kindern vor. Ausserordentlich selten bei Kindern unter einem Jahre, bei Säuglingen wahrscheinlich niemals. Nach Küchenmeister's Forschungen soll die Taenia solium aus dem Cysticercus cellulosae des Schweines entstehen, und könnte demnach nur bei Kindern vorkommen, die schon Schweinefleisch genossen haben.

3) **Ascaris lumbricoides** (Classe der Nematoden) Spulwurm. Der Spulwurm Tafel IV. Fig 8 u. 9 ist ein runder, dem Regenwurme ähnlicher, gelblicher oder röthlicher Wurm von 5—10 Zoll Länge und 1 — 3 Linien Durchmesser. Er wird nach vorne und hinten schmäler, hat einen Mund und einen Darmkanal, der Kopf ist vom Körper abgeschnürt und aus 3 Papillen zusammengesetzt, die im Momente des Saugens sich in einen breiten Saugnapf ausbreiten können. Männchen und Weibchen sind leicht zu unterscheiden. Das Männchen ist kleiner als das Weibchen und hat ein gekrümmtes Schwanzende, zuweilen stehen kurz vor dem Schwanze ein Paar weisse, zarte Härchen hervor, die hervorgestülpten Pences. Drückt man nach Küchenmeister die Weibchen auf den Leib, so entsteht ein Prolapsus dünner Schläuche (Ovarien) und ein Ausfluss eines milchigten Gemenges (Eier) in der vorderen Hälfte des Thieres aus der Scheidenöffnung. Drückt man ein Männchen, so fliesst ein Milchsaft (der Samen) in der Nähe des Afters hervor, ohne dass eine Ruptur oder ein Prolapsus einträte. Die äussere Haut besteht nach Czermak aus 6 Schichten und ist aus bandartigen Querringen gebildet, die nicht in sich zurücklaufen, sondern sich manchmal dichotomisch spalten und meist an den Seitenlinien des Thieres plötzlich unterbrochen werden.

Die Spulwürmer bewohnen mit Vorliebe den Dünndarm, sind selten vereinzelt, sondern kommen meistens zu 5—10, zuweilen aber auch zu 200 —300 vor, und finden sich viel häufiger im Darmkanal der Kinder als in dem der Erwachsenen.

Bei Säuglingen kommen sie nicht vor, wohl aber, wenn auch nur selten, bei ganz kleinen Kindern, die mit Mehl oder Semmelbrei künstlich aufgefüttert werden. Ihre Eier gelangen ohne Zweifel mit den Nahrungsmitteln in den Darmkanal, wenigstens bleibt nichts anderes anzunehmen übrig, da nach v. Siebold die Ascaridenweibchen niemals lebendige Junge gebären und ihre Brut auch niemals im menschlichen Darm aufzufinden ist. Sie scheinen sich vorzugsweise von Amylaceen zu nähren, womit jedoch nicht behauptet werden soll, dass alle Kinder, die gerne Brod essen, Ascariden beherbergen. In diesem Falle gäbe es wohl kein gesundes Kind, das nicht an solchen litte.

4) Oxyuris vermicularis. (Ascaris vermicularis, Springwurm, Pfriemenschwanz, Darmschabe, Madenwurm). (Classe der Nemadoten.) Tafel IV. Fig. 10, 11, 12 u. 13.

Der Name Oxyuris, Spitzschwanz (von ὀξύς und οὐρά), passt nur auf das Weibchen, nicht auf das Männchen. Das Weibchen ist ein 2—5 Linien langer, dünner, weissgelber Wurm mit geradem, pfriemenförmig zugespitztem Schwanze. Das Männchen ist kaum 1 Linie lang und hat ein stark gekrümmtes Schwanzende. Beide haben einen kolbigen Kopf mit 2 seitlichen blasenartigen Membranen. Die Weibchen finden sich unendlich viel zahlreicher als die Männchen, die in den Stühlen selbst nie gefunden werden, indem sie fester an der Darmschleimhaut haften, von welcher sie nach Zenker in der Leiche leicht mit dem Darmschleim abgeschabt werden können. Es gelingt die Sammlung der Männchen besonders dann gut, wenn der Dickdarmkoth durch Diarrhöe weggespült worden ist.

Der gewöhnliche Aufenthalt des Oxyuris ist der Mastdarm, im Dickdarm kommt er schon in viel geringerer Menge und im Dünndarm so gut wie gar nicht vor. Er verlässt auch den Mastdarm, besonders wenn die Kinder in warmen Betten liegen, und wandert bei Mädchen in die Vagina. Küchenmeister sagt, es sei ein „Aberglaube," sie nur und hauptsächlich dem Kindesalter zuzuschreiben und führt als Beleg an, dass er sie 2mal bei Erwachsenen gefunden habe. Jeder erfahrene Praktiker aber, der in einer Gegend wohnt, wo der Oxyuris überhaupt häufig vorkommt, wird seinen 2 Fällen von Erwachsenen Hunderte von Kindern entgegensetzen können, so dass ich keinen Grund einsehe, von diesem „Aberglauben" abzugehen.

5) Trichocephalus dispar. (Nematoden.) Peitschenwurm. Taf. IV Fig. 14 u. 15.

Der Trichocephalus, ein weisser, 1 — 2 Zoll langer Wurm, ist am Kopfe so dünn wie ein Haar und geht nach hinten in ein dickeres Ende über, so dass er im ganzen einige Aehnlichkeit mit einer Peitsche bietet. An der Spitze des dünnen Theiles findet sich ein unbewaffneter Mund, in den der Oesophagus mündet. Der Hintertheil ist bei den Weibchen gerade und zeigt eine einfache Scheide, bei den Männchen aber spiralig gewunden, am Ende mit einem kleinen Präputium und einem nicht unbeträchtlichen Penis versehen.

Es hält sich dieser Wurm fast ausschliesslich im Blinddarm und dem Colon adscendens auf und findet sich fast nie in den Fäces, weil er den Darm, wie es scheint, nur ungern verlässt. Ich fand einmal in der Leiche eines 15jährigen Mädchens, das am 4ten Tage der Cholera verstorben war und die profusesten Ausleerungen gehabt hatte, eine ganz beträchtliche Menge dieser Thiere, wenigstens 30—40 Exemplare, im Coecum, so dass alle der Section beiwohnenden Aerzte ihre Verwunderung äusserten, wie sich die Thiere bei so flüssigem und reichlich ausgeschiedenem Darminhalt 4 Tage hindurch halten konnten. Er kommt bei Kindern ausserordentlich selten vor und wird eigentlich mehr der Vollständigkeit halber abgehandelt. —

Symptome.

Ueber die Symptome, die durch Entozoën verursacht werden, hat man schon viel geschrieben und gestritten. Unsere Vorfahren legten den Eingeweidewürmern gewiss eine zu grosse Bedeutung bei und glaubten von vielen schweren Krankheiten, während welcher zufälliger Weise solche abgingen, dass sie hiedurch hervorgerufen und durch den Abgang der Würmer auch glücklich wieder beseitigt worden seien. Die so entstandenen Symptome wurden immer mannigfacher und die Verwirrung immer grösser, bis endlich die Sache klar sehenden Aerzten zu bunt wurde und man anfing, alle Wurmsymptome zu leugnen, was noch heut zu Tage von mehreren, besonders Wiener Aerzten fortgesetzt wird. Wie alles neue, so fand auch diese Negirung vielfache Anhänger, und es gehörte einige Zeit zum guten Ton, von dem Helminthen gar nichts zu wissen. Einzelne Symptome aber lassen sich nicht ableugnen und ich will, um sicher zu gehen, nur die anführen, die ich selbst zu wiederholten Malen beobachtet habe.

Sie lassen sich in örtliche und allgemeine, reflektirte scheiden, von den eingebildeten Symptomen, welche bei Erwachsenen, besonders Bandwurmkranken so häufig auftreten, können wir in der Pädiatrik glücklicher Weise ganz absehen.

A. Oertliche Symptome.

Unter den Symptomen, welche durch directe Reizung der Entozoën erklärt werden müssen, ist vor allen der Schmerz zu nennen. Derselbe wird sehr häufig beobachtet, ist bald kneipend, stechend, nagend, bohrend etc. und intermittirt ohne Ausnahme. Verschiedene Nahrungsmittel, besonders die stark gesalzenen, aromatischen oder sauren, daher auch alle Obstarten vermehren denselben, während Milch, ölige und fette Nahrungsmittel ihn meistens mindern. Der Appetit ist bei Wurmkranken gewöhnlich normal, zuweilen aber vermindert, von einer Vermehrung desselben durch Würmer lässt sich bei Kindern nur schwer sprechen, weil bekanntlich zu verschiedenen Zeiten bei einem jeden Kinde abnorme Zunahme des Appetits vorkommt. Gewöhnlich ist der Grund des vermehrten Appetits in rascherer Entwicklung und stärkerer Bewegung oder körperlicher Anstrengung, nicht aber in der Gegenwart von Würmern zu suchen. Erbrechen kann sich einstellen, entweder in Folge des Eindringens eines Wurmes in den Magen oder als Reflexerscheinung von der gereizten Darmschleimhaut ausgehend. Ascaris lumbricoides kommt häufig in den Magen, scheint dort durch seine Bewegungen Brechreiz zu veranlassen und wird dann auch zum grossen Schrecken der Angehörigen zuweilen erbrochen. Das kleinste Kind, das ich einen Spulwurm von 3 Zoll Länge erbrechen sah, war $3/_4$ Jahre alt und genoss erst seit $1/_4$ Jahre neben der Mutterbrust etwas Mehlbrei. Die Stühle sind hiebei meist unregelmässig, bald ist Verstopfung, bald Diarrhöe vorhanden, mit letzterer geht in der Regel eine grosse Anzahl der Enthelminthen ab. Die grossen Schleimmassen (sog. Wurmnester), welche bei Bandwurmkranken zuweilen abgehen, werden bei Kindern selten beobachtet, weil der Bandwurm bei ihnen überhaupt nur sehr selten vorkommt.

Die Oxyuren gehen aus dem Mastdarm, in welchem sie ein fortwährendes Jucken veranlassen, bei Mädchen in die Vagina, röthen deren Schleimhaut und bedingen Leukorrhöe. Der fortwährende hiedurch erzeugte Kitzel gibt häufig den ersten Anstoss zu Onanie, von der die Kinder selten mehr abzubringen sind, wenn auch die Oxyuren längst verschwunden sind. Bei Knaben kriechen sie zuweilen unter das Präputium, worauf Balanitis, Erectionen und ebenfalls Neigung zur Onanie sich entwickeln kann.

Die Spulwürmer dehnen ihre Wanderung noch weiter aus, als die Oxyuren. Sie gelangen zuweilen ohne Erbrechen in den Oesophagus, die Mund- und Nasenhöhle und sollen sogar schon in den Larynx gekommen sein und Erstickungsanfälle bewirkt haben. Man hat auch bei Sectionen schon Leberabscesse gefunden, die einen und selbst mehrere Spulwürmer beherbergten. Dieselben sind jedenfalls durch den ductus choledochus in die Gallengänge gelangt und verursachten dann Entzündung, Leberabscesse und den Tod; auch im ductus pancreaticus und im Wurmfortsatz hat man sie schon beobachtet, wo sie Reaction und Eiterung erzeugten. Die ausserordentlich seltenen Fälle, in denen encystirte Ascariden im Peritonäalsack gefunden wurden (die sog. Wurmabscesse), hat man in neuerer Zeit ganz bezweifeln wollen, weil sich an keinem Körpertheile der Würmer Organe finden, die zur Durchbohrung des Darmes fähig erscheinen. Ich selbst habe keinen derartigen Fall gesehen und kann desshalb nicht entscheiden, v. Siebold aber, einer der ersten Helminthologen, und bekannt durch seine gewissenhaften Beobachtungen, behauptet, dass die Ascariden mit ihrem härteren Kopfende die Schichten des Darmes auseinanderschieben und in die Bauchhöhle gelangen können, ohne dass nachträglich Spuren ihres Durchtrittes am Darme zu bemerken wären. Das Auseinanderschieben der Muscularis ist wohl denkbar, wie aber die compacte Schleimhaut und die Serosa einem so geringen Druck, den ein Spulwurm auszuüben im Stande ist, nachgeben können, das allerdings ist schwer zu begreifen.

B. Allgemeine und Reflexerscheinungen.

Ein sehr gewöhnliches Symptom ist das Jucken an der Nase, doch darf nicht ausser Acht gelassen werden, dass fast alle Kinder gern mit den Fingern in den Nasenlöchern bohren, und dass dieses Symptom somit keinen besonders hohen Werth hat. Erweiterung der Pupillen sah ich öfter auf Abgang von Ascariden verschwinden und halte sie zwar für kein constantes, jedoch faktisch bestehendes Symptom. Krämpfe verschiedener Art, besonders die Chorea und Epilepsie, wurden mit Entozoën in Zusammenhang gebracht. Da diese Anschauung auch unter den Laien bekannt ist, so wurde ich schon in mehreren Fällen gebeten, die Würmer abzutreiben, in keinem aber sah ich trotz der energischsten Mittel einen Abgang von Würmern noch überhaupt eine Veränderung der Krämpfe eintreten. Es scheint demnach das Vorkommen von Würmern bei Choreakranken und Epileptischen ein zufälliges zu sein.

Dass Würmer schwere, hydrocephalusähnliche Symptome bedingen könnten, bezweifelte ich so lange, bis ich mich persönlich davon überzeugte. Es wurde vor mehreren Jahren ein Kind, das erst vor ein Paar Tagen von Krämpfen befallen worden sein sollte, sterbend in das hiesige Kinderspital gebracht. Es bot alle Zeichen eines in Agone begriffenen Hydrocephalus acutus und starb nach wenigen Stunden.

Zu unserem grossen Erstaunen fanden wir bei der Section das Gehirn und seine Häute vollkommen normal, ebenso Herz und Lungen, dessgleichen Leber, Milz und Nieren, im Darmkanal aber über hundert Spulwürmer, welche in grösseren und kleineren Knäueln zusammengeballt, an einzelnen Stellen das Darmlumen vollständig ausfüllten und die Schleimhaut daselbst intensiv geröthet hatten.

Diagnose.

Aus diesen örtlichen und allgemeinen Symptomen lässt sich allerdings eine Wahrscheinlichkeitsdiagnose stellen, Gewissheit aber gibt nur das Abgehen von Helminthen oder, für den Bandwurm, einzelner Stücke desselben. Da die gewöhnlichen Abtreibungsmittel bei sonst gesunden, nicht an Darmkatarrh leidenden Kindern durchaus keine üblen Folgen haben, so genügen schon die oben angeführten Symptome zum Versuche, die Würmer aus dem Darme zu entfernen.

Behandlung.

1) Der Bandwurm darf nur abgetrieben werden bei Kindern, die über ein Jahr alt sind, sich vollkommen wohl befinden und keine grosse Neigung zu Diarrhöen haben. Ganz kleine oder zahnende Kinder vertragen selbst die mildesten Bandwurmmittel schlecht. Das einfachste und sicherste Mittel ist die Cortex radic. Punicae granati, nur muss dafür Sorge getragen werden, dass sie frisch ist und lange macerirt wird. Für Kinder von 2—5 Jahren kann man sich folgender Formel bedienen: Rp. Cort. rad. Punic. Granat. rec. ʒj Macera c. Aq. fontan. libr. j per horas 24 dein coq. per hor. 12 ad remanent. ʒvi. Man lässt diese 6 Un-

zen Morgens nüchtern in 3 Portionen getheilt in $^1/_2$ stündigen Intervallen reichen, nachdem man Tags vorher durch gekochte, getrocknete Zwetschgen 1—2 breiige Stühle erzielt hat. Es ist räthlich, das doppelte Quantum des Granatrindendecoctes bereiten zu lassen, weil zuweilen die eine oder andere Portion erbrochen wird, worauf nach einer halben Stunde das Mittel wieder versucht werden muss. Nach 1—2 Stunden geht gewöhnlich der Wurm ab. Erfolgt der Abgang nicht oder findet sich kein Kopf des Bandwurms, so kann man unbeschadet der Gesundheit dieselbe Procedur in einigen Tagen repetiren. Anhaltende Diarrhöe oder länger dauernde Leibschmerzen entstehen gewöhnlich nicht auf dieses Mittel und können durch Emulsionen bald beseitigt werden.

Wo frische Granatwurzelrinde nicht zu haben ist, oder wenn die Kinder nicht dazu gebracht werden können, sie zu nehmen, so können die übrigen Bandwurmmittel, vor allem das Extr. filic. mar. aether $\ni\beta$, oder die Blüthen der Brayera anthelminthica, von denen man eine Unze mit Honig zu einer Latwerge machen lässt, in Anwendung kommen. Starke Drastica, wie das Gummi gutti, die Coloquinthen und das Crotonöl sind in allen Fällen zu meiden. Bei schwächlichen, kränklichen Kindern sind diese Curen niemals indicirt und es sind mir selbst Beispiele bekannt, dass sich dieselben trotz ihres Bandwurms nach und nach erholten, der Bandwurm also die Entwicklung nicht aufgehalten hat.

2) Die Ascaris lumbricoides machen nur selten eigentliche Beschwerden und gehen häufig in grosser Menge bei ganz gesunden Kindern ab, bei denen weder subjective noch objective Symptome vorausgegangen sind. Die gewöhnliche Methode der Abtreibung besteht darin, dass man Pulv. Semin Cinae ʒj und Pulv. rad. Jalap. ʒβ auf 4—5 Portionen vertheilt, in 2 Stunden nehmen lässt. In der Regel sind den Kindern mit Wasser vermischte Pulver leichter als Latwergen beizubringen. In neuerer Zeit hat man sich daran gewöhnt, in den Alcaloiden, die aus einem Mittel dargestellt werden können, die Quintessenz der Wirkung desselben zu suchen und gibt desshalb statt einer Drachme Cinasamen einige Gran Santonin. Der Erfolg des Santonin ist aber durchaus nicht so brillant, als er von mancher Seite geschildert wird, im Gegentheile sehr problematisch und steht weit hinter dem des gewöhnlichen Cinapulvers zurück, das durch die jetzt so verbreiteten Santoninzeltchen gewiss nicht verdrängt werden wird. Wenn auch die Furcht vor dem Calomel, in welcher einzelne Therapeuten befangen sind, durchaus keine begründete ist, so ist dessen Anwendung gegen Würmer doch eine sehr überflüssige, zumal die Kinder die Oblaten, in die man die Pulver hüllt, im Munde zu zerdrücken pflegen und dann gewöhnlich eine Stomacace davontragen. In allen pädiatrischen Lehrbüchern spielt das Ol. Ricini eine vielfache Rolle, und einzelne Autoren versäumen fast keine Gelegenheit, die Kinder mit ein Paar Kaffeelöffel Ricinusöl zu beglücken. Ich habe mich schon oft bemüht, dasselbe zu geben, habe es aber nur den wenigsten Kindern beigebracht, die meisten spuckten es sofort wieder heraus, so dass ich von dessen Anwendung jetzt vollkommen abgestanden bin.

3) Gegen die Oxyuris vermicularis nützen interne Mittel sehr wenig, hingegen kann man ihnen, da sie sich fast nur im Mastdarm aufhalten, leicht mit Clystieren beikommen. Man hat diesen Clystieren schon verschiedene wurmtreibende Medicamente, als Abkochung von Knoblauch, Zwiebeln, Asa foetida, Valeriana, Tanacetum, oder einige Tropfen Terpentinöl, Kampher, Salzwasser, selbst eine schwache Sublimatlösung beigemischt. Die Hauptsache bleibt aber immer, dass der Mastdarminhalt

wenigstens einmal täglich verflüssigt und entleert wird, wozu das kalte Wasser dieselben Dienste zu leisten scheint. Täglich 2 Kaltwasserklystiere, 4 Wochen lang fortgesetzt, beseitigen mit Bestimmtheit alle Oxyuris. Ist gleichzeitig Leucorrhöe der Vagina vorhanden, so sind auch hiegegen die Injectionen mit kaltem Wasser von grösstem Nutzen. In den grossen breiigen Ausleerungen, die auf die ersten Kaltwasserklystiere erfolgen, findet sich zuweilen ein solche Unmasse von Oxyuris, dass durch das Gewimmel der unzähligen Thiere der Kothbrei in fortwährender Bewegung ist.

4) Der Trichocephalus dispar macht niemals Symptome und wird auch fast niemals in den Ausleerungen entdeckt, sondern immer nur zufällig bei Sectionen gefunden, wesshalb von einer Abtreibung desselben auch unmöglich die Rede sein kann.

E. Leber.

Die Leber ist bei einem Neugeborenen verhältnissmässig viel grösser als bei einem 1 jährigen Kinde. Die Angaben von Portal und Meckel aber, nach denen die Leber bei Neugeborenen um $1/4$ schwerer sein soll, als bei 8—10 monatlichen Kindern, kann Frerichs nicht bestätigen. Derselbe Autor fand, dass das Gewicht der Leber sich verhält zu dem des ganzen Körpers, wie 1 : 17 bei einem 7monatl. Fötus,

wie 1 : 28 bei einem Neugeborenen.

wie 1 : 24 „　　„　　　　　„

wie 1 : 20 „　　„　　　　　„

wie 1 : 33 bei einem $1\frac{1}{3}$jährigen Kinde.

Die Leber eines Neugeborenen wiegt durchschnittlich 100 gramm., die eines $1\frac{1}{2}$jährigen Kindes aber 250 gramm., so dass von einer wirklichen Gewebsabnahme dieses Organes nicht die Rede sein kann.

Die physicalische Untersuchung der Leber wird bei Kindern ganz nach denselben Principien angestellt, wie bei Erwachsenen. Man percutirt zuerst in der Axillarlinie (eine Senkrechte von der Achselhöhle nach abwärts) dann in der Mammillarlinie (eine Senkrechte von der Brustwarze nach abwärts) und endlich in der Sternallinie (eine Senkrechte vom Sternum ausgehend). Durch die ersten beiden Linien wird der Durchmesser des rechten, durch die letzte der des linken Leberlappens bestimmt.

Durch die Unruhe der kleinen Kinder wird diese Percussion sehr erschwert und namentlich muss man darauf verzichten, den so wichtigen Einfluss der Athembewegung auf die Stellung der Leber erforschen zu wollen. Aeltere Kinder, vom 3ten Lebensjahre an, kann man durch freundliches Zureden gewöhnlich dazu bringen, dass sie sich so gut untersuchen lassen, wie die Erwachsenen.

Die Leberkrankheiten sind bei kleinen Kindern ausserordentlich selten. Nachdem wir den Icterus neonatorum schon im Kapitel von den Krankheiten, die unmittelbar nach der Geburt entstehen, betracht haben, restiren uns nur mehr die syphilitische Leber die Fettleber, und die angeborenen Anomalien. Die andern Leberkrankheiten, die Cirrhose, der Leberkrebs und die Echinococcus kommen bei Kindern fast niemals vor und unterscheiden sich, was ihre Symptome und den Verlauf betrifft, dann in nichts von denen der Erwachsenen. Die acute Leberatrophie wurde meines Wissens noch niemals bei kleinen Kindern beobachtet. —

1) Die syphilitische Leberentzündung.

Der Zusammenhang zwischen einer eigenthümlichen Veränderung der Leber und der sec. Syphilis wurde von Rayer und Ricord angedeutet, von Dittrich aber durch eine Reihe genauer Untersuchungen zur Evidenz erwiesen. Im allgemeinen ist die Erkrankung jedoch eine seltene. Ich habe schon viele Kinder mit hereditärer Syphilis (vielleicht 10—15) secirt und immer genau die Leber untersucht, habe aber erst einmal diese Veränderung gefunden.

Pathologische Anatomie.

Bei der Section von Kindern mit angeborener Syphilis, die bekanntlich fast alle zu Grunde gehen, findet man zuweilen in der Leber eine besondere Art von Entzündung, welche die Drüsensubstanz selbst ergreift. Das Exsudat dieses entzündlichen Processes ist theils plastisch und verwandelt sich in späterer Zeit in eine schwielige Narbe, wozu es aber bei Kindern wegen des zu bald erfolgenden Todes nur sehr selten kommt, theils serös und demnach resorbirbar, theils endlich weder plastisch noch resorbirbar, und besteht in letzterem Falle aus einer grauen oder gelblichen Masse, die microscopisch Elementarkörnchen, Fetttröpfchen und nur wenige Leberzellen erkennen lässt. Diese graugelbe Masse ist, wenn der Process lange genug gedauert hat, im Umfang eines Hanfkornes oder einer Erbse von dem plastischen, später schwielig gewordenen Theile eingeschlossen. Wenn diese Veränderungen an vielen Stellen der Leber vorkommen, so erhält dieselbe dadurch eine höckerige, unebene Form und ihr Bauchfellüberzug wird schwielig verdickt, wenn die Veränderung an ihrer Oberfläche vor sich geht. Die freien Stellen der Leber sind bei Kindern in der Regel normal, bei Erwachsenen können nebenbei Cirrhose, Krebs, Muskatnuss-Fettleber vorkommen.

Bei kleinen Kindern kommt es kaum jemals zu grösseren Formveränderungen der Leber, man findet gewöhnlich nichts als einige Stellen, welche sich beim Durchschnitt härter zeigen, eine blasse Farbe haben und aus den obengenannten microscopischen Elementen, Körnchen, Fetttröpfchen und nur wenig Leberzellen, bestehen.

Symptome und Therapie.

Die speciell auf die Leber bezüglichen Symptome sind sehr geringfügig und kaum zu erkennen. Die gewöhnlich 2—3 Monate alten Kinder haben die Zeichen hereditärer Syphilis an sich, bestehend in condylomatösen Wucherungen am Anus und den Mundwinkeln, in Geschwüren um den Mund herum, in Ozoena und einem syphilitischen Exanthem. Die Ernährung ist eine sehr unvollkommene und die Fettpolster sind gänzlich geschwunden. Die Oberfläche der Leber findet man möglicher Weise höckerig, von ungleicher Härte, den scharfen Leberrand an einzelnen Stellen etwas stumpfer.

Der kleineren Veränderungen der Leber sind natürlich gar nicht diagnosticirbar. Als Complication ist eine faserstoffige Degeneration der Nieren zu erwähnen, wodurch einige Tage vor dem Tode Anasarca sich einstellt. Das merkwürdigste bei dieser Leberkrankheit ist, dass niemals Icterus eintritt, sondern bloss bei herannahendem Ende eine graue, erdfahle Hautfarbe.

Eine specielle Behandlung dieses Zustandes ist nicht anzugeben. Die Kinder, die nicht an der Brust ihrer eignen Mutter trinken können und also künstlich aufgefüttert werden müssen — weil sie ja gesunde

Ammen anstecken würden — gehen fast ohne Ausnahme zu Grunde, gleichviel, ob ihre Leber mit erkrankt ist oder nicht. Die Schmierkur bietet, wo der Zustand der Haut es erlaubt, noch die meiste Garantie für Genesung. Das nähere hierüber findet sich bei der Terapie der Syphilis.

2) Die Fettleber. Hepar adiposum.

Wir verstehen unter Fettleber einen grösseren Fettgehalt der Leberzellen und zwar in so ausgedehntem Maasse, dass deutliche Farbenveränderungen des Parenchyms vorkommen. Es ist an dieser Farbenveränderung festzuhalten, weil im entgegengesetzten Falle das Auffinden einiger fetthaltiger Leberzellen schon zu dieser Diagnose genügte, und man dann bei einer jeden Section eine Fettleber finden würde. Die Fettleber ist im kindlichen Organismus eine ziemlich constante Begleiterin der Consumptionskrankheiten, namentlich der Lungentuberculose und der länger bestehenden Darmcatarrhe.

Ihre Entstehung bei Tuberculose hat man schon mehrfach zu erklären versucht, und die meisten Autoren neigen sich der Ansicht zu, dass sie in diesem Falle bedingt werde durch die mangelhafte Respiration, in deren Folge die Oxydation der Kohlenhydrate und Fette nicht gehörig von Statten gehen könne. Frerichs hebt aber mit Recht hervor, dass mehrere beträchtliche Respirationsstörungen, z. B. Lungenemphysem, keine Fettleber hervorrufen und dass andererseits die Fettleber auch bei anderen tuberculösen Processen, z. B. Knochentuberculose, wobei die Lungen vollkommen intakt sein können, häufig gefunden wird. Er glaubt desshalb hier die Ursache in der Blutveränderung suchen zu müssen, welche während des Abzehrungsprocesses sich heranbildet und darin besteht, dass das Blut mit dem Fett überladen wird, das bei fortschreitender Abmagerung zur Resorption kommt. Die Fettleber ist bei Lungentuberculose desshalb ausgesprochener als bei andern Consumptionskrankheiten, weil bei unversehrten Lungen eine grössere Sauerstoffaufnahme und hiemit raschere Umsetzung des Fettüberschusses im Blute stattfindet.

Pathologische Anatomie.

Eine exquisite Fettleber ist nach der Fläche vergrössert, abgeplattet und hat keine scharfen, sondern mehr abgerundete Ränder. Ihre Oberfläche ist glatt, glänzend, durchsichtig und fühlt sich teigig an, so dass ein Eindruck mit dem Finger eine bleibende Vertiefung hinterlässt. Die Farbe ist röthlich gelb oder blass gelb, und eine trockene, etwas erwärmte Messerklinge nimmt einen Fettbeschlag an, wenn sie durch fettig degenerirtes Leberparenchym gezogen wird. Die Menge des Fettes ergibt sich bei der chemischen Untersuchung als sehr beträchtlich. Frerichs fand in einem Falle 78 pCt. Fett in der wasserfreien Lebersubstanz; im frischen Zustand enthielt dieselbe Leber 43,84 Fett, 43,84 Wasser, 12,32 Gewebe, Zellen, Gefässe etc. Gleichzeitig vermindert sich der Wassergehalt des fettig degenerirten Parenchyms, der von 76% auf 50—43% sinken kann. Das Fett besteht aus Olein, Margarin und Spuren von Cholestearin.

In weniger exquisiten Fällen sind diese anatomischen Merkmale auch weniger deutlich. Da die Leberläppchen immer in der Weise erkranken, dass zuerst die peripherisch gelegenen Zellen eines jeden Läppchens fettig degeneriren, während das Centrum des lobulus, das Gebiet der Lebervenen, noch frei und von normaler Farbe bleibt, so entsteht ein reticulirtes Aussehen des Parenchymdurchschnittes, die sog. Muscatnussleber.

Es wechselt hier bräunlichrothe und blassgelbe Substanz in der Weise mit einander ab, dass die erstere kleine Inselchen bildet, welche von letzterer, als einem hellgelben Hofe umgeben werden. Die Form der braunen Inselchen hängt von der Richtung ab, in welcher die Läppchen durchschnitten worden sind; wo die Centralvenen quer durchschnitten werden, sind sie rund, wo der Schnitt den Centralvenen parallel fällt, stellen sie längliche, zuweilen blattähnliche Figuren dar.

Die Fettablagerung kommt nicht immer in allen Theilen der Leber gleichmässig vor, es entstehen dann grössere oder kleinere blasse Inseln, besonders an der Oberfläche der Leber, die in die normale Parenchymfarbe übergehen.

Der microscopische Befund ist sehr charakteristisch. Die Veränderung beschränkt sich bloss auf die Leberzellen und niemals findet man freies Fett in den Intercellularräumen des Parenchyms. Die im Normalzustand nur wenig granulirten Leberzellen zeigen anfangs feine Fetttröpfchen in ihrem Innern, die bald an Zahl und Umfang zunehmen, confluiren und den ursprünglichen Zellenkern unsichtbar machen. Zuletzt vereinigen sich alle Fetttröpfchen einer Zelle zu einem einzigen. Die früheren Bestandtheile derselben sind ganz zur Seite gedrängt und werden erst wieder gehörig sichtbar, wenn man durch Zusatz von Terpentinöl das neu entstandene Fett entfernt hat. Die Form der fettig degenerirten Zellen wird meist eine rundliche, und ihre eckigen Conturen verlieren sich.

Was die übrigen physiologischen Verhältnisse der Fettleber betrifft, so sind dieselben auffallender Weise nur wenig alterirt. Der erst in neuerer Zeit entdeckte und gewürdigte Zuckergehalt der Leber verändert sich hiebei nicht, und auch die von einer solchen Leber producirte Galle weicht weder qualitativ noch quantitativ von der Beschaffenheit der normalen ab.

Es ist sehr schwer, die Grenze zwischen der physiologischen und pathologischen Fettleber zu bestimmen, indem sie fast bei allen Säuglingen, an was immer für einer Krankheit sie zu Grunde gegangen sein mögen, gefunden wird. Auch junge, noch saugende Thiere zeigen dieselbe gewöhnlich.

Das Verschwinden der Fettleber bei zunehmendem Alter der Thiere ist ein sicherer Beweiss, dass die fettinfiltrirten Zellen nicht zu Grunde gehen, sondern dass die Leber wieder vollkommen normal werden und dass also die Fettleber unter gewissen Verhältnissen auch heilbar sein kann. Unter den pathologischen Zuständen, zu denen sich Fettleber gesellt, ist der häufigste die Tuberculose, dann Rachitis, hereditäre Syphilis, endlich alle zur Atrophie führenden Krankheiten, als Enteritis folliculosa, Diphtheritis, acute Exantheme, Typhus.

Symptome und Behandlung.

Dass die Symptome dieses Zustandes sehr unbestimmt sind, erhellt schon aus dem bisher gesagten zur Genüge. Der beste Anhaltspunkt ist immer eine Vergrösserung der Dämpfung in der Lebergegend, obwohl das Fehlen dieses Symptomes durchaus keine exclusive Bedeutung hat; denn in vielen Fällen findet man vollkommene Fettleber ohne irgend eine Volumszunahme. Allerdings aber vergrössert und verflacht sich die Fettleber häufig und hat eine Neigung, sich an der Bauchwand nach vorne zu senken, wo sie dann durch eine beträchtliche Dämpfung erkannt wird. Ausserdem findet man bei solchen Kindern die sog. Abdominalplethora, die sich durch stärkere Gasentwicklung, Flatulenz und Neigung zu Diarrhöe zu erkennen gibt. Am wahrscheinlichsten wird die Diagnose, wenn die oben bezeichneten Krankheiten, Tuberculose etc. bestanden haben oder noch bestehen.

Die Fettleber der Kinder wird kaum jemals der Gegenstand directer Behandlung werden können. Wenn es möglich ist, die sie bedingenden Zustände zu heben, so wird sie von selbst vergehen, wenn nicht, so gibt es kein Mittel direct auf den Schwund des Leberfettes einzuwirken.

9) Angeborene Anomalien.

Die Bildungsfehler der Leber sind entweder ganz unbedeutende, die Form betreffende, oder gleich so enorm, dass sie Lebensunfähigkeit bedingen. Was die Abweichungen von der normalen Form betrifft, so haben wir eine viereckige, dreieckige, platte, breite oder runde Form, die Theilung in Lappen kann entweder ganz fehlen oder kann mehrfach vorhanden sein. Bezüglich der grossen Anomalien ist vorerst das vollkommene Fehlen der Leber bei Missgeburten, besonders Acephalen, zu erwähnen. Bei doppeleibigen Missgeburten kommt auch Duplicität derselben vor. Aehnliche Bildungsfehler wie an der Leber beobachtet man auch an der Gallenblase und dem ductus choledochus, nämlich Duplicität, Fehlen und Anomalien der Form. Bei einer angeborenen Zwerchfellspalte, die übrigens sehr selten auf der rechten Seite auftritt, kann die Leber in den rechten Pleurasack aufsteigen und bei angeborenem Nabelschnurbruch (vide pag. 51) durch die Bauchspalte frei zu Tage liegen.

Bei angeborener Transposition der Eingeweide liegt die Leber im linken Hypochondrium, und hiemit ist immer eine vollkommene oder theilweise Transposition der übrigen Bauch- und Brusteingeweide verbunden. Die Milz, in der Regel in kleinere Milzchen zerfallen, liegt im rechten Hypochondrium, die Cardia auf der rechten, der Pylorus auf der linken Seite, das Herz im rechten Thorax. Hyrtl hat diese Transposition der Leber und der übrigen Eingeweide erst viermal gesehen, mir ist sie noch niemals vorgekommen. Bei einigermaassen aufmerksamer Untersuchung kann die Diagnose unmöglich schwierig sein.

F. Milz.

Idiopathische, primäre Milzerkrankungen kommen bei Kindern wohl niemals vor, bei einzelnen acuten Krankheiten aber ereignet sich eine secundäre Anschwellung dieses Organes, wie wir sie beim Typhus abdominalis schon ausführlicher beschrieben haben. Die Constatirung einer vergrösserten Milz ist in der Kinderpraxis nicht so leicht wie bei Erwachsenen, weil sich die Kinder bis zum dritten Lebensjahr regelmässig gegen eine längere Untersuchung der Milzgegend sträuben. Man untersucht die Kinder in der Rücken- oder in der rechten Seitenlage. Eine normale Milz ist niemals durch Palpation zu entdecken, aber auch die bedeutend vergrösserten sind oft so beweglich oder, besonders bei Typhus, so weich, dass sie der Palpation häufig entgehen, nur der harte Milztumor bei hochgradiger Rachitis und bei chronischer Intermittens ist leicht zu fühlen und bei Abgemagerten und erschlafften Bauchdecken sogar zu sehen. Er begibt sich bei jeder Inspiration etwas nach ab-, und bei der Exspiration wieder nach aufwärts.

Bei mässiger Vergrösserung behält die Milz ihre schräge Richtung von hinten und oben nach vorne und unten, bei chronischer bedeutender Schwellung aber lagert sie sich vertical, ihre Längsachse wird der des Körpers parallel, indem das lig. pleurocolicum, das die schiefe Richtung im Normalzustand bedingt, nach und nach sich ausdehnt. Die Form der Milz ist, wo sie gefühlt werden kann, sehr charakteristisch, ein längliches Oval, mit stumpfen Kanten und einer Einkerbung am inneren Rande ungefähr in der Mitte der Geschwulst.

Soll die Milz durch Percussion ermittelt werden, so ist eine sehr sanfte schwache Percussion, besonders bei tympanitisch aufgetriebenem Darme, dringend anzurathen, weil durch starkes Anklopfen der tympanitische Magen und Darm mitschallt, auch darf man nie vergessen, die Kranken immer in derselben Lage zu untersuchen, weil Verschiedenheit der Lagerung allein schon beträchtliche Veränderungen der Dämpfung verursacht. Im Allgemeinen sind bei Kindern unter einem Jahre alle jene Dämpfungen der Milzgegend als abnorme zu bezeichnen, die die Ausdehnung eines gewöhnlichen Plessimeters überschreiten. Bei beträchtlichem Ascites und bei serösem Erguss im linken Pleurasack ist die Milzdämpfung nicht isolirt zu percutiren, bei bedeutendem Meteorismus verschwindet sie gänzlich, so das auch bei Vergrösserung der Milz an der entsprechenden Stelle ein ganz sonor tympanitischer Percussionsschall gehört werden kann.

Ausser bei Typhus kommt Milztumor vorzugsweise bei Wechselfieber vor und es lässt sich eine Beschreibung dieser Infectionskrankheit hier ebenfalls anreihen, wie wir es im Kapitel von den Darmkrankheiten mit dem Abdominaltyphus und der Cholera unternommen haben.

Wechselfieber. Febris intermittens.

Bei kleinen Kindern kommt Wechselfieber eben so häufig vor, als bei Erwachsenen. Es finden sich in der Literatur sogar Fälle beschrieben, wo Kinder, deren Mütter während der Schwangerschaft an Intermittens litten, mit Milztumor auf die Welt kamen und zu derselben Stunde, an der die Mutter ihren Fieberanfall bekam, ebenfalls davon befallen wurden. Mir ist dergleichen noch nicht begegnet; das jünste Kind, das ich an Intermittens zu behandeln hatte, war 8 Wochen alt. Die im folgenden zu beschreibenden Symptome beziehen sich nur auf Kinder unter zwei Jahren, bei älteren Kindern ist der ganze Verlauf so charakteristisch, dass jeder, der nur einmal bei einem Erwachsenen einen Wechselfieberanfall gesehen hat, ihn sogleich wiedererkennt.

Die Aetiologie der Kinderintermittens stimmt natürlich mit der allgemein bekannten überein. Die Intermittens ist an einzelne Gegenden gebunden und wird niemals bei einem Kinde beobachtet, das nicht in einer Fiebergegend lebt oder wenigstens einige Zeit in einer solchen sich aufgehalten hat. Die erschöpfendste Besprechung der Aetiologie der Malariakrankheit findet sich in Griesingers Infectionskrankheiten (Virchow's Handbuch der spec. Pathologie), wo die Verhältnisse der Wassermenge des Bodens, der Temperatur, des Klima's etc. auf das ausführlichste erörtert werden.

Symptome.

Der quotidiane Typus ist bei Kindern der häufigste, doch kommt auch Tertiana und selbst Quartana vor. Die Stunde, in welcher der Anfall eintritt, ist nicht immer dieselbe, es bindet sich aber der Anfall an eine bestimmte Tageszeit, er tritt immer entweder in einer Morgenstunde oder Nachmittags oder Abends ein. Was den Anfall selbst betrifft, so ist er gewöhnlich nicht vollkommen ausgebildet, sondern in dem einen oder anderen Stadium rudimentär. Es kommen wohl wirkliche Frostanfälle vor, wobei die Kinder zittern, wimmern, collabiren, blaue Lippen und Nägel bekommen, worauf auch bedeutende Hitze, trockene heisse Haut, lebhafter Durst, Unruhe, und endlich ein allgemeiner Schweiss eintreten, so dass der ganze Vorgang das Bild eines vollendeten Fieberparoxysmus bietet, in der Regel aber sind die Symptome nicht so prägnant und lassen oft nur durch ihr täglich zur selben Zeit wiederkehrendes Auftreten den Malariaprocess vermuthen. Die Schüttelfröste fehlen oft gänzlich und man bemerkt nur auffallende Blässe der Haut, bläuliche Nägel, Lippen und Augenringe, Kaltwerden der Extremitäten, leises Wimmern oder leichte convulsivische Zuckungen der Gesichtsmuskeln. Der Puls wird hiebei nicht besonders beschleunigt, aber sehr klein. Die Respirationsbewegungen behalten ihre normale Frequenz, der Athem wird nicht kühl, sowie auch die Temperatur der Mundhöhle überhaupt nicht sinkt. Während dieses das Froststadium darstellenden Symptomencomplexes lassen die Kinder fast niemals Urin, haben sie aber kurz vorher viel Milch genossen, so wird sie gewöhnlich wieder erbrochen. Länger wie eine, höchstens $1\frac{1}{2}$ Stunden dauert diess Stadium niemals an. Die Kinder bieten während desselben ein höchst bedenkliches Aussehen und man kann sich gewaltige Blössen bezüglich der Prognose geben, wenn man sogleich nach der ersten Besichtigung sein Urtheil fällen will. Mir selbst ist einmal am Anfange meiner medicinischen Laufbahn dieses prognostische Missgeschick begegnet.

Im zweiten Stadium werden die Kinder turgescirend, das Gesicht röthet sich, der Puls wird hart und beschleunigter als im Frost, der Herzstoss wird stärker und ausgebreiteter. Die Kinder werden sehr unruhig, schreien laut und viel und bekommen häufig Convulsionen, wobei die Pupillen sich auffallend erweitern. Urin und Stuhl sind angehalten.

Dieser Zustand kann 2—3 Stunden dauern und wird von den Müttern viel leichter bemerkt und besser beschrieben als das Froststadium. Oft ist er aber auch vorübergehend, dauert kaum $1/4$ Stunde und macht einem leichten Schweisse, dem dritten Stadium Platz. —

Der Schweiss ist bei Kindern, so lange sie wachen, nicht bedeutend, die Haut fühlt sich wohl feucht an, selten aber steht der Schweiss in grösseren Tropfen auf ihr, was nur bei eintretendem Schlafe beobachtet wird. Die Hitze und Röthe des Gesichts nimmt hiebei ab, der Durst mindert sich, der Urin wird entleert und ist ziemlich dunkel pigmentirt, der Puls nimmt seine normale Beschaffenheit wieder an und die Kinder geben überhaupt wieder die Zeichen allgemeinen Wohlbehagens zu erkennen. In der fieberfreien Zeit sind die Kinder aber selten vollkommen wohl, sie sind meist sehr unruhig, haben weniger Appetit und eine verlangsamte, unregelmässige Verdauung. Die Fieberanfälle sind häufig so wenig ausgesprochen, dass eine mehrtägige Beobachtung zur Constatirung der Diagnose nothwendig ist.

Die Intermittenscachexie stellt sich bei kleinen Kindern sehr bald, schon nach 1 — 2 Wochen ein und ist durch folgende Symptome charakterisirt.

Sehr rasch entwickelt sich bei Kindern Anämie, die Hautfarbe wird ganz weiss oder spielt selbst in das graue über, die Lippen und Schleimhäute werden blass, die Abmagerung wird täglich bemerkbarer, an den unteren Augenlidern bilden sich kleine, ödematöse Anschwellungen aus, der Milztumor ist deutlich zu fühlen und bei zunehmender Abmagerung sogar zu sehen, auch die Leber schwillt an und verhärtet sich in ihrem Parenchym (Speckleber). Der Darm ist meteoristisch aufgetrieben, die Stühle sind meist diarrhoisch, in den letzten Tagen des Lebens zuweilen mit Blut vermischt. Die wichtige Entdeckung des körnigen, braunen oder schwarzen Pigmentes im Blute der Intermittenskranken ist eine Errungenschaft der pathologischen Microscopie, die wir Virchow und Meckel verdanken (Melanämie). Im Blute, das man durch einen Nadelstich aus einer comprimirten Fingerspitze entleeren kann, findet man bei Kindern diess Pigment nur sehr selten, weil hiezu schon ein hoher Grad von Cachexie gehört, welchen die Kinder gewöhnlich nicht erleben. Auch ist die Erkennung der Intermittens jetzt so allgemein und die Therapie hiegegen von so gutem, raschem Erfolge, dass, wo Aerzte consultirt werden, es selten mehr zur entwickelten Cachexie kommen wird.

Pathologische Anatomie.

Bei uns zu Lande stirbt nicht leicht ein Kind während des Anfalles, in Gegenden aber, wo bösartige, perniciöse Fieber herrschen, kann auch bei Kindern der Tod schon auf den ersten Anfall folgen. Der pathologisch anatomische Befund ist dann ein rein negativer und eine geringe Schwellung der Milz mit Blutüberfüllung des ganzen venösen Gefässsystems das einzige Abnorme. Bei Kinderleichen aber, die an Wechselfiebercachexie zu Grunde gegangen sind, kommen mannigfache Veränderungen vor.

Es findet sich Anasarka und Erguss in den serösen Säcken, Speckleber, grosse Speckmilz und braunes oder schwarzes Pigment am reichlichsten angehäuft in der Milz, ausserdem aber auch in der Leber, im Gehirne, auf der Darmschleimhaut, und in den Nieren, welche ausserdem häufig brightisch erkrankt sind. Der in der Blase sich findende Urin ist in solchen Fällen immer eiweisshaltig und in seinem Bodensatze lassen sich Cylinder mikroskopisch nachweisen.

Behandlung.

Der Anfall selbst erfordert bei unseren milderen Formen von Wechselfiebern keine direkt eingreifende, sondern nur eine exspektative Behandlung. Hohe Temperatur und leichte Hautreize, wie Reibungen mit wollenen Lappen, mit Campherspiritus oder anderen Excitantien genügen für das Froststadium, kühle Bedeckungen, kalte Waschungen des Kopfes, Darreichung von vielem, kaltem Wasser und bei Convulsionen 1—2 Tropfen Opiumtinktur für das Hitzestadium. Der hierauf folgende Schweiss ist möglichst zu befördern. Während der Apyrexie müssen die Kinder sehr diät und in gleicher Temperatur gehalten werden. Die Wiederkehr der Anfälle aber zu verhüten haben wir im schwefelsauren Chinin ein ganz exakt wirkendes Mittel. Bei Kindern unter einem Jahre genügt gewöhnlich schon ein Gran Chinin auf einmal gereicht zur vollkommenen Sistirung der Anfälle. Grösseren Kindern gibt man 2 — 3 Gran. Da das schwefelsaure Chinin ziemlich voluminös ist, so ist es durchaus unpraktisch, eine solche Dosis noch durch Zuckerpulver zu vergrössern, zumal der Geschmack hiedurch keineswegs verbessert wird. Bei kleinen Kindern gelingt es sehr leicht, diess Mittel beizubringen. Grössere mehrjährige Kinder aber, die doch noch zu ungeschickt sind, das Pulver in Oblate eingehüllt zu verschlucken, bringen es in vielen Fällen mit dem besten Willen nicht hinunter und weigern sich entschieden gegen jeden ferneren Versuch. Für diese Fälle eignet sich die Application in Form eines Clystieres vortrefflich.

Es brachte einmal ein Bauer aus einem Torfmoore seinen 5 jähr. Jungen zu mir und gab an, dass er schon seit 6 Wochen täglich das Fieber habe, welches ihm der dortige Landarzt nicht vertreiben könne, da dem Kinde durchaus kein Chinin beizubringen sei. Der Knabe war ganz anämisch, hatte eine sehr grosse Milz, einen harten Leberrand, deutlichen Ascites, Spuren von Eiweiss im Urin und leichtes Oedem an den unteren Augenlidern. Ich verordnete ihm nun eine Lösung von 10 Gran Chinin mit $1\frac{1}{2}$ Unzen Wasser und liess diess vor meinen Augen als Clystier reichen, was sich das Kind ganz gerne gefallen liess. Der Mann nahm es wieder mit nach Hause in sein Moor und obwohl es auch dort der Malarialuft auch ferner ausgesetzt blieb, so trat kein Anfall mehr ein und das Kind erholte sich unter roborirender Behandlung mit R. mart. pomat., Fleischkost und Bier vollständig.

Wenn eine Dosis Chinin nicht genügt, so wiederholt man dieselbe in der nächsten fieberfreien Zeit. Die Bestimmung der Stunde der Darreichung, auf welche von manchen Aerzten viel Gewicht gelegt wird, scheint weniger relevant zu sein. Die Hauptsache ist immer, dass das Chinin gut und vollständig resorbirt wird, und es ist desshalb rathsam, es nicht unmittelbar vor oder nach einer Mahlzeit zu geben und jedenfalls nicht kurz vor Eintritt des Frostes, weil während desselben die Verdauung unterbrochen ist.

Mir hat das Chinin noch niemals bei unseren Wechselfiebern den Dienst versagt und ich habe desshalb auch niemals Arsenik dagegen versucht, würde aber in einem solchen Falle keinen Augenblick anstehen, letzteres Mittel in Anwendung zu bringen, da die Fowler'sche Arseniklösung von Kindern vortrefflich vertragen wird. Ist schon Cachexie eingetreten, so ist eine Nachbehandlung nothwendig. Die beste Nachbehandlung ist die Entfernung des Kindes aus der Fiebergegend nach einem höher gelegenen trockenen Wohnort. Wo diess nicht thunlich, muss man sich auf Eisen, Fleischkost und bei älteren Kindern auf kleine Gaben Bier beschränken.

G. Bauchfell.

1) Peritonitis acuta und chronica.

Die Peritonitis mit serösfaserstoffigem Exsudat kommt bei Neugebornen und selbst schon im Fötus nicht selten vor, bei älteren Kindern hingegen findet man ausser der traumatischen und tuberculösen Form dieselbe fast niemals, weil eben bei diesen die hauptsächlichen Veranlassungen der Peritonitis Erwachsener, die Darmperforationen und die Erkrankungen der weiblichen Genitalien, so gut wie gar nicht vorkommen.

Aetiologie.

Sämmtliche 3 Arten von Peritonitis, die man in der spec. Pathologie anzunehmen pflegt, werden auch beim Neugeborenen beobachtet. Die idiopathische ist die seltenste Form und kommt fast nur im Fötus vor, die secundäre ist die häufigste, die metastatische tritt in Gebärhäusern auf, in denen das Puerperalfieber herrscht. Die beiden letzteren Formen lassen sich nicht immer strenge scheiden, in beiden geht eben der Process von den jaucheführenden Nabelgefässen aus, ob sich nun aber die Entzündung einfach auf das zunächstgelegene Bauchfell fortpflanzt oder ob dasselbe, wie andere seröse Häute, von dem pyämischen Processe ergriffen wird, ist oft nicht mehr zu unterscheiden. Diese Art von Peritonitis, abhängig von jauchigem Nabel, kommt nur so lange vor, als der letztere bestehen kann, 6 längstens 8 Wochen nach der Geburt. Von dieser Zeit an findet sich blos noch die traumatische, wozu auch die in Folge von Verbrennungen und Perforationen des Darmes oder Magens, dann in Folge von Einklemmung einer Hernie oder von Intussusception zu rechnen ist, und die tuberculöse Form.

Symptome.

Bei der Peritonitis der Neugeborenen ist ein Druck auf das Abdomen immer schmerzhaft, und zwar in einem so hohen Grade, dass die Kinder bei leisester Berührung laute aber abgebrochene Schreie ausstossen. Anhaltend zu schreien sind sie nicht im Stande, weil der hiezu nothwendige Gebrauch der Bauchpresse neue Schmerzen verursacht. Sie sind am ruhigsten, wenn man sie ganz abdeckt, so dass der Unterleib von allen Seiten frei bleibt, die Beine sind gewöhnlich gestreckt und die Oberschenkel nicht so, wie diess regelmässig bei Colik der Fall ist, an den Leib angezogen, weil auch durch die Berührung der eigenen Oberschenkel der Schmerz vermehrt zu werden scheint. Wenn ältere Kinder an Peritonitis leiden, so halten sie constant die Rückenlage ein und sind nicht zu bewegen, sich auf die eine oder andere Seite zu legen. In allen Fällen besteht ein paretischer Zustand der Bauchmuskularis und in Folge dessen bedeutender Meteorismus. Fluktuation ist bei Neugeborenen wohl niemals zu fühlen, weil 1) das Exsudat ein plastisches, membranöses ist und 2) der meteoristisch aufgetriebene Darm gegen die Bauchdecken dermassen andrängt, dass ebenfalls vorhandenes flüssiges Exsudat nach hinten und unten zu liegen käme.

Erbrechen wird bei Peritonitis der Kinder viel weniger regelmässig beobachtet, als bei Erwachsenen. Auch ist häufiger Diarrhöe vorhanden als Verstopfung. Der Appetit ist natürlich ganz verschwunden, der Durst aber gross. Wenn die Peritonitis sich auf den Peritonäalüberzug der Blase erstreckt, so tritt Urinverhaltung ein oder es entleeren sich unter deutlichen Schmerzäusserungen nur wenige Tropfen Urin auf einmal. Die Zeichen des Fiebers sind immer sehr deutlich ausgesprochen, die Haut ist trocken, heiss, der Puls frequent und klein, die Athemzüge sind häufig und oberflächlich. Die Respirationsbewegungen unterscheiden sich dadurch von jenen im physiologischen Zustand, dass das Zwerchfell sich gar nicht oder nur wenig bewegt, während die Brustmuskeln eine möglichste Erweiterung des Thorax zu erzielen trachten. Da jedoch durch diese Art der Respirationsbewegung nicht die gehörige Ausdehnung der Lungen zu Stande kommt, so sind die Kinder genöthigt nach 10 — 15 solchen oberflächlichen Inspirationen immer eine tiefe Zwerchfellinspiration folgen zu lassen, die von einer schmerzhaften Verzerrung der Gesichtszüge und häufig von einem ächzenden Schrei begleitet ist. Die Gesichtsfarbe ist öfter blass als geröthet; Convulsionen kommen hier seltener vor als z. B. bei Pneumonie.

Die Peritonitis der Säuglinge führt in der Regel schon nach 1—3 Tagen zum Tode. Die tuberculöse Bauchfellentzündung älterer Kinder verläuft langsamer und kann sogar mehrere Monate bestehen. Der lethale Ausgang ist aber auch bei dieser Form fast unvermeidlich.

Pathologische Anatomie.

Das Bauchfell zeigt an verschiedenen Stellen, namentlich an der Berührungsfläche zweier Darmschlingen, capilläre Injektion und plasti-

sche Ausschwitzung, wodurch mannigfache Verwachsungen bedingt sind.
Bei der Peritonitis der Neugeborenen, die fast regelmässig ihren Grund
in Phlebitis umbilicalis hat, finden sich die Hauptveränderungen am Nabelring und der concaven Fläche der Leber, die durch plastisches Exsudat mit den benachbarten Organen, Magen, Dünn- und Dickdarm verklebt ist. Im kleinen Becken zeigt sich gewöhnlich noch eine eiterige,
jauchige oder blutige Flüssigkeit in einer Menge von 1—6 Unzen. Bei
den 2 von Billard beschriebenen Fällen von fötaler Peritonitis, waren in
den Leichen der todtgeborenen Kinder zahlreiche straffe Bänder und
ältere Verwachsungen zugegen. — Als Complication findet man häufig
lobuläre Pneumonie. —

Die Behandlung der Peritonitis ist, wie aus dem bisher Gesagten schon hervorgeht, eine höchst missliche. Die der Neugeborenen in
Folge von Phlebitis umbilicalis scheint fast immer tödtlich zu sein, und
es ist daher nur eine symptomatische Behandlung, Herstellung der Ruhe,
Reinigung des Nabels und möglichste Ernährung angezeigt. Bei der tuberculösen Peritonitis ist in der Regel schon Febris hectica zugegen,
und es kann auch hier von einer wirklichen Bekämpfung derselben keine
Rede sein, sondern man muss sich begnügen, durch kleine Gaben Chinin
und Morphium die Fiebersymptome möglichst zu beseitigen. Gegen die
peritonitischen Schmerzen gebrauche ich feuchte, warme Compressen, die
mit Guttapercha und dann mit einem trockenen Tuche bedeckt werden.
Sie sind viel reinlicher und bequemer zu appliciren, als die Cataplasmen,
die namentlich des Nachts häufig kalt und hart werden, und stehen in
ihrer schmerzstillenden Wirkung keiner Art von Cataplasmen nach. Die
traumatische Peritonitis endlich verträgt allerdings eine antiphlogistische
Behandlung, bestehend in 3 — 12 Blutegeln, und im Falle keine Diarrhöe zugegen ist, in Darreichung von Calomel gr. β — j täglich mehrere Dosen bis grüne Diarrhöe eintritt. Auch hier schaffen feuchte,
warme, mit Guttapercha bedeckte Compressen, Tag und Nacht über
den Leib gelegt die grösste Erleichterung. Bei Fortdauer der Schmerzen ist das Opium, wie fast überall so auch hier, vollkommen an seinem
Platze.

2) Ascites. Hydropischer Erguss in den Peritonäalsack.

Der Ascites ist niemals eine primäre für sich allein bestehende Erkrankung sondern immer nur ein Symptom irgend einer andern, constitutionellen oder Circulationsstörung. Bei kleinen Kindern ist er nicht
bedeutend, einige Esslöffel Serum finden sich aber häufig im Peritonäum
bei Sektion derselben. So haben die Kinder, die an hereditärer Syphilis,
an Tuberculosis, an Marasmus in Folge von Enteritis, an angeborenen
Herzfehlern oder an Zellgewebsverhärtung zu Grunde gehen, gewöhnlich
einen kleinen serösen Erguss im Abdomen. Beträchtlicher, leicht nach-
weisbarer Erguss kommt nur bei Kindern, die über ein Jahr alt sind,
vor und zwar in Folge von Scharlach, von Intermittens und, was noch
weniger genau beachtet worden ist, von Abdominaltyphus.

Pathologische Anatomie.

Bei grösseren Kindern kann die Quantität der Ascitesflüssigkeit
bis zu mehreren Pfunden steigen. Die Farbe des Serums ist eine wein-
gelbe, zuweilen ist auch etwas Blutfarbstoff beigemengt; die so entstehende röthliche Färbung kann aber auch dadurch sich gebildet haben,
dass bei Oeffnung des Abdomens eine oder die andere Hautvene ange-

schnitten worden ist, die dann ihren Inhalt in den Bauchfellsack ergiesst. Die chemische Untersuchung ergiebt einige Procente Eiweiss und die Salze, wie sie im Blutserum enthalten sind. Das Peritonäum ist entweder ganz normal oder zeigt an einzelnen Stellen weisse Trübungen, was hauptsächlich bei lange bestehendem Ascites beobachtet wird. Zuweilen sind einzelne Darmschlingen oder die Leber mit einer leichten Exsudatschicht beschlagen, so dass wir es hier mit einem Uebergang zur wirklichen Peritonitis zu thun haben. Bei keiner Sektion darf man sich mit dem einfachen Auffinden des Ascites begnügen, sondern man muss immer nach der Ursache desselben, nach einer der Eingangs erwähnten Krankheiten suchen, wobei besonders das Herz und die Nieren einer sorgfältigen Untersuchung zu unterwerfen sind.

Symptome.

Die Gegenwart des Ascites kann nur durch deutliche Fluktuation bewiesen werden. Kleine Ergüsse sind in der Rückenlage niemals zu erkennen, zuweilen können sie noch entdeckt werden, wenn man die Kinder auf die rechte Seite lagert und das Becken etwas erhebt, wobei sich dann alles Serum im rechten Hypochondrium sammelt. Die kleinsten Quantitäten können dadurch noch nachgewiesen werden, dass man die Kinder auf den Bauch legen und sie dann so aufheben lässt, dass der Nabel die tiefste Stelle des ganzen Abdomens einnimmt. Es muss sich nun nach dem Gesetz der Schwere alles Serum um den Nabel herum sammeln und kann durch Percussion von unten nach oben leicht gefunden werden. Die Fluktuation wird auf diese Weise untersucht, dass man mit den Fingern der einen Hand flach gegen die Bauchwand drückt, während man mit den Fingerspitzen der anderen Hand auf der entgegengesetzten Seite oder wenigstens einige Zoll von der angedrückten Hand entfernt rasch und elastisch an die Bauchwand anschlägt. Die hiedurch entstehende Welle wird, im Falle zwischen beiden Händen Serum sich befand, von der zufühlenden Hand als leichte Berührung empfunden. Ausser durch diesen freien Ascites entsteht noch Fluktuation durch diarrhoischen Darminhalt, durch eine gefüllte, über die Symphyse emporgestiegene Harnblase und durch Oedem der Bauchdecken selbst, das namentlich bei Nephritis nach Scharlach sehr bedeutend zu sein pflegt. Letzteres unterscheidet sich aber leicht vom wahren Ascites durch den Eindruck, den der untersuchende Finger hinterlässt, und durch die Oberflächlichkeit der Schwappung. Die gefüllte Blase ist leicht zu entleeren und der Darmcatarrh durch schleimige Kost und kleine Dosen Opium zu stillen, worauf sich dann der wahre Sachverhalt deutlich ergeben muss.

Bei geringeren Graden von Ascites ist äusserlich nichts zu entdecken und der Umfang des Abdomens hat nicht beträchtlich zugenommen, bei höheren Graden fällt aber schon bei der einfachen Besichtigung die Grösse des Leibes auf, die Haut ist glänzend und gespannt, die Percussion ist an den unteren Parthien des Abdomens in grosser Ausdehnung gedämpft, der Nabelring ist ausgedehnt und der Nabel prominirt. Der Druck des Serums auf die Harnblase bedingt häufigen Harndrang, wobei nur kleine Quantitäten Urin auf einmal entleert werden.

Die allgemeinen Erscheinungen, Appetitmangel, Fieber, Respirationsstörungen etc. richten sich nach den den Ascites veranlassenden Zuständen. In der Regel transpiriren die Kinder nur sehr wenig und lassen wenig Urin. Derselbe ist meist stark pigmentirt und enthält bei Nephritis Eiweiss und Fibrincylinder. Der Stuhl ist häufig diarrhoisch.

Die Prognose richtet sich nicht nach der Grösse des Ascites, sondern nach den ätiologischen Momenten. Fast bei allen Arten ist die Prognose ungünstig zu stellen, nur der Ascites nach Scharlach und Typhus und der in Folge von Milztumoren nach Febr. intermittens lassen bei geeigneter Behandlung einen günstigen Ausgang erwarten.

Behandlung.

Dieselbe ist je nach den Ursachen natürlich eine verschiedene. Die Zustände, welche den Ascites bedingen, sind so trostloser Natur, dass ausser einem roborirenden Regime kaum eine specielle Behandlung indicirt sein wird. Gegen die Nephritis nach Scharlach ist der Roob. Juniperi, den die Kinder unvermischt und unverdünnt gewöhnlich gerne nehmen, ein ausgezeichnetes diuretisches Mittel, von dem ich einen halben bis ganzen Kaffeelöffel täglich nehmen lasse. Dasselbe gilt auch für den Ascites nach Intermittens und Typhus, nur ist hierbei noch eine roborirende Behandlung mit Fleischkost, Bier, Wein und kleinen Dosen Eisentinktur zu befolgen; in allen Fällen geht die Abnahme des Ascites langsamer vorwärts, als in den nach Scharlach entstandenen.

3) Krankhafte Veränderungen der Mesenterialdrüsen.

Die Drüsen des Mesenteriums vergrössern und verhärten sich in allen Fällen von Enteritis folliculosa, und ihre Unwegsamkeit bewirkt höchst wahrscheinlich die hierauf so regelmässig folgende Atrophie, worüber das Ausführlichere schon bei jener Krankheit erwähnt wurde (pag. 129.) Ausserdem kommen bei älteren Kindern käsige Tuberkel in denselben vor und bei Kindern, die an Typhus zu Grunde gegangen sind, finden sich zuweilen Hypertrophien oder kleine Abscesse in einzelnen Drüsen.

Symptome scheinen die Krankheiten der Mesenterialdrüsen nicht zu machen, nur die Ernährung leidet sehr rasch, wenn sie in grösserer Zahl hypertrophiren. Sie sind übrigens viel zu klein, und der Darm ist immer zu meteoristisch, als dass sie jemals gefühlt werden könnten, ein Irrthum, in welchem viele unserer älteren Aerzte befangen sind.

---

3. Capitel.

Krankheiten der Respirationsorgane.

A. Nasenhöhlen.

Nachdem die Krankheiten der Mundhöhle schon bei denen des Digestionsapparates besprochen worden sind, erübrigt nur mehr die Betrachtung der Nasenhöhle. Die Untersuchungsmethode ist einfach und bietet wenig Schwierigkeiten, indem sie sich lediglich auf Inspection und Betastung mittels Sonden oder Catheter beschränkt. Wintrich hat gefunden, dass man durch Percussion des Larynx die Durchgängigkeit der Nasenhöhlen constatiren kann. Wenn man nämlich bei geschlossenem

Munde den Larynx percutirt, so wird der dadurch entstehende tympani-tische Percussionsschall sogleich tiefer, wenn man ein Nasenloch schliesst und noch deutlicher tief, wenn beide Nasenlöcher zugehalten werden. Aendert sich nun beim Verschliessen und Wiedereröffnen von cinem oder beiden Nasenlöchern der tympanitische Schall in seiner Höhe nicht, so ist diess ein Beweis, dass die betreffende Nasenhöhle weiter oben ver-stopft ist. Zu dieser Untersuchung gehören schon grössere Kinder, die auf Geheiss den Mund schliessen, sich gutwillig die Nasenlöcher zuhalten und den Larynx percutiren lassen. Kinder aber, die zu dieser Einsicht gelangt sind, schnauben auch auf Geheiss aus und ein und es kann auf diese Weise die Durchgängigkeit der Nasenhöhlen viel bequemer unter-sucht werden, als durch die Percussion des Larynx.

1) Epistaxis, Nasenbluten.

Die Epistaxis beruht, wie überhaupt alle Blutungen, auf einer Zer-reissung von Gefässen, in diesem Falle, der Capillaren der Nasenschleim-haut.

Aetiologie.

Die Ursachen theilen sich in locale und allgemeine. Die localen sind die Traumen aller Art, Schlag, Stoss, Quetschung, Zerrung etc. Doch ist auch hier die individuelle Disposition nicht ausser Acht zu las-sen, indem die verschiedenen Traumen, je nach der bestehenden Nei-gung zum Nasenbluten überhaupt, auch verschiedene Wirkungen äussern. Eine locale Bedingung findet sich auch in den verschiedenen Geschwürs-formen der Schleimhaut. Zu den allgemeinen Ursachen gehören alle Zustände, die mit Stauungen des venösen Kreislaufes verbunden sind, als Herzfehler, Emphyseme, Kröpfe, die sogenannte allgemeine Plethora, Pneumonie und Typhus: ferner die Krankheiten, bei welchen wirkliche Störungen im Capillargefässsystem vor sich gehen, Scorbut nnd Morbus maculosus und ausserdem eine Blutkrankheit, die Chlorose. Endlich kommen noch vicariirende Nasenblutungen vor bei Mädchen zur Zeit, wo die Menstruation sich einstellen soll.

Symptome.

Das Blut kommt entweder tropfenweise als Stillicidium sanguinis zum Vorschein, gewöhnliche Form, oder es strömt in einem zusammen-hängenden Strahle, Rhinorrhagia, hervor, was als seltener Ausnahmsfall zu betrachten ist. Bezüglich der Menge des verlorenen Blutes wird man von den Angehörigen oft unwillkürlich getäuscht, indem sie vergessen, dass die Kinder in eine mit Wasser gefüllte Schüssel geblutet haben und nun, wenn sie das dunkelroth gefärbte Wasser erblicken, das ganze für reines Blut halten. Ich fing einmal bei einem 9jährigen Knaben, von dem mir berichtet wurde, dass er täglich „enorme Mengen" Blut verliere, binnen 35 Minuten, nach welcher Zeit die Blutung spontan aufhörte, nicht ganz 1 Unze Blut auf, eine Quantität, die gewiss keine Besorgniss erregen darf.

Kleine Kinder unter 3—4 Jahren haben fast niemals Nasenbluten aus allgemeinen Ursachen, sondern nur in Folge von Traumen oder Ge-schwüren, wobei die Blutungen niemals bedeutend sind. Bei älteren Kindern sind alle die oben genannten Causalmomente in Betracht zu ziehen. Bei fieberkranken Kindern kommt es vor, dass Blut in den Pha-rynx hinunterfliesst und verschluckt wird, worauf dann Blutbrechen oder schwarze zum Theil noch blutige Stühle eintreten. Die Blutungen dauern gewöhnlich keine ganze Stunde, können aber in Ausnahmsfällen auch halbe Tage währen.

Ihre pathologische Bedeutung ist natürlich je nach der Stärke und der Aetiologie sehr verschieden. Als günstige Erscheinung sind sie zu betrachten bei allen fieberhaften Krankheiten, bei venöser Congestion und bei zu erwartender Menstruation, als ungünstig und den Zustand verschlimmernd müssen sie bei Chlorose und Scorbut angesehen werden.

Behandlung.

Aus den eben erörterten Erfahrungen geht hervor, dass die Behandlung eine mannigfach verschiedene ist. Rasch zu stillen ist die Blutung nur bei Chlorose und Scorbut, bei den übrigen Veranlassungen richtet sich das Verfahren nach der Stärke derselben, nach der häufigen Wiederhohlung und nach dem mehr oder weniger anämischen Aussehen des Kindes. Die beste Methode der Stillung ist, einige Stückchen Eis von der Grösse einer Erbse in das Nasenloch zu bringen und dann mit einem tüchtigen Charpietampon dasselbe zu verstopfen. Die Tamponade durch die Mundhöhle mittels der Belloc'schen Röhre belästigt die Kinder sehr und darf nur in den äussersten Fällen von Chlorose oder Scorbut in Anwendung kommen. Wo kein Eis zu haben, befeuchtet man den Tampon sehr zweckmässig mit Liquor ferri sesquichlorati. Ein bekanntes altes Mittel ist auch das Festzuschnüren der oberen oder unteren Extremitäten und das Emporhalten der Arme.

Dass die Grundursache immer einer speciellen, therapeutischen Berücksichtigung bedarf, versteht sich von selbst. Um Wiederholungen zu vermeiden muss bezüglich deren Behandlung auf die betreffenden Abschnitte verwiesen werden.

2) Coryza, Rhinitis, Schnupfen.

Unter Coryza versteht man einen Catarrh der Nasenschleimhaut einer oder beider Nasenhöhlen, wobei die Schleimhaut immer geröthet und geschwollen erscheint.

Symptome.

Das gelieferte Secret ist anfangs klar und flüssig, wird aber nach einigen Tagen glasig und trübe, bis es endlich wieder die Eigenschaften des normalen Nasenschleimes annimmt. Die Reaction ist immer entschieden alkalisch und der Natrongehalt kann so zunehmen, dass eine leicht ätzende Wirkung auf die Oberlippe und die Nasenflügel eintritt. Diese Theile erscheinen geröthet und erodirt und die Entzündung wird durch das fortwährende Abwischen, das die Kindsmägde nicht gerade immer auf schonende Weise ausführen, beträchtlich gesteigert. So lange der Catarrh auf die Nasenschleimhaut beschränkt bleibt, ist er gewöhnlich fieberlos, wenn er aber, was nur bei älteren Kindern durch Ausfragen zu eruiren ist, übergeht auf die Stirnhöhlen oder die Oberkieferhöhlen, so wird er fieberhaft und verursacht heftige Schmerzen in diesen Höhlen. Pflanzt sich die catarrhalische Entzündung der Schneider'schen Membran durch die Thränenkanäle auf die Conjunctiva fort, so tritt Röthung, Schmerz, Thränen, Lichtscheu, kurz, Conjunctivitis catarrhalis ein, und setzt sie sich endlich durch die Tuba Eustachii bis in die Paukenhöhle fort, so entsteht Ohrensausen, Ohrenschmerz und Schwerhörigkeit. Wieder in anderen Fällen wandert die catarrhalische Entzündung nach abwärts in den Larynx, macht Heiserkeit und Schmerz, und von da in die Bronchien, wo sie in den Alveolen mit Bronchitis capillaris endigt, oder endlich es participirt der Magen und Darmkanal, wobei Appetitmangel und Erbrechen von grösseren Mengen Schleim oder schleimige Diarrhöe sich einstellt.

Bei älteren Kindern sind diese Zustände, wenn auch alle genannten Complicationen dazu treten, immer gefahrlos,' bei Neugeborenen und Säuglingen aber entsteht durch die Schleimhautschwellung und die Anhäufung des Secretes rasch eine complete Verstopfung der noch engen kleinen Nasenhöhlen. Der für gewöhnlich geschlossene Mund muss nun immer geöffnet bleiben, die Mundhöhle wird trocken und die Respiration laut und schnarchend. Versuchen nun aber diese Kinder an der Brust zu saugen oder sollen sie gefüttert werden, so geht ihnen gleich der Athem aus, sie müssen die Brust wieder fahren lassen, die Ernährung leidet dabei rasch und es tritt Abmagerung ein.

Ausserdem kommt bei kleinen Kindern, die an Soor der Mundhöhle leiden, auch Verstopfung der Choanen mit Soorpilzen vor, wobei ebenfalls grosse Athemnoth sich einstellt.

Neben dieser einfachen catarrhalischen Coryza manifestiren sich noch verschiedene Dyskrasien in den Nasenhöhlen. So gibt es eine chronische, scrofulöse, eine syphilitische und in ganz seltenen Fällen auch eine durch Rotzkontagium erzeugte Coryza, wobei der Ausfluss ganz anderer Beschaffenheit ist, und einzelne Knochen nekrotisch zu Grunde gehen. Das Nähere hierüber bei den betreffenden Dyskrasien.

Aetiologie.

Der einfache Nasencatarrh kommt epidemisch und sporadisch vor; das epidemische Auftreten ist durch grösseren Ozongehalt der Luft, oder durch mechanische und chemische Verunreinigung derselben, z. B. durch Staub, Einheizen in einem längere Zeit unbenutzen Ofen etc. bedingt. Auch ist die Ansteckungsfähigkeit durch Anhauchen nicht zu verkennen. Die sporadischen und ganz chronischen Fälle sind in der Regel dyskrasischer Natur.

Behandlung.

Bei der gewöhnlichen catarrhalischen Form gibt es keine strengen Indicationen. Jedenfalls gebietet die Vorsicht, die Kinder in gleicher Temperatur zu halten und starke Abkühlungen der Haut, das kalte Waschen und Baden, auszusetzen. Die in neuerer Zeit vielfach versuchte Abortivbehandlung mit Einspritzungen von Zink-, Alaun-, Tannin- und Morphiumlösung ist bei Kindern, die noch zu ungeschickt sind, um in die Nasenhöhle injicirte Flüssigkeit durch Ausathmen wieder zu entfernen und also grössere Quantitäten derselben verschlucken, durchaus unzulässig. Die geschwollenen und durch Secret verstopften Nasenhöhlen der Säuglinge müssen 3—4 Mal täglich mit einem in Olivenöl getauchten Pinsel, den man wenigstens einen Zoll tief einbringen muss, wieder wegsam gemacht werden, was um so sicherer gelingt, wenn die Kinder auf diesen Reiz einige Male niesen und dadurch die verhärteten Schleimkrusten herausbefördern. Die dyskrasischen Coryzen weichen einer örtlichen Therapie natürlich nicht, sondern müssen intern antidyskrasisch behandelt werden. Gegen die scrofulöse Form ist das wirksamste Mittel der Leberthran, gegen die syphilitische das Quecksilber.

3) Neubildungen in der Nase.

Die Polypen sind die einzige Neubildung, die bei grösseren Kindern zuweilen, jedoch immer noch viel seltener als bei Erwachsenen vorkommt. Das jüngste Kind, dem ich einen fibrösen Polypen abdrehte, war 4 Jahre alt. Unter Polypen versteht man zweierlei, von einander ziemlich verschiedene Geschwülste. Die weichen Polypen sind blasige gallertige Excrescenzen auf der Schleimhaut, die gewöhnlich von der äusseren Wandung der Nasenhöhle ausgehen und wegen ihrer geringen Consistenz Blasen- oder Schleimpolypen genannt werden. Die harten Polypen gehen nicht von der Schleimhaut, sondern von submucösen Gewebe oder dem Perichondrium aus, sie bestehen aus Bindegewebe und haben eine rosenrothe Farbe, wegen ihrer Härte hat man sie fibröse oder Fleischpolypen genannt. Beide Arten sind gestielt und vergrössern sich nach der Form der Nasenhöhle zu länglichen Geschwülsten; die Faserpolypen können eine so beträchtliche Grösse, besonders nach rückwärts erreichen, dass sie in den Pharynx hinabhängen, die Deglutition und selbst die Respiration erschweren. Die Aetiologie der Lehrbücher, nach welchen die Polypen durch chronische Catarrhe bedingt sein sollen, steht auf schwachen Füssen und erfährt sehr viele Ausnahmen. Auch das seltene Vorkommen derselben bei Kindern spricht dagegen; denn gerade bei diesen ist die Schleimsecretion schon im physiologischen Zustande viel beträchtlicher als bei Erwachsenen. Bei den wenigen Fällen, die ich bei Kindern zu beobachten Gelegenheit hatte, war kein chronischer Catarrh vorausgegangen und überhaupt kein eigenthümliches ätiologisches Moment zu entdecken.

Symptome.

So lange die Polypen noch klein sind und die Nasenhöhle nicht verstopfen, scheinen sie nur wenig oder gar keine Beschwerden zu machen. Wenn aber Unwegsamkeit der Höhle eingetreten ist, so verlieren die Kranken den Geruch, bekommen eine näselnde Stimme, halten den Mund stets offen, was ihnen ein blödes Aussehen gibt und suchen vergebens durch Schneuzen die Passage wieder frei zu machen. Durch heftiges Schnauben und Pressen platzt wohl hie und da ein Blasenpolyp, sein Inhalt entleert sich und die Luft kann wieder durch dieses Nasenloch eindringen. Da aber diese Blasenpolypen gewöhnlich mehrfach sind, so wachsen die kleineren rasch wieder nach, verstopfen die Höhle von neuem und der alte Zustand kehrt wieder. Feste Fleischpolypen sind auch im Stande, den Thränenkanal und die Tuba Eustachii zu verlagern und so Thränenträufeln und Schwerhörigkeit zu bedingen, bei Blasenpolypen wird diess nicht beobachtet. Bei beiden Formen entsteht eine schleimige oder eiterige Coryza und sogar Geschwürsbildung auf der Schleimhaut, in deren Folge häufig auch kleine Blutungen eintreten. Die Diagnose ist sehr leicht, gewöhnlich reichen die Polypen bis zum Nasenloch oder ragen selbst aus demselben heraus. Ist diess nicht der Fall, so kann man die Undurchgängigkeit der fraglichen Höhle durch Zuhalten des entgegengesetzten Nasenloches und Schnaubenlassen leicht entdecken. Von der Gegenwart fremder Körper unterscheiden sich die Polypen durch ihre langsame Entstehung, ihre geringe Schmerzhaftigkeit und ihren chronischen Verlauf. Die Blasenpolypen recidiviren sehr häufig, die Faserpolypen bei gründlicher Abdrehung nicht leicht.

Behandlung.

Innere Mittel, sowie die örtliche Anwendung der Adstringentien erweisen sich als vollkommen fruchtlos, die einzige wirksame Behandlung besteht in Abdrehen und Ausreissen der Polypen, wobei man hauptsächlich Sorge zu tragen hat, dass der Polyp nahe an seinem Ursprunge an der Schleimhaut gefasst wird. Bei Kindern bedient man sich hiezu am besten schlanker Kornzangen.

Zur Entfernung fibröser Polypen mit breiterem Stiele eignet sich Middeldorpf's Calvanocaustik vortrefflich. Die durch das Ausreissen erzeugte Blutung steht auf Injektionen von kaltem Wasser und Einbringung von Eisstückchen. Nach Entfernung der Blasenpolypen ist zur Verhütung von Recidiven indicirt, mehrere Wochen hindurch Charpiebourdonnet's bestrichen mit rother Präcipitatsalbe, in die Nasenhöhle einzuführen.

4) Fremde Körper in der Nase.

Kinder von 2—8 Jahren bringen ziemlich häufig bei ihren Spielen fremde Körper in die Nase. Die gewöhnlichsten sind: Kirschkerne, runde Steinchen oder Glasperlen, Erbsen, Bohnen und Papierkugeln. Ausserdem gelangen aber auch Insekten, z. B. Fliegen und Wanzen, im Schlafe in die Nase, oder es verirrt sich wohl auch ein Spulwurm, wahrscheinlich während des Brechaktes, in dieselbe. Sobald ein runder Körper in das Nasenloch gebracht ist, so bemühen sich die Kinder ihn mit dem bohrenden Finger zu entfernen und schieben ihn nun bis in die Choanen, wo er liegen bleibt. Die Reaktion, die die fremden Körper verursachen, ist sehr verschieden nach ihrer Beschaffenheit. Ist die Oberfläche an einzelnen Stellen rauh, so entsteht alsbald schmerzhafte Anschwellung und Coryza, am stärksten ist die Reaction bei trocknen Erbsen und Bohnen, welche in der feuchten, warmen Nasenhöhle alsbald aufquellen und sogar keimen können. Berühmt ist der von Boyer erzählte Fall, in welchem eine Erbse in der Nase eines Kindes keimte und 10—12 Wurzeln trieb, wovon eine $3^{1}/_{4}$ Zoll lang wurde.

Die Nase wird hiebei sehr schmerzhaft und es ist ohne Chloroformnarkose keine gründliche Untersuchung möglich. Von den sog. Rhinolithen, successiven Anlagerungen anorganischer Salze um den fremden Körper, die bei Erwachsenen zuweilen gefunden werden, ist meines Wissens in der Pädiatrik nichts bekannt. Am günstigsten ist der Verlauf bei Papierkugeln, die bald erweichen und in Stücken wieder zum Vorschein kommen. Es sollen übrigens auch schon Fälle vorgekommen sein, wo fremde Körper heftige Reaction, Delirien, Meningitis und den Tod veranlasst haben.

Behandlung.

Ein schmerzloses und doch in vielen Fällen wirksames Mittel ist die Erregung von Niessbewegungen, wozu bei Kindern eine Prise Schnupftabak in das gesunde Nasenloch gebracht, vollkommen ausreicht. Wird der Körper hiedurch auch nicht ganz ausgestossen, so bewegt er sich doch immer nach vorwärts und wird gelockert. Ist er einmal sichtbar geworden, so kann er leicht mit einer feinen gezähnten Pincette oder mit dem Daviel'schen Löffel entfernt werden. Weichere Körper kann man auch mit einer stärkeren Kornzange zerdrücken, worauf dann die einzelnen Stücke rasch abgehen. Die Extraktionsversuche dürfen nie lange fortgesetzt werden, weil hiedurch eine zu bedeutende Schwellung der Schleimhaut entsteht. Sie sind dann erst nach einigen Tagen wieder aufzunehmen. Keinesfalls darf man voreilig sein mit der Spaltung der Nase, wie Dieffenbach empfiehlt, sondern muss diese Operation versparen, bis bedenkliche Gehirnsymptome, die übrigens nur sehr selten sich einstellen, dazu drängen.

B. Larynx und Trachea.

1) Der Krup. Laryngitis und Tracheitis maligna.

Nicht leicht findet man für ein- und dieselbe Krankheit so mannigfache Bezeichnungen als für den Krup. Die gangbarsten sind: Cynanche trachealis; Angina laryngea exsudatoria, sive polyposa, sive membranacea, sive strepitosa-perfida-mortalis; Laryngotracheitis exsudativa, Pharyngolaryngitis pseudomembranacea; Morbus strangulatorius; Suffocatio stridula; häutige Bräune. Der kürzeste Namen hat die Oberhand unter allen diesen Benennungen behalten und bezeichnet eigentlich in der Schottischen Volkssprache jenes weisse Häutchen (Croup), das bei dem sog. Pips die Zunge der kranken Hühner überzieht.

Der Krup scheint im Alterthume wenig vorgekommen zu sein; denn in den Schriften der alten Aerzte, denen man scharfsichtige Beobachtungsgabe keineswegs absprechen kann, findet sich keine einzige charakteristische Beschreibung. Nach Friedrich ist Baillou der erste, der einer im Jahre 1576 vorgenommenen Krupsektion gedenkt. Einen grossen Zuwachs erhielt die Krupliteratur durch den von Napoleon I. ausgeschriebenen Concurs, veranlasst durch den raschen Tod in Folge von Krup, dem dessen Neffe, der Sohn des damaligen Königs von Holland, im Jahre 1807 erlegen ist. 83 Arbeiten wurden eingereicht, Preise erhielten Jurine aus Genf und Albers aus Bremen, mehrere andere wurden rühmlich erwähnt, keiner aber wusste eine Therapie, durch welche die Sterblichkeit nur einigermassen gemindert worden wäre. Da es Napoleon dem 1. vorzugsweise um die letztere und nicht um eine Bereicherung der Symptomatologie oder der pathologischen Anatomie zu thun war, so muss nothwendiger Weise die ganze Concursausschreibung als eine resultatlose bezeichnet werden.

Pathologische Anatomie.

Der Krup ist ein gewisser Complex von Symptomen, die bei verschiedenen Individuen immer in derselben Weise wiederkehren. Damit ist aber noch nicht gesagt, dass diesen Symptomen auch immer dieselbe pathologisch anatomischen Veränderungen zu Grunde liegen, für den Krup hat sich vielmehr zur Evidenz erwiesen, dass dreierlei verschiedene Processe auf der Larynxschleimhaut ihn bedingen können. Das von der entzündeten Schleimhaut gesetzte Exsudat kann entweder a) schleimig eiterig oder b) einfach fibrinös oder c) diphtheritisch sein. ad a) Die bei Lebzeiten wahrscheinlich hochrothe und stark injicirte Larynxschleimhaut behält ihre Farbe im Tode gewöhnlich nicht bei, sondern ist nur wenig mehr geröthet, ihre entzündliche Schwellung aber besteht fort und lässt sich deutlich durch senkrechte Einschnitte nachweisen. Die entzündliche Verdickung findet sich auch an der Stimmritze. Der ganze Larynx und die Trachea sind mit einem zähen, gelblichen Schleim, der sich nur schwer abwischen lässt, überzogen. An einzelnen Stellen zeigt die entzündete Schleimhaut kleine katarrhalische Erosionen und ihre Follikel sind vergrössert, so dass, wenn man durch Umbiegung der Trachea die Schleimhaut stark spannt, aus jedem Follikel ein kleiner perlartiger Tropfen grauweissen Schleimes hervorquillt. Diese schleimig eiterige Ausschwitzung kann sich bis in die kleinsten Bronchien erstrecken.

ad b) Zu dem eben beschriebenen Befunde, der sich überhaupt bei jeder Krupsektion vorfinden muss, gesellt sich gewöhnlich noch eine fibrinöse Ausschwitzung, die sich ziemlich leicht von der entzündeten Schleimhaut in Form dickerer oder dünnerer Häutchen abziehen lässt und keine wirklichen Substanzverluste derselben verursacht. Diese Häutchen bestehen microscopisch aus bandartigen Fibrinsträngen, zwischen welchen massenhaft Eiterzellen eingelagert sind. Die letzteren sind nicht in dem Fibrin entstanden, sondern waren schon vorher auf der Schleimhaut, wurden von dem fibrinhaltigen Exsudate nachträglich umgeben und nach stattgehabter Gerinnung eingeschlossen. Die Ausdehnung der Membranen ist sehr verschieden. Man findet zuweilen ganz dünne, spinnwebenartige, kleine Fetzchen nur an einer oder einigen Stellen des Larynx, in anderen Fällen sind die Membranen messerrückendick, gelblich weiss, an der Oberfläche mit einem rahmartigen Belege bedeckt und kleiden den ganzen Larynx, die Trachea und die Bronchien höherer Ordnung so vollkommen aus, dass sie als ein zusammenhängendes, dendritisches Röhrensystem abpräparirt und herausgezogen werden können. Man hat diesen Zustand den absteigenden Krup genannt. Zuweilen sind auch die Mandeln und der Pharynx mit solchen weissen Mebranen bedeckt.

ad c) Unter diphtheritischer Laryngitis versteht man eine grauweisse Exsudation in, nicht auf einzelnen Stellen der Schleimhaut. Diese graue Exsudatmasse, über welcher die darauf befindlichen Schleimhautreste nebst dem Epithel bald zu Grunde gehen, besteht aus einem amorphen Detritus, in welchem sich keine Fibrinbänder und fast gar keine Eiterzellen finden. Sie lässt sich nicht so leicht von der Schleimhaut abziehen, wie die einfache fibrinöse Membran und bedeckt gewöhnlich ausser der Larynxschleimhaut auch das Gaumensegel, die Tonsillen und den Pharynx. Der Unterschied zwischen rein fibrinösem und diphtheritischem Krup ist lediglich ein mikroskopischer.

Wenn sich noch bei Lebzeiten der diphtheritische Beleg löst, so bleibt darunter ein Geschwür zurück, das sich alsbald an den Rändern und der Basis mit einem neuen grauen Belege bedeckt. Die Diphtheritis ist nach Virchow's Anschauung als eine mit theilweiser Zerstörung und Necrotisirung der Schleimhaut einhergehende Entzündung zu betrachten. Die diphtheritische Laryngitis kommt epidemisch vor und entwickelt sich häufig nach Morbillen und Scharlach.

Das Lungenparenchym findet sich bei allen 3 Formen verändert. Die Lungen collabiren bei Oeffnung des Thorax gewöhnlich nicht, weil die Luft in den Bronchien von der Mundhöhle durch das massenhafte Secret abgesperrt ist, häufig findet sich ausgedehntes Lungenödem, sehr gewöhnlich lobuläre, zuweilen auch lobäre Pneumonie oder Tuberculose. Die benachbarten Lymphdrüsen am Halse und Nacken, sowie auch die Bronchialdrüsen sind häufig geschwellt und hyperämisch. Die übrigen Organe zeigen mit Ausnahme der venösen Stase keine charakteristischen Veränderungen.

Symptome.

Die Vorboten des Krups sind selten besonders prägnant. Die Kinder haben eiuige Tage Husten, Niesen, geringen Appetit und sind zuweilen weniger lebhaft als gewöhnlich, doch kommt es auch vor, dass sie sich vollkommen wohl und munter zur Ruhe begeben, die ersten Stunden der Nacht noch schlafen und dann plötzlich mit Kruphusten erwachen, worauf sich die Symptome bis zum nächsten Morgen mit so rapider Schnelligkeit entwickeln können, dass der herbeigerufene Arzt einen vollständigen, exquisiten Krup vorfindet. Dieses erste Stadium, das Stadium prodromorum, ist also schon desshalb nicht anzuerkennen, weil es in vielen Fällen gar nicht vorkommt und in noch mehreren keine charakteristischen Merkmale bietet.

Den Anfang des Krups datirt man mit Recht. von jenem Moment, in welchem die ersten Veränderungen des Larynx durch Stimme und Husten sich kund geben. Die Stimme wird heiser und belegt, immer leiser und leiser, bis sie endlich so vollständig verschwindet, dass man die Kinder, wenn sie überhaupt noch zu sprechen Lust haben, nur mehr in der nächsten Nähe versteht. Selbst im empfindlichsteu Schmerz oder äussersten Zorn vermögen die Kinder keinen lauten Ton hervorzubringen. Sobald die Stimme rauh und heiser wird, stellt sich eine durch das ganze Zimmer hörbare Respiration ein. Am besten lässt sich das die Athemzüge begleitende Geräusch nachahmen, wenn man die Lippen spitzt, als ob man pfeifen wollte, dann aber nicht pfeift, sondern einfach durch die zugespitzten Lippen aus- und einathmet. Es entsteht hiedurch ein Geräusch, das die Mitte hält zwischen Hauchen und Pfeifen. Im Krup ist es dem Hauche näher als dem pfeifenden Tone. Die Inspirationen werden immer häufiger und es kann sich endlich die Zahl der Athemzüge auf 60 und mehr in der Minute steigern. Dabei werden sie ungleich, bald tief bald oberflächlich und es betheiligen sich immer mehr und mehr Hülfsmuskeln des respiratorischen Muskelapparates.

Zugleich mit der Heiserkeit und dem lauten Athmen tritt Husten ein, dessen Ton ein so charakteristischer ist, dass man ihn kurzweg „Kruphusten" genannt hat. Er ist bellend, klanglos, trocken und man hat ihn nicht ganz unpassend mit den ersten Krähversuchen eines jungen Hahnes verglichen; am Anfange ist er ziemlich kurz abgebrochen und endet mit einer einzigen Exspiration, bald aber steigert er sich zu Hustenparoxysmen, die eine und später selbst mehrere Minuten dauern. Am ersten Tage des Krups sind diese starken Hustenanfälle selten und kehren nur alle 4—6 Stunden wieder. Bald aber nehmen sie sowohl an Heftigkeit wie an Häufigkeit zu, und lassen sich durch äussere kleine Reize, durch Trinken oder einen Druck auf die Zunge zum Behufe einer Inspektion der Mundhöhle sogleich hervorrufen. Erst gegen das lethale Ende hin nehmen sie ab und verschwinden wohl auch gänzlich. Die Kinder werden hiebei im Gesichte blauroth, die Augen treten starr und congestionirt aus ihren Höhlen hervor, die Venen des Kopfes und des Halses schwellen zu dicken, prallen Strängen an, die Stirne wird mit Schweiss bedeckt, trotz der heftigsten Anstrengungen aber bleibt der Husten ganz aphonisch und fördert nur kleine Mengen schaumigen Schleimes zu Tage. Die Krupparoxysmen unterscheiden sich von den Keuchhustenparoxysmen, die auch von pfeifenden Inspirationen unterbrochen werden, durch ihren erstickten, aphonischen Ton, durch den Mangel der Expektorationen und des Erbrechens. Ausserdem sind die

Keuchhustenkinder nach beendetem Anfalle gleich wieder bei guter Stimme, während die Krupkranken vor wie nach aphonisch bleiben.

Man irrt, wenn man den Kruphusten und die laute Respiration dem wahren Krup allein zuschreibt und alle Larynxerkrankungen, bei denen dieser Hustenton gehört wird, zum wahren Krup rechnet. Auf diesem Irrthume beruht gewiss eine grosse Menge von geheilten Krupanfällen, bei denen ein Paar Blutegel oder irgend ein anderes therapeutisches Verfahren so „ausgezeichnete Dienste" geleistet haben. Es kommen häufig ganz einfache, leichte Laryngitides vor, bei denen die Kinder gar kein Fieber haben und ihren Appetit behalten, die aber dennoch von derselben Heiserkeit, demselben Hustenton und derselben lauten Respiration mehrere Tage hindurch begleitet werden. Dieser Zustand kann sogar chronisch werden, auch kann er durch eine um die Trachea herumwachsende Kopfdrüse bedingt sein und dann selbst Jahre lang bestehen.

Beim ächten Krup ist immer schon von Anfang an eine Erhöhung der Hauttemperatur zugegen, wodurch sich eben die Allgemeinerkrankung zu erkennen gibt. Die Beschleunigung des Pulses ist auch hier, wie in den meisten Kinderkrankheiten überhaupt von geringerem Werthe, da auch schon unbedeutende Catarrhe dieselbe veranlassen. Kruphusten, Heiserkeit und lautes Athmen genügen zur Diagnose des Krupes nicht, es müssen die Symptome des anhaltenden Fiebers vorhanden sein. Dieselben bestehen vor allem in deutlich fühlbarer Erhöhung der Hauttemperatur, in Appetitmangel, in vermehrtem Durst und in Beschleunigung des Pulses.

Bezüglich der Untersuchung der Mundhöhle stimmen die Autoren je nach dem Lande, in welchem sie ihre Beobachtungen anstellen, wenig mit einander überein. In den russischen Ostseeprovinzen, in Frankreich, besonders in Paris, wo fast nur der diphtheritische Krup vorzukommen scheint, ist eine seltene Ausnahme, dass bei einem Krupkinde nicht die hintere Pharynxwand, die Tonsillen und das Gaumensegel dunkel geröthet, mit zähem Schleim und selbst mit diphtheritischem Exsudat bedeckt gefunden würden. Bei den vielen Krupkranken, die ich in München schon zu behandeln hatte, sah ich fast nie Membranen, gewöhnlich auch keinen dicken Schleimbeleg, sondern nur eine leichte, durchaus nicht frappante Röthung der hinteren Parthien der Mundhöhle. Anders verhält es sich wieder in Mittel- und Norddeutschland, wo die Membranen häufig auf den Tonsillen sich finden und stärkere Pharyngitis beobachtet wird, während die englischen Autoren die kruböse Angina zu den Ausnahmsfällen zählen. Der Grund dieser verschiedenen Angaben liegt wohl in der Verschiedenheit der pathologisch-anatomischen Processe. Das eine Mal wird der Krup bedingt durch einfache plastische Exsudation im Larynx, die gewöhnlich nicht über den Kehldeckel hinaufreicht, das andere Mal durch Diphtheritis, die fast immer auch auf den Tonsillen zugleich auftritt.

Die Auskultation der Lungen ergibt immer weit verbreitete Rasselgeräusche, das pfeifende Laryngealathmen ist so intensiv, dass es das Vesiculärathmen ganz verdeckt. Hat der Krup 1 — 2 Tage bestanden, so findet sich wohl auch umschriebene oder ausgedehntere Dämpfung und Bronchialathmen vorzüglich an der Rückenfläche, herrührend von lobulärer oder lobärer Pneumonie. Bei rachitischen Kindern nehmen auch die erworbenen Atelektasen, die rachitischen Carnificationen der Lungen, rasch an Umfang zu und umgeben sich mit pneumonisch infiltrirtem Gewebe. Der Auswurf ist wie schon erwähnt, meist sehr gering, schaumig weiss, zuweilen aber werden in heftigen Paroxysmen

Krupmembranen ausgehustet, die bald einzelne Fetzen mit gefranzten
Rändern, bald ganze, geschlossene Röhren von engerem oder weiterem
Caliber je nach der Grösse des Luftastes, von dem sie sich abgelöst haben, darstellen. Mit dem Aushusten solcher Membranen tritt entweder
gar keine oder eine nur vorübergehende Erleichterung ein und die Prognose gestaltet sich desshalb nicht viel besser. Es ist dies eine allgemein
bekannte Thatsache, und doch hören die Aerzte nicht auf, die armen
Krupkinder mit Brechmitteln zu quälen und ziehen dann triumphirend
irgend ein häutiges Stückchen aus dem Erbrochenen hervor. Wenn der
Tod wie gewöhnlich doch erfolgt, „so hat der Therapeut doch seine
Schuldigkeit gethan."

Leichtes Zusammendrücken des Larynx verursacht gewöhnlich deutlichen Schmerz, während das Schlucken nur erschwert und schmerzhaft
ist, wenn die Tonsillen und die hintere Pharynxwand mit ergriffen sind,
was bei uns zu Lande gewöhnlich nicht der Fall ist. Der Stuhl ist meistens angehalten, die Urinsecretion normal oder vermindert.

Haben nun die bisher angedeuteten Symptome einen oder längstens 2 Tage angehalten, so treten die Folgen der gehemmten Respiration deutlicher hervor. Die Lippen, Wangen und Fingerspitzen werden
cyanotisch, der Lufthunger wird enorm, die Kinder sitzen, so lange es
ihre Kräfte erlauben, aufrecht im Bett und halten den Kopf nach rückwärts. Alle respiratorischen Hülfsmuskeln sind in äusserster Thätigkeit,
so dass bei jeder Inspiration der Kopf der Brust genähert wird. Sie
reissen mit verzweifelter Todesangst sich die Kleider von der Brust und
greifen an den Hals, als ob sie versuchen wollten, die Veranlassung
ihrer Athemnoth zu entfernen. Die Händchen klammern sich an die
Bettstelle oder irgend einen feststehenden Gegenstand ihrer Umgebung
an, damit die M. pectorales besser als Respirationsmuskeln dienen können. Sie bleiben nie lange in einer Stellung und versuchen durch Hin-
und Herwenden eine erträglichere Position sich zu verschaffen. Der Puls
wird fast unzählbar, unrythmisch und ungleich. Einige Stunden vor dem
Tode tritt gewöhnlich ein Nachlass sämmtlicher laryngealer Symptome
ein, die Athemnoth nimmt ab, doch bleibt die Respiration fortwährend
accelerirt, die Kinder legen sich wieder zurück auf ihr Kopfkissen, sie
haben nicht mehr den Ausdruck der höchsten Angst, sondern den der
Gleichgiltigkeit oder der Geistesabwesenheit. Die unerfahrenen Angehörigen halten diesen Zustand gewöhnlich für den Beginn der Besserung,
dem Arzte genügt aber der klebrige kalte Schweiss, die zunehmende Cyanose, der ungleiche, unzählbare Puls hinlänglich, sich keiner solchen
Illusion hinzugeben, sondern ein baldiges Ende zu prognosticiren.

Was die Erklärung der Athemnoth und der Hustenparoxysmen betrifft, so nimmt man für die erstere gewöhnlich die Krupmembranen, für
die letzteren einen Krampf der Stimmritze an. Es lassen sich aber gegen diese Annahmen gewichtige Einwürfe geltend machen. Jedem beschäftigten Arzte, der die an Krup verstorbenen Kinder zu seciren nicht
versäumt, ist es bekannt, dass die Dicke und Ausdehnung der Krupmembranen nicht im geraden Verhältniss zu der bei Lebzeiten beobachteten
Athemnoth steht. Wo man wegen der heftigsten Dyspnoe bedeutende
Membranbildung erwartet, findet sich nur ein beschränkter, flordünner
Beleg, und umgekehrt, wo der Krup weniger schreckliche Symptome
hervorrief, zeigen sich bei der Sektion oft der ganze Larynx, die Trachea und die Bronchien mit messerrückendicken, röhrenförmigen Membranen ausgekleidet. Es scheint demnach mehr auf den Grad der ödematösen Schwellung, die die Schleimhaut der Stimmritze befällt, als auf

die übrige Membranbildung anzukommen. Die Glottisschwellung entgeht aber dem pathol. Anatomen meistens wegen der unbedeutenden Veränderung der Form.

Gegen den Krampf der Stimmritze liefert Schlautmann triftige Einwürfe. Er nimmt an, dass bei einer derartigen Schleimhautentzündung eine Lähmung der darunterliegenden Muskeln durch collaterales Oedem stattfinde und vergleicht den Krup mit den Symptomen, die man bei Thieren nach Durchschneidung der N. vagi beobachtet. Auch hier tritt die enormste Athemnoth, Mitwirkung sämmtlicher respiratorischer Hülfsmuskeln, lang gezogene, von einem Geräusche begleitete Inspiration und kurze Exspiration ein. Auch der tiefe, rauhe, heisere, oft überspringende Ton der Stimme und des Hustens spricht vielmehr für eine Lähmung als einen Krampf der Stimmritze; bei letzterem sind die Stimmbänder in höchster Spannung und es könnten somit nur hohe Töne entstehen und keine rauhen, tiefen. Die Glottisspalte erweitert sich bei jeder Inspiration durch Muskelkontraktion, ist diese aufgehoben, so flottirt sie wie ein loses Segel hin und her und Bloslegung der Glottis nach Durchschneidung der N. vagi hat ergeben, dass sich die gelähmte Glottis bei jeder Inspiration verengt, und zwar um so mehr, je kräftiger diese ist. Die Dyspnöe ist daher bei Thieren nach Lähmung der Kehlkopfmuskeln am grössten, wenn das Thier zu tiefen Inspirationen gereizt wird. Aehnlich verhält es sich mit der Respiration der Krupkinder. So lange das Kind ruhig athmen darf, ist sie nicht so sehr gehindert, beim Husten, Weinen und Erwachen aus dem Schlafe aber, wobei immer tiefe Inspirationen erfolgen, schliesst sich die gelähmte Glottis und es beginnen die Symptome der heftigsten Dyspnöe. — So wäre denn die ältere Ansicht von Krampf der Stimmritze durch diese Schlautmann'schen Angaben ziemlich beseitigt und muss der Lähmung weichen, wenn nicht weitere physiologische Versuche dieser Entdeckung eine andere Deutung zu geben vermögen.

So frappant die Krupsymptome sind, so ist die Diagnose doch keineswegs leicht zu stellen und es kommen hier mehr als in irgend einer andern Krankheit wissentliche und unwissentliche Täuschungen vor. Zur Constatirung eines ächten Krupes gehören 1) die Symptome des anhaltenden Fiebers, heisse, trockene Haut, schneller Puls, Appetitmangel und gemüthliche Verstimmung, 2) Kruphusten, 3) Heiserkeit, 4) lautes Krupathmen und 5) Stickanfälle. Die hinteren Parthien der Mundhöhle brauchen hiebei nicht verändert zu sein, bei Diphtheritis sind sie aber gewöhnlich mit weissen inselförmigen Exsudaten bedeckt. Wenn eines dieser eben aufgezählten Symptome fehlt, namentlich wenn das Fieber nicht deutlich ausgesprochen ist, so haben wir keinen Krup, sondern eine einfache catarrhalische Laryngitis ohne gefährliche Schleimhautschwellung, einen sog. Pseudokrup vor uns, von dem aus allerdings nach mehreren Tagen noch Uebergänge zu dem vollkommenen Krup eintreten und auch zum Tode führen können. Es ist das wahrscheinlich die Form, wo in der Leiche keine Membran sondern nur dicker, zäher Schleim, Röthung und Schwellung der Larynxschleimhaut gefunden wird, bei Lebzeiten aber die Symptome nicht minder heftig waren als bei der membranösen Form.

Aus dem Mangel an Uebereinstimmung zwischen den Symptomen und dem pathologisch anatomischen Befunde scheint mir hervorzugehen, dass der Krup keine locale Larynxkrankheit, sondern eine allgemeine Erkrankung, vielleicht eine Intoxication, mit Localisation auf den Kehlkopf ist und dass sich die Larynxerscheinungen zum Gesammtbilde ungefähr verhalten mögen, wie das Typhusgeschwür zum Abdominal-typhus. Ein fernerer Beweis, dass die Diphtheritis wenigstens keine örtliche Erkrankung ist, lässt sich aus der Membranbildung auf Vesica-torwunden am Sternum entnehmen. Setzt man nemlich einem solchen Krupkranken nach der Methode Luzsinsky's ein Vesicans, so belegt sich dasselbe ein- bis zweimal täglich mit einer Membran, die die grösste Aehnlichkeit mit jenen diphtheritischen Ablagerungen auf der Schleim-haut hat. Auch ist es nur bei dieser Anschauung erklärlich, wie eine frühzeitig und geschickt ausgeführte Tracheotomie so regelmässig ohne allen Erfolg sein kann, denn die geringen Folgen, welche dieser operative Eingriff in andern Larynxkrankheiten zu veranlassen pflegt, können un-möglich die Schuld an dieser Resultatlosigkeit im Krup tragen.

Vorkommen und Verlauf.

Was das Auftreten des Krup's betrifft, so ist der diphtheritische, der sich besonders nach Masern einstellt, entschieden ansteckend und ergreift sehr häufig nach einander mehrere Kinder einer Familie; bei der einfachen fibrinösen Auflagerung wird diese Contagiosität nicht beob-achtet. Bei scharfen, kalten Nord- und Ostwinden und im Winter kommt die letztere Form am häufigsten vor, ich habe sie übrigens schon zu allen Jahreszeiten und unter allen Witterungsverhältnissen gesehen.

Der Krup ist hier zu Lande eine seltene Krankheit und kommt den beschäftigsten Aerzten höchstens 6—10 Mal im Jahre vor, wesshalb es auch unbegreiflich erscheint, wie von so vielen Aerzten von Krup-epidemien gesprochen werden kann. Zum Begriff „Epidemie" gehört jedenfalls eine Massenerkrankung und diese wird bei uns niemals beob-achtet. Die zum Krup disponirende Lebensperiode erstreckt sich vom 1—12 Jahre, die Mehrzahl der Erkrankungen fällt zwischen das 2. und 7. Jahr. Im Säuglingsalter kommt er ausserordentlich selten vor und es verdienen die Krankengeschichten, denen kein Sectionsbericht beigefügt ist, desshalb weniger Vertrauen, weil eine Verwechslung mit der in die-sem Alter so häufigen, spastischen Kehlkopferkrankung sehr leicht mög-lich ist.

Der Verlauf der Krankheit ist äusserst rasch. Die kürzeste Zeit vom Beginn derselben bis zum Tode, die ich bisher erlebt habe, war 21 Stunden, die längste 8 Tage. Der Ausgang ist fast immer tödtlich. Von der reinen fibrinösen Form sah ich noch niemals ein Kind genesen, von der diphtherischen 3 Kinder unter ungefähr 20—25 Kranken. In diesen Fällen erholten sich die Kinder erst nach mehreren Wochen, am längsten blieb die heisere Stimme und der bellende Ton des Hustens zurück. Von ausgehusteten oder erbrochenen Membranen konnte trotz fortgesetz-ter Aufmerksamkeit nichts entdeckt werden. Die Symptome milderten sich nach und nach, die Kinder konnten 8—10 Tage nach Beginn der Erscheinungen wieder etwas lauwarme Milch geniessen ohne Hustenparo-xysmen zu bekommen, das Fieber liess nach, die Dyspnöe nahm soweit ab, dass sie sich wieder zurücklegen und einige Stunden der Nacht schla-fen konnten. Urin wurde in grösserer Menge mit reichlichem Nieder-schlag von Uraten gelassen. Die Kinder blieben lange Zeit sehr blass, abgemagert und hinfällig.

Die Frage von den Kruprecidiven kann ich aus eigener Erfahrung nicht beantworten, indem meine 3 Genesenen, von denen keines recidi-virte, natürlich keinen Schluss erlauben. Die erfahrensten Autoren, wie

Valleix und Guersant sprechen sich gegen die Möglichkeit der Recidive aus, nur Rost erzählt einen Fall, in welchem bei ein und demselben Kinde zweimal ächter Krup auftrat und beide Male mit Aushusten von Membranen endigte. Wenn manche Mütter erzählen ihr Kind habe 5 oder 6 Mal den Krup gehabt, so beruht diess jedenfalls auf einem wesentlichen oder unwesentlichen Irrthume des behandelnden Arztes. Ich behandle die Kinder einer Familie, von denen das älteste in den ersten Lebensjahren 6 Mal den Krup gehabt haben soll. Es wurden von dem damaligen Hausarzte 3 Anfälle mit Venäsektionen, die anderen drei mit Blutegeln, deren Narben man noch in grosser Menge am Halse sieht, behandelt und in allen Fällen bekam das Kind mehrere Brechpulver. Die Folge dieser eingreifenden, oft repetirten Behandlung war, dass der Knabe im Wachsthume sehr zurückgeblieben ist, fortwährend kränkelt und sich auch geistig sehr langsam entwickelt. Als eines seiner jüngeren Geschwister nach der Meinung der Mutter ebenfalls an Krup erkrankte, wurde ich geholt, fand aber nichts als fieberlose catarrhalische Laryngitis mit Heiserkeit, Kruphusten und Krupathmen. Auf eine einfache Behandlung mit einer Solutio Kali carbon. $\mathfrak{z}i - \mathfrak{z}iv$ stündlich 1 Esslöffel, wichen sämmtliche Symptome nach wenigen Tagen, und als im Verlauf von 2 Jahren sich dieses Krankheitsbild noch mehrere Male wiederholte, wurde immer dieselbe Behandlung mit demselben günstigen Erfolge eingeleitet, so dass das Kind in seiner Entwicklung durchaus nicht gehemmt worden ist. Die scharf beobachtende Mutter behauptet die Krupanfälle ihres älteren Kindes hätten sich in nichts von denen des jüngeren unterschieden, nur habe der ältere immer viel länger gebraucht, bis er sich von seinem Anfalle erholt habe, sie schiebt, wohl nicht mit Unrecht, diese Verzögerung der Genesung und überhaupt auch die mangelhafte Entwicklung desselben auf die frühere Behandlung.

Die Prognose ist bei einmal entwickeltem Krup fast lethal zu stellen. Am ungünstigsten ist sie beim reinen fibrinösen Krup bisher gesunder, gut genährter Kinder. Dieselben haben durch die kräftige Körperbeschaffenheit hier nur den Nachtheil, dass sie 1 oder 2 Tage länger, als die schwächlichen Kinder dem Uebel widerstehen, um dann eben so sicher zu Grunde zu gehen. Bei diphtheritischem Krup, namentlich nach Masern, ereignet sich hie und da einmal die Genesung, auf welche die Behandlung, wie wir weiter unten sehen werden, keinen sehr auffallenden Einfluss hat. Wo Collapsus, Cyanose und unzählbarer Puls eingetreten sind, da ist der sichere Tod in kürzester Zeit zu prognosticiren.

Behandlung.

Es gibt mit Ausnahme der Epilepsie wohl keine Krankheit, bei der schon so viele Mittel und Methoden anempfohlen worden wären als beim Krup, aber nicht nur bezüglich der Mannigfaltigkeit, sondern auch bezüglich der Wirksamkeit findet sich eine merkwürdige Uebereinstimmung zwischen den Mitteln, die gegen diese beiden Krankheiten gegeben werden.

Die ältere Schule unseres Jahrhunderts, die jeden Entzündungskranken für verloren gab, dem nicht eine grössere Quantität Blut gelassen werden konnte, drang natürlich bei der acutesten aller Entzündungen, dem Larynxkrup, auf Venäsektion und Blutegel. Man ging so weit, sogar die Jugularvenen zu öffnen, weil aus denselben mehr Blut zu bekommen sei, und nur die Schwierigkeit der Blutstillung bewirkte, dass diese Behandlung keine weitere Verbreitung fand. Bei dem Aderlasse rechnete man für jedes Lebensjahr $1^{1}/_{2}$ Unzen Blut, die Blutegel wurden immer in doppelt so grosser Menge gesetzt, als das Kind Jahre zählte und man zog die Gegend des Sternum der des Halses vor, weil an letzterer keine Compression stattfinden konnte und desshalb die Blutungen oft schwer zu beherrschen waren. Ueber die Wirkung der Venäsektionen kann ich aus eigner Erfahrung nicht sprechen, indem ich niemals ein Krupkind auf diese Weise habe behandeln sehen. Sie sind aber jezt auch von den Anhängern der Blutentziehung als unstatthaft verlassen. Die Wirkung der Blutegel hingegen habe ich schon oft beobachtet und muss offen gestehen, dass sie entschiedenen Schaden bringen. Die Kinder ängstigen sich sehr und sträuben sich nach Kräften gegen deren Application, die Athemnoth und die Stickanfälle werden durch diese Aufregung eher vermehrt als vermindert, und regelmässig tritt rascher Collapsus ein. Hat man sich aber in der Diagnose getäuscht, was leicht geschehen kann, da ein frühzeitiges Ansetzen ein Hauptbedingniss eines guten Erfolges sein soll, so verzögert man durch die Blutegel nur die Reconvalescenz. Die Laryngitis catarrhalis vergeht auch ohne sie.

Die Brechmittel gegen Krup haben bei der grössten Zahl der Aerzte fortwährend entschiedenen Beifall gefunden, obgleich die Deutung ihrer Wirkung und hiemit auch die Dosirung und Anwendungsweise vielfach verschieden waren. Während die Einen in den das Brechen erzeugenden Mitteln, also im Tartar. stib., im Cupr. sulfur, oder auch in der Ipecacuanha specifische Wirkung suchen, sahen die Andern den dadurch erzeugten Brechakt als das Erspriesslichste der ganzen Behandlung an, gleichviel auf welche Weise derselbe zu Stande gekommen. Die Anhänger der ersteren Ansicht stritten sich lange herum, ob der Brechweinstein oder das schwefels. Kupferoxyd, der Alaun oder endlich das schwefelsaure Zinkoxyd das beste Mittel wäre, ob man in ganzer oder in refracta dosi angreifen müsse etc. Es kamen hier mannigfache Extravaganzen und raffinirte, mehrtägige Quälereien der armen Krupkinder vor, die in ihren letzten Lebenstagen neben der fortwährenden Athemnoth noch mit einem ebenso unerträglichen Zustand, mit beständiger Ueblichkeit, mit einer künstlich erzeugten Seekrankheit zu kämpfen hatten. Es lässt sich dagegen nichts einwenden, dass man bei der anerkannten Wirkungslosigkeit der früher versuchten Mittel auch diese Methoden an einer Reihe von Kindern versuchte, Unrecht aber ist es, jetzt, nachdem die Nauscosa hinlänglich als unwirksam erkannt worden, sie in kleiner Dosis immer wieder fort zu reichen.

Man hat auch behauptet, dass die Krupkinder schwer erbrechen und dass sie hiezu grosser Dosen bedürfen. Es bezieht sich diese Behauptung aber nur auf das der Agone vorausgehende Stadium des Krupes, wo der Puls kaum mehr zu zählen und Collapsus eingetreten ist. Am Anfange der Krankheit erbrechen sie auf alle Brechmittel, so gut wie die anderen Kinder und es genügt ein Infus. Ipecac. (ʒj der Wurzel auf ʒj Wasser) vollkommen, dasselbe zu bewirken. Es kann nicht geleugnet werden, dass der Brechakt 1—3 Mal wiederholt, oft einen sehr günstigen Einfluss auf die Athemnoth hat, indem hiedurch jedenfalls die leicht löslichen Belege schleimiger und membranöser Natur aus dem Kehlkopf ausgestossen werden. Freilich ist hiedurch noch keine Heilung gesichert, denn die Ausschwitzungen erneuern sich gewöhnlich wieder und die frühere Athemnoth stellt sich mit allen sie begleitenden Symptomen von neuem ein. Auch wenn keine Membranen mit dem Brechen entleert werden, bemerkt man doch in vielen Fällen momentan Verminderung der Dyspnöe, so dass der Brechakt auch einen günstigen Einfluss auf die entzündliche Schwellung der Stimmritze selbst zu haben scheint. Für 1—2 malige Brecherregung genügt die Ipecacuanha vollständig, die später nachgegebenen grossen Dosen von Brechweinstein oder Kupfervitriol bewirken wohl noch Erbrechen, schaffen aber selten mehr Erleichterung sondern führen rasch zum Collapsus. Das Ipecacuanhainfus hat ausserdem, dass die Kinder es versüsst ohne Sträuben nehmen, noch den Vortheil, dass es viel seltener Diarrhöe macht als jene mineralischen Salze. Ich gebe gewöhnlich sobald ich zu einem entwickelten Krup komme, 1—2 Mal ein derartiges Brechmittel, halte es aber für eine unnütze Quälerei, den Kindern Tage lang hindurch Ueblichkeiten zu bereiten.

Die Kalischwefelleber galt eine Zeit lang als Specificum gegen Krup und scheint sich ihren Ruhm hauptsächlich dadurch erworben zu haben, dass einer der Napoleonischen Preisbewerber, der seine Arbeit anonym einschickte, sie als einziges Mittel bei allen Krupfällen anzuwenden rieth. Die Unwirksamkeit dieses Mittels hat sich in so vielen Fällen herausgestellt, dass man jetzt wieder allgemein davon abgekommen ist. Die Dosis war stündlich $1/2$—1 Gran. — Das Quecksilber ist nach den Brechmitteln das am öftesten angewendete Mittel. Die graue Salbe wird auf den Hals und grössere oder kleinere Flächen des Thorax geschmiert, das Calomel gibt man in grossen oder kleinen Dosen innerlich. Wenn man die eigenthümliche resorbirende Wirkung der Quecksilberpräparate auf die entzündete Larynxschleimhaut anzuwenden versucht, so ist diess jedenfalls eine ganz rationelle, durch mannigfache Analogien gestützte Handlungsweise, wenn man aber das Calomel in grossen Dosen bloss gibt, um eine Ableitung auf den Darmkanal zu bezwecken, so kann man diesen Zweck viel unschädlicher durch Mittelsalze oder kleine Dosen drastischer Arzneikörper erreichen. Von den wenigen Fällen, die ich mit Quecksilber äusserlich und innerlich behandelte, genas einer. Es war diess ein 5jähriges Mädchen, das aber ausserdem mit Blutegeln und Brechmitteln mehrfach bedacht wurde, so dass diess Resultat bezüglich des Quecksilbers ein ungenaues genannt werden muss.

Die kohlensauren Alkalien sind wegen ihrer lösenden Eigenschaft, die sie auf alle animalischen Stoffe, also auch auf die Krupmembranen ausüben, längst gegen Krup empfohlen. Hellweg, Voss, Dorfmüller, Eggert, Hufeland und mehrere Aerzte haben sich schon zu Gunsten desselben erklärt und in neuester Zeit ist Luzsinsky in Wien als specieller Vertheidiger des Kali carbonicum aufgetreten. Er gibt das kohlensaure Kali zu 2 Scrupel bis 1 Drachme pro die in Lösung und schreibt ihm specifische Wirkung zu. Seine Therapie besteht darin: 1) der krankhaften Blutmischung durch kohlensaures Kali entgegen zu wirken, 2) der Localisirung im Kehlkopf durch ein in Eiterung erhaltenes Vesicans am obersten Theile des Sternum's vorzubeugen, 3) die Athemnoth und die Hustenparoxysmen durch Opium zu mässigen und 4) die schon bestehenden Membranen mit Höllenstein zu ätzen oder durch Emetica heraus zu befördern.

Wenn ich nun auch die specifische Wirkung des kohlensauren Kali's nicht bestätigen kann, indem ich von 5 ganz rein nach Luzsinsky's Methode behandelten Kindern nur eines retten konnte, so hat die letztere vor der früheren Behandlungsweise mit Blutegeln und Nauseosis doch den Vorzug, dass die Kinder dabei wenig oder gar nicht gequält werden und dass jedenfalls ebenso viel, wahrscheinlich aber mehr Kinder dadurch erhalten werden.

Die übrigen Behandlungsweisen mit Chinin, mit grossen Dosen narkotischer Mittel, die hydropathische Methode etc., von denen jede ihre Lobredner und Schmäher in hinreichender Menge hat, habe ich nicht selbst versucht und enthalte mich desshalb eines bestimmten Urtheiles hierüber.

Die örtliche Behandlung hat auch schon mannigfache Variationen erfahren. Die einen binden den Hals mit trockner Wolle ein, Andere mit feuchten warmen Tüchern oder mit feuchten Waschschwämmen oder gar mit in Milch gekochten Schwalbennestern (ein berühmtes Volksmittel). Andere lassen den Hals beständig mit einer Schichte Fett aus allen möglichen Thierklassen bedecken, Andere wenden verschiedene Hautreize an und wieder Andere behaupten, die Athemnoth sei am geringsten, wenn Hals und Brust ganz entblösst wären. Die französischen Aerzte legen auf Bretonneau's Aetzung des Larynx fortwährend grossen Werth. Man bedient sich hiezu eigener Fischbeinstäbchen, an welchen vorne ein erbsengrosses Schwämmchen befestigt ist, dasselbe wird in eine Höllensteinlösung ($\Theta\beta$—$\mathfrak{z}$j auf $\mathfrak{z}$j Wasser) getaucht und dann in den Pharynx gebracht, nachdem die Zunge mit einem Spatel möglichst tief niedergedrückt worden. Am längsten verweilt man auf dem Kehldeckel und sucht durch Andrücken des Schwämmchens auf denselben die Höllensteinlösung zu entleeren. Vor Aetzung des Larynx selbst und vor Eindringen zwischen die Stimmbänder braucht man nicht speciell zu warnen, denn es gehört hiezu eine spontane tiefe Inspiration, bei der sich der Kehldeckel hoch nach oben begibt, wozu sich die Kinder mit dem Höllensteinschwämmchen im Munde kaum jemals verstehen dürften. Die Höllensteinlösung hat einen entschieden günstigen Einfluss auf die von ihr berührte, entzündete Schleimhaut, die in 24 Stunden in der Regel ihre Membranen abstösst und oft sich nicht mehr mit neuen bedeckt. Bei wirklichem, fibrinösem Krup habe ich aber keinen Erfolg von der Cauterisation der meist intakten Pharynxschleimhaut gesehen. Ausser der Höllensteinlösung hat man Alaunpulver, rothen Präcipitat (1 Theil auf 12 Theile Zucker), Cuprum sulfuricum und Calomel in den Pharynx eingeblasen.

Die Luft, in welcher ein Krupkind sich befindet, sei rein und feucht, was durch häufiges Lüften und durch öfteres Verdampfen von Wasser in flachen Gefässen am besten bewerkstelligt wird.

Als Resumé des bisher Angeführten lasse ich die Kurmethoden der Hauptautoritäten folgen, ohne dabei mich für die Zweckmässigkeit der einzelnen Mittel zu verbürgen:

1) Jurine. Im ersten Stadium Blutentziehung nach dem Grade des Uebels und dem Stande der Kräfte; nach der ersten Blutentleerung leichte Brechmittel, mit diesen in gebrochenen Gaben während des zweiten Stadiums (bei Athemnoth und Stickanfällen) fortgefahren. Bei Zunahme des Uebels überdiess Senfteige und Blasenpflaster auf Hals, Brust u. s. w. Zur Unterstützung Einathmen erweichender Dämpfe. In dem zweiten Zeitraum auch Brechmittel in vollen Gaben und später stärkere Expektorantien, nach Umständen Antispasmodica.

2) Gölis. Blutegel, Calomel in grossen Dosen, Einreibung von Ung. ciner. auf Hals und Brust; in der Zwischenzeit Salpeter; frühzeitig Blasenpflaster, bei Athemnoth Brechmittel.

3) Hufeland. Zuerst dessen Linctus emeticus. (1 Gran Brechweinstein, 1 Scrupel Ipecacuanhapulver auf 2½ Unzen Lösung.) Warme

Dämpfe, daneben Salpeter und Klystiere mit 1 Esslöffel Weinessig. Steigen gleichwohl die Athembeschwerden (was eben im wirklichen Krup regelmässig geschieht) Cuprum sulfuricum in brechenerregender Gabe, dann 2stündlich zu ¹/₄ Gr. Sobald die Erstickungszufälle wieder zunehmen, in voller Gabe, jetzt auch Quecksilbereinreibungen auf den Hals und Hautreize.

4) Luzsinsky. Gleich nach gestellter Diagnose ein Blasenpflaster von wenigstens Thalergrösse auf das Manubr. sterni. Innerlich Solut. Kali carbon. (3j—ʒiv), in 24 Stunden zu verbrauchen. Die Vesicatorwunde mit epispastischem Papier bedeckt und möglichst lang in Eiterung erhalten. Bei grosser Athemnoth kleine Dosen Morphium; nach heftigen Stickanfällen ein Brechmittel. Cauterisation des Pharynx mit Höllensteinlösung.

Diese letztere Methode hat mit Ausnahme des Vesicators den grossen Vorzug, dass den Kindern keine neuen Qualen bereitet werden und dürfte daher allen anderen vorzuziehen sein. Stellt sich freilich nach vielfacher Anwendung heraus, dass sie ganz unwirksam ist, so wäre es inhuman, sie auch in Zukunft fortzusetzen. Es müssen bei der Wirkungslosigkeit der bisherigen immer neue Mittel gegen den Krup versucht werden.

Schliesslich einige Worte über die Tracheotomie. Der Gedanke, bei Menschen, die in Folge einer Unwegsamkeit des Larynx am Ersticken sind, der Luft durch eine Oeffnung in der Trachea Zugang zu verschaffen, ist sehr alt, und was den Krup betrifft, so alt fast als die Kenntniss vom Krup selbst, indem schon Home 1765 diese Indication aufgestellt hat. Seit jener Zeit wurde die Operation von Zeit zu Zeit ausgeführt, aber immer mit Unglück, so dass die Preisbewerber 1807 erst einen einzigen günstigen Fall von Andree, wobei aber die Diagnose zweifelhaft gewesen sein soll, aufführen konnten. Bretonneau brachte 1823 die Operation wieder in Schwung und seit jener Zeit wird sie von einzelnen französischen Aerzten fortwährend ausgeübt und vertheidigt, wobei jedoch zu bemerken ist, dass die meisten Operationen in den Kinderspitälern, wo ansteckende Diphtheritis herrschte, gemacht wurden, dass also an Krup-Kranken operirt wurde, von denen überhaupt eine ziemliche Anzahl auch ohne Tracheotomie genest. Trousseau hat bis Jahre 1842 119 Mal operirt und darunter 25 Mal Genesung erzielt, dann wurde das Princip aufgestellt, man müsse sehr frühzeitig operiren, worauf das Verhältniss so günstig sich gestaltete, dass unter 24 Operationen 14 Heilungen vorkamen. Nach einer anderen Zusammenstellung von Isambert genasen unter 216 operirten Krupkindern 47 oder 22⁰/₀. Das schlimme hiebei ist, dass die Chirurgen verlangen, die Operation müsse sehr frühzeitig vollführt werden, und dass die Pädiatriker und also noch viel weniger die Chirurgen am ersten und zweiten Tage der Erkankung eine krupöse Laryngitis von einer katarrhalischen nicht unterscheiden können. In Deutschland erhoben sich zwar vereinzelte Stimmen, z. B. von Roser und Passavant, für die Operation, die deutschen erfahrenen Kinderärzte aber und selbst die meisten deutschen Chirurgen machen die Tracheotomie bei Krup nicht. In England ist man allgemein dagegen und auch in Frankreich beginnt, scheint es, eine Reaktion, indem Bouchut (Gaz. médic. 1858, Nr. 41) veröffentlicht hat, dass auf 1000 Einwohner von Paris die Zahl der Todesfälle durch Krup von Jahr zu Jahre zunehme und nie so gross war, als im letzten Decennium. 1853 starben zweimal so viel Kinder an Krup als 1837 und in einem Mittel aus den Jahren 1847—1858 fünfmal so viel als 1838, während nach einer approximativen Berechnung nicht fünfmal so viel Erkrankungen an Krup vorgekommen sind. Er gibt direkt der jetzigen örtlichen Behandlung, dem Aetzen und der Tracheotomie, die Schuld an dieser grösseren Mortalität. Der Grund, warum bei uns in Deutschland und dann in England die Operation so wenig Anklang findet, ist wohl der, dass wir eben wenig diphtheritische, sondern fast lauter ächte fibrinöse Kruperkrankungen zu behandeln bekommen.

Die Operation selbst ist durchaus kein lebensgefährlicher Eingriff und wird nach Trousseau auf folgende Weise ausgeführt:

Das Kind wird auf einen Tisch gelegt und unter die Schultern kömmt ein zusammengerolltes Kissen, das nur bis zum Halse reicht, so dass der Kopf etwas nach hinten überhängt, und die Luftröhre gehörig vorspringt. Man macht nun einen Längsschnitt von $1\frac{1}{2}$ Zoll Länge, der am Ringknorpel beginnt und gerade nach abwärts geführt wird. Man setzt nun zu beiden Seiten stumpfe Hacken ein und schont die Venen möglichst, indem man sie durch die Hacken abziehen lässt. Liegt endlich die Trachea frei zu Tage, und zwar in einer Ausdehnung von wenigstens 3—4 Luftröhrenknorpeln, die an ihrer weissen Farbe und grösserer Resistenz zu erkennen sind, so nimmt man ein geknöpftes Bisturi, den Dilatator und die doppelte Canüle, eigens für die Tracheotomie gefertigt, zur Hand. Man macht hierauf einen Einstich in die Trachea, erweitert die Oeffnung mit dem geknöpften Bisturi und dem Dilatator und führt alsdann die Canüle ein, indem man sie zwischen den geöffneten Branchen des Dilatators durchschiebt. Hat man sich überzeugt, dass die Luft durch die Canüle geht, so zieht man den Dilatator zurück, befestigt die Canüle mittelst ihrer Schnüre und setzt das Kind, das nun plötzlich frei athmet, wieder auf.

Als üble Zufälle während der Operation bespricht Trousseau vor Allem die Blutung. Venenblutungen werden einfach mit den Fingern comprimirt und stehen, sobald die Canüle eingebracht worden, arterielle Blutungen müssen natürlich durch Unterbindung gestillt werden. Die Angst vor dem Eindringen des Blutes in die Trachealwunde scheint übrigens etwas übertrieben zu sein, indem ja bei Hämoptoëkranken jedenfalls auch grössere Mengen Blut in der Trachea und den Bronchien bleiben, ohne besondere Erstickungsanfälle zu veranlassen.

Ohnmacht tritt sehr häufig nach der Operation ein und ist bedingt durch die plötzliche cerebrale Circulationsstörung in Folge der frei gewordenen Respiration. Trousseau sah sie einmal eine Stunde währen, aber noch nie tödtlich endigen.

Hebt sich die Respiration nach vollendeter Operation nicht, so ist die Canüle durch Blutcoagula oder Pseudomembranen verstopft und es müssen dieselben mittelst geeigneter Pincetten entfernt werden.

Bei der Nachbehandlung ist das grösste Augenmerk auf die Canüle zu richten. Man bedeckt die Wunde mit Wachstaffent, der in der Mitte ein Loch hat zur Aufnahme der Canüle, führt eine zweite Canüle in die erste ein, damit zum Behufe der Reinigung am ganzen Verbande nichts gestört zu werden braucht, und bindet ein leichtes Tuch um den Hals, wodurch die Luft nicht so direkt mit der Trachealschleimhaut in Berührung kommt, sondern erst, nachdem sie durch das Tuch von Staub gereinigt ist. Die innere Canüle muss alle 3—4 Stunden herausgenommen und gereinigt werden. Ein einziges Mal konnte Trousseau schon am vierten Tage die Canüle definitiv herausnehmen, einige Male am sechsten und achten, gewöhnlich zwischen dem zehnten und dreizehnten, einmal erst nach 42 und einmal nach 53 Tagen. Niemals blieb eine Luftröhrenfistel zurück.

Unmittelbar nach der Operation trinken und essen die Kindern ohne Beschwerde. 4—5 Tage später aber stellt sich ein spasmodischer Husten ein, so oft die Kinder trinken und es kommt ein Theil des Getränkes zur Canüle heraus, ein Beweis, dass die Epiglottis nicht mehr so exakt zu funktioniren vermag als in gesunden Tagen. Dieser Zustand dauert 1—2 Wochen und hebt sich dann von selbst. Bei stärkeren Stickanfällen verbietet Trousseau alle flüssigen Nahrungsmittel.

So viel von der Ausführung dieser ungünstigsten aller Operationen, auf welche ich für meinen Theil niemals dringe, sondern mich lediglich nicht widersetze, wenn sie von andern Collegen, oder noch besser von den Eltern selbst, vorgeschlagen wird.

Nehmen wir an, dass alle Kinder, die operirt wurden, ächten Krup hatten, so ist das Genesungsverhältniss von 22% dennoch ein enorm ungünstiges, zumal die operirten Kinder grössten Theils an der leichteren diphtheritischen Form erkrankt waren. Bedenken wir ferner, dass die übergrosse Mehrzahl erfahrener Praktiker die Operation bei Krup gänzlich verwirft, dann, dass wir einigen Grund haben, den Krup als eine Allgemeinerkrankung mit Localisirung auf den Kehlkopf anzusehen, so müssen wir von dieser Operation abrathen und schliessen mit folgenden Worten des altes Gölis: Ad tracheotomiam, omnium remediorum incertissimum confugere res ardua est; parentes abhorrent, aversantur agnati et periclitatur medici fama, quem, infausta si fuerit operatio ac votis illudens, lacrymis multis velut homicidam prolis amatae detestantur parentes.

2) Pseudokrup. Laryngitis catarrhalis.

Wenn ein Erwachsener sich einen Larynxcatarrh zuzieht, so wird er heiser, bekömmt Kitzeln und Kratzen im Kehlkopf und hustet dabei, Athemnoth und Stickanfälle kommen aber in der Regel nicht vor. Erkrankt hingegen ein Kind an einer einfachen, catarrhalischen Schwellung der Larynxschleimhaut, so treten alsbald heftige Respirationsstörungen ein, die ihren Grund in der Enge der kindlichen Stimmritze haben. Es scheint im Kehlkopf des Kindes zwischen Schleimhautschwellung und Weite der Stimmritze ein anderes Verhältniss zu bestehen als bei Erwachsenen. Während die Stimmritze der letzteren einen gewissen Grad von catarrhalischer Infiltration noch verträgt, ohne dass beträchtliche Athemnoth entsteht, so kömmt es sehr häufig vor, dass Kinder, die kaum merklich heiser sind, plötzlich Stickanfälle bekommen und vorübergehend eine täuschende Aehnlichkeit mit wirklichem, fibrinösem Krup bieten.

Symptome.

Die Kinder haben einen ganz einfachen Catarrh der Nase oder der Bronchien oder beider zugleich, sind den ganzen Tag über heiter, essen mit dem gewöhnlichen Appetit und sind, einiges Niesen und Husten abgerechnet, in vollkommen physiologischem Zustand. Sie schlafen zu rechter Zeit ein, husten vielleicht etwas im Schlafe oder schnarchen ungewohnter Weise, plötzlich aber wachen sie mit einem completen Krupanfalle auf. Es tritt sogleich Kruphusten, vollkommene Heiserkeit, Krupathmen und ein sehr heftiger Stickanfall ein, so dass kein Mensch im Stande ist, diese Erkrankung vom ächten Krup zu unterscheiden. Es stellt sich auch dieselbe Angst und Beklemmung ein, die Kinder richten sich auf, das Gesicht wird geröthet und der Puls bedeutend beschleunigt. Nachdem dieses Bild 1, längstens 2 Stunden gedauert hat, lassen die Symptome nach, das Athmen und die Stimme wird fast normal, die Kinder legen sich wieder zurück, verlangen zu trinken und schlafen alsbald wieder ein, worauf ein allgemeiner Schweiss eintritt. Der gewöhnlich erst jetzt herbeieilende Arzt findet ein ganz gesundes, schlafendes Kind mit normaler Respiration und Circulation, das sehr ungehalten über die neue Störung seiner Nachtruhe aufwacht. Selten erfolgen in einer Nacht zwei oder mehrere Anfälle, oft bleibt ein solcher Anfall ganz isolirt, gewöhnlich aber wiederholen sie sich in den folgenden Nächten und kehren auch noch wieder, nachdem sie mehrere Tage und selbst Wochen ausgeblieben waren. Nach dem Anfalle bleibt gewöhnlich etwas Heiserkeit, ein bellender Husten und lautes Schnarchen im Schlafe zurück, die Hauttemperatur kann an Stirne und Händen wohl etwas vermehrt sein, wirkliches Fieber mit allgemeinem Unbehagen und grössere Abgeschlagenheit kömmt jedoch nicht vor. Die Kinder verlangen ausser Bett und geniessen ihre Mahlzeiten, wenn auch nicht mit vollem Appetit. Eigenthümlich ist, dass unter Tags niemals heftige Anfälle erfolgen, was seinen Grund in grösserer Empfindlichkeit des Larynx gegen sich ansammelnde Schleimmassen haben dürfte. Dieselben erzeugen, sobald sie in einiger Menge vorhanden sind, einen Hustenreiz und werden noch rechtzeitig aus dem Larynx in den Pharynx gehustet, während sie bei Nacht länger liegen bleiben und dann endlich heftige Reflexerscheinungen hervorrufen.

Die ganze Dauer der Krankheit ist 3—8 Tage. Der gewöhnliche, fast constante Ausgang ist der in Genesung, es kommen aber auch Fälle vor, in denen die Kinder mehrere Tage lang deutliche catarrhalische Laryngitis zeigen und doch endlich unter allmäliger Zunahme der Allgemeinerkrankung in den ächten Krup übergehen, der dann auch meistens mit dem Tode endigt. Bei der Sektion findet man in diesen Fällen gewöhnlich keine Membranen, sondern bloss eine beträchtliche Schwellung, zum Theil auch Röthung der Larynxschleimhaut und auf derselben so wie auf der Trachea und dem Pharynx einen dicken, zähen Schleimbeleg.

Zu Recidiven ist der Pseudokrup sehr geneigt, wie schon aus den vielfachen Erzählungen Erwachsener erhellt, die in ihrer Jugend 6 und 8 Mal den Krup gehabt haben wollen. Am häufigsten befällt er Kinder, die mit dem Durchbruch der letzten Backenzähne umgehen, verschont aber auch grössere nicht, während bei kleinen Kindern, die noch an den Schneidezähnen laboriren, die spasmodische Form der Larynxerkrankung ohne allen Catarrh die häufigere ist. Uebrigens gibt es auch Uebergangsformen, bei denen sehr schwer zu entscheiden ist, ob man es mit einem einfachen Glottiskrampfe zu thun hat. Erst die Heiserkeit der Stimme und der Krupton des Hustens in den Intervallen lassen die Diagnose für diese oder jene Form feststellen, indem diese Symptome bei reinem Stimmritzenkrampf niemals vorkommen. Vom ächten Krup unterscheidet sich der Pseudokrup auch nur durch die Intervalle. Während bei letzterem am Tage die Stimme wohl heiser und der Husten mit dem Krupton behaftet ist, so wird doch das Fieber und die Allgemeinerkrankung niemals Besorgniss erregend, die Kinder stehen auf, sind munter, gehen an ihr Spielzeug und nehmen auch einige Nahrung zu sich. Von alledem ist im ächten Krup aber das Gegentheil der Fall, und die Larynxsymptome sind bei diesem jederzeit viel ausgesprochener.

Behandlung.

Der Pseudokrup darf auch in seinen leichtesten Formen niemals leicht genommen werden; denn es kommen ganz allmälige Uebergänge zum ächten Krup vor, nach dessen tödtlichem Ende die kleinste Vernachlässigung der ersten Heiserkeit als Ursache desselben angeschuldigt wird. Man halte die Kinder in vollkommen gleicher Temperatur, binde den Hals ein und reducire sie auf Milchkost und einfache Suppen. Die feuchten Umschläge um den Hals wirken, wenn sie richtig und aufmerksam gemacht werden, sehr günstig. Es gehört aber dazu, dass die feuchte Cravatte sehr schmal ist, mit Guttapercha-Taffent überdeckt und mit einem breiteren, trocknen Tuche so an den Hals angebunden ist, dass das Wasser des feuchten unteren Tuches nicht zu schnell verdampft und eine particielle Abkühlung des Halses erzeugt, wodurch gewöhnlich die Heiserkeit vermehrt wird. Diese Gefahr einerseits und andererseits die Ueberzeugung, dass die feuchte Cravatte nicht unbedingt nothwendig ist, veranlassten mich sie überall da wegzulassen, wo nicht eine specielle, erfahrene Wartfrau die Pflege des Kindes übernommen hat. Innerlich gebe ich gewöhnlich die Solutio Kali carbon. (Əβ — Əi auf ℥jv Wasser) und lasse die Kinder möglichst viel trinken, weil erfahrungsgemäss eine Anregung der Diurese und Diaphorese eine Verminderung des catarrhalischen Secretes auf der Respirationsschleimhaut veranlasst. Zu Brechmitteln wird man sich nur selten gezwungen sehen.

3) Neurosen des Kehlkopfes.

Motilitätsstörungen der Kehlkopfmuskeln kommen im ersten Kindesalter ziemlich häufig und fast ausschliesslich nur in diesem vor. Beide Formen, der Krampf und die Lähmung, werden beobachtet, der erstere aber ist viel häufiger als die letztere. Im Allgemeinen muss gleich vorausgeschickt werden, dass alle jene Kehlkopfaffektionen ausgeschlossen werden müssen, bei welchen irgend Symptome von materieller Veränderung der Schleimhaut nachweisbar sind; denn da hiebei immer die Kehlkopfmuskeln alterirt werden und Veränderungen in der Stimme, in der Art zu athmen und zu husten, sich einstellen, so müsste man alle Kehlkopfkrankheiten, die es überhaupt gibt, bei den Neurosen abhandeln. Bei den geringen Abweichungen von der normalen Beschaffenheit, welche in der Leiche eine pathologisch veränderte Schleimhaut bietet, ist es in manchen Fällen schwer zu entscheiden, ob der Tod in Folge einer reinen Neurose oder einer Schleimhautschwellung, eines Glottisödemes, eingetreten ist.

a) Spasmus glottidis.

Dass die Stimmritze sich krampfhaft kontrahiren kann, unterliegt keinem Zweifel. Es kann diess durch Vivisektionen experimentell nachgewiesen und anatomisch durch die Ansatzpunkte der Glottismuskeln begründet werden. Die Muskeln, welche hiebei in Betracht kommen und vom N. recurrens Vagi abhängen, sind 1) die Mm. thyreoarytaenoidei, 2) die Mm. cricoarytaenoidei laterales und 3) der M. arytaenoideus transversus.

Man kann eine acute und eine chronische Form unterscheiden. Es gibt Glottiskrämpfe, bei denen schon nach wenigen Anfällen der Tod durch Erstickung erfolgt, und wieder andere, die Monate lang dauern und nach längeren Pausen recidiviren können. Die Schriftsteller des vorigen und dieses Jahrhunderts, aus früheren Zeiten datiren keine präcisen Berichte hierüber, weichen in ihren Anschauungen dieses Zustandes auffallend von einander ab und haben desshalb eine Menge Namen erfunden, die, meist auf ätiologische Momente basirt, eine grosse Verwirrung in den Köpfen der nicht auf eigener Forschung fussenden Aerzte veranlasst haben. So gab es ein Asthma acutum et chronicum Millari, dessen Symptome aber mehr auf unseren Pseudokrup, als auf einen reinen Spasmus glottidis passen, — ein Asthma thymicum Kopü, — ein Asthma denticutium — Asthma thymico - cyanoticum — eine Suffocatio stridula — eine Angina stridulosa — Apnoea infantum — Catalepsis pulmonum (Hufeland) — einen Laryngismus stridulus — Phrenoglottismus — Laryngospasmus infantilis — Tetanus apnoicus infantum — und endlich gar einen Cerebralkrup, worunter die Engländer, uamentlich Clarke, einen Krup verstanden, bei dem man in der Section den Larynx frei fand und der auf eine freilich nicht nachgewiesene Gehirnerkrankung zurückgeführt wurde.

Symptome.

In allgemeinen Umrissen lässt sich folgendes Krankheitsbild entwerfen. Ganz gesunde, fette Kinder bekommen gewöhnlich während des Zahnungsprocesses einen plötzlichen Stickanfall. Auf einmal wird das Gesicht stark injicirt, der Kopf nach rückwärts gebogen, der lautlose Mund öffnet sich leicht oder macht schnappende Bewegungen, die Extremitäten sind steif oder hängen schlaff herab, auch greifen sich die Kinder an den Hals, als wollten sie die Einschnürung heben. Endlich nach einem höchst qualvollen Kampfe von $^1/_2$—1 Minute erfolgen einige kurzabgesetzte, pfeifende Inspirationen, mit welchen keine Exspirationen abwechseln, worauf dann entweder der ganze Anfall beendet ist und die normale Respiration sich wieder mit einem langgezogenen, laut pfeifenden Athemzuge einleitet, oder ein ueuer Stickanfall mit vollkommen unterbrochener Respiration beginnt. Dieser ganze Vorgang kann sich mehrmals nach einander in Continuo wiederholen, so dass die Kiuder erst nach einigen Minuten wieder ganz zu sich kommen. Es erreignet sich derselbe ebenso häufig am Tage wie bei der Nacht, repetirt sich in 24 Stunden 2—40 Mal, und wird namentlich durch tiefe Inspirationen hervorgerufen. Hat das Uebel eine Zeit lang bestanden, so gesellen sich allgemeine Convulsionen zu den Glottiskrämpfen, was von einzelnen Autoren als 2. Stadium bezeichnet wird. —

Analysiren wir die einzelnen Symptome genauer, so müssen sie zuerst in 2 Gruppen gebracht werden: 1) in Symptome während des Anfalles und 2) in Symptome iu der Zwischenzeit zweier Anfälle.

ad 1) Das charakteristischste bleibt immer der Ton, der die ersten Inspirationen nach dem Stickanfalle, dem sog. „Ausbleiben" der Volkssprache begleitet. Es ist ein krähender, pfeifender Schrei (crowing inspiration der Engländer), der sich ziemlich genau dadurch imitiren lässt, dass man mit fast geschlossener Stimmritze eine schlürfende Inspiration ausführt und dabei den Vocal i hervorzubringen sucht. Zuweilen wird auch das Ausbleiben mit einigen solchen Inspirationen eingeleitet, in den meisten Fällen tritt aber der Anfall so plötzlich ein, dass den Kindern nicht mehr die Zeit hiezu gelassen wird, sondern dass sie wie strangulirt lautlos nach Luft schnappen, wobei sie im Gesichte blauroth werden und zur möglichsten Erweiterung ihrer Stimmritze den Kopf nach rückwärts beugen. Die Exspiration ist unmittelbar nach dem Anfall oberflächlich und ängstlich, wird aber bald wieder ganz normal und ist von keinem pfeifenden Geräusche begleitet, wie diess beim Krupathmen gehört wird. Prognostisch wichtig ist das Hinzutreten der allgemeinen Convulsionen zum Spasmus glottidis (2. Stadium). Es werden hiebei die Daumen eingeschlagen, die Vorderarme befinden sich in starker Pronation und sämmtliche Adduktoren der oberen Extremitäten gerathen in krampfhafte Zusammenziehung. Die Füsse hingegen sind starr ausgestreckt, die grosse Fusszehe ist abducirt und nach aufwärts gezogen. Die Gesichtsmuskeln kommen in convulsivische Bewegung und der Rücken wird hohl. Die Temperatur der Extremitäten ist eher vermindert als vermehrt. Diese allgemeinen Krämpfe sind offenbar von jenen der Glottis abhängig; denn sie kommen und gehen mit diesen.

Das Gesicht wird während des Anfalles natürlich geröthet und selbst cyanotisch. Die congestionirten Augäpfel treten starr aus ihren Höhlen, die Zunge wird bläulichroth und die Halsvenen strotzen, im Gesichte prägt sich der Ausdruck der höchsten Angst aus. Während des Anfalles selbst ist es sehr schwer, den Puls zu fühlen oder das Herz zu auscultiren, es erschiene übrigens auch sehr theilnahmslos und desshalb ungeeignet, wenn der Arzt im Moment der höchsten Lebensgefahr seine Zeit auf eine derartige Untersuchung verwendete. Einige Minuten nachher ist der Puls noch deutlich unrythmisch und ungleich zu fühlen. Häufig geht der Stuhl, seltener der Urin während des Anfalles ab.

ad 2) Die Symptome zwischen den Anfällen sind verschieden je nach der Heftigkeit und Dauer derselben. Die meisten Kinder sind in der freien Zeit matt und verdriesslich, nur in leichten Fällen kehrt der vollkommene Appetit und ruhige Schlaf wieder, in den meisten, und hauptsächlich dann, wenn die Spasmi intensiv und schnell auf einander folgen, magern die Kinder ab, fiebern und verlieren den Appetit.

Dauer, Verlauf und Prognose.

Die Dauer dieser Krankheit lässt sich nicht durch einfache Terminbestimmung schildern. Zuweilen tödtet schon der erste Anfall, so dass in wenigen Secunden ein eben noch vollkommen gesundes Kind dem Tode verfallen ist. In anderen, nicht so häufigen Fällen bekommen die Kinder viele Monate lang, so oft ein Zahn durchbricht, zeitweise eine krähende, pfeifende Inspiration, es kommt aber nicht zu einem vollkommenen Stimmritzenverschluss, sondern es stellt sich nach einigen Secunden das normale Athmen wieder ein. Meistens aber verläuft die Krankheit in einem gewissen Cyclus, wobei eine Zunahme, ein Höhestadium und eine Abnahme derselben zu erkennen ist. Am Anfange sind die Anfälle selten, wiederholen sich alle 8 — 14 Tage, mit der Zeit aber werden sie häufiger, sie treten endlich mehrmals täglich ein und nehmen an Intensität zu. Bis dieses Höhestadium erreicht ist, vergehen gewöhnlich 4—6 Wochen. Die Kinder gehen entweder in einem Anfalle zu Grunde oder sie bekommen nach 8 — 14tägiger Dauer dieses Höhestadiums Fieber, magern ab, und es tritt wohl auch lobuläre Pneumonie oder ein profuser Darmcatarrh hinzu, deren Folge ebenfalls der Tod ist. Die Genesung ist leider der seltnere Ausgang und ereignet sich nur sehr selten, wenn einmal die Krankheit einen gewissen Grad von Heftigkeit überschritten hat. In diesem günstigen Falle lassen die Anfälle an Frequenz nach und hören endlich ganz auf. Die Kinder bleiben aber sehr in ihrer Entwicklung zurück, sind immer blass, rachitisch und zu Recidiven, die dann selten mehr ungünstig endigen, geneigt. Von 15 Fällen, die ich

mir notirt habe, starben 8. Rilliet und Barthez beobachteten unter
9 Fällen, Hérard unter 7 ein einziges Mal Genesung. Im Allgemeinen
ist anzunehmen, dass diese Mortalitätsverhältnisse doch etwas zu ungünstig ausgefallen sind, indem man nur die schweren Fälle und diejenigen,
wo man selbst Anfälle beobachtet hat und oft zu Hülfe gerufen worden
ist, im Gedächtniss behält, während man die leichteren Formen, die dem
Arzte wenig Mühe und den Eltern keine so grosse Angst bereitet haben,
eher übersieht.

Die Prognose richtet sich nach der Intensität und Frequenz der
Anfälle, nach den Complicationen und nach den Ernährungsverhältnissen
des Kindes. Am häufigsten genesen die Brustkinder, am seltensten ma-
gere zur Atrophie geneigte Kinder. Je entwickelter und ausgedehnter die
Craniotabes, deren Zusammenhang mit dem Spasmus glottidis im folgenden Absatz, der Actiologie, genauer erörtert werden wird, um so ungünstiger gestaltet sich die Prognose.

Aetiologie.

Wir müssen unterscheiden zwischen den Ursachen, welche den einzelnen Anfall bedingen oder ihn begünstigen, und zwischen den allgemeinen zu dieser Erkrankung überhaupt disponirenden.

Zu den ersteren, den momentanen, gehört der Schrecken. Ein
starkes, plötzlich entstehendes Geräusch genügt zur Erzeugung des Glottiskrampfes. Derselbe kann auch veranlasst sein durch Hinunterdrücken
der Zunge zum Zwecke einer Untersuchung der Mundhöhle, durch Schlingbewegungen, durch Husten und durch Schreien. Von dem durch Schreien
entstehenden Stimmritzenverschluss ist aber jenes Ausbleiben strenge zu
scheiden, das sich sehr jähzornige, schon etwas ältere Kinder von 2—4
Jahren willkührlich erzeugen können. Es gibt sehr viele hauptsächlich schlecht erzogene, verwöhnte Kinder, die bei jeder geringen Gelegenheit ein Zetergeschrei anheben und sich dabei so gewaltig anstrengen,
dass sie momentan keine Luft mehr bekommen, einen Augenblick dunkelroth oder selbst blauroth werden und dann mit einer pfeifenden Inspiration ihr Geschrei von neuem beginnen. Diese Art von willkührlichem
Ausbleiben ist durchaus nicht gefährlich und es ist gar kein Grund vorhanden, dass solchen Kindern ihr Wille geschehe, um diesen Zustand zu
verhindern. Das schnellste, psychologische Heilmittel hiegegen ist ein
mit einem Male in das Gesicht gegossenes Glas Wasser.

Auf der Höhe der Krankheit bedarf es keiner näheren Ursache mehr.
Der Anfall tritt im ruhigsten Schlafe, bei der ruhigsten Umgebung und
zu jeder Zeit ohne alle Veranlassung ein.

Bei der Analyse der allgemeinen Ursachen ergeben sich ganz
eigenthümliche Erscheinungen. Vor allem ist der Spasmus glottidis bezüglich des Geschlechtes dadurch ausgezeichnet, dass er Knaben viel
häufiger befällt als Mädchen, was von den Autoren fast einstimmig anerkannt wird. Auch unter meinen 15 Fällen treffen 11 auf Knaben, so
dass es scheint, als ob der Larynx der männlichen Kinder sich schon in
frühester Jugend von dem der Mädchen durch die Form oder wenigstens
die physiologische Thätigkeit zu unterscheiden beginne.

Das Alter, in welchem das Uebel auftritt, schwankt zwischen $1/2$—3
Jahren, d. h. es tritt auf mit dem Durchbruch des ersten Zahnes und
endigt mit dem des letzten. Bei den Schneidezähnen, also im ersten Lebensjahre, stellt es sich viel häufiger ein, als bei den Eck- und Backenzähnen. Der Gedanke liegt sehr nahe, dass man eine direkte Fortpflanzung der in Folge der Zahnung gerötheten und geschwollenen Mund-

schleimhaut auf die des Larynx annähme. Es müsste aber dann der Glottiskrampf da am sichersten eintreten, wo die örtlichen Zahnbeschwerden am ausgesprochensten sich zeigen, was nach meinen Beobachtungen der Fall durchaus nicht ist. Ich fand bei den meisten dieser Kinder die Mundhöhle nicht besonders geröthet und ohne reichlichere Sekretion. Interessant ist die Erblichkeit. Es gibt Familien, in welchen alle Kinder mehr oder minder daran leiden und Powell erzählt sogar, dass von 13 von denselben Eltern erzeugten Kindern nur ein einziges verschont blieb. So viel ich die Mütter der von mir behandelten Kinder zu sehen bekam, waren sie alle ziemlich erregbarer Natur und erschwerten durch mannigfache hysterische Insulte die Pflege ihrer Kinder.

Der Zusammenhang der Craniotabes mit Spasmus glottidis (Tetanus apnoicus) wurde von Elsässer, dem Entdecker des weichen Hinterkopfs, zur Evidenz nachgewiesen. Nicht die Weichheit und Eindrückbarkeit des Hinterhauptes an sich, sondern deren Folgen sind als veranlassende Momente anzuklagen, indem hiedurch die Gehirnhäute in einen normwidrigen Congestionszustand versetzt werden können; wirklich plastische Ausschwitzungen findet man bei Kindern, die an diesem Uebel gestorben sind, gewöhnlich nicht. Elsässer's Entdeckung wurde nachträglich von vielen anderen Autoren, namentlich von Lederer vollkommen bestätigt und es sind sogar einzelne Fälle bekannt gemacht worden, in welchen man durch einen Druck auf die erweichten Stellen des rachitischen Hinterhauptes willkürlich den Glottiskrampf hervorrufen konnte. Ohne diese mechanische Ursache in Zweifel zu ziehen, muss sie doch nur als Ausnahme betrachtet werden; denn wenn dieselbe eine allgemeinere Geltung hätte, so müsste doch der Anfall häufiger im Schlafe, während die Kinder auf dem Hinterkopf liegen, als im wachen Zustand, wo sie meist schon aufrecht getragen werden, sich einstellen. Gerade das Gegentheil aber ist der Fall. Die von Elsässer besonders urgirten Hyperämien des Gehirnes und seiner Häute sind viel wahrscheinlicher die Folge als die Ursache des Uebels und wenn man ex juvantibus et nocentibus einen Schluss auf das Wesen einer Krankheit machen darf, so stehen sie in keinem ursächlichen Zusammenhang mit den Krämpfen, weil sonst durch örtliche Blutentziehungen und durch Ableitungen auf den Darmkanal dieselben gehoben oder gemindert werden müssten, was bekanntlich hiedurch nicht zu erreichen ist. Wir müssen uns demnach darauf beschränken, das ausserordentlich häufige Zusammentreffen der Glottiskrämpfe mit Craniotabes als unwiderlegliche Thatsache hinzustellen, den innern Zusammenhang zwischen beiden aber weiteren physiologischen und pathologisch-anatomischen Untersuchungen vorbehalten.

Störungen in der Verdauung können ebenfalls den Glottiskrampf verursachen, was auch schon daraus hervorgeht, dass eine vernünftige Regulirung der Diät, Weglassung schwerverdaulicher Nahrungsmittel eine deutliche schnelle Besserung bringt, während alle Behandlung fruchtlos bleibt, so lange die Verdauung in Unordnung, Flatulenz und Diarrhöe zugegen ist. Brustkinder erkranken nur äusserst selten an diesem Uebel, und von den künstlich aufgezogenen hauptsächlich die, welche die ihnen zugemuthete Kost nicht gehörig vertragen. Dass die Kinder wohlhabender Eltern ganz verschont bleiben, wie Rilliet in Genf beobachtet hat, kann man bei uns in München nicht behaupten. Es erkranken allerdings häufiger die Kinder armer Leute, man darf aber auch nicht vergessen, dass es deren in allen Städten eben viel mehr als reiche gibt.

Endlich hat Kopp und nach ihm eine grosse Anzahl von Aerzten die Thymusdrüse als veranlassendes und sogar als einziges Moment angenommen, so dass die Bezeichnung „Asthma thymicum Koppii" häufig noch jetzt von älteren Aerzten gebraucht wird. Durch die pathologische Anatomie ist diese Theorie unhaltbar geworden. Man hat zu oft eine grosse Thymusdrüse in Leichen von Kindern gefunden, die an ganz anderen Krankheiten gestorben und niemals von Glottiskrampf befallen worden sind, und umgekehrt hat man in Fällen, wo dieser die Todesursache war, eine normale, selbst eine verkleinerte Thymus beobachtet. Es scheint desshalb gerechtfertigt, dass das Asthma thymicum als Krankheitsbenennung vollkommen aufgegeben wird.

Pathologische Anatomie.

Was den Larynx selbst betrifft, so ist der Leichenbefund regelmässig ein negativer, und es wird also auch durch die anatomische Untersuchung die spasmodische Natur des Uebels bestätigt. Die übrigen Befunde sind nicht constant und desshalb auch nicht charakteristisch. Am häufigsten findet sich noch die Rachitis, am ausgeprägtesten am Hinterhaupt, ausserdem an den Rippen. Die Thymus ist bald gross, bald klein, bald in vollständiger Resorption begriffen. Im Darme finden sich zuweilen solitäre Schwellungen, in den Bronchien Catarrh, in den Lungen wohl auch Tuberculosis. Die Bronchialdrüsen namentlich sind dann zu grossen käsigen Tuberkeln entartet. Die Verdickung und Injektion der Meningen ist ein häufiger Befund. Die N. vagi wurden von einzelnen Autoren hart, von andern wieder weich gefunden.

Behandlung.

a) **Prophylaxis.** Wenn in einer Familie schon ein oder einige Kinder an Glottiskrampf zu Grunde gegangen sind, so schweben die Eltern natürlich und mit Recht in fortwährender Angst, dass sie die nachfolgenden Kinder zur Zeit der Dentition ebenfalls wieder verlieren werden, wesshalb sie sich auch zu jedem Opfer bereit erklären, wenn dieses Unglück verhütet werden kann. Es wurde in dieser Beziehung namentlich die Landluft empfohlen, wogegen jedoch einzuwenden ist, dass dieselbe nur während einiger Sommermonate, wo die Kinder auch wirklich in's Freie gebracht werden können, geniessbar ist, dass die Mutter sich in solchen Fällen nur sehr ungerne von ihrem gewohnten Arzte trennt und dass der Aufenthalt auf dem Lande durchaus keine bestimmte Garantie gegen den Eintritt des Anfalles bietet. Ich selbst bin schon zweimal auf das Land zu Kindern mit exquisiten Glottiskrämpfen geholt worden, die dort geboren und noch niemals in die Stadt gekommen waren. Es scheint desshalb zweckmässiger, die Kinder unter der ärztlichen Aufsicht im elterlichen Hause zu lassen und für mehrstündigen Genuss frischer Luft in einem nahegelegenen Garten zu sorgen. Solche Kinder müssen möglichst lange, wenigstens bis zum Durchbruch der ersten 6 Schneidezähne, an der Brust der Mutter bleiben. Den Eintritt der den Laryngismus meistens bedingenden Schädelrachitis sucht man durch fleissige Ventilation des Zimmers, durch Kühlhalten und kalte Waschungen des Kopfes und durch aromatische Bäder zu verhüten. Allenfallsige Verdauungsstörungen müssen durch kleine Dosen kohlensaurer Alkalien, denen man bei Verstopfung etwas Rheum beifügen kann, möglichst rasch beseitigt werden.

b) **Behandlung des Anfalles.** Bei der kurzen Zeit von einer Minute ist die Wahl der anzuwendenden Mittel eine sehr kleine, und es ist nicht zu begreifen, wie einzelne Autoren den Anfall mit Senfteigen, Brechmitteln, Klystieren verschiedener Art und mit warmen Bädern behandeln wollen, indem zu allen diesen Verfahren eine viel längere Zeit der Vorbereitung gehört. Das erste ist immer, dass man das Kind aufhebt, um dem Larynx durch Zurückbeugung des Kopfes eine möglichst günstige Lage zu verschaffen und dass man die die Brust beengenden Kleider so schnell als möglich beseitigt. In den wenigen Fällen, wo ich bei einem Anfalle selbst zugegen war, führte ich den Zeigefinger in den Mund bis an die hintere Pharynxwand, bog dann den Kehldeckel mit der Fingerspitze in die Höhe und berührte die Stimmbänder selbst, worauf sogleich bedeutende Würgbewegungen und dann die bekannte pfeifende, schneidende Inspiration erfolgte. Die Laien können diess Manöver nicht ausführen und ich begnüge mich damit, ihnen zu zeigen, wie man durch einen Fingerdruck auf die Zungenwurzel ganz constante Würgbewegungen erzeugen kann. Die Entstehung dieser Würgbewegungen ist das einzige ungefährliche Mittel den Anfall abzukürzen. Vom Anspritzen mit kaltem Wasser und von dem gewaltsamen Hin- und Herschwingen in der Luft, wie diess den Wärterinnen eigen ist, habe ich keinen bestimmten Erfolg gesehen, das Chloroform wird von einzelnen Aerzten, namentlich von Cox und Smage, ausserordentlich empfohlen, es scheint mir aber doch unstatthaft, dasselbe von Laien ausüben zu lassen. Zur Tracheotomie, die auch als letzte Vitalindication aufgestellt worden ist, wird es wegen Mangel an Zeit noch niemals gekommen sein.

c) Causale Behandlung. Zur Bekämpfung des ausgebildeten Glottiskrampfes hat man eine so grosse Reihe von Mitteln empfohlen, dass die Menge derselben schon Misstrauen erregen muss. Das beliebteste ist immer noch das Zinkoxyd von gr. jj—x pro die, ferner das Argent. nitric. gr. $\frac{1}{8}$—$\frac{1}{2}$ pro die, der Kupfersalmiak, die Asa fötida, die Moschustinctur, die Aq. amygdalar. amar., Belladonna, Hyoscyamus, Opium, B. cannab. indic., stündl. 5 Tropfen, kleine Dosen Calomel. Alle diese Mittel sind unsicher und haben durchaus keine specifische Wirkung, indem die Mehrzahl der Kinder trotz aller Behandlung zu Grunde geht. Ein Mittel, wodurch die Rachitis sicher zum Stillstand gebracht werden kann, ist der rohe, ranzig stark riechende Leberthran, und wenn man nun das häufige Zusammentreffen der Schädelrachitis mit dem Glottiskrampfe im Auge behält, so hat derselbe den meisten Anspruch auf eine rationelle Behandlungsweise. In der That habe ich schon 3 Kinder auf den einfachen Gebrauch des Ol. jecoris genesen sehen, nur Schade ist es, dass es sehr häufig nicht vertragen wird, sondern Gastricimus und Erbrechen verursacht, worauf es dann natürlich weggelassen werden muss.

Die Scarification des Zahnfleisches, von denen die Engländer vielfach Gebrauch machen, haben bei uns wenig Anklang gefunden. Ich habe sie bei einem einzigen Kinde, bei dem der siebente und achte Schneidezahn dem Durchbruch ganz nahe waren, energisch jedoch ohne allen Erfolg angewendet. Die Anfälle repetirten sich immer öfter, wurden intensiver und das Kind ging zu Grunde, obwohl das geschwollene Zahnfleisch ganz abgetragen war und die scharfen Ränder der Zähne vollkommen sichtbar wurden.

In neuerer Zeit habe ich neben dem innerlichen Gebrauch des Ol. jecor. zwei Kinder fortwährend in einer gelinden Campheratmosphäre erhalten, indem ich ihnen ein Stückchen Campher, in Leinwand eingenäht, um den Hals hängen liess. Beide Kinder kamen durch; ob diese Campheratmosphäre etwas dazu beigetragen hat, kann erst nach deren öfterer Anwendung entschieden werden.

b) Paralysis glottidis.

Die Lähmung der Stimmritze ist eine seltene Krankheit, was eigentlich auffallend erscheinen muss, da am Halse so häufig Geschwülste vorkommen, die einen Druck auf den N. vagus und recurrens ausüben und hiemit Lähmung der Kehlkopfmuskeln bedingen könnten. Bei Vivisectionen sieht man nach Durchschneidung der Nn. recurrentes die Stimmritze sich weder bei der Inspiration erweitern, noch bei der Exspiration verengern, nur bei tiefen Inspirationen verengert oder verschliesst sie sich mechanisch, indem der stärker andrängende Luftstrom den schlaffen Stimmritzbändern die Form zweier Kugelsegmente gibt, und dadurch die Ränder derselben einander nähert oder gar mit einander in Berührung bringt. Die centrale Glottislähmung wird bei den meisten Sterbenden beobachtet und kann auch in ganz seltenen Fällen durch Geschwülste, grosse Tuberkel oder Krebse an der Basis des Gehirnes längere Zeit vor dem Tode bestehen. Die peripherische Glottislähmung entsteht durch Druck auf den Halstheil der Nn. vagi oder auf die Nn. recurrentes, welche nach den übereinstimmenden Untersuchungen von Volkmann, Longet etc. sowohl die Erweiterung als die Schliessung der Stimmritze allein vermitteln. Dieser Druck wird in der Regel ausgeübt durch scrofulöse Vergrösserung der längs des Vagus liegenden Lymphdrüsen, in welche man bei Sectionen den Vagus und Recurrens schon vollständig eingebettet, comprimirt, verdünnt oder abgeplattet gefunden hat. Nur auf diese Weise lassen sich die zuweilen auftretenden gewaltigen Respirationsbeschwerden scrofulöser Kinder erklären, bei denen die Drüsenanschwellung oft so geringfügig ist, dass an eine direkte durch ihren Druck verursachte Athemnoth gar nicht zu denken ist.

Symptome.

Das Hauptsymptom ist eine unausgesetzt erschwerte, rasselnde Athembewegung, welche bei jeder tieferen Inspiration, durch Schreien, Lachen, stärkere Anstrengungen etc. veranlasst, in Hustenparoxysmen ausartet.

Das Athmungsgeräusch ist so laut wie beim Krup, unterscheidet sich aber vom Krupathmen durch den weniger schneidenden, mehr rasselnden Ton und ausserdem durch die viel geringere Dyspnöe, die für gewöhnlich sehr unbedeutend, nur während der Hustenparoxysmen deutlich hervortritt und bis zur Orthopnöe sich steigern kann. Dieser Zustand ist immer chronisch und, wenn nicht andere Erkrankungen zufällig vorhanden, fieberlos. Die Stimme ist dabei rauh, heiser oder es ist selbst vollständige Aphonie zugegen.

Die Dauer dieses Uebels lässt sich nicht bestimmen, einmal sah ich es spontan schwinden, obwohl die äusserlich sichtbaren Drüsenpaquete an Grösse zunahmen, so dass in der Tiefe eine Erweichung oder Resorption angenommen werden musste. Die Prognose ist gewöhnlich ungünstig, es stellt sich bald eine ausgedehnte Bronchitis, häufig auch Lungentuberculosis ein, welcher die Kinder in kurzer Zeit erliegen.

Behandlung.

Da die Scrofulosis fast regelmässig der Boden dieser Krankheit ist, so wird eine antiscrofulöse Behandlung dringend angezeigt sein. Der Leberthran ist entschieden das beste Mittel hiegegen, örtlich bewirkt eine 2 — 3mal wöchentlich wiederholte Einpinselung mit Jodtinktur am schnellsten eine Verkleinerung der Drüsen. Gelingt es auf diese Weise nicht, in 8—14 Tagen das Uebel zu heben oder wenigstens zu mindern, so ist die Exstirpation der betreffenden Drüsen dringend indicirt. Die Wirkung, welche die geschwollenen Drüsen äussern, zeigen zur Genüge, dass sie tief hinein sich erstrecken, und verlangen desshalb einen geübten, mit gründlichen anatomischen Kenntnissen versehenen Operateur.

C. Schilddrüse.

Wenn wir von der ausserordentlich seltenen Thyreoiditis inflammatoria, traumatica, welche in Folge äusserer Verletzungen, von Drosseln, Einklemmungen etc. auftreten kann, wie billig, absehen, so bleiben nur mehr die verschiedenen Arten von Hypertrophie der Schilddrüse für die Betrachtung übrig.

Struma.

Unter Struma versteht man eine jede Vergrösserung der Schilddrüse. Die Volumzunahme ist bisweilen nur eine vorübergehende, gewöhnlich aber eine bleibende und zwar stetig zunehmende. Es hypertrophirt entweder die ganze Drüse oder nur ein Lappen und selbst nur kleinere Abschnitte eines Lappens, und je nach der Richtung, in welcher die Vergrösserung eintritt, sind die Compressionssymptome verschieden. Vergrössert sich die Drüse nach vorne und aussen, so dehnt sich die darüber befindliche Haut allmälig aus, und mit Ausnahme der hässlichen Formveränderung tritt keine weitere Störung in der Funktion der Nachbarorgane ein. Vergrössert sie sich aber nach den Seiten und nach rückwärts, so werden die Mm. sternocleidomastoidei, die grossen Gefässe und Nerven des Halses verschoben und es treten dann mannigfache Störungen der Circulation und Innervation ein. Dazu gesellen sich heftige Sching- und Respirationsbeschwerden, wenn, was jedoch nur selten geschieht, die Struma den Oesophagus und die Trachea ringförmig umfasst, und am schwersten werden die Symptome, wenn der untere Rand der Drüse sich in die Länge vergrössert, unter das Manubrium sterni hinunterwächst und nun nachträglich hier nach allen Seiten an Volumen zunimmt.

Die Vergrösserung der Drüse findet auf zweierlei Weise statt. Entweder entwickeln sich die Körner der physiologisch beschaffenen Drüse in grösserer Menge, wodurch eine ganz normale, nur an Masse hypertrophirte Drüsensubstanz entsteht (Struma lymphatica), oder es vergrössern sich einige Thyreoidealkörner zu ausgedehnten Cysten, die selbst bei Kindern von einigen Jahren schon einen Durchmesser von 1 Zoll und darüber erreichen können (Struma cystica). Der Inhalt dieser Cysten ist eine dickflüssige, leimähnliche gelbe oder bräunliche Flüssigkeit, für den man den Namen Colloid erfunden hat. Die Cystenwandung ist bei den Kröpfen der Kinder regelmässig sehr dünn und weich, während bekanntlich bei älteren Individuen beträchtliche Verdickungen und selbst Verknöcherungen beobachtet werden. Die Cystenkröpfe fühlen sich höckerig und ungleich an, grössere Cysten fluktuiren deutlich, die lymphatischen Kröpfe zeigen nirgends eine kugelige Auftreibung und haben an allen Stellen gleiche Consistenz. — Zuweilen kommen Kinder mit angeborener lymphatischer Struma auf die Welt, sind gewöhnlich asphyktisch und können nur schwer zum Leben gebracht werden, worauf sie dann fortwährend laut und mühsam respiriren. Die Kröpfe der Neugeborenen verschwinden merkwürdiger

Weise nach einigen Wochen spontan. Gewöhnlich aber leiden ältere Kinder nach begonnener zweiter Dentition, namentlich häufig Mädchen, daran, und es kommen hier ebenso häufig lymphatische wie cystige Strumae zur Beobachtung. Die oben angeführten schweren Symptome von Verschiebung und Druck der Organe des Halses und von Compression der Trachea unterhalb des Sternums sind bei Kindern übrigens ausserordentlich selten, gewöhnlich wird die Hülfe bloss wegen des Schönheitsfehlers gesucht.

Behandlung.

Chirurgische Eingriffe sind bei der Gefährlichkeit der Kropfexstirpation und selbst der einfachen Punktion und Injection der Cysten nur gestattet bei lebensgefährlichen Symptomen und sollten niemals wegen des Schönheitsfehlers allein unternommen werden. Die lymphatischen Strumae verschwinden ohne Ausnahme auf 6—12malige Einpinselung mit Jodtinktur, in Intervallen von 3 — 6 Tagen angestellt. Die Cystenkröpfe verschwinden hiedurch nicht, verkleinern sich aber auch sichtlich und wachsen wenigstens nicht mehr weiter, so dass bei zunehmender Körpergrösse des Kindes die Formveränderung nur wenig mehr in die Augen springt. Die Jodtinktur wirkt auffallend rascher und sicherer, als die Jodkaliumsalben, wesshalb ich die letzteren niemals mehr gebrauche.

D. Thymusdrüse.

Nachdem pag. 3 die Anatomie und Physiologie der Thymusdrüse schon erörtert worden, bleibt nur noch übrig der wenigen pathologischen Befunde, die in seltenen Fällen vorkommen, zu gedenken.

Was das Asthma thymicum betrifft, so wurde schon oben im Abschnitte von Spasmus glottidis berichtigt, dass die Grösse und Lagerung der Thymusdrüse wahrscheinlich gar keinen Einfluss auf diese Glottiskrämpfe hat, indem sie bei den Sektionen bald gross, bald klein gefunden wird. Der Name Asthma thymicum Koppii ist aber doppelt unrichtig, 1) weil die Thymus mit Asthma nichts zu schaffen hat und 2) weil lange vor Kopp, der seine Arbeit 1829 veröffentlichte, die grössten Autoritäten, wie Morgagni, P. Frank, Allan Burns etc. die Ansicht, dass die Thymus Stickanfälle veranlassen könne, zu vertreten suchten.

F. Weber fand bei Neugeborenen und bei Kindern, welche todt zur Welt kamen, kleine Hämorrhagien im Parenchym der Thymus. Sie kommen neben starker Hyperämie des ganzen Organes vereinzelt oder in grösserer Menge vor und übersteigen nicht leicht die Grösse eines Stecknadelkopfes. Gewöhnlich finden sich auch Ecchymosen in andern Organen. Weber führt alle diese Extravasate auf den Geburtsakt selbst zurück und gibt an, dass sie nur in den seltenen Fällen vermisst werden, wo kleine Kinder bei weitem Becken aus irgend einer Ursache, die nicht auf Druckverhältnisse zurückzuführen ist, todt geboren werden. —

Bei todtgeborenen Kindern von syphilitischen Eltern sieht man in seltenen Fällen wirkliche Abscesse in der Thymus, muss sich aber wohl hüten, die physiologischen Hohlräume, welche einen weissen Saft enthalten und bei allen Kindern vorkommen, für Abscesse zu halten. Der Inhalt jener Hohlräume reagirt immer sauer, der der Abscesse, wie jeder Eiter, alkalisch. Im allgemeinen muss bemerkt werden, dass bei den

meisten an hereditärer Syphilis verstorbenen Kindern von diesen Eiter-
höhlen nichts entdeckt werden kann. Ich habe wenigstens schon ein
Dutzend solcher Kinder secirt und erst ein einziges Mal eine Höhle gefunden, die einem Abscesse ähnlicher war als einem physiologischen
Hohlraum, die Untersuchung der Reaction wurde leider versäumt. Bednar beobachtete auch Cystenbildung in der Thymus syphilitischer Kinder. Er fand bohnengrosse mit heller, gelblicher Flüssigkeit gefüllte
Cysten in der Drüse, oder die ganzen Lappen zu zwei grossen, gelben
Cysten umgewandelt.

Tuberculosis der Drüse kommt nicht selten vor, man hat sogar die
grosse genuine Tuberkelmasse, welche gewöhnlich ihren Sitz in den
Bronchialdrüsen hat, in der Thymus gefunden, während erstere frei
waren.

Zweimal schon fand ich bei Knaben von 5 und 6 Jahren Carcinom des Mediastinum anticum, das sich in beiden Fällen nur wenig
auf die Lungen, die Pleura und den Herzbeutel ausdehnte, und demnach höchst wahrscheinlich seinen Ursprung von der Thymus genommen hatte.

Die Thymuserkrankungen sind mit Ausnahme des Krebses im Mediastinum anticum, der sich durch ausgedehnte Dämpfung an der vorderen Brusthälfte und durch die Zeichen des Druckes auf das Herz, die
grossen Gefässe und die Lungen zu erkennen gibt, nicht zu diagnosticiren; denn die allerdings percutirbare Dämpfung in der Gegend des Sternums erlaubt noch keinen Schluss auf die Beschaffenheit der Drüse.
Gegen pathologisch - anatomische Veränderungen, deren Symptome bei
Lebzeiten uns entgehen, kann natürlich auch keine Behandlung eingeleitet werden.

E. Lungen.

1) Bronchialcatarrh. Catarrhus bronchialis acutus, chronicus. Bronchitis.

Alle Schleimhäute sind im physiologischen Zustande mit einer gewissen Menge von Secret bedeckt, das die Funktion der Schleimhaut
vermittelt. Die Bronchialschleimhaut secernirt nun ebenfalls eine gewisse
Quantität von Schleim und zwar gerade in einer Menge, welche hinreicht,
ihre Vertrocknung zu verhindern. Eine jede Hyperämie derselben veranlasst eine Vermehrung des Secretes, es wird mehr abgeschieden, als
verdampfen kann und die Folge hievon ist eine Ansammlung von Schleim
in den Bronchien, welcher Zustand als Bronchialcatarrh oder in heftigeren Fällen als Bronchitis bezeichnet wird.

Pathologische Anatomie.

Der Bronchialcatarrh kann vorkommen entweder in den Bronchien
erster und zweiter Ordnung allein, die kleineren sind intakt oder umgekehrt die Hauptveränderungen finden sich in diesen, während die
grossen Bronchien normal bleiben, oder endlich es können die Bronchien
aller Ordnung gleichmässig catarrhalisch afficirt sein. Selten werden
beide Lungen zugleich ergriffen, was hauptsächlich im Typhus und den
acuten Exanthemen vorkommt, und selten nur ist in den Bronchien einer
Lunge der Catarrh überall gleich stark entwickelt. Gewöhnlich ist die
Secretion in den unteren Lappen profuser und die Schleimhautverände-

rung bedeutender als an den Lungenspitzen, was wahrscheinlich auf rein mechanischen Verhältnissen beruht, indem aus den oberen Lappen das Secret grössten Theils durch seine eigene Schwere in den Hauptbronchus gelangt, während es aus den untern Lappen nur durch die Flimmerbewegung und gewaltsame Exspirationen, Husten, dahin gefördert werden kann.

Die Schleimhaut ist an den erkrankten Stellen rosenroth, bei höheren Graden baumförmig injicirt, diese Injection nimmt mehr und mehr zu und wird endlich in den höchsten Graden so dicht, dass die Schleimhaut einem scharlachrothen Sammt ähnlich sieht. Zu gleicher Zeit nimmt sie an Dicke zu, was man aus Querschnitten besonders leicht ersehen kann, wenn man den Querschnitt eines gesunden Bronchus mit dem eines catarrhalischen derselben Ordnung vergleicht. Die Schleimhaut erscheint übrigens erweicht, leicht zerreisslich und lässt sich nicht mehr in Läppchen vom submucösen Gewebe abziehen.

Von der entzündlichen Röthe muss jedoch eine Imbibitionsröthe genau unterschieden werden, die man in allen Leichen findet, wenn die Fäulniss begonnen hat. Bei Morbillen soll zuweilen, nicht immer, die Bronchialschleimhaut mit ähnlichen rothen Flecken wie die äussere Haut bedeckt sein, bei Variola kommen in der Trachea und in den Bronchien erster und zweiter Ordnung Variolapusteln vor. Die Erosionen, welche den chronischen Bronchialcatarrh Erwachsener begleiten, hat man bei Kindern, selbst wenn sie Jahre lang gehustet haben, noch nicht finden können.

Das Secret ist bald fein schaumig, weisslich, bald füllt es, von nur wenigen Luftblasen durchsetzt, als dickflüssige, gelbe Masse fast das ganze Lumen eines Bronchus aus. Es besteht mikroskopisch aus wenig charakteristischen Epithelien, von denen die meisten eiförmig ohne fertig gebildete Winkel erscheinen, und aus Eiterzellen, die hier ungewöhnlich gross, fein granulirt und kugelrund sind. Ausserdem finden sich Entzündungskugeln und wohl auch hie und da ganze Stückchen erweichter Schleimhaut.

Uebt man auf den Durchschnitt einer catarrhalischen Lunge einen sanften Druck aus, so quillt aus allen erkrankten Bronchien ein Tropfen dieses Secretes hervor, die Menge und Grösse der so entstehenden gelben Punkte im rothen Lungengewebe gestattet eine Taxirung der Ausdehnung und Heftigkeit des Catarrhs. Ob auch Fibrincoagula in diesen Secreten vorkommen, wie einzelne Autoren angeben, vermag ich nicht zu entscheiden, indem ich noch nie dergleichen gefunden habe. Eigenthümlich ist, dass solche catarrhalisch erkrankte Lungen bei Eröffnung des Thorax collabiren, indem die massenhaft angehäuften Secrete eine Communication der äusseren Luft mit der in den Lungen verhindern. Bei lang bestehendem Catarrh erweitern sich die Bronchien etwas, indem eine Atonie der Schleimhaut sich einstellt. Die Erweiterung ist aber immer nur eine geringe, cylindrische, niemals eine blasige; die blasigen Bronchiektasien kommen im Kindesalter überhaupt nicht vor. Sehr gewöhnlich erkrankt bei Bronchialcatarrh schliesslich auch eine oder die andere Parthie des Lungengewebes als lobuläre Pneumonie, die in dem folgenden Abschnitte speciell besprochen werden wird.

Symptome.

Dieselben theilen sich in subjective und objective. Die subjectiven kommen erst bei Kindern, die über 2 Jahre alt sind, in Betracht und bestehen in Schmerz längs des Sternum, wozu sich während des Hustens ein gürtelförmiger Schmerz, der Insertion des Zwerchfelles entsprechend, gesellt, und zuweilen in einem allgemeinen Unbehagen, das sich durch weinerliches Wesen und Unlust an den gewohnten Spielen zu erkennen gibt. Die objectiven ergeben sich aus der physicalischen Exploration, aus der Beschaffenheit des Hustens, des Auswurfes und des allenfalls vorhandenen Fiebers. Das augenfälligste Symptom ist immer der Husten, er allein ist es, der die Angehörigen veranlasst Hülfe zu suchen. Gewöhnlich sind die Hustenanfälle ziemlich heftig und dauern $1/2$—1 Minute, wiederholen sich stündlich mehrmals, werden im Schlafe wohl seltener, sistiren aber nicht vollständig. Viele Kinder schlafen trotz des Hustens fort, andere aber wachen jedesmal auf und kommen durch diese häufigen Unterbrechungen der Nachtruhe sehr herunter. Sehr verdächtig ist das kurze, sogleich wieder abgesetzte, frequente Hüsteln, welches gewöhnlich auf Tuberculosis deutet. Ein schlimmes Zeichen ist ferner, wenn die Kinder auf eine oder die andere Seite gelagert stärker husten als in der Rückenlage, indem diesem Husten auch meist materielle grössere Veränderungen des Lungengewebes zu Grunde liegen. Die Kinder mit einfacher Bronchitis husten in der Rückenlage weniger als in aufgerichteter Stellung, ein Unterschied zwischen Rücken- und Seitenlage ist bei ihnen nicht zu bemerken. Auch ist der dadurch entstehende Schmerz nicht so heftig, dass die Kinder jedesmal schmerzlich das Gesicht verziehen und nach vollendetem Husten weitere Schmerzensäusserungen von sich geben müssten.

Der Auswurf, bei Erwachsenen ein so wichtiger Anhaltspunkt für die Beurtheilung der Lungen, kommt bei Kindern fast niemals zu Tage. Man hört wohl am Tone des Hustens, ob aus dem Larynx Schleim herausbefördert wird oder nicht, die räuspernden und rotirenden Bewegungen der Zunge aber verstehen Kinder bis zum 3. und selbst 5. Jahre noch nicht zu machen, sondern schlucken das an der Zungenwurzel angelangte Sputum regelmässig wieder hinunter. Nur wenn die Hustenanfälle sehr heftig sind und die Kinder dabei den Mund weit öffnen, bemerkt man zuweilen einzelne Sputa, öfters kann man sie sich leicht verschaffen, wenn man unmittelbar nach einen lokeren Husten mit einem reinen Leinwandläppchen über die Zungenwurzel streift, wobei sie an dem Läppchen hängen bleiben. Beim Bronchialcatarrh sind die Sputa entweder weiss und feinschaumig oder gelblich und dann in der Regel weniger reich an Luftblasen. Sie sind niemals blutig gefärbt, doch können, wie bei jeder heftigen Anstrengung, auch durch Husten einzelne kleine Blutungen im Kehlkopf, dem Rachen oder der Mundhöhle eintreten, deren Blut sich aber niemals mit den Sputis gleichmässig mischt, sondern immer nur in einzelnen Streifen oder Klümpchen sich zeigt. Der Ausdruck des Gesichtes ist in den meisten Fällen von einfachem Bronchialcatarrh nur wenig verändert; da in der Regel kein Fieber zugegen, so ist auch die Hauttemperatur am Kopfe nicht erhöht und keine Röthung der Wangen bemerkbar. Ist aber die Bronchitis sehr verbreitet, sind die Bronchien aller Ordnung in beiden Lungen ergriffen, so tritt eine sehr auffallende Cyanose ein, für die man, wenn man ein solches Kind zum ersten Male zu Gesicht bekommt, vergeblich eine andere Ursache in der Circulation sucht. Eine so ausgedehnte Bronchienerkrankung ist höchst gefährlich, die Respiration mühsam wie bei Pneumonie und der Tod erfolgt gewöhnlich durch Erstickung. Nur ausnahmsweise findet man bei der Section das Lungenparenchym vollständig intakt, gewöhnlich ist an einigen Stellen lobuläre Pneumonie eingetreten.

Die physikalische Untersuchung der Lungen kleiner Kinder wurde schon im allgemeinen Theile pag. 15 eingehend besprochen. Alle dort angegebenen Cautelen und Abweichungen von der Untersuchung der Erwachsenen müssen in den nun folgenden Abschnitten der verschiedenen Lungenkrankheiten fortwährend berücksichtigt werden. Die Untersuchung grösserer Kinder, die über das 5. Jahr hinaus sind, unterscheidet sich in nichts mehr von der der Erwachsenen, bei Kindern von 1—5 Jahren aber hängt die Möglichkeit einer solchen lediglich von dem Benehmen des Arztes ab. Die Hauptsache ist und bleibt immer, dass man sich mit dem Kinde zuerst befreundet und es erst nach einiger Zeit untersucht. Wenn man das Kind einfach ausziehen lässt und ohne weiteres Percussion und Auscultation beginnen will, so wird man unter 100 Kindern wenigstens 99 Mal ein Zetergeschrei veranlassen, das nicht eher aufhört als bis der Versucher desselben sich gänzlich zurückzieht, ja noch mehr, es wird immer wieder anheben, so oft der missliebige Kinderarzt wiederkehrt, wobei natürlich von einer Diagnose und rationellen Behandlung niemals die Rede sein kann.

Die Percussion gibt im Bronchialcatarrh durchaus negative Resultate, der tympanitische Beiklang ist gewöhnlich sehr exquisit vorhanden und die während der Bauchpresse auftretende physiologische Dämpfung rechts hinten ist bei kleinen Kindern, die an Bronchialcatarrh leiden, um so deutlicher, als durch die angehäuften Schleimmassen noch leichter eine momentane Absperrung der Bronchialluft zu Stande kommen kann.

Die Palpation ist die nützlichste und zugleich einfachste Untersuchungsmethode. Man fühlt beim Bronchialcatarrh ein deutliches Schnurren und Rasseln am ganzen Thorax, am stärksten in der Regel am Kehlkopf und an der Trachea, weil eben hier am häufigsten die grossen Schleimblasen platzen und einzelne zähe Schleimlamellen durch die auf- und abströmende Luft in Schwingungen versetzt werden. Wenn man von der Ausdehnung, in der man die Rasselgeräusche am Thorax fühlt, einen Schluss machen wollte auf die Ausdehnung des Catarrhes, so wäre diess ein arger Irrthum. So oft ein einigermassen lautes Rasselgeräusch im Larynx sich bildet, fühlt man dasselbe am ganzen Thorax und es genügt zuweilen eine einzige kräftige Hustenbewegung, welche den das Geräusch veranlassenden Schleim aus dem Kehlkopf herausbefördert, den Rhonchus auf der ganzen Brust verschwinden zu machen. Nur wenn man am Halse keine Rasselgeräusche fühlt, hingegen auf einer Seite oder nur an einer umschriebenen Stelle solche wahrnimmt, verschwinden dieselben nicht nach so kurzer Zeit, sondern werden meist mehrere Tage oder Wochen lang beobachtet. Wenn überhaupt auf das Fühlen der Rhonchi grosses Gewicht gelegt werden soll, so ist ihr Auftreten auf einem kleinen Fleck ein ungünstigeres Zeichen als ihre Verbreitung über die ganze Brust, insoferne im ersten Falle der Bronchialcatarrh sich in Bronchien 3.—4. Ordnung etablirt hat, während im letzteren möglicher Weise ein einziges Sputum in der Trachea, das in den nächsten Stunden ausgehustet wird, die Ursache sein kann. Ist das über den ganzen Thorax verbreitete Rasselgeräusch aber constant, Tage und Wochen lang zu fühlen, so ist diess ein Beweis von ausgedehntestem Bronchialcatarrh, der gewöhnlich schon mit ziemlicher Dyspnöe verbunden ist.

Durch die Auscultation lernen wir im Bronchialcatarrh wenig mehr als durch die Palpation. Bei einiger Uebung kann man die Rhonchi ebenso gut fühlen als hören, ja man ist sogar im Stande die Höhe und Rauhigkeit zu unterscheiden und hat dabei den Vortheil, dass man die

Untersuchung schneller, genauer und bei geringerem Widerstande von Seite des Kindes vornehmen kann. Die Auskultation ist nur desshalb wünschenswerth, weil man durch sie eine Complication mit Pneumonie, die sich durch Knisterrasseln und später Bronchialathmen zu erkennen gibt, diagnosticiren kann. Der Annahme einzelner Autoren, dass bei Bronchitis capillaris Knisterrasseln gehört werden soll, kann ich nicht beitreten. Es fiele durch diese Annahme das letzte Unterscheidungsmerkmal zwischen Bronchitis und Pneumonie weg und die ohnediess schon heillose Verwirrung wird hiedurch nur noch vergrössert. Wo Knisterrasseln bei einem Kinde gehört wird, da ist kein einfacher Catarrh der kleinen Bronchien mehr, sondern eine pneumonische, alveoläre Erkrankung anzunehmen. Für den Bronchialcatarrh und die Bronchitis spricht blos die Anwesenheit von Rhonchi der verschiedensten Art und von rauhem Vesiculärathmen; Knisterrasseln oder gar Bronchialathmen darf hier nicht vorkommen.

Die Art der Athembewegung ist bei Kindern mit gewöhnlichem Bronchialcatarrh nicht abweichend von der physiologischen Beschaffenheit, nur bei grosser Ausdehnung wird die Respiration frequenter und mühsamer, da sich aber hiezu meistens Fieber gesellt, das an und für sich die Bewegungen auch ganz gesunder Lungen beschleunigt, so ist nicht zu ermitteln, wie viel von der frequenten Respiration auf den Catarrh, wie viel auf das Fieber zu schieben ist. Die jede Inspiration begleitenden Bewegungen der Nasenflügel sind im Bronchialcatarrh sehr selten und zeigen fast ohne Ausnahme eine Complication mit Pneumonie an.

Die Dauer dieses Uebels ist eine sehr verschiedene, je nach der Ursache und der Constitution des Kindes. Ein nicht zu Catarrhen geneigtes Kind kann durch äussere Reize, Abkühlung des Thorax, zu kalte Luft, schädliche, verunreinigte Luft sich Husten zuziehen. Derselbe wird aber niemals lange dauern, sondern in wenigen Tagen wieder verschwinden. Hingegen gibt es andere Kinder, welche, ohne von tuberculösen Eltern zu stammen oder selbst tuberculös zu sein, Jahre lang an Bronchialcatarrh mit einzelnen Remissionen leiden, und endlich haben wir die wirklich tuberculösen, welche ihn fast niemals verlieren. Die Prognose ist nicht immer so günstig zu stellen, als man bei dem allgemeinen Wohlbefinden anzunehmen geneigt wäre. Die einfachste Bronchitis kann bei grosser Ausdehnung durch Ersticken tödtlich werden, die auf Tuberculose basirte gestattet natürlich nur eine höchst zweifelhafte Prognose.

Aetiologie.

Es gibt kaum ein Kind, das nicht in den ersten Lebensjahren einen Bronchialcatarrh gehabt hätte, und es gibt kein Alter, in welchem derselbe so constant vorkäme als in dem der ersten Kindheit, namentlich zur Zeit der ersten Dentition. So husten z. B. alle Kinder, die während des Zahnens geifern, indem der Speichel fortwährend die Kleider durchnässt und eine Abkühlung der Brust bedingt. Im Winter ist der Bronchialcatarrh allgemeiner verbreitet als im heissen Sommer, in den Städten und den Quartieren der Armen häufiger als auf dem Lande. Kinder, die in staubigen Werkstätten aufgezogen werden, leiden gewöhnlich und Kinder von tuberculösen Eltern so regelmässig daran, dass es den letztern gar nicht mehr auffällt und sie hievon gar nichts mehr erwähnen, wenn sie nicht speciell gefragt werden. Ausser diesen mehr äusseren Veranlassungen gibt es aber auch noch ein Contagium, das den

Bronchialcatarrh von einem Individuum auf das andere fortpflanzt, nämlich die Influenza, die Grippe. Dieselbe besteht im Wesentlichen auch nur aus einem Bronchialcatarrh, der durch fieberhafte Symptome und Appetitmangel eingeleitet wird und verschont kein Alter, selbst das der jüngsten Säuglinge nicht. Bei gesunden Kindern nimmt die Grippe ihren regelmässigen Verlauf und endet nach 2—3 Wochen mit vollständiger Genesung, bei tuberculösen hingegen leitet sie oft die Weiterentwicklung der Dyskrasie ein, die Kinder husten fort und fort, bekommen Fieber und gehen endlich hektisch zu Grunde.

Der Bronchialcatarrh tritt ferner als Complication bei einer Menge allgemeiner Erkrankungen auf. So leidet die Bronchialschleimhaut gleich der Darmschleimhaut bei jedem Typhus mit, und in leichten Fällen von Febris typhoides ist dieses nie fehlende Symptom das wichtigste für die Aufrechthaltung der Diagnose.

Rokitansky ist sogar der Meinung, dass die Bronchitis, die Bronchostase, die Grundlage der exanthematischen ansteckenden Typhen, wie sie z. B. in Irland vorkommen, bilde.

Die ausführlicheren Angaben hierüber wurden schon pag. 152 bei Abdominaltyphus gemacht.

Endlich ist der Bronchialkatarrh ein nie fehlendes Symptom bei Morbillen, wo er wahrscheinlich durch eine morbilläre Efflorescenz der Schleimhaut entsteht und desshalb ohne jegliche Ausnahme vorkommen muss. Häufig, jedoch nicht immer findet er sich bei Scharlach, ächten und unächten Blattern.

Behandlung.

Es gibt kein Mittel, welches einen entschiedenen, direkten Einfluss auf den Verlauf des Bronchialkatarrhes hätte. Alle bisher angegebenen Behandlungsmethoden versagten häufig ihre Dienste. 2 Symptome sind es hauptsächlich, deren Bekämpfung angestrebt werden muss, die Dyspnöe und die übermässige Secretion. Die erstere entsteht durch massenhafte Anhäufung von Bronchialschleim, mit dessen Entfernung auch die Athemnoth verschwindet, und das beste Mittel, dies zu bewirken, ist der Brechakt. Es ist nicht nothwendig starke Brechmittel zu geben, es entsteht hiedurch das Erbrechen zu rasch und die Würgbewegungen, auf die es hiebei eigentlich ankommt, stehen durchaus nicht im geraden Verhältniss zur Grösse der Basis. Eine sehr gute Art anhaltendes Würgen und Erbrechen zu bewirken, besteht in Darreichung eines starken Ipecacuanhainfuses (ʒj auf ℥j Wasser), von dem schon 1 Kaffeelöffel die kräftigste Wirkung macht, ohne den Darm in Mitleidenschaft zu ziehen. Wenn mit und unmittelbar nach dem Erbrechen nicht grössere Mengen Schleim sich entleeren und die Respiration dadurch freier wird, so nützen fernere Brechmittel auch nichts mehr, sondern erzeugen nur einen chronischen Magenkatarrh, wobei die Kinder ausserordentlich herunterkommen. Aus der Klasse der Expektorantien sind vorzüglich die vegetabilischen anzurathen und nur da in Anwendung zu bringen, wo keine Verdauungsstörung besteht. Stellt sich die letztere ein, so ist der Schaden der Expektorantien viel greifbarer als ihr überhaupt problematischer Nutzen, was hauptsächlich für die Antimonialien, Brechweinstein, Goldschwefel, Kermes-mineralis und das weisse Antimonoxyd gilt. Der in der Bronchitis Erwachsener so sehr beliebte Salmiak ist den Kindern gewöhnlich unter keiner Form beizubringen. Am besten eignet sich bei acutem Bronchialkatarrh ein ganz leichtes Infus. Ipecac. gr. j — ʒj mit etwas Oxymel simplex oder eine sehr verdünnte Lösung kohlensauren Kalis (gr. jj — Ʒj). Terpenthineinreibungen werden von Little als vorzüglich empfohlen, alle 2—3 Stunden repetirt und die Brust dann mit Flanell bedeckt. Werden die Anfälle mehr spastisch, so sind die Antispasmodica und Narcotica angezeigt, welche nicht nur eine günstige abkürzende Wirkung auf die Heftigkeit des Hustens, sondern auch auf den Verlauf im Allgemeinen haben. Hieher gehört vor Allem die Aq. amygdal. amar. 2—3 Mal so viel Tropfen pro dosi als das Kind Jahre zählt, täglich 3—4 solche Dosen, dann die Opiumtinktur in der schon mehrmals angegebenen Dosis, das Extr. belladonn. gr. $^1/_{20}$—$^1/_{10}$ mehrmals täglich etc.

Liegt Tuberculose dem Catarrh zu Grunde, so bleibt diese symptomatische Behandlung in der Regel ganz fruchtlos. Es muss in diesen Fällen Ol. jecor., Eisen oder China versucht werden. Chinapulver, messerspitzenweise gereicht, ist fast allen Kindern gut beizubringen und ich sah schon mehrmals auf seinen 4—8 Wochen lang fortgesetzten Gebrauch höchst verdächtige Bronchialcatarrhe, von häufigen Fieberexacerbationen und Abmagerung begleitet, wieder verschwinden. Die Temperatur, in welcher sich solche Kranken befinden, sei gleichmässig warm, die Kleidung wärmer als in gesunden Tagen, das Getränke werde möglichst oft gereicht, damit ergiebige Schweisse sich einstellen. Wo die Ursache des Catarrhes noch fortbesteht, muss natürlich für deren Entfernung Sorge getragen werden, namentlich ist darauf zu dringen, dass die Kinder nicht in staubigen Werkstätten liegen, wie diess bei der arbeitenden Klasse so häufig vorkommt.

Zur Verhütung fernerer Bronchialcatarrhe, zur Abstumpfung der Disposition ist eine systematische Abhärtung dringend anzuempfehlen. Bezüglich der Kleidung lassen sich keine bestimmten Vorschriften geben, sie darf jedenfalls nicht so warm sein, dass sie dem Kinde lästig fällt und dass es schon bei mässiger Körperbewegung in Schweiss geräth. Es werden durch dieses warme Anziehen gewiss viel mehr Catarrhe erzeugt als verhütet. Die beste und rationellste Abhärtung ist eine kalte Waschung des ganzen Körpers bevor die Kinder Abends zu Bett gehen, womit schon nach dem Durchbruch der Eckzähne begonnen werden kann.

2) Lobuläre und lobäre Lungenentzündung. Pneumonia lobularis et lobaris.

Die Lungenentzündungen kommen bei Kindern ausserordentlich häufig vor, gewöhnlich aber in einer Form, welche pathologisch anatomisch ein ganz anderes Bild bietet, als wir es bei Sektionen von Erwachsenen zu sehen pflegen. Die Lungen entzünden sich nämlich nicht in grosser Ausdehnung durch ganze Lappen, sondern nur an einzelnen kaum erbsengrossen Stellen, zwischen welchen sich wieder normales Gewebe in ziemlicher Menge findet. Ein Process, den man richtig bezeichnend lobuläre Pneumonie genannt hat. Es kommt wohl auch lobäre Pneumonie vor, allein verhältnissmässig viel seltener, sie kann idiopathisch und mit einem Schlage, wie bei Erwachsenen, sich einstellen, gewöhnlich aber ist sie, gleich der Pleuritis der Neugeborenen, pyämischer Natur. Im letzteren Falle endet sie immer tödtlich, übrigens ist auch bei der nicht pyämischen, lobulären Pneumonie die Prognose höchst ungünstig. Die lobuläre Pneumonie ist im Säuglingsalter eine ausserordentlich häufige Krankheit und rafft besonders viele Kinder während der Zahnperiode fort. In den Findelhäusern sterben viele Kinder daran und man hat als Ursache auch die anhaltende Horizontallage, in welcher diese Kinder Tag und Nacht gehalten werden, beschuldigt. Es spricht für diese Ansicht auch in der That der Umstand, dass bei den meisten Sektionen die hinteren und unteren Parthien der Lungen, also die am tiefsten gelagerten Theile, am häufigsten erkrankt gefunden werden. Ausserdem hat sich statistisch herausgestellt, dass im Winter viel mehr Kinder daran erkranken als im Sommer und dass man niemals eine Stelle der Lunge lobulär entzündet findet, zu der nicht auch Bronchien führten, die einen beträchtlichen Grad von Catarrh zeigen. Es gestaltet sich das Verhältniss der lobulären Pneumonie zum Bronchialcatarrh wahrscheinlich so, dass das sich senkende Sekret auf die Endigung des betreffenden Bronchialgebietes chemisch und mechanisch reizend wirkt und dass sich secundär an den gereizten Stellen kleine Pneumonien entwickeln. Wir haben hier also das Verhältniss der Ursache zur Wirkung. Dasselbe ereignet sich auch in den meisten Fällen von Krup, doch ist hier die lobäre Pneumonie fast ebenso häufig als die lobuläre, und die Ausdehnung der Membranen — ob dieselben dick oder dünn, auf kleine Stellen beschränkt sind oder allseitig weit in den Bronchialbaum hinabsteigen, — ist von keinem besonderen Einfluss auf die Entstehung der Pneumonie. Ferner findet sich dieselbe fast in allen Leichen der an Zellgewebsverhärtung verstorbenen Kinder und tritt auch häufig als Schlussakt in tuberculösen Lungen auf.

Pathologische Anatomie.

Die pathologisch anatomischen Vorgänge sind, wie schon die Namen bezeichnen, zweierlei Art, allein nicht nur der Ausdehnung, sondern auch der Qualität des Exsudates nach unterscheidet sich die lobuläre Pneumonie von der lobären.

Die lobäre Pneumonie ist mit Ausnahme der metastatischen pyämischen in Gebär- und Findelhäusern vorkommenden im Säuglingsalter merkwürdig selten, wo sie aber vorkommt zeigt sie dieselben anatomischen Veränderungen, wie bei Erwachsenen. Auch hier haben wir eine rothe und eine graue Hepatisation, je nach der Zeit des Eintrittes des Todes. Das Exsudat ist nicht zwischen den Lungenalveolen noch in deren Wandungen, sondern in die Höhlen selbst ausgeschieden, füllt sie total aus und hat die Eigenschaften des rein krupösen Exsudates. Die roth hepatisirte Lunge collabirt nicht bei Eröffnung des Thorax, sie ist ganz luftleer, die Schnittfläche ist trocken, braunroth, meist gleichmässig körnig und es lassen sich solche Lungenparthien brechen wie das Parenchym der Leber. Die körnige Beschaffenheit des Durchschnittes entsteht, indem die durch starres Exsudat geschwollenen Alveolen durch die dazwischen liegenden, elastischen Fasern stellenweise gehoben werden. Die rothe Färbung des Exsudates rührt von eingestreuten Blutkörperchen her.

Das anfangs bis auf die Blutkörperchen amorphe Exsudat erweicht alsbald zu eiweiss- und schleimartigen Massen, und bald tritt Bildung von Zellen ein, welche sowohl von der Alveolenwand als dem Exsudat aus sich bilden. Mittlerweile lösen sich die Blutkörperchen auf, ihr Farbstoff verschwindet, die ganze Masse entfärbt sich, — graue Hepatisation, — und das Exsudat wird dem Eiter immer ähnlicher, wesshalb die Franzosen es auch Infiltration purulente genannt haben. Der endlich zu einer Milch zerfliessende Inhalt der Alveolen wird sofort resorbirt und es ereignet sich hier der im Körper ziemlich seltene Vorgang einer vollkommenen restitutio in integrum. Ausnahmsweise bilden sich auch wirkliche grössere Abscesse, noch seltener kommt eine völlige Veröddung und

Verhärtung, Induration des Lungengewebes oder gar Gangrän zu Stande. Zur Tuberculisirung einer lobären Pneumonie, wie sich diess bei Erwachsenen zuweilen findet, kommt es bei Kindern fast nie, indem tuberculöse Kinder gewöhnlich schon in den ersten Tagen, nachdem sie ihre krupöse Pneumonie acquirirt haben, zu Grunde gehen.

Die lobuläre Pneumonie, inselförmige Verdichtung, ist keine krupöse sondern eine catarrhalische Entzündung. Es erkranken hier kleine Stellen im gesunden Lungenparenchym, die, wenn sie auch zuweilen confluiren, doch nicht das Bild der krupösen lobären Pneumonie bieten. Die Erkrankung ist gewöhnlich auf beiden Lungen, rechts meistens stärker, und befällt am öftesten die hinteren Parthien der unteren Lappen. Solche Lungen collabiren nicht vollkommen, was nicht so fast von der lobulären Pneumonie als von dem stets sie begleitenden Bronchialcatarrh herrührt, und betastet man sie nach verschiedenen Richtungen, so findet man in der Tiefe oder an der Oberfläche einzelne härtere Stellen. Schneidet man nun auf diese Stellen ein, so sieht man auf dem Querschnitte bläulichrothe, dichtere Flecken ohne scharfe Abgrenzung. Die Wandungen der Lungenzellen sind stark gewulstet und durch Abstreifen mit der Messerklinge erhält man auf derselben ein röthlich schleimiges, nur spärlich schäumendes Secret. Indem die umgebende Lungensubstanz meist emphysematös ist, so erscheinen die lobulären Pneumonien etwas unter dem Niveau der Lungenoberfläche und sind sogleich durch ihre dunklere Färbung kenntlich. Schneidet man solche Stellen mit Vorsicht aus, so dass keine normale Lungensubstanz damit in Verbindung bleibt, so gehen sie vollkommen im Wasser unter und zeigen keine Spur mehr von Crepitation. Durch Aufblasen der ganzen Lungen werden sie aber einigermassen wieder lufthaltig, zum Unterschied von der krupösen Pneumonie, bei der das Einblasen ohne alle Wirkung bleibt, doch behalten die aufgeblasenen, lobulär entzündeten Stellen immer eine dunklere Röthung und fühlbare Härte. Die microscopische Untersuchung ergibt, dass die Lungenbläschen mit massenhaft gebildeten Epithelien und flüssigem Exsudate erfüllt sind. Wir haben also keine rothe und keine graue, überhaupt keine Hepatisation, wozu immer ein starres Exsudat gehört, und desshalb auch keine verschiedenen Stadien. Wenn lobuläre Pneumonien confluiren, so unterscheiden sie sich doch noch immer von den krupösen lobären durch das Fehlen der Brüchigkeit, durch die Möglichkeit des Lufteindringens mittelst Aufblasen, durch grössere Feuchtigkeit und durch die jeder Zeit restirenden, dazwischenliegenden, freien Parthien. Der Process bleibt immer catarrhalischer, wird nie krupöser Natur, und charakterisirt sich besonders durch das gleichzeitige Auftreten an verschiedenen Stellen in beiden Lungen, wesshalb auch Lebert's Bezeichnung „inselförmige Verdichtung" die zweckmässigste sein dürfte.

Ausserdem findet man bei oberflächlicher Lage der Pneumonie Ausschwitzungen auf der Pleura und regelmässig Bronchitis in den zu den entzündeten Stellen führenden Bronchien. Im Arachnoidealsack des Rückenmarks soll das Sekret vermehrt sein. Die gewöhnlichsten Complicationen sind Soor, Enteritis folliculosa und Zellgewebsverhärtung.

Symptome.

Die Symptome der lobulären und lobären Pneumonie lassen sich füglich zusammenfassen, da sie sich bis auf ein einziges, durch Percussion zu eruirendes, nur wenig von einander unterscheiden. In der nun folgenden Schilderung sind nur kleine Kinder bis zum beendeten 2. Lebensjahre gemeint. Kinder, die über die erste Dentition hinaus sind, haben nur selten mehr lobuläre Pneumonie, sondern lobäre, die sich aber in keiner Weise von der der Erwachsenen unterscheidet. Die physicalische Diagnose der kindlichen Pneumonie hat grosse Schwierigkeiten und erfordert viel Zeit und Geduld. Die Kinder sträuben sich regelmässig dagegen und heben ein Geschrei an, das alles fernere Untersuchen unmöglich macht. Dann fehlen auch die Sputa gänzlich und erst wenn sie fehlen, empfindet man, wie sehr man ihrer bedarf zu einer bestimmten Diagnose. Dafür aber wird man durch das charakteristische Aussehen und die ganz eigenthümliche Art der Respiration entschädigt, deren Zeichen so ausgesprochen sind, dass man bei einiger Uebung eine solche Säuglingspneumonie diagnosticiren kann, bevor das Kind entkleidet worden.

Der Anfang der lobulären Pneumonie ist selten genau zu constatiren, indem immer längere Zeit Bronchialcatarrh vorausgeht und der Uebergang in die Pneumonie nicht mit einem Male erfolgt. Gewöhnlich beginnen die Kinder mit einem fieberlosen Husten, derselbe nimmt mehr und mehr zu, es stellt sich etwas Fieber ein, die Hauttemperatur wird immer höher und nach einigen Tagen hat sich die ganze Symptomengruppe der Pneumonie entwickelt.

Das augenfälligste Symptom ist eine enorme Beschleunigung der Athemzüge, die auf 60—80 in der Minute steigen können und einen umgekehrten Rythmus annehmen. Während in gesunden Tagen der Accent auf der Inspiration liegt, und wenn überhaupt ein Respirationsakt hörbar, der des Einathmens vernommen wird, so fällt bei der Pneumonie der Accent auf die Exspiration, welche von einem viel lauteren Geräusche begleitet wird als die Inspiration. Lässt man nun die Kinder ausziehen, so sieht man die lebhaftesten und angestrengtesten Zwerchfellcontraktionen. Bei jedem Athemzuge werden die unteren Rippen tief nach einwärts gezogen, wodurch unter den Brustwarzen gegen das Sternum hin momentane Gruben entstehen. In einem höheren Grade von Pneumonie participiren auch die Gesichtsmuskeln, die Nasenflügel gehen auf und nieder, eine Erscheinung, auf die man nicht scharf genug sein Augenmerk richten kann, der Mund ist geöffnet, die Mundwinkel sind schmerzlich nach abwärts verzogen, die Augen sind glänzend, stier oder blicken ängstlich umher.

So prägnant diese Symptome des Respirationsmodus und der Gesichtsmuskeln sind, so unbestimmte Resultate liefert die physicalische Untersuchung.

Die Percussion hat einen rein negativen Erfolg bei der lobulären Pneumonie; bei der lobären findet man deutliche Dämpfung an der entzündeten Stelle, eine Dämpfung, die, zum Unterschied von der physiologischen Dämpfung während der Bauchpresse, auch ohne dieselbe sowohl bei In- als Exspiration nachweisbar sein muss. Dass die physiologische Dämpfung rechts hinten sehr häufig mit der pneumonischen verwechselt worden ist, ist nur zu klar, indem in allen Lehrbüchern eigens bemerkt wird, dass die kupöse Pneumonie sich vorzugsweise im rechten untern Lappen etablire.

Auch der rasche und gewöhnlich günstige Verlauf, der in den Jahresberichten der Kinderspitäler und Ambulatorien den Pneumonien vindicirt wird, spricht ziemlich deutlich für die häufig stattfindende Verwechselung.

Die weiteren Cautelen, die man bei der Percussion zu beobachten hat, finden sich schon im allgemeinen Theil pag. 16 angegeben.

Durch Auskultation kann man bei der lobulären Pneumonie grobes Knisterrasseln entdecken, ohne dass damit behauptet werden soll, dass keine Pneumonie vorhanden, wo dieses Knisterrasseln vermisst wird, indem ja die dasselbe bedingenden, verdichteten Stellen nicht immer peripherisch liegen. Daneben ist immer Bronchialcatarrh vorhanden, dessen Rasselgeräusche das viel leisere Knistern oft verdecken, auch hört man letzteres nicht, wenn die ergriffenen Stellen sehr zerstreut zwischen grösseren Strecken gesunden Parenchyms auftreten. Da es gewöhnlich nur in kleinem Umfange vernommen wird, so ist hiezu eine genaue, keine Stelle der Rückenfläche unberührt lassende Untersuchung nothwendig, die bei unruhigen, einmal unwillig gemachten Kindern selbst mit der grössten Geduld und Ausdauer nicht vollständig durchgeführt werden kann. Rasselgeräusche hört man ohne Ausnahme auf beiden Lungen. Knisterrasseln ist ein werthvolles Zeichen für die Bestätigung der Diagnose, sein Fehlen aber schliesst die lobuläre Pneumonie nicht aus.

Bei der lobären Lungenentzündung hört man, wie bei Erwachsenen, Anfangs feines Knisterrasseln, dann mehrere Tage hindurch deutliches Bronchialathmen, starke Consonanz des Hustens, der Stimme und der Rhonchi und hierauf wieder Knistern, bis endlich im Falle der Genesung nach 8—9 Tagen normales vesiculäres Athmen sich einstellt, wenn nicht der noch bestehende Bronchialcatarrh einige Zeit hindurch ausgedehnte Rasselgeräusche bedingt.

Durch die Palpation fühlt man bei der lobulären Pneumonie nichts als Rasselgeräusche, die Vibrationen des Thorax, durch Husten oder Schreien veranlasst, sind auf beiden Seiten gleich. Bei der lobären Pneumonie fühlt man der Dämpfung entsprechend stärkere Vibrationen der Stimme, der Rhonchi und des Hustens, oder es ist gar nichts zu fühlen, wenn der zur verdichteten Lungenparthie führende Bronchus momentan mit Schleim verstopft ist. Die Palpation des Thorax kann nicht fleissig genug geübt werden; denn sie allein kann auch bei schreienden Kindern mit Vortheil in Anwendung kommen.

Das Geschrei pneumonisch erkrankter Kinder ist insofern charakteristisch, als es nie sehr laut und noch weniger andauernd ist, es muss vielmehr ein kurz abgesetztes Stöhnen und Aechzen genannt werden. Der Husten ist in allen Fällen häufig und anhaltend; wenn heftige Hustenanfälle sich einstellen, so bringen auch die kleinsten Kinder schon etwas weissen Schaum vor die Lippen, gewöhnlich aber bekommt man gar keinen Auswurf zu sehen. Der Husten ist, zum Unterschied vom Bronchialcatarrh, immer schmerzhaft, die Kinder stöhnen kläglich nach jedem Anfalle und verzerren die Gesichtszüge schmerzhaft dabei.

Die allgemeinen Symptome sind verschieden nach der Ausdehnung des Uebels und seinen Complicationen. Das Fieber der lobulären Pneumonie beginnt gewöhnlich nach länger bestehendem, fieberlosem Bronchialcatarrh des Abends, verschwindet wohl wieder nach einigen Stunden, kehrt aber immer öfter und heftiger wieder, bis es endlich zu einem continuirlichen wird. Die Haut fühlt sich dabei trocken heiss an, nur die Füsse sind kühl und schwer zu erwärmen. Der Puls wird ungemein schnell und kann sich bis zu 200 in der Minute steigern. Es ist das die äusserste Grenze, die man bei einiger Uebung zu zählen im Stande ist.

Bei der lobären Pneumonie beginnt das Fieber meist plötzlich, bevor noch Symptome der gestörten Respiration wahrnehmbar sind und ist so heftig wie beim Ausbruch eines acuten Exanthemes. Am folgenden Tage stellt sich dann die Pneumonie ein und nimmt ihren cyclischen Verlauf. Die consensuellen Hirnsymptome richten sich nicht nach der Ausdehnung der Lungenerkrankung, sondern nach der individuellen Reizbarkeit. Es gibt Kinder, die bei der heftigsten lobären Pneumonie ein

freies Sensorium behalten, und wieder andere, die bei der geringsten Erkrankung Convulsionen und Nervenerscheinungen aller Art bekommen.
Der Appetit ist natürlich vollkommen verschwunden, der Durst
gross, die Urinsecretion der Menge des Getränkes entsprechend. Der
Stuhl ist häufig diarrhoisch, weil die Mehrzahl der Erkrankungen in die
Dentitionszeit fällt und hier eben in der Regel dünne Stühle sich einstellen. Dieselben rühren auch oft genug von der Behandlung her, das
ungeeignete dieser Behandlungsweise aber wird unten ausführlicher erörtert werden.

Der Verlauf ist bei der lobären Pneumonie ausserordentlich rasch,
indem in 6—8 Tagen Tod oder Besserung eintritt. Bei kleinen Kindern ist der lethale Ausgang häufiger als ein Umschlag zur Genesung.
Kinder über 2 Jahre ertragen die lobäre Pneumonie so gut als Erwachsene. Der Anfang der lobulären Pneumonie ist schwer zu bestimmen
wegen des allmäligen Uebergangs aus einfachem Bronchialcatarrh, derselbe muss mindestens 4—5 Tage vorausgegangen sein, kann aber ebenso
gut auch Wochen und Monate lang bestanden haben. Ihr Verlauf ist
durchaus nicht cyclisch, bald so rapid und mit ausgesprochenen Symptomen, dass jeder Laie eine Veränderung der Lungen erkennt, bald so
schleichend und wenig markirt, dass sie dem geübten Diagnostiker entgeht. Selten genesen solche Kinder vor 2—3 Wochen vollständig, neigt
es sich aber zum lethalen Ende, so steigern sich alle Symptome; die
Athemnoth und die Pulsfrequenz nehmen zu, die Extremitäten werden
kühl, die Nägel cyanotisch, die Gesichtsmuskeln verzerren sich mehr und
mehr und die Exspiration ist nicht mehr besonders accentuirt. Endlich
werden die Athemzüge immer seltner, röchelnd oder schnappend und
der Tod tritt unter Convulsionen ein. Derselbe ereignet sich in der lobulären Pneumonie selten vor der 2. bis 3. Woche. Bouchut hat unter
55 Kranken in einem Alter von einigen Tagen bis 2 Jahren 33 verloren.
Nach Valleix starben alle davon befallenen Neugeborenen im Pariser Findelhaus (unter 128 Kindern starben 127). Trousseau hat ein besonderes
prognostisches Zeichen angegeben, nämlich eine Anschwellung der Venen
des Handrückens, wodurch die Prognose sehr verschlimmert werden soll.
Dieses Zeichen hat nur insoferne seine Bedeutung, als man eben nur bei
abgemagerten Kindern die Hautvenen zu sehen bekommt und diese letzteren überhaupt die Pneumonie seltener überstehen. Bei fetten Kindern,
die daran zu Grunde gingen, sah ich niemals während des ganzen Verlaufes eine Venenschwellung an den Händen.

Behandlung.

Da einer jeden lobulären Pneumonie Bronchialcatarrh vorausgeht,
so ist einleuchtend, dass derselbe bei einem kleinen Kinde niemals und
unter keiner Bedingung ignorirt werden darf. Es sind sogleich die im
vorigen Abschnitte angegebenen Mittel in Anwendung zu bringen. Die
Kinder müssen in einer ganz gleichmässigen Temperatur bleiben, dürfen
auch im Sommer, wenn die Luft nicht vollkommen windstill ist, nicht
aus dem Zimmer getragen werden und müssen besonders auf der Brust
trocken und warm gehalten werden. Innerlich gibt man ihnen am zweckmässigsten ganz kleine Dosen Opium, Belladonna oder Aq. laurocerasi.
Mit dieser Behandlung und strengen Ueberwachung muss fortgefahren
werden, bis die letzten und leisesten Spuren von Husten verschwunden
sind. Wer schon viele Kinder an lobulärer Pneumonie behandelt hat
und die Wirkung der vielgepriesensten Mittel hat zu Schanden werden
sehen, der wird diese minutiöse und sorgfältige prophylactische Behand-

lung eines einfachen Bronchialcatarrhs nicht für pedantisch und ängstlich halten. Man muss sich nur daran gewöhnen, einen jeden Bronchialcatarrh eines zahnenden Kindes für den möglichen Beginn einer Pneumonie zu halten und man wird leider nur zu oft erfahren, dass diese Anschauung eine vollkommen gerechtfertigte ist.

Gegen die einmal entwickelte lobäre und lobuläre Pneumonie werden noch ziemlich allgemein Blutentziehungen empfohlen und zwar werden hier mit besonderer Vorliebe die Blutegel angewendet, indem die Schröpfkröpfe zu schmerzhaft und bei den kleinen Flächen des kindlichen Thorax schwer zu appliciren sind, der Aderlass aber wegen Kleinheit der Hautvenen und Mächtigkeit der subcutanen Fettschichten gewöhnlich misslingt. Die Blutegel, 2—3 an der Zahl, werden in die Gegend der Brustwarzen, auf das Sternum oder nach Bouchut an die Innenfläche der Schenkel gesetzt. Die Nachblutung soll eine Stunde lang unterhalten werden. Ich wende sie seit vielen Jahren nie mehr an und muss gestehen, dass ich mit meinen Heilresultaten seit jener Zeit zufriedener bin. Ich habe noch oft in Consilien Gelegenheit, Kinder zu beobachten, denen von anders denkenden Collegen vor meiner Beiziehung Blutegel gesetzt wurden, und kann durchaus nichts günstiges über den Verlauf der so behandelten Pneumonien berichten. Die meisten Kinder liegen anämisch, mit blassen Lippen und blassen Augenliedern da und sollen momentane Erleichterung ihrer Athemnoth gehabt haben, wovon aber schon am folgenden Tage nichts mehr zu entdecken ist. Der Verlauf wird nur insoferne deutlich abgekürzt, als diese Kinder gewöhnlich schneller sterben als die exspektativ behandelten. Die Reconvalescenz dauert bei den ersteren ganz entschieden länger, sie behalten ihre blasse Farbe und ihre anämischen Symptome noch lange Zeit und bleiben in ihrer Entwicklung überhaupt enorm zurück. Wenn ich nun niemals entschiedenen Nutzen und schon viele Dutzend Mal einen ganz kläglichen Zustand auf die Blutegel habe entstehen sehen, so wäre es irreell, wenn ich diese Erfahrung nicht veröffentlichte und direkt vor den Blutentziehungen warnte. Die Autoritäten Barthez und Legendre sprechen sich ebenfalls ganz entschieden gegen jede eingreifende Behandlung aus.

Aehnlich wie mit dieser verhält es sich auch mit dem so sehr beliebten Brechweinstein, dem sogar sonst klar sehende Männer wie Valleix das Wort reden. Nach vielfachen Erfahrungen ist der Darmcatarrh die gefährlichste Complication der Pneumonie und es sind desshalb alle jene Mittel zu meiden, die denselben veranlassen können. Hieher gehört nun vor Allem der Tartar. stibiatus, der gerade in kleinen Dosen, bei denen es nicht bis zum Erbrechen kommt, fast regelmässig eine schwer zu stillende Diarrhöe bewirkt. Die schädliche Wirkung desselben auf den Darmkanal tritt viel schneller und sicherer ein, als seine günstige als Antiphlogisticum und Expectorans. Selbst die Ipecacuanha kann, obwohl viel seltener, in dieser Beziehung Schaden anrichten, doch sind die hierauf erfolgenden Diarrhöen von kürzerer Dauer, weniger perniciös, stehen bald von selbst oder lassen sich doch durch Opium zum Stillstand bringen. Bei Athemnoth und Stickanfällen wirken einige Kaffeelöffel eines starken Ipecacuanhainfuses (3j auf ℥j Wasser) entschieden günstig, es darf aber nicht öfter als höchstens einmal in 24 Stunden von diesem Verfahren Gebrauch gemacht werden. Gegen eine dadurch entstehende Diarrhöe muss man sogleich mit kleinen Dosen Opium, z. B. einen Tropfen R. pro dosi einschreiten. Ein schwaches Ipecacuanhainfus (gr. j oder jj auf ℥j Wasser) reizt die Kinder weder zum Brechen noch zum Stuhle, ist also in dieser Beziehung jedenfalls unschädlich; ob die Expektoration des catarrhalischen Secretes hiedurch wesentlich befördert wird, ist eine andere Frage. So viel kann ohne allen Scepticismus behauptet werden, dass die darauf eintretenden Aenderungen in der Art und Häufigkeit des Hustens keine frappanten sind. Meine Behandlung besteht regelmässig darin, dass ich bei Brennhitze der Haut, wenn keine Diarrhöe zugegen, Calomel gr. $\frac{1}{8}$ täglich 4 — 5 Mal gebe, bis grüne, halbflüssige Stühle sich einstellen, worauf dann ein einfacher Mucilago gi. arab. mit etwas Syrup und ℞. Opii simpl. gtt. j — jj so lange fortgereicht wird, bis wieder Verstopfung eintritt. Das starke Ipecacuanhainfus wird so lange als möglich unterlassen, kann aber Vorsichtshalber gleich am ersten Tage bereitet· und an einem kühlen Orte aufbewahrt werden. Bei rasch zunehmender Athemnoth wird durch einen angestrengten Brechakt plötzlich eine grössere Menge Bronchialschleim entleert und auf diese Weise zuweilen sehr sichtliche Erleichterung erzielt. Die örtliche Behandlung besteht in allen Fällen in einem feuchten Gürtel, der auf folgende Weise applicirt wird. Man legt eine Windel oder ein etwas grosses weisses Schnupftuch nach Art einer Cravatte so zusammen, dass die daraus entstehende Binde 3—4 Finger breit bleibt, dabei aber die ganze Länge des Schnupftuches behält. Man taucht nun dieselbe in lauwarmes Wasser, presst das Wasser so weit wieder aus, dass das Tuch nicht mehr tropft und legt es wie einen Gürtel ganz hoch um die Brust des Kindes. Man nimmt alsdann ein zweites Tuch, das doppelt so gross ist als das erste, am besten eine Serviette, legt sie ebenfalls zu einer Binde zusammen, die aber 6—8 Finger breit sein muss, und hüllt sie nun trocken und warm über die erste feuchte. Sehr gut thut man, wenn man zwischen das feuchte und trockne Tuch eine Lage Guttapercha bringt, wodurch einerseits die Feuchtigkeit des ersteren länger conservirt wird, während andererseits das letztere nicht durchnässt werden kann. Wenn das Wasser, womit der Umschlag gemacht wird, nicht zu kalt ist, so lassen sich die Kinder ihn willig gefallen und man bemerkt schon nach kurzer Zeit eine kleine Verlangsamung der Respiration und eine geringere Betheiligung der Nasenflügel. Mit diesen Umschlägen kann 4 — 6 Tage lang fortgefahren werden, man braucht den feuchten Gürtel während dieser ganzen Zeit gar nicht abzunehmen, sondern kann nach Entfernung der Guttapercha sogleich einige Kaffeelöffel warmes Wasser auf die trocken gewordene Binde bringen, oder sie mit gehörig getränktem Schwamm ein paar Mal annetzen. Die Hauptsache ist, dass man keine anhaltende Abkühlung der Haut durch Verdampfung entstehen lässt, dass also das trockne Tuch das feuchte an allen Seiten gehörig überdeckt und dass es, da einiges Feuchtwerden nie vermieden werden kann, täglich mehrmals gewechselt wird. Ich habe diesen Gürtel gewiss schon über hundert Mal angelegt und schon sehr oft rasche Besserung entstehen sehen, doch kann freilich auch nicht verschwiegen werden, dass dennoch ungefähr die Hälfte dieser Kinder zu Grunde geht. Wenn man den Kindern die von einigen Autoren empfohlenen kalten Umschläge anlegt, so entsteht jedesmal ein ängstliches Geschrei, eine ziemliche Beklemmung und Beschleunigung der Respiration, die erst wieder nachlässt, wenn das kalte Wasser durch die Temperatur der Haut erwärmt worden ist. Es scheint demnach rationeller, die Umschläge lieber gleich mit erwärmtem Wasser zu machen, um jene vorübergehende Unruhe zu vermeiden.

3) Erworbene Atelektase der Lungen.

Bei den Krankheiten, die als unmittelbare Folge der Geburt zu betrachten sind, wurde die angeborene Atelektase schon abgehandelt (pag. 44); es erübrigt also hier nur mehr die erworbene zur Besprechung. Dieselbe steht in innigem Zusammenhang mit der Rachitis des Brustkorbes und betrifft desshalb meistens Kinder im Alter von 6 Monaten bis zu 3 Jahren. In seltenen Fällen rührt die Zunahme der Dichtigkeit des Lungengewebes und die endliche Atelektase von bedeutenden Verkrümmungen der Wirbelsäule, von erweitertem Herzbeutel, vergrössertem Herzen, von Aneurysmen oder Neoplasmen her. Am exquisitesten findet man sie bei pleuritischem Exsudate, wo die Lunge bis zur Dicke eines Fingers comprimirt und entsprechend verdichtet ist.

Pathologische Anatomie.

Die Grade der Atelektase sind sehr verschieden. Es kommt eine einfache Zunahme der Dichtigkeit vor, die sich durch vermehrte Consistenz, grösseren Blutreichthum und gedrängteres Gewebe zu erkennen gibt, die Compression kann aber auch einen so hohen Grad erreichen, dass die Zellenräume verschwunden, das Gewebe verödet und der capillare Kreislauf aufgehoben ist. Am Anfange enthalten diese comprimirten, atelektatischen Stellen noch Blut und haben viele Aehnlichkeit mit Muskelfleisch, wesshalb man diesen Zustand auch Carnification genannt hat; nach längerem Bestehen aber werden sie bläulichbraun oder grau, schrumpfen zu einer lederartigen Schwarte zusammen, das Lungengewebe ist nicht mehr zu erkennen und wird zu einer zellig fibrösen Masse, die von der etwas emphysematösen Umgebung nach und nach verdrängt wird und schliesslich ganz verschwindet. Man findet wenigstens fast nie bei ältern Kindern oder Erwachsenen solche einzelne atelektatische Stellen mehr. Zuweilen gelingt es noch, die kürzer bestehenden Atelektasen aufzublasen, gewöhnlich aber bleibt dieses Experiment fruchtlos, indem die Alveolen wirklich geschwunden sind und durch eine zellig fibröse Masse ersetzt werden.

Ist die Veränderung einigermassen ausgedehnt, so hat sie eine ähnliche Wirkung auf den Kreislauf wie das Lungenemphysem. Es wird hiedurch der capillare Kreislauf so geschmälert, dass eine Stase im Stamme der Lungenarterie, Erweiterung des rechten Herzens und endlich venöse Stauung, Cyanose, eintritt.

Der Grund der erworbenen Atelektase ist also meistens im rachitischen Thorax zu suchen, der letztere aber entsteht folgendermassen: Die Inspiration kommt zu Stande, indem die Inspirationsmuskeln sich kontrahiren und hiedurch eine Erweiterung der Lungenbläschen veranlassen. Es entsteht dabei eine momentane Verdünnung der Luft in denselben, die äussere Luft drückt stärker auf den Thorax, zu gleicher Zeit zerrt das elastische Lungengewebe an der Costalpleura, und die Wirkung dieser Kräfte ist eine Einwärtskrümmung der Intercostalräume und bei magern Menschen auch der Claviculargegend bei jeder Inspiration. Am frappantesten wurde mir diess Verhältniss durch die Besichtigung eines Kindes, dem durch eine entgegenfahrende niedere Wagendeichsel eine Rippe zweimal zerbrochen wurde. Das bei heiler Haut ganz ausser Continuität gesetzte Stück Rippe hatte eine Länge von $1\frac{1}{2}$ Zoll und bewegte sich bei jeder Inspiration gleich der Klappe eines Blasbalges nach innen, bei jeder Exspiration nach aussen. Haben nun die knöchernen Rippen durch Verarmung an Kalksalzen ihre Festigkeit verloren, so betheiligen sie sich auch an diesen Bewegungen nach einwärts, die sonst die Intercostalmuskeln allein zu machen pflegen, und verlieren hiedurch ihre nach aussen convexe Gestalt. Ausserdem folgen sie dem Zuge des Diaphragmas, weichen andererseits auch den andrängenden Baucheingeweiden während der Bauchpresse weiter aus und bleiben zu allem Ueberflusse in ihrem Längswachsthume zurück (rachitische Knochenverkürzung), so dass endlich ein verkrümmter, eingedrückter, missstalteter Thorax entsteht, dessen Inhalt nothwendiger Weise comprimirt werden muss, da er ja in Folge der Verkrümmung und des verlangsamten Wachsthumes der Wirbelsäule auch nicht nach unten ausweichen kann.

Symptome.

Durch eine Verminderung der lufthaltigen Alveolen muss eine Beschleunigung der Respirationen erfolgen, wenn ein dem Körpergewicht entsprechender Gasaustausch stattfinden soll. Die Respirationen vermehren sich nun auch in der That und werden mit beträchtlicher Anstrengung ausgeführt, so dass sich auch die Nasenflügel dabei betheiligen. Die Anwendung des Stethoscopes ist beim rachitischen Thorax mit vielen Schwierigkeiten verbunden, indem die Knöpfe der Sternalenden und die Concavitäten in der Gegend der Brustwarzen ein flaches Auflegen desselben nicht gestatten. Man muss sich beinahe immer auf die unmittelbare Auscultation der Rückenfläche beschränken, und hört hier fast ohne Ausnahme überall Rasselgeräusche, weil die zu den atelektatischen Stellen führenden Bronchien catarrhalisch afficirt sind. An den ergriffenen Stellen selbst hört man, wenn die Rasselgeräusche nicht alles übertönen, Knisterrasseln oder Bronchialathmen. Am kindlichen Thorax und namentlich dem rachitischen ist das vesiculäre, puerile Athmen aber so scharf und die Exspiration so laut, dass der Unterschied zwischen puerilem und Bronchialathmen nur in einer feinen Nüance des Geräusches besteht und die grösste Uebung dazu gehört, beide sicher zu unterscheiden.

Durch Percussion lassen sich die atelektatischen Stellen nur selten deutlich nachweisen, indem sie meist zu wenig ausgedehnt sind und am häufigsten an die Leber grenzen, wo durch Einklemmung der Lungenränder zwischen die Oberfläche der Leber und die einwärts gebogenen Rippen eine Verdichtung des Gewebes begünstigt wird. Ueberdiess haben wir immer die physiologische Dämpfung während der Bauchpresse, die rachitische Verdichtung der Schulterblätter und die sehr häufig hiebei vorkommenden Verkrümmungen der Wirbelsäule zu berücksichtigen, bevor wir eine aufgefundene Dämpfung der Atelektase zuschreiben dürfen.

Aus dem bisher Gesagten wird man noch keinen Unterschied zwischen den Symptomen der Pneumonie und der erworbenen Atelektase haben entdecken können, und es gibt wirklich nur ein Symptom, durch welches wir bei der ersten Besichtigung diese beiden Zustände deutlich unterscheiden können. Bei der Pneumonie nämlich ist immer Brennhitze der Haut und Fieber zugegen, bei der Atelektase fehlt dasselbe. Wenn aber bei einem rachitischen Kinde mit erworbener Atelektase zufälliger Weise durch Dentition oder irgend ein acutes Leiden Fieber entsteht, so ist niemand im Stande, gleich nach der ersten Untersuchung eine bestimmte Diagnose zu stellen. Erst der Verlauf der zufälligen Complication, das Fortbestehen der Athemnoth und des Respirationsmodus nach Verschwinden des Fiebers können Klarheit bringen und es ist diese diagnostische Schwierigkeit ein weiterer Grund, die Pneumonien nicht gleich mit Blutegeln und antiphlogistischen Mitteln zu behandeln. Den rachitischen Kindern bekommt eine solche Behandlung in allen Fällen sehr schlecht.

Die Entstehung der erworbenen rachitischen Atelektase ist immer eine allmälige, der Verlauf ein chronischer und kann sich Jahre lang hinausziehen. Mit zunehmender Kräftigung und wieder beginnendem Längswachsthum der Rippen verlangsamen sich die Respirationen, die starke Einwärtsbiegung der 4. bis 8. Rippe bei jeder Inspiration nimmt ab, die Hühnerbrust wird wieder flacher, die respiratorischen Hülfsmuskeln am Halse und die Nasenflügel werden ausser Thätigkeit gesetzt.

Tritt aber nach einigen Monaten eine solche Consolidirung des Brustkorbes nicht ein, und dehnt sich somit die Atelektase auf immer grössere Strecken aus, so vermögen endlich die intakt gebliebenen Lungenparthien nicht mehr gehörig zu vicariiren, es tritt eine intensivere Bronchitis ein und die Kinder sterben an erstickenden Hustenanfällen, nachdem sie Wochen und selbst Monate lang an den höchsten Graden von Athemnoth zu leiden hatten, zu welcher sich einige Wochen vor dem Tode noch Oedem der Füsse gesellen kann.

Die Prognose richtet sich nach dem Grade und der Dauer der Erscheinungen. Je entwickelter die Hühnerbrust, um so ausgedehnter ist die Verdichtung des Gewebes, um so grösser die Athemnoth und um so näher liegt die Gefahr, dass die Kinder an einem geringfügigen Bronchialcatarrh oder an Hydrämie in Folge des mangelhaften Stoffwechsels zu Grunde gehen. Uebrigens heilen auch sehr bedeutende Formveränderungen des Thorax und daraus entstehende Atelektasen oft vollständig.

Behandlung.

Die erste Frage ist immer die der Ernährung, die zweite die der Wohnung. Da die Hühnerbrust sich erst im 6. — 9. Lebensmonat entwickelt, so sind die Kinder gewöhnlich nicht mehr an der Brust, sondern bekommen die verschiedensten Arten von Brei und Suppen. Es lässt sich nun von keiner dieser Ernährungsweisen behaupten, dass sie absolut schädlich wäre; denn bei einer jeden gedeiht oder stirbt eine Anzahl von Kindern, und es lässt sich auch nicht bestimmen, welche von ihnen die Rachitis besser verhüte, indem sie bei allen Arten von Kost sich einstellt. Das wesentliche dabei ist, dass die Kost überhaupt vertragen wird und dass keine Darmcatarrhe oder anderweitige Verdauungsbeschwerden dadurch entstehen. Kinder mit vollkommen geregelter Verdauung werden nur äusserst selten rachitisch.

Der Aufenthalt in feuchten, dumpfen Zimmern befördert entschieden die Entstehung der Rachitis, wesshalb sie auch im Winter viel häufiger vorkommt als im Sommer und bei der armen Klasse der Bevölkerung häufiger als bei der besitzenden. Die Behandlung hat also ihr Hauptaugenmerk auf gut ventilirte, trockne Zimmer und möglichst anhaltenden Aufenthalt in freier Luft zu richten. Wo diese Bedingungen nicht erzielt werden können, da wird der Ausgang gewöhnlich ein ungünstiger sein. Ueberhaupt wird man sich meist vergeblich bemühen, durch Expectorantien, Narcotica, oder was immer für Mittel den die Atelektasen begleitenden Bronchialcatarrh zu vertreiben. Derselbe vergeht spontan, sobald die Lungen wieder unter bessere räumliche Verhältnisse gelangen. Ich beschränke mich auf Fetteinreibungen, die mehrmals täglich über die Brust gemacht werden, und gebe das Ol. jecoris oder die apfelsaure Eisentinktur, deren genauere Indicationen weiter unten bei der Behandlung der Rachitis gegeben werden sollen.

4) Lungenemphysem (τὸ ἐμφύσημα, das Aufblähen).

Das bekannte grossblasige Lungenemphysem, wodurch erwachsene Kranke den fassförmigen Thorax bekommen, und Herz und Diaphragma verdrängt werden, wird in dieser Ausdehnung bei Kindern kaum jemals beobachtet, ja es scheint diese Art von Rarefaktion des Lungengewebes dem kindlichen Organismus ganz zu fehlen. Hingegen findet man häufig das vesiculäre und interstitielle Emphysem unter folgenden anatomischen Erscheinungen.

Pathologische Anatomie.

Das reine vesiculäre Emphysem besteht in einer bleibenden Erweiterung einer grossen Parthie von Lungenbläschen, die jedoch hiebei nicht zerreissen, sondern nur vielleicht um das doppelte anschwellen. In dieser Weise verändert sich fast regelmässig das lufthaltige Lungengewebe in der Nachbarschaft luftleerer Stellen, also neben Pneumonie, Atelektase und Tuberculose. Die emphysematöse Lunge collabirt nach Eröffnung des Thorax nicht, fühlt sich eigenthümlich, wie ein mit Luft gefülltes Kissen an, ist graugelb anämisch und sinkt beim Anschneiden mit einem diffusen, kaum knisternden Geräusche zusammen. Bei längerem Bestehen und zunehmender Atrophie der Alveolarwand gesellt sich hiezu immer das interlobuläre Emphysem.

Dasselbe besteht in einer Ansammlung von Luft in dem Zellgewebe, das die einzelnen Lungenläppchen mit einander verbindet, und kann nur durch Zerreissung einzelner Lungenzellen und durch Austritt der Luft in die anstossenden, interlobulären Interstitien entstanden gedacht werden. Es erscheinen dann an der Oberfläche unter der Lungenpleura kleinere und grössere durchscheinende Luftblasen oder Streifen, welche sich in der Richtung der Interstitien verschieben lassen und auch in die Tiefe der Lunge sich verzweigen. Zuweilen umschreiben sie ein Lungenläppchen inselförmig und bilden, wenn zwischen vielen benachbarten Läppchen das interlobuläre Emphysem sich entwickelt, grössere Luftblasen, welche über ausgedehntere Strecken der Pleura hin- und hergeschoben werden können. Ein ganz seltenes Ereigniss ist das Austreten von Luft in das die Bronchien umgebende Bindegewebe, in das Mediastinum anticum und von da aus in das Zellgewebe des Halses und der Brust. Es gehen diese Fälle fast immer tödtlich aus.

Ueber die Entstehung des gewöhnlichen Emphysems cursiren mehrfache zum Theil nicht stichhaltige Ansichten. Gewiss ist nur, dass Verdichtungen eines Theiles des Lungenparenchyms ein vicarirendes, vesiculäres Emphysem des übrigen Gewebes veranlassen, und dass bei den Sektionen atrophischer Kinder hauptsächlich in Folge von Enteritis folliculosa und Cholera nostras gewöhnlich interlobuläres Emphysem gefunden wird. Ueber das in vielen Büchern erwähnte Vorkommen des Emphysems nach Keuchhusten habe ich keine positiven Erfahrungen gemacht, ich kann mich im Gegentheile nicht entsinnen, dasselbe jemals bei einem an Keuchhusten oder dessen Nachkrankheiten verstorbenen Kinde beobachtet zu haben. Auch Rilliet und Barthez wollen von dieser Complication nichts wissen, und es geht eben hieraus hervor, dass ausser der mechanischen Ausdehnung der Alveolen, welche auch bei pressender Exspiration auf Kosten des Blutgehaltes der Lungen denkbar ist, noch eine specielle Ernährungsstörung der Alveolenwandung zugegen sein muss, ohne welche trotz aller Gelegenheitsursachen doch kein Emphysem zu

Stande kommt. Als eine fernere Ursache hat man auch noch das Einblasen von Luft bei asphyktischen Neugebornen angeführt, was aber
auch nur wenig Wahrscheinlichkeit für sich hat, wenn man berücksichtigt,
dass bei Sektionen die Lungen Neugeborner mit aller Kraft aufgeblasen
werden können, ohne jemals zu zerreissen. Die Lungen sind so dehnbar
und lassen sich durch forcirtes Einblasen so vergrössern, dass eine einzige die ganze Brusthöhle ausfüllt; sowie man aber die Luft wieder aus-
strömen lässt, so collabiren sie wieder, ohne die geringste Spur von Emphysem zurückzulassen.

Symptome.

Da wir bei Kindern, wie es scheint, fast niemals chronisches, sondern immer nur acutes Emphysem haben, so entwickelt sich auch bei
ihnen nicht die Fassform des Thorax und es kommt auch nicht zu einem
Tiefstand des Zwerchfelles. Wir haben demnach kein physikalisches Zeichen und es fragt sich sehr, ob die in den Büchern beschriebene Beschleunigung der Respiration nicht besser den das Emphysem bedingenden Lungenkrankheiten als diesem selbst zugeschrieben werden muss.
Es hat also nur pathologisch-anatomische Bedeutung. Von einer Prognose
und Therapie kann bei einer Veränderung, die sich der Diagnose entzieht,
natürlich keine Rede sein.

5) Oedema pulmonum (τὸ οἴδημα, die Geschwulst).

Bei den meisten Krankheiten des Herzens, der grossen Gefässe und
der Lungen tritt als Schlussakt der ganzen Krankheit oder auch erst in
Agone ein rasch tödtendes Lungenödem auf. Dasselbe hat natürlich als
pathologischer Zustand wenig Bedeutung mehr, sondern muss als Anfang
des Todes betrachtet werden. Hingegen kommt bei Masern und hauptsächlich bei Scharlach ein rasch auftretendes Lungenödem vor, das nicht
immer zum Tode führt, sondern spontan oder durch Anwendung geeigneter Mittel wieder verschwindet. Dieses letztere ist es, worauf unser Augenmerk sich besonders zu richten hat.

Pathologische Anatomie.

Wir verstehen unter Lungenödem eine seröse Ausschwitzung in die
Lungenalveolen, die feinsten Bronchien und in das interstitielle Gewebe.
Weder das erste noch das letzte kann allein ohne Betheiligung des andern serös infiltrirt werden, und es kann desshalb der Streit einzelner
Autoren, ob das Oedem in den Alveolen oder in den Interstitien seinen
Sitz habe, zum Vortheile beider Partheien entschieden werden. Oedema-
töse Lungen sinken bei Eröffnung des Thorax nicht zusammen, sind von
einer graublauen oder graugelben Farbe je nach dem Blutgehalte der
ergriffenen Lungenparthien und von schwerem Gewicht, schwimmen im
Wasser und knistern stark bei Druck. Der Eindruck des Fingers hinterlässt eine leichte Delle, indem auch die entsprechende Pleura ödematös infiltrirt ist. Auf dem Durchschnitt bietet sich eine glatte glänzende Fläche, aus welcher beim leichtesten Druck ein rother oder gelber
feinblasiger Schaum in grosser Menge hervorquillt. Der Austritt dieses
Schaumes ist ebenfalls von einem knisternden Geräusche begleitet. Das
Lungenödem beschränkt sich niemals auf kleine Parthien des Lungengewebes, sondern ergreift gewöhnlich die unteren Lappen beider Lungen, ein Beweis, dass seine Ursache keine locale, sondern eine allge-

meinere, auf Circulationsstörungen beruhende, sein muss. Die ödematösen Lungen lassen sich aufblasen, und es sind also nicht alle Alveolen mit Serum gefüllt. Die entsprechenden Bronchien sind schleimhaltig und in den Bronchien höherer Ordnung findet sich immer ein ähnlicher röthlicher Schaum, wie er beim Einschneiden auf der Schnittfläche hervortröpfelt.

Symptome.

Das vorherrschendste Symptom ist eine beträchtliche Athemnoth, die sich rasch bis zur Erstickungsgefahr steigern und in wenigen Stunden tödtlich endigen kann. Sind die Kinder schon gross genug und erlauben es ihre Kräfte, so richten sie sich auf und setzen sich gerade in ihr Bett, um eine möglichste Ausdehnung des Thorax zu erzielen. Die kleinen Kinder bekommen im Liegen heftige Stickanfälle, wodurch es nothwendig wird, sie aufzuheben. Das Athmen wird ausserordentlich frequent, laut keuchend und rasselnd, und die Sprache wird leise, undeutlich. Der Husten ist locker und grössere Kinder bringen auch etwas weissen Schaum aus dem Munde. Der Puls ist sehr klein, steht aber, was die Zahl der Schläge betrifft, in keinem Verhältniss zur Frequenz der Athemzüge.

Die physikalische Untersuchung ergibt bei grosser Ausdehnung des Oedems einen weniger sonoren, niemals ganz gedämpften Percussionsschall. Da das Lungenödem in den meisten Fällen doppelseitig und die Dämpfung keine exquisite ist, so gibt die Percussion häufig keine genügende Auskunft über die vorhandene Veränderung des Lungengewebes. Wichtiger ist die Auscultation. Man hört über den ödematösen Stellen ein weit verbreitetes, feuchtes Knisterrasseln, das sich für ein geübtes Ohr durch ein gröberes und unregelmässigeres Geräusch vom pneumonischen Knistern unterscheidet. Oft wird dasselbe übertönt durch die lauten Rasselgeräusche, welche durch den in den grösseren Bronchien angesammelten Schleim erzeugt werden, nach einer kräftigen Hustenbewegung aber momentan verschwinden. Die aufgelegte Hand fühlt diese Rhonchi ausserordentlich stark, während das Knisterrasseln sich gewöhnlich nicht durch Palpation erkennen lässt. Von einer Pneumonie ist das Oedem schwer zu unterscheiden, hauptsächlich in jenen acuten Fällen von Oedem, wo dasselbe von starkem Fieber begleitet wird. Die Athemnoth ist bei Oedem womöglich noch grösser als bei Lungenentzündung, die physikalische Untersuchung gibt keine charakteristischen Unterschiede, und das einzige, was Oedem mit ziemlicher Bestimmtheit vermuthen lässt, ist das doppelseitige Auftreten des Knisterrasseln, während die lobäre Pneumonie gewöhnlich doch nur halbseitig beobachtet wird.

Die Prognose ist, wenn der Ursprung derselben nicht auf einen Herzfehler oder eine chronische Lungenkrankheit zurückzuführen ist, nicht so ungünstig als man dem ersten Eindrucke nach glauben sollte. Die nach Scharlach von Nephritis und consecutivem Lungenödem befallenen Kinder haben oft die grösste Athemnoth, ihre Gesichtszüge sind entstellt und man glaubt ein baldiges Ende sicher prognosticiren zu können, nach und nach erholen sie sich dennoch mit Abnahme des Eiweisses und der Cylinder im Urine und mit gleichzeitiger Zunahme der Urinquantität.

Behandlung.

Gegen die Nephritis nach Scharlach als veranlassendes Moment dieser Lungenerkrankung erweist sich die antiphlogistische Behandlung mit

Calomel, Purgantien und Blutentziehung als entschieden schädlich. Es kann zwar allerdings durch eine Venäsection bei grösseren Kindern die Athemnoth rasch beseitigt werden, sie kehrt aber sehr bald wieder und es wird nun der Zustand, da noch Anämie sich dazu gesellt hat, bedeutend verschlimmert. Eine grosse Anzahl trockner Schröpfköpfe, auf Brust und Rücken gesetzt, erleichtert die Dyspnöe sehr beträchtlich und es kann dieses Mittel ein- bis zweimal täglich ohne allen Schaden und ohne besondere Umstände wiederholt werden. Der Pflege der Haut muss natürlich besondere Sorgfalt zugewendet werden, was durch Waschungen mit stark verdünnter Lauge am besten erreicht wird. Die Urinsecretion wird nach meinen bisherigen Beobachtungen durch kein Mittel so entschieden angeregt als durch das längst bekannte, auch als Volksmittel beliebte Roob. Juniperi, wovon man täglich 1 — 2 Mal einen halben Kaffeelöffel reicht. Es hat dasselbe auch den Vortheil, dass es durchaus nicht ungünstig auf Appetit und Stuhl wirkt, und dass die Kinder es mit Honig oder Syrup vermischt lange Zeit nehmen können. Die übrigen Diuretica, wie die Scilla, die Digitalis, das essigsaure Kali etc. sind alle schlechter zu nehmen, und haben vielfach unangenehme Nebenwirkungen, wesshalb sie weniger brauchbar erscheinen als dieses Roob. Juniperi. In den höchsten Graden von Athemnoth leistet zuweilen ein Brechmittel aus Ipecacuanha und Tartarus stibiatus entschiedene Dienste.

6) Lungenblutung. Haemorrhagia pulmonum. Haemoptoë.

Bei Erwachsenen kennt man dreierlei Arten von Lungenblutungen. Es kommen entweder längere Zeit hindurch die Sputa blutig gefärbt zum Vorschein, oder es ergiesst sich das Blut plötzlich stromweise aus Mund und Nase (Blutsturz), oder es sinkt ein Kranker bewusstlos zusammen und hustet, erst nachdem er wieder erwacht ist, Blut aus. Bei Kindern kommt meines Wissens nur die zweite Art vor und zwar als Complication zweier ganz verschiedener Zustände, des Keuchhustens und der Tuberculosis. In einzelnen Keuchhustenepidemien wird ziemlich häufig Blut in grosser Menge aus Mund und Nase ausgefördert, der überaus gutartige Verlauf, der Mangel der consecutiven, blutigen Sputa und überhaupt alle anderen schlimmen Folgen lässt aber gegründete Zweifel entstehen, ob das Blut wirklich aus den Lungen kommt oder ob nicht vielmehr in Folge der heftigen Hustenparoxysmen im Pharynx oder Larynx einzelne Gefässzerreissungen sich ereignen. Mir scheint aus den ebengenannten Gründen das letztere in der That wahrscheinlicher.

Die Lungenblutungen tuberculöser Kinder sind ausserordentlich selten. Man kann hunderte derselben an Phthisis pulmon. zu Grunde gehen sehen, ohne nur ein einziges Mal Hämoptoë zu beobachten, und wo sie vorkommen, sind sie nicht am Anfange des tuberculösen Processes zu bemerken, sondern als Schlussakt, einige Tage vor dem Tode. Bei kleinen Kindern habe ich sie noch niemals gesehen und erst einmal bei einem 10jährigen Mädchen.

Die Behandlung der Hämoptoë in Folge von Keuchhusten findet sich in dem hievon handelnden Abschnitte, die bei tuberculösen Kindern ist nur eine symptomatische und besteht lediglich in Darreichung kleiner Dosen Narcotica zur Minderung des Hustens und zum Zwecke der Euthanasie.

7) Der hämoptoische Lungeninfarkt.

Diese von Lännec zuerst genau beschriebene Veränderung der Lunge findet sich nicht gar zu selten bei Sektionen von Kindern, die an Purpura oder Lungentuberculose zu Grunde gegangen sind, kommt aber auch schon bei Neugebornen vor und ist hier meist mit Pyämie und Keilbildung in den Lungen complicirt.

Pathologische Anatomie.

In einer, zuweilen auch in beiden Lungen finden sich schwarzrothe Stellen von der Grösse einer Erbse bis zu der einer Wallnuss, die sich scharf vom übrigen Lungengewebe abgrenzen und eine bedeutend grössere Resistenz bieten. Der Durchschnitt ist trocken und nicht glatt sondern etwas körnig, und die so veränderten Stellen der Lunge lassen sich brechen fast wie Leberparenchym. Der Grund dieser dunkleren Färbung und vermehrten Resistenz liegt in einem Bluterguss, der eine grössere Anzahl von Alveolen ausgefüllt und die Interstitien comprimirt hat. Der leichtkörnige Durchschnitt erkärt sich ebenfalls daraus, indem das geronnene Blut genaue Abgüsse der traubenförmig geordneten Alveolen darstellt. Streift man mit dem Scalpelrücken etwas hart über einen solchen Durchschnitt, so bekommt man eine blutig gefärbte, mit feinkörnigen Blutcoagulis gemischte Flüssigkeit.

Verwechslung mit kruposer Pneumonie wäre möglich. Berücksichtigt man aber die umschriebene Form des hämoptoischen Infarktes, seine dunkelrothe Farbe, die scharfe Abgrenzung und den dunkelrothen, krümeligen Brei, den man von der Schnittfläche abschaben kann, so wird nicht leicht ein Zweifel über die Diagnose bestehen können. Wenn diese Infarkte zwischen dunkelrothem, hypostatischem Gewebe, z. B. hinten und unten, sich entwickelt haben, so fällt der Unterschied der Farbe weg, doch bieten die grössere Derbheit und Brüchigkeit, sowie der Mangel der Luftblasen immer noch Anhaltspunkte genug. Die hämoptoischen Infarkte sind häufiger central als peripherisch und schimmern im letzteren Falle durch die Pleura durch. Die zu ihnen führenden Bronchien sind bis zu einer gewissen Höhe mit Coagulis gefüllt, das Blut erstreckt sich aber gewöhnlich nicht weit nach aufwärts und es werden desshalb auch keine blutigen Sputa ausgeworfen.

Nach Rokitansky trifft dieser Zustand häufig mit aktiver Erweiterung des rechten Herzens zusammen und er kann sich bei höhern Graden mit Zerreissung der Lungensubstanz compliciren, wo man dann grössere Höhlen mit Blut und losem Lungengewebe gefüllt sieht. Nach demselben Autor ist auch eine Rückbildung möglich, indem entweder der Infarkt sich verflüssigt, wobei er eine schwärzlich-braune, rost- und weinhefenähnliche Färbung annimmt und so theils resorbirt, theils durch die Bronchien ausgeworfen wird, oder indem das geronnene Blut schrumpft und zu einem fibrösen oder braunen Gewebe obsolescirt. In schlimmen Fällen kann der Infarkt auch brandig werden und dann das Bild einer completen Lungengangrän bieten. —

Symptome.

Der hämoptoische Infarkt ist niemals idiopathisch, sondern complicirt sich mit Purpura, Tuberculosis, Pneumonie und Herzfehlern, in allen Füllen steigert sich durch seine Entstehung die Athemnoth und das Fieber. Wir sind weder durch physikalische Diagnostik, noch anderweitige Symptome im Stande, ihn von lobulärer Pneumonie zu unterscheiden.

Die physikalischen Zeichen sind schon desshalb meistens ohne Belang, weil der Infarkt gewöhnlich gegen die Lungenwurzel und nicht an der Peripherie vorkommt. Von einer speciellen Therapie kann bei so mangelhaften diagnostischen Anhaltspunkten natürlich nicht die Rede sein.

8) Der Lungenbrand. Gangraena s. Mortificatio pulmonum.

Der Lungenbrand ist bei Kindern eine ausserordentlich seltene Krankheit. Er kommt vor nach traumatischer Pneumonie, veranlasst durch fremde Körper, die während einer heftigen Inspiration in die Lungen gelangt sind, bei bösartigem Verlauf acuter Exantheme, der Noma oder des Abominaltyphus, bei Pyämie und endlich als schlimmer Ausgang des hämoptoischen Infarktes.

Pathologische Anatomie.

Seit Lännec unterscheidet man einen diffusen und einen umschriebenen Lungenbrand.

Die Charaktere des diffusen sind: Verbreitung über grössere Parthien der Lunge, über einen Lappen oder einen ganzen Flügel, schmutzig grünliche oder bräunliche Färbung des morschen oder ganz zerfliessenden, brandig stinkenden Gewebes, welches mit einer flockigen, schaumigen, ebenfalls brandig riechenden Jauche infiltrirt ist. Diese Art von Brand ist nirgends scharf begrenzt, sondern geht allmälig durch ein ödematöses in gesundes Gewebe über. Sie ist fast niemals für sich allein zu beobachten, sondern gesellt sich gewöhnlich zum circumscripten Brande.

Der umschriebene Brand kommt häufiger vor als der erstere. Es wird hiebei an irgend einer Stelle das Gewebe zu einem schwarzgrünen, feuchten, nicht leicht zerreisslichen Schorf verwandelt, der überall scharf begrenzt ist. Die Grösse dieser Mortificationen erreicht im kindlichen Alter nicht leicht die einer Wallnuss. Nach einiger Zeit löst sich nun dieser brandige Pfropf von seiner normalen Umgebung ab und liegt in einer Ausbuchtung des brandigen Lungenparenchyms, ringsum von brandiger Jauche umspült, oder er zerfällt alsbald zu einem jauchigen Breie, der von einer zottigen Brandexcavation umgeben ist. Er sitzt häufiger an der Peripherie und im unteren Lappen als im Centrum der Lunge und fällt, wenn die Pleura mit gangränescirt und nicht fest mit der Costalpleura verwachsen ist, nach seiner Lösung in den Pleurasack, worauf jauchige Pleuritis und Pneumothorax sich entwickelt.

Das den brandigen Pfropf umgebende Lungengewebe ist entweder nur ödematös oder erkrankt in verschiedener Ausdehnung pneumonisch, in beiden Fällen ist grosse Neigung zum diffusen Brande vorhanden, so dass man, wenn die Kinder die grossartige Zerstörung lange genug aushalten, einen ganzen Lungenlappen in breiige Jauche verwandelt finden kann. Wenn die in den erkrankten Stellen verlaufenden Arterien nicht allseitig thrombosirt sind, so entstehen beträchtliche Blutungen, die sich durch die Bronchien nach aussen ergiessen können, jedenfalls aber durch das sich in der gangränösen Höhle sammelnde Blut das brandige Material vergrössern. Mit Ausnahme der traumatischen Gangrän ist wohl noch niemals eine Heilung beobachtet worden.

Symptome.

Die Symptome sind je nach der Ursache der Gangrän verschieden. Bei Typhus, Noma und bösartigen Masern ist die Allgemeinerkrankung so bedeutend und die Schmerzempfindung dabei so vermindert, dass gar keine subjektiven und nur unbedeutende objektive Symptome sich einstellen, während der traumatische Brand mit den Symptomen der Pneumonie beginnt. Ich beobachtete einmal einen solchen Fall, in welchem ein 14 jähr. Knabe eine Grasähre im Mund hatte und durch plötzliches Geläehter in den Larynx brachte. Er war hierauf noch ein paar Tage ziemlich wohl, so dass man glaubte, er habe sich geirrt und die Aehre geschluckt, bis sich plötzlich sämmtliche Symptome einer Pneumonie einstellten, die aber nicht regelmässig verlief. Es wurden die Sputa nämlich gangränös und unter heftigen Hustenparoxysmen expektorirte der Kranke einzelne Theile der Aehre und grosse Mengen brandiger Fetzen, die die Luft des Zimmers in unerträglicher Weise verpesteten. Dieser Auswurf dauerte mehrere Wochen fort, und hörte erst nach vielen Monaten gänzlich auf. Der zum Gerippe abgemagerte Knabe behielt eine grosse Caverne, die sich nach und nach verkleinerte und nach 6 Jahren kaum mehr nachzuweisen war. Er gewann erst nach Jahren sein früheres gesundes Aussehen wieder. Diess ist zu gleicher Zeit der einzige Fall von Gangräna pulmonum, den ich glücklich endigen sah.

Bei den übrigen nicht traumatischen Fällen von Lungenbrand gibt sich der Eintritt desselben durch eine plötzliche Verschlimmerung des Allgemeinbefindens zu erkennen, wobei besonders das Gesicht sich schnell verändert, ein bleifarbiges, entstelltes, hippokratisches Aussehen annimmt und der Puls ausserordentlich klein und frequent wird. Die Hauttemperatur ist dabei nicht erhöht, das charakteristischste Kennzeichen aber bleibt immer ein aashafter Geruch aus dem Munde, der sich durch Veränderungen der Mundhöhle nicht erklären lässt. Die physikalische Untersuchung kann möglicherweise resultatlos bleiben, wenn der Process central ist, oder es finden sich schwache circumscripte Dämpfung, Knisterrasseln, Bronchialathmen und Rasselgeräusche und bei Perforation der Lunge die Zeichen des Pneumothorax. Gewöhnlich sind die Sputa blutig, der Husten ist quälend krampfhaft. Bald gesellen sich colliquative Schweisse, hektisches Fieber und Delirien dazu, worauf fast regelmässig der Tod erfolgt.

Behandlung.

Wo fast regelmässig der Tod erfolgt, erscheint eine rationelle Behandlung ziemlich misslich. Die bisher beobachteten Genesungen sind unter einer Behandlung mit China, Mineralsäuren, essigsaurem Blei, Chlor und dessen Präparaten und endlich mit Kreosot erfolgt.

9) Tuberculosis der Lungen und Bronchialdrüsen.

Da in einem späteren Abschnitte die Dyskrasien als Gesammtkrankheiten einer ausführlichen Erörterung unterworfen werden sollen, so wird es genügen, wenn der Vollständigkeit halber hier die pathologische Anatomie und Symptomatologie der Lungentuberculose ihre Stelle findet, während die Aetiologie und die Betrachtung der Allgemeinerkrankung passender bei den Dyskrasien folgen wird.

Pathologische Anatomie.

In der Kinderlunge kommen alle Arten von Tuberkeln vor. Es finden sich 1) die discreten oder miliaren Tuberkel, 2) die aggregirten und 3) die grösseren, käsigen Tuberkelinfiltrationen. Oft treten alle 3 Formen in einer Lunge auf.

Der Miliartuberkel beruht auf dem Austritt eines faserstofffreichen Exsudates in die Lungenalveolen, wobei gewöhnlich nicht mehrere Alveolen neben einander oder gar ein ganzes Läppchen, sondern meist nur einzelne Lungenbläschen getroffen werden, wofür auch der Name „discreter Tuberkel" sehr bezeichnend geschaffen worden ist. Er erscheint als ein kleines, kaum nadelkopfgrosses, graues Knötchen mikroskopisch vollkommen amorpher Natur, indem man mit Ausnahme einzelner Epithelien und elastischer Fasern von dem nächstgelegenen interstitiellen Gewebe nichts als Detritus findet. Essigsäure löst denselben langsam auf.

Die aggregirten Tuberkel bestehen aus demselben amorphen Detritus wie die miliaren, sie sitzen nesterweise beisammen, verbreiten sich über mehrere Läppchen und haben eine mehr in das gelbe spielende Farbe. Das zwischen den einzelnen Tuberkeln eines solchen Nestes liegende Lungengewebe ist stets luftleer, verdichtet und mit Exsudat gefüllt.

Die tuberculöse Infiltration erstreckt sich über grössere Lungenparthien, einen halben oder selbst einen ganzen Lappen, kommt bei Kindern zum Unterschiede von den Erwachsenen häufiger in den untern Lappen als an den Lungenspitzen vor, hat eine unbestimmt begränzte Form und eine gelbe, käsige Beschaffenheit. An diesen grösseren tuberculösen Infiltrationen kann man den Process des Erweichens und Zerfallens am besten beobachten. Die endlich zerfliessende Tuberkelmasse entleert sich durch einen Bronchus und es bleibt eine zum Theil noch gefüllte oder vollkommen leere Höhle zurück, in deren Wandung wieder neue Tuberkeln sich absetzen und dann durch ihre Erweichung die Caverne von neuem vergrössern. So entstehen endlich buchtige, unregelmässige, mit verschiedenen Vorsprüngen versehene Höhlen, die mit einem schmutzigen, bröckligen, gelben oder grauen Eiter angefüllt sind. Bald finden sich mehrere kleinere, bald nur eine einzige, die einen ganzen Lappen einnehmen kann, wobei zu bemerken ist, dass fast niemals eine Caverne auf den nächstgelegenen Lappen übergreift, sondern die zwischen den einzelnen Lappen bestehenden Adhäsionen unversehrt lässt. Grössere Cavernen communiciren immer mit einzelnen Bronchien, deren Lumen wie scharf abgeschnitten an der Höhlenwandung klafft. Zuweilen laufen obliterirte Gefässe oder Parenchymreste strang- oder brückenartig quer durch eine Höhle. Diese Gefässe scheinen aber regelmässig obliterirt zu sein, indem Lungenblutungen bei Kindern ausserordentlich selten und namhaftere gar nie beobachtet werden. Auch der Durchbruch einer Caverne in den Pleurasack und somit Pneumopyothorax kommt meines Wissens bei tuberculösen Kindern nicht vor. Das eine Caverne umgebende Lungenparenchym ist niemals vollkommen normal, sondern narbig verdichtet oder im Zustande grauer, rother oder schon neuerdings tuberculisirter Hepatisation. Häufig findet man auch Oedem, besonders in den unteren Lappen, während ein vicariirendes Emphysem gewöhnlich den oberen Lappen einnimmt. Die Bronchien, welche mit den Cavernen communiciren, enthalten einen gelben bröckligen Cavernenciter, während die übrigen eine injicirte und geschwellte Schleimhaut zeigen. Nach Hasse obliteriren die zu den tuberculösen Höhlen und Ablagerungen führenden Aeste der Pulmonalarterie, in gleichem Verhältnisse aber kommen in diesen Lungenparthien, die ihr Hauptgefässnetz eingebüsst haben, neue Gefässe zur Geltung, welche zum Gebiete theils der Bronchialarterien, theils der Artt. intercostales gehören und ihr Blut in die Bronchialvenen und in die Vena azygos abgeben; eine Kreislaufstörung, mit welcher auch die partielle Erweiterung und ungewöhnliche Entwicklung der subcutanen Venen in Verbindung stehen mag.

Cavernen können bekanntlich heilen durch Verödung oder durch Narbenbildung. Zu beiden Arten von Heilbestrebungen ist jedenfalls eine Reihe von Jahren erforderlich und es ist desshalb nicht leicht bei der Sektion einer kindlichen Leiche dergleichen zu finden. Verödung kommt bei Kindern niemals vor, hingegen sieht man zuweilen neben noch bestehenden Cavernen verdichtete, strahlig eingezogene Stellen, welche höchst wahrscheinlich als die Reste kleiner Cavernen zu betrachten sind.

Die tuberculöse Kinderlunge zeichnet sich schliesslich vor der der Erwachsenen durch den Mangel der Pigmentirung aus.

Die Bronchialdrüsen sind viel häufiger der Sitz der Tuberkeln als die Lunge, sie sind regelmässig tuberculös entartet, wenn sich diese Erkrankung in den Lungen findet, aber oft noch findet sie sich in den Bronchialdrüsen ohne auf die Lungen übergegriffen zu haben. Es kommt hier hauptsächlich der grosse gelbe Tuberkel vor, während die aggregirten Haufen kleiner Tuberkeln seltner sind und Miliartuberkeln fast gar nicht beobachtet werden.

Gewöhnlich entartet die ganze Drüse zu einem grossen gelben Tuberkel und erreicht die Grösse einer Hasel- und selbst einer Wallnuss. Die Tuberculosis erstreckt sich meist über mehrere Drüsen, so dass die Bifurkation der Bronchien von einem grossen Tuberkelpaquete eingeschlossen ist. Nur die ausserhalb der Lungen liegenden Drüsen erreichen eine so erhebliche Grösse, die die Bronchien innerhalb der Lungen begleitenden Drüsen werden kaum giösser als eine kleine Mandel oder lagern sich als halbmondförmige Rinnen um die ersteren. Das Drüsenparenchym ist in der Regel ganz verschwunden und es bleibt nichts mehr übrig als eine Hülle, die ehemalige Drüsenmembran, an welcher allseitig eine gelbe Tuberkelmasse adhärirt. Dieselbe scheint wenig Neigung zur Erweichung zu haben, man findet wenigstens auffallend selten schmelzende Tuberkel in den Drüsen, wenn sie aber statt hat, so kann sie ebenso gut an der Peripherie wie im Centrum beginnen. Bei älteren Kindern kommt wohl hie und da auch eine partielle Verkreidung zu Stande. Die Wirkung der tuberculösen Bronchialdrüsen auf die Nachbarorgane ist eine zweifache, wie Rilliet und Barthez sehr gründlich entwickeln. Aus den Angaben dieser Autoren sind folgende Thatsachen zu entnehmen: Die Drüsen wirken entweder 1) durch Compression oder 2) durch feste Verwachsung mit den Nachbarorganen und nachträgliche Perforation.

ad 1) Die Anatomen scheiden die ausserhalb der Lungen liegenden Drüsen a) in Trachealdrüsen, zur Seite der Trachea bis zur Theilung derselben; b) in Bronchialdrüsen, zwischen der Bifurkation; c) in Herzdrüsen, auf der Basis des Herzens und auf den grossen Gefässen; und d) in Oesophagusdrüsen, im Mediastinum posticum in der Nähe des Oesophagus. Alle diese Drüsen können eine tuberculöse Entartung und Vergrösserung erfahren und dann auf die zunächst liegenden Organe drücken.

Was die Compression von Gefässen betrifft, so sind derselben unterworfen: die Vena cava superior, die Lungenarterie, die Lungenvenen und die Vena azygos. Es sind Beispiele von vollständiger Obliteration der genannten Venen in der Literatur aufgezeichnet, ich selbst habe dergleichen noch nie beobachtet, sondern erinnere mich nur einmal in einer Lungenvene bei gleichzeitiger Bronchialdrüsentuberkulose eine Verengerung gesehen zu haben. Die Compression der Gefässe kann Hämorrhagien und Oedeme verursachen. So veranlasste z. B. die der oberen Hohlvene nach den genannten Autoren eine Blutung in den Arachnoidealsack und Oedem des Gesichtes. Bei Druck auf die Lungenvenen liegt die Möglichkeit eines Lungenödemes sehr nahe. An der Trachea und der Bifurkation findet man zuweilen Eindrücke und Abflachungen, die ebenfalls von tuberculösen Drüsen herrühren, aber keine deutliche Verengerung des Lumens zu erzeugen im Stande sind. Wichtiger ist die Compression der Nerven, namentlich der n. vagi. Die Drüsen wachsen zuweilen so innig um dieselben herum, dass es dem anatomischen Messer geradezu unmöglich wird, sie in denselben zu präpariren. Die Leitung scheint nichts desto weniger nicht unterbrochen zu sein, sonst müssten beträchtlichere Störungen in Circulation und Respiration viel häufiger bei Drüsentuberculose beobachtet werden, als diess in Wirklichkeit der Fall ist. Compression des Oesophagus scheint sehr selten vorzukommen, zuweilen wird eine einfache, seitliche Verschiebung desselben wahrgenommen.

ad 2) Die Bronchialdrüsen können in und ausser der Lunge mit den Bronchien innig verwachsen und bei nun eintretendem Schmelzungsprocess die Bronchialwand perforiren. Nach Rilliet und Barthez sollen auch nicht schmelzende, harte Tuberkelknoten die Knorpelringe der Bronchien usuriren und so Perforation veranlassen können, ein Zustand der von den pathologischen Anatomen bisher wenig beachtet worden ist. In den Lungen selbst ist es schwer, eine Caverne von einer in einen Bronchus durchgebrochenen, vereiternden Bronchialdrüse zu unterscheiden. Diese Pseudocavernen sitzen stets in der Nähe der Lungenwurzel und ihre Höhlung hängt nach aussen mit den übrigen Tuberkelmassen der entarteten Bronchialdrüsen zusammen.

Die genannten Autoren sprechen auch von einer tuberculösen Perforation der Pulmonalarterie und des Oesophagus, worüber ich keine eigene Erfahrung besitze.

Symptome.

Was zuerst die physicalische Untersuchung betrifft, so muss hier nochmals eingeschärft werden, dass die Percussion sehr leise und in langsamer Aufeinanderfolge der Schläge vorzunehmen ist, weil sonst die leichteren Dämpfungen regelmässig übersehen werden. Bei Miliartuberculose, wo die beiden Lungen gleichmässig mit sandkorngrossen Tuberkeln durchsetzt sind, gibt die Percussion natürlich keine Aufklärung, der Percussionsschall ist im Allgemeinen etwas tympanitisch, eine Ungleichheit zwischen den beiden Brusthälften lässt sich aber nicht entdecken. Das gleiche gilt von der Tuberculose der Bronchialdrüsen, die von den Lungen und grossen Gefässstämmen bedeckt sind und so der physikalischen Diagnose gänzlich entgehen. Hingegen lassen sich grössere, tuberculöse Infiltrationen durch leises aufmerksames Percutiren sehr wohl finden, nur sind, wie schon bei der pathologischen Anatomie erwähnt wurde, die Lungenspitzen nicht so ausnahmslos der Sitz derselben. Man findet häufig weiter unten oder seitwärts eine umschriebene Dämpfung, die ebenfalls auf Tuberculosis zu beziehen ist und bei Erwachsenen in dieser Weise fast niemals vorkommt. Wenn einmal Cavernen sich gebildet und ihren Inhalt durch einen Bronchus entleert haben, so wird der matte Percussionsschall wieder etwas mehr sonor und bekommt den tympanitischen Beiklang, was durchaus keine Besserung noch Verkleinerung der Tuberkelinfiltration anzeigt.

Durch Auskultation entdeckt man bei Miliartuberculose nichts charakteristisches, der hiebei immer bestehende Bronchialcatarrh verursacht weit verbreitete gross- und kleinblasige Rasselgeräusche, die sich von denen eines einfachen Bronchialcatarrhes durch nichts unterscheiden. Bei grösseren tuberculösen Verdichtungen des Lungeugewebes hört man Bronchialathmen, starke Consouanz der Stimme und des Hustens und abnorme deutliche Fortleitung der Herztöne in vom Herzen entfernten Lungenparthien. Am Rande der Dämpfung wird an einzelnen Stellen Knisterrasseln oder einfach verschärftes Athmen vernommen. Der Herz-chok ist bei allen tuberculösen Kindern auffallend stark. Schmilzt nun eine solide Tuberkelinfiltration und entstehen Cavernen, so ändern sich auch die auscultatorischen Symptome ebenso, wie diess schon bei der Percussion erörtert wurde; es stellt sich nun cavernöses Gurgeln und Rasseln ein und das Athmungsgeräusch wird cavernös, doch sind die Cavernen der kleineren Kinder in der Regel nicht von solchem Umfange, dass diese Symptome immer regelmässig und gehörig charakteristisch zum Vorschein kämen.

Was nun die funktionellen Symptome betrifft, so sind dieselben mannigfacher Art. Die Respirationsbewegungen sind fast immer beschleunigt, am schuellsten bei fieberhafter acuter Tuberculose, wo die beiden Faktoren, 1) Fieber und 2) mechanisches Hinderniss der Luft-wege, sich vereinigen. Sie steigern sich dann zu einer Höhe von 60—80 in der Minute. Bei chronischer Tuberculose ist die Beschleunigung kaum merklich und gar keine Dyspnöe zugegen. In den rasch sich entwickeln-den und fortschreitenden Fällen aber kann grosse Athemnoth, selbst Orthopnöe und Nasenflügelathmen sich einstellen, was mehr auf Rech-nung gleichzeitiger Pleuritis und particller tuberculöser Pneumonie als auf Rechnung der Raumbeengung in Folge der Tuberkeln kommt. Im Allgemeinen kann angenommen werden, je acuter und verbreiteter der Process in den Lungen, um so beschleunigter und erschwerter sind die Respirationsbewegungen.

Der Husten ist unter allen Symptomen das constanteste; denn gänzlich fehlt es niemals; am schwächsten und am wenigsten bemerkbar ist derselbe bei acuter Miliartuberculose, wo derselbe Process in anderen Organen, vor allen im Gehirne, die Reizbarkeit des Nervensystems in einer solchen Weise herabsetzt, dass diese hydrocephalischen Kinder oft Tage lang nicht ein einziges Mal husten, obwohl bei der bald darauf stattfindenden Sektion beide Lungen mit miliaren Tuberkeln durchsetzt und die Bronchialdrüsen in eine käsige Masse verwandelt gefunden werden.

Der Husten ist nicht nur das constanteste sondern auch das früh-zeitigste aller Symptome, er hört während des ganzen Verlaufes niemals vollständig auf, wenn auch zuweilen kurze, zur Stellung einer günstige-ren Prognose verführende Remissionen eintreten. Anfangs ist er trocken und kurz, aber doch schon häufig wiederkehrend, später, wenn grössere Strecken oder Bronchien sich betheiligen, wird er feucht und von con-vulsivischen Anfällen begleitet. Diese Anfälle haben grosse Aehnlichkeit mit denen des Keuchhustens, nur fehlt hiebei die charakteristische, laute, langgezogene Inspiration am Ende des Hustens, auch kommt es im Ver-laufe einiger Wochen nicht zum Auswurf des massenhaften glasigen Schleimes. Dieser krampfhafte Husten hat in der Regel seinen Grund in den tuberculösen vergrösserten Trachealdrüsen, welche einen sich fortwährend steigernden Druck und Reiz auf die Trachea und consen-suell auf den Larynx ausüben, kann übrigens auch durch profuse Se-kretion allein bedingt werden, wie diess bei erwachsenen Kranken, die an einfacher Bronchoblennorrhöe leiden, oft genug beobachtet wird. Wenn die letztere Ursache besteht, so hört der Anfall auf, sobald der Schleim den Larynx passirt hat, was bei Kindern nicht so leicht zu beurtheilen ist, da sie ihn alsbald wieder verschlucken. Bei Bronchialdrüsentuberculose hingegen können die Anfälle unbestimmte Zeit und ohne alle Expektoration fortbestehen und hören in der Regel erst auf, wenn die Erschöpfung einen hohen Grad erreicht hat.

Die Expektoration, welche bei erwachsenen Tuberculösen einen vortrefflichen Anhaltspunkt gibt, kann bei Kindern bis zum 5. oder 6. Lebensjahre gar nicht verwerthet werden, indem diese die aus dem Larynx ausgehusteten Massen sogleich wieder schlucken. Nur bei heftigen Hustenfällen sieht man zuweilen auch bei ganz kleinen Kindern einen weissen, feinblasigen Schaum auf der Zunge und selbst zwischen die Lippen treten, der aber durchaus nur als einfaches Secret der catarrhalischen Bronchien zu betrachten und keineswegs für Tuberculose charakterisstich ist. Ueber 7 Jahre alte Kinder, bei welchen übrigens bis zum Eintritt der Pubertät die Phthisis der Lungen sehr selten ist, expektoriren wie die Erwachsenen und der aus den Cavernen entleerte Eiter ist ebenso zerfliessend und arm an Luftblasen wie bei jener. Das seltene Eintreten der Hämoptöe tuberculöser Kinder wurde schon pag. 234 bei Gelegenheit der Lungenblutungen überhaupt erwähnt.

Sind die Kinder schon gross genug, um den Ort ihrer Schmerzen anzugeben, so bezeichnen sie fast immer die Herzgrube oder das Sternum und nur äusserst selten eine seitliche Parthie des Thorax als Sitz derselben. Die Erforschung des mehr oder minder heftigen Schmerzes ist für die Einleitung einer vernünftigen Therapie dringend nothwendig, denn je heftiger derselbe und je grösser die dadurch bedingte Unruhe, um so rascher gehen die Kinder dem sicheren Untergang entgehen. Da die Tuberculose selten auf eine Lunge beschränkt ist, so bemerkt man auch an der Lagerung solcher Kinder keine constanten Veränderungen; sie liegen meist auf dem Rücken und wählen nur selten eine fortwährende Seitenlage. Auffallend ist, dass sie sich trotz der schrecklichen Abmagerung, der langen Dauer der Krankheit und dem anhaltenden Fieber nur wenig und sehr spät aufliegen. Am Habitus des Thorax ist stets eine mit den übrigen Körperverhältnissen nicht übereinstimmende grössere Abmagerung und eine für Tuberculose ziemlich charakteristische Entwicklung der subcutanen Venen zu bemerken. Es erreichen diese Venen besonders in der Nähe des Sternum's von der ersten bis dritten Rippe eine gewaltige Ausdehnung und können bis zur Breite einer Linie schwellen.

An den Fingerspitzen bemerkt man bei allen chronischen Krankheiten, in welchen die Blutcirculation der Lungen gehemmt ist, also namentlich bei ausgedehnter Tuberculose und bei Herzfehlern, eine eigenthümliche, kolbige Anschwellung, wobei die Nägel sich krallenartig nach vorne krümmen. In den höchsten Graden dieser Wölbung bekommen die Finger das Aussehen eines Trommelschlägels. Wir besitzen hierin ein sehr werthvolles Zeichen, weil dieses Dickerwerden der Fingerspitzen niemals angeboren und nie bei gesunden Kindern vorkommt, sondern immer einen höheren Grad von Stase im rechten Herzen, der in der Regel seinen Grund in den Lungen hat, uns erkennen lässt.

Bedeutend vergrösserte Bronchialdrüsen machen, wie schon bei der pathologischen Anatomie bemerkt wurde, zuweilen ein Oedem des Gesichtes, das auf locale Circulationsstörung zurückgeführt werden muss, weil bei dem in Folge der Dyskrasie entstehenden Hydrops bekanntlich zuerst die Füsse schwellen und erst nach längerer Zeit ein Oedem der oberen Extremitäten und des Gesichtes nachfolgt, während in diesem Falle das des Gesichtes allein besteht. Man findet alsdann auch eine beträchtliche Erweiterung der subcutanen Halsvenen und eine leichte Cyanose an den Lippen und Augenlidern. Rilliet und Barthez haben durch mehrere Sectionsbefunde in solchen Fällen nachgewiesen, dass wirklich ein Druck vergrösserter Drüsen auf die V. cava descendens stattgefunden hat.

Die Tuberculose der Lungen verläuft entweder als acute Miliartuberculose, wobei dann derselbe Process auch in anderen Organen, namentlich oft im Gehirn und auf dem Peritonäum, sich etablirt und durch mannigfache von anderen Organen ausgehende Symptome die der Lungen in den Hintergrund treten lässt, oder sie verläuft chronisch wie bei Erwachsenen unter den Zeichen der Phthisis pulmonum. Die erste Form wird bei der Besprechung der Dyskrasie nochmals erörtert werden, die zweite hat eine Dauer von 2 Monaten bis 2 Jahren und kann auch wieder vollständig zum Stillstande gebracht werden. Ich kenne Kinder von nachweisbar tuberculösen Eltern, die in den ersten Jahren ihres Lebens ganz entschiedene Zeichen der entwickelten Lungentuberculose, deutliche Dämpfung an einer oder der anderen Stelle der Lungen, Bronchialathmen, Knisterrasseln, heftige lang ausdauernde Bronchitis, Abmagerung, Fieber etc. erkennen liessen und dennoch wieder vollkommen genasen, d. h. nur scheinbar, die Ernährung kam in Gang, das Aussehen wurde blühend, das Fieber und der Husten nahm langsam ab, die Dämpfung aber blieb und bei der geringsten Störung des Allgemeinbefindens tritt immer wieder neue, hartnäckige Bronchitis auf. Zuweilen verallgemeinert sich zum Schlusse der Process noch und es gehen dann auch die phthisischen Kinder unter den Symptomen der Miliartuberculose zu Grunde.

Bezüglich der Therapie muss auf die Vorschriften verwiesen werden, welche bei der Tuberculosis als Dyskrasie gegeben werden sollen.

10) Krebs der Lungen und des Mediastinum anticum.

Krebs ist im Allgemeinen bei Kindern schon ausserordentlich selten und der der Lungen ist erst einige Male beschrieben worden. Man fand in den Leichen neben Krebsknoten anderer Organe auch Carcinoma medullare der Lunge, in Form weisser oder grauröthlicher Knoten der verschiedensten Grösse. Sie sitzen sowohl in der Tiefe als an der Peripherie, flachen sich ab, wenn sie an der Pleura angelangt sind, und bekommen ebenso wie die Leberkrebse eine nabelförmige Vertiefung in ihrer Mitte. Die bei Lebzeiten bemerkbaren Symptome reduciren sich auf Bronchitis und Athemnoth und werden gewöhnlich von denen der Krebse in anderen Organen verdrängt.

Krebs im Mediastinum anticum beobachtete ich schon 2 Mal bei einem 5jähr. und einem 6jähr. Knaben. Da in beiden Fällen das ganze Mediastinum anticum mit demselben erfüllt und die Pleuren, die Lungen und der Herzbeutel damit verwachsen waren, so wird eine Beschreibung derselben an diesem Platze nicht ungeeignet erscheinen.

Die Entwicklung dieses Krebses scheint eine ziemlich rapide zu sein, wenigstens gaben beide Kinder erst wenige Wochen vorher die ersten Zeichen eines Respirationsleidens zu erkennen und doch war bei der alsbald vorgenommenen Percussion schon eine beträchtliche Dämpfung unter dem Sternum, die sich nach beiden Seiten über dasselbe hinaus erstreckte, bemerkbar. Das Hauptkriterium ist also die besagte Dämpfung, welche sich im Verlaufe nicht bloss durch Wachsen des Krebses, sondern auch durch hydropische Ergüsse in die Pleurasäcke gewaltig vergrössert. Dass das die Dämpfung veranlassende Exsudat nicht flüssiger Natur ist, lässt sich leicht nachweisen. Man hört nämlich über demselben die Herztöne fast so laut, als wenn man das Herz selbst auskultirte, auch die in den catarrhalischen Bronchien entstehenden Rasselgeräusche sind über der Krebsgeschwulst ausserordentlich deutlich vernehmbar. Die funktionellen Störungen richten sich hauptsächlich nach der Richtung, in welcher der Krebs am schnellsten wächst. Die grossen Venenstämme müssen in beiden Fällen comprimirt gewesen sein; denn es waren Oedeme des Gesichtes und der Hände zugegen und die Halsvenen beträchtlich ausgedehnt. Wegen der höchst peniblen Compression der vorderen Lungenparthien haben die Kinder fortwährend Orthopnöe und athmen am leichtesten, wenn sie den Rücken krümmen und den Kopf nach vorwärts beugen, welche Stellung auch im Schlafe beibehalten wird. Die Rückenfläche des Thorax gibt einen sonor tympanitischen Percussionston und da diese Parthien für die vorderen comprimirten vicariiren müssen, so ist das Athmungsgeräusch in denselben ausserordentlich verschärft und häufig durch Rasselgeräusche verdeckt. Das Herz ist nach aussen und unten verdrängt und liess in dem einen Falle ein blasendes systolisches Geräusch hören, ohne dass bei der Sektion materielle Veränderung am Herzen oder den Klappen dasselbe hätten erklären können. Der Puls ist sehr beschleunigt, der Appetit nicht vollkommen geschwunden, wesshalb auch die Abmagerung keinen so hohen Grad wie bei Tuberculosis erreicht. Endlich wird zum Glücke für die Kranken und ihre Umgebung das Gehirn in Mitleidenschaft gezogen, es tritt Sopor oder Irrereden ein und die Kranken gehen alsdann rasch zu Grunde.

Bei der Sektion fand ich in dem einen Fall einen Medullarkrebs, der das ganze Mediastinum anticum einnahm und sich auf die vorderen Parthien der rechten Lunge erstreckte ohne in derselben noch in irgend anderen Organen secundäre Knoten veranlasst zu haben, in dem anderen Falle ein Cystosarkom, das Lungen und Herz einfach verdrängte, nicht aber inficirte, von der Grösse einer starken Mannesfaust. In beiden Fällen beträchtlicher Hydrothorax, aber nur unbedeutender Ascites.

Die höchst traurig anzuschende Athemnoth dieser Kinder konnte durch grössere Dosen Morphium gr. $1/8$—$1/2$ pro die in ganz überraschender Weise temporär beschwichtigt werden.

11) Keuchhusten. Tussis convulsiva. Pertussis.

Der Keuchhusten ist ein epidemischer, contagiöser Bronchialcatarrh mit eigenthümlichen, convulsivischen Hustenanfällen. Hippokrates hat ihn an keiner Stelle deutlich beschrieben, die Schilderungen der Epidemien aus früheren Jahrhunderten passen nicht vollständig auf den Symptomencomplex wie er jetzt beobachtet wird, und erst seit dem 18. Jahrhundert finden sich aus den verschiedensten Ländern exaktere Angaben hierüber. Er hat ausser den oben aufgeführten noch eine Menge anderer Bezeichnungen erhalten als: coqueluche (in Frankreich); chin-cough (England); affection pneumogastro-pituiteuse; broncho-céphalite; catarrhe convulsif, pertussis, tussis suffocativa, spasmodica, strangulans, clangosa, fernia, blauer Husten; Schaafshusten; Eselshusten. Wir haben es hier mit keiner einfachen pathologisch-anatomischen Veränderung, sondern mit einer acuten kosmischen Krankheit und zwar aus der Klasse der sog. atmosphärischen Seuchen zu thun.

Symptome.

Man kann im Verlaufe des Keuchhustens mit ziemlicher Exaktheit 3 Stadien unterscheiden: 1) ein Stad. catarrhale, 2) ein Stad convulsivum und 3) ein Stad. decrementi.

1) Stadium. Die Erscheinungen des Stad. catarrhale oder prodromorum oder invasionis sind die des einfachen Bronchialcatarrhes, zuweilen mit gastrischen Symptomen complicirt. Etwas Heiserkeit, Kitzel in Halse, trockner Husten, Niesen, reichlicher Schleimfluss aus der Nase, Thränen und Röthung der Augen werden zusammen oder vereinzelt fast bei jedem Kinde mit beginnendem Keuchhusten beobachtet. Gesellen sich, was häufig vorkommt, hiezu noch Fiebersymptome, heisse Haut, frequenter Puls, Abgeschlagenheit, allgemeines Unbehagen und Appetitmangel, so hat man ganz das Bild des Incubationsstadiums der Masern, worauf, wenn Keuchhusten und Masern zugleich an einem Orte herrschen, prognostisch wohl zu achten ist. Der Husten nimmt schon gleich zu Anfang einen eigenthümlich hohlen, metallischen Klang an, tritt bald paroxysmusartig auf und ist, wenn kein früher bestehendes Lungenleiden zugegen ist, stets vollkommen trocken. Dieses Stadium dauert zwischen einer halben und 3 Wochen und wird, mehr oder minder ausgeprägt, bei jedem Keuchhusten beobachtet.

2) Stadium. Das Stad. convulsivum oder nervosum zeichnet sich durch den in heftigen Paroxysmen sich wiederholenden Husten aus, der so eigenthümlich ist, dass man ihn nie wieder vergisst, wenn man ihn nur einmal gehört hat. Etwas grössere Kinder haben gewöhnlich eine Vorempfindung des Anfalles. Sie bekommen Kitzel im Halse, Drücken auf der Brust oder Ueblichkeit, sie athmen ängstlich und hastig, richten sich im Bette in die Höhe, oder laufen, wenn sie wach sind, nach einem Stuhle oder irgend einer anderen Stütze, um so den Anfällen kräftigen Widerstand leisten zu können. Der Anfall selbst besteht in einer grösseren Reihe kurzer, rasch aufeinander folgender, nicht ganz gleichmässiger Hustenstösse, welche von einem längergedehnten, pfeifenden, schlürfenden Inspirationsversuche unterbrochen werden. Die Franzosen bezeichnen diese pfeifenden Inspirationen mit „reprise." Unmittelbar nach der ersten Reprise beginnen die convulsivischen, exspiratorischen Hustenstösse von Neuem, dauern 10 — 15 Sekunden an, worauf dann wieder eine Reprise folgt, und so wiederholen sich diese beiden Akte gewöhnlich mehrmals in der Weise, dass ein ganzer Anfall von Beginn bis zum Wiedereintritt der normalen Respiration 1 —15 Minuten dauert. Die Hustenerschütterungen zu Anfang des Paroxysmus folgen ausserordentlich schnell und ohne alle Intervalle auf einander, so dass man die Kinder dem Erstickungstode nahe glaubt. Es dringt auch in der That während des Hustens bis zur Reprise gar keine Luft in die Lungen ein, wovon man sich durch Auskultation der Rückenfläche des Thorax überzeugen kann. Bei der Reprise ist offenbar die Stimmritze in einem Zustand momentaner Verengerung, entweder in Folge von Krampf oder von Paralyse, wie diess schon bei der Lehre vom Krup ausführlicher auseinandergesetzt wurde, und alle respiratorischen Hülfsmuskeln des Halses und Abdomens kommen hiebei in Thätigkeit. Bei den würgenden Hustenbewegungen entstehen gewaltige Stauungen des Kreislaufes, das Blut staut sich in der Pulmonalarterie und bedingt alsdann eine Erweiterung

des rechten Herzens und des ganzen peripherischen Venensystems, was namentlich an den grossen Halsvenen deutlich zu sehen ist. Uebrigens werden die Kinder am ganzen Kopfe blauroth, woher auch die Bezeichnung des „Blauhustens" entstanden ist. Die Augen injiciren sich und treten etwas vor. Das Gesicht schwillt an und bedeckt sich mit einem kalten Schweisse, die Herzbewegungen, und diesen entsprechend der Puls, werden schwach und ungleich; oft werden Harn und Koth durch die heftigen Contraktionen der Bauchmuskeln unwillkührlich ausgetrieben, zuweilen entstehen hiedurch auch Hernien und Mastdarmvorfälle. Die venöse Stase gibt häufig Veranlassung zu Blutungen; die gewöhnlichsten sind die aus Mund und Nase. Ob das hier in grosser Menge ausgehustete und erbrochene Blut aus den Lungen kommt, wie einige glauben, ist sehr zu bezweifeln, weil darauf sehr häufig gar keine consecutive Veränderung der Lungen und keine Verschlimmerung des Allgemeinbefindens sich einstellt und bei einem nach einigen Minuten wiederkehrenden Hustenanfalle ein vollkommen farbloser Schleim ausgeworfen wird. Wir wissen aber, dass nach einer Hämoptöe, z. B. von Tuberculösen, die Sputa noch mehrere Tage blutig gefärbt bleiben. Häufig treten auch Extravasate auf der Conjunctiva bulbi, oder im lockeren Zellgewebe der Augendeckel ein, wo dann das extravasirte Blut dieselben Farbenveränderungen eingeht, die wir bei äusseren Verletzungen beobachten können. Bouchut erzählt einen Fall, wo ein Kind in Wirklichkeit blutige Thränen weinte und gibt auch an, dass die Hämorrhagien bei Keuchhusten bisweilen bis zur Lebensgefahr profus werden, was ich noch nicht erfahren konnte. Auch die Blutungen aus den Ohren, deren in den meisten Handbüchern Erwähnung geschieht, konnte ich noch niemals beobachten, bezweifle sie jedoch nicht, hauptsächlich wenn Otorrhöen und Ulcerationen im äusseren Gehörgang vorhanden sind. P. Frank berichtet von einer merkwürdigen Kranken, die bei jedem Anfalle 100mal und darüber niessen musste. Reizbare Kinder endlich können in allgemeine Convulsionen verfallen.

Den Schluss des Anfalles bildet gewöhnlich Erbrechen, wodurch zu Anfang dieses zweiten Stadiums nur wenig Schleim aber viel Speisebrei und Magensaft entleert wird. Je länger der Keuchhusten besteht, je näher er dem dritten Stadium kommt, um so profuser wird die Secretion der Bronchien, und endlich wird bei jedem Hustenanfall halb durch Husten-, halb durch Brechbewegung eine grosse Menge farblosen, zähen Schleimes expektorirt.

Sind die Anfälle von sehr langer Dauer, bis zu 10 und 15 Minuten, so fühlen sich die Kinder hierauf erschöpft, klagen über Schmerzen in der Brust, athmen noch einige Zeit ängstlich und frequent und sinken alsbald in einen Schlaf. Gewöhnlich aber, bei mässig starken Paroxysmen vergessen sie unmittelbar nach dem Aufhören derselben ihr ganzes Leid und setzen zum grossen Erstaunen der unerfahrenen Umgebung ihre Spiele oder sogar ihre Mahlzeiten sogleich wieder fort. Der einfache Keuchhusten ist fieberlos, der Eintritt von Fieber und Appetitmangel zeigt immer eine Complication an.

Die Anzahl der Paroxysmen binnen 24 Stunden variirt zwischen 4—60, gewöhnlich aber treten nicht mehr als 18—24 in diesem Zeitraume ein, wobei jedoch niemals eine wirkliche Regelmässigkeit in der Aufeinanderfolge oder Gleichheit der Intervalle beobachtet wird. Am stärksten und häufigsten sind sie des Abends, wo gewöhnlich verschiedene äussere Gelegenheitsursachen, Erhitzung, geistige Aufregung, Essen und Trinken zusammenwirken. Die Anfälle stellen sich entweder ganz spontan bei ganz ruhig sich verhaltenden Kindern ein, oder sie werden durch Schreien, Gemüthsbewegungen aller Art, Lachen, Schlucken besonders von trocknen, kratzenden Bissen, kalte oder verunreinigte Luft etc. veranlasst. Sind mehrere keuchhustenkranke Kinder beisammen und eines beginnt zu husten, so steckt dieser Anblick meistens an und alsbald stimmt der ganze Chor in dieses höchst jämmerlich anzusehende Concert ein.

Dieses Stadium dauert bei gesunden Kindern und unter günstigen äusseren Verhältnissen 4 Wochen, kann aber im entgegengesetzten Falle 8 Wochen und darüber währen. Nachlass der Heftigkeit und Häufigkeit der Paroxysmen verbunden mit zunehmender Bronchialsecretion deutet den baldigen Uebergang in das dritte Stadium an.

3) Stadium. In diesem Stadium criticum s. decrementi haben die Hustenanfälle ihre Heftigkeit verloren. Die Paroxysmen sind nicht mehr so lang und rapid, die Reprise hört ganz auf, Brechbewegungen sind wohl noch vorhanden, es wird durch dieselben aber kein Speisebrei, sondern nur eine ungeheure Menge von Bronchialschleim zu Tage gefördert. Dieser Schleim ist meistens gelblich oder grünlich gefärbt und mit jedem Hustenanfalle wird nahezu ein Esslöffel voll desselben expektorirt. Bei den meisten Kindern stellen sich zu dieser Zeit nächtliche Schweisse ein, zuweilen brechen auch Eczeme aus. Auskultirt man die Lungen, so hört man allseitig grossblasige Rasselgeräusche. Der Husten, einmal in diesem Stadium angelangt, hört bei gesunden Kindern in 2—3 Wochen vollständig auf, bei tuberculösen und scrofulösen Kindern hingegen dauert er noch viele Monate fort. Oft kommen auch noch kleine Recidive vor, wobei ein Rückschritt in das 2. Stadium bemerkbar wird, gewöhnlich aber bald wieder Besserung eintritt.

Die Complicationen dieser Krankheit sind zahlreich und meisten Theils gefährlicher Natur.

Die häufigste und am nächsten liegende Complication ist die Erkrankung des Lungenparenchyms, welche sich sehr leicht durch Senkung und Zersetzung des massenhaften Bronchialschleimes entwickeln kann. Gewöhnlich charakterisirt sie sich als lobulär Pneumonie, nur ausnahmsweise als lobäre und ist um so mehr zu fürchten, je jünger die Kinder sind. Kinder unter einem Jahre, welche viel auf dem Rücken liegen und noch nicht so entwickelte Muskulatur haben, dass die Schleimmassen gehörig expektorirt werden können, bekommen ausserordentlich häufig während des Keuchhustens die Symptome der lobulären Pneumonie, heisse Haut und frequente, schmerzliche Respiration mit lautem Geräusche beim Ausathmen und Heben der Nasenflügel. Die Paroxysmen verlieren dabei ihren Charakter, indem ein trockner aber häufiger mit schmerzhafter Verzerrung der Gesichtszüge verbundener Husten sich einstellt. Die meisten Kinder gehen hierauf nach einigen Tagen unter Convulsionen und merklicher Cyanose zu Grunde, und nur bei einzelnen wenigen nehmen die Symptome der lobulären Pneumonie wieder ab, worauf dann der frühere Keuchhusten abermals zum Vorschein kommt, jedoch immer noch die grosse Gefahr von Recidiven besteht.

Andere Kinder erkranken an der gastrischen Complication. Sie bekommen belegte Zunge, Appetitmangel, Fieber, allgemeine Abgeschlagenheit und faulig riechende Fäces. Eigenthümlich ist das in Deutschland längst bekannte, zum Theil wieder in Vergessenheit gerathene Geschwür am Zungenbändchen, worauf in neuerer Zeit Gambarini in Mailand aufmerksam macht. Das Geschwür zeigt fast immer eine die Längsachse des Zungenbändchens querdurchschneidende Richtung und findet sich sehr häufig bei 1 — 2jährigen Keuchhustenkindern, niemals bei ganz kleinen und sehr selten bei älteren Kindern. Es scheint auf mechanische Weise erklärt werden zu müssen, indem nämlich bei den forcirten Hustenbewegungen die Zunge stark vorgestreckt und das Zungenbändchen von den scharfen unteren Schneidezähnen gleichsam abgesägt wird. Es kommt desshalb niemals bei noch zahnlosen Kindern und bei grossen Kindern aus dem Grunde selten vor, weil die letzteren schon mehr abgestumpfte Schneidezähne haben und ausserdem bei den Anfällen die Zunge nicht so weit vorzustrecken pflegen. Es fehlt übrigens in einer grossen Zahl von heftigen Keuchhustenerkrankungen und wird auch bei anderen Kindern mit einfacher Bronchitis, sowie auch ohne allen Husten als aphthöses Geschwür, besonders während des Zahnens, beobachtet. Dieses Geschwür heilt trotz aller Behandlung nicht, so lange das convulsivische Stadium währt, sobald aber die Intensität des Hustens nachlässt, heilt es spontan.

Wieder bei anderen Kindern stellen sich in Folge der venösen Stase bedenkliche Gehirnsymptome ein, was jedoch im Allgemeinen schon seltener beobachtet wird. Die Kinder werden schlafsüchtig, greifen oft nach dem Kopfe, klagen über heftige Kopfschmerzen und der Keuchhusten tritt hiebei ziemlich in den Hintergrund. Endlich kommt es sogar zu Zähneknirschen, hydrocephalischem Erbrechen, Convulsionen und abwechselndem Sopor; der Tod erfolgt jedoch nur äusserst selten und man findet dann eine mit dem Keuchhusten nicht direct zusammenhängende Gehirnerkrankung, Hydrocephalus acutus oder eiterige Meningitis.

Als weitere seltene Complicationen sind noch zu erwähnen, Pleuritis, Pericarditis und Pemphygus. Jadelot sah in mehreren Epidemien Pemphygusblasen entstehen, worauf in allen Fällen der Tod erfolgte.

Unter den Nachkrankheiten sind als die häufigsten zu erwähnen: chronischer Bronchialcatarrh, Kropf, Hernien, Vorfälle, Hydrops, Tuberculose und Aneurysmen.

Der Tod direkt in Folge eines Anfalles ist ausserordentlich selten, so dass ich mich trotz mehrfacher, ausgedehnter Epidemien keines einzigen Falles zu erinnern weiss. Hingegen stirbt die Mehrzahl der von lobulärer Pneumonie ergriffenen Kranken, und die Kinder unter einem Jahre können auch ohne Fieber so atrophisch werden, dass sie sich nicht mehr erholen.

Strenge Ausschliessungen zwischen Keuchhusten und anderen epidemischen Krankheiten existiren nicht. Die Keuchhustenkranken können alle möglichen Krankheiten, die acuten Exantheme, Wechselfieber, Typhus, Cholera etc. acquiriren, nur die chronischen Hautausschläge gehen zuweilen auffallend zurück, so lange der Keuchhusten währt.

Die Diagnose des Keuchhustens ist sehr leicht zu stellen. Der cyclische Verlauf, der eigenthümliche Husten mit den langgezogenen, lauten Inspirationen, das Erbrechen am Schlusse der Anfälle und hauptsächlich das epidemische Auftreten sowie die oft nachweisbare Contagiosität sind so constante Symptome, dass ihr Complex mit Sicherheit zur Diagnose führt. Uebrigens kann man bei einem jeden Keuchhustenkinde sogleich einen Anfall hervorrufen (was für klinische Zwecke vortheilhaft erscheint), wenn man mit dem Finger auf die Zungenwurzel drückt. Der hiedurch veranlassten Würgbewegung folgt fast regelmässig ein heftiger Paroxysmus, der bei mangelhafter Beschreibung und Beaufsichtigung von Seite der Angehörigen die Diagnose sichert.

Pathologische Anatomie.

Stirbt ein vorher gesundes Keuchhustenkind in Folge eines Traumas oder irgend einer acuten Krankheit, so findet man im convulsiven Stadium die Luftwege zuweilen injicirt und hyperämisch, zuweilen aber auch ganz normal, im letzten Stadium hingegen die Trachea und die grossen Bronchien mit jenem Schleime erfüllt, der bei Lebzeiten in so grosser Menge expektorirt wird. An der Stimmritze ist nicht die mindeste Veränderung wahrzunehmen.

Die Bronchialdrüsen sind zuweilen, aber durchaus nicht regelmässig geschwellt. Da man schon seit langer Zeit eine Neurose im Spiele glaubt, so wurden das Gehirn und Rückenmark sowie auch die Nn. vagi schon oftmals einer gründlichen Untersuchung unterworfen; dieselbe blieb in der Mehrzahl der Fälle gänzlich resultatlos, nur einzelne Forscher sprechen von einer Röthung der Nn. vagi, die höchst wahrscheinlich als Leichenimbibition zu betrachten ist, keineswegs aber bei der Seltenheit des Befundes den Keuchhusten bedingen kann.

Als Folgezustände findet man am häufigsten lobuläre und lobäre Pneumonie, cylindrische Erweiterung der Bronchien, partielles Lungenemphysem, Pleuritis, Pericarditis, Meningitis oder Tuberculose der Lungen und Bronchialdrüsen.

Aetiologie.

Der Keuchhusten ist contagiös und befällt ein jedes Individuum nur einmal. Die Contagiosität einer Krankheit ist erwiesen, wenn sich eine grössere Anzahl von Fällen eruiren lässt, die entschieden durch Ansteckung entstanden sind. Diess ist nun zur Genüge für den Keuchhusten geschehen und es ist desshalb ganz verkehrt, aus einzelnen Fällen, in welchen keine Berührung mit Keuchhustenkranken vorgekommen ist, eine spontane Entstehung desselben ableiten zu wollen. Wissen wir ja doch noch gar nicht, ob nicht das Contagium so intensiv ist, dass es durch dritte Personen, z. B. Erwachsene, die selbst ganz gesund bleiben, übertragen werden kann. Uebrigens begünstigt die Fieberlosigkeit und lange Dauer des Processes, in Folge deren die kranken Kinder vielfach auf die Strassen und öffentlichen Plätze kommen, die Berührung mit denselben viel mehr, als diess bei irgend einer anderen contagiösen Krankheit der Fall ist. Die meisten erfahrenen und beschäftigten Aerzte sprechen sich mit Bestimmtheit dahin aus, dass der ächte Keuchhusten die Kinder nur einmal befalle. Die Angaben weniger Anderer, die ihn zweimal bei ein und demselben Individuum beobachtet haben wollen, beruhen wahrscheinlich auf dem Umstande, dass manche Tuberculöse dem Keuchhusten ähnliche Paroxysmen bekommen, oder dass ein schon in völliger Abnahme begriffener Keuchhusten von Neuem recidivirte.

Diese Ansteckungsfähigkeit und die hierauf eintretende Immunität bewirken nun, dass der Keuchhusten fast ausschliesslich eine Kinderkrankheit ist und dass nur selten Erwachsene, hauptsächlich aus sehr angesehenen, hochadeligen Familien, wo die Kinder immer strenge separirt worden sind, daran erkranken. Die Eltern und Kindsmägde der Keuchhustenkranken leiden jedoch häufig an einer leichteren Art spasmodischen Hustens, der ebenfalls durch das Zusammensein mit den Kranken bedingt scheint, indem die Leute oft gar nicht zum Husten disponirt sind und ihn wieder verlieren, sobald sie aus der inficirten Atmosphäre auf längere Zeit herauskommen. Kleine Kinder vor Beginn der ersten Dentition sind weniger empfänglich als die, welche über die ersten Monate hinaus sind, jedoch kommt ausnahmsweise auch bei ersteren ein completer Keuchhusten vor, der sich gewöhnlich mit lobulärer Pneumonie complicirt und dann tödtlich endigt.

Welcher Art das contagiöse Princip ist, lässt sich nicht ganz mit Bestimmtheit angeben. Es ist höchst wahrscheinlich an die expektorirten Schleimmassen gebunden und verbreitet sich bei deren Verdampfung in die nächste Umgebung, wofür auch die Erfahrung spricht, dass Kinder im letzten Stadium am leichtesten anstecken.

Das Incubationsstadium dauert nur kurze Zeit, kaum jemals länger als 3 — 4 Tage.

Ausserdem wird noch eine rein nervöse Ansteckung durch einfache Besichtigung, wie bei Gähnen, Erbrechen, Chorea, hysterischen Krämpfen etc., zu berücksichtigen sein. Das Geschlecht, die Constitution, die Lebensweise und die Jahreszeit ist ohne deutlichen Einfluss auf die Entstehung oder Verhinderung der Krankheit.

Durch die Contagiosität ist nun die epidemische Verbreitung des Keuchhustens bedingt, so dass im Verlaufe eines viertel-, längstens eines halben Jahres die ganze jugendliche Bevölkerung oder wenigstens ein grosser Theil derselben durchseucht ist. Als die Heerde der Verbreitung sind die Schulen, Kinderbewahranstalten und Kinderspitäler zu betrachten. In den letzteren namentlich herrscht derselbe oft Jahre lang noch fort, nachdem er längst in der Stadt erloschen ist, indem immer wieder neue Kinder wegen chirurgischer oder anderer innerer Krankheiten in dasselbe gebracht werden und dann den Husten dazu acquiriren.

Behandlung.

Die Prophylaxis besteht lediglich in Entfernung der Kinder aus dem Orte, in welchem der Keuchhusten eben herrscht, indem eine Absperrung nur sehr schwer durchzuführen ist, und niemals die Garantien eines wirklichen Ortswechsels bietet. Schon Jenner bemerkte, dass vor kurzem geimpfte Kinder von dem Keuchhusten bewahrt blieben und dass die Vaccination auf nicht geimpfte Keuchhustenkranke einen günstigen, abkürzenden Einfluss ausübte. Da bei uns zu Lande die Impfung gewöhnlich schon in den ersten Lebensmonaten vorgenommen wird, und kleine Kinder seltener daran erkranken als die nach vollendetem ersten Lebensjahre, so ist das Contingent, auf welches diese Prophylaxe anwendbar sein kann, ein ziemlich beschränktes. Ich impfte erst zweimal kleine Keuchhustenpatienten, wovon der eine vor 2, der andere vor 3 Wochen erkrankt war, bei beiden war der Verlauf ein regelmässiger, die wirklichen Paroxysmen dauerten bei dem ersten Kinde noch 10, bei dem zweiten 7 Tage lang fort, so dass, wenn man für den vollen Verlauf eine Dauer von 6 Wochen rechnet, allerdings eine mässige Abkürzung des Processes eingetreten ist. Die innerliche Darreichung von Belladonna, und das Umhängen von Säckchen mit verschiedenen stark riechenden Substanzen, Moschus, Kampfer etc. hat sich in prophylactischer Beziehung längst als ganz wirkungslos herausgestellt.

Die rationelle Behandlung der ausgebrochenen Krankheit zerfällt in Anordnung eines geeigneten Regimes, in Behandlung des einzelnen Paroxysmus und in Versuchen auf medicamentösem Wege eine Abkürzung des ganzen Processes zu erzielen.

Was die Lebensweise betrifft, so richtet sich dieselbe nach der Jahreszeit; im Winter und bei scharfen rauhen Winden ist das Ausgehenlassen Keuchhustenkranker immer bedenklich und veranlasst häufig entzündliche Complicationen, im Sommer hingegen befinden sich die Kinder am allerbesten den ganzen Tag über im Freien. Es verläuft desshalb der Keuchhusten im Winter, wo die Kinder mehrere Wochen lang in das Zimmer gesperrt bleiben müssen und höchstens in einer warmen

Mittagsstunde einmal heraus dürfen, immer langsamer und hinterlässt häufiger Nachkrankheiten als im Sommer.

Bezüglich der Diät ist, so lange der Process einfach fieberlos verläuft, nichts zu ändern, nur muss man trocken Brod, trocknen Kuchen uud überhaupt alle trocknen, etwas kratzenden Nahrungsmittel meiden, weil durch deren Vorbeigleiten am Kehldeckel unfehlbar ein Anfall erzeugt wird. Bei eintretender fieberhafter Complication versteht sich eine antiphlogistische Diät von selbst. Einen wohlthätigen Einfluss üben die Milchspeisen und der reichliche Genuss kuhwarmer Milch, während der so vielfach empfohlene Eibisch-, Flieder- und Wollblumenthee gewöhnlich von den Kindern verschmäht wird.

Was die so sehr beliebte Luftveränderung betrifft, so hat ein Landaufenthalt bei weitem nicht den abkürzenden Einfluss, der ihm gewöhnlich zugeschrieben wird, wohl aber wirkt er zuweilen sehr überraschend, wenn Kinder im letzten Stadium des Keuchhustens, also in der 4. oder 5. Woche auf das Land gebracht werden. Durch die grosse Freude des Ortswechsels, die veränderte Kost und Lebensweise sind die Reste des Keuchhustens gleichsam abgeschnitten, und man hört die Kinder kein einziges Mal mehr husten.

Schickt man aber Kinder, welche eben erst den Keuchhusten acquirirt haben, auf das Land hinaus, so ist durchaus keine Veränderung noch Abkürzung zu bemerken, sie stecken die Bauernkinder des ganzen bisher verschonten Dorfes an und es kommt, wenn das eine oder andere Kind des Dorfes dann an lobulärer Pneumonie stirbt, zu höchst unangenehmen Auftritten. In England und Frankreich wurde in neuester Zeit der Aufenthalt in Gasfabriken als auffallend heilsam empfohlen, und es kann in der That auch nicht geleugnet werden, dass manche Kinder, allerdings nur nach der 4. Woche des Keuchhustens, denselben hiedurch rasch verlieren. Dieses Verfahren ist jedoch nur für eine geringe Zahl von Kranken anwendbar, da die Anstalten unmöglich eine grosse Zahl von Kindern mit ihren Müttern und Wärterinnen bergen können, der Betrieb der Fabrik belästigt wird, und in rauher Jahreszeit der Gang zu den meist entlegenen Anstalten unstatthaft ist. Meine Versuche, die Kinder in eine Benzinatmosphäre zu bringen, indem man ihre Kleider und Betten damit besprengt, liessen keine deutliche Abkürzung noch Milderung des Hustens erkennen.

Bezüglich des Anfalles sind alle Gelegenheitsursachen sorgfältig zu vermeiden. Die Kinder müssen angehalten werden, langsam und stille zu essen, sie dürfen nicht laufen noch sich erhitzen, auch sollen ihnen, so lange es irgend geht, Gemüthsalterationen erspart werden. Da der Anblick Keuchhustenkranker, die eben einen Anfall haben, bei anderen gleichfalls einen solchen veranlasst, so ist es zweckmässig, auch die kranken Kinder so viel als möglich von einander zu separiren.

Im Paroxysmus selbst befinden sich die Kinder am besten mit vorgebeugtem Kopfe, die Arme an irgend einer Stütze anklammernd. Wenn der Kopf zu weit nach vor- und abwärts sich neigt, so unterstützt man die Stirne passend mit der flachen Hand. Sehr heftige und langdauernde Anfälle kann man zuweilen abkürzen, indem man ihnen den Finger weit in den Mund steckt und dadurch vorzeitiges Erbrechen erzielt, worauf der Paroxysmus sogleich nachlässt. Churchill rathet, zu Beginn des Anfalles $\frac{1}{2}$ Drachme Aether oder Chloroform in der hohlen Hand vor dem Gesichte des Kindes verdunsten zu lassen. Ich habe diess ein einziges Mal versucht, das Kind wehrte sich aber entschieden gegen diese Dämpfe, und das Zimmer roch den ganzen Tag stark nach Chloroform, so dass seine Bewohner Kopfweh bekamen und gegen eine fernere Application Verwahrung einlegten. Tritt nach Beendigung des Anfalles leichter Schwindel und Betäubung ein, so müssen die Kinder einige Zeit in liegender Stellung zubringen und der Kopf muss mit kalten Compressen bedeckt werden.

Die Mittel, welche gegen den Keuchhusten in Gebrauch gezogen worden sind, alle aufzuzählen, würde zu weit führen und doch wenig Nutzen bringen, da es sich jetzt zur Evidenz herausgestellt hat, dass solche, die in einer Epidemie entschieden günstig wirkten, in einer anderen vollkommen ohne Erfolg blieben.

Unbegreiflicher Weise war und ist zum Theil noch eine beliebte Behandlung die mit Brechmitteln. Man reichte diese Emetica alle Tage oder wenigstens alle andern Tage 1 — 2 Wochen lang fort und glaubte eine Minderung und Milderung der Anfälle zu erreichen. Die Franzosen geben bei kleinen Kindern ihren Syrup. Ipecacuanhae, bei grösseren Kindern den Vin. stibiat. Ich konnte mich um so weniger entschliessen, diese Therapie nachzuexperimentiren, als ihre Verehrer jetzt im Allgemeinen sehr abgenommen haben, und bei einer Krankheit, zu deren Wesen so schon ein mehrmals sich wiederholendes Erbrechen gehört, eine künstliche Erzeugung des Brechaktes zum mindesten überflüssig erscheint.

Unter den Narcoticis kam die Belladonna vorzugsweise in Gebrauch und gerade bei diesem Mittel wurde es am entschiedensten und öftesten beobachtet, dass ihre Wirksamkeit in verschiedenen Epidemien verschieden deutlich war. So hatte z. B. J. Frank in einer Epidemie günstige, in sechs andern gar keine Resultate. Ich selbst habe gegen die Belladonna nur auszusetzen die Ungleichheit der einzelnen Präparate, wodurch man zu einer äusserst vorsichtigen Steigerung der Dosen genöthigt wird. Sobald Erweiterung der Pupillen und Kratzen im Halse eintritt, mässigen sich die Paroxysmen allerdings sehr merklich; es sind diese Intoxikationssymptome an und für sich schon unangenehm, erschrecken die Angehörigen und steigern sich bei einzelnen Kindern, auch wenn mit dem Mittel ausgesetzt wird, zu vollkommener Blindheit, zu Schwindel und bedenklichen Delirien.

So lange aber die Pupille sich nicht erweitert, habe ich noch niemals einen Nachlass in den Paroxysmen entdecken können. Die mittlere Gabe ist gr. $^1/_8$ Rad. Belladonnae in Pulverform täglich 2mal. Da viele Kinder nicht gerne Pulver nehmen, so gibt man auch das Extr. Belladonn. gr. jj— jv in ℥δ Bittermandelwasser gelöst, wovon täglich 2—3mal 20 Tropfen genommen werden sollen. Der Vorwurf der Ungleichheit in der Wirkung je nach dem Alter und der Art der Aufbewahrung trifft das Belladonna-Extract noch mehr als das Pulver. Eine Abkürzung des Keuchhustens in seinem ganzen Verlaufe kann man durch die Belladonna nicht erreichen, und eine Schwächung des einzelnen Anfalles nur durch eine von unangenehmen Nebenwirkungen begleitete Intoxikation.

Das Opium wurde auch schon vielfach empfohlen. Es gilt von demselben das gegen die Belladonna vorgebrachte in noch erhöhtem Maasse. Länger fortgegeben bewirkt es schwer zu hebende Verstopfung und Gehirncongestionen. Doch ist es auf der Höhe der Krankheit, wenn die Kinder schon mehrere Nächte fast schlaflos zugebracht haben und in grosse Aufregung gerathen sind, ein sehr werthvolles Mittel. Es bewirken dann 1—5 Tropfen Opiumtinktur, je nach dem Alter des Kindes von 1—10 Jahren, einen tiefen mehrstündigen Schlaf, worauf dann freilich die Paroxysmen in ihrer früheren Heftigkeit wieder beginnen.

Ausserdem werden von einzelnen gerühmt das Extr. Conii, —

Hyoscyami — Lactucae virosae — Pulsatillae — Nicotianae und die Aq. amygdal. amar. und von vielen anderen wieder verworfen. In den Keuchhustenepidemien, die ich bisher zu beobachten Gelegenheit hatte, machte ich vielfach die Erfahrung, dass ein mehrere Tage fortgesetzter Gebrauch der Narcotica nur Schaden bringt, während auf der Höhe der Krankheit eine ein-oder auch mehrmals erzeugte leichte Intoxikation mit Opium oder Belladonna einen wohlthätigen Einfluss auf die erschöpften und doch aufgeregten Kinder ausübt.

Von den Gegnern dieser Narcotica wurden vorzugsweise die metallischen Antispasmodica eingeführt. Ihre Lobredner sagen sehr naiv, dass mit denselben weniger eine rasche Beschwichtigung des heftigen Hustens, als eine allmälige Tilgung des krampfhaften Charakters und endlich erst Heilung bezweckt werde; d. h. mit anderen Worten: der Keuchhusten lässt sich in seinem regelmässigen Verlaufe hiedurch nicht viel beirren. Das beliebteste Mittel dieser Classe ist das Zinkoxyd Ɖβ—Ɖj pro die, dann das kohlensaure Eisen Ɖj—Ɖjj pro die, das essigsaure Blei, das salpetersaure Wismuth, das schwefelsaure Kupfer und endlich der Höllenstein.

Von den pflanzlichen und thierischen Nervinis gibt man mit Vorliebe den Moschus, das Castoreum, die Asa foetida, das bernsteinsaure Ammoniak und den Kaffee.

Tonische und adstringirende Mittel sind im letzten Stadium des Keuchhustens von merklichem Erfolge und hier steht die gepulverte Chinarinde oben an. Ich gebe sehr vielen schwächlichen Kindern in diesem Stadium täglich 2 — 3 Messerspitzen des reinen Chinapulvers ohne weiteren Zusatz und finde, dass sie es ohne Widerstreben nehmen, weshalb es dem Chinadekokt und dem gar zu bitteren Chinin vorzuziehen ist. Auch Tannin für sich allein oder zu gleichen Theilen mit Benzoëblumen, täglich bis zu 5 Gran gereicht, wird vielfach gerühmt. Störend ist nur der ebenfalls sehr schlechte Geschmack und namentlich auch die überaus stopfende Wirkung der Gerbsäure.

Ein rein empirisches, unter den Praktikern Englands ziemlich verbreitetes Mittel ist die Cochenille, welche nach vollkommen zuverlässigen Berichten in einzelnen Epidemien eine auffallende Wirkung gezeigt haben soll. Man gibt sie wegen leichter Zersetzbarkeit am besten in Pulverform mit Zucker gemischt, 2—6 Gran pro die. Meine damit angestellten Versuche lieferten in 2 Epidemien ganz negative Resultate, und ich stand, zumal das Mittel auch ziemlich kostspielig ist, wieder davon ab. Hingegen habe ich in den letzten 2 Jahren vielfach von einem Mittel Gebrauch gemacht, das so ziemlich in Misscredit gekommen war, vom Calomel. Ich gebe dasselbe allen Keuchhustenkranken unter einem Jahre, täglich gr. ⅛ 2—3 Wochen lang fort, bis die Heftigkeit der Paroxysmen abnimmt, und habe seitdem viel weniger lobuläre Pneumonien, welche sonst einen beträchtlichen Theil der kleinen Kinder hinwegrafften, beobachtet. Nachtheilige Folgen, weder unmittelbare noch spätere, treten auf diese Behandlung nicht ein.

Von anderen empirischen internen Mitteln sind noch zu erwähnen der Schwefel, die Lobelia inflata, Viscum quercinum, die Salzsäure und endlich gar der Arsenik, der Phosphor und die Cantharidentinktur.

Die endermatische Behandlung mit Ung. tartar. stibiat. hat man als grausam und dennoch wirkungslos jetzt vollkommen aufgegeben. Hingegen wäre die Methode von Lachmund einer weiteren Prüfung werth. Derselbe behauptet, dass durch Vaccination der Keuchhusten im ersten Stadium unterdrückt werden könne und bringt bei schon geimpften Kindern gepulverte Vaccinekrusten auf Vesicatorwunden, wo er sie mit Heftpflaster befestigt und mehrere Tage liegen lässt. Die so behandelten Wunden sollen zuweilen lebhafte Schmerzen verursachen und können sogar brandig werden. Auch innerlich versuchte er das Pulver, er gab eine Impfborke mit Milchzucker abgerieben und wiederholte diese Dosis nach 4 Tagen, worauf ebenfalls eine rasche Heilung eingetreten sein soll.

Schliesslich sind noch Watson's oft wiederholte, ziemlich mühsame Actzungen der Rachen - und Kehlkopfschleimhaut mit Höllensteinlösung zu erwähnen, worauf nach 8 — 10 Tagen die Krankheit beseitigt sein soll. Sie haben sich bei uns nicht von dieser entschiedenen Wirksamkeit gezeigt und keine allgemeine Anerkennung gefunden. Bei der schönen Vereinfachung unserer jetzigen Inhalationsapparate ist das Inhaliren verdünnter Aetzmittel der gewaltsamen Applikation mittels Schwämmchen entschieden vorzuziehen. Rohn liess einigen grösseren über 4 Jahre alten Kindern täglich eine halbe Unze einer verdünnten Höllensteinlösung (gr. β — ʒj) inhaliren u. beobachtete nach 8 — 10 maliger Inhalation eine deutliche Abnahme sämmtlicher Keuchhustensymptome, indem nur ein einfacher Bronchialcatarrh zurückblieb.

Wenn ich nun resumirend über meine Ansicht eine Erklärung abgeben soll, so geht sie dahin, dass es höchst wahrscheinlich keine Mittel gibt noch jemals geben wird, wodurch der Keuchhusten coupirt werden kann, so wenig wie wir diess bei den acuten Exanthemen, bei Typhus oder Pneumonie zu thun im Stande sind. Man soll desshalb möglichst exspektativ verfahren, zu heftige Anfälle durch Narkotica mildern, bei kleinen Kindern durch Calomel die lobuläre Pneumonie zu verhüten suchen, schwächliche Kinder roborirend behandeln und im Uebrigen die Kinder nur möglichst unter günstige hygieinische Verhältnisse bringen.

12) Periodischer Nachthusten.

Der periodische Nachthusten ist eine höchst eigenthümliche und seltene Krankheit. Er wird bei ganz gesunden Kindern, häufiger aber bei solchen mit hereditärer Tuberculose beobachtet und befällt hauptsächlich Kinder von 2—10 Jahren.

Das Kind befindet sich den Tag über vollkommen wohl und hustet kein einziges Mal, schläft Abends ruhig ein und erwacht in der Regel erst nach Mitternacht, heftig schreiend und hustend. Der Husten ist gewöhnlich anhaltend und trocken, nicht so paroxysmenartig, dass Athemnoth wie bei Keuchhusten entstünde, jedoch heftig genug, dass die Kinder 2—3 Stunden lang nicht mehr schlafen können. Auswurf kommt dabei nicht vor und der Charakter des Hustens ist noch am meisten dem der hysterischen Mädchen, welche auch zuweilen an rein spasmodischen Hustenanfällen leiden, zu vergleichen. Dieser Husten stellt sich jede Nacht, nicht genau aber ungefähr um dieselbe Stunde ein, jeder Paroxysmus dauert auch immer eine gleich lange Zeit, bis endlich die Kinder ganz erschöpft und schnell respirirend wieder einschlafen, um dann bis zum Morgen nicht mehr zu erwachen. So geht es nun Wochen selbst Monate fort, die Anfälle werden schliesslich kürzer und schwächer und hören endlich von selbst auf. Oft bildet der Durchbruch eines Zahnes der ersten oder zweiten Dentition den Schlussakt dieser räthselhaften Krankheit. Ich habe dieselbe erst dreimal beobachtet, ein Kind war vor- und nachher vollkommen gesund, die zwei anderen aber stammten von tuberculösen Eltern und liessen später deutliche Zeichen der fortschreitenden Tuberculose erkennen. Obwohl der Husten unter Tags vollkommen sistirt und auch durchaus keine Rasselgeräusche am Thorax gehört werden können, so sind die Kinder doch während der ganzen Zeit traurig, mürrisch und von blasser Gesichtsfarbe. Sie haben nicht den gehörigen Appetit und leiden meistens an kalten Füssen.

Behandlung.

Es liegt sehr nahe, bei den deutlichen Intermissionen, mit welchen dieses Uebel verläuft, eine Behandlung mit Chinin einzuleiten. Es hat sich dieselbe aber trotz dieses Umstandes als wenig wirksam erwiesen, indem der Husten meistens wiederkehrt, wenn auch grössere Gaben von 4 — 6 Gran auf einmal gereicht wurden. Ebenso ungenügend sind kleinere Dosen der Narcotica. Opium und Morphium bis zur tiefen Narcose gereicht veranlassen allerdings für eine Nacht einen Stillstand des Uebels, die Nebenwirkungen grösserer Gaben aber, als Kopfweh, Appetitmangel und hartnäckige Obstipation, sind so unangenehm, dass ich immer von fortgesetzter Darreichung dieses Mittels abstehen musste, bevor Genesung eingetreten ist. Die Unwirksamkeit des Chinin's und Morphium's sprechen mit ziemlicher Bestimmtheit dafür, dass hier eine materielle Veränderung, die vielleicht in einer Schwellung oder Tuberculose der Bronchialdrüsen zu suchen sein dürfte, zu Grunde liegt. Man beschränkt sich am besten auf eine diätetische, roborirende Behandlung, gute nahrhafte Kost, frische Luft und gleichmässige Temperatur, wobei nach den bisherigen Erfahrungen das Uebel, wenn auch nach langer Zeit, immer günstig verlaufen ist.

F. Pleura.

1) Pleuritis, Rippenfellentzündung.

Es können die Kinder schon im Mutterleibe an Pleuritis erkranken, sterben dann in der Regel ab oder überleben die Geburt nur kurze Zeit. Bei Neugeborenen ist ausserdem die Phlebitis umbilicalis eine häufige Ursache der Jauchéresorption und hiemit der secundären Pleuritis. Empyeme kommen im ersten Kindesalter so selten vor, dass die beschäftigtsten Pädiatriker nur ganz vereinzelte Fälle anzuführen im Stande sind. Hingegen findet man sehr häufig bei kleinen Kindern, die zu Lebzeiten an Lungenaffectionen, namentlich an Lungentuberculose gelitten haben, allseitige pleuritische Verwachsungen. Bei grösseren Kindern kommen Empyeme nicht selten vor, werden, wenn keine Complicationen zugegen sind, ziemlich schnell resorbirt und hinterlassen keine auffallenden Deformitäten des Thorax. Im ganzen ist die Pleuritis im ersten Kindesalter als eine äusserst seltene, nach Beginn der zweiten Dentition immer noch als eine ziemlich seltene Krankheit zu betrachten.

Pathologische Anatomie.

Nach F. Weber in Kiel, dem wir die meiste Aufklärung über diese Zustände verdanken, ist von der wirklichen Pleuritis todtgeborener Kinder wohl zu scheiden die oft ziemlich profuse Durchsickerung von Blutserum in die serösen Säcke, also auch in die Pleurahöhle. In dieser einfachen cadaverischen Durchsickerung kommen niemals Fibrinflöckchen vor, auch hat die Mutter keine darauf zu beziehenden Symptome während der Schwangerschaft geboten. Weber nimmt bei diesen todten Früchten eine rein entzündliche und eine dyskrasische Pleuritis an.

Bei der rein entzündlichen Pleuritis der Kinder vor der Geburt ist meistens auch die entsprechende Lunge pneumonisch erkrankt. Die Pleuritis ist einseitig oder doppelt und gibt sich zu erkennen als eine dickere oder dünnere, fibrinöse, weisslich durchscheinende Schwarte, die bald·schwer bald leicht abzuziehen ist. Der seröse Erguss ist hiebei immer sehr unbedeutend, gelb und klar, er riecht zum Unterschied von der dyskrasischen Pleuritis niemals faulig und ist nie stark blutig tingirt.

Bei der dyskrasischen Pleuritis sind immer beide Pleurasäcke und ausserdem gewöhnlich auch der Herzbeutel und das Bauchfell in gleicher Weise erkrankt. Die Exsudate sind in grösserer Menge vorhanden als in der ersteren Form und haben ein schmutzig trübes Aussehen und einen fauligen Geruch. Sie finden sich nur in Gebärhäusern und auf der Höhe einer Puerperalfieberepidemie. Denselben Charakter hat auch die in Folge von Umbilicalphlebitis auftretende pyämische Pleuritis.

Bei grösseren Kindern finden sich häufig pleuritische Adhäsionen und Schwarten, sehr selten aber grosse flüssige Exsudate. Primär und isolirt kommen diese entzündlichen Affectionen der Pleura nur äusserst selten vor, sondern sind gewöhnlich mit Lungenerkrankungen, mit Tuberculose complicirt. Die anatomische Beschaffenheit der Schwarten, die Verdrängung der Brusteingeweide und des Zwerchfelles sind dieselben wie bei Erwachsenen.

Symptome.

Eine jede Pleuritis beginnt mit Fieber. Die Kinder werden unruhig, schlaflos, verlieren den Appetit und trinken viel. Das deutlichste Zeichen des Fiebers ist immer die Erhöhung der Hauttemperatur am ganzen Körper, namentlich am Rumpf, während die Frequenz des Pulses besonders bei kleinen Kindern wegen ihrer grossen, physiologischen Schwankungen geringere Beachtung verdient. Grössere Kinder bekommen auch einen Schüttelfrost.

Den Schmerz kann man bei kleinen Kindern nicht anders eruiren, als indem man auf verschiedene Stellen des Thorax einen abwechselnden Druck ausübt oder perkutirt. Druck oder Schlag auf eine von frischer Pleuritis befallene Stelle wird immer die Kinder zu einem schmerzlichen Geschrei oder Wimmern veranlassen. Etwas grössere Kinder von 2—3 Jahren zeigen, wenn man sie nach dem Sitze des Schmerzes fragt, gewöhnlich auf die Herzgrube, ohne dass desshalb hier die Entzündung sich wirklich etablirt hätte. Erst vom 5. — 6. Jahre an kann man auf die Angabe des Schmerzes einigen Werth legen. Derselbe tritt gewöhnlich zugleich mit dem Fieber ein, ist aber fast nie lange anhaltend, sondern zeigt meist deutliche Remissionen und verschwindet oft nach 4 — 6 Tagen gänzlich, ohne dass Medicamente dagegen in Anwendung gebracht wurden.

Im allgemeinen lässt sich zwar sagen, dass Fieber und Schmerz ziemlich gleichen Schritt halten, doch kommen auch sehr häufige Ausnahmen von dieser Regel vor. Besondere Berücksichtigung verdient die plötzliche Erneuerung eines schon mehrere Tage ausgebliebenen Schmerzes, zumal wenn sie mit Fieber verbunden ist; sie zeigt an, dass die Pleuritis keine einfache, sondern eine complicirte ist, als die häufigste Complication oder eigentliche Veranlassung dieses so sich gestaltenden Processes muss die Lungentuberculose bezeichnet werden. Der Schmerz ist auch von grossem Einflusse auf den Grad der Dyspnöe, welche zu Anfang viel bedeutender durch ihn als durch das mechanische Hinderniss, die Exsudation, gesteigert wird. Sobald die Dämpfung beträchtlich wird, das Exsudat also eine grössere Ausdehnung erreicht hat, hört in den meisten Fällen der Schmerz vollständig auf, dafür stellen sich nun die durch die Compression der Lunge bedingten mechanischen Beschwerden ein. Warum der Schmerz trotz grosser Ausdehnung der Pleuritis oft nur ein ganz umschriebener ist, lässt sich schwer erklären. Am wahrscheinlichsten scheint mir noch, dass die Entzündung an einzelnen Stellen auf das Neurilem der Intercostalnerven übergreift und dadurch den fixen, umschriebenen, auf Druck gewaltig zunehmenden Schmerz bedingt.

Die Lagerung hat bei kleinen Kindern, welche sich überhaupt immer in der Rückenlage befinden, natürlich keine Bedeutung, grössere Kinder liegen zu Anfang der Pleuritis, so lange die Schmerzen währen, in der Regel auf einer Seite, jedoch nicht immer auf der der Entzündung entsprechenden, sondern zuweilen auch auf der entgegengesetzten, je nachdem eben der Schmerz mehr durch Druck oder mehr durch die Respirationsbewegung gesteigert wird. Im ersteren Falle liegen sie auf der gesunden, im zweiten auf der kranken Seite, indem durch diese letztere Lagerung die Respirationsbewegungen ohne besondere Bemühungen des Kranken auf rein mechanische Weise kleiner werden.

Die Art und Anzahl der Respirationsbewegungen ist je nach dem Fieber und dem Schmerze verschieden. Je intensiver diese beiden Symptome sind, um so schneller und oberflächlicher respiriren die Kinder. Hingegen ist nach Sistirung des acuten Processes das flüssige Exsudat selten so massenhaft, dass die Respiration hiedurch anhaltend beschleunigt würde. Die Form des beschleunigten Athmens ist die exspiratorische, d. h. der Accent liegt auf dem Exspirationsgeräusche. Eigentlicher Lufthunger ist hiebei nicht vorhanden, sondern die Respirationen sind nur frequent und oberflächlich, damit die tieferen und beträchtlich schmerzhafteren vermieden werden können. Aus demselben Grunde sind auch die Nasenflügel weniger deutlich in Bewegung als bei einer Parenchymerkrankung der Lungen, z. B. bei Pneumonie oder vorgeschrittener Tuberculose.

Durch die Inspektion kann man nicht erkennen, auf welcher Seite der Sitz der Pleuritis ist, so lange nur eine pleuritische Schwarte und kein massenhaftes flüssiges Exsudat vorhanden ist. Hat aber letzteres sich gebildet, so verstreichen die Intercostalräume, wölben sich wohl auch nach auswärts und es bewegen sich alle die Rippen nicht mehr, welche durch ein flüssiges Exsudat von ihren entsprechenden Lungenparthien getrennt sind. Dann ergibt auch die Mensuration der beiden Thoraxhälften einen grösseren Umfang der erkrankten Seite. Bei mageren Kindern sieht man bei rechtsseitigem Exsudat einen Tiefstand der Leber und bei linksseitigem eine Verdrängung des Herzens nach rechts gegen den Schwertfortsatz und selbst über denselben hinaus.

Durch Palpation des Vocalfremitus können pleuritische Ergüsse sehr leicht und genau bestimmt werden, was bei Kindern um so grösseren Werth hat, als diese Untersuchungsmethode auch bei unruhigen, schreienden Kranken angewendet werden kann. So weit nämlich das flüssige Exsudat reicht, ebensoweit ist kein oder nur ein schwacher Fremitus der Stimme zu fühlen; an den übrigen Thoraxstellen ist derselbe dafür um so stärker. Reibungsgeräusche sind bei Kindern zu Anfang der Pleuritis ausserordentlich selten, etwas häufiger kommen sie vor bei einem in Resorption begriffenen Empyem und zwar gewöhnlich an der Uebergangsstelle vom gedämpften Percussionsschall zum sonoren. Man ist zwar auch im Stande sie durch Palpation allein zu bestimmen, kann aber durch das Gefühl sehr ähnlich auftretender Rasselgeräusche leicht getäuscht werden. Bei ruhigen vernünftigen Kindern kann diese physicalische Untersuchungsmethode leicht durch die Auscultation completirt werden. Man hört zu Anfang einer Pleuritis entweder Reibungsgeräusch oder normales vesiculäres Athmen, vorausgesetzt, dass die Lunge nicht vorher erkrankt ist. Sobald eine flüssige Exsudatschichte die Lungen von den Rippen trennt, ist in den meisten Fällen gar nichts mehr zu hören, zuweilen aber hört man wider alles Erwarten und ohne dass bis jezt eine physicalische Erklärung gelungen wäre, exquisites Bronchialathmen, das aber doch nur wenige Tage währt und dann gänzlich verschwindet. Wird das Exsudat aber so massenhaft, dass die Lunge der erkrankten Seite gänzlich comprimirt und als ein compakter Klumpen nach hinten gedrängt wird, so vernimmt man auf der Rückenfläche des Thorax, so weit diese luftleere Lunge anliegt, kein pueriles, sondern rein bronchiales Athmen. Bei der Aufsaugung des Empyems dehnt sich diese Lunge wieder mehr und mehr aus, das bronchiale Athmen verschwindet, häufig stellen sich Rasselgeräusche ein oder es wird wieder normales Vesiculärathmen vernommen. Die Percussion liefert positive Resultate nur bei grösseren, flüssigen Exsudaten; compakte pleuritische Schwarten und noch mehr die einfachen pleuritischen Adhäsionen bringen gar keine Veränderung im Percussionsschall hervor. Ist aber einmal ein flüssiges Exsudat gesetzt, so haben wir eine viel exquisitere Dämpfung als bei den Verdichtungen des Lungengewebes, wir bekommen den sog. Schenkel- oder Mauerton. An der Grenze der Dämpfung bemerkt man regelmässig einen tympanitischen Beiklang, der sich noch eine Strecke in den sonoren Schall hineinerstreckt.

War eine grössere Menge eiteriger Flüssigkeit einmal in einem Pleurasacke angesammelt und wird dieselbe später wieder resorbirt, ein Zustand, der sich fast nur bei mehrjährigen Kindern findet, so entsteht bei denselben ebenso der Habitus des resorbirten Empyems, wie diess bei Erwachsenen in so augenfälliger Weise beobachtet wird. Auf der erkrankten Seite steht die Schulter niedriger, der Hinterbacken etwas höher, die ganze Brusthälfte ist abgeflacht und eingezogen, am stärksten zwischen der 5. und 8. Rippe und die Wirbelsäule erfährt eine seitliche Krümmung, deren Concavität nach der kranken, deren Convexität nach der gesunden Seite hin gerichtet ist. Es ist selbstverständlich eine Compensationskrümmung der Lendenwirbel vorhanden. Bei zunehmender Genesung und Erstarkung der Kinder gleichen sich diese Verkrümmungen nach einigen Jahren fast vollkommen wieder aus, wobei eine entsprechende Gymnastik sehr förderlich wirkt.

Die spontane Eröffnung der Empyeme nach aussen kommt bei Kindern häufiger vor als bei Erwachsenen. Unter Fieber und stechendem Schmerz entwickelt sich an irgend einer Stelle des Thorax, am häufigsten nach vorne unter der Brustwarze, eine erysipelatöse Röthe, der entsprechende Intercostalraum wölbt sich mehr und mehr, das Fluktuationsgefühl wird immer deutlicher und es bildet sich endlich eine umschriebene, eirunde Geschwulst, welche sich spontan öffnet oder mit einer Lancette ohne Gefahr eröffnet werden kann. Anfangs entleeren sich grosse Quantitäten Eiter, die Abscessöffnung zieht sich aber bald zurück und wird zu einem schiefen, meist winkeligen Fistelgang, welcher sich häufig schliesst, nach einiger Zeit aber wieder von neuem in Entzündung geräth und aufbricht. Je nach der Beschaffenheit und Ausdehnungsfähigkeit der entsprechenden Lunge bleibt ein solcher Fistelkanal

Monate und selbst Jahre lang offen und schliesst sich endlich mit einer strahlenförmig eingezogenen, tiefen grubigen Narbe. Rippencaries tritt trotz der langen Dauer fast niemals hiebei ein.

Die Complicationen der Pleuritis sind sehr mannigfach. Zuerst sind verschiedene Allgemeinerkrankungen, in deren Verlauf Pleuritis sich entwickeln kann, zu nennen. So kommt dieselbe vor bei Scharlach, Masern, Blattern, bei Typhus, Pyämie und Scorbut. Die Häufigkeit dieser Complication ist verschieden je nach einzelnen Epidemien. Am ungünstigsten und gefährlichsten ist die Pleuritis, wenn sie frühzeitig schon zu Anfang der Allgemeinerkrankung entsteht, während die in der Reconvalescenz auftretende verhältnissmässig oft einen glücklichen Verlauf nimmt. Die Pleuritis in Folge von Pyämie und Scorbut ist natürlich ohne Ausnahme tödtlich.

Sehr häufig ist die Pleuritis eine secundäre Erkrankung von Tuberculose und Pneumonie. Es gibt überhaupt gar keine peripherische Veränderung des Lungenparenchyms, an welcher nicht die Lungenpleura Theil nähme. Wenn auch die gewöhnliche Form die der einfachen Adhäsionen oder höchstens der schmalen pleuritischen Schwarten ist, so kommen doch namentlich bei tuberculösen Kindern gar nicht selten grössere flüssige Exsudate vor. Dieselben sind fast niemals einfach eiterig, sondern metamorphosiren selbst wieder tuberculös. Die ganze das Exsudat umgebende Pleura wird zu einer gelb granulirenden Tuberkelschwarte und eine Resorption eines solchen Exsudates ist wohl noch niemals beobachtet worden. Die Perforation einer tuberculösen Lunge in den Pleurasack und in Folge dessen Pyopneumothorax kommt bei dem mehr acuten Verlaufe der Tuberkeln bei Kindern fast niemals vor.

Der Verlauf und die Ausgänge sind mannigfach. Die acute, primäre Pleuritis, wie sie gesunde, grössere Kinder zuweilen befällt, ist trotz des grossen Exsudates, das den ganzen Pleurasack bis hinauf zur Lungenspitze ausfüllt, keine gefährliche Krankheit. Nach 1—2 Monaten beginnt die Resorption und ist, wenn anders das Kind gesund ist, in ¼ Jahr vollendet. Selbst der zurückbleibende Habitus des resorbirten Empyems kann sich nach Jahren wieder ziemlich verwachsen. Ungleich gefährlicher ist die acute secundäre Pleuritis, wie sie im Verlaufe von acuten Exanthemen, von Typhus und Tuberculosis beobachtet wird, und geradezu tödtlich ist die pyämische Pleuritis der Neugeborenen, sowie der übrigens sehr seltene Pyopneumothorax nach Durchbruch einer tuberculösen Caverne.

Die chronischen Pleuritiden, wie sie jede Lungenerkrankung begleiten, dünne Schwarten oder einfache Adhäsionen, unterliegen gar keiner oder wenigstens einer äusserst langsamen Resorption. Die Veränderung der Lungen tritt hiebei so in den Vordergrund, dass die pleuritischen Erscheinungen fast niemals in Betracht kommen. Abgesackte Empyeme, welche bei Erwachsenen 10 und 20 Jahre lang bestehen können, kommen bei Kindern, bei denen die Resorption der rascheren Entwicklung gemäss ebenfalls rasch vor sich zu gehen pflegt, nicht vor.

Behandlnng.

Ueber die Therapie der secundären, pyämischen Pleuritis der Neugeborenen sind nicht viele Worte zu verlieren, indem sie unter allen Verhältnissen tödtlich ist. Die primäre Pleuritis grösserer Kinder mit rascher Exsudatbildung ist zu Anfang mässig antiphlogistisch zu behandeln. Es gibt kein Mittel, das in jedem beliebigen Momente die Zunahme eines flüssigen Exsudates zum Stillstande brächte, auch durch die

grössten Blutentziehungen gelingt diess keineswegs. Dieselben sind desshalb auch durchaus nicht dringend indicirt, doch ist nicht zu läugnen,
dass bei gössern über 5 Jahre alten Kindern die Heftigkeit der pleuritischen Schmerzen durch einige Blutegel sehr gemindert wird. Bei
kleineren Kindern genügt zur Schmerzstillung der schon bei der Pneumonie beschriebene feuchte Gürtel, der den ganzen Thorax umgebend
4—6 Tage liegen bleiben kann.

Die interne Behandlung ist, so lange das Fieber und die Schmerzen sehr beträchtlich sind, am besten mit kleinen Dosen Calomel, dem
ganz passend etwas Opium beigesetzt wird, einzuleiten. Einem Kinde
von 3—6 Jahren gibt man täglich $^1/_4$—$^1/_2$ Gran Calomel und $^1/_{10}$—$^1/_5$
Gran Opium. Diarrhöe darf nicht anhaltend geduldet werden. Ist das
pleuritische Exsudat einmal gesetzt und hat es aufgehört zu wachsen, so
hört auch das Fieber und hiemit die Indication zu obigem Mittel auf, und
es handelt sich nun darum, dasselbe möglichst rasch zum Schwinden
zu bringen. Man macht zu diesem Zweck Einreibungen von grauer
Salbe, von Jodsalbe, Einpinselungen mit Jodtinktur oder unterhält längere Zeit fliegende Vesicantien. Innerlich werden die verschiedenen Diuretica gerühmt.

Die salinischen Diuretica, das Kali nitricum oder aceticum passen
wegen ihres schlechten Geschmackes und ihrer abführenden Wirkung nicht
für Kinder. Hingegen vertragen dieselbe kleine Dosen Digitalistinktur
gutt. vj—vjj pro die in 2—3 Unzen Vehikel sehr gut, man setzt dieselbe
aus, sobald die Pulsverlangsamung eintritt und fährt wieder damit fort,
wenn sie abnimmt. Am längsten und besten wird Roob. Juniperi vertragen, wovon man Monate lang den Kindern täglich 1—2 Kaffeelöffel
reichen kann. Man darf übrigens die Wirkung der Diuretica nicht über-
schätzen, indem schon oft genug beobachtet worden ist, dass unter günstigen Verhältnissen solche einfache pleuritische Exsudate in wenigen
Wochen gänzlich verschwunden sind, wenn auch gar keine interne Behandlung eingeleitet worden ist. Gute Nahrung und gute Luft sind die
Hauptfaktoren für das Gelingen einer raschen Aufsaugung. Die Spital-
luft wirkt ausserordentlich schädlich auf die Resorption eines Empyemes
ein, und es sind desshalb solche Kranke von den Kinderspitälern möglichst fern zu halten. Die Operation der Thoracentese wurde bei grösseren Kindern schon öfters mit günstigem Erfolge ausgeführt. Mir ist
übrigens noch kein Fall vorgekommen, wo sie dringend indicirt war,
wesshalb ich noch niemals zu diesem Mittel gegriffen habe.

Zweimal sah ich bei kräftigen, wohlgenährten Kindern unter der
Mamma eine Geschwulst entstehen, welche einmal spontan sich öffnete,
das andere Mal durch einen Einstich mit der Lancette eröffnet wurde.
In beiden Fällen floss Anfangs eine grosse Menge Eiter ab, die Lunge
dehnte sich entsprechend aus. Die zurückbleibende Fistel schloss sich
aber erst nach Jahren und brach mehrmals wieder auf.

2) Hydrothorax.

Seröse Ergüsse in die Pleurasäcke kommen bei Säuglingen ausserordentlich selten, bei grösseren Kindern aber ziemlich häufig als Folgen gewisser krankhafter Zustände vor. Die ergossene Flüssigkeit ist
rein serös, gelb, albuminhaltig, und ihre Salze zeigen dieselben quantitativen Verhältnisse, wie sie sich im Blutserum ergeben. An der Pleura
selbst sind keine pathologischen Veränderungen zu entdecken, wenn

nicht Lungenerkrankungen mit consecutiver leichter Pleuritis vorausgegangen sind.

Aetiologie.

Die Annahme eines primären, essentiellen Hydrothorax, wie manche Autoren ihn noch aufführen, ist eine höchst problematische, indem einzelne vorausgehende Krankheiten in gewissen Fällen leicht zu übersehen sind. Unstreitig die häufigste Veranlassung gibt die Nephritis in Folge von Scharlach ab, dann folgt die Intermittenscachexie und endlich als die seltenste Ursache ein erworbener Herzfehler. Die übrigen Cachexien, wodurch bei Erwachsenen noch Hydrothorax erzeugt werden kann, als Lebercirrhosis, chronischer Morb. Brightii, Carcinom, Lähmungen etc. kommen bei Kindern so gut wie gar nicht vor.

Symptome.

Der Hydrothorax nach Scharlach bildet sich immer erst, nachdem schon einige Tage vorher Anasarka aufgetreten ist, ohne hiemit sagen zu wollen, dass er nothwendiger Weise hierauf folgen müsste. Das Anasarka wird regelmässig durch deutliche Fiebererscheinungen eingeleitet, welche sich noch steigern, wenn die serösen Ergüsse der Pleura und des Peritonäums sich hinzugesellen. Die Diagnose wird in diesem Falle durch das regelmässig vorhandene Anasarka erleichtert.

Der Hydrothorax in Folge von Intermittenscachexie tritt bald mit, bald ohne Fieber ein. Gewöhnlich ist aber auch hier Anasarka wenigstens an den unteren Extremitäten vorhanden. Die graugelbe Gesichtsfarbe, die äusserste Anämie der Schleimhäute und der constant bestehende Milztumor sind so auffällige Zeichen, dass die Intermittenscachexie mit keiner anderen verwechselt werden kann.

Der Hydrothorax in Folge von Herzfehlern ist der seltenste, weil eben Endocarditis bei Kindern ausserordentlich selten auftritt und gewöhnlich bald tödtlich endet, und weil die angeborenen Herzfehler ebenfalls nur in wenigen Fällen ein Alter erreichen, in welchem hydropische Ergüsse sich zu bilden pflegen.

Der Hydrothorax ist zum Unterschied von der Pleuritis viel häufiger auf beiden Seiten als nur auf einer, doch ist die Höhe des Exsudates selten auf beiden Seiten gleich, und dann fehlt bei ersterem regelmässig das im anderen Falle so constante und lang andauernde Seitenstechen. Die Dämpfung ist bei etwas beträchtlicherem Hydrothorax eine complete und kann durch verschiedene Lagerungen, welche sich die Kinder jedoch nur ungern gefallen lassen, leicht verändert werden, indem das Exsudat so dünnflüssig und zugleich copiös ist, dass es nach dem Gesetz der Schwere rasch seinen Platz verändert. Reibungsgeräusch wird hier niemals gefühlt noch gehört und die äussere Form des Thorax verändert sich ebenso auffallend, vielleicht noch auffallender als bei Empyem. Erweiterung und Vorwölbung der Intercostalräume, Unbeweglichkeit der Thoraxparthien, an welchen das Serum anliegt, Veränderung der Leber und des Herzens finden sich hier in der auffallendsten Weise.

Da der Hydrothorax in den meister Fällen ein doppelseitiger ist, so nimmt die Athemnoth rasch zu, es stellt sich Orthopnöe, Cyanose unp Lungenödem ein, worauf dann bald der Tod erfolgt. Die Harnsecretion ist in allen Fällen sehr vermindert, der Stuhl meist angehalten, wenn nicht, wie es gewöhnlich geschieht, der Darmkanal zu den Versuchen der Ableitung in Anspruch genommen wird.

Die Pulsfrequenz ist zu Anfang eine erhöhte, kann aber bei mässiger Athemnoth bald zu ihrem normalen Maass zurückkehren. Die Prognose ist am günstigsten nach Scharlach, weniger günstig nach Intermittens und entschieden ungünstig, ja lethal, nach Herzkrankheiten zu stellen.

Behandlung.

Eine schwächende antiphlogistische Behandlung ist hier niemals indicirt, wenn auch in den ersten Tagen der Erkrankung deutliche Fiebererscheinungen sich eingestellt haben sollten. Die Kinder haben immer durch die vorausgehenden Leiden so sehr an Kraft verloren, dass es dringend nothwendig erscheint, vor allem die Ernährung in's Auge zu fassen. Man gibt ihnen desshalb kräftige Suppen mit Eigelb oder gute Milch, so viel nur immer beizubringen ist, und versucht durch leichte, die Verdauung nicht störende, keine Diarrhöe veranlassende Diuretica die Harnsecretion zu vermehren. In dieser Beziehung eignen sich, wie schon öfter erwähnt, einige Tropfen Digitalisäther und Roob. Juniperi in grösserer Dosis am besten. Als Nachbehandlung sind China und Eisen am meisten zu empfehlen.

---

4. Capitel.

Krankheiten der Cirkulationsorgane.

A. Herz- und Gefässstämme.

1) Angeborene Anomalie.

Zu einem richtigen Verständniss der angeborenen Anomalien des Herzens muss aus der Entwicklungsgeschichte vorausgeschickt werden, dass ganz zu Anfang der Entwicklung das Herz und die Gefässstämme nicht hohl sind, sondern aus locker zusammenliegenden Zellen ohne Lücke und ohne Höhlung bestehen. Das Herz hat zu dieser Zeit noch die Form eines gerade liegenden Cylinders, der unten und oben in je zwei Schenkel ausläuft; die beiden unteren Schenkel sind die Stämme der Gefässe, welche in Zukunft sich in der Keimblase verzweigen und von ihr das Blut in das Herz führen, die Venae omphalo-mesentericae; die beiden oberen sind die beiden zukünftigen ersten Aortenbogen, welche das Blut aus dem Herzen in den Embryo führen. Erst allmälig wird nach Bischoff die äussere Oberfläche fester, indem sich die Zellen hier dichter aneinander lagern und so Wandungen bilden, und damit entwickelt sich im Innern eine Höhle, in welcher sich Flüssigkeit und lose Zellen, die ersten Spuren des Blutes, ansammeln. Der Herzcylinder nimmt dann eine etwas S förmig gebogene Gestalt an, und beginnt in sehr langsamem Rythmus sich zusammenzuziehen und auszudehnen, wodurch sein flüssiger Inhalt nach vorn und oben in den Aortenbogen getrieben wird, während andererseits der der Venenstämme von hinten und unten beigezogen wird.

Nach und nach wird nun dieser Herzcanal unter verschiedenen Krümmungen, Erweiterungen und Abschnürungen einzelner Parthien zum Herzen selbst, bestehend aus der Aortenanschwellung, aus einer Kammer und einer Vorkammer. Erst später kommt es zur Entwicklung von Scheidewänden, wodurch eine rechte und linke Kammer und Vorkammer gebildet werden. Die mangelhafte Entwicklung oder fehlerhafte Insertion dieser Scheidewände nun gibt die häufigste Veranlassung zu den Bildungsfehlern des Herzens.

Es werden jedoch auch Fälle beobachtet, welche einen embryonalen entzündlichen Process des Herzmuskels und dessen Folgen, Atrophie und Vernarbung der erkrankten Stellen, deutlich erkennen lassen.

Die besten Zusammenstellungen der angeborenen Herzanomalien finden sich in den Lehrbüchern von Rokitansky und Bamberger, welche auch die Grundlage zu der nun folgenden Uebersicht abgegeben haben:

1) Der Mangel des Herzens, Acardia, kommt nur bei Monstren vor, wo zugleich die obere Hälfte des Rumpfes mangelt und desshalb auch das Nervensystem nur höchst rudimentär vorhanden ist. Dem entgegengesetzt ist die Duplicität des Herzens bei Doppelmissbildungen, besonders bei Duplicität der oberen Körperhälfte. Zwei vollständig getrennte Herzen in zwei gesonderten Herzbeuteln oder in einem gemeinschaftlichen.

2) Abnorme Lage des Herzens. Hieher gehört ein Beibehalten der fötalen Lage in der Mitte der Brusthöhle, dann die Transposition des Herzens, wobei der Herzschlag rechts vom Sternum zu fühlen ist und meistens auch Verlagerung anderer Eingeweide, namentlich der Leber und des Magens, stattgefunden hat, und endlich der Ektopie des Herzens. Es fehlt hiebei das Sternum, die Haut ist bald normal, bald fehlt auch diese. In dem letzteren Falle liegt das Herz ganz frei oder nur vom Herzbeutel bedeckt zu Tage und es wird hiedurch absolute Lebensunfähigkeit bedingt. Wenn ein seröser Theil der Brustwand und der Bauchdecken fehlt, so liegen noch andere Eingeweide ausserhalb der Höhlen, was man Eventration genannt hat. In ganz seltenen Fällen ereignet sich auch ein Defekt oder eine Spaltung des Zwerchfelles und das Herz dringt dann durch diese Spalte in die Bauchhöhle.

3) Abnorme Gestalt und Grösse. Die Gestaltvariationen des Herzens sind häufig ohne Belang. Ein breites, ein cylindrisches, ein an der Spitze gespaltenes, ein spitzes und ein rundes Herz kann vollkommen normal funktioniren, hingegen sind mit abnormer Grösse und Kleinheit des ganzen Herzens oder einzelner Theile desselben meist Funktionsstörungen complicirt. Am häufigsten findet sich der rechte Ventrikel vergrössert in Folge von Offenbleiben des fötalen Kreislaufes.

4) Abnorme Beschaffenheit einzelner Theile des Herzens. Wir begegnen hier Abnormitäten a) des Septums, b) der Gefässstämme und c) der Ostien und Klappen.

a) Wenn die Bildung der Septa ganz unterblieben ist, so haben wir nur einen Vorhof und eine Kammer. Gewöhnlich aber sind die Septa durch vorspringende Leisten angedeutet und in dem einen oder anderen Hohlraum auch vollständig entwickelt, so dass wir zwei vollkommen getrennte Vorhöfe und nur Eine Kammer, oder umgekehrt, vor uns haben können. Da auch im physiologischen Zustand anfangs das Foramen ovale eine kleine Communication der beiden Vorhöfe gestattet, so finden sich hier auch die häufigsten Defekte. Auch kommt es vor, dass der linke Vorhof durch einen schieflaufenden Verbindungsgang mit dem rechten Ventrikel, oder umgekehrt, communicirt. Meistens sind mit grösseren

Fehlern der Septa auch fehlerhafte Ursprünge der grossen Gefässstämme verbunden, die auch dadurch bedingt sein können, dass die Insertion der Septa die Mittellinie verlässt. Es wird hiedurch möglich, dass die untere Hohlvene in den linken Vorhof statt in den rechten einmündet, oder dass die Aorta aus dem rechten Herzen entspringt.

b) Wie schon erwähnt hängen die Abnormitäten der Gefässstämme grössten Theils von mangelhafter Entwicklung oder fehlerhafter Insertion der Septa ab. Die häufigsten Abweichungen nun sind:
1) Die Lungenarterie fehlt entweder gänzlich oder sie ist an ihrem Ursprunge sehr verengt und erweitert sich erst vom Duct. arter. Botalli an, der ihr aus der Aorta Blut zuführt. Wenn nur eine Kammer vorhanden, so versieht die Aorta ganz die Stelle der Pulmonalarterie.

2) Das von der Lungenarterie Gesagte kann auch mit der Aorta geschehen, auch diese kann verkrümmt oder vollkommen verschlossen sein, sie erhält dann ihr Blut aus dem offen bleibenden Ductus Botalli.

3) Der fötale Typus der Blutvertheilung wird ganz beibehalten, indem die Aorta die obere Körperhälfte, die Pulmonalarterie durch den Botall'schen Gang die untere Körperhälfte mit Blut versieht.

4) Es findet eine Transposition der grossen Gefässe statt, so dass die Aorta aus dem rechten, die Lungenarterie aus dem linken Ventrikel entspringt.

5) Beide Gefässe entspringen aus einer Kammer.

6) Die Aorta hat 2 gleiche oder ungleiche Wurzeln, von denen die eine aus dem linken, die andere aus dem rechten Ventrikel entspringt.

7) Der Bulbus der Aorta vergrössert sich beträchtlich und stellt einen dritten Ventrikel dar.

8) Der Ductus Botalli bleibt häufig durchgängig, oder er kann gänzlich fehlen, oder sich zu einem bleibenden Gefässstamm entwickeln.

Eine eingehendere Besprechung verdient die Obliteration der Aorta jenseits der Mündung des Botall'schen Ganges, eine Anomalie, welche namentlich von Rokitansky genauer untersucht worden ist. Es findet sich an dieser Stelle eine starke Einschnürung der Aorta, welche jedoch nur einige Linien lang ist, und dann wieder in eine Aorta descendens von ganz normalem Caliber endet. Diese Anomalie beruht darauf, dass sich im Fötus die Arteria pulmonalis unter Bildung eines Bogens in die absteigende Aorta fortsetzt, während das Blut der Aorta nur in die Arterien der Arme und des Kopfes, also in die Anonyma, Carotis und Subclavia sinistra gelangt. Das Blut der Pulmonalarterie strömt durch den weiten Ductus Botalli in die Aorta descendens. Als Fortsetzung der Aorta tritt ein enges Gefässstück zum Bogen der Pulmonalarterie, das mit dem Namen Isthmus aortae bezeichnet wird. Nach der Geburt wird durch die Erweiterung der Lungen die Blutbahn vom Ductus Botalli abgelenkt, welcher alsbald verödet und undurchgängig wird, und zu gleicher Zeit erweitert sich jenes ursprünglich enge Gefässstück, der Isthmus aortae, zu dem Durchmesser der normalen Aorta. Kommt nun nach der Geburt diese Erweiterung des Isthmus aortae nicht zu Stande und verödet dennoch der Botall'sche Gang, so entsteht eine bleibende Einschnürung des Isthmus aortae.

Es stellt sich nun für das Blut des linken Herzens, dem der Weg zur unteren Körperhälfte somit versperrt ist, ein Collateralkreislauf ein, wodurch die unterhalb der Einschnürung liegende Aorta dennoch mit Blut gefüllt wird. Es erweitern sich zu diesem Zwecke die Aeste der

Art. subclavia und nehmen einen geschlängelten Verlauf an. Die wichtigsten Aeste für die neu herzustellende Verbindung sind: Die Arteria mammaria interna, deren Rami intercostales anteriores das Blut in die mit ihnen anastomosirenden Rami intercostales posteriores führen, welche aus der Aorta descendens entspringen, oder richtiger gesagt für diesen Fall, in sie einmünden. Ferner sind zu erwähnen die Anastomosen zwischen Mammaria interna, Epigastrica superior und den Lumbalarterien, dann die A. intercostalis suprema mit den Intercostalästen der Mammaria, und endlich die A. dorsalis scapulae mit den Dorsalästen der Zwischenrippenarterien.

Die Aorta descendens wird auf diese Weise gänzlich gefüllt, doch erreicht sie nicht das normale Lumen, während der Bogen der Aorta bis zur Stelle der Einschnürung sich erweitert zeigt. Diese Individuen sind vollkommen lebensfähig.

9) Die Veneneinmündungen in die Vorhöfe können ebenso transponirt sein, wie diess von den Arterien und den Kammern entwickelt wurde, oder es münden die Hohlvenen und die Lungenvenen nur in einen Vorhof etc.

c) Die angeborenen Abnormitäten der Klappen und Ostien sind im Allgemeinen verhältnissmässig seltener und lassen sich leichter auf fötale Entzündungsprocesse, fötale Myocarditis, als auf wirkliche Bildungshemmungen zurückführen. Das häufigste Vorkommniss ist:

1) Stenose des Conus der Lungenarterie oder der Aorta, wobei sich das den Conus bildende Muskelfleisch zu einer weissen, schwieligen Masse umgewandelt hat. An der Lungenarterie findet sich diese Stenose häufiger als an der Aorta und ist nach Bamberger eine der häufigsten Ursachen der angeborenen Cyanose. Regelmässig bleibt das Foramen ovale offen oder es kommt nicht einmal zu einer völligen Entwickelung des Septum der Ventrikel.

2) Die Klappen können knorpelig verdickt sein, an den Atrioventrikularklappen kommen verdickte und überzählige Papillarmuskeln und falsch inserirte Sehnenfäden vor, oder es sind im Gegentheile die Klappen durchscheinend, sehr verdünnt, durchlöchert. Bei rudimentärer Bildung der grossen Arterien und unrichtiger Insertion der Septa können die Zipfelklappen oder die Semilunaren auch vollständig fehlen.

3) Die Klappe des Foramen ovale kann gänzlich fehlen oder vorzeitig sich verschliessen, auch an der Eustachischen Klappe wird mangelhafte Entwickelung beobachtet.

Symptome.

Anatomische Betrachtungen über angeborene Bildungsfehler des Circulationsapparates finden sich mannigfach in Dissertationen und grösseren Monographien, hingegen sind die dabei beobachteten Symptome nur selten ausführlich geschildert, und wo diess geschehen, gewöhnlich nicht harmonirend bei ein und demselben anatomischen Befunde. Wir können mit Bamberger alle Bildungsfehler bezüglich ihrer Symptome in 3 Gruppen bringen.

1) In die erste Gruppe kommen die Bildungsfehler, welche absolute Lebensunfähigkeit bedingen. Hieher gehören die Monstrositäten, Ektopie des Herzens mit Hautdefekt und vollkommen einkammerige Herzen, Transposition der grossen Gefässe.

2) Zur zweiten Gruppe sind jene zu rechnen, mit welchen die Kinder wohl am Leben bleiben und sich die ersten Jahre hindurch noth-

dürftig oder selbst normal entwickeln, jedoch mit jedem Jahre eine Zunahme ihrer Kreislaufsstörung erfahren, so dass während der ersten, spätestens im Verlaufe der zweiten Dentition sicher der Tod eintritt. Hieher gehören die angeborenen Verengerungen am Conus der Pulmonalarterie oder der Aorta, grössere Communicationen der Ventrikel oder der Vorhöfe, oder eines Ventrikels mit dem gegenüberstehenden Vorhofe, das Entspringen der Aorta aus beiden Ventrikeln, Offenbleiben des Ductus Botalli.

3) Es gibt eine Reihe von kleinen Anomalien, wodurch der Kreislauf keineswegs gestört und also auch gar kein Hinderniss für die Entwicklung des Kindes geboten wird. Hieher gehören besonders die äusseren Formveränderungen des Herzens, die Spaltung der Herzspitze und die konische oder die walzenförmige, die breite oder runde Form. Auch die Transposition des Herzens auf die rechte Seite, gewöhnlich complicirt mit Transposition der Leber und des Magens, ist ohne allen Einfluss auf die Fortdauer des Lebens. Das Offenbleiben des Foramen ovale ist ebenfalls höchst irrelevant, wie schon durch vielfache Sektionsbefunde dargethan worden, namentlich wird dieselbe kaum jemals als Ursache der Cyanose, auf welche wir später nochmals zurückkommen müssen, zu betrachten sein.

Was nun die Zeit des Eintrittes der Symptome betrifft, so ist dieselbe sehr verschieden. Es ist allerdings richtig, dass die durch angeborene Herzfehler veranlassten Circulationsstörungen Anfangs unbedeutend sein können, und erst von Monat zu Monat zunehmen, höchst unwahrscheinlich aber klingen die Angaben einzelner Autoren, nach welchen erst nach mehreren Jahren oder gar erst mit Eintritt der Pubertät ein angeborener Herzfehler anfangen soll, Symptome zu verursachen. Es liegen hier wahrscheinlich Täuschungen zu Grunde und sind acute Herzkrankheiten übersehen worden. Genug Kinder haben übrigens schon gleich nach der Geburt die deutlichsten Zeichen bedeutender Kreislaufstörungen. Sie kommen asphyktisch zur Welt und gehen an Atelektase der Lungen alsbald zu Grunde. Sie schreien nur leise und nicht zusammenhängend, sind immer kühl, etwas cyanotisch, schlafen viel und haben convulsivische Hustenanfälle, wobei die Cyanose schnell zunimmt und namentlich die vorgestreckte Zunge eine dunkel blaurothe Farbe annimmt.

Das constanteste und zuverlässigste Symptom ist immer die Cyanose, über deren Entstehung aber theilweise unrichtige Anschauungen bestehen. Früher nahm man an, dass Cyanose bei angeborenen Herzfehlern entsteht, wenn arterielles und venöses Blut sich mischt, wenn also dunkler rothes Blut, als im Normalzustand in das arterielle Gefässsystem dringt. Dass diese Anschauung unrichtig ist, geht schon aus den vielen Cyanosen hervor, bei welchen die anatomischen Verhältnisse des Herzens vollkommen normal sind, bei Cholera oder bei Vergiftungen mit Kohlenoxydgas. Es sind hier bekanntlich die Cyanosen ziemlich hochgradig, und doch findet man bei der Sektion keine Spur von Veränderung am Herzen. Wegen derselben irrigen Ansicht hat man auch dem Foramen ovale eine allzugrosse Aufmerksamkeit geschenkt und gab sich zufrieden, wenn man mit einer Sonde von einem Vorhof zum andern gelangen konnte, gleichviel ob die Klappe sufficient war oder nicht.

Der einzige stichhaltige Grund der Cyanose liegt in einer mangelhaften Oxydation des Blutes in den Lungen, verbunden mit einer Stase im peripherischen Venensystem. Dieser Process aber kann durch verschiedene Zustände bedingt sein; es findet sich entweder ein Hinderniss im linken Herzen und hiemit Stauung des Blutes in den Lungenvenen, oder es ist durch eine Stenose im rechten Herzen die Zufuhr von Blut zu den Lungen vermindert, und wird desshalb weniger Blut oxydirt, oder es stellen sich in den Lungen in Folge von Gewebskrankheiten dem Kreislaufe Hindernisse entgegen oder endlich es ist die eingeathmete Luft sauerstoffarm und oxydirt dann ebenfalls nur unvollständig. Auch die Consistenz des Blutes kann sich so ändern, dass die Strömung dadurch verlangsamt wird, was namentlich für die Eindickung des Blutes in der Cholera gilt. So sehen wir nun, dass die Bedingungen der Cyanose ziemlich mannigfache sind und keineswegs nur in mechanischen Veränderungen des Herzens gesucht werden dürfen.

Die Grade der Cyanose sind sehr verschieden und schwanken zwischen einer leichten, bläulichen Färbung des unteren Augenlides und einer blaurothen des ganzen Körpers, auch veranlassen die eben auftretenden Congestionen eine Steigerung der bestehenden Cyanose. Zu hohe und zu niedere Temperatur, Aufregung, Schreien, Lachen, körperliche Anstrengung sind also die häufigsten Ursachen dieser Zunahme.

Ueberleben Kinder mit angeborenen Herzfehlern die ersten Lebensjahre, so stellen sich noch verschiedene andere Symptome der Kreislaufstörung ein. Sie leiden fast alle an schlecht entwickelten Brustmuskeln und Hühnerbrust. Die Extremitäten sind immer kalt und feucht, wie die Haut des Frosches, die Fingerspitzen schwellen zu Kolben an, über welche der Nagel krallenartig gekrümmt hervorragt, die Hautvenen sind übermässig stark, die Kinder können sich in keiner Weise anstrengen, weder laufen, noch steigen, noch anhaltend schreien, indem ihnen all diess einen heftigen Schmerz in der Herzgegend, Dyspnöe und Palpitationen verursacht. In seltenen Fällen wird bei grösseren Kindern auch Hämoptoë beobachtet, Nasenbluten hingegen ist ein sehr häufig auftretendes Symptom, das in der Regel einige momentane Erleichterung verschafft. Endlich macht allgemeiner Hydrops des Zellgewebes und der serösen Säcke, dem sich noch Albuminurie hinzugesellt, dem traurigen Leben dieser Kinder ein Ende.

Die physikalische Untersuchung der angeborenen Herzfehler bietet ausserordentliche Schwierigkeiten. Hypertrophie des Herzens lässt sich fast ohne Ausnahme nachweisen und rührt gewöhnlich von einer beträchtlichen Vergrösserung des rechten Herzens her. Der Herzchok ist dabei ausgedehnt und verstärkt zu fühlen. Durch die Auskultation lassen sich selten reine Herztöne ermitteln, sondern es sind meist Geräusche statt des einen oder anderen Tones oder gar statt beider Töne zu hören. Anhaltende starke Geräusche lassen eine beträchtliche abnorme Communication der Herzhälften, eine Perforation des Septums vermuthen, ein starkes, systolisches Geräusch, das über der Pulmonalarterie am deutlichsten gehört wird, zeigt eine Verengerung der Pulmonalarterie, einen der gewöhnlicheren Bildungsfehler, an. Zuweilen jedoch passt der auskultatorische Befund weder auf das eine noch das andere Uebel, und es kann dann die Diagnose nicht genauer als auf angeborenen Herzfehler überhaupt gestellt werden. Nach statistischen Zusammenstellungen von Friedberg und Aberle sind besonders die Perioden der ersten und zweiten Zahnung für die Kinder mit angeborenen Herzfehlern gefährlich. Von 159 Fällen starben 53 im 1. Jahre, 51 vom 2. — 11. Jahre, 30 zwischen dem 11. — 25. Jahre und nur 5 wurden über 44 Jahre alt.

Behandlung.

Von einer direkten Behandlung kann natürlich nicht die Rede sein, man muss sich vielmehr darauf beschränken, Schädlichkeiten möglichst abzuhalten und ein passendes diätetisches Verfahren einzuleiten. Die nothwendige Ruhe ist bei solchen Kindern leicht aufrecht zu erhalten, da sie selbst durch die Erfahrung bald belehrt werden, wie schädlich und schmerzhaft eine stärkere Bewegung des Herzens für sie ist. Bezüglich der Nahrung hat man keine besonderen Vorsichtsmassregeln zu beobachten, nur müssen erhitzende, alkoholische Getränke strenge gemieden werden. Warme Kleidung ist in diesen Fällen ausserordentlich zuträglich, und es sind desshalb besonders Leibchen von Flanell zu empfehlen. Eine strenge antiphlogistische Behandlung, Blutegel, Calomel, Laxantien etc. sind unter allen Verhältnissen zu meiden, indem der Hydrops und das lethale Ende hiedurch sichtlich beschleunigt wird. Starke Congestivzustände, wie sie sich ausserordentlich häufig einstellen, müssen durch äussere Anwendung der Kälte, durch säuerliche Getränke und strenge Diät beseitigt werden.

Kommen die Kinder asphyktisch zur Welt, so müssen die bei der Asphyxie schon angegebenen Belebungsversuche angestellt werden, welche aber in diesen Fällen gewöhnlich fruchtlos bleiben.

2) Endocarditis, Pericarditis und Rheumatismus acutus.

Wir bringen hier drei Krankheiten in einen Rahmen zusammen, welche pathologisch-anatomisch gar keine Aehnlichkeit unter einander haben, klinisch aber sich kaum trennen lassen, wenn man nicht bei apparter Beschreibung der einzelnen Veränderungen sich vielfachen Wiederholungen aussetzen will. Zudem sind diese Zustände bei Kindern ausserordentlich selten, so dass es kaum nothwendig erscheint, eine ausführlichere Besprechung zu geben.

Symptome.

Wir beginnen mit den Symptomen des Rheumatismus acutus und lassen dann als häufigste Complicationen die Endo- und Pericarditis folgen.

Rheumatismus acutus.

Der acute Rheumatismus der Kinder unterscheidet sich wenig von dem der Erwachsenen, nur ist sein Verlauf kürzer und die Erkrankung in der Regel weniger intensiv. Das jüngste Kind, das ich an ausgesprochenem Rheumatismus acutus mit nachfolgender, lethal endigender Endocarditis zu behandeln hatte, war $1^3/_4$ Jahr alt, und erlag nach $^1/_4$jähriger Krankheit dem Herzfehler. Es ist das ein sehr seltener Fall, indem in den Lehrbüchern die Krankheit meistens nur Kindern von 6 Jahren und darüber zugeschrieben wird. Viele Erkrankungen, welche von den Laien mit dem vagen Namen Wachsfieber bezeichnet werden, gehören hieher.

Anfangs ist immer heftiges Fieber zugegen, die Haut wird brennend heiss, der Durst gross, der Puls enorm beschleunigt; es tritt grosse Unruhe und Schlaflosigkeit ein. Dieses heftige Fieber dauert höchstens 8—10 Tage, verliert sich aber dann allmälig, und nur wenn bösartige Complicationen, namentlich Erkrankungen des Herzens eingetreten sind, besteht dasselbe auf unbestimmt lange Zeit und ohne Unterbrechungen fort. Die Kinder sind meist sehr blass und collabirt, haben einen auffallend wehmüthigen, schmerzhaften Ausdruck des Gesichtes und einen matten Blick, sie beobachten an den ergriffenen Gelenken die grösstmöglichste Ruhe, während die freien Extremitäten wegen der grossen Fieberhitze in fortwährender Unruhe sich befinden.

Das wesentliche der Krankheit besteht nun in einer eigenthümlichen Anschwellung an verschiedenen Gelenken, vorherrschend der unteren Extremitäten, welche sich gerade so wie bei Erwachsenen verhalten. Die Berührung und noch mehr die Bewegung der erkrankten Glieder ist ausserordentlich schmerzhaft, so dass die Kinder mit dem Ausdruck der grössten Angst jede Annäherung an die schmerzhaften Gelenke überwachen und abwehren. Die Anschwellungen sind Anfangs immer etwas geröthet, die Röthe nimmt aber früher ab als die Geschwulst. Am häufigsten sind die Kniegelenke ergriffen, dann folgen die Fussgelenke, dann die der oberen Extremitäten und endlich die Wirbelsäule.

Diese Gelenkschwellungen gehen bei Kindern nun niemals in Eiterung über, sondern schwellen spurlos wieder ab und hinterlassen höchstens einige Schwäche und Schmerzhaftigkeit bei Gebrauch der Extremität. Charakteristisch aber ist die Wanderung oder das Ueberspringen der Affection von einem Gelenk zum anderen. Nur äusserst selten ist der Process mit dem gleichzeitigen Ergriffenwerden einiger Gelenke beendet, sondern gewöhnlich erkranken nach einigen Tagen, wenn die zuerst befallenen Gelenke wieder abschwellen, andere neue mit derselben Heftigkeit und demselben Verlaufe, was sich in einem dritten und selbst vierten Nachschub wiederholen kann.

Die allgemeinen Symptome sind der Heftigkeit des Fiebers entsprechend. Der Appetit ist sehr vermindert oder vollständig verschwunden, der Stuhl angehalten, der Urin, dunkel pigmentirt, reich an Harnsäure, wird nur in geringer Menge gelassen. Die Kinder schwitzen sehr viel und werden mit Miliarien besäet.

Die Diagnose des Rheumatismus acutus ist sehr leicht, zumal er fast ausschliesslich ältere Kinder, die ihre Klagen schon vernünftig vorbringen können, befällt. Im Beginne könnte er nur verwechselt werden mit einem noch nicht ausgebrochenen acuten Exantheme oder mit einem Typhus, wo auch zuweilen sehr heftige Schmerzen in den Knie- und Fussgelenken vorkommen. Die letzteren lassen sich aber leicht dadurch erkennen, dass keine Anschwellung hiebei zu Stande kommt und dass durch leisen Druck oder langsame passive Bewegung der Schmerz nicht besonders vermehrt wird, was bei Rheumatismus acutus jedesmal der Fall ist. Die Verwechselung mit scrofulöser Arthrocace, mit Tumor albus könnte höchstens einige Tage bei Beginn derselben bestehen, da hier durchaus keine Wanderung von einem Gelenk auf das andere beobachtet wird, und der Verlauf ein ganz anderer chronischer ist.

Der einfache Rheumatismus acutus hat ohne Complicationen eine Dauer von höchstens 14 Tagen. Ist er aber mit Herzaffectionen complicirt, was mindestens bei $^1/_3$ der Erkrankungen der Fall ist, so ist die Dauer eine unbestimmt lange, und es kann nach Jahre langem Siechthum noch das lethale Ende eintreten. Unter den Complicationen verdienen eine specielle Betrachtung a) die Endocarditis und b) die Pericarditis.

a) Endocarditis.

Pathologische Anatomie.

Die vortrefflichen Untersuchungen von Luschka haben ergeben, dass das Endocardium aus denselben Schichten besteht wie die Gefässe. Die Oberfläche wird durch eine dünne Schichte Pflasterepithel gebildet, das als unmittelbare Fortsetzung von jenem der Gefässe zu betrachten ist. Dann folgt eine Schichte gestreckter Längsfasern, dann eine von sehr feinen, sich vielfach kreuzenden elastischen Fasern, welche der contraktilen Haut der Gefässe analog ist, und endlich verbindet eine Schicht von Bindegewebe diese elastische Haut mit dem Herzmuskel. Die Gefässe und Nerven finden sich fast nur in diesem Bindegewebe und berühren nur wenig die elastischen Fasern, wesshalb auch nur in dem ersteren eine wirkliche Exsudation zu Stande kommen kann. Das Exsudat drängt aber bald die überliegenden Schichten bei Seite und kommt in der Herzhöhle frei zu Tage, anderer Seits ergreift es auch die zunächst gelegenen Schichten des Herzmuskels, so dass immer eine kleine Myocarditis die Endocarditis begleitet. Zuerst bemerkt man nach Luschka rothe Flecke im Endocardium, wobei die Oberfläche noch vollkommen glatt ist; bald aber schwindet diese Glätte, die Oberfläche wird rauh und es zeigt nun diese Exsudation unter dem Miskroskope ganze und zertrümmerte Epithelien, Exsudatkörper und Faserelemente. Der vorbeifliessende Blutstrom lässt an diesen rauhen Stellen alsdann einzelne Fibrinfranzen hängen, wodurch dieselben ein flockiges Aussehen bekommen. Diese endocarditischen Exsudate können nach Bamberger folgende Metamorphosen eingehen:

1) Das Exsudat kann vollständig resorbirt werden, was jedoch nur bei ganz geringen Schichten, welche das Epithel noch nicht durchbrochen haben, möglich erscheint.

2) In den meisten Fällen verschwindet es nicht mehr ganz, sondern verursacht bleibende Veränderungen auf der Innenfläche des Herzens. Die gewöhnlichsten derselben sind weisse, verdichtete Stellen, die sog. Sehnenflecke, welche immer eine Neigung zum Schwunde, zur narbigen Contraktion haben und nun, wenn sie an den Klappen oder in deren Nähe vorkommen, dieselben zum Schrumpfen oder zu veränderten Stellungen und Insertionen veranlassen. Die Endocarditis ist somit die Hauptursache späterer Herzfehler. In anderen Fällen hat das endocarditische Exsudat die Neigung, zu polypösen Wucherungen auszuarten, welche viele Aehnlichkeit mit spitzen Condylomen haben und desshalb fälschlich auch für eine wirkliche Aeusserung der Syphilis gehalten worden sind.

3) Hauptsächlich durch Virchow's unermüdliche Forschungen ist dargethan worden, dass auch einzelne schon geronnene Theile wieder abgerissen und fortgeschwemmt werden können, wodurch dann in verschiedenen Körpertheilen Thrombosen entstehen. Der häufigste Sitz dieser Thrombosen sind die Milz, dann die Nieren und das Gehirn. Fast regelmässig erfolgt der Tod nach einer solchen Fortschwemmung.

Symptome.

Wenn das endocarditische Exsudat so gelagert ist, dass es auf keine Klappe deutlich influenciren kann, so lässt es sich physikalisch gar nicht ermitteln, die funktionellen Erscheinungen aber sind so verschieden und werden auch von grösseren Kindern so undeutlich beschrieben, dass die Diagnose fast unmöglich erscheint. Gewöhnlich jedoch kommen Wucherungen an den Klappen vor, und dann treten deutliche physikalische Veränderungen ein.

Das linke Herz erkrankt viel häufiger als das rechte und zwar am häufigsten die Mitralis. Nicht nur Auflagerung auf der Klappe selbst, sondern auch jene in der Nähe der Papillarmuskeln und der Sehnenfäden können eine Schiefstellung, eine Verzerrung oder einen Schwund der Klappe und hiemit Insufficienz derselben veranlassen. Wir haben desshalb als gewöhnlichstes physikalisches Zeichen statt des ersten Tones ein systolisches Blasen, am deutlichsten an der Herzspitze, wenig an der Aorta und gar nicht an den Carotiden vernehmbar. Das rechte Herz erweitert sich bald consecutiv, so dass die Dämpfung in der Herzgegend eine ausgedehntere und dem entsprechend der Herzchok in grösserem Umfange und verstärkt gefühlt wird. Wenn die Wucherungen am Ostium venosum des linken Ventrikels sehr massenhaft werden, so kann allerdings auch eine Stenose an diesem Ostium und hiemit auch ein diastolisches Geräusch entstehen, was jedoch unverhältnissmässig selten zu sein scheint.

Die Semilunaren der Aorta können ebenfalls in den Bereich der Endocarditis gezogen und durch Schrumpfung oder Durchlöcherung insufficient werden. Die gewöhnlichere Erscheinung an diesen Klappen ist aber, dass sie mit Vegetationen sich bedecken und somit eine Stenose am Ostium arteriosum bedingen. Man hört in diesem Falle ebenfalls ein systolisches Geräusch, das aber am stärksten an der Aorta ist und deutlich in die Carotiden sich fortpflanzt.

Das rechte Herz wird viel seltener von Endocarditis ergriffen als das linke, die dort auftretenden Geräusche müssen ebenso gedeutet werden, wie diess für den linken Ventrikel geschehen ist, nur sind dort die venösen Stauungen an den Halsvenen viel ausgesprochener, als diess bei Klappenfehlern des linken Ventrikels der Fall ist.

Die funktionellen Symptome der Endocarditis sind sehr verschieden. Der Schmerz ist dabei selten von Bedeutung, constanter ist schon die Angst, die fortwährende Unruhe, soweit der Rheumatismus acutus sie gestattet, und Beklemmung der Brust. Doch sind alle diese Symptome bei Pericarditis ausgesprochener als bei Endocarditis. Herzklopfen ist immer zugegen und nimmt zu durch Anstrengung, als Geschrei oder Körperbewegung, und zu gleicher Zeit stellt sich regelmässig eine eigene Art nervöser Dyspnöe, eine Kurzathmigkeit ein, die Anfangs keine nachweisbaren mechanischen Ursachen entdecken lässt, später aber durch die Stauung im linken Vorhof genügend erklärt wird.

Die an Endocarditis leidenden Kinder fiebern immer und bekommen, wenn sie das den Rheumatismus acutus begleitende Fieber schon verloren haben, wieder neue heftige febrile Symptome. Dieselben dauern unbestimmt lange Zeit, oft viele Wochen lang fort, und von ihrer Intensität, nicht von dem beginnenden Herzfehler hängt zum grossen Theil die enorme Abmagerung ab, in welche die Kinder verfallen. Zuweilen stellen sich anhaltende furibunde Delirien ein, und wenn hiebei die Milz noch vergrössert ist, was hauptsächlich bei Keilbildung deutlich beobachtet wird, so kann möglicher Weise dieser Symptomencomplex für Typhus gehalten werden. Uebrigens sind die secundären Symptome durch Fortschwemmung bei Kindern ausserordentlich selten. Ein einziges Mal erst fand ich bei einem an Endocarditis verstorbenen 8jähr. Knaben Keilbildung in Milz und Nieren.

Die Diagnose der Endocarditis ist fast immer mit grossen Schwierigkeiten verbunden, und es ist hier vor allem zu beherzigen, dass nicht ein jedes blasendes Geräusch am Herzen Endocarditis anzeigt, indem die Kinder in fieberhaften Krankheiten sehr häufig und rasch anämische Geräusche bekommen, welche bei beginnender Reconvalescenz von selbst verschwinden: Es wird dieses namentlich nach Blutentziehungen, schon nach örtlichen, beobachtet, und da dieselben auch gegen die rheumatischen Schmerzen häufig in Anwendung kommen, so werden auch anämische Geräusche in Folge von Rheumatismus acutus sich einstellen müssen.

Zur Diagnose der Endocarditis gehört ausser einem blasenden Geräusche noch ein ausgedehnterer Chok, eine Vergrösserung des Herzens, nachweisbar durch grössere Dämpfung, Beschleunigung des Pulses und Athemnoth. Die Ausgänge der Endocarditis sind Heilung, Tod oder Nachkrankheiten. Die vollständige Heilung einer gehörig entwickelten Endocarditis dürfte wohl zu den Seltenheiten zählen, weil die Reste des Exsudates gewöhnlich Veränderung an den Klappen und hiemit Herzfehler bedingen. Der Tod tritt selten auf der Höhe der Krankheit durch Erschöpfung oder Keilbildung ein, meist atrophiren die Kinder unter fortwährendem Fieber, accidentellen Diarrhöen und Bronchitiden und gehen an lobulärer Pneumonie zu Grunde. Die aus dieser Krankheit entstehenden Herzfehler entwickeln sich oft erst nach Monaten durch Schrumpfung des Exsudates und üben mehr und mehr Einfluss auf die Circulation aus, bis endlich der Herzfehler als solcher sich geltend macht und nach kurzer oder längerer Dauer den Tod herbeiführt.

b) Pericarditis.

Die Pericarditis ist erst seit der Entdeckung des pericarditischen Reibungsgeräusches durch Collin (1824) sicher diagnosticirbar. Die Diagnose ist aber auch noch jetzt höchst schwierig und mangelhaft, wie man aus folgendem ersehen wird.

Pathologische Anatomie.

Je nach der Ausdehnung spricht man von einer allgemeinen und einer umschriebenen Pericarditis. Die Neigung sich auszubreiten ist der Pericarditis im hohen Grade eigen, und man findet desshalb häufiger die allgemeine als die begrenzte. Die Veränderung kann sowohl am parietalen als visceralen Blatt beginnen, und es stellt sich alsdann eine Injektion und sofort eine plastische Exsudation an der Oberfläche ein.

Nach der Beschaffenheit des Exsudates unterscheidet man verschiedene Formen:

1) Das faserstoffige Exsudat. Man findet hiebei sowohl Herz als Herzbeutel dicht mit einer zottigen, gelbweissen Membran bedeckt und im ganzen Umfang oder partiell mit einander verwachsen. Dieses Exsudat ist sehr organisationsfähig und es entwickeln sich bald in ihm Capillargefässe, welche häufig zu kleinen Extravasaten Gelegenheit geben. Neben dieser organisirten Membran besteht immer noch eine kleinere oder grössere Menge flüssigen Exsudates, welche von den sich ablösenden Zotten und oberflächlichen Gerinnseln gelblich, trüb und flockig erscheint. Dieser flüssige Theil des Exsudates wird später gewöhnlich resorbirt, worauf sich die festen Entzündungsmembranen allseitig berühren und nun entweder mit einander fest verwachsen oder, wenn die Plasticität eine nur geringe ist, sich gegen einander abschleifen und endlich fast ganz verschwinden. Als Reste dieses Processes sind die sog. Sehnenflecke zu betrachten, deren ausserordentlich häufiges Vorkommen bei Sektionen uns leicht überzeugen kann, dass partielle Herzbeutelentzündungen häufig genug übersehen werden mögen. Von Verknöcherungen des Exsudates, wie diess zuweilen bei Sektionen Erwachsener gefunden wird, ist meines Wissens in der Pädiatrik nichts bekannt.

2) Das eiterig jauchige Exsudat. Wenn neben den Faserstoffmem-

18 *

branen das flüssige Exsudat in grösserer Menge vorhanden ist und eine
eiterähnliche Consistenz hat, so pflegt man eine solche Pericarditis eine
eiterige zu nennen. Eine strenge Grenze zwischen der vorigen und dieser Form existirt natürlich nicht, indem bei beiden sowohl Membranen
als flüssiges Exsudat zusammen vorkommen. Es kann sehr wohl geschehen, dass eine Pericarditis, die zu Anfang als eiterige bezeichnet werden
müsste, nach kurzer Zeit, wenn der flüssige Theil des Exsudates resorbirt
worden ist, eine faserstoffige wird. Hingegen kommt fast ausschliesslich
bei Neugeborenen die jauchige, pyämische Pericarditis vor, deren schon
bei der pyämischen Pleuritis gedacht wurde. Sie kommt nie isolirt, sondern immer gemeinsam mit Pleuritis oder Peritonitis vor, und zeichnet
sich dadurch aus, dass das ziemlich dünnflüssige Exsudat von braunrother
Farbe und jauchigem Geruche ist und dass auch die darin suspendirten
Flocken von graubrauner, nicht von weissgelber Farbe sind. Wie schon
früher bemerkt, findet man hiebei gewöhnlich Nabelvenenphlebitis und
Verjauchung des Nabels.

3) Das tuberculöse Exsudat. Tuberculöse Pericarditis ist trotzdem,
dass so viele Kinder an Tuberculosis zu Grunde gehen, immerhin ein
seltener Befund. Die Tuberkel auf dem Herzbeutel sind meistens grösser, als die Miliartuberkeln in den Lungen und stehen bald vereinzelt,
bald so dicht, dass sie eine höckerige Membran bilden, der man auf den
ersten Anblick ihren tuberculösen Charakter gar nicht ansieht. Makro-
scopisch lassen sie sich jedoch durch die Brüchigkeit und leichtere Zer-
reisslichkeit der verklebten Membranen, mikroskopisch durch den tuberculösen Detritus erkennen.

Symptome.

Das Krankheitsbild, welches die Lehrbücher von der Pericarditis zu
geben pflegen, trifft bei Kindern nur selten zu, sondern die Erscheinungen sind so variabel, dass man genau genommen eigentlich ganz verzichten muss auf eine Schilderung überall zutreffender Symptome. Oft
sind dieselben sehr gering und werden namentlich durch die gleichzeitigen Krankheiten, Rheumatismus acutus, Pyämie, Morbus Brigthii und
Tuberculosis, völlig maskirt, oft sind sie wieder sehr augenfällig und manifestiren sich in grosser Beklemmung und heftigem Schmerz, in Athemnoth, schnellem Puls, Ohnmachten, Delirien und Cyanose. Die wichtigsten Anhaltspunkte bietet immer die physikalische Untersuchung.

Bei der Besichtigung der entblössten Brust sieht man zu Anfang der
Pericarditis das Herz in grösserer Ausdehnung anschlagen, und zuweilen
ist schon eine geringe Ungleichmässigkeit des Rhythmus zu bemerken.
Später, wenn das Exsudat an Masse zunimmt und namentlich wenn der
flüssige Theil desselben überwiegend gross ist, wird das Herz nach links
und oben verdrängt und schlägt dem entsprechend mehr nach links und
etwas weiter oben an die Brustwand. Wächst aber das Exsudat noch
mehr, so tritt das charakteristische Zeichen auf, dass der Herzchok
gar nicht mehr zu sehen noch zu fühlen ist. Wenn das pericarditische Reibungsgeräusch sehr deutlich und laut zu hören ist, so kann
es zuweilen auch durch das Gefühl entdeckt werden.

Durch die Percussion ist bei kleinen Exsudaten gar nichts Abnormes zu entdecken, wenn aber das Exsudat massenhaft und flüssig
ist, so bekommt man eine ausgedehntere Dämpfung und zwar in Form
einer abgestumpften Pyramide, deren Spitze nach oben gerichtet ist.

Die Dämpfung nach oben, welche bis zum dritten und selbst zweiten Rippenknorpel reichen kann, ist besonders charakteristisch und erleichtert wesentlich die Diagnose. Es darf nicht vergessen werden, dass ganz bedeutende Herzbeutelentzündungen, bei denen das Exsudat sich vorherrschend membranös gestaltet, durch Percussion nicht ermittelt werden können.

Die Auskultation lässt Anfangs ganz normale, etwas verstärkte Herztöne unterscheiden, an denen nur manchmal kleine Abweichungen vom normalen Rhythmus vorkommen. Bald aber wird an einer oder der anderen Stelle der Dämpfung ein Reibungsgeräusch vernommen, das zuerst ausserordentlich schwer von einem leichten endocarditischen Hauche unterschieden werden kann, später jedoch sich deutlich als Reibungsgeräusch manifestirt. Es erscheint je nach seiner Intensität als ein leichtes Anstreifen, Schaben, Knattern oder Kratzen und zeichnet sich namentlich dadurch aus, dass es gewöhnlich weder systolisch noch diastolisch, sondern zwischen den beiden Herztönen gehört wird. Oft ist es sehr schwer von endocarditischem Geräusche zu unterscheiden und es ist dazu immer erforderlich, dass man die Kinder im Schlafe untersucht, wobei man die Vorsicht gebraucht, sie mit einer Bekleidung einschläfern zu lassen, die vorne leicht aufgeht und den Thorax zu entblössen gestattet. Die Hauptunterschiede bleiben immer, dass das pericarditische Reibungsgeräusch ausserordentlich eng begrenzt ist und sich niemals so weit fortpflanzt als die endocarditischen Geräusche, dass es weder systolisch noch diastolisch ist und dass es oft plötzlich aufhört, um an einer benachbarten Stelle wiederzukehren oder gänzlich zu verschwinden. Zuweilen entstehen hiedurch in Consilien verschiedene Meinungen nicht nur über die Krankheit, sondern auch über die diagnostischen Fähigkeiten der consultirenden Aerzte.

Der Puls ist zu Anfang der Krankheit gross, schnell und schwer zu unterdrücken, im Verlaufe wird er meist klein, unrythmisch und ist dann leicht wegzudrücken. An den Jugularvenen bemerkt man bei grösseren pericarditischen Exsudaten deutlich undulirende Bewegungen, und zwar findet eine Anschwellung der Venen während der Systole, eine Abschwellung während der Diastole statt. Bei Beginn der Systole schliesst sich nämlich die dreizipfelige Klappe und erweitert sich der rechte Vorhof, da nun aber wegen des vorhandenen Exsudates diese Erweiterung nicht gehörig geschehen kann, so staut sich das Blut in den zuführenden Gefässen und bedingt demnach eine sichtbare Erweiterung der Jugularvenen. Ausserdem findet man fast regelmässig Catarrh und wohl auch partielle Compression der rechten Lunge.

Die funktionellen und allgemeinen Störungen sind, wie schon Eingangs dieser Schilderung bemerkt worden, höchst variabel und richten sich vielmehr nach den Complicationen der Endocarditis als nach dieser selbst. Die Ausgänge derselben sind nun entweder Genesung, wohl nur in seltenen Fällen, unter plötzlichem Verschwinden des Reibungsgeräusches, oder der Tod, welcher oft unerwartet schnell eintritt, oder endlich Nachkrankheiten, allseitige Verwachsung des Herzens mit dem Herzbeutel, Dilatation einzelner Herzabschnitte, Erkrankung des Herzmuskels und in Folge dieser Processe mannigfache Circulationsstörungen.

Behandlung.

Der Rheumatismus acutus kann nicht coupirt vielleicht nicht einmal abgekürzt werden, weder Calomel, noch Brechweinstein, noch Veratrin noch Blutentziehungen, noch Kaltwasserbehandlung äussern eine deutlich günstige Wirkung. Unter solchen Umständen bleibt nichts übrig als eine symptomatische Behandlung, wobei das Morphium die grösste Rolle spielt. Durch einen Morphium haltigen Saft kann man den Kindern die nöthige Ruhe und einige Stunden Schlaf verschaffen, wobei der Process durchaus nicht modificirt wird. Die ergriffenen Gelenke werden am besten mit Oel gerieben und mit Watte dick umgeben, um jede unsanfte äussere Berührung zu verhüten.

Die Endocarditis und Pericarditis, welche den Rheumatismus acutus compliciren, behandle ich niemals streng antiphlogistisch, höchstens dürften bei wohlgenährten Kindern einige Dosen Calomel günstig antifebril wirken. Leichte Hautreize, wie Senfteige, trockne Schröpfköpfe etc. sind hier zu empfehlen. Die pyämische Pericarditis der Neugeborenen geht natürlich immer lethal aus und bedarf desshalb keiner spec. Behandlung. Die nachfolgenden Herzfehler verlangen ein sehr vorsichtiges strenges Regime, wie diess schon ausführlicher bei der Behandlung der angeborenen Herzfehler im vorausgehenden Abschnitte geschildert worden ist.

3) Hydropericardium. Herzbeutelwassersucht.

Für sich allein kommt die Herzbeutelwassersucht nur bei Herzfehlern vor, wo dann die Circulationsstörung sich früher am Herzbeutel als an der Pleura und dem Bauchfell offenbaren kann. In den meisten Fällen aber ist sie mit serösen Ergüssen in den eben genannten Säcken complicirt und tritt als Schlussakt des Hydrops mit gewöhnlich bald folgendem, lethalem Ende auf. Nephritis nach Scharlach ist bei Kindern fast die einzige Ursache der reinen Hydropsien.

Pathologische Anatomie.

Man findet im Herzbeutel einen hellgelben, klaren Erguss von 1—4 Unzen, der die chemischen Eigenschaften der übrigen serösen Ergüsse, d. h. die eines verdünnten Blutserum's hat. Zum Unterschied von eiteriger Pericarditis ist das Pericardium bis auf eine leichte seröse Infiltration völlig intakt, weder mit Pseudomembranen bedeckt noch an irgend einer Stelle abnorm verwachsen. Der Herzmuskel selbst ist, wie bei allen Hydropischen, mehr gelb als roth gefärbt.

Symptome.

Kleine pericarditische Ergüsse lassen sich nicht diagnosticiren und machen auch wahrscheinlich gar keine Symptome, indem ja selbst im physiologischen Zustande Flüssigkeit im Herzbeutel sich findet und die Quantität dieser Flüssigkeit nicht unbedeutenden Schwankungen unterworfen ist. Bei grossen Ergüssen sind die Symptome der eben geschilderten Pericarditis deutlich zu beobachten. Es stellt sich grosse Beklemmung und selbst Orthopnöe ein, die Jugularvenen schwellen bei jeder Systole an, bei jeder Diastole wieder ab. Die Haut wird an den bekannten Stellen etwas cyanotisch und ihre Temperatur vermindert. Da fast immer noch anderweitige Hydropsien vorausgegangen sind und gleichzeitige fortbestehen, so wird das Krankheitsbild des reinen Hydropericardium's mannigfach getrübt und verwischt, was namentlich für die Respirationsstörungen gelten mag. Die physicalischen Zeichen sind dieselben wie bei der Pericarditis nur noch viel ausgesprochener und leichter zu constatiren, indem diese Kranken in ihrem Allgemeinbefinden weniger tief ergriffen und desshalb ruhiger sind, als die an Pericarditis

Leidenden. Die Präcordialgegend ist etwas vorgewölbt, der Herzstoss schwach oder gar nicht zu fühlen, der Puls klein, die Dämpfung nach oben sehr exquisit. Nur ein Zeichen der Pericarditis kommt hier niemals vor, das Reibungsgeräusch, da die Bedingungen desselben, rauhe, mit Membranen besetzte Wandungen, hier nicht gegeben sind. Die Ausgänge des Hydropericardium sind je nach der Ursache verschieden. Immer lethal endigen die zu Herzfehlern hinzutretenden Ergüsse, während die nach Scharlach sich einstellenden bei passender Behandlung sehr wohl resorptionsfähig sind.

Behandlung.

Wie bei allen Hydropsien, so ist auch hier die diuretische Behandlung noch am meisten indicirt und unter den Diureticis wird der reine Roob. Juniperi ohne allen Zusatz am besten und längsten vertragen. Die Ableitungen auf den Darm dürfen bei kranken Kindern dieser Art nicht versucht werden, weil hiedurch immer die Verdauung leidet und nur bei gehörigem Stoffumsatz die Heilung einer Hydropsie denkbar ist. Auch die Ableitung auf die Haut durch wiederholte Vesicatore dürfte wegen des dabei entstehenden Schmerzes nicht geeignet erscheinen und bei Kindern mit Nephritis um so weniger, als durch die Canthariden stets ein neuer Reiz der Nieren gesetzt wird. Die Paracentese des Herzbeutels wird zwar in manchen Lehrbüchern der Vollständigkeit halber als letztes Mittel anempfohlen, wird aber meines Wissens in der Praxis niemals ausgeführt.

B. Arterien und Venen.

Krankheiten der Arterien kommen bei Kindern niemals vor, und nach atheromatöser Arterienerkrankung, die fast bei keiner Sektion älterer Individuen vermisst wird, sucht man hier vergeblich. Das einzige, worauf hier aufmerksam gemacht werden muss, ist ein anomaler Verlauf der Radialarterien, der in manchen Fällen von schwer kranken oder anämischen Kindern zu argen prognostischen Fehltritten Veranlassung geben kann. Es ist desshalb bei auffallender Kleinheit oder vollkommenem Fehlen des Radialpulses immer nothwendig, sich auch von der Beschaffenheit anderer Arterien, der Carotiden und der Aa. temporales zu überzeugen, bevor man einen Schluss auf die Völle oder Leere des Gefässsystems wagen darf. Als Uebergang zu den Erkrankungen der Venen mögen hier die erektilen Geschwülste Platz finden.

1) Erektile Geschwulst, Naevus vasculosus, arterielle Teleangiektasie.

Symptome.

Unter erektiler Geschwulst versteht man eine Erweiterung einer grösseren Parthie von Capillaren, ein Zustand, der namentlich am Gesicht, an den Augenlidern, den Lippen und am Hals vorkommt. Diese Krankheit der Capillargefässe trifft bald die der Cutis, bald die des Unterhautzellgewebes, bald beide zugleich in grösserer oder geringerer Ausdehnung. Im ersteren Falle haben wir eine rothe Erhabenheit der Haut von Farbe und oft auch von Gestalt einer Himbeere, im letzteren eine etwas teigige Geschwulst vor uns, über welcher die Hautdecke entweder von normaler Beschaffenheit oder ebenfalls von erweiterten Gefässen durchzogen ist. Diese Gefässerweiterungen sind gewöhnlich angeboren, ihr Wachsthum steht aber nicht in geradem Verhältniss zur Entwicklung des Gesammtorganismus, sondern übertrifft dieselbe bedeutend, so dass eine kleine Teleangiektasie bei der Geburt von der Grösse eines Stecknadelkopfes nach einem Jahre schon die Grösse einer Erbse oder einer Haselnuss erreicht haben kann. Diese Thatsache ist allgemein bekannt, hingegen kennen die meisten Aerzte nicht gehörig den spontanen Verlauf dieser erektilen Geschwülste und Gefässmäler. Es besteht nämlich die Ansicht, dass dieselben, wenn keine operative Hülfe entgegentritt, fort und fort wachsen, und man hat sich noch nicht gehörig klar gemacht, warum sie so sehr selten bei Erwachsenen und verhältnissmässig so häufig bei Kindern vorkommen. Der Grund dieses Verhältnisses ist der, dass eben die meisten von selbst kleiner werden und endlich total verschwinden, wenn auch gar nichts dagegen unternommen wird. Dieses spontane Atrophiren nach Art der kindlichen Hautwarzen unterscheidet den Naevus vasculosus hinlänglich von einem bösartigen Neoplasma.

Die erektilen Geschwülste, deren Hautdecken nahezu normal sind, lassen sich dadurch leicht diagnosticiren, dass sie unter dem Fingerdrucke schwinden, beim Schreien und Pressen grösser und gespannter werden, zuweilen leicht pulsiren und durch Auscultation ein schwirrendes Geräusch erkennen lassen.

Pathologische Anatomie.

Schneidet man an der Leiche eine solche Geschwulst durch, so collabirt sie sehr und entleert eine ziemliche Menge rothen Serums. Bei genauerer Untersuchung ergibt sich, dass sie aus lauter erweiterten ausgebuchteten Capillaren besteht, welche mannigfach untereinander communiciren und somit ein schwammiges Gewebe darstellen. Hierin liegt auch der Grund, dass sich die erektilen Geschwülste durch den Fingerdruck entschieden comprimiren lassen. Untersucht man nun weiter mikroskopisch, so findet man Längs- und Querschnitte von Capillaren, und zuweilen hat es den Anschein, als existirten an denselben kleine beutelförmige Ausbuchtungen oder als endeten einzelne Capillaren mit einer kolbigen Anschwellung. Zwischen den Gefässen liegt vollkommen ausgebildetes Bindegewebe.

Behandlung.

Bei Hautnävus ist die Behandlung eine andere als bei erektilen Geschwülsten des Unterhautzellgewebes. Die himbeerfarbigen Hautstellen auf der Stirn, den Augenlidern etc. werden am besten und einfachsten durch die Vaccination entfernt. Man sticht zu diesem Zwecke mit einer in Impfstoff getauchten Nadel den Nävus 10 bis 20 Mal an, worauf immer einige Tropfen Blut sich entleeren und wenn nichts weiter geschieht, gewöhnlich durch Herausschwemmen des Impfstoffes das Resultat negativ ausfällt. Lässt man aber diese Einstiche ruhig ausbluten, reinigt dann die Stelle mit kaltem Wasser und bestreicht die Einstiche nochmals mit einer Lage von Vaccinelymphe, so schlagen alle oder fast alle Stiche an. Es erhebt sich am 5. Tage der Nävus in vielen blaurothen Pusteln, welche alsbald confluiren, heftige Fiebererscheinungen verursachen, am 8. — 9. Tage vertrocknen und nach Abfall der Krusten eine Anfangs blaurothe, später aber erbleichende Narbe zurücklassen. Hat man bei schon geimpften Kindern einen Nävus zu behandeln, so ist natürlich dieses Verfahren ohne Erfolg, in diesen Fällen kann man durch eine Pflastermasse, bestehend aus 1 Theil Tartarus stibiatus und 3 Theilen Wachspflaster, welche man auf Leinwand gestrichen 4—6 Tage lang liegen lässt, tiefgehende Pusteln erzeugen, nach deren Verschorfung der Naevus auch verschwinden oder wenigstens in einzelne kleinere getheilt werden kann. Kleine Rückstände können ohne allen Nachtheil zu wiederholten Malen mit diesem Pflaster belegt werden. Flache grosse Naevi können auch durch Tättowiren weniger auffallend gemacht werden. Man sticht durch eine Korkplatte 10—12 Nadeln und punktirt nun mit diesem Instrumente den Nävus an allen Stellen, worauf Magnesia usta oder Zinkoxyd in die frischen Stichwunden eingerieben wird. Es entsteht durch diese Mischung von Roth und Weiss eine rosa Farbe, welche von der Hautfarbe nur wenig absticht.

Bevor man zu intensiveren Actzungen mit Wiener Aetzpaste, Chlorzink, conc. Schwefelsäure etc., wodurch zuweilen grosse Brandschorfe und entstellende Narben entstehen können, oder zu einem operativen Eingriff schreitet, möge man immer bedenken, dass viele Naevi mit der Zeit von selbst verschwinden und höchstens eine etwas röthere Hautstelle zurücklassen, welche oft weniger entstellt als grosse strahlig contrahirte Operationsnarben. Ich habe mir zum Grundsatz gemacht, alle Hautnävi, welche nicht durch zwei gebogene Schnitte leicht umgangen und durch die blutige Naht genau vereinigt werden können, nicht chirurgisch zu behandeln.

Anders verhält sich die Sache mit den subcutanen erektilen Geschwülsten, welche übrigens bei weitem seltener sind, als die Teleangiektasien der Cutis. Dieselben können durch spontanes Aufbrechen oder leichte Verletzungen zu grossen lebensgefährlichen Blutungen Veranlassung geben und es ist desshalb ihre Behandlung nicht zu verschieben. In einzelnen Fällen ist es allerdings gelungen, durch consequente Compression eine solche Geschwulst zum Schwinden zu bringen, es gehört hiezu immer grosse Geduld und Ausdauer und ausserdem muss nothwendiger Weise eine feste, knöcherne Unterlage vorhanden sein. Sind diese Vorbedingungen nicht gegeben, so ist der Versuch der Compression ein vergeblicher. Zur Beseitigung dieser subcutanen Capillarwucherungen hat man früher hauptsächlich das Abbinden unternommen, indem an der Basis der Geschwulst eine lange Nadel mit doppeltem Faden oder noch besser Bändchen durchgestochen und nun die Geschwulst nach 2 Seiten hin abgebunden wird, in neuerer Zeit hat die Galvanocaustik hier vortreffliche Dienste geleistet. Man führt zu diesem Zwecke mehrere Platindrähte in einer gegenseitigen Entfernung von 2—3 Linien durch die Basis der Geschwulst und bringt sie dann mittelst der Batterie zum Weissglühen, worauf Brandschorfe, grosse Coagula, Eiterung und schliesslich Heilung eintreten.

2) Thrombosen in den Sinus der Dura mater.

Seitdem Virchow die Lehre von der Thrombusbildung weiter ausgebildet und cultivirt hat, wird mannigfach hierauf untersucht und der anatomische Befund für die Deutung des Krankheitsverlaufes verwerthet. So fand auch Gerhardt unter 96 Sektionen von Kindern unter einem Jahre 7 Mal Thrombose der Hirnsinus, und alle diese 7 Kinder waren nach vorausgegangenen, profusen Durchfällen unter Eintritt von Cyanose, Sopor und Convulsionen gestorben. Das missliche bei diesen Thromben ist die Taxirung ihres Alters.

Ob ein Thrombus mehrere Tage vor dem Tode, in Agone oder erst nach dem Tode entstanden ist, lässt sich nicht immer leicht entscheiden. Die Hauptanhaltspunkte sind die Schichtung der Thromben, ihre centrale Erweichung und ihre Anheftung an die Venenwand; auf die Färbung, ob gelb oder roth, darf kein so grosses Gewicht gelegt werden. Sie scheinen jedoch nicht charakteristisch für die Atrophie der Kinder zu sein, indem ich sie schon oft vermisste und in andern Fällen rothe frische Thromben fand, die gewiss erst nach dem Tode entstanden waren. Es hat desshalb dieser Befund nur geringe klinische Bedeutung.

---

5. Capitel.

Krankheiten des Nervensystems.

A. Gehirn.

1) Hydrocephalus acutus internus. Der hitzige Wasserkopf.

Synonima. Meningealtuberculose, Morbus cerebralis Whyttii, Hydrophlogosis ventriculorum cerebri (Lobstein), Febris hydrocephalica. Entero-Cephalopyra!! (Eisenmann.)

Das Wesen des Hydrocephalus acutus besteht in Miliartuberculose der Arachnoidea, namentlich an der Basis des Gehirns, in einer eminenten Vermehrung des normalen flüssigen Inhaltes der Hirnventrikel und in einer Erweichung der die Gehirnhöhlen bildenden Hirnparthien. Man führt gewöhnlich die Tuberculose als eine Gelegenheitsursache an und spricht auch von einem nicht tuberculösen Hydrocephalus acutus internus. Diese letztere Art von acutem Wasserkopf ist mir noch nicht vorgekommen, von der ersteren hingegen habe ich selbst schon über 50 Fälle secirt und grössten Theils auch bei Lebzeiten beobachtet.

Pathologische Anatomie.

Bei diesen Sektionen ist die Eröffnung der Schädelhöhle mit grösster Vorsicht vorzunehmen. Ist die grosse Fontanelle noch nicht geschlossen, so wird eine enorme Wölbung derselben beobachtet und häufig ist deutliche Fluktuation nachzuweisen. Man säge langsam und mache namentlich zu Ende sehr leise Sägenzüge, damit nicht das oft sehr weiche Gehirn verletzt werde und vor genauer Besichtigung der Inhalt der Ventrikel abfliesse. Wenn die Dura mater noch an dem Knochen stellenweise adhärirt, so gelingt es sehr schwer, das Schädeldach nebst der harten Hirnhaut hinwegzunehmen, ohne dass man das Gehirn hiebei verletzt. Es ist für diese seltenen Fälle rathsam, nach völlig durchsägtem Knochen die Dura mater nicht allein zu durchschneiden, sondern mit einem grossen, Papiermesser ähnlichen Gehirnmesser das Schädeldach, die dura mater und alle Gehirntheile, die oberhalb des Knochenschnittes liegen, zusammen wegzunehmen. Man trifft hiebei zwar die Ventrikel und entleert

deren wässerigen Inhalt, hat aber den Vortheil, das überaus weiche, zer-
reissliche Gehirn im übrigen zu schonen und dessen Basis genauer untersuchen zu können. Hat man nun das Schädeldach und die harte Hirnhaut entfernt, so
quillt das Gehirn gewissermassen aus der Schädelhöhle heraus, es sind
die weichen Hirnhäute sehr gespannt, die Arachnoidea auf dem convexen
Theile des Gehirnes trocken, die Gyri sind verstrichen und man sieht
deutlich, dass die Gehirnsubstanz von innen nach aussen an den Knochen
fest angedrückt worden ist. Dass die Injektion der Gehirnhäute in der
Leiche keinen Zusammenhang hat mit der Congestion derselben bei Lebzeiten, ist jetzt hinreichend constatirt, und es ist desshalb auch nicht auffallend, dass man bei Hydrocephalus acutus die Meningen bald dunkelroth und bald wieder ganz anämisch findet. Will man, was sehr wünschenswerth ist, eine chemische Untersuchung der hydrocephalischen
Flüssigkeit vornehmen lassen, so punktirt man die Ventrikel mit einem
Troikart vorsichtig und lässt nur die so entleerte Flüssigkeit chemisch
untersuchen, denn wenn man die ganze Wassermenge, welche sich beim
Einschneiden in die Ventrikel entleert, in einer Schale auffängt, so bekommt man immer ein Gemisch von Blut und Hirnhöhlenwasser, das
sich zu einer chemischen Bestimmung durchaus nicht eignet.

Die chemische Analyse einer reinen Hydrocephalusflüssigkeit liefert
höchst eigenthümliche Resultate, worauf C. Schmidt in Dorpat zuerst
aufmerksam gemacht hat. Die Reaktion ist immer deutlich alkalisch, die
Flüssigkeit ist fast wasserhell und enthält nur geringe Spuren von Eiweiss, indem sie durch Ansäuern und Kochen nur um weniges mehr sich
trübt, aber durchaus keine grösseren, dichteren Eiweissflocken absetzt.
Sehr eigenthümlich ist das Verhältniss der Salze. Während das peripherisch gesammelte Transsudat der Hirnhäute, Pia mater und Arachnoidea die Salze vollkommen in demselben Verhältniss enthält, wie die
Ausscheidungen anderer seröser Membranen, nämlich im Verhältniss des
Blutserums, sind in dem Transsudat der Choroidealplexus mehr Kalium-
verbindungen und Phosphate enthalten, so dass die Proportion des Kaliums zum Natrium und die der Phosphate zu den Chloriden sich mehr der
der Salze, wie sie in den Blutkörperchen vorkommen, nähert. Während
nach C. Schmidt in den Salzen des peripherischen Hirnhauttranssudates
auf 2,8%, Kalium 40,0% Natrium kommen, sind in den Salzen der Flüssigkeit von Hydrocephalus internus neben 17,8% Kalium nur 27,2% Natrium. Wir haben also in diesem Falle kein reines Filtrat des Blutserums, sondern ein eigenthümliches Secret, an dessen Bildung die Salze
der Blutkörperchen sich zu betheiligen scheinen.

Die Ventrikelwandungen sind mehr oder weniger erweicht, ihr
Ependym ist zerstört. Die Ausdehnung der Seitenventrikel ist oft eine
so bedeutende, dass das Septum ventriculorum zerreisst und die Ventrikel
unmittelbar mit einander communiciren. Im höchsten Grade finden sich
diese Erweichungen an den Sehhügeln, dann am Corpus callosum und
am Corpus striatum, deren Oberfläche zuweilen erodirt, fetzig, flockig
aussieht. Die Plexus choroidei sind blutleer, ganz blass, nicht von Blut
strotzend, wie unbegreiflicher Weise in den neueren französischen Compendien gelehrt wird. Es ist diese Blässe auch sehr natürlich, indem die
enorme Anhäufung von Flüssigkeit der Füllung dieses Adergeflechtes
sehr im Wege stehen muss. Die Blutleere der Plexus ist neben der
allgemeinen Erweiterung der Ventrikel das beste Kriterium für die Ausdehnung des Hydrocephalus, wenn durch Unvorsichtigkeit bei Eröffnung
des Schädels das Wasser sich vorzeitig entleert hat.

Sind diese Untersuchungen nun beendet, so wendet man sich der Basis des Gehirnes zu. Man findet hier ein weissgelbes oder gelbgrünliches Exsudat von eigenthümlich salziger, gallertartiger Beschaffenheit, welches in und zwischen die Pia mater und Arachnoidea gesetzt worden ist. Es werden hiedurch die Gehirnfurchen ziemlich fest verklebt und die Vertiefungen an der Basis des Gehirnes namentlich die dem Türkensattel entsprechenden eben ausgefüllt. Am massenhaftesten ist das Exsudat innerhalb des beiderseitigen Hilus cerebri vom Chiasma opticum bis zur Pons und über diese an die Medulla oblongata hin angehäuft und verbreitet sich nach aufwärts namentlich in die Fossae Sylvii und die Längsspalte des Grosshirnes. Hier in der Fossa Sylvii ist längs der Arterie und Vene der tuberculöse Charakter dieses Exsudates am deutlichsten zu erkennen, indem sich namentlich hier eine übergrosse Menge feiner weisser Körnchen findet, welche sich bei microscopischer Untersuchung als Miliartuberkeln zu erkennen geben. Sie bestehen nämlich lediglich aus amorpher Körnchenmasse, aus einem Detritus, und die sich hie und da zeigenden Bindegewebsfasern gehören nicht dem Miliartuberkel sondern der Pia mater an, in welche der Tuberkel eingelagert ist. Ausser in der Fossa Sylvii finden sich noch mannigfache Miliartuberkel an der Basis des Gehirnes längs der Gefässe abgelagert.

Was die anderen Organe betrifft, so wird hier constant beobachtet, dass sich irgendwo im Körper ein alter, grosser, gelber Tuberkel findet und zwar am häufigsten in den Bronchialdrüsen, dann in den Lungen, im Gehirne selbst oder zuweilen auch in einem Knochen. Der in den Lehrbüchern hie und da erwähnte Zusammenhang zwischen Hydrocephalus acutus und Magenerweichung besteht in Wirklichkeit natürlich nicht, wie diess schon bei der Demonstration der Magenerweichung pag. 119 hinlänglich erörtert worden ist.

Symptome.

Die Krankheit befällt am häufigsten die Kinder von 2—7 Jahren. Das jüngste Kind, an welchem Meningealtuberculose beobachtet wurde, hatte ein Alter von 3 Monaten, bei älteren Kindern und Erwachsenen localisirt sich die Miliartuberculose viel häufiger auf den Lungen als den Meningen.

Zur leichteren Verständigung sind schon verschiedene Stadieneintheilungen vorgeschlagen worden. Man hat 1) ein Stadium der Congestion, 2) der Entzündung und 3) der Transsudation angenommen, Bouchut spricht von einem Stadium prodromorum, invasionis und convulsionis, streng genommen aber lässt sich pathologisch anatomisch gar keine, symptomatisch nur eine Stadieneintheilung aufstellen, nämlich 1) das Stadium der Reizung und 2) das der Lähmung. Im ersten Stadium können dann noch die Vorboten und die Symptome des wirklich eingetretenen Hydrocephalus unterschieden werden.

Die Vorboten sind höchst eigenthümlicher und mannigfacher Art. Wenn allerdings nicht geläugnet werden darf, dass die Lehre von denselben sichetwas zu weit ausgedehnt und manches Ungehörige aufgenommen hat, so ist doch deren Existenz nicht zu verkennen. Man muss vor allem unterscheiden, ob sich der Hydrocephalus entwickelt bei einem Kinde, das schon lange Zeit vorher deutliche Zeichen von Tuberculose, gewöhnlich von Lungentuberculosis, gehabt hat, oder ob diese Zeichen bisher gefehlt haben und die Krankheit bei einem scheinbar ganz gesunden Kinde sich entwickelt. Dass die Vorboten vollkommen fehlen und mit einem Male sich die Symptome des entwickelten, hitzigen Wasser-kopfes einstellen können, wird wohl von einzelnen Spitalärzten angege-ben, in der Privatpraxis aber niemals beobachtet. Man sieht hier immer mehrere Tage, gewöhnlich sogar Wochen lang, einzelne ziemlich con-stante Vorboten, die sich nur langsam steigern, bis wir endlich die Krankheit selbst in ihrer ganzen Gefährlichkeit vor uns ausgebildet sehen. Dieses Stadium prodromorum dauert gewöhnlich 2 — 3 Wochen, doch kommen auch Fälle vor, wo die Kinder diese Zeichen mehrere Mo-nate hindurch erkennen lassen. Das constanteste unter diesen Symp-tomen ist eine langsam sich einstellende Abmagerung, welche merkwür-diger Weise das Gesicht fast ganz verschont, so dass die Kinder, wenn sie angekleidet sind, keinerlei Veränderung erkennen lassen. Aufmerk-samen Müttern und Kinderfrauen fällt dieselbe jedoch regelmässig auf und namentlich macht das Sichtbarwerden der Rippen sie besorgt. Hiezu gesellt sich bald eine leichte Blässe im Gesicht und ein eigenthümlicher Glanz der Augen. Die Kinder verlieren die allen gesunden innewohnende Fröhlichkeit und Lebhaftigkeit. Sie schlafen mehr als gewöhnlich, ziehen sich bald von sonst beliebten Spielen zurück, sie werden mürrisch und schüchtern gegen ihre Umgebung und weinen bei der geringsten Veran-lassung. Sehr eigenthümlich ist auch, dass sie ihre früheren kleinen Wagnisse, z. B. das Klettern auf einen Stuhl, das Oeffnen schwererreich-barer Thürschnallen, selbst das Hinaussehen durch ein vergittertes Fen-ster nicht mehr versuchen und hiezu aufgefordert entschieden es verwei-gern. Knaben, welche sich von ihren Kameraden früher nichts gefallen liessen, rauften und sich wehrten, so lange es ihre Kräfte erlaubten, schleichen sich nun vor dergleichen Angriffen feige und weinend davon. Andere Kinder werden wieder auffallend zärtlich, umarmen ihre Eltern fortwährend und können sich lange nicht trösten, wenn dieselben sie ver-lassen.

Bei älteren Kindern, welche schon etwas gelernt haben, bemerken die Lehrer eine ungewöhnliche Zerstreutheit und Gleichgültigkeit, das Auswendiglernen geht schwerer als sonst und das endlich Erlernte wird stotternd vorgebracht. Bei Tag schlafen die Kinder ungewöhnlich viel und oft, hingegen ist die Nachtruhe weniger tief und wird durch schwere Träume, Herumwälzen im Bett und häufiges, ängstliches Aufschreien un-terbrochen. Der Appetit ist vermindert, oft stellen sich Gelüste nach etwas reizenden Nahrungsmitteln ein, von denen jedoch auch nur sehr wenig genossen wird. Der Durst ist nicht vermehrt, die Urinsecretion etwas vermindert, der Urin häufig so reich an harnsauren Salzen, dass sie ziemlich bald als sog. Ziegelmehlniederschlag herausfallen. Der Stuhl ist gewöhnlich angehalten, besonders bei grösseren Kindern, jedoch darf eine bestehende Diarrhöe durchaus nicht so gedeutet werden, als ob hiedurch die Vermuthung eines ausbrechenden Hydrocephalus acutus unmöglich geworden wäre. Namentlich kommt es bei kleinen Kindern, die noch in der ersten Zahnung begriffen sind, vor, dass die gewöhnliche Dentitionsdiarrhöe wie im Normalzustand fortbesteht und doch ein Hy-drocephalus acutus sich vorbereitet. Kopfschmerz wird selbst von älteren Kindern fast niemals angegeben, häufiger wird Schwindel und un-sicherer Gang beobachtet. Es wurde vor einiger Zeit ein 4 jähriger Knabe zu mir geführt, der mehrere Vorläufersymptome von Hydro-cephalus erkennen liess und beim Gehen auf ebenem Boden die Beine immer so hoch aufhob, als wenn er eine Stiege hinaufsteigen wollte. Nach einigen Tagen entwickelte sich das Leiden entschiedener und die Sektion lehrte die Richtigkeit der Diagnose. Ziemlich häufig klagen die Kinder über Leibschmerz, der auf Druck deutlich zunimmt. Fieber ist gewöhnlich nicht zugegen, doch gilt auch hier, was von der Diarrhöe gesagt worden ist, die Gegenwart des Fiebers ist durchaus kein Grund, die Möglichkeit eines beginnenden Hydrocephalus auszuschliessen.

Die oben geschilderten Symptome nehmen nun, alle zusammen oder vereinzelt, mehr und mehr zu, die Kinder legen sich hin und es entwickeln sich hierauf die Zeichen der beginnenden Exsudation als die des Gehirnreizes.

Anders gestalten sich die Verhältnisse, wenn Kinder mit entschiedener Lungentuberculose schliesslich Meningealtuberculose und Hydrocephalus bekommen. Hier treten natürlich die Symptome der länger bestehenden Lungentuberculose, hektisches Fieber, grosse Schwäche, starke Bronchitis etc. so in den Vordergrund, dass die oben geschilderten Vorläufer kaum bemerkt werden können. Die Krankheit beginnt in diesem Falle sogleich mit den Symptomen der beginnenden Exsudation und des dadurch gesetzten Reizes.

Die prägnantesten Symptome des Stadiums der Reizung sind: Erbrechen, Verstopfung, langsamer Puls, unrythmische Respiration, erhöhte Hauttemperatur, eingezogenes Abdomen, Kopfschmerz, grössere Aufregung abwechselnd mit einiger Somnolenz, beginnende Abnahme der Intelligenz und Motilitätsstörungen aller Art.

Die vorwiegenden Symptome des Stadiums der Lähmung sind enorm beschleunigter Puls, tiefes Coma und Lähmung der der Willkühr unterworfenen Muskeln. Um die Schilderung der einzelnen Symptome nicht immer abzubrechen, und da der Uebergang des einen Stadiums in das andere durchaus nicht so genau bestimmt werden kann wie manche Lehrbücher angeben, so wird in der folgenden Schilderung von dieser Stadieneintheilung ganz abgesehen und jedes Symptom gleich bis zum lethalen Ausgange geschildert werden.

Was vorerst die Störungen in der Digestion betrifft, so nimmt das Erbrechen hier die erste Stelle ein. Es ist ein ausserordentlich constantes Symptom und tritt gewöhnlich so frühzeitig auf, dass man hiedurch zuerst die Diagnose bestimmter stellen kann. Die Dauer des Erbrechens aber ist sehr verschieden. Einzelne Kinder brechen nur einen oder einige Tage und da nicht einmal alles Genossene, andere hingegen brechen vom Beginn der Krankheit fast bis zum Tode unaufhörlich fort und es lässt sich durchaus kein Aliment finden, das nicht nach kurzer Zeit wieder nach oben entleert würde. Eigenthümlich ist hiebei, dass es keine Remissionen macht, sondern nicht mehr eintritt, wenn es einmal 24 Stunden sistirt hat. Höchst wichtig für die Diagnose ist die Art des Erbrechens. Während nämlich ein Kind, das an einer Indigestion leidet, längere Zeit vor dem wirklichen Erbrechen Ueblichkeiten, Aufstossen, Würgen und Angstschweiss hat, erbrechen die hydrocephalischen Kinder ohne alle dergleichen Vorbereitungen, gerade so, als wenn sie eben den Mund voll Wasser genommen hätten und dasselbe einfach wieder ausspuckten. Begünstigt wird der Brechakt, wenn man die Kinder aufrichtet oder auf die Seite legt. Es sistirt, so lange der Magen ganz leer bleibt, kommen Flüssigkeiten oder gar compacte Nahrungsmittel hinein, so werden sie alsbald wieder entleert, ohne dass das Kind besondere Angst oder Beschwerde davon hätte. Galle ist dem Erbrochenen nur sehr selten beigemischt, was sich auch aus den geringen antiperistaltischen Bewegungen leicht erklären lässt. Da der Arzt nur selten beim Brechakt selbst zugegen ist, so bleibt ihm nichts übrig als ein gründliches Examen; die Angehörigen müssen eben darauf aufmerksam gemacht werden, dass sie die Art des Erbrechens, ob leicht oder schwer, mit oder ohne Würgen, genau und richtig beobachten.

Ein zweites fast ebenso constantes Symptom ist die Verstopfung, an welcher wenigstens $3/4$ der hydrocephalischen Kinder leiden. Die Darmsecretion wird sehr vermindert, dass selbst stärkere Drastika ohne Wirkung bleiben, wozu noch als ungünstiger Umstand kommt, dass dieselben grössten Theils wieder erbrochen statt resorbirt werden. Das bei Obstipation der Kinder so beliebte Calomel bleibt hier meistens ohne Erfolg. Diese Obstipation dauert nicht bis zum Tode fort, sondern später stellen sich einige breiige Stühle ein, gleichviel ob Abführmittel gereicht worden sind oder nicht. Sogar profuse Diarrhöen in Folge von Darmtuberculose können bei beginnendem Hydrocephalus sistiren, die später jedoch erfolgenden Stühle sind wieder dünn und von dem bekannten aashaften Geruche. Im allgemeinen kann als Regel gelten, dass die Obstipation weniger constant beobachtet wird als das Erbrechen, indem nicht gar zu selten Fälle vorkommen, in welchen von Anfang bis zu Ende täglich Stuhl erfolgt. Dass die Quantität desselben bedeutend abnimmt, erklärt sich ganz natürlich aus der sehr verminderten Zufuhr von Nahrungsmitteln. Der Appetit ist verschwunden und das mühsam Beigebrachte wird wieder erbrochen, so ist es einleuchtend, dass eine mehrtägige Verstopfung entsteht, bei welcher der Leib dennoch mehr und mehr einsinkt und nirgends Kothmassen durchgefühlt werden können.

Die übrigen Veränderungen auf Seite des Digestionsapparates sind weniger charakteristisch. Der Durst wird nie so heftig, wie bei andern acuten fieberhaften Zuständen, z. B. Typhus oder acuten Exanthemen, und dem entsprechend ist die Urinsecretion immer sehr vermindert. Es hängt dieses geringe Verlangen nach Flüssigkeit wohl mit der wenig erhöhten Hauttemperatur, dem nur Anfangs und in unbedeutendem Maasse beschleunigten Pulse und mit der gestörten Innervation des Magens zusammen. Der Urin ist sehr concentrirt, reich an Harnstoff, Harnsäure, Farbstoff und Salzen, und setzt desshalb schon in der Blase, oder bald nachdem er klar gelassen, ein dickes Sediment ab. Gegen das Ende der Krankheit lassen die Kinder oft 24 Stunden und noch länger keinen Urin, ohne dass die Blase eine besondere Ausdehnung zeigte, was auf eine Paralyse der diese Sekretion vermittelnden Nerven deutet. Der endlich entleerte oder durch den Catheter abgenommene Urin ist trübe, hat einen stechenden Geruch und ammoniakalische Reaktion. Eiweiss kommt meines Wissens hier nicht vor.

Auch der Appetit ist selten so gänzlich verschwunden als bei den ebenerwähnten Krankheiten, es besteht zwar kein Verlangen nach Nahrung, doch gelingt es meist ohne Schwierigkeit, den Kindern Milch oder Fleischbrühe beizubringen, was um so mehr zu verwundern ist, als regelmässig darauf Erbrechen eintritt.

Die Zunge ist in diesem Stadium immer feucht, mehr oder weniger weiss belegt und bietet nichts Charakteristisches. Die Zunge bleibt fast bei allen Kinderkrankheiten feucht, was davon herrührt, dass die Schleimsecretion der Mundhöhle in diesem Alter eine sehr profuse ist, und dass die Kinder die gute Gewohnheit haben, mit geschlossenem Munde zu schlafen. Ebenso ist das Zahnfleisch beständig feucht, nur findet sich auch hier der bei den meisten Krankheiten auftretende weisse Beleg.

Die Fiebererscheinungen sind in keinem Stadium des Hydrocephalus acutus von imponirender Heftigkeit. Bei einer Miliartuberculose, welche sich ganz local in der Pia mater entwickelt, kommt es niemals zu wirklicher allgemeiner Fieberhitze, wenn hingegen die Miliartuberculose sich auch in verschiedenen anderen Organen, namentlich in den Lungen, auf dem Peritonäum und dem Herzbeutel etablirt, so tritt jene Brennhitze der Haut ein, welche man sonst nur bei dem Ausbruche acuter Exantheme zu fühlen gewohnt ist. Die Temperatur des Kopfes, namentlich der Stirne, ist in allen Fällen beträchtlich erhöht und bleibt es bis zum lethalen Ende, während die Füsse grosse Neigung haben, kalt zu werden.

Die Temperatur der Haut steht im Allgemeinen im geraden Verhältnisse zur Schnelligkeit des Pulses, nur die Stirne bleibt immer heiss, wenn der Puls sich auch noch so sehr verlangsamt.

Auf den Puls hat man bei Hydr. acutus von jeher ein grosses Gewicht gelegt, und es gibt auch in der That keine Krankheit, bei welcher er so genaue Beachtung verdiente, als bei der unsrigen. Seine Frequenz im Beginne des Leidens hängt mehr von der Miliartuberculose, die sich in den übrigen Organen entwickelt, als von der der Meningen ab. Ist die Miliartuberculose sehr ausgedehnt und in vielen Organen in der Ausbildung begriffen, so überwältigt die dabei entstehende Pulsbeschleunigung die durch das Gehirnleiden eigentlich bedingte Verlangsamung, und es kann viele Tage währen, bis endlich der langsame, hydrocephalische Puls sich einstellt. Wenn hingegen die Meningealtuberculose localisirt auftritt, so kommt derselbe sehr bald zur Geltung und lässt sich durch die verminderte Quantität und modificirte Qualität der Pulsschläge leicht erkennen. So viel steht jedenfalls fest, dass zu Anfang des Hydrocephalus acutus der Puls häufig beschleunigt ist, dass er aber in anderen Fällen auch vom ersten Tage der Erkrankung an langsamer und immer langsamer wird. In der Mehrzahl der Fälle ist er Anfangs etwas beschleunigt, um nach einigen Tagen sich zu verlangsamen. Im Verlaufe des zunehmenden Wasserergusses in die Hirnhöhlen sinkt die Zahl der Schläge auf 40—60 herab, bleibt jedoch gewöhnlich nicht auf einer bestimmten Ziffer stehen, sondern wechselt, oft von Stunde zu Stunde, so dass man binnen 24 Stunden bald 40, bald 60, bald wieder 80 Schläge zählen kann. Wenn diese Pulszählungen von verschiedenen Beobachtern angestellt werden, so ist man sehr geneigt, diese grossen Unterschiede durch Beobachtungsfehler zu erklären; ich habe mich aber selbst zu wiederholten Malen von der Richtigkeit dieser Thatsache überzeugt. Ausserdem kommen meistens auch qualitative Veränderungen des Pulses vor, auf eine starke Pulswelle folgen wieder mehrere kleine, oder umgekehrt; auch finden deutliche, jedoch nicht regelmässig sich wiederholende Intermissionen statt und zuweilen nimmt der Puls einen eigenthümlichen schwirrenden Charakter an, wie wenn man den Finger an eine vibrirende Saite hält. Dieser Charakter verliert sich, sobald man den Finger etwas fester auf die Arterie drückt, und es ist desshalb zu dieser Untersuchung eine leise, vorsichtige Betastung nothwendig.

1—3 Tage vor dem Tode wird der Puls wieder schnell, und zwar so schnell, dass man kaum mehr im Stande ist, ihn zu zählen, wobei er bis zu 180 und 200 in der Minute sich steigern kann. Tritt auf die oben geschilderte Pulsverlangsamung mit ihren begleitenden Qualitätsveränderungen diese continuirliche Zunahme der Frequenz ein, so kann man mit grösster Bestimmtheit ein baldiges Ende prognosticiren, indem diese enorme Beschleunigung als der Beginn einer Vaguslähmung zu deuten ist.

Von grosser Bedeutung sind auch die Veränderungen der Respiration. Im Beginne der Krankheit geht das Athmen normal von Statten, ausgenommen bei jenen Fällen, wo die Miliartuberculose in den Lungen grosse Fortschritte gemacht hat und das Fieber ein heftiges wird. Es ist dann natürlich die Respiration sehr beschleunigt und diese Beschleunigung hat ihren Grund eben so sehr in den localen Störungen als in dem Fieber, dem Ergriffensein des Organismus durch die Allgemeinerkrankung. Sobald aber die Symptome der Exsudation einmal mehr zur Geltung gekommen sind, so machen sie sich auch unfehlbar an der Respiration bemerkbar. Sie wird nämlich viel langsamer und vollkommen unrythmisch. In einer Minute respiriren die Kinder 15, in der andern 30, in einer andern wieder 20 Mal, bald sind die Athemzüge oberflächlich und geschehen mit kaum sichtbarer Erweiterung des Thorax und ohne alles Geräusch, bald sind sie wieder tiefe Seufzer, welch letztere so constant beobachtet werden, dass man sie kurzweg hydrocephalische Seufzer genannt hat. Diese verlangsamte und unrythmische Respiration stellt sich in allen Fällen ein, auch in denen, wo vorgeschrittene Lungentuberculose eine bedeutende Beschleunigung der Athemzüge bedingen müsste. Zuweilen wird das Athmen 10 Secunden und noch länger vollständig unterbrochen, und der nächste Athemzug, welcher als tiefer Seufzer sich einstellt, mit Bangen erwartet, unmittelbar darauf folgen dann wieder einige ganz normale ruhige Inspirationen. Wenn kurz vor dem Tode der Puls jene ausserordentliche Beschleunigung angenommen hat, so werden auch die Athemzüge wieder frequenter, ungefähr so schnell wie im Normalzustand, aber durchaus nicht im geraden Verhältniss zur enormen Pulsfrequenz.

Die physikalische Untersuchung der Lungen liefert entweder ganz negative Resultate, oder es ist in einzelnen Fällen Tuberculosis mit Cavernenbildung, in der Kindheit merkwürdiger Weise viel häufiger an den unteren Lappen als an der Lungenspitze, nachweisbar. Ich perkutirte lange Zeit bei allen hydrocephalischen Kindern genau und wiederholt das Sternum, in der Vermuthung, es möchten die gewöhnlich zu grossen Paqueten angeschwollenen, tuberculösen Bronchialdrüsen eine besondere Dämpfung in jener Gegend veranlassen. Es hat sich jedoch diese Untersuchung als nutzlos erwiesen, indem die Bronchialdrüsen, wenn sie auch noch so sehr vergrössert sind, niemals nach vorne gegen das Brustbein zu, sondern immer seitlich in die Lungen hinein, nach abwärts unter die Bifurkation und nach hinten gegen die Wirbelsäule hin sich vergrössern. Am Sternum wird desshalb niemals eine ausgedehntere Dämpfung beobachtet, obgleich man in der Leiche die tuberculösen Bronchialdrüsen zur Grösse von Tauben- und Hühnereiern hypertrophirt findet.

Die Erscheinungen auf der Haut sind von untergeordnetem Belang. Am Anfange der Krankheit ist die Haut gewöhnlich feucht, auch werden starke Kopfschweisse beobachtet, mit zunehmender Krankheit wird die Haut aber trocken, spröde, schuppt sich kleienartig ab, und erst wenn die lethale Pulsbeschleunigung eintritt, stellt sich ein profuser Schweiss, ein Todesschweiss, ein. Sudamina sind dem entsprechend selten. Die Haut behält fast bis zum lethalen Ende ihre Empfänglichkeit für Hautreize, die grausamen Salben mit Tartar. stibiat. oder Sublimat, sowie die Vesicatore wirken fast ebenso schnell als bei einem gesunden Kinde, auch die einfachen Einreibungen mit grauer Quecksilbersalbe machen bei Kindern mit zarter Epidermis den gewöhnlichen Bläschenausschlag.

In den französischen Compendien ist die Rede von eigenthümlichen meningitischen Flecken, (taches méningitiques); dieselben sollen entstehen, wenn man mit dem Fingernagel leicht über die Brust oder den Leib streicht, und mehrere Minuten lang scharlachrothe Striemen zurücklassen, welche diffus in die übrige, rosenrothe Hautfarbe übergehen. Ich habe diese „meningitischen Flecken" oft zu machen versucht, bemerkte aber niemals etwas anderes als einen rothen Strich, wie er eben durch Kratzen auf jeder feineren Hautparthie gesunder Individuen fast augenblicklich erzeugt werden kann.

Der Erfinder der „meningitischen Flecken" ist Trousseau, der die Pädiatrik überhaupt mit noch mehreren ähnlichen „Erfindungen" beglückt hat. Dass in Folge von localen Congestionen bald da, bald dort, namentlich im Gesichte rothe Hautstellen entstehen, ist eine dem Hydrocephalus durchaus nicht speciell zukommende Erscheinung. Ihr häufigeres Vorkommen hier findet eine ganz natürliche Erklärung in dem ungleichen unrythmischen Pulse und in den dadurch bedingten Kreislaufstörungen.

Der Kopfschmerz ist ebenfalls ein hervorragendes, ziemlich constantes Symptom. Er stellt sich jedoch nicht so frühzeitig ein, als man der Grundursache der ganzen Krankheit gemäss, die doch in den Meningen zu suchen ist, glauben sollte, und fehlt fast regelmässig im Stadium der Vorboten, wie oben schon erwähnt worden. Er beginnt mit oder etwas vor dem Erbrechen und erreicht bald einen so hohen Grad, dass ältere Kinder fortwährend laut weinen und klagen, jüngere viel mit den Händchen auf den Kopf greifen, sich an den Ohren und Haaren zupfen und unruhig den Kopf auf dem Kissen hin- und herwerfen. Diese Schmerzensäusserungen dauern fort, so lange die Kinder das Bewusstsein behalten, eine bestimmte Stelle am Schädel wird gewöhnlich nicht angegeben, doch deuten sie, darüber befragt, in der Mehrzahl der Fälle auf die Stirne. Bei kleineren Kindern kommen automatische Bewegungen vor, welche auch auf Kopfschmerz sich zu beziehen scheinen und meist darin bestehen, dass sie mit grosser Schnelligkeit die Hand am Scheitel auf- und abführen. Die Schmerzen intermittiren gewöhnlich nicht, sondern dauern unaufhörlich fort, bis endlich Coma eintritt.

Auffallend häufig, jedoch nicht regelmässig, klagen grössere Kinder über Leibschmerzen, besonders in der Magengegend. Sie nehmen auf Druck entschieden zu und können so heftig werden, dass die Kinder einen lauten Schmerzenschrei ausstossen, wenn man nur leise den Magen oder eine andere Stelle des Abdomens berührt. Uebrigens dauern sie nicht so lange als der Kopfschmerz, hören oft plötzlich auf, kehren wohl auch wieder, lassen sich aber nicht immer auf anatomische Veränderungen der Darmschleimhaut zurückführen. Ich habe schon bei mehreren Sektionen Hydrocephalischer, bei welchen diese Schmerzen sehr ausgesprochen waren, Magen und Darm genau untersucht, ohne jemals eine wesentliche Veränderung dabei nachweisen zu können.

Die Form des Unterleibes ist ausserordentlich charakteristisch. Am Anfange ist nichts besonderes zu bemerken, nachdem aber das Erbrechen, die Verstopfung und überhaupt die hydrocephalischen Symptome einige Zeit gedauert haben, wird der Unterleib täglich kleiner, faltiger und sinkt ein, bis er schliesslich kahnförmig wird und durch leises Andrücken die Abdominalaorta deutlich auf der Wirbelsäule zu fühlen ist. Man erklärt diesen kahnförmigen Leib gewöhnlich durch eine Lähmung der Bauchmuskeln, welche das contrahirte Darmrohr einfach überlagern sollen; es ist diess jedoch durchaus keine Lähmung, sondern eine ständige krampfhafte Contraktion des Musc. transversus und der M. obliqui abdominis, woran sich auch die Darmmuskularis betheiligt; denn das Darmrohr ist hiebei immer auffallend verengt. Eine gewisse Härte und Spannung bleibt stets der Bauchwand eigen, wenn sie auch noch so kahnförmig erscheint, und erst die letzten Lebenstage tritt zuweilen Lähmung ein, worauf jedoch die starke Einziehung schwindet, und man eine welke, nicht sehr eingesunkene Bauchwand vor sich hat. Anders verhält es sich mit der die Bauchwand bedeckenden Cutis; an dieser bemerkt man sehr frühzeitig Paralyse, so dass eine emporgehobene Hautfalte längere Zeit braucht bis sie sich wieder ausgleicht.

Die Einziehung des Unterleibes fehlt bei keinem Hydrocephalus, die Bezeichnung kahnförmig ist ziemlich treffend, indem der Schamberg, die Rippenknorpel und der Schwertfortsatz hohe Prominenzen bilden, zwischen welchen die contrahirten Bauchmuskeln eine tiefe Mulde darstellen. Schon Gölis hält dieses Symptom für besonders wichtig und glaubt, man könne durch dasselbe am sichersten den Wasserkopf vom Typhus unterscheiden.

Was die äusseren Veränderungen am Schädel betrifft, so sind solche nur bei nicht geschlossener Fontanelle zu bemerken. Dieselbe wölbt sich mit zunehmendem Ergusse mehr und mehr und lässt eine deutliche Fluktuation erkennen. Bei schon geschlossener Fontanelle entwickelt sich zuweilen rasch ein peripherischer Collateralkreislauf in den Venen der Kopfschwarte, eine Folge des Druckes der ergossenen Flüssigkeit auf die Blutleiter der Dura mater.

Die psychischen Funktionen erfahren sehr frühzeitig Störungen, wie solche schon bei dem Stadium prodromorum ausführlicher erörtert worden sind. Am meisten in die Augen fallend ist der wirre, starre Blick, das mürrische, feindselige Wesen oder in anderen Fällen die vollkommene Gleichgiltigkeit gegen sonst liebe Personen und Gegenstände. Später, wenn die übrigen Symptome die Diagnose schon über allen Zweifel erhoben haben, stellen sich auch wirkliche Delirien ein, gewöhnlich jedoch ruhigerer Art, als bei der eiterigen Meningitis des convexen Theiles der Hirnhäute. Furibunde Delirien kommen bei Hydrocephalus acutus nur ausnahmsweise und sehr kurze Zeit hindurch vor, um bald einem stillen, murmelnden Irrereden Platz zu machen, auf welches dann ein beständiger Zustand tiefen Comas folgt. Nach den Untersuchungen von Rilliet und Barthez, die ich manchmal bei Sektionen bestätigen konnte, steht die Heftigkeit der Delirien und der nervösen Symptome überhaupt durchaus nicht im geraden Verhältniss zur Ausdehnung der Erkrankung der Gehirnhäute. Wo man bei heftigen Gehirnsymptomen eine dicke Exsudatschichte und eine grosse Menge von Miliartuberkeln vermuthet, findet man bei der Sektion nur Andeutung hievon, und wo gar keine Delirien, sondern nur in den letzten Lebenstagen Coma zugegen, hat sich oft massenhaftes Transsudat und ausgedehnte Meningealtuberculose entwickelt.

Ein sehr gewöhnliches Symptom ist ein sich in längeren Absätzen wiederholender, lauter, kläglicher Schrei, welchen Coindet für so charakteristisch hielt, dass er ihn geradezu als „hydrocephalischen Schrei" bezeichnete. Oft wiederholen die Kinder auch ganze Nächte hindurch in ziemlich gleichen, längeren Intervallen eintönige Wehklagen oder rufen ein klägliches „O weh", das jedesmal von einem lauten Seufzer begleitet wird. Diese Symptome der Aufregung, welche für theilnehmende Angehörige ausserordentlich quälend und deprimirend sind, dauern zum Glück nicht länger als höchstens 6 — 8 Tage, worauf eine tiefe Betäubung folgt. Sind die Kinder einmal in Coma verfallen, so erwachen sie in der Regel gar nicht mehr aus demselben bis zum Tode, nur zuweilen wechseln Coma und Dilirien mit einander ab, das erstere ist aber immer die bei weitem vorwiegendere Erscheinung. In ganz seltenen Fällen, Rilliet und Barthez erzählen solche, soll das Bewusstsein noch einmal völlig zurückgekehrt sein, um jedoch nur zu bald der früheren Betäubung wieder Platz zu machen.

Die Störungen im Bewegungsapparat, in der Motilität, sind ausserordentlich mannigfach und fehlen absolut bei keinem Hydrocephalus, treten aber gewöhnlich so spät auf, dass sie bei Stellung der Diagnose wenig in Betracht kommen. Das Stadium derselben ist für den Neuropathologen von grossem Interesse und gibt manche Aufklärung über die Innervation verschiedener Körpertheile. Es kommen Convulsionen und Lähmungen vor, die ersteren gehen den letzteren voraus, und bei den Convulsionen muss man vor Allem die allgemeinen und örtlichen unterscheiden.

Die allgemeinen Convulsionen treten paroxismenweise auf. Die Intervalle zwischen den einzelnen Paroxismen sind Anfangs gross und es vergehen oft 3 — 4 Tage von einem Anfalle zum andern. Gewöhnlich repetiren sie sich jedoch öfter und können in einzelnen Fällen viele Stunden lang permanent bleiben. Sie beginnen gewöhnlich an den Inspirationsmuskeln, so dass ein Stillstand der Respiration eintritt, welcher nur wenige Male in der Minute durch einen raschen, unvollständigen Athemzug unterbrochen wird. Alsbald werden die Extremitäten durch rasch sich folgende, elektrisch-tetanische Stösse erschüttert, welche mit starken Verdrehungen der Vorderarme und Opisthotonus abwechseln. Dabei entstehen natürlich starke venöse Stasen, das Gesicht röthet sich, die Augen werden injicirt, rollen nach verschiedenen Richtungen umher und fixiren sich meist nach oben, so dass man zwischen den halb geöffneten Lidspalten keine Pupille noch Iris, sondern lediglich die weisse Sklera durchblicken sieht. Nach einigen Minuten, zuweilen erst nach 2—3 Stunden lassen diese allgemeinen Convulsionen nach, worauf die Kinder leichenblass in die tiefste Prostration verfallen und eine bedeutende Verschlimmerung des Allgemeinbefindens zeigen.

Die örtlichen Convulsionen ergreifen die verschiedensten Muskelparthien, am häufigsten die des Gesichtes. Hier kommen Verzerrungen der Oberlippe, ein krampfhaftes Lächeln und eigenthümliche saugende Bewegungen vor, wobei die Kinder Stunden lang den Mund abwechselnd spitzen und wieder abflachen. An den Augen bemerkt man ziemlich spät Strabismus, bald schielen die Kinder nach aussen, bald nach innen. Der Strabismus ist oft nicht anhaltend, sondern es kann die theilweise Reizung oder antagonistische Lähmung der Reihe nach verschiedene Muskeln des Augapfels befallen und in den letzten Lebenstagen gänzlich wieder verschwinden. Es tritt, wie gesagt, dieses Symptom gewöhnlich spät auf, doch erinnere ich mich auch eines Falles, wo ein 3jähr. Kind lediglich wegen des täglich zunehmenden Schielens zu mir gebracht wurde, in den folgenden Tagen immer mehr hydrocephalische Symptome entwickelte und bei der Sektion dann einen haselnussgrossen Tuberkel in einem Sehhügel hatte.

Sehr eigenthümlich und von erfahrenen Wärterinnen wohl gekannt und gefürchtet ist das Zähneknirschen, welches eben auch auf spastischen Contraktionen der Kaumuskeln beruht und bis zur vollkommenen allgemeinen Paralyse andauert. An den Armen kommen theils automatische grössere Bewegungen, theils Contrakturen, theils leises Zittern, theils Hüpfen an einzelnen Sehnen vor; viele Hydrocephalische bringen die Hände immer an die Genitalien und machen onanistische Bewegungen.

Die unteren Extremitäten werden weniger von partiellen Convulsionen befallen als die oberen, sie befinden sich meist halb gebeugt in einem paralytischen Zustand und, wenn es zu Krämpfen kommt, so gestalten sich dieselben zu kurzen tetanischen Stössen mit möglichster Ausspannung der Fusszehen.

Die Nacken- und Rückenmuskeln sind stark contrahirt und die meisten Kinder biegen, auf die Seite gelegt oder aufgerichtet, den Kopf weit hinten über. Des tonischen Krampfes der Bauchmuskeln wodurch der bekannte, kahnförmige Unterleib entsteht, wurde schon oben gedacht.

Nicht weniger auffallend sind die Störungen der Sensibilität und die Veränderungen, die an den Sinnnesorganen vor sich gehen. Bei den meisten Kindern bemerkt man nämlich zu Anfang der Krankheit eine beträchtliche erhöhte Sensibilität der Haut, die sich durch eine grosse Empfindlichkeit gegen jede Berührung kund gibt. Man mag noch so sanft sie aufheben, ihre Lage verändern, einen leichten Druck auf tden Kopf, das Abdomen oder die Hände ausüben, immer wird ein heftiges Widerstreben mit deutlichen Schmerzäusserungen erfolgen. Bei zunehmendem Ergusse hingegen ändert sich rasch das Krankheitsbild, indem Paralyse der Gefühlsnerven eintritt. Man kann die Kinder nun kneipen und stechen, sie ohne Schonung hin- und herlegen, mit Pustelsalben und Vesicantien behandeln, so viel man will, sie werden sich nicht dagegen auflehnen und höchstens den Rest ihrer Sensibilität durch ein leises, gleich wieder sistirendes Wimmern anzeigen. Der Mangel der Sensibilität kommt sehr auffällig an der Conjunctiva zum Vorschein, über welche man mit dem Finger streichen kann. Selbst eine Berührung des Bulbus veranlasst die Lider nicht, sich zu schliessen.

An den Augen sind ausser dem Strabismus, der schon bei den Motilitätsstörungen besprochen worden, und ausser dem wirren oder erstaunten Blicke noch die Verhältnisse der Pupille und die Vermehrung der Schleimsecretion bemerkenswerth. Das Stadium der Pupillenverengerung ist sehr vorübergehend und durchaus nicht constant, gewöhnlich hat die Pupille sehr bald eine Tendenz zur Erweiterung und diese Erweiterung nimmt von Tag zu Tag merklich zu. Gegen das Ende der Krankheit tritt zuweilen die merkwürdige Erscheinung ein, dass die Pupillen ungleich werden. So beobachtete ich bei einem 3jähr. Kind in den letzten Lebenstagen eine einseitige Erweiterung auf jener Seite, auf der das Kind gerade lag, und zu gleicher Zeit eigenthümliche oscillatorische Bewegung desselben Augapfels, während Pupille und Bulbus der nach oben gerichteten Körperhälfte ruhig blieben; durch Herumlegen auf die andere Seite gelang es mir einige Male, doch nicht immer, diese Veränderungen an dem zuerst ruhigen Bulbus zu erzeugen, während der erstere dann zuweilen aufhörte zu oscilliren.

Die Beobachtung von Brachet, dass auf Lichteindruck die schon erweiterten Pupillen sich auf kurze Zeit contrahiren, um nach 1—2 Minuten trotz fortdauernder, intensiver Beleuchtung wieder weit zu werden, habe ich öfters constatiren können. In den letzten Lebenstagen jedoch macht auch die grellste Beleuchtung keinen Eindruck mehr. Die Secretion der Conjunctiva und der Meibomischen Drüsen nimmt während der Krankheit zu und man ist desshalb genöthigt, mehrmals des Tages ziemlich voluminöse Schleimklumpen aus dem inneren Augenwinkel und von den Cilien zu entfernen. Das Gehör scheint ziemlich lange fortzubestehen, indem die Kinder, bis sie nicht vollkommen komatös sind, auf Anrufen und selbst leises Anreden etwas reagiren. Auch der Geruch und Geschmack geht erst gegen das Ende verloren; denn die Kinder sträuben sich ganz entschieden gegen Einbringung schlechtschmeckender und übelriechender Medicamente. — Was nun schliesslich die Lähmungen betrifft, so wird eine allgemeine andauernde Lähmung, wie z. B. nach einer Commotio cerebri, niemals beobachtet, hingegen kommen in einzelnen Fällen Hemiplegien, welche bis zum Tode fortbestehen, vor. Man findet dann in der Sektion ausser der Miliartuberculose der Meningen gewöhnlich noch einen oder einige alte gelbe Tuberkel im Innern des Gehirnes. Am häufigsten werden Paralysen des einen oberen Augenlides oder einer Gesichtshälfte mit Betheiligung der Zungenmuskeln beobachtet, auch kommen Lähmungen einer oberen, selten einer unteren Extremität vor. Die Zurückhaltung des Harnes in den letzten Lebenstagen ist, wie schon erwähnt, nicht so fast einer Lähmung der Blase als einer Lähmung der secretorischen Nerven zuzuschreiben, indem die Blase sich gewöhnlich nicht über die Symphyse hinaus ausdehnt und der angelegte Catheter keine besonders grossen Mengen Urin entleert.

Der Tod tritt meistens nach heftigen, Stunden lang dauernden, allgemeinen Convulsionen ein, nur ausnahmsweise nehmen die paralytischen Symptome stetig zu und bewirken so ohne allen Todeskampf einen einfachen Stillstand der das Leben constituirenden Funktionen.

Die Diagnose der Meningitis ist in der Mehrzahl der Fälle leicht zu stellen, ob sie aber tuberculöser oder einfach eiteriger Natur sei, lässt sich gewöhnlich nur approximativ bestimmen. Die Gehirnsymptome sind in beiden Processen die nämlichen, nur treten sie bei der einfachen Meningitis viel rascher und stürmischer auf, verlaufen viel schneller und können möglicher Weise auch in Genesung endigen, während die tuberculöse Meningitis eine unbedingt tödtliche Krankheit genannt werden muss. Das Nähere hierüber wird in dem folgenden, von eben dieser einfachen Meningitis handelnden Abschnitte besprochen werden. Die Verwechslung mit Typhus ist nur bei einiger diagnostischer Uebung nicht leicht möglich. Die Diarrhöe, der Meteorismus, der schnelle Puls und der Milztumor sind zu constante Zeichen des Typhus, der eingezogene Leib, die Verstopfung, die Art des Erbrechens, der langsame Puls und die unrythmische Respiration zu auffallende Symptome des Hydrocephalus, als dass hier ein Irrthum geschehen könnte. Eher noch wäre es denkbar, dass chronische Magencatarrhe, bei welchen auch grössere Kinder zuweilen sichtlich abmagern, und wozu sich auch einzelne Gehirnsymptome gesellen können, zu Verwechslung Anlass gäben. Bei der Lehre von den Eingeweidewürmern wurde schon eines Falles erwähnt, wo ein Kind unter hydrocephalischen Symptomen zu Grunde ging, und in der Leiche nichts gefunden wurde als eine grosse Menge von Spulwürmern (pag. 170).

Wenn nun diese Fälle als ausserordentlich selten bezeichnet werden müssen, so ist doch erwiesen, dass einzelne Wurmkranke weite Pupillen, häufiges Erbrechen und selbst eine Pulsverlangsamung bekommen, und man also recht wohl auf die Idee eines irregulär beginnenden Hydrocephalus gebracht werden kann.

Das bisher Gesagte bezieht sich nur auf den entwickelten, völlig ausgebildeten Process. nicht auf die Vorboten, welche durchaus keine diagnostische Präcision zulassen. Hier kommen allerdings vielfache Täuschungen und Verwechslungen mit beginnendem Typhus, mit einfachem Magencatarrh, mit Helminthen und unregelmässigem, erschwertem Zahnprocesse vor, und auf diesen falschen Diagnosen beruhen wohl auch die Fälle von geheilter Meningealtuberculose mit hydrocephalischem Ergusse. Den wesentlichsten Anhaltspunkt für die Diagnose in zweifelhaften Fällen liefert immer die erbliche tuberculöse Anlage; wenn Vater oder Mutter oder eines der Geschwister schon an Tuberculosis zu Grunde gegangen, so wird die Wahrscheinlichkeit, dass zweifelhafte Vorbotensymptome dennoch dem Hydrocephalus angehören, viel grösser, als wenn durchaus keine Tuberculosis in der ganzen Familie nachweisbar ist.

Ausgang und Prognose

Ganz aus dem Anfange meiner medicinischen Laufbahn erinnere ich mich eines Falles von ziemlich ausgesprochenem Hydrocephalus, in welchem Genesung eintrat und das Kind nach mehreren Wochen anscheinend vollkommen gesund entlassen werden konnte. Derselbe Knabe von 7—8 Jahren kam aber ein Jahr nach der ersten Erkrankung wieder in Behandlung und starb nun an Meningealtuberculose und grossem hydrocephalischem Ergusse, wovon wir uns auch durch die Sektion überzeugten. Bei allen meinen übrigen Kranken, deren ich wenigstens schon 40—50 behandelt habe, trat, wenn die Symptome einmal einen entwickelten acuten Wasserkopf anzeigten, regelmässig der Tod nach 2 — 4 Wochen ein. Es soll jedoch mit dieser Zeitbestimmung nicht gesagt sein, dass die Krankheit immer in einem solchen Zeitraume verlaufen müsse; denn nirgends ist es schwerer, als gerade hier, den Anfang zu bestimmen. Man pflegt den Beginn der Krankheit von dem Tage, an welchem die Kinder sich legen, zu datiren, aufmerksame Mütter bemerken aber Wochen und selbst Monate vorher schon eine ganze Menge von Symptomen, die sie sich nicht erklären können und desshalb häufig Aerzte consultiren.

Wenn nun nach meinen Erfahrungen noch gar kein Kind genesen und nur ein einziges einen Anfall überstanden hat, um im nächsten Jahre doch noch an einem zweiten zu Grunde zu gehen, so erhellt daraus, dass man vom wissenschaftlichen Standpunkte aus die Prognose direkt lethal stellen muss. Hingegen gebietet sowohl die Humanität als auch die Politik, dass den Angehörigen bis zum Tode ein Hoffnungsstrahl gelassen wird, indem durch Hoffnung auf Erfolg einer Seits die so mühsame Wart und Pflege sehr erleichtert wird und anderer Seits den Angehörigen nicht verargt werden kann, dass sie sich bei einem anderen Arzte um Hülfe umsehen, wenn sie ihnen von dem zuerst consultirten geradezu abgesprochen worden ist.

In der Literatur finden sich Fälle von Heilung aufgeführt und durch Namen von gutem Klange garantirt. Es bedarf wohl kaum einer Erwähnung, dass ich die dabei angegebene Behandlung zum Oefteren mit grösster Consequenz und Genauigkeit eingeleitet habe und dennoch immer denselben trostlosen Erfolg, als wenn irgend etwas Indifferentes gegeben worden wäre, erleben musste.

Behandlung.

Der einzige, wesentliche Nutzen, den der Arzt bei dieser schrecklichen Calamität stiften kann, ist der, dass er in tuberculösen Familien eine umsichtige, consequente Prophylaxis einführt. Es muss alles strenge vermieden werden, was Congestionen zum Gehirne veranlassen könnte. Solche Kinder dürfen geistig durchaus nicht anhaltend angestrengt werden, sie dürfen nie lärmende, wilde Spiele spielen, nicht lange und rasch laufen, springen etc. und müssen am Kopfe stets kühl gehalten, vor der Einwirkung der directen Sonnenstrahlen auf diesen Körpertheil bewahrt werden. Im übrigen müssen alle die bei der Tuberculosis als Dyskrasie noch anzugebenden Verhaltungsmaassregeln beobachtet werden. Da bekanntlich Stuhlverstopfung ein sehr häufiges und deutliches Moment zu Gehirncongestionen ist, so ist hierauf besonders zu achten, niemals jedoch sollte durch Drastica oder Mittelsalze Stuhl erzielt werden, sondern immer nur durch Vermeidung der erfahrungsgemäss stopfenden und durch Darreichung Stuhl befördernder Nahrungsmittel. Da fast alle Kinder tuberculöser Eltern in ihren ersten Lebensjahren scrofulöse Affektionen, namentlich stark nässende Ausschläge am Kopf und im Gesichte bekommen, so wurde schon seit der ältesten Zeit darüber gestritten, ob diese Hautausschläge einen Zusammenhang mit dem Hydrocephalus haben können oder nicht. Man war früher ganz darüber einig, dieselben nicht weiter, als es die Reinlichkeit eben fordert, zu behandeln, indem man beobachtete, dass sie nach einer gewissen Zeit, zuweilen freilich erst nach vielen Monaten, aufhörten zu nässen, trockne Krusten bildeten und nach deren Abfall eine normale Cutis ohne sichtbare Narbenbildung zum Vorschein kommen liessen. Da unsere Vorfahren in der Therapie unstreitig viel geschäftiger waren als unsere jüngere Generation und jedenfalls auch so gut wie wir wussten, dass man durch Höllenstein oder Sublimatlösung, durch Bleiwasser oder Zinksalbe die Heilung einer Impetigo sehr beschleunigen kann, so mussten sie doch jedenfalls durch unangenehme Erfahrungen dazu gekommen sein, diese entschieden wirksame Behandlung zu unterlassen. In der neueren Zeit erklärt man nun fast allgemein eine solche Vorsicht kurzweg für ein Vorurtheil und beseitigt die scrofulösen Ausschläge so schnell es eben geht, ein Verfahren, dem auch ich lange Zeit gehuldigt habe. Es ist mir aber nun schon zweimal begegnet, dass Kinder, denen grosse Kopfausschläge plötzlich abtrockneten, zu derselben Zeit Hydrocephalus bekamen und ich stehe seitdem von der austrocknenden Behandlung derselben ab. Hiemit soll durchaus nicht behauptet werden, dass ein wirklicher Zusammenhang zwischen Kopfausschlägen und Meningealtuberculose bestehe, dazu wären die beiden bisher erlebten Fälle noch nicht zureichend und können durch viele Hundert andere, bei welchen die Kopfausschläge ohne alle Consequenzen rasch abgetrocknet sind, wiederlegt werden. Da aber durch eine ebenfalls hundertfache Erfahrung erwiesen ist, dass sie nach einiger Zeit ohne alles Dazuthun von selbst heilen, so kann durch eine exspektative Behandlung keinesfalls geschadet, möglicher Weise aber genützt werden. Welche Therapie soll nun aber eingeschlagen werden, wenn wirklich die ersten Symptome des Hydrocephalus aufgetreten sind? Die Antwort kann leicht errathen werden, wenn man sich des bei der Prognose Gesagten erinnert. Bei keiner Krankheit kann so bestimmt die Wirkungslosigkeit aller Mittel behauptet werden, als bei dieser und wenn in folgendem die bisher üblichen Behandlungsmethoden kurz aufgeführt werden, so geschieht es nicht, um zur Darnachachtung aufzufordern, sondern vielmehr desshalb, um den Therapeuten zu zeigen, wie viel gegen diesen traurigen Process schon vergeblich versucht worden ist.

In den ersten Tagen der Erkrankung sind besonders die Ableitungen auf die Haut beliebt; ein Haarseil in den Nacken, grosse Fontanellen auf die Arme, ein in Eiterung unterhaltenes Vesicans, Pustelsalben mit Tartarus stibiatus oder Sublimat, die Aetzung mit Kali causticum dienen alle dem nämlichen Zwecke, der Erzeugung eines starken Hautreizes mit möglichst profuser, nachfolgender Eiterung.

Dass die antiphlogistische Heilmethode in verschiedener Intensität und bei jedem Stadium applicirt worden, versteht sich wohl von selbst. Man setzt viele oder wenige Blutegel, an die Schläfen, hinter die Ohren, in den Nacken, an den Anus, zwischen die Schenkel, man macht kleine und grosse Aderlässe am Arm, am Fuss, an der Jugularis und hat sogar die Unterbindung der Carotiden vorgeschlagen, meines Wissens aber niemals ausgeführt.

Die Anwendung der Kälte wurde auf verschiedene Weise probirt. Man macht die gewöhnlichen kalten Umschläge auf den geschorenen oder rasirten Kopf, man legt die Eisblase auf, man wäscht oder begiesst den Kopf 2—3 Mal in der Stunde mit kaltem Wasser und man hat sogar Vorrichtungen zu einer ununterbrochenen Irrigation erfunden. Gegen die ersteren Methoden lässt sich nichts einwenden, die Irrigation jedoch ist eine etwas gar zu kühne Idee. „Man wickelt nach Bouchut den Hals des Kindes zu diesem Zwecke mässig fest in einen wasserdichten Stoff, der nach beiden Seiten mit einer Rinne in Verbindung steht, so dass das angewendete Wasser auf beiden Seiten des Bettes abfliessen kann, und lässt nun aus einem über den Kopf des Kindes aufgehängten Gefäss einen dünnen Wasserstrahl auf denselben herabträufeln." Ob hydrocephalische Kinder sich dieses Beträufeln auch gefallen lassen, findet sich nicht weiter angeführt, erscheint übrigens höchst unwahrscheinlich.

Als Mittel, welche das gesetzte Transsudat zur Resorption bringen sollen, stehen oben an das Quecksilber und das Jod, in zweiter Reihe die Diuretika. Unter den Quecksilberpräparaten kommen am meisten in Gebrauch die graue Salbe, deren Resorption durch bald eintretende Stomacace sich zu erkennen gibt, der Sublimat und das Calomel, welches in grösseren Dosen gereicht zugleich auf den Stuhl wirken soll. Als sogenanntes allgemein umstimmendes Mittel hat man sogar schon täglich mehrere Gran Tartarus stibiatus gereicht. Auch der Phosphor als ein integrirender Bestandtheil der Gehirnmasse ist versucht worden. Unter den Diureticis ist der Salpeter, die Digitalis, Squilla und Juniperus, unter den Antispasmodicis die Asa fötida, der Campher, Moschus und Castoreum in Gebrauch. Unruhigen, delirirenden Kindern hat man mit entschieden beruhigendem Erfolge Opiate gegeben, die meisten Aerzte fürchten aber die lähmende Wirkung des Opiums und glauben nur zu gerne die stetig zunehmende Verschlechterung der Kinder sei durch dieses Mittel theilweise bedingt. Wer aber schon eine grössere Reihe solcher Kinder ohne Narcotica hat zu Grunde gehen sehen, wird ohne Scheu und ohne sich je Gewissensbisse machen zu dürfen, bei grosser Unruhe und heftigen Kopfschmerzen Opium oder noch besser Morphium reichen.

Das kurze aber höchst traurige Resumé der ganzen Behandlung ist nun, dass man die Kinder Anfangs wie an einfacher, nicht tuberculöser Meningitis leicht antiphlogistisch mit kleinen Dosen Calomel, grauer Salbe und kalten Begiessungen des Kopfes behandelt, vielleicht auch nicht gar zu schmerzhafte Hautreize anwendet, und dass man vorherrschende Aufregung durch Morphium beschwichtigt. Grausame, eingreifende Methoden sind ganz zu meiden, indem man schon zur Genüge von deren Erfolglosigkeit sich überzeugt und solche Quälereien doch nur bei einiger Hoffnung auf Heilung gestattet sein sollten. Im übrigen müssen bei einer allgemein für tödtlich gehaltenen Krankheit alle möglichen therapeutischen Experimente erlaubt sein.

2) **Meningitis simplex, purulenta und Encephalitis. Die einfache oder eiterige Entzündung der Gehirnhäute und des Gehirnes.**

Obwohl sich an den acuten Wasserkopf naturgemäss der chronische anschlösse, so mögen hier doch wegen der grossen Analogien vorerst einige Worte über die einfache Meningitis Platz finden.

Dieselbe ist eine viel seltenere Krankheit als der Hydrocephalus acutus und kommt bei Kindern nicht öfter vor als bei Erwachsenen. Fast immer betheiligen sich hiebei die den Gehirnhäuten zunächst gelegenen Gehirnparthien und da vom klinischen Standpunkte Entzündung der Meningen, Congestion und Entzündung der Gehirnsubstanz selbst nicht unterschieden werden können, so werden diese verschiedenen anatomischen Processe am besten in eine klinische Schilderung zusammenfliessen.

Aetiologie.

Die Ursachen dieser Erkrankung lassen sich zuweilen mit grosser Bestimmtheit ermitteln. Die zunächst gelegenen sind immer die traumatischen Kopfverletzungen, Gehirnerschütterung, welche bei der Lebendigkeit und Ungeschicklichkeit der Kinder allerdings häufig genug vorkommen. Direkt auf die Gehirnsubstanz wirkende Schädlichkeit, grosse Hitze und Kälte, Insolation, übermässige geistige Anstrengung, durch Uebergreifen der Entzündung von Nachbarorganen aus; die häufigste Veranlassung ist in dieser Beziehung die Otorrhöe, viel seltener nimmt die Meningitis ihren Ausgang von einer Ozäna oder von den Augenhöhlen aus. Auch nach Erysipelen kommt Meningitis vor, in der Mehrzahl der hieher gehörigen Fälle scheint der Rothlauf jedoch traumatischer Natur zu sein und eine Jaucheresorption durch die Knochengefässe angenommen werden zu müssen. Am problematischsten sind die auf Metastasen, zurückgetretene Hautausschläge, unterdrücktes Nasenbluten etc. erfolgenden Meningitiden, obwohl auch hiefür sich in der Literatur einzelne zuverlässige Gewährsmänner finden. Zu gewissen Zeiten wird sogar ein epidemisches Auftreten dieser Krankheit beobachtet.

Pathologische Anatomie.

Die Dura mater betheiligt sich nur in traumatischen Fällen an der Entzündung, welche hier immer circumscript bleibt und von einem flachen, faserstoffigen oder eiterigen Exsudat bedeckt wird. In chronischen Fällen, welche bei Kindern ausserordentlich selten vorkommen, verdickt sich die harte Hirnhaut beträchtlich und es entsteht Thrombose in dem einen oder anderen ihrer Blutleiter. Das entzündliche Exsudat sitzt bei der einfachen Meningitis zwischen Arachnoidea und Pia mater, in deren Vertiefungen und Gyri es sich ziemlich weit einsenkt. Es findet sich, zum wesentlichen Unterschiede von der Meningealtuberculose, nie so ausgedehnt an der Basis des Gehirns als auf der Oberfläche der Hemisphären, erstreckt sich aber häufig auch auf das Rückenmark als Meningitis spinalis. Das Exsudat ist ¡gelb, gelbgrün, faserstoffig oder eiterig und der Dickendurchmesser desselben übersteigt kaum eine Linie, es ist entweder von einer grösseren Quantität trüben Serums umgeben, worin es sich verflüssigt und zu einem flockigen, grünlich schillernden Fluidum wird, oder es ist arm an Serum und reich an Faserstoff, so dass es zum Theil an der Arachnoidea, zum Theil am Gehirne hängen bleibt, wenn man versucht, die Arachnoidea abzuziehen. Eigenthümlich ist ferner, dass sich mit der einfachen Meningitis niemals acuter Hydrocephalus combinirt, während bei der tuberculösen Basilarmeningitis derselbe regelmässig sich einstellt, was eben seinen Grund darin haben wird, dass in dem ersteren Falle die direkte Fortsetzung der Pia mater in die Gehirnhöhlen frei ist, im letzteren hingegen gerade die Basis des Gehirnes der Sitz der sulzigen Masse wird. Die Gehirnrinde kann hiebei im entzündeten oder erweichten Zustande oder auch ganz intakt sein.

Diese einfache, höchst acut auftretende Meningitis endet zwar meistens tödtlich, doch sind auch deutliche Spuren von Rückbildung gefunden worden. Das Exsudat gestaltet sich in diesem letzteren Falle zu einem fibrösen Gewebe um, die Pia mater wird eine milchige derbe Membran und verwächst mit der Gehirnrinde und der Arachnoidea.

Symptome.

Die einfache Meningitis befällt, wenn sie nicht traumatischer Natur ist oder von einer Otorrhöe ausgeht, fast nur wohlgenährte, kräftige Kinder, welche keine Spur von Scrofulosis an sich tragen, ausserdem werden durch sie nicht selten Kretins getödtet und man findet dann bei ·der Sektion neben alten Verdickungen der Gehirnhäute ein frisch gesetztes eiteriges Exsudat, so dass die letzte tödtliche Krankheit als ein Nachschub früherer Meningitiden betrachtet werden muss. Der Beginn ist äusserst acut und am 2. oder 3. Tage ist immer schon die Höhe erreicht; alle die Vorboten, welche bei dem Hydrocephalus acutus aufgeführt wurden, fehlen hier vollständig. Ein auf der Höhe stehender Hydrocephalus aber ist nicht mehr von einer Hemisphärenmeningitis zu unterscheiden, nur der Verlauf der beiden Krankheiten gibt einige Anhaltspunkte für die Differentialdiagnose.

Bei der einfachen Meningitis kommt, geradeso wie bei der tuberculösen, Erbrechen ohne Würgen, Verstopfung, verlangsamter Puls, unrhythmische Respiration, heftiger Kopfschmerz, eingezogener Leib und die ganze Schaar von Nervenstörungen vor, worüber das Ausführlichere im vorhergehenden Abschnitte besprochen wurde. Folgende Unterschiede können allenfalls geltend gemacht werden: Der Verlauf der Meningitis simplex ist viel rapider, denn der Tod tritt gewöhnlich schon zwischen dem 3.—6. Tage der Krankheit ein und demgemäss ist die Temperatur der Haut namentlich am Kopfe deutlicher erhöht. Die Delirien sind hier gewöhnlich ausserordentlich laut, selbst furibund, das Gesicht hat einen wilden, verwirrten Ausdruck und die Convulsionen und Contrakturen des Rumpfes sind von exquisiter Heftigkeit. Der Puls ist weniger verlangsamt als unrhythmisch, das Erbrechen ist nicht so constant und kann sogar ganz fehlen.

Wenn die Kinder nicht in den ersten Tagen an ihrer Meningitis zu Grunde gehen, so mildern sich die Symptome ganz allmälig, doch bleibt immer noch die Diagnose zwischen unserer Krankheit und Hydrocephalus acutus schwankend. Es tritt eine enorme Abmagerung ein und bleibt leicht eine lebenslängliche Geistesschwäche zurück, wie ich in meiner Praxis schon zweimal erfahren habe. Die grosse Aehnlichkeit im Verlaufe der Meningitis und des Hydrocephalus macht die Behauptung, dass acuter Hydrocephalus zuweilen geheilt werde, geradezu unzulässig; denn es wäre ja sogar möglich, wenn auch unwahrscheinlich, dass Kinder tuberculöser Eltern ausnahmsweise einmal eine einfache Meningitis acquiriren, von der sie ebenfalls noch genesen könnten.

Behandlung.

Hier ist eine Quecksilberbehandlung von entschiedenem Nutzen und die beiden Kinder, welche ich genesen sah, wurden ausschliesslich mit Quecksilber äusserlich und innerlich behandelt. Man reibt zu diesem Zwecke täglich 3j graue Salbe auf den geschorenen Kopf und gibt stündlich gr. ß Calomel. Bei beiden Kindern, welche schon auf der Höhe der Krankheit standen, cerebrales Erbrechen, unrhythmischen Puls, eingezogenen Leib und mannigfache Convulsionen hatten, trat gegen den dritten Tag starke Stomacace und alsbald allmäliger Nachlass aller schweren Symptome ein. Auf die Delirien üben kalte Begiessungen des Kopfes, alle 2—3 Stunden wiederholt, einen sehr günstigen Einfluss. Sie werden am einfachsten so bewerkstelligt, dass man die Brust und die Arme des Kindes in ein grosses Tuch wickelt und den Kopf des Kindes über eine Schlüssel hält, worauf man mit einem Kruge aus mässiger Höhe 1—2 Minuten lang eine Begiessung macht. Es ist in allen Fällen eine, wenn auch nur vorübergehende Minderung der Gehirnsymptome zu beobachten.

5 Kinder, die ich mit Blutegeln behandelte, gingen sämmtlich zu Grunde, nachdem noch plötzliche Erblassung der Lippen und schneller Collaps, die einzigen sichtbaren Folgen dieses Verfahrens, eingetreten waren. Jenen beiden genesenen Kindern hingegen waren keine Blutegel gesetzt worden, so dass ich nach meinen Erfahrungen die Behandlung ohne Blutegel für die richtigere halten muss.

Die in Folge des Quecksilbers eintretende Stomacace und Salivation, welche übrigens keineswegs als kritisch betrachtet werden darf, sondern auch bei Kindern, die den folgenden Tag schon verscheiden, eintreten kann, heilt in allen Fällen auf Darreichung von chlorsaurem Kali, wovon man täglich eine Drachme in mehreren Unzen Wasser gelöst nehmen lässt.

Ob man, wie einige wollen, bei grosser Aufregung das Calomel mit Opium verbinden soll, kann ich nicht entscheiden, indem ich in dieser gefährlichen und so rasch durch Lähmung tödtenden Krankheit die Narcotica für contraindicirt halte und zudem in den kalten Begiessungen ein werthvolles Mittel gegen die Aufregung gefunden habe.

Die Digitalcompression der Carotiden, welche vor einiger Zeit in Frankreich warm empfohlen wurde, wird ausgeführt, indem man die Carotiden mit Daumen und Zeigefinger gegen die Seitenwände des Kehlkopfes oder nach hinten gegen die Wirbelsäule eine Minute lang andrückt und diese Procedur mehrmals im Tage wiederholt, bis die Kopfsymptome sich bessern. Dass diese Compression, schwach ausgeführt, nur eine illusorische ist, kräftig ausgeführt hingegen noch viel sicherer die Jugularvenen comprimiren und am Ende gar auf die Nervenstämme reizend wirken muss, wurde von S. Lewis schon zur Genüge erwiesen. Es hat dieses Verfahren entschieden nur historisches Interesse.

Die auf eine Meningitis folgende, beträchtliche Abmagerung muss durch kräftige Kost und roborirende Behandlung, Eisen, China etc. gehoben werden. Gegen die meist zurückbleibende Geistesschwäche gibt es meines Wissens kein anderes Mittel als grosse Schonung der Geistesthätigkeit und eine ruhige, psychische Behandlung.

3) Der Sonnenstich. Insolatio.

An die eiterige Meningitis schliesst sich eng die Insolation an, obwohl die pathologische Anatomie keinen direkten Zusammenhang der beiden Krankheiten zeigt. Man findet nämlich bei letzterer kein eiteriges Exsudat auf den Meningen, sondern blos starke Injektion, etwas Vermehrung des röthlichen Ventrikelinhaltes und Weichheit der Gehirnsubstanz.

Symptome.

Kinder, die mit blossem Kopfe mehrere Stunden sich den heissen Sonnenstrahlen ausgesetzt haben, kehren mit geröthetem Gesicht, Nacken und Armen in ihre Wohnung zurück und klagen sogleich über heftigen Kopfschmerz. Die rothe Färbung der 'genannten Hautparthien verschwindet nicht wie nach einfacher Erhitzung, sondern hesteht Tage läng als kleinhöckeriges Erythem fort. Nach wenigen Stunden entstehen Delirien, oft furibunder Art, mit Entwicklung ausserordentlicher Muskelkraft. Geröthete Augen, enge Pupillen, starke Pulsation der Carotiden, heisse Haut, heftiger Durst und trockne Zunge lassen eine heftige Meningitis vermuthen. Nur der Puls ist sehr beschleunigt und meistens rhythmisch, während er bei eitriger Meningitis bald unrhythmisch wird und sich häufig verlangsamt. Auch das Erbrechen fehlt, wenn nicht grössere Mengen unverdauter Speisen sich noch im Magen befinden.

Der Verlauf der Insolation ist ein der Meningitis sehr entgegengesetzter. Nach einem halben, einem ganzen oder längstens nach 2 Tagen verschwinden alle die genannten Symptome. Die Kinder verfallen in einen zuerst unruhigen, dann tiefen Schlaf und erwachen aus demselben mit vollem Bewusstsein und Nachlass des Fiebers. Nach weiteren 2—3 Tagen ist die Gesundheit vollkommen wiedergekehrt. Es gibt Fälle, wo der Tod gleich bei Beginn der Insolation unter rasch sich steigerndem Sopor, allgemeiner Unempfindlichkeit, Lähmung und Röcheln erfolgt, sie scheinen jedoch zu den Ausnahmen zu gehören und werden in unseren gemässigten Climaten nur selten beobachtet.

Behandlung.

Venäsektionen bringen einigen Nachlass der Symptome, doch sind sie bei furibund Delirirenden sehr schwer zu machen, das gleiche gilt von Application der Blutegel. Das beste und kürzeste bleibt immer, die Haare mit einigen Scheerenschnitten möglichst kurz zu schneiden und nun alle Stunden eine kalte Begiessung in trockener Wanne vorzunehmen. Es erfolgt hierauf regelmässig eine bedeutende Ermässigung der stürmischsten Erscheinungen. Sobald die Kinder etwas ruhiger geworden macht man Eisumschläge auf den Kopf, setzt Senfteige an die unteren Extremitäten, gibt Calomel mit Jalappa und setzt reizende Clystiere. Fast alle Kinder genesen von diesem höchst bedrohlich aussehenden Zustande.

4) Hydrocephaloid und Irritatio cerébri.

Marshall Hall fand einige Aehnlichkeit zwischen dem acuten Wasserkopf und den auf Blutarmuth beruhenden Symptomen atrophischer Kinder, wesshalb er letzteren Zustand Hydrocephaloid disease nannte. Es ging diese neue Krankheit, obwohl pathologisch-anatomisch keineswegs begründet, in alle Lehrbücher über und soll auch hier eine kurze Erörterung finden. Wenn gleich keine eigene Krankheit, sondern vielmehr nur ein Ausgang einer solchen, so verdient der Name doch beibehalten zu werden und wäre es auch nur der Bequemlichkeit wegen, um mit einem Worte einen ganzen Symptomencomplex bezeichnen zu können. Unter Irritatio cerebri, Gehirnreiz, versteht man in der Pädiatrik fast ausschliesslich jene Gehirnsymptome, welche in Folge von unterbrochener Ernährung, von Atrophie, sich einzustellen pflegen, so dass man recht wohl die Symptome des Hydrocephaloid und der Irritatio cerebri zusammen geben kann.

Symptome.

Nach verschiedenen erschöpfenden Krankheiten, am häufigsten nach Diarrhöen und Blutentziehungen, bekommen Kinder unter einem Jahre eine Reihe von Gehirnsymptomen, welche auf den ersten Anblick ohne Berücksichtigung der Anamnese allerdings den Gedanken an eine materielle Veränderung des Gehirnes, an eine Exsudation rege machen können.

Unter den Gehirnsymptomen sind die auffälligsten: ein fortwährendes Hin- und Herreiben des Kopfes und ein Zurückbohren in das Kopfkissen wodurch die Haare am Hinterhaupt vollkommen verschwinden und häufig kleine Hautrupturen, Verlust der Epidermis und Furunkulosis eintreten. Viele Kinder greifen auch auf den Kopf, zerren sich an den Haaren und Ohren und kratzen sich das Gesicht blutig. Sie hören auf, ihre Umgebung zu fixiren und rollen meist bei halbgeschlossenen Lidern die bulbi nach aufwärts. Die oberen Extremitäten befinden sich in anhaltender, starrer Beugung, die Hände ballen sich mit eingeschlagenen Daumen so fest zu Fäusten, dass einige Gewalt dazu gehört, sie zu öffnen, und der Handteller seiner Epidermis beraubt wird. Das letztere wird namentlich bei Kindern beobachtet, welche die Hände oft an den gährenden Schnuller bringen. Die unteren Extremitäten sind ebenfalls starr, entweder ausgestreckt oder an den Leib angezogen und die Nackenmuskeln befinden sich in starker Contraktion, so dass die Kinder auf die Seite gelegt sich weit nach hinten krümmen. Zuweilen namentlich gegen das Ende stellen sich auch tetanische Krämpfe ein.

Fast alle diese Kinder erbrechen und zwar bald nachdem ihnen Speise oder Trank beigebracht worden ist, wodurch die Aehnlichkeit mit einer exsudativen Erkrankung des Gehirnes noch vermehrt wird. Dieses Erbrechen geschieht zwar auch ohne Würgen und Anstrengung, wie diess überhaupt bei kleinen Kindern gewöhnlich ist, hat aber seinen Grund in einem Reizungszustande der Magen- oder Darmschleimhaut.

Untersucht man den Schädel von Kindern, welche in Folge profuser Darmcatarrhe atrophisch geworden sind und diese Gehirnsymptome zeigen, so findet man eine erhöhte Temperatur, eingesunkene grosse Fontanelle und eine Uebereinanderschiebung der Schädelknochen, kurz die Zeichen eines hochgradigen Gehirnschwundes, welcher mit grosser Bestimmtheit eine lethale Prognose stellen lässt.

Der Stuhl ist öfter angehalten als diarrhoisch, niemals copiös, der Appetit ist meist gänzlich verschwunden, zuweilen aber stellt sich eine wunderbar grosse Esslust ein, die fast bis zum Tode währt.

Zum Unterschiede vom ächten Hydrocephalus ist hier der Puls immer ausserordentlich schnell und die Respiration, wenn auch unrhythmisch doch meistens deutlich beschleunigt. Am Anfange schreien die Kinder anhaltend mehrere Tage und Nächte hindurch, gegen das Ende zu sind sie bloss noch im Stande ein leises Stöhnen und einzelne Schreie hervorzubringen.

In der Leiche findet man nun das Gehirn sehr weich und wässerig, die graue Substanz blass und allmälig ohne scharfe Abgrenzung in die weisse übergehend, die Meningen serös infiltrirt und in den Ventrikeln keine grössere Menge von Flüssigkeit als im Normalzustande. Es ist zu vermuthen, dass die Quantität des Fettes im Gehirne bedeutend abgenommen hat und auf diese Weise die Gehirnsymptome erklärt werden müssen, chemische Untersuchungen, in dieser Richtung angestellt, sind mir nicht bekannt.

Behandlung.

Es gilt hier alles, was bei der Behandlung des Darmcatarrhes und der Enteritis folliculosa schon angeführt worden und worauf hiemit verwiesen werden muss. Gegen das anhaltende Schreien und die Schlaflosigkeit sind noch am meisten kalte Begiessungen des Kopfes mit Trockenhalten des Rumpfes zu empfehlen, es tritt nach einem solchen mehrere Minuten mit der hohlen Hand ausgeführten Abgiessen meistens eine Ruhe von einer oder einigen Stunden ein. Das einzige frappante Mittel, eine so tief darniederliegende Ernährung nochmals in die Höhe zu bringen ist die Brust einer guten Amme. Nur muss man dabei die Vorsicht gebrauchen, das eigene Kind der Amme nicht eher abzunehmen, bis das kranke im Stande ist, ordentlich zu saugen, worüber oft mehrere Tage vergehen. Eine Erkrankung der Amme, Mastitis oder Ausbleiben der Milch wäre die nothwendige Folge dieser Unvorsichtigkeit.

5) Hydrocephalus chronicus. Der chronische Wasserkopf.

Man unterscheidet theoretisch einen äusseren und einen inneren, einen angeborenen und einen erworbenen chronischen Wasserkopf, in Praxi aber lassen sich diese Arten gewöhnlich nicht trennen, indem, besonders was den letzteren Unterschied betrifft, nicht angegeben werden kann, ob ein Kind mit einem kleinen Ergusse, der erst später deutlich zunimmt, auf die Welt gekommen ist oder ob es wirklich anfangs normal gebildet erst später hydrocephalisch wird. Der äussere Wasserkopf ist fast immer angeboren und gewöhnlich mit Gehirnbruch complicirt, wesshalb wir erst weiter unten darauf zurückkommen werden.

Pathologische Anatomie.

Die grössten Ergüsse in die Ventrikel kommen im Fötus vor, so

dass die Geburt unmöglich wird und zur Perforation des Schädels ge-
schritten werden muss. Die Menge des Wassers kann bei angeborenem
Wasserkopf bis zu mehreren Pfunden, nach einigen Autoren bis zu 10
Pfund zunehmen. Die Ventrikel sind zu grossen Säcken ausgedehnt
und ihre Wandungen nach oben so verdünnt, dass sie kaum mehr den
Durchmesser einer Linie haben oder gar zu einem kaum präparirbaren
Belege reducirt sind. Die Gyri des Grosshirnes sind nur angedeutet,
die Oberfläche ist vollkommen glatt und die Hirnhäute sind ausserordentlich zart und dünn, die Missstaltung des knöchernen Gehäuses entspricht der Grösse der Wassermenge. Die Verknöcherung der Schädelknochen bleibt natürlich sehr zurück, die Näthe werden über fingerbreit,
die grosse Fontanelle bekommt einen Querdurchmesser von mehreren
Zollen. Kommt endlich, wenn das Leben Jahre lang besteht, dennoch
eine Verknöcherung zu Stande, so geschieht diess dadurch, dass die
Knochenränder lange strahlförmige Zacken gegen einander senden,
oder sich mittels einer buchtigen Naht aneinanderlagern oder endlich
indem sich in den Fontanellen und breiten Nähten Zwickelknochen entwickeln. Da diese Arten von Verwachsung niemals gleichmässig vor
sich gehen, eine Naht sich früher auf der einen als auf der anderen
Seite schliesst, so entstehen beträchtliche Missbildungen des Schädels,
worauf besonders Virchow sein Augenmerk gerichtet hat. Zu erwähnen
sind als die häufigsten Abnormitäten: der übermässig lange, breite, hohe
Schädel, der runde, der stumpfviereckige, der nach dem Längs- oder
Querdurchmesser schiefe Schädel.

Nicht minder auffallend als nach oben wirkt auch nach unten die
ergossene Wassermenge. Die Streifen- und Sehhügel sind abgeflacht,
durch Erweiterung der dritten Hirnhöhle auseinandergedrängt, der Boden
der letzteren verdünnt und durchsichtig. Aus demselben Grunde sind
auch die Vierhügel abgeplattet, die Commissuren gezerrt und verdünnt,
die Schenkel des Gewölbes auseinandergedrängt, das Septum der Ventrikel an mehreren Stellen durchbrochen. Das Kleinhirn, dessen Volumen in gar keinem Verhältnisse mehr steht zu dem des Grosshirnes, ist
abgeplattet, ebenso die Brücke und die Schleimdrüse.

Weniger bedeutend sind die Veränderungen beim acquirirten
Hydrocephalus chronicus, der sich bei Kindern entwickelt, welche
längere Zeit, einige Monate bis mehrere Jahre, eine ganz physiologische
Entwicklung des Schädels gezeigt haben. Die Menge des Serums hängt
in diesem Falle von der Beschaffenheit der Schädelknochen ab, ob und
welche Nähte noch nicht knöchern geschlossen sind und bei Eintritt der
Wasseransammlung noch ein Auseinanderweichen gestatten. Die Quantität des Serums beträgt hier nicht leicht mehr als 3—6 Unzen und die
Formveränderungen des Schädels und Gehirnes werden natürlich nie
mehr so beträchtlich, wie beim angeborenen Wasserkopf, welcher nach
der Geburt rasch fortwächst. Die Beschreibung der äusseren Schädelform wird passender bei der Symptomatologie folgen.

Unter den unmittelbaren Ursachen des Hydrocephalus sind Neoplasmen besonders zu erwähnen, durch welche ein Sinus unwegsam gemacht
und so die Ansammlung von Serum veranlasst wird. Andere bestimmte
Complicationen, welche in einen gewissen Zusammenhang mit dem Hydrocephalus gebracht werden könnten, existiren nicht und namentlich ist
noch hervorzuheben, dass zum Unterschied von der acuten Form hier
Tuberculosis gewöhnlich nicht beobachtet wird.

Die chemischen Untersuchungen der ergossenen Flüssigkeit haben
gelehrt, dass sie ganz ähnliche chemische Eigenschaften besitzt wie die

des acuten Wasserkopfes. Auch hier ist die Reaktion deutlich alkalisch, Eiweiss nur in Spuren und das Verhältniss des Kaliums zum Natrium ein anderes als im Blutserum, worüber das Nähere pag. 280 nachzusehen.

Symptome.

Die Untersuchung des Schädels ergibt bedeutende Abweichungen von der normalen Form. Das Schädelgehäuse wird um so grösser, je früher der Hydrocephalus begonnen hat, am grössten im Mutterleibe, am wenigsten ausgedehnt bei schon geschlossenen Nähten. Je früher die Exsudation oder, richtiger gesagt, die Vermehrung des physiologischen Hirnhöhlentranssudates eintritt, um so ausgesprochener wird die Kugelform, je später diess geschieht, um so anomalere Formen entstehen. Sind einzelne Nähte knöchern geschlossen, während andere noch ausdehnungsfähig sind, so verlängert sich immer der Schädel nach der Richtung der geschlossenen Naht. Der Vollständigkeit halber kann man auch Messungen des vergrösserten Schädeldaches anstellen, wobei man gewöhnlich den grössten Umfang, der über die Stirnhöcker geht, misst und das Maass von einem Ohr zum andern, und von der Protuberantia occipitalis externa bis zur Nasenwurzel bestimmt. Praktisch haben diese Messungen wenig Werth, indem die Wölbung der Stirne und Auswärtsstellung der Schläfenbeine hinlänglich die abnorme Vergrösserung erkennen lassen, belehrend jedoch können sie für das Studium des Verlaufes werden; denn es stellt sich hiedurch augenfällig heraus, dass die Ausdehnung des Schädels nicht gleichmässig und gradatim, sondern ruckweise nach längeren Intervallen des Stillstandes geschieht.

Ist die grosse Fontanelle noch nicht geschlossen, wie diess in den meisten Fällen vorkommt, so dehnt sie sich zu einer grossen Wölbung von einem Durchmesser bis zu mehreren Zollen aus, fluktuirt deutlich und fühlt sich prall an. Diese Wölbung und Gespanntheit besteht immer fort bis zum Tode, wenn auch der Körper im übrigen noch so sehr abgemagert ist. Die dem Arterienpuls synchronische Erhebung der Fontanelle ist sehr deutlich zu erkennen, während ihr Heben und Senken bei der In- und Exspiration sich gänzlich verliert.

Man hat vor einiger Zeit auf die Auscultation der grossen Fontanelle mehrfach aufmerksam gemacht, und es hat sich in der That herausgestellt, dass man an verschiedenen Stellen des Schädels, namentlich an der grossen Fontanelle rachitischer Kinder, ein leichtes hauchendes oder blasendes Geräusch vernimmt, das bei hydrocephalischen Kindern aber niemals gehört wird. Da diese Blasegeräusche höchst wahrscheinlich in den unebenen Blutleitern der harten Hirnhaut entstehen, so ist es leicht erklärlich, dass sie verschwinden, wenn letztere durch die zunehmende Wassermenge stark comprimirt werden.

Der beste Anhaltspunkt ist die Lagerung der Schläfenbeine. Während dieselben bei einem gesunden Kinde senkrecht nach aufwärts gehen, sind sie bei Hydrocephalus stark nach auswärts gewendet, so dass man in exquisiten Fällen von oben betrachtet nicht einmal die Ohrmuscheln zu sehen bekommt. Bei längerem Bestande verflacht sich durch den anhaltenden Druck des Gehirnes die obere Wand der Orbita, in Folge dessen treten die Bulbi mehr nach vor - und abwärts, und man bekommt gewöhnlich die ganze Cornea und noch etwas von der nach oben gelegenen Sclera zu Gesicht, was den Kindern einen eigenthümlich stieren, glotzenden Blick verleiht.

Aus demselben Grunde, gesteigertem Druck im Innern der Schädelhöhle, entsteht zuweilen auch ein mächtiger Collateralkreislauf der Kopfschwarte und der Stirnhaut, welche letztere mit dicken, bläulichen Strängen nach verschiedenen Richtungen durchzogen ist und durch diese Färbung einen höchst sonderbaren Anblick gewährt.

Das Gesicht erscheint gegen die Dimensionen des Schädeldaches ausserordentlich verkleinert, hat übrigens ganz seine normalen Proportionen. Bei kleinen Kindern mit angeborenem Hydrocephalus ist es meist mager, spitzig und greisenhaft, während es bei grösseren Kindern bis zum Tode voll und rund bleiben kann.

Die funktionellen Störungen sind sehr mannigfach und fast bei jedem Hydrocephalus verschieden. Beim erworbenen stellen sich diese Symptome entweder ganz allmälig ein, oder werden mit Fieber und einigen Erscheinungen, wie sie bei Hydrocephalus acutus vorkommen, als Aufschreien, Brechen, Kopfweh, Zähneknirschen und Delirien, eingeleitet.

Die geistigen Fähigkeiten bleiben zuweilen merkwürdig lang intakt, und es macht einen sonderbar traurigen Eindruck, wenn solche Kinder mit monströsen Köpfen und unwillkührlichen Entleerungen gelähmt oder contrakt im Bette liegen und doch noch ganz vernünftige Antworten geben, ja sogar noch humoristische Einfälle haben. In einzelnen Fällen tritt allerdings bald Stumpfsinn und endlich Blödsinn ein.

Von den Sinnen schwindet zuerst und am häufigsten das Gesicht, wobei die Pupille mässig erweitert und starr wird, und die Lichtempfindung so total verloren gegangen ist, dass die Kinder lange Zeit und mit Vorliebe in die Sonne sehen. Strabismus kommt hier seltener vor als beim acuten Hydrocephalus, häufiger wird ein Nystagmus der Augäpfel oder nur eines einzigen Bulbus beobachtet, und auch die Pupillen sind zuweilen ungleich contrahirt oder erweitert. Die übrigen Sinne erhalten sich meist bis kurze Zeit vor dem Tode, was namentlich vom Gehör gilt, die Sensibilität der Haut verliert sich hauptsächlich in den von Lähmung befallenen Extremitäten.

Hemiplegien sind seltener als beiderseitige Lähmungen, unter welchen die gewöhnlichste die der unteren Extremitäten ist. Auf dieselbe folgt alsbald eine Unempfindlichkeit, dann eine Lähmung der Sphinkteren der Blase und des Mastdarmes und erschwert die Pflege der fortan aashaft riechenden Kinder ausserordentlich. Der daraus entstehende, unvermeidliche Decubitus beschleunigt übrigens sehr das lethale Ende, auf welches sonst oft Jahre lang vergeblich gewartet werden muss. Contrakturen sind eine gewöhnliche Erscheinung. Convulsionen werden nicht gar häufig beobachtet, der Tod kann während derselben leicht eintreten.

Die übrigen den Hydrocephalus acutus so sehr charakterisirenden Erscheinungen fehlen hier in der Regel. Die Respiration, im ersteren Falle durch den Mangel des Rhythmus ausgezeichnet, geht ganz normal von Statten, ebenso ist eine Pulsverlangsamung hier gewöhnlich nicht vorhanden. Die Verdauung kann ganz normal bleiben, kein Erbrechen, keine Verstopfung tritt ein oder wird nur vorübergehend beobachtet, wodurch sich die Jahre lange Fortdauer eines guten Ernährungsstandes leicht erklären lässt.

Die Ernährung geht, wenn keine anderen Krankheiten, Tuberculose oder Darmcatarrh, concurriren, vortrefflich vor sich, der Appetit artet oft in eine wahre Gefrüssigkeit aus und die Fettpolster nehmen dabei in krankhafter Weise zu.

Kopfschmerzen werden nur vorübergehend geklagt und Fieberbewegungen haben öfter ihren Grund in andern zufällig sich dazu gesellenden Erkrankungen als im Hydrocephalus selbst. Acute Nachschübe können auf einige Tage ganz das Bild eines acuten Hydrocephalus erzeugen, doch geht die Verschlimmerung nicht wie bei diesem unaufhaltsam vorwärts, sondern es kommt gewöhnlich zu einem Stillstand und Wiederverschwinden der bedenklichsten Symptome.

Der Verlauf ist, wie sich schon aus der Bezeichnung des Uebels ergibt, immer ein chronischer. Am schnellsten sterben die angeborenen grossen Wasserköpfe, welche schon durch die Geburt selbst dem schädlichsten Drucke ausgesetzt sind und nur ausnahmsweise den Geburtsakt aushalten. Einzelne später erworbene, sehr mässige Ergüsse werden aber viele Jahre ertragen, so dass solche Menschen ein mittleres Lebensalter erreichen können, und in der Literatur sogar von einem erst im 54. Jahre verstorbenen Wasserkopfe berichtet wird.

Der Tod kann eintreten als unmittelbare Folge der Gehirnveränderungen, unter Convulsionen oder fort und fort zunehmendem Coma und Collapsus, wo man dann in der Leiche noch frische Meningitis oder Meningealblutung finden kann, oder der Decubitus und seine Consequenzen, Pyämie und Entkräftung, können die nächste Veranlassung abgeben. In der Mehrzahl der Fälle sterben aber die Kinder an anderen intercurrirenden, selbstständigen Krankheiten, vor allem an Darmkatarrh und Enteritis folliculosa während der Dentition, an Bronchitis, Pneumonie, Meningitis oder an acuten Exanthemen, welche Erkrankungen sämmtlich bei chronischen Wasserköpfen viel öfter tödtlich verlaufen, als bei vorher gesunden Kindern.

Die Differentialdiagnose hat in ausgesprochenen Fällen natürlich keine Schwierigkeiten, ein diagnostischer Irrthum ist gar nicht denkbar. Kleine Wasseransammlungen hingegen bieten keineswegs schlagende Symptome und können recht wohl mit Schädelrachitis oder mit einfacher Hypertrophie des Gehirnes und der Knochen verwechselt werden.

Der Hauptunterschied zwischen Hydrocephalus chronicus und Schädelrachitis besteht darin, dass bei ersterem die Schläfenbeine immer nach auswärts sich richten, während sie bei letzterem gerade nach aufwärts stehen, mag die grosse Fontanelle auch noch so gross geworden sein. Uebrigens fehlen hier alle hydrocephalischen, funktionellen Symptome, am Schädel selbst findet man die Verdünnung nicht allgemein verbreitet, sondern nur auf die hinteren Parthien beschränkt, während die Stirnbeine die gewöhnliche rachitische Verdickung zeigen, und die übrigen Theile des Skeletes, Thorax und Extremitäten ebenfalls von der Rachitis ergriffen sind.

Die Hirnhypertrophie ist ebenfalls von gar keinen hydrocephalischen Symptomen begleitet, entsteht meist in Folge von Schädelrachitis und der Knochen verdickt sich hiebei beträchtlich. So lange übrigens nicht genaue Wägungen des Gehirnes im Verhältnisse zum Körpergewicht angestellt und eine mittlere Normalzahl fixirt ist, hat man noch gar kein Recht dem blossen Augenmaasse nach von Hypertrophie des Gehirnes zu sprechen.

Therapie.

Ich kenne wohl Kinder mit chronischem Hydrocephalus, bei denen seit mehreren Jahren keine Zunahme des serösen Ergusses stattgefunden hat, und welche in einem leidlichen Zustande ihrer körperlichen und geistigen Entwickelung sich befinden, eine wirkliche Heilung aber, so dass man Aussicht hätte, ein für die menschliche Gesellschaft brauchbares Mitglied zu schaffen, ist mir nicht bekannt. Das wesentlichste bei der Conservirung dieser Kinder scheint eine sorgsame Pflege und gute, genau regulirte Diät zu sein. Aus der Classe der Diuretica, deren Wirkung auf die Resorption der hydrocephalischen Flüssigkeiten eine höchst problematische ist, dürfen nur solche gewählt werden, welche keinen allgemein schwächenden Einfluss üben, Roob. Juniperi, oder etwas Digitalis, Kali aceticum. Zu vermeiden sind Jodkalium, Quecksilber, Brechweinstein, Drastica. Eine tonische, roborirende Behandlung kann keinesfalls schaden, namentlich dann nicht, wenn immer auf gehörigen Stuhlgang Rücksicht genommen wird.

Oertlich hat man die verschiedensten Salben und Bähungen angegeben, wogegen, so lange die Kinder nicht damit gequält werden, nichts einzuwenden ist. Die von Engelmann warm empfohlene Einwicklung mit Heftpflasterstreifen, welche Jahre lang unaufhörlich fortgesetzt werden soll, wie die von einigen operationslustigen Chirurgen versuchte Punktion und Entleerung der Ventrikel bei noch nicht geschlossenen Fontanellen hat man aus verschiedenen Gründen vornehmlich wegen gänzlich mangelnden Erfolges wieder vollständig aufgegeben.

6) Encephalocele, der angeborene Gehirnbruch.

Der Gehirnbruch ist immer angeboren und durch eine übermässige Ausdehnung des Gehirns bedingt, in Folge deren die gehörige Entwicklung des Schädelknochens gehemmt wird. Man findet alsdann nach der Geburt an irgend einer Stelle des Schädels, am häufigsten in der Gegend des Occiput eine Geschwulst, welche bei genauerem Zufühlen einen ringförmigen Defekt des Knochens erkennen lässt. Die Grösse dieser Geschwulst schwankt zwischen der eines zweiten Kindskopfes und einer kleinen Nuss, was hauptsächlich von der Menge des Wassers herrührt, welches in allen Fällen das vorgefallene Stück Gehirn umgibt. Zuweilen findet sich in der Geschwulst gar kein Gehirn, sondern nur Meningcalwasser, die von Spring ausführlich beschriebene Meningocele. Je enger die Knochenlücke, um so gestielter ist die Geschwulst, je weiter, um so flacher.

Ihre Hülle ist gebildet durch eine atrophische, haarlose Cutis, die mit dem Pericranium und den Gehirnhäuten verwachsen ist, und bei grossen Gehirnbrüchen kann die Haut so atrophisch sein, dass der Sack während der Geburt beim Durchgang des Schädels durch das Becken platzt, worauf natürlich bald der Tod eintritt.

Der Hirnbruch zeigt sich am häufigsten am Hinterhaupt, an oder unterhalb der kleinen Fontanelle, ausserdem an der Nasenwurzel oder einem Augenwinkel oder an der grossen Fontanelle, am seltensten seitlich an den Schläfenbeinen. Wenn er an der Nasenwurzel herausgetreten ist, so werden die Nasenbeine auseinandergedrängt und die Augen stehen weiter von einander ab.

Durch Compression kann man die Geschwulst ganz reponiren oder wenigstens beträchtlich verkleinern, erzeugt aber hiedurch beträchtliche Schmerzen und bei fortgesetztem Drucke auch Gehirnzufälle, Convulsionen, Starrkrampf, Betäubung, Ohnmacht. Bei kleinen Geschwülsten und derber Hülle ist ein früher Tod durchaus keine nothwendige Folge. Die Geschwulst wächst aber im Verhältniss zu den übrigen Körpertheilen mit, die fast unvermeidlichen Quetschungen und Beschädigungen aller

Art veranlassen bald chronische Meningitis und so kommt es, dass ein Erwachsener oder selbst nur ein grösseres Kind mit einem Hirnbruch zu der grössten Seltenheit gezählt werden muss. Wenn das Leben auch einige Jahre durch sorgsame Aufsicht erhalten werden kann, so bleibt die geistige Entwicklung doch sehr zurück, und Blödsinn stellt sich ein.

Behandlung.

Bei ganz kleinen vollständig reponibeln Hirnbrüchen, namentlich Meningocelen, soll schon Radicalheilung gelungen sein, indem durch continuirliche Zurückhaltung des Sackes Kalkablagerungen sich in der Lücke gebildet haben, und so ein knöcherner Verschluss zu Stande gekommen ist. Gelingt, wie diess in der Regel der Fall ist, die Reposition nicht vollständig, oder entstehen durch dieselbe schwere Hirnsymptome, so bleibt nichts anderes übrig als durch eine hohle Bleiplatte oder ein geeignet geformtes Leder die gefährliche Stelle vor äusseren Unbilden möglichst zu schützen. Es kann auf diese Weise ein ziemlich hohes Alter erreicht werden und in der Münchner anatomischen Sammlung wird der Schädel eines Erwachsenen aufbewahrt, an dessen Hinterhaupt eine Groschen grosse, überall abgerundete Oeffnung sich findet, aus welcher bei Lebzeiten ein Hirnbruch hervorgeragt hat.

Die Abtragung oder Abbindung soll nach Bouchut immer eine tödtliche Meningitis veranlassen, und ist desshalb gänzlich aufgegeben. Anders verhält es sich mit den Punktionen. Wenn man mit einem Explorativtroikart oder noch besser durch einfache, oft wiederholte Nadelstiche den flüssigen Inhalt des Bruches entleert, so gelingt es, die Geschwulst bedeutend zu verkleinern und es kann ein schützender Verband angelegt werden, was ohne diese Behandlung fast unmöglich gewesen wäre. Allerdings sammelt sich nach den ersten Punktionen das Secret wieder an, nach 6—8 maliger Wiederholung aber kommt eine bleibende Verkleinerung und somit eine beträchtliche Besserung des ganzen Leidens zu Stande.

7) Sclerose des Gehirnes.

Verhärtung des Gehirnes findet sich bei Kindern ausserordentlich selten, nur Rilliet und Barthez, dann F. Weber haben einzelne Fälle bekannt gemacht. Die Sclerose nimmt wie bei Erwachsenen entweder das ganze Gehirn ein, oder nur einzelne kleinere Theile, totale oder partiale Verhärtung. Die Vermehrung der Consistenz schwankt zwischen einer leichten unmerklichen Härte und einer knorpelharten Resistenz, und ist in letzterem Falle immer mit Atrophie, mit Schwund und Texturveränderung verbunden. Am häufigsten kommen noch vor die leichteren Grade totaler Verhärtung, die man bei Scharlach- und Typhusleichen zuweilen findet, während die Seltenheit der partiellen sich daraus leicht erklären lässt, dass Gehirnapoplexien im Kindesalter ausserordentlich selten sind und die Rückbildung derselben die Hauptveranlassung zu diesem Befunde abgibt.

Bei einer grösseren Meningealblutung oder einer eiterigen Meningitis betheiligen sich gewöhnlich die nächstgelegenen Gehirnparthien und den Schluss dieser Veränderungen bildet dann die Sclerose. In diesen Fällen charakterisirt sie sich durch eine fast knorpelige Härte und eine schmutzig graugelbe Farbe, welche zwar hauptsächlich die graue Substanz ersetzt, aber auch die weisse nicht unberührt lässt. Mit der Induration des Gehirnes darf nicht verwechselt werden der Krebs, dessen Eigenschaften im folgenden Abschnitt erörtert werden sollen.

Es hat diese Hirnsclerose fast nur pathologisch-anatomisches Interesse, indem die dadurch erzeugten Symptome keineswegs charakteristisch sind und also am Krankenbett die Diagnose nicht möglich ist. Die dadurch bedingten Erscheinungen können sein: Epilepsie, Convulsionen, Lähmungen, Idiotismus und Neuralgien der verschiedensten Art, ohne dass man bei solchen Vorkommnissen desshalb zur Annahme einer Gehirnverhärtung genöthigt wäre.

Die Behandlung muss natürlich eine symptomatische sein; denn eine Heilung der verhärteten Stellen gelingt meines Wissens niemals. Narcotica, Nervina und Roborantia werden je nach Umständen die Mittel sein, welche möglicher Weise noch einigen Nutzen schaffen könnten.

8) Neoplasmen des Gehirns.

Afterbildungen sind im Kinderhirne keineswegs eine seltene Erscheinung, was namentlich für den Tuberkel gilt. Ihre Folgen sind um so beträchtlicher, je grösser sie sind und je schneller sie wachsen. Durch den auf diese Weise entstehenden Druck auf die umgebenden Gehirnparthien werden im Allgemeinen Volumszunahme der erkrankten Hemisphäre und Kreislaufsstörungen, welche endlich zu Gehirnödem oder Wassererguss in die Ventrikel führen, örtlich aber Erweichung oder kleine Apoplexien der nächsten Umgebung veranlasst. Die verschiedenen Neoplasmen des Gehirnes sind nun ihrer Häufigkeit nach:

a) Der Tuberkel.

Die Zahl der grossen Tuberkel im Gehirn ist eine sehr beschränkte, indem deren gewöhnlich nur 2 oder 3, selten mehr als 5 oder 6 vorkommen. Je nach ihrer Zahl ist die Grösse verschieden, sie schwankt gewöhnlich zwischen einer Hasel- und einer Wallnuss. Wenn eine grössere Anzahl von Tuberkeln sich ausnahmsweise findet, so übersteigen sie die Grösse einer Erbse nicht mehr. Die Gestalt nähert sich immer der runden oder ovalen, eine Lappung und Auszackung wird nur selten beobachtet, woraus hervorgeht, dass der Tuberkel wahrscheinlich schon im Entstehen einen gewissen Raum einnimmt, und sich nachträglich nicht mehr vergrössert.

Man hat schon an allen Stellen des Gehirnes Tuberkel gefunden, doch ist nicht zu verkennen, dass er häufiger in der grauen Substanz sitzt als in der weissen, also entweder ganz an der Peripherie oder tief im Centrum, wo in den Streifen- und Sehhügeln viel graue Substanz vorhanden ist. Am seltensten kommt er vor in der Medulla oblongata, in der Scheidewand und in den Gehirnschenkeln. Der periphere Tuberkel kann so oberflächlich gelagert sein, dass er die Gehirnhäute berührt und mit der Dura mater verwächst, wodurch eine Verwechselung mit Tuberculosis der Gehirnhäute, welche aber in dieser Weise gar nie vorkommt, möglich wird.

Untersucht man nun den Tuberkel selbst genauer, so zeigt er keine Verschiedenheit von den grossen käsigen Tuberkeln in den Bronchialdrüsen oder auch in den Lungen. Auch hier besteht er wieder aus einer, gelben, speckigkäsigen, derben, brüchigen Masse, die unter dem Mikroskop durchaus keine Zellenbildung, sondern nur amorphe Körnchen und Klümpchen, kurz lauter Detritus, erkennen lässt. Die nächste Umgebung ist stärker vascularisirt, die Verwachsung zwischen Tuberkel und Gehirnmasse ist keine innige, und man kann ohne besondere Geschicklichkeit und Mühe den ersteren vollkommen auslösen.

Die Art der Entstehung ist keineswegs klar, da man immer nur den fertigen gelben Gehirntuberkel findet und niemals graue, crude, halbdurchscheinende Granulationen, wie diess fast an jeder tuberculösen Lunge demonstrirt werden kann.

Rokitansky hat zwar bisweilen einzelne Portionen des Tuberkels in diesem cruden, gallertartigen Zustand gefunden, glaubt aber, dass die Umwandlung jedenfalls sehr rasch vor sich gehen muss.

Gewöhnlich bildet der ganze Tuberkel eine homogene Masse ohne allen Unterschied in Consistenz und Farbe, doch kann man manchmal den Anfang einer Erweichung erkennen, wobei das Centrum verflüssigt oder selbst der ganze Knoten eine abgekapselte Caverne mit breiigem, eiterähnlichem Inhalt darstellt. Die hier vorkommende eiterige Masse unterscheidet sich mikroskopisch von wirklichem Eiter durch das Fehlen aller zellenähnlichen Gebilde und die Gegenwart von einfachem Detritus. Da zur Verkreidung grösserer Tuberkelmassen stets ein Zeitraum von vielen Jahren gehört, so finden sich bei Kindern natürlich niemals ein verkreideter Tuberkel. Die gewöhnlichste Complication und zugleich nächste Todesursache ist acute, miliare Tuberculose der Meningen mit acutem Hydrocephalus, welche durch eine direkte Resorption vom ursprünglichen Tuberkel aus zu entstehen scheint. In zweiter Reihe sind Tuberculose der Bronchialdrüsen und Lungen zu erwähnen. Der Grund, warum bei Kindern grosse gelbe Gehirntuberkel öfter vorkommen als bei Erwachsenen, liegt darin, dass die höchst wahrscheinlich angeborenen oder bald nach der Geburt erworbenen Neubildungen wohl einige Zeit, selbst einige Jahre, ohne ausgesprochene Symptome verborgen bleiben können, dass aber der Tod eben doch gewöhnlich in den Kinderjahren noch erfolgt und also nur ganz ausnahmsweise bei einem Erwachsenen dieser anatomische Befund vorkommt. Die Gehirntuberkel machen entweder gar keine oder doch keine anderen Symptome als die übrigen Neoplasmen des Gehirns, und es sollen, um Wiederholungen zu vermeiden, die sämmtlichen hier vorkommenden Symptome am Schlusse dieser pathologisch-anatomischen Darstellung gegeben werden.

b) Krebs.

Gehirnkrebs ist, wie Krebs überhaupt, bei Kindern schon sehr selten, ich selbst habe erst in 2 Kinderleichen denselben gefunden. Nach Angabe aller Autoren ist die medullare, zellige Form, der Markschwamm, vorherrschend, und der harte Faserkrebs kommt so gut wie gar nicht vor. Die Gehirnkrebse infiltriren entweder das Gehirn, und gehen allmälig in die normale Gehirnmasse über oder sie sind scharf abgegrenzt, von runder oder ovaler Form und lassen sich in diesem Falle vollkommen ausschälen. Gewöhnlich ist es eine Masse von ziemlichem Umfange und nur in einer Hemisphäre, doch werden auch Beispiele erzählt, wo zerstreute Knoten im ganzen Gehirne vorgekommen sind. Eine Vorliebe für die graue Substanz, wie beim Tuberkel, existirt hier nicht. Diese Krebse wachsen gewöhnlich sehr schnell, platten sich am Schädeldache angelangt, etwas ab, können aber selbst den Knochen zum Schwund bringen und an der Kopfschwarte zum Vorschein kommen, oder sie wachsen längs der Sehnerven in die Orbita und ergreifen den Bulbus. Sie sind häufig im Gehirne primär und bleiben in demselben isolirt, ohne gleichzeitig in anderen Organen vorzukommen.

c) Entozoën.

In der Literatur finden sich einige vereinzelte Beispiele von Blasenwürmern im Gehirn der Kinder. So wurde schon Echinococcus in Gestalt von kleinen und grösseren Blasen in der Hirnsubstanz gefunden, etwas häufiger kommt Cysticercus cellulosae vor, der meist auch zugleich in den Muskeln massenhaft vorhanden ist. Der Cysticercus findet sich nach Rokitansky fast ausschliesslich in der grauen Substanz und zwar vorzüglich in deren peripherischen Lagen, wo die Blasen dann über das Gehirnniveau vorragen und zum Theil die Meningen emporheben. Die Thiere können absterben und die Blasen verkreiden, worauf man ein Kreideconcrement in einem Balge eingeschlossen findet, das nur schwer von einem verkreideten Tuberkel unterschieden werden kann.

Symptome.

Es ist eine der unerklärlichsten Erscheinungen in der ganzen Pathologie, dass die Symptome dieser Gehirnneoplasmen durchaus nicht constant sind, ja noch mehr, dass in einer grossen Zahl der Fälle gar keine Symptome beobachtet werden. Sehr häufig erkranken scheinbar ganz normale Kinder an einem Hydrocephalus acutus der gewöhnlichen Art, erliegen demselben in 2 — 3 Wochen und man findet nun im Gehirn eine oder mehrere grosse, gelbe Tuberkel, die sogar in Erweichung begriffen sein können, und jedenfalls viele Monate, vielleicht Jahre bestanden haben mögen. Kein einziges, auch nicht das leiseste Zeichen dieser grossen Veränderungen braucht bemerkt worden zu sein. In anderen Fällen freilich dauert ein deutlich ausgesprochenes Vorbotenstadium ausserordentlich lange und es stellen sich überhaupt die Zeichen eines chronischen Gehirndruckes ein. Die Kinder verlieren den Appetit, erbrechen und bekommen halbseitige oder doppelseitige Lähmungen. Die Sinnesorgane schwinden, es tritt Amaurosis oder Taubheit ein, heftige Kopfschmerzen, Krämpfe und Contracturen, die Symptome einer Meningitis machen gewöhnlich dem Leben ein Ende.

Bei den verschiedenen Carcinomen stellt sich meist starkes Kopfweh, dann Unruhe, Stottern, Schwächung der Sinnesorgane, veitstanzähnliche Bewegungen, Onanie, Krämpfe, Schlafsucht, Lähmungen und Erschöpfung ein. Bei den Blasenwürmern werden namentlich oft Epilepsie, Chorea und ausserdem die eben geschilderten Symptome beobachtet. Mit Bestimmtheit kann bei vorhandenen Gehirnsymptomen die Diagnose auf Cysticercus gestellt werden, wenn sich zugleich im übrigen Körper, in den Muskeln, im Auge, solche Blasen finden.

Die Neoplasmen des Gehirnes liegen ausser dem Bereiche der Therapie und können höchstens eine momentane, symptomatische Behandlung erheischen.

9) Angeborene Bildungsfehler.

Ausser dem angeborenen Wasserkopfe und dem Gehirnbruch, welche schon abgehandelt sind, kommen noch einige andere Hemmungsbildungen vor, welche jedoch fast lauter Monstrositäten nur für die Anatomie, zum Theil auch für die Embryologie Interesse haben.

Bei gänzlichem Mangel des Gehirnes haben wir die Acepha-
lie, worunter man ein kopfloses Monstrum, meist mit Spina bifida, Ectopie des Herzens, Defekt der Lungen, Mangel einzelner Baucheingeweide
und verkrümmten Extremitäten versteht.

Hieran reiht sich der partielle Mangel des Gehirnes, welches
entweder im Längen- oder Querdurchschnitt defekt sein kann. Hemicephalie. Es gibt verschiedene Grade dieses Zustandes. Es kann fast das
ganze Gehirn fehlen und nur an der Schädelbasis ein kleines Rudiment
sich finden, von welchem aus die Kopfnerven entspringen, oder es sind
einzelne Gehirntheile vollständig entwickelt, die Hemisphären fehlen aber
gänzlich, dabei sind die Kopfknochen defekt oder höchst rudimentär gebildet und die Hirnhäute, ursprünglich zu einer wasserhaltigen Blase ausgedehnt, welche jedoch frühzeitig geplatzt ist, hängen als atrophische
Fetzen über den unförmlichen Hirnmassen. Oder es fehlen nur kleinere
Gehirnparthien, z. B. die vorderen Lappen und die Riechkolben, die Sehhügel mit den Sehnerven, der Balken etc., mit einer entsprechenden
Kleinheit oder Missbildung jener Gesichtstheile, welche zur Aufnahme
der Sinneseindrücke gehören. Die Schädelknochen können in diesen Fällen, natürlich verhältnissmässig klein, vorhanden sein.

Von den Defekten im Längsdurchschnitte ist der bedeutendste die
Einfachheit des Grosshirnes, verbunden mit Cyclopie, mit mangelhaftem Gesichte oder totalem Mangel desselben. Ferner kommt eine
Verschmelzung der beiderseitigen Seh- und Streifenhügel und dem entgegengesetzt ein Mangel der Commissuren und die daraus hervorgehende
Spaltung des Gehirnes vor. Die Bildung des knöchernen Gehäuses kann
in diesen Fällen normal von Statten gegangen sein, es entsteht jedoch
immer Idiotismus und mangelhafte Körperentwicklung.

Ausser dem Fehlen einzelner Gehirntheile kommt noch eine Kleinheit des gesammten, übrigens normal gebildeten Hirnes vor. Microce-
phalia. Das Schädeldach ist sehr niedrig, die Stirne flach und der
Kopf spitz. Diese Kinder sind lebens- und entwicklungsfähig und bleiben, was sehr auffallend ist, auch in ihrer geistigen Entwicklung nicht
besonders zurück.

Bildungsexcesse sind im Gehirne äusserst selten, und die mehrfache
Spaltung der Lappen, welche hie und da vorkommt, ist auch vielmehr
als Formanomalie, denn als Bildungsexcess zu betrachten.

B. Rückenmark.

1) Entzündung des Rückenmarkes und seiner Häute. Meningitis spinalis und Myelitis (τὸ μυελόν, das Mark).

Die Krankheiten des Rückenmarkes sind ein sehr dunkles Gebiet
und das positive derselben, wenn man sich nur an die deutlich nachweisbaren pathologisch-anatomischen Veränderungen hält, in wenigen Zeilen
wiederzugeben. Vor allem müssen bezüglich der viel missbrauchten Hyperämie alle jene Sektionsbefunde als ungültig ausgeschlossen werden,
bei welchen die Leichen nicht bald nach dem Tode auf das Gesicht gelegt worden sind, und die Sektion später als 24 Stunden nach dem Tode
angestellt worden ist. Im entgegengesetzten Falle findet man nämlich
bei jedem, auch dem normalsten Kinde, ausgedehnte Leichenhypostase,
Imbibition von Blutfarbstoff und Fäulnisserweichung, wodurch eine Con-

statirung wirklicher Rückenmarkskrankheiten geradezu unmöglich gemacht wird.

Obgleich der pathologisch-anatomische Befund ein verschiedener ist, kann doch die Entzündung des Rückenmarkes und seiner Häute in einen Symptomencomplex zusammengefasst werden, indem die Erscheinungen bei beiden Processsen nahezu identisch sind und vom klinischen Standpunkte aus eine Differentialdiagnose demnach höchst schwierig und problematisch wird.

Pathologische Anatomie.

Der von der harten Hirnhaut gebildete Sack füllt den Canal der Wirbelsäule nicht vollständig aus, sondern wird durch Fett, das sich mehr gegen die Wirbelbogen anhäuft, nach vorne gegen die Wirbelkörper durch lockeres Zellgewebe und ringsherum durch Venengeflechte in dem Wirbelkanal fixirt. An der Innenseite dieses Sackes der Dura mater ist das äussere Blatt der Arachnoidea fest angewachsen, während deren inneres Blatt locker mit der Pia mater zusammenhängt. Zwischen diesem äusseren und inneren Blatt befindet sich nun die Cerebrospinalflüssigkeit, welche mit der der Gehirnhäute und Gehirnventrikel communicirt und bei kleinen Kindern schon gegen eine Drachme betragen mag. Die Pia mater ist gefässreicher als die des Gehirnes und lässt sich bei Neugeborenen leicht abziehen.

Nach dieser Recapitulation des normalen Verhaltens der Markhäute soll nun die Untersuchung der Hyperämien und Blutungen folgen. Die weichen Gehirnhäute, so wie die Venen an der Innenseite des Wirbelkanals sind bei kleinen Kindern immer strotzend von Blut, wenn man auch die Vorsicht gebraucht hat, sie bald nach dem Tode auf den Bauch zu legen, und es kommen auch gar nicht selten Extravasate vor, über deren genaueres Verhalten wir Weber in Kiel die meiste Aufklärung verdanken.

Es ist nicht immer leicht zu unterscheiden, ob ausserhalb der Dura mater befindliches Blut bei Lebzeiten extravasirt sei, oder ob es erst bei Hinwegnahme der Wirbelbogen aus durchschnittenen Venen sich auf die Dura mater ergossen habe. Vor Täuschung kann man sich dadurch am besten hüten, dass man keine langen Strecken der Wirbelbogen von oben bis unten auf einmal wegnimmt, sondern erst an verschiedenen Stellen des Rückgrates kleine Parthien abnimmt, und dass man einen sanften Wasserstrahl auf die blossgelegte Dura mater wirken lässt. Das aus den Venen nach dem Tode ergossene Blut lässt sich ganz leicht wegschwemmen, während das bei Lebzeiten extravasirte immer etwas geronnen ist und einigermaassen an der Dura adhärirt. Diese Blutungen finden sich am häufigsten am Halse und in der Lendengegend, erstrecken sich bald auf kurze Strecken, bald sind sie so mächtig, dass der ganze Wirbelkanal von oben bis unten und rings herum mit einer Schichte geronnenen Blutes bedeckt ist. Kleinere Extravasate sieht man zuweilen deutlicher an den abgehobenen Wirbelbogen als auf der Dura mater, wesshalb immer auch die Innenseite der ersteren genau untersucht werden muss.

Aehnliche Blutungen, wie ausserhalb der Dura mater kommen auch innerhalb dieses Sackes, zwischen Dura mater und Arachnoidea oder zwischen letzterer und Pia mater vor. Auch hier schwankt die Grösse des Extravasates zwischen der eines Stecknadelkopfes und einer solchen Masse, dass das ganze Rückenmark von Blut umgeben ist. Da die Dura mater keine grossen Venen hat, so ist auch hier der Irrthum einer erst bei der Sektion entstandenen Blutfärbung weniger leicht möglich.

Ausser diesen Blutungen, die, als höchste Grade der Hyperämie, gleich bei der Betrachtung der Entzündung eingeschaltet worden sind, kommen auch wirkliche Exsudationen auf und unter den Hirnhäuten vor.

Zwischen Dura mater und knöchernem Wirbelkanal findet sich schon im Normalzustand in dem lockeren Zellgewebe etwas Serum, dasselbe kann aber pathologisch beträchtlich zunehmen und als sulzige Masse grosse Strecken der harten Hirnhaut bedecken, sowie auch an der Innenfläche der abgenommenen Wirbelbogen adhäriren, bei grösseren Kindern findet sich nach Traumen oder bei Spondylitis auch eine sichtliche Trübung und Verdickung dieser Haut und Auflagerung eines plastischen, fibrinösen Exsudates.

Nach Eröffnung der harten Hirnhaut findet sich bei allen Kindern eine ziemliche Menge von Cerebrospinalflüssigkeit, welche normal von hellgelber Farbe und vollkommener Klarheit ist, bei Erkrankung der weichen Häute aber trüb, flockig oder blutig wird. Eine blutige Färbung findet sich namentlich bei Kindern, welche während einer Puerperalfieberepidemie an Pyämie zu Grunde gegangen sind. Diese flüssigen Exsudate folgen natürlich immer dem Gesetze der Schwere und finden sich an der am tiefsten gelagerten Stelle, wie bei geschlossenem Sack der Dura mater durch Auf- und Abwärtshalten der Leiche demonstrirt werden kann. In seltenen Fällen kommt auch hier neben flockiger Cerebrospinalflüssigkeit eine fibrinöse Auflagerung auf der Pia mater vor, welche entsprechend der eiterigen Meningitis auch eiterig zerfallen kann. —

Das Rückenmark selbst ist bei diesen Veränderungen seiner Häute gewöhnlich erweicht oder erodirt. Uebrigens ist es sehr schwierig, das Rückenmark eines Kindes zu untersuchen und je nach dem Widerstande, welcher der Messerklinge begegnet, eine Erweichung oder Sclerose zu diagnosticiren, indem das Rückenmark überhaupt so weich und dünn ist, dass nur ein Minimum von Kraft dazu gehört, es zu zerschneiden. Wo die oben beschriebenen Veränderungen der Rückenmarkshäute zu Stande gekommen sind, da wird in der Regel an einzelnen Stellen des Markes selbst die rothe Erweichung beobachtet. Die augenfälligste Veränderung des Markes findet man bei einem geheilten Pottischen Buckel, wo in Folge der Zerstörung mehrerer Wirbelkörper eine Winkelknickung des Wirbelkanales und Rückenmarkes selbst sich ereignet hat. An der geknickten Stelle ist das Mark abgeflacht, derb und in der Regel etwas gelber oder röthlicher gefärbt als die übrige Substanz, selbst völlige Unterbrechungen desselben sind schon beobachtet worden.

Symptome.

Die Blutungen und Entzündungen im Innern des Wirbelkanales bieten bei Neugeborenen keine charakteristischen Symptome, indem die tonischen und klonischen Krämpfe, welche hiebei beobachtet werden, noch viel häufiger ohne alle nachweisbaren Veränderungen des Rückenmarkes vorkommen. Am deutlichsten kann man die hieher gehörigen Symptome bei Kindern mit Spina bifida, deren Sack geplatzt oder brandig ist, beobachten. Solche Kinder bekommen intermittirende Krämpfe der Rückenmuskeln, welche bald vorübergehend sind und in leichter Steifheit der Muskeln bestehen, bald zu dem heftigsten, anhaltenden Opisthotonus ausarten. Dabei ist die Berührung der Wirbelsäule immer schmerzhaft und erzeugt neue Krämpfe, wesshalb man gut thut, solche

Kranke stets auf die Seite zu legen. Auch die Berührung bei noch nicht gelähmten unteren Extremitäten verursacht Schmerzen, welche auf Bewegungen noch zunehmen. Endlich tritt Lähmung der unteren, dann auch der oberen Extremitäten ein, die zuweilen noch mit convulsivischen Erschütterungen abwechseln, und nach einigen Tagen erfolgt unter Trismus und Tetanus der Tod.

Bei älteren Kindern sieht man deutlich ausgesprochene Spinalsymptome nach Caries der Wirbelsäule mit ihren consecutiven Knickungen und nach Scharlach oder Typhus, auf welche Krankheiten zuweilen complete Lähmungen der unteren Extremitäten zurückbleiben. Die Kinder beschreiben ganz deutlich zuerst ein Pelzigwerden und verminderte Empfindlichkeit, klagen übrigens zu gleicher Zeit über heftige Schmerzen bei stärkerer Berührung oder Bewegung, worauf sich zuweilen convulsivische Zuckungen, bald aber totale Lähmung der Beine zeigen. Zu Anfang verläuft der Process fieberhaft mit frequentem Pulse und Temperaturerhöhung, die besonders am Rücken deutlich bemerkbar ist. Das Fieber lässt gewöhnlich bald nach, die Lähmung besteht aber viele Monate, ja das ganze Leben hindurch fort. Seltnere Erscheinungen hiebei sind: Störungen der Hautsensibilität, Schlingbeschwerden, Herzklopfen, Anfälle von Dyspnöe, Singultus, Priapismus etc.

Wir handeln hier von den Krämpfen und Lähmungen absichtlich kurz, weil diese Symptome ohne alle nachweisbaren Veränderungen des Rückenmarkes noch viel häufiger sind und bei ihrer praktischen Wichtigkeit noch in einigen Abschnitten besprochen werden sollen.

Das Vorkommen der Rückenmarksentzündung ist fast lediglich sporadisch, doch kamen nach West auch Epidemien vor. West spricht namentlich von solchen in einzelnen Gegenden Frankreichs während der Jahre 1842 bis 1844 und in neuerer Zeit in den Spitälern und Arbeitshäusern Irlands. In den letzten Jahren trat sie in Süddeutschland ziemlich häufig auf und wurde unter dem Namen Meningitis cerebrospinalis oder Genickkrampf vielfach beschrieben. Obwohl sich in den Leichen bedeutender seröser Erguss zwischen den Rückenmarkshäuten fand, so war das Rückenmark selbst doch selten nur wenig verändert. Die Krankheit verlief sehr acut und tödtete in 1—4 Tagen.

Bezüglich der Differentialdiagnose zwischen Entzündung des Rückenmarks und der seiner Häute hat man geltend gemacht, dass die erstere chronisch, fieberlos und mit vorwiegender Lähmung verlaufe, während die letztere mit stürmischen Symptomen, heftigem Fieber und allgemeinen Convulsionen beginne, worauf dann erst später Lähmung sich einstelle. Wie schon oben bemerkt, verlaufen fast regelmässig beide Erkrankungen, mehr oder weniger ausgebildet neben einander und es ist desshalb unmöglich und wohl auch nutzlos, differentielle Zeichen aufzusuchen.

Therapie.

Eine antiphlogistische, schulgerechte Behandlung dürfte nur in den seltensten Fällen anwendbar sein. Entweder sind die Kinder zu klein, indem gerade Neugeborene an Myeloarachnitis leiden, oder sie sind, wenn auch in Jahren vorgerückter, durch die vorausgegangenen, die Rückenmarkskrankheit bedingenden Processe, als Spondylarthrocace, Scharlach oder Typhus, in einem Ernährungszustande, der ebenfalls eine Antiphlogose nicht zulässt. Fieber und Convulsionen werden zu Anfang der Krankheit am besten mit kleinen Dosen Calomel behandelt. Sind die ersten stürmischen Symptome beseitigt, so gibt man häufig ein Inf. flor. Arnicae, ohne dass jedoch eine deutliche Wirkung davon gerühmt werden könnte; die gewöhnlich zurückbleibenden Lähmungen bieten keine sehr ungünstige Prognose, indem bei zunehmenden Körperkräften wenigstens Besserung, wenn auch nicht vollkommene Heilung eintritt. Ein wichtiges Adjuvans ist die kalte Douche auf den Rücken und die vorsichtige Darreichung von Strychnin nitric.; mit welchem Mittel man nie über $^1/_8$, höchstens $^1/_6$ Gran pro die steigen soll, indem sonst plötzlich ernstliche Vergiftungssymptome, tetanische Zuckungen und Delirien, eintreten können. Die Urinausscheidung muss stets genau überwacht werden, und der Catheter in Anwendung kommen, wenn länger als 12 Stunden kein Urin entleert worden ist.

2) Spina bifida. Hydrorrhachis. Hiatus spinalis congenitus.

Unter Hydrorrhachis versteht man eine angeborne Geschwulst, welche sich an der Wirbelsäule und zwar meistens an deren Sacraltheil zeigt und von einer Ausstülpung der Rückenmarkshäute durch eine Knochenlücke des Wirbelkanales herrührt.

Pathologische Anatomie.

Man kann mehrere Grade dieses Bildungsfehlers unterscheiden, welche sich am Knochen folgender Maassen charakterisiren: Es ist entweder die ganze Wirbelsäule gespalten oder es findet sich der Bildungsfehler nur an einem oder einigen Abschnitten derselben. Eine totale Spaltung der Wirbelsäule kommt nur bei Monstrositäten, Hemikephalen u. dergl. vor und gehört desshalb nicht in das Gebiet klinischer Untersuchung, die mangelhafte Beschaffenheit einzelner Wirbel jedoch bedingt keine absolute Lebensunfähigkeit und muss desshalb näher erörtert werden. Auch hier sind wieder gewisse Abstufungen der Knochendefekte zu bemerken. Bei dem geringsten Grade des Uebels sind die Bogenhälften des Rückgrates vollkommen entwickelt und nehmen auch eine fast normale Stellung ein, nur sind die Processus spinosi nicht vereinigt und lassen eine enge Spalte zwischen sich. In einem höheren Grade sind die Bogenhälften unvollkommen, indem einige Dornfortsätze ganz fehlen und so eine breite Spaltung bedingen. In einem noch höheren Grade sind auch die Wirbelkörper getrennt und es findet sich dann eine durch die ganze Dicke der Wirbelsäule durchgehende Spalte. Im höchsten Grade endlich haben wir neben einer durchgehenden Spalte einen Defekt einiger Wirbelhälften, so dass von einzelnen Wirbeln nur Rudimente vorhanden sind.

Untersucht man nun die Geschwulst selbst, so findet man den Sack gebildet entweder aus Dura mater und Arachnoidea oder es ist die erstere Haut nur durchbrochen, und es stülpt sich die letztere als ein Sack aus dieser so entstandenen Oeffnung der harten Haut heraus. Die darüber liegende Cutis ist entweder von normaler Beschaffenheit oder sie ist atrophisch, halb durchscheinend, oder sie fehlt gänzlich, wobei natürlich die dünne Arachnoidea schon im Uterus oder während der Geburt platzt und in losen, schwarzen Fetzen an der Peripherie der Spalte hängt. Die Geschwulst ist bei erhaltenen Hüllen im Leben ziemlich prall und fluktuirt, in der Leiche collabirt sie und der Sack wird schlaff. Ihr Inhalt ist reiner Liquor cerebrospinalis. Die Grösse und Form der Geschwulst ist sehr verschieden, bald ist sie so klein, dass sie nur dem Gefühle, nicht dem Gesichte erkennbar ist, bald erreicht sie die Grösse eines Hühnereies. Die gewöhnlichste Stelle für die Spina bifida ist die

Lendengegend, doch hat man schon an jedem Wirbel Spaltung beobachtet. Das Rückenmark ist dabei entweder ganz intakt; oder es kann auch, wenn die Geschwulst tief unten an den Lendenwirbeln sitzt, sich büschelförmig in den Wandungen des Sackes verbreiten.

Symptome.

Mit der Schilderung des pathologisch - anatomischen Befundes sind auch die Symptome schon ziemlich erschöpft. Die Gestalt der Geschwulst ist ei- oder birnförmig, zuweilen kann man einen dünneren Stiel unterscheiden. Die Haut darüber ist meist missfarbig, röthlich violett, auch findet man deutliche, sternförmige Narben in Mitte der Geschwulst, wobei dieselbe mehr abgeflacht ist. Diese Narben rühren höchst wahrscheinlich von einer Zerreissung des Sackes während des Fötallebens her. Das flüssige Medium, in welchem sich der Fötus befindet, ermöglicht nach Abnahme der Spannung eine Wiederverwachsung der geborstenen Stelle und daher die narbige Einziehung. Drückt man mit den Fingern auf die Geschwulst, so wird sie etwas kleiner; wenn noch ein zweiter Sack an der Wirbelsäule oder ein gleichzeitiger Hydrocephalus congenitus externus besteht, so bemerkt man dafür ein Prallerwerden an diesen Theilen. Uebrigens ist jeder Druck, sogar schon die Berührung der Geschwulst schmerzhaft und veranlasst sehr gewöhnlich tetanische Zuckungen. An grossen Geschwülsten mit atrophischer Hautdecke ist zuweilen auch die Respiration sichtbar, die Geschwulst nimmt bei der Exspiration zu und bei der Inspiration wieder ab. Untersucht man die Ränder der Geschwulst mit dem Finger genauer, so findet man deutlich die Spaltung der Wirbel, den oberen und unteren Winkel der Spalte und die Myrthenblattförmige Erweiterung gegen ihre Mitte.

Was die übrigen körperlichen Verhältnisse betrifft, so werden diese Kinder meist lebend geboren, bleiben aber nur in ganz seltenen Fällen länger als einige Tage am Leben. Die Geschwulst platzt oft schon während der Geburt, zuweilen wird sie ohne geplatzt zu sein brandig und nur ganz ausnahmsweise bleibt die über ihr befindliche Haut normal und verdickt sich nach und nach. Kommt Luft in die Geschwulst, also namentlich wenn der Sack platzt oder brandig wird, so tritt eiterig jauchige Meningitis und in kurzer Zeit der Tod ein. Wenn die Haut normal bleibt und die Geschwulst ursprünglich nicht sehr voluminös war, so können die Kinder möglicher Weise gedeihen, doch treten auch hier noch später Lähmungen der Beine, des Mastdarmes oder der Blase und in Folge davon ein frühzeitiger Tod ein. Einzelne Fälle werden in der Literatur erzählt, wo solche Individuen mit verhältnissmässigem Wohlbefinden 20—30 Jahre gelebt haben. Bei den höheren Graden besteht übrigens dieser Bildungsfehler nur selten isolirt, gewöhnlich sind damit andere bedeutende Fehler, als Hydrocephalus congenitus, Ectopie der Blase, des Herzens, Klumpfüsse etc. verbunden.

Was die Häufigkeit betrifft, so hat sich herausgestellt, dass nach einer statistischen Zusammenstellung von Chaussier in der Pariser Maternité auf 1000 Kinder eines mit Spina bifida kommt.

Verwechslungen mit anderen ähnlichen Geschwülsten sind nicht leicht möglich, weil man die nicht geschlossenen Wirbelbögen bei jeder wahren Spina bifida leicht durchfühlen kann. Als einzelne Raritäten werden in der Literatur Fälle von angeborener Hernia dorsalis, von Cysten, Fett- und Honiggeschwülsten, welche auf der Wirbelsäule aufsassen und allenfalls zur Annahme einer Hydrorrhachis verleiten könnten, erzählt. Die überaus seltene Intrafötatio, foetus in foetu, wo am Kreuzbein eine unförmliche, grosse Geschwulst mit einzelnen Knochen und grossen Gefässen sitzt, hat natürlich mit unserem Zustande gar keine Aehnlichkeit.

Therapie.

Die Chirurgen haben schon die verschiedensten Methoden versucht, die Geschwulst zu verkleinern und den Wirbelkanal zum Verschluss zu bringen. Das fast regelmässige Misslingen dieser sämmtlichen chirurgischen Eingriffe hat seinen Grund darin, dass eben die Innenwand des zu operirenden Sackes die Arachnoidea spinalis ist und dass alle Reizungen derselben eine Meningitis veranlassen, deren Localisation auf den Sack durch kein Mittel erzielt werden kann.

Man hat die Geschwulst mit dem Explorativtroikart und mit vielen Nähnadelstichen unter Verschiebung der Cutis punktirt. Gaupp stellte erst vor kurzem einen 7jährigen Knaben vor, dessen kindskopfgrosse Hydrorrhachis er in den ersten Lebenswochen durch 8maliges Punktiren geheilt hat. Nach der ersten Punktion war die Spaltung der Wirbelsäule deutlich zu fühlen; dieselbe schloss sich jedoch sehr rasch, so dass nach 10 Wochen ein vollständiger Verschluss eingetreten war. Alle den Wirbel constituirenden Theile sind bei dem Knaben nun vorhanden, nur sind die Dornfortsätze an den betreffenden Wirbeln etwas platter. Man hat die Excision mit darauffolgender umschlungener Naht gemacht, und auch die seitliche Compression durch zwei Federkiele oder hölzerne Stäbchen versucht. Chassaignac hat die Hydrorrhachis mit Punktion und darauffolgender Jodinjektion nach Art der Hydrocele behandelt und bei gestielter Geschwulst hat man auch schon die Abbindung unternommen. Endlich hat man einen anhaltenden Druck auf die Geschwulst mittels eines Haarkissens ausgeübt, wodurch wohl heftige Schmerzen und convulsivische Zuckungen entstehen aber keineswegs Heilung erzielt wird.

Sämmtliche Experimentatoren gestehen, dass alle ihre Bestrebungen mit ganz wenigen Ausnahmen erfolglos blieben, ja noch mehr, dass unmittelbar nach dem chirurgischen Eingriff die meningitischen Symptome eintraten, die alsbald den Tod zur Folge hatten. Allerdings ist die Prognose bei Hydrorrhachis sehr ungünstig und es sterben auch die meisten Kinder, die keine chirurgische Behandlung erfahren, doch fehlen noch statistische Zusammenstellungen hierüber, was bei der Seltenheit des Uebels leicht erklärlich ist.

Mir scheint eine möglichste Schonung der den Sack bildenden Cutis das rationellste zu sein und es ist in dieser Beziehung am gerathensten, den Sack mit einer gepolsterten nur mit den Rändern anliegenden Hohlkugel vor äusseren Verletzungen zu schützen und diesen Schild mittels weicher Cautschoukbinden zu fixiren. Ist die Hydrorrhachis mit Hydrocephalus congenitus combinirt, wie diess eben häufig vorkommt, so darf gar kein anderes Verfahren, als das letzt beschriebene eingeschlagen werden, indem durch jede Verkleinerung und Compression am Rücken eine grössere Spannung im Innern des Kopfes erzeugt würde.

C. Störungen der Nervenleitung.

Es kommt hier eine Reihe von Nervenkrankheiten in Betracht, welche höchst wahrscheinlich ebenfalls nur Symptome gewisser Veränderungen des Gehirnes und Rückenmarkes sind, wie aus der Analogie der einzelnen Erscheinungen ziemlich bestimmt hervorgeht. Die entsprechenden morphologischen oder chemischen Veränderungen der Centralorgane konnten aber bisher noch nicht nachgewiesen werden, was auch dadurch erschwert ist, dass die meisten dieser Nervenkrankheiten durchaus nicht tödtlich endigen, sondern nur hie und da einmal zufällig eine Sektion ermöglicht wird.

Da der Nachweis der centralen Processe noch nicht gelungen ist, so bleibt nichts anderes übrig, als Gehirn- und Rückenmark vorderhand als normal anzunehmen und die einzelnen Nervenerscheinungen mit ihren hergebrachten Bezeichnungen symptomatisch zu schildern.

1) Eclampsia infantum. Die Fraisen.

Die Fraisen spielen in der Pädiatrik von jeher eine grosse Rolle und sind auch den Laien sehr bekannt, woher es auch kommt, dass sie mit einer Menge Namen bedacht worden sind. Die Kopffraisen, die stille Frais, der stille Jammer, das Gefraisch, die Krämpfe, die Schauerchen, die Gichter sind lauter populäre Bezeichnungen für ein und dasselbe Uebel, nämlich für allgemeine oder partielle, clonische Muskelzuckungen, welche entweder nur einmal oder öfter nach einander auftreten und fast immer durch eine andere fieberhafte Krankheit bedingt sind oder eine solche einleiten. Das Bewusstsein ist vollständig oder nahezu verschwunden, besonders wenn die Convulsionen allgemein sind. Der einzelne Anfall kann von einem epileptischen nicht unterschieden werden, nur der chronische Verlauf und die unerwartete, fieberlose Wiederkehr charakterisirt die Epilepsie. Von der Chorea unterscheidet sich die Eclampsie dadurch, dass bei der ersteren die Muskelcontraktionen den ganzen Tag durch unausgesetzt währen, dass immer mehrere Wochen vergehen, bis dieses Uebel gehoben wird und dass das Allgemeinbefinden dabei nicht getrübt ist.

Was den Zeitraum betrifft, in welchem die Fraisen am häufigsten auftreten, so ist die erste Kindheit bis zur Vollendung der ersten Dentition das gewöhnlichste Alter hiefür, doch bekommen auch noch ältere Kinder, welche schon in dieser Zeit an Eklampsie gelitten hatten, bei dem Beginne eines acuten Exanthemes, selbst einer Angina oder gar einer einfachen Magenüberladung heftige Convulsionen. Die leichteren partiellen Zuckungen sind meist mehrere Tage anhaltend und kommen besonders bei ganz kleinen Kindern in Folge von Verdauungsstörungen vor, die allgemeinen Convulsionen, für welche allein eigentlich der Name Eklampsie gebraucht werden sollte, sind natürlich nicht anhaltend, sondern die ganze Affektion ist entweder mit einem einzigen Anfalle beschlossen, oder es ist zwischen den einzelnen Paroxysmen doch stets ein längeres Intervall.

Die leichtere Form, wie sie hauptsächlich bei Kindern unter einem Jahre beobachtet wird, ist durch folgende Symptome charakterisirt: das Kind schläft mit halbgeschlossenen Augenlidern und nach oben gerollten Augäpfeln, so dass man zwischen der Lidspalte lediglich die weisse Sclera vorblicken sieht. Die Gesichtsmuskeln contrahiren sich im Schlafe mannigfach, wodurch es den Anschein haben kann, als ob die Kinder lächeln, (risus sardonicus, oder wie einige hellsehende Wärterinnen auch sagen: „Das Kind spielt mit den Engeln"). Das Athmen geschieht schnell und regelmässig, bald oberflächlich bald wieder in tiefen Seufzern, die Glieder machen leichte Zuckungen, die Händchen sind zu Fäusten mit eingeschlagenem Daumen geballt und die Beine mit gespreizten Zehen an den Leib gezogen. Aus einem der Art unruhigen Schlafe wachen die Kinder nun erschreckt mit Geschrei oder Wimmern auf und suchen aufgewickelt durch Strampfen mit den Beinen, Krümmen und Winden des ganzen Körpers ihr Unbehagen erkennen zu geben.

Nach Abgang von Blähungen, grösserer Menge grünen, schleimigen, übelriechenden Stuhles, oder nach Erbrechen tritt in der Regel Ruhe und allgemeiner Schweiss ein, die Nachtruhe aber kehrt in vielen Fällen für diese Nacht nicht wieder.

Dieser Zustand kann mehrere Tage dauern und sich täglich mehrmals nach kurzen Pausen wiederholen, wobei die Kinder meist fiebern und zum Theil in Folge mangelhafter Ernährung, zum Theil auch wegen des anhaltenden Muskelspieles im Gesichte sichtlich abmagern, scharfe Gesichtszüge und eine spitze Nase bekommen.

Die schwerere Form, die wirkliche Eclampsia infantum, gibt sich folgendermassen zu erkennen.

Nicht leicht stellen sich die schweren Symptome gleich in ihrer ganzen Heftigkeit ein, sondern in den meisten Fällen geht ihrem Ausbruche das oben beschriebene Krankheitsbild voraus, welches sich nach dem vorgerückteren Alter der Kinder etwas modificirt. Sonst folgsame, freundliche Kinder werden eigensinnig, mürrisch, jähzornig, sie bekommen leichte Zuckungen im Schlafe, knirschen auch mit den Zähnen und wachen erschreckt mit ängstlichem Geschrei auf. Die Augen werden dabei nach oben gerollt, die Augenlider sind nicht vollkommen geschlossen, die Mundwinkel zu einem unheimlichen risus sardonicus verzogen und das Allgemeinbefinden ist immer etwas gestört. Plötzlich werden die Kinder ebenso im Schlafe als im wachen Zustande von einem Paroxysmus befallen, der für sich allein betrachtet in keiner Weise von einem epileptischen zu unterscheiden ist.

Sie verlieren mit einem Male das Bewusstsein gänzlich, der Blick wird starr, zuweilen stellt sich Schielen ein oder die bulbi rollen unstät umher. Die Gesichtsmuskeln gerathen in die mannigfachsten Zuckungen, wodurch bald eine lächelnde, bald eine grollende Miene entsteht, die durch Entblösung der Zähne selbst etwas thierähnliches annehmen kann. An den Kiefern kommen kauende, schnappende Bewegungen vor, von Zähneknirschen begleitet. Auf eingegossene Flüssigkeiten folgen nur höchst unvollständige Schlingbewegungen und das meiste wird wieder zum Munde herausgeschoben. Die Convulsionen haben sich fast sämmtlicher Muskeln des ganzen Körpers bemächtigt. Die Rückenmuskeln sind tonisch contrahirt oder befinden sich in tetanischen Zuckungen, an den Extremitäten kommen schlagende, stossende, drehende Bewegungen vor, die Respiration aber wird sehr unregelmässig und kann durch Krampf der Stimmritze auch vollständig sistiren. Es tritt dann auf einige pfeifende Inspirationen plötzlich Stillstand der Athembewegungen, beträchtliche Cyanose und, wenn der Krampf sich nicht in wenigen Minuten löst, der Tod ein. Durch die behinderte Circulation entstehen auch Schleimhautblutungen aus Mund und Nase, der blutige Schaum jedoch, der sich gewöhnlich vor den Lippen findet, rührt öfter von mechanischen Verletzungen der Zunge oder Mundschleimhaut her, zu welchen bei den schnappenden, beissenden Kieferbewegungen und den mannigfachen Versuchen der Umgebung, dieselben zu verhindern, Gelegenheit genug gegeben ist. Der Herzmuskel contrahirt sich sehr schnell, jedoch unrythmisch. Stuhl und Urin gehen häufig unwillkührlich ab. Die Hauttemperatur ist am Rumpfe normal, an den Extremitäten eher vermindert, gegen Ende des Anfalles bricht gewöhnlich ein Schweiss aus. Die Sensibilität der Haut ist so vollkommen verloren gegangen, dass man auf keine, auch nicht die schmerzhafteste Weise die Kinder zu Bewusstsein bringen kann und sie sich durch ihre convulsivischen Bewegungen oft verletzen.

Es ist hier eine Beschreibung von Symptomen angegeben, die kaum jemals alle bei einem einzigen Anfalle beobachtet werden, sondern von denen immer einige ausbleiben können, ohne dass desshalb der Anfall ein leichter oder unvollständiger genannt werden müsste.

Die Dauer eines solchen eclamptischen Anfalles währt nur einige Secunden, höchstens Minuten, Anfälle, die diese Zeit um vieles übersteigen, beruhen auf materiellen, grösseren Veränderungen des Gehirnes und sind von der Eclampsie zu trennen. Nach Beendigung der Krämpfe tritt durchaus wieder ein Zustand ein, wie nach einem epileptischen Anfalle. Die Kinder bleiben halb comatös, erschlafft, das Fieber nimmt zu, die Augen werden injicirt, Gehirnsymptome treten auf, der Appetit ist verschwunden und Säuglinge nehmen nicht einmal die ihnen gebotene Brust.

Früher, wo man mit der antiphlogistischen Behandlung bei Kindern noch beträchtlich freigebiger war, unterschied man aus therapeutischen Gründen eine Eclampsia cum Hyperaemia und cum Anaemia, bei der ersteren liess man zu Ader und setzte noch nachträglich Blutegel, bei der letzteren nicht. Jetzt wo die Blutentziehungen viel weniger in Anwendung kommen, hat diese Unterscheidung nur noch insoferne Werth, als wir daraus lernen, dass ebenso gut blasse anämische, wie rothbackige blutreiche Kinder von diesen Convulsionen befallen werden können.

Theoretisch unterscheidet man ferner 1) idiopathische, d. h. direkt vom Gehirn ausgehende und 2) deuteropathische oder sympathische, d. h. von einem anderen erkrankten Organ auf das Gehirn reflektirte Eclampsien. Praktisch ist diese Unterscheidung oft unmöglich und man bleibt selbst nach längerer Beobachtung im Unklaren, mit welcher Art von Eclampsie man es zu thun hatte. Die Sektion allein kann dieses Dunkel lichten.

Aetiologie.

1) Die idiopathische Eclampsie kann bedingt sein durch mechanische Compression des Kopfes während der Geburt, durch anatomisch nachweisbare Veränderungen im Gehirne, namentlich Tuberculosis, oder durch direkt auf das Gehirn wirkende Nahrungsmittel und Medicamente, Spirituosa und Narkotica, auch durch Sonnenstich. Kinder mit weichem Hinterkopf, dessen genauere Beschreibung bei der Rachitis folgen wird, sind mehr als andere zu Fraisen geneigt, welche auch auf einen direkten Gehirnreiz durch Druck von aussen entstehen können. Geistige Ueberanstrengung wird auch unter den Ursachen angeführt, gehört aber jedenfalls zu den allerseltensten, eher dürften noch heftiger Schrecken, grosse Angst und Ausbrüche von Jähzorn erwähnt werden.

2) Die deuteropathische oder sympathische Eclampsie ist bei weitem die häufigere Form und zwar ist der Darmkanal dasjenige Organ, von welchem aus am häufigsten Reflexkrämpfe auftreten. Die enorme Reizbarkeit desselben bietet in allen Lebensaltern hiezu reichlich Gelegenheit. Schon gleich in den ersten Tagen nach der Ge-

burt kann Zurückhaltung des Meconiums sie veranlassen, wobei jedoch immer auch an mechanische Beleidigungen des Kopfes während des Geburtsaktes gedacht werden muss.

Eine eigenthümliche, chemisch noch nicht erklärte Veranlassung ist ferner die Milch einer Amme, welche kurz vorher einer heftigen Gemüthsbewegung ausgesetzt gewesen ist. Es sind Fälle constatirt, dass vorher ganz gesunde Kinder nach Genuss einer solchen Milch einige kurze aber heftige Zuckungen bekamen, plötzlich starben und bei der Sektion durchaus keine anderen Ursachen entdecken liessen. Im Verhältniss zu den ausserordentlich vielen Ausbrüchen von Zorn und anderen Gemüthsbewegungen, die grössten Theils in der ungewohnten socialen Stellung der Amme ihren Grund haben, sind diese Fälle jedoch so selten, dass man sie nicht mit Unrecht ganz bezweifelt hat. Nicht zu bezweifeln hingegen sind die durch die künstliche Ernährung gegebenen Schädlichkeiten, wodurch alsbald Darmcatarrhe und in deren Gefolge leichtere und schwerere Hirnreize eintreten müssen. Am intensivsten werden dieselben zur Zeit des Entwöhnens beobachtet. Solche Kinder leiden zuerst an Flatulenz und Kolik, bekommen dann übelriechende Diarrhöe von grüner Farbe, erbrechen, werden sehr unruhig, fiebern und nach und nach stellen sich Convulsionen ein. In anderen Fällen geht gar keine Diarrhöe, sondern im Gegentheil Verstopfung und Appetitmangel voraus. Bei älteren Kindern sind namentlich Indigestionen und Wurmreiz anzuführen.

Eine weitere, wohl zu beachtende Ursache findet sich im Durchbruch der Zähne. Allerdings ist dieser Process in der Regel mit Verdauungsstörungen complicirt und könnten auch diese als nächstes Moment für die Convulsionen angegeben werden. Allein es gibt auch Fälle, wo die Verdauung ganz normal bleibt und durch die Entzündung der Mundschleimhaut allein die Reflexkrämpfe erklärt werden müssen. Zur Constatirung dieser Form müssen die Kinder in einer der 2 Zahnperioden sich befinden, die Mundhöhle ist dabei roth und heiss, die Schleimsecretion ist oft geringer als bei der normalen Zahnung, die eine oder andere Wange ist dunkel geröthet, die Kinder sind sehr unruhig und beissen auf alles, was sie in den Mund bekommen, auch in die Brustwarzen der Amme. Es gehören die durch Zahnreiz entstandenen Eclampsien zu den schweren Formen, welche oft partielle Lähmungen oder Blödsinn zurücklassen.

Eine dritte Hauptveranlassung der Convulsionen findet sich im Ausbruch einer acuten, fieberhaften Krankheit, namentlich eines acuten Exanthemes, wobei die Krämpfe der Kinder als ein Analogon des Fieberfrostes Erwachsener erscheinen. Diese Eclampsien sind mit der geringsten Gefahr verbunden, von kurzer Dauer und kaum jemals von schädlichen Consequenzen. Man kann diese Ursachen mit ziemlicher Wahrscheinlichkeit vermuthen, wenn Ausschlagskrankheiten, welche das betreffende Kind noch nicht durchgemacht hat, eben epidemisch herrschen und die Vorboten eines solchen Exanthemes sich eingestellt haben. Es gehören hieher für die Masern: Husten, Niesen, Thränen der Augen, für den Scharlach: Angina mit Schlingbeschwerden, für die Blattern: vorherrschender Kreuz- und Kopfschmerz und heftiges Fieber. Häufig aber sind gar keine Vorboten vorhanden, und man kann erst durch den Verlauf erkennen, wodurch die Eclampsie bedingt worden ist. Ausser den acuten Exanthemen sind noch unter den acuten Krankheiten zu erwähnen die Pneumonie, das Wechselfieber, die Fieber in Folge von Verwundungen und Operationen und die einfachen Anginen. Ich behandelte einen Knaben, dessen Mutter von schwächlicher Constitution ist und viel an Cephalalgien leidet, jährlich 2—3 Mal an heftiger Angina, wobei sich regelmässig am ersten Tag der Erkrankung ein von Epilepsie nicht zu unterscheidender, eclamptischer Anfall einstellte. Ich exstirpirte endlich beide Mandeln und die Eclampsie, oder nach der Meinung der tief bekümmerten Eltern die Epilepsie, ist nun seit 2 Jahren niemals wiedergekehrt.

Endlich sind in der Literatur, namentlich der älteren, auch Fälle verzeichnet, wo nach rascher Heilung stark nässender Ausschläge Eclampsie entstanden sein soll. Bei der Behandlung des Hydrocephalus acutus wurde schon auf den Zusammenhang zwischen dieser Krankheit und nässenden Kopfausschlägen aufmerksam gemacht und es ist nicht zu leugnen, dass bei schnell heilenden äusseren Eiterungen die inneren Organe, somit auch das Gehirn, in die Gefahr einer Entzündung kommen. Andererseits muss aber freilich auch anerkannt werden, dass viele Hunderte von Impetigo theils spontan, theils durch austrocknende Mittel schnell abheilen und die Kinder nach wie vor vollkommen gesund bleiben.

Die Erblichkeit spielt eine gewisse Rolle bei der Aetiologie dieser Krankheit. In der Regel haben auch die Eltern schon an Convulsionen gelitten und die Mütter namentlich sind meist hysterisch und leiden an mannigfachen Hyperästhesien. Bouchut erzählt von einer Familie von 10 Personen, welche sämmtlich in ihrer Jugend an Convulsionen gelitten hatten. Ein Mädchen dieser Familie heirathete, gebar 10 Kinder und 9 dieser Kinder wurden ebenfalls von Eclampsie befallen.

Verlauf, Ausgänge und Prognose.

Die particllen Muskelcontraktionen, die ächten sog. Fraisen, können viele Tage lang während einer akuten Krankheit fortbestehen, ohne dass desshalb die Gefahr des Uebels an sich besonders vermehrt würde. Die wirklichen Eclampsien aber sind meist mit einem einzigen Anfall beendigt. Dieser einzige Anfall kann schon tödtlich sein, oder es entwickelt sich am folgenden Tage der ihn veranlassende Krankheitsprocess weiter und hiemit ist die Gelegenheit zu wiederholten sympathischen Eclampsien abgeschnitten. Die durch gastrische Reize bedingten werden durch Erbrechen, durch Abgang von Blähungen oder diarrhoischen Stühlen gehoben, die auf Blutintoxication beruhenden kehren niemals wieder, sobald die acuten Exantheme, Scharlach, Blattern, Masern, einmal zum Ausbruch gekommen sind.

Wie schon früher bemerkt, sind diese Arten von sympathischen Convulsionen selten tödtlich, lassen aber immer vermuthen, dass die darauffolgende Krankheit stark entwickelt und mit stürmischen Symptomen verlaufen werde. Im Allgemeinen kann der Satz gelten: Je jünger das Kind, um so bedenklicher die Prognose.

Nach meinen Erfahrungen bieten, mit Ausschluss der auf wirklichen Gehirnkrankheiten beruhenden Convulsionen, welche fast immer zum Tode führen, die Convulsionen bedingt durch Zahnung und gleichzeitiges Darmleiden die schlimmste Prognose. Solche Kinder sterben entweder an einem der Anfälle oder sie bekommen die Symptome von Hydrocephaloid und gehen auf diese Weise zu Grunde oder es bleiben endlich bedeutende Residuen davon im Nervensystem zurück. Fast alle schielenden Kinder, bei denen der Strabismus nicht auf sichtbare Fehler der Cornea und der Linse zurückgeführt werden kann, haben in den ersten

Lebensjahren an Eclampsie gelitten. Ausserdem können Verlust der Sinnesorgane, Amaurose oder Taubheit, Blödsinn in verschiedenem Grade, Hydrocephalus chronicus und allgemeine oder partielle Muskellähmung die Folge dieser traurigen Krankheit werden.

Therapie.

Man hat hier vor allem zwischen den partiellen Muskelzuckungen (den eigentlichen Fraisen) und den allgemeinen, epilepsieähnlichen Convulsionen (der wahren Eclampsia infantum) zu unterscheiden. Ausserdem modificirt sich die Behandlung namentlich nach dem Alter und dem Kräftezustand der Kinder, und es ist hier dringend indicirt, durch ein genaues Examen den wahren Ursachen auf die Spur zu kommen. Man darf sich dabei nicht lediglich auf die Angaben der Umgebung verlassen, sondern muss selbst die ganze Körperoberfläche der Kinder untersuchen. Ein Splitter in der Fusssohle, zwischen den Zehen, ein fremder Körper in der Nasenhöhle, im äusseren Gehörgang können auch die Veranlassung sein und durch deren Entfernung kann eine wunderbar schnelle Heilung bewirkt werden.

Beim Anfalle selbst kann der Arzt nur in den seltensten Fällen direkt thätig sein, indem bis zu seiner Ankunft fast regelmässig schon alle Convulsionen beendet sind, er muss sich desshalb darauf beschränken, der Umgebung fassliche Instruktionen für den Wiederholungsfall zu geben. Das erste ist immer, dass man die Kinder so schnell als möglich entkleidet, damit durch einschnürende Bänder und Röckchen nicht auch noch die Respiration und Circulation beeinträchtigt werde. Dann legt man die Kinder mit etwas erhöhtem Kopfe auf ein grosses Bett, oder, wenn die Convulsionen so heftig sind, dass man Beschädigung der Extremitäten durch die Bettlade und Herabfallen der Kinder befürchten muss, auf den Boden. Dass solche Kinder keinen Augenblick allein gelassen werden dürfen, versteht sich von selbst. Durch Bespritzen des Gesichtes und der entblössten Brust mit kaltem Wasser gelingt es häufig, tiefe, krampfhafte Inspirationen zu bewirken, wodurch wenigstens die Gefahr der Erstickung gemindert wird, eine andere auffallend abkürzende Wirkung erreicht man durch Bespritzungen oder Begiessungen mit kaltem Wasser gewöhnlich nicht.

Eine Venäsektion, welche von einzelnen Therapeuten vorgeschlagen worden ist, lässt sich, abgesehen von allen übrigen dagegen sprechenden Gründen, schon desshalb während des Anfalles nicht machen, weil durch die Zukungen des Armes der Einstich sehr unsicher würde und nach gelungener Eröffnung der Vene durch eben dieselben jedenfalls sogleich Verschiebung der Hautwunde und somit Stillstand der Blutung eintreten müsste. Zu erwähnen ist noch die von Grantham vorgeschlagene gleichmässige Einschnürung des Schädels bei Kindern, deren Fontanelle noch nicht geschlossen ist. Ich habe dieses Bandagieren des behaarten Schädels schon zweimal, in beiden Fällen ohne Erfolg, versucht und bei längerem Gebrauch der Binde, welcher auch von diesem Autor als Prophylacticum empfohlen wird, eine solche Unruhe entstehen sehen, dass die Binde nach wenigen Tagen entfernt werden musste.

Was nun nach überstandenem Anfalle die ärztliche Wirksamkeit betrifft, so ergeht sich dieselbe zumeist in ableitenden Mitteln. Man legt Senfteige oder bei ganz kleinen Kindern Sauerteige auf die Waden oder reibt diese Theile mit Senfspiritus, wodurch fast momentan eine tiefe Röthung der geriebenen Stellen erzielt wird. Wenn irgend ein Verdacht auf gastrische Reizung vorhanden, so muss auch eine Ableitung auf den Darmkanal veranstaltet werden. Dieselbe ist nur zu unterlassen bei Kindern, welche schon vor und während des Anfalles Diarrhöe und Abgang von Blähungen hatten. Grösseren Kindern, die noch kurz vor dem Anfalle beträchtliche Mengen von Nahrungsmitteln zu sich genommen, gibt man am besten ein gehöriges Brechmittel aus 1 Gran Tartar. stibiat. gelöst in einem starken Ipecacuanhainfus, wodurch alsbald sämmtlicher Mageninhalt entleert wird. Wo aber keine bedeutende Magenüberfüllung und Indigestion zu ermitteln ist, da ist das Calomel dem Brechmittel vorzuziehen. Man gibt den Kindern stündlich $1/2$—1 Gran Calomel so lange fort bis einige Ausleerungen erfolgt sind. Ist Obstipation die muthmassliche Ursache der Eclampsie, so kann man schon während des Anfalles ein Clystier mit Salzwasser setzen. Zum Crotonöl war ich noch nie zu greifen gezwungen.

Unter den Antispasmodicis ist das Zinkoxyd das beliebteste gebräuchlichste Mittel und zur länger fortgesetzten Darreichung von 1—2 Gran pro die geeignet; über den Nutzen solcher Prophylaktica lässt sich schwer ein Gutachten abgeben, indem eben überhaupt in den meisten Fällen nur Ein eclamptischer Anfall erfolgt. Die Narcotica sind hier nicht indicirt, weil sie während des Anfalles gereicht, nicht schnell genug zur Wirkung kommen und nach den Anfällen dadurch Gehirncongestionen verursacht werden.

Als Nachkur können, hauptsächlich nach Eclampsien in Folge von gastrischem und Zahnreiz, Tonica, Eisen, China, Wein, Bier indicirt sein.

2) Lähmung. Paralysis.

Nachdem schon bei den Krankheiten des Gehirnes und Rückenmarkes mehrfach der hiedurch veranlassten centralen Lähmungen gedacht wurde, erübrigt hier nur mehr, die sog. essentielle Lähmung einer oder einiger Extremitäten bei vollkommener Integrität der Nervencentra, und die ebenfalls periphere Lähmung des Nervus facialis zu besprechen.

Was die Facialislähmung betrifft, so kommt dieselbe zuweilen unmittelbar nach der Geburt zur Beobachtung, ist aber bei der Unbeweglichkeit der Gesichtszüge der Neugeborenen hier schwerer zu erkennen als bei Erwachsenen. Auffallend wird die Veränderung nur, wenn das Kind anhebt zu schreien, wodurch der Mundwinkel der gesunden Seite nach aussen angezogen und überhaupt die ganze gesunde Gesichtshälfte faltig wird, während die Unbeweglichkeit der gelähmten Hälfte vor wie nach dieselbe bleibt. Ist der Grund der Lähmung ein centraler, so wird man auch die Uvula schief stehend finden, da die Veranlassung aber gewöhnlich im Verlaufe des N. facialis liegt, so ist auch meistens keine Veränderung am Gaumensegel und Zäpfchen wahrzunehmen. Für die Lähmungen der Neugeborenen liegt die häufigste Ursache in der Geburtszange; dann kommt auch noch eine angeborene Kleinheit und Verkrümmung des Felsenbeines vor. Später sind Caries dieses Knochens, Drüsenanschwellungen oder, zerrende Narben in der Nähe des Facialis die gewöhnlichsten Veranlassungen.

Die Therapie der Facialislähmung richtet sich nach deren Ursache und hat nur dann Erfolg, wenn die Entfernung derselben möglich ist. Entfernen kann man zerrende Narben, die meist von scrophulösen Geschwüren herrühren, und Drüsengeschwülste, hingegen ist die

Lähmung in Folge von Caries des Felsenbeines in der Regel eine für das ganze Leben bleibende.

Eine viel häufigere und interessantere Krankheit ist die **essentielle Lähmung** der einzelnen Extremitäten, welche in den älteren Handbüchern nur ganz kurz angedeutet, erst in neuerer Zeit von **Heine**, **Kennedy** und **Rilliet** genauer beschrieben worden ist.

Unter **essentieller Paralyse** versteht man den partiellen oder vollständigen Verlust des Bewegungsvermögens, zum Theil auch der Empfindung in einer, selten zwei Extremitäten, wobei trotz genauester Untersuchung und Anamnese keine Betheiligung der Centralorgane entdeckt werden kann. Dass die Centralorgane keine, wenigstens keine materiellen Veränderungen dabei erfahren haben, geht schon aus dem manchmal sehr raschen Verschwinden der Lähmung nach 2 — 3 Tagen und einzelnen Sektionsberichten hervor, welche von Kindern mit essentieller Lähmung handeln, die mit diesem Leiden behaftet an irgend einer anderen acuten Erkrankung zu Grunde gegangen sind. Rilliet und Barthez hatten zweimal, Fliess einmal Gelegenheit, dergleichen Kinder zu seciren, die ersteren fanden durchaus gar keine Veränderungen am Gehirn und Rückenmark, letzterer bei einem Falle von Lähmung eines Armes eine einfache Congestion der Meningen des Rückenmarkes im Niveau des Plexus brachialis. Da die essentielle Lähmung an und für sich niemals tödtlich verläuft, so sind Sektionen derselben stets nur ein seltener Zufall.

Symptome.

Der Beginn der Lähmung ist gewöhnlich der, dass ein meistens im Zahnen begriffenes Kind gesund und rechtzeitig Abends einschläft, in der Nacht etwas unruhig wird und am anderen Morgen den einen Arm oder das eine Bein, selten beide Beine gelähmt herunterhängen lässt. Die Lähmung ist gleich am ersten Tage eine complete und das Krankheitsbild ist bei der ersten Untersuchung schon ein vollständiges. In anderen Fällen gehen mehrere Tage Dentitionsbeschwerden mit Fraisen oder selbst eclamptischen Anfällen voraus. Die hierauf folgenden Paralysen sind meist hemiplegisch oder paraplegisch und von längerer Dauer als die einfach entstehenden. In Ausnahmsfällen bleibt auch nach Chorea, nach Typhus und acuten Exanthemen essentielle Lähmung der unteren Extremitäten zurück, welche sich in den letzteren Fällen erst in der Reconvalescenz deutlich entwickelt. Ob dieselbe wirklich stets peripherischen Ursprungs und ohne alle Veränderungen der Meningen entstanden ist, muss sehr bezweifelt werden. Das reinste Bild liefert jedenfalls die ohne alle Störung des Allgemeinbefindens plötzlich über Nacht sich einstellende Lähmung einer Extremität, meist einer oberen, welche bei der nun folgenden Schilderung auch besonders ins Auge gefasst werden soll.

Obwohl der ganze Symptomencomplex gleich nach Entstehung des Uebels als ein geschlossener betrachtet werden muss, so kann man doch wenigstens im Verlaufe 2 Stadien unterscheiden: 1) Das Stadium der einfachen Paralyse und 2) das der Atrophie.

Das zweite Stadium kommt, wenn die Krankheit acut verläuft und bald in Genesung übergeht, nicht zu Stande, sondern stellt sich nur in Fällen von Monate dauernder Lähmung ein. Im ersten Stadium findet man keine Veränderung in der Länge, dem Umfange und der Temperatur des erkrankten Gliedes, bei längerem Bestande aber fängt es an zu schwinden, die Muskeln werden welk, dünn, auch die Fettschichte verringert sich und endlich bleibt selbst das Längenwachsthum der Knochen zurück.

Was nun die Symptome bei den einzelnen Lähmungen betrifft, so gibt sich die des Armes folgendermassen zu erkennen. Der Arm hängt schlaff herunter und fällt emporgehoben rasch wieder nieder. Eigenthümlich ist, dass eine Lähmung der Oberarmuskeln vorkommt, wobei die der Hand und der Finger intakt sind, während das umgekehrte Verhältniss nicht beobachtet wird. In diesem Falle sind die Kinder noch im Stande etwas mit der Hand zu fassen und zu halten, können aber den erfassten Gegenstand nicht emporheben, z. B. zum Munde führen. Aeltere vernünftige Kinder geben sich viele Mühe, das Glied dennoch zu gebrauchen und helfen mit dem gesunden Arme dem kranken nach. Die einzige Formveränderung, die schon gleich zu Anfang bemerkbar wird, ist eine Abflachung der äusseren Contur der Schulter, welche durch die Lähmung des Deltamuskels und die eigene Schwere des herabhängenden Armes bedingt wird.

Die essentielle Lähmung einer unteren Extremität erstreckt sich selten über alle Muskeln des Fusses, trifft oft nur die des Unterschenkels und von diesen nicht immer alle, wodurch der Fuss vorherrschend nach ein- oder auswärts sich stellt. Die Erkennung dieses Uebels ist ausserordentlich leicht; kleine Kinder, welche noch nicht stehen können, lassen beim Schreien das gelähmte Bein flach liegen, während sie das andere an den Leib aufziehen; wenn sie sitzen und die Unterschenkel über den Stuhl herabhängen lassen, so baumelt der gelähmte willenlos herunter; können sie aber schon gehen, so machen sie gar keine Gehversuche mehr, oder schleifen bei nur partieller Lähmung einzelner Muskeln den Fuss nach und versuchen wohl auch, auf einem Fuss zu hüpfen.

Sind beide Füsse befallen, so bleiben sie unbeweglich im Bette liegen, lernen jedoch bald sitzen und die wiedererwachende Funktionsfähigkeit geht von oben nach unten, so dass sie zuerst den Oberschenkel, dann den Unterschenkel und endlich auch den Fuss in Bewegung setzen können.

Eigentlümlich für diese peripherischen Lähmungen ist, dass niemals die Blase noch der Mastdarm davon befallen werden.

Der Verlauf und die Dauer derselben ist verschieden. In den meisten Fällen verschwindet sie nach einigen Tagen oder Wochen vollständig ohne irgend Folgen zurückzulassen, dauert sie aber ohne Besserung länger als 6—8 Wochen an, so treten die Zeichen beginnender Atrophie ein, wie sie schon oben geschildert wurden, so weit sie die Formveränderung betreffen. Es gesellt sich alsbald noch eine beträchtliche Verminderung der Hauttemperatur, vollkommene Anästhesie und häufig auch leichtes Oedem des Fussrückens dazu, als dessen hauptsächlichste Ursache die Schwäche des Arterienpulses in dem ergriffenen Gliede anzuschuldigen ist.

Die Atrophie geht nie so weit, dass man nicht durch Faradisation noch Contraktionen in den einzelnen Muskeln hervorbringen könnte. Die Sensibilität bleibt in den so gelähmten Extremitäten noch lange Zeit erhalten, ob sie jedoch so fein ist, wie auf der gesunden Seite, lässt sich nicht gut entscheiden, indem die Kinder meist noch zu klein sind, um präcisere Angaben machen zu können. In den ersten Tagen nach Eintritt der Lähmung wird zuweilen Hyperästhesie und bedeutende Schmerzhaftigkeit beobachtet, die auf Entzündung des Neurilem's hinzudeuten scheint, aber auch an die Möglichkeit einer vorausgegangenen Contusion, einer Prellung denken lässt. Nach einigen Tagen verschwinden diese Schmerzen in allen Fällen.

Je länger die Lähmung besteht, um so grösser werden die Formveränderungen. Das Schultergelenk erschlafft in einer solchen Weise, dass eine leichte Luxation des Oberarmes entsteht, ein leerer Raum unter dem Acromion sich bildet und der Deltamuskel sich gänzlich abflacht. An den unteren Extremitäten kommen bei nur theilweiser Paralyse Contrakturen in der Richtung der nicht gelähmten Muskeln, Klumpfüsse und Genu valgum, an der Wirbelsäule in Folge des Schiefstandes des Beckens Scoliose vor.

Bezüglich der Dauer finden sich bei Rilliet und Barthez genauere Angaben. In einem Falle verschwand eine wohl constatirte essentielle Lähmung schon nach 12 Stunden, in vielen anderen nach 6 — 8 Tagen. Vollständige Heilung sah man noch eintreten nach 11 monatlicher Dauer. Wenn die befallene Extremität auch in ihrem Wachsthum zurückgeblieben ist und einzelne Bewegungen nur schlecht oder gar nicht ausgeführt werden können, so kann man zuweilen noch nach Jahren durch passende Gymnastik und Elektricität den Schaden verbessern und selbst vollständig heilen.

Aetiologie.

Die essentielle Lähmung ist eine Krankheit des ersten Kindesalters und hängt entschieden mit dem Zahndurchbruch zusammen. Kinder unter einem halben Jahre erkranken sehr selten daran, am häufigsten tritt sie ein zur Zeit des Durchbruches der Backenzähne, und nach vollendeter erster Dentition wird sie wieder ausserordentlich selten. Kein Lebensalter jedoch bleibt vollständig von ihr verschont. Nach meinen Erfahrungen erkranken daran mehr Knaben als Mädchen, was jedoch auch Zufall sein kann, indem in den neueren Lehrbüchern dieses Missverhältniss nicht erwähnt wird.

Die Constitution scheint ohne Einfluss zu sein; denn die meisten der davon ergriffenen Kinder sind bisher kräftig gediehen, und wenn scrophulöse von der Krankheit nicht verschont werden, so geht bei der Häufigkeit dieser Dyskrasie daraus noch lange nicht hervor, dass dieselbe eine besondere Disposition abgibt. Das einzige, was ziemlich constant vorkommt, ist Congestion nach dem Gehirne und Neigung zur Verstopfung während des Zahnens. Unter den Gelegenheitsursachen wird in allen Lehrbüchern mit besonderer Vorliebe der Erkältung gedacht, übrigens überall nur ein und derselbe Fall citirt, nämlich der eines Kindes, welches auf einem kalten Stein gesessen und hierauf Lähmung des einen Unterschenkels acquirirt hat. Viele hundert andere Kinder, namentlich aus den unteren Klassen, welche auch auf kalten Steinen gesessen und doch gesund geblieben sind, müssen bei dieser Gelegenheitsursache natürlich mit Stillschweigen übergangen werden.

Therapie.

Man hat, wie fast bei allen krankhaften Veränderungen, auch gegen die Lähmung die Antiphlogose, örtliche Blutenziehungen und graue Salbe versucht, ohne dass hiedurch eine schnellere Besserung als durch exspektative Behandlung erzielt worden wäre. Ebenso verhält es sich mit den Purgirmitteln und überhaupt mit allen anderen hier empfohlenen Medicamenten. Viele dieser Mittel haben begeisterte Lobredner, weil eben die meisten essentiellen Lähmungen überhaupt in einer oder einigen Wochen verschwinden, gleichviel ob und welche Mittel gebraucht wurden.

Da aber einzelne essentielle Paralysen, über deren Diagnose kein Zweifel besteht, jeder Behandlungsweise, auch der mit Elektricität, widerstehen, so kann natürlich von einer specifischen Wirkung der empfohlenen Mittel nie die Rede sein.

Das rationellste und einfachste scheinen für die ersten Wochen der Lähmung die tägliche Application einer kalten Douche, dann Warmhalten des gelähmten Gliedes, häufige, passive Bewegungen und spirituöse Einreibungen zu sein. Mit dieser Behandlung allein heilen schon die meisten essentiellen Paralysen. Stellt sich nach längstens 4 Wochen keine Beweglichkeit ein, so ist es an der Zeit, durch inducirte Elektricität, welche täglich einmal 5—10 Minuten lang angewendet wird, der consecutiven Atrophie der Muskeln vorzubeugen.

Wenn wieder nach einigen Wochen keine Besserung erreicht worden ist, so geht man über zum innerlichen Gebrauche des schwefelsauren Strychnins $^1/_{16}$—$^1/_6$ Gran pro die, welches der R. nucis vomicae wegen deren wechselnden Strychningehaltes vorzuziehen ist. Man muss mit diesem Strychnin sehr vorsichtig zu Werke gehen, die Angehörigen belehren über seine Giftigkeit, und ihnen Verhaltungsmassregeln geben, wenn plötzlich heftige, tetanische Anfälle sich einstellen sollten. Das beste ist in dieser Beziehung eine rasche kalte Begiessung und die Darreichung von schwarzem, starkem Kaffee.

Verkrümmten Extremitäten muss ihre normale Form durch orthopädische Behandlung wieder verschafft werden, und gegen die unheilbaren Paralysen kann ebenfalls die mechanische Orthopädie mit ihren mannigfach sinnreichen Apparaten in Anwendung kommen.

3) Chorea minor. Der kleine oder englische Veitstanz, Muskelunruhe, unwillkührliche Muskelbewegung, Ballismus, Scelotyrbe.

Die beste Beschreibung des kleinen Veitstanzes gibt Hasse in seinen Krankheiten des Nervenapparates (Virchow's Pathologie und Therapie), welche bei der nun folgenden Charakteristik auch mehrfach benutzt wurde.

Unter Chorea minor versteht man fortwährende unwillkührliche Bewegungen fast aller animaler Muskeln, welche durch die vom Willen intendirten Bewegungen an Heftigkeit zunehmen, und nur bei aufgehobenem Bewusstsein, im Schlafe aufhören. Sie unterscheidet sich gemäss dieser Definition hinlänglich von anderen früher damit zusammengeworfenen Zuständen, dem grossen Veitstanz, der Tanzwuth, den imitatorischen Volkskrankheiten und der Tarantelkrankheit.

Symptome.

Die anhaltenden unwillkührlichen Bewegungen zeigen sich entweder an allen animalen Muskeln des ganzen Körpers oder nur an einzelnen Körpertheilen, an der oberen Körperhälfte, oder halbseitig auf einen Arm und das entsprechende Bein beschränkt, wodurch die tanzähnlichen Bewegungen zu Stande kommen, oder es sind in ganz seltenen Fällen der eine Arm und das entgegengesetzte Bein von der Muskelunruhe ergriffen. Auch erkranken nicht immer alle Extremitäten gleichmässig stark; während der eine Arm keine Sekunde zur Ruhe kommt und fortwährend grosse Zuckungen macht, kann der andere sehr wohl Minuten lang ruhig gehalten und nur durch kleine, kaum sichtbare Muskelcontraktionen geplagt werden. Dieselbe Ungleichheit der Erkrankung wird auch an den unteren Extremitäten beobachtet. Die Muskeln des Gesichtes können möglicher Weise auch gänzlich verschont bleiben, während die der Extremitäten in fortwährender Unruhe sich befinden.

Was nun die einzelnen Zuckungen betrifft, so sind in der Regel am augenfälligsten die der oberen Extremitäten. An den Armen bemerkt man die sonderbarsten Verdrehungen und Zuckungen, die Schultern werden zuckend in die Höhe geschoben, als wenn die Kinder sich daran jucken wollten, die Finger werden bald geschlossen, bald auseinandergespreitzt oder zupfen fortwährend an den Kleidungsstücken. Die Füsse können keine Sekunde ruhig bleiben, denn durch die verschiedenen unwillkührlichen Contraktionen entsteht ein anhaltendes Getrippel. Wenn die Kinder liegen, so spreitzen sie wohl auch die Zehen auseinander und bekommen Contraktionen im Kniegelenk. Der Gang wird unsicher, stolpernd, in den höchsten Graden selbst ganz unmöglich; wenn das eine Glied stärker befallen ist als das andere, auch nachschleppend. Am Kopfe kommen die eigenthümlichsten Bewegungen zu Stande. Er wird gedreht, geschüttelt, bald auf die eine, bald auf die andere Seite krampfhaft hingezogen. Die Contraktionen der Gesichtsmuskeln veranlassen das sonderbarste Mienenspiel, welches zu fratzenhaften Verzerrungen ausarten kann. Die Augen glotzen oder es stellt sich vorübergehender Strabismus ein. Die Augenlider blinzeln gewöhnlich.

Auch die Kau- und Schlingmuskeln werden von der Unruhe ergriffen, die Kinder beissen sich während des Kauens auf die Zunge oder in die Wangenschleimhaut; wenn der Mund leer ist, kommt es sogar zum Zähneknirschen. Das Schlucken geht nicht immer nach Wunsch von Statten und auch die Zunge entzieht sich dem freien Willen, wesshalb die Kinder oft stammeln, mitten in der Rede stecken bleiben und sich so oft auf die Zunge beissen. Der Rumpf wird nach allen Seiten hin gedreht und gewendet. Die Respirationsmuskeln betheiligen sich nicht auffallend an der Unruhe, wenigstens gehen die Inspirationen nicht unregelmässig von Statten.

Es entstehen hiedurch natürlich mannigfache Störungen der willkührlich vorzunehmenden Bewegungen, zumal die letzteren eine sichtliche Steigerung der unwillkührlichen veranlassen. Die Kinder können nicht mehr ordentlich essen, sie bekommen, während sie den Löffel zum Munde führen wollen, eine Zuckung und beschütten sich, oder stechen sich, wenn man ihnen unvorsichtiger Weise eine Gabel gestattet, wohl gar in das Gesicht. Beim Schreiben machen sie plötzlich lange Hacken auf das Papier oder stossen die Feder so gewaltsam auf, dass sie mehrere Blätter des Schreibheftes durchstechen. Wenn sie ihre Kleider ausziehen wollen, so entstehen in Folge der hiezu nothwendigen grösseren willkührlichen Bewegungen so heftige Zuckungen, dass die Kleider zerrissen werden. Sobald man die Kinder ermahnt, doch etwas ruhig zu stehen, so wird das Getrippel bei den aufrichtigsten Bemühungen dieser Ermahnung Folge zu leisten nur noch viel stärker. Auf das Geheiss die Zunge ruhig hervorzustrecken, wird dieselbe unter eigenthümlichen queren Bewegungen herausgerollt und kann in keinem Falle längere Zeit ruhig vorgestreckt bleiben.

Noch mehr als durch eigenmächtig unternommene, willkührliche Bewegungen wird die Unruhe gesteigert, wenn man die erkrankten Theile festzuhalten versucht. Es kann hiedurch selbst eine anhaltende Verschlimmerung des ganzen Zustandes verursacht werden.

Die Sensibilität der Haut ist bei der Chorea nicht vermindert, und auf Hautreize, wie Stechen, Kneipen, Brennen etc. stellen sich die gewöhnlichen Reflexbewegungen ein. Auch Husten, Niesen und Gähnen geht ungestört von Statten und auf die Entleerung des Stuhles und Urines bleibt die Krankheit gleichfalls ohne Einfluss. Sehr eigenthümlich ist, dass die Kinder auch in den heftigsten Fällen, wo sie den ganzen Tag über in grösster Unruhe sich befinden, niemals über Ermüdung klagen, und dass die Contractionen desshalb auch am Abend durchaus nicht schwächer, oft sogar stärker werden. Constante Zeichen einer Erkrankung der Centralorgane sind nicht zu entdecken, auch das von Stiebel angegebene Zeichen, dass fast immer die eine oder andere Stelle der Wirbelsäule auf Druck schmerzhaft sein solle, hat sich keineswegs bestätigt.

Oft ändert sich bei Choreakranken die Gemüthsstimmung, sie werden weinerlich, jähzornig und früher freundliche, gutmüthige Kinder bekommen boshafte, schadenfrohe Launen. Bei längerer Dauer nimmt auch das Gedächtniss etwas ab. So mannigfach auch und sehr bemerkbar diese Symptome im wachen Zustande sein mögen, im Schlafe sind sie insgesammt wie abgeschnitten. Wenn die Kinder Abends schläfrig werden und sich legen, nehmen die Zuckungen mehr und mehr ab und hören vollständig auf, sobald das Bewusstsein verschwunden ist. Der Schlaf ist gewöhnlich weniger ruhig als bei gesunden Kindern, bei schweren Träumen werden sogar einzelne leichte Choreabewegungen gemacht, mit dem Erwachen aber stellen sich sofort die sämmtlichen Symptome in ihrer früheren Stärke wieder ein.

Die Chorea ist eine durchaus fieberlose Krankheit und verläuft ohne sichtliche Störung des Allgemeinbefindens, man hat im Gegentheile bemerkt, dass durch eine intercurrirende acute Krankheit z. B. ein acutes Exanthem, die Anfälle entschieden schwächer wurden und alsbald bleibende Besserung und rasch vollkommene Heilung eintrat. Der Puls ist bei der einfachen Chorea weder beschleunigt noch unregelmässig, die dem widersprechenden Angaben einzelner Autoren beruhen wahrscheinlich auf der Schwierigkeit, den Radialpuls während des anhaltenden Sehnenhüpfens zu fixiren. Auscultirt man aber fleissig das Herz, so wird man sich stets überzeugen, dass Rhythmus und Frequenz der Herzcontraktionen normal bleiben.

Bei längerer Dauer leidet hie und da die Ernährung etwas, die Kinder werden blass und mager und es machen sich namentlich bei älteren Mädchen anämische Herzgeräusche und überhaupt chlorotische Symptome geltend.

Der Verlauf ist immer ein chronischer und kaum jemals heilt eine gehörig ausgebildete Chorea vor 2—3 Monaten, andere dauern ein halbes, selbst ein ganzes Jahr und Romberg erzählt sogar von einer 76 jähr. Frau, die seit ihrem 6. Jahre, also gerade 70 Jahre lang, an Chorea litt und sie wohl mit in's Grab genommen haben wird. Man spricht auch hier von Stadien: 1) Stadium der Vorläufer, 2) der Zunahme, 3) der Höhe und 4) der Abnahme. Doch haben dergleichen Stadieneintheilungen in Krankheiten, bei denen die Uebergänge so allmälig und nicht unter bestimmten Symptomen sich einstellen, nur unbedeutenden Werth. Der Anfang ist in allen Fällen allmälig. Die Kinder werden auffallend ungeschickt, lassen viel fallen, zerbrechen fast alles, was man ihnen in die Hand gibt, stolpern häufig und werden durch die harte Behandlung, die sie desshalb erfahren müssen, sehr ängstlich und eingeschüchtert. Gewöhnlich nach einer Gemüthsbewegung, Schreck, Zorn, Furcht etc. stellen sich die ersten unwillkührlichen Bewegungen zuerst nur an einzelnen kleineren Muskelgruppen ein, verallgemeinern sich aber ziemlich rasch, so dass nach 2—3 Wochen die Höhe der Krankheit erreicht ist.

Auf dieser Höhe bleiben die Symptome mindestens 4—6 Wochen stehen, ohne im geringsten zu- noch abzunehmen, worauf endlich eine ganz unmerkliche, schleichende Besserung eintritt. Recidive sind häufig. Séc zählte unter 158 Fällen deren 37. Schliesslich aber tritt doch fast immer vollständige Genesung ein, nur sehr ausnahmsweise bleiben Jahre lang oder das ganze Leben hindurch Zuckungen einzelner Muskelgruppen namentlich des Gesichtes zurück. Wicke und Leudet beschreiben auch einzelne Todesfälle. Die Krankheit steigerte sich rasch zu den höchsten Graden, worauf dann alsbald Coma, unwillkührlicher Abgang von Stuhl und Urin, Collaps, unregelmässige Respiration, kleiner Puls, tiefe Bewusstlosigkeit und der Tod eintrat.

Aetiologie.

Die Chorea ist fast ausschliesslich eine Kinderkrankheit, und wenn Erwachsene an derselben leiden, so haben sie dieselbe doch immer in der Jugend schon acquirirt. Sie befällt die Kinder am häufigsten zwischen dem 6. — 15. Jahre, wesshalb man ihren Ursprung bald in der zweiten Zahnung, bald in der bevorstehenden Pubertät gesucht hat. Wenn diese Processe auch eine Disposition dazu abgeben mögen, so ist doch ihr Zusammenhang mit Chorea kein sehr iniiger, indem dieselbe sehr häufig wieder aufhört, ohne dass ein neuer Backenzahn durchgebrochen oder die Menstruation eingetreten ist.

Die Chorea ist eine von den wenigen Krankheiten, welche die beiden Geschlechter numerisch entschieden ungleich befallen. Nach einer Zusammenstellung von Dufossé gehörten von 250 Kranken 79 dem männlichen und 161 dem weiblichen Geschlechte an, und Sée hält das Erkrankungsverhältniss der Knaben zu den Mädchen ebenfalls wie $^1/_3$ zu $^2/_3$. In München scheint dieses Verhältniss ein noch schrofferes zu sein, indem unter den 10 Choreakranken, die in meinem Tagebuch aufgezeichnet sind, ein einziger Knabe sich befindet.

Eine besondere Erblichkeit existirt nicht, und es kommt nur ganz ausnahmsweise einmal vor, dass das Kind einer in der Jugend choreakranken Mutter wieder hievon befallen wird. Hingegen ist nicht zu verkennen, dass meistens die Mütter solcher Kinder ein reizbares Nervensystem haben und an den verschiedensten Formen von Hysterie leiden. Vorausgegangene fieberhafte Krankheiten disponiren ebenfalls zur Muskelunruhe.

Ein deutlicher Einfluss der Jahreszeiten ist bei uns nicht wahrzunehmen, obwohl in den Tropen die Krankheit fast gar nie vorkommen, in den nördlichen Gegenden hingegen häufiger sein soll. Ob sie auch epidemisch sein könne, wie von den medicinischen Geschichtsforschern behauptet wird, ist immer noch nicht gehörig constatirt, wahrscheinlich sind diese sog. Epidemien auf einfache Imitation zurückzuführen. Dass in Mädchenschulen durch Nachahmung Chorea entstehen könne, wird von vielen glaubwürdigen Beobachtern versichert und sind in neuerer Zeit Beispiele in einem Dorfe Tyrols und in einem Pensionat in Eisenach vorgekommen.

Eine Analogie hiefür haben wir in der Entstehung hysterischer Krämpfe allein durch den Anblick einer in solchen Krämpfen liegenden Person, wie diess auf den weiblichen Abtheilungen grösserer Spitäler oft genug beobachtet wird.

Unter den psychischen Ursachen wird namentlich oft der Schreck erwähnt. Er mag allerdings bei einem an beginnender Chorea leidenden Kinde den Ausbruch des Uebels beschleunigen, da es aber doch sehr viele furchtsame Kinder gibt, welche durch jede Kleinigkeit in den grössten Schrecken versetzt werden, so müsste die Chorea viel häufiger vorkommen, wenn der Schrecken sie wirklich bei einem sonst gesunden Kinde veranlassen könnte.

Séc legt grosses Gewicht auf den von ihm entdeckten Zusammenhang des Rheumatismus mit der Chorea. Es scheint jedoch dieser Zusammenhang sehr lose zu sein; denn, wenn auch zugestanden werden muss, dass auf Rheumatismus acutus Chorea folgen kann, so ist die Häufigkeit dieses Zusammentreffens doch sehr übertrieben worden. In Städten, wo viel rheumatische Erkrankungen vorkommen, müsste auch die Chorea häufiger auftreten und umgekehrt, dem ist aber nicht so; in Genf z. B. gibt es nach Rilliet's Angabe viel Rheumatismen und fast gar keinen Veitstanz. Auch müssten, wenn hier wirklicher Connex bestünde, die Mädchen viel öfter an Rheumatismus leiden, als die Knaben, da sie doch notorisch in der Chorea überwiegen. Gerade das umgekehrte Verhältniss aber findet für den Rheumatismus statt, an welchem bekanntlich mehr Knaben als Mädchen erkranken.

Die pathologische Anatomie liefert in dieser Krankheit durchaus negative Resultate, was zum Theil auch von der grossen Seltenheit der Todesfälle, welche immer nur als zufällige eintreten, herrühren mag. Froriep's in 5 Fällen beobachtete Anschwellung des Zahnfortsatzes des Epistropheus, welche er als einfache Hypertrophie der Knochenmasse beschreibt, steht viel zu vereinzelt da, als dass daraus weitere Schlüsse gezogen werden dürften. Die wahre Ursache der Chorea ist eben bis jetzt noch nicht ergründet trotz der mannigfachen Hypothesen, die von Stiebel sen. und jun. in dieser Beziehung aufgestellt worden sind, und auch der Zusammenhang mit Wurmkrankheiten, auf welchen man früher grosses Gewicht gelegt hat, existirt in Wirklichkeit nicht, indem sonst die Chorea in Wurmgegenden viel häufiger sein müsste und durch Wurmmittel beseitigt werden könnte, was aber nicht der Fall ist.

Diagnose und Prognose.

Die Erkennung dieser Krankheit ist gewöhnlich so leicht, dass sie jeder Laie, der sie nur einmal gesehen hat, auf den ersten Blick wieder erkennt, und sie unterscheidet sich durch die unausgesetzte, viele Wochen anhaltende Dauer der Symptome von allen anderen Krämpfen, die man unter der nicht ganz passenden Bezeichnung der choreaartigen zusammengefasst hat. Zu letzteren rechnet man das Stottern, das Blinzeln, die Verzerrung des Mundes, das sogenannte Webern und den Schreibekrampf, über welche insgesammt der Wille einen, wenn auch vorübergehenden Einfluss hat, und die ausserdem nur anfallsweise oder höchstens tagweise und durchaus nicht so continuirlich wie die Chorea auftreten. Eben so wenig gehört hieher die von Dubini beschriebene und nicht sehr treffend als Chorea electrica bezeichnete Krankheit. Nach Hasse stellen sich hier Kopf- und Rückenschmerz, dann elektrische Zuckungen der Extremitäten, welche zuerst halbseitig sind, dann über den ganzen Körper sich erstrecken, ein. Dazwischen kommen allgemeine Convulsionen mit Schweiss und Fieber vor und die Kinder gehen nach einigen Wochen paralytisch zu Grunde.

Die Prognose kann für die grosse Mehrzahl der Fälle vollkommen günstig gestellt werden, in $\frac{1}{4}$ längstens $\frac{1}{2}$ Jahr heilen die meisten Kinder bei einer einigermassen rationellen Behandlung vollständig. Die Chorea, welche nach einzelnen Autoren in Epilepsie und Blödsinn übergeht, beruht eben auf materieller Erkrankung der Centralorgane und ist demnach nicht zum reinen Veitstanz zu rechnen.

Recidive sind nicht selten; mir wurden schon zweimal Kinder gebracht, welche, vollkommen genesen, mehrere Monate ganz verschont geblieben waren, hierauf aber von neuem von einer langwierigen Chorea befallen wurden. Entschieden bleibt bei diesen Kindern eine grosse Neigung zu Neuralgien der verschiedensten Art zurück. Merkwürdig ist, dass nach statistischen Zusammenstellungen bei Knaben die Heilung viel langsamer erfolgt als bei Mädchen, bei jenen dauert die Behandlung 74—81 Tage, bei diesen nur 33—37 Tage. Der letztere Durchschnittstermin scheint übrigens etwas gar zu kurz gegriffen zu sein.

Therapie.

Eine causale Behandlung kommt schon desshalb fast niemals in Betracht, weil, wie bei der Aetiologie gezeigt worden, eine wirkliche Ergründung der Ursachen bisher noch nicht gelungen ist. Zu berücksichtigen sind in dieser Beziehung der Aufenthalt in einer feuchten Wohnung, freiwilliger Abgang von Würmern, Onanie, Beginn der Menstruation und die rheumatischen Complicationen. Die medicamentöse Behandlung mit einer Unmasse von Mitteln kann nur dann gehörig gewürdigt werden, wenn man sich die spontane Heilung der Chorea stets in's Gedächtniss zurückruft. Es erfolgt eben auf jedes Mittel und trotz jedes Mittels, wenn es nicht gar zu absurd und intensiv toxisch ist, nach einigen Wochen, längstens Monaten Genesung. Dieser Ueberfluss an Heilmitteln findet sich nur bei 2 in ihren Ausgängen ganz entgegengesetzten Krankheitsklassen, nämlich bei denen, welche spontan heilen und bei denen, welche fast regelmässig unheilbar sind. Als Prototyp der letzteren mag die Epilepsie gelten. —

Wenn die Krankheit mit Gefässerregung in kräftigen Individuen auftritt, so hat man Blutentziehungen für räthlich befunden, und Sydenham als Gewährsmann angeführt. Mir scheint jedoch eine jede Antiphlogose unnütz, wenn nicht gar schädlich, indem die besprochene Gefässerregung durchaus keinen bedenklichen Charakter hat und bei längerem Bestehen der Krankheit sich ziemlich häufig ein anämischer Zustand einstellt, der durch vorausgegangene Blutentziehungen nur beschleunigt wird. Die ableitenden Mittel auf den Nacken und längs der Wirbelsäule applicirt, worunter besonders die Salben mit Tartarus stibiatus und Sublimat, die Vesicantien und das Crotonöl gerühmt werden, sind nutzlose Quälereien, welche den armen Mädchen bleibende, zum Theil entstellende Narben zurücklassen und für späterhin ihre geselligen Vergnügungen, den Besuch der Bälle etc., verkürzen können.

Weniger bedenklich sind die Ableitungen auf den Darmcanal, die man durch Mittelsalze, Ricinusöl, Rhabarber, Senna oder Aloë erzielen und bei Verdacht auf Eingeweidewürmer ganz passend mit Wurmmitteln verbinden kann. Calomel und Brechweinstein sind wegen ihrer nachtheiligen constitutionellen Wirkungen sowohl in grossen wie in kleinen Dosen zu vermeiden, was um so leichter geschehen kann, als der specifische Einfluss der letztgenannten Mittel auf die Chorea durchaus kein deutlicher ist.

Fehlt die Gefässerregung schon zu Anfang der Krankheit, so kann man sogleich zu den empirischen Mitteln greifen, unter welchen jedenfalls das Eisen das rationellste ist, zumal wenn die Kinder anämisch sind und an beginnender Chlorose leiden. Die Eisenpräparate und eisenhaltigen Mineralwässer werden von den meisten und besten Therapeuten als nützlich empfohlen, und können ohne allen Schaden viele Wochen lang auch nach Ablauf der Muskelunruhe fortgegeben werden. Stellt sich hiedurch eine zu beträchtliche Obstipation ein, so muss derselben durch obengenannte mildere Abführmittel abgeholfen werden. Welches Präparat gewählt werden soll, ist bezüglich der Wirkung auf das Nervenleiden ziemlich gleichgültig, es richtet sich diess mehr nach der Verdaulichkeit und dem Geschicke zum Einnehmen. Zum Verschlucken von Pillen verstehen sich Kinder, namentlich kleinere, sehr schlecht; obwohl sie mit grösster Leichtigkeit einige Dutzend Kirschkerne verschlucken, und immer eigens dazu angehalten werden müssen, sie nicht mit zu verschlucken, so kann man sie oft nicht dazu bringen, ein gleiches mit harten Pillen zu thun, sie beissen auf dieselben und behalten die Stücke so lange im Munde, bis sie weich werden, wodurch natürlich der Zweck der Pillen, das Medicament geschmacklos in den Magen zu bringen, total verfehlt wird. Die Darreichung von Pulvern ist auf die Länge unbequem, sie müssen oft in der Apotheke repetirt werden und werden gerne an der Luft feucht. Ich ziehe desshalb die Eisentinkturen vor und bediene mich fast immer der B. ferri pomati, die am leichtesten assimilirt zu werden scheint. Romberg empfiehlt das Ferrum cyanatum, andere das schwefelsaure oder kohlensaure Eisenoxyd. Nach meinen Beobachtungen wirken grosse Dosen der Eisentinktur durchaus nicht günstiger auf den Verlauf der Chorea als kleine, machen aber leichter Verdauungsstörungen und Verstopfung, wesshalb ich niemals für nöthig finde, über 20—30 Tropfen pro die zu steigen. In der Reconvalescenz können übrigens auch China, Chinin und andere Tonica mit Vortheil gegeben werden.

Ausserdem gibt es nun eine Menge von empirischen Mitteln, denen allen es weniger an Lobsprüchen als an eclatanter Heilkraft mangelt. Zuerst sind hier zu nennen die metallischen Mittel, Zink, Kupfer und Arsenik. Unter den Zinkpräparaten ist das beliebteste das Zinkoxyd — bis zu 16 Gran 3mal täglich gegeben —, dann das schwefelsaure Zink, — zu 1 — 8 Gran in steigender Dosis — das Cyanzink — täglich zu 3 Gran — und endlich das Ferrocyanzink. Escolar rühmt das baldriansaure Zink zu 2—12 Gran pro die.

Der Kupfersalmiak und das schwefelsaure Kupfer sind wegen ihrer nauseosen Wirkung mit Recht verlassen. Ein gleiches sollte wegen nachträglicher Intoxication mit der B. arsenic. Fowler. geschehen, für welche Henoch erst neuerdings wieder aufgetreten ist.

Die Narcotica zu versuchen, liegt bei der Muskelunruhe sehr nah. Man hat mit denselben mannigfach experimentirt. Opium, Belladonna, Hyoscyamus, Haschisch, Blausäure, Aconitin, Atropin, sind längstens wieder verlassen, auch das Strychnin, von Trousseau vorgeschlagen, ist von allen nüchternen Aerzten verworfen worden.

Vorübergehende Erleichterung verschafft bei sehr heftiger Chorea, bei der die Kinder Nachts nicht zur Ruhe kommen können, das Chloroform. Oefter repetirte Inhalationen nehmen aber den Kopf ein und stören die Verdauung.

Eben so zahlreich wie die Narcotica hat man auch schon die vegetabilischen und animalischen Nervina angewendet, Baldrian, Asa foetida, Campher, Moschus, Castoreum, Arnica, Colchicum etc. Von deutlicherer Wirkung sind die kalten Bäder und die Begiessungen in trockener Wanne, welche, da sie den Kindern meistens sehr unangenehm sind, wenigstens das bezwecken, dass die Willenskraft so gut als nur immer möglich angeregt wird, den unwillkührlichen Bewegungen zu widerstehen. Dupuytren ist ein begeisterter Lobredner der kalten Bäder und Begiessungen und hält bei deren consequentem Gebrauch eine jede Chorea für heilbar, worin er doch vielleicht etwas zu weit gehen dürfte.

Da manche Mädchen kalte Begiessungen und Bäder durchaus nicht vertragen, so kamen auch die warmen in Anwendung und unter diesen namentlich die Schwefelbäder. Man gibt zu diesem Zwecke in jedes Bad 4 Unzen Kalischwefelleber und lässt die Kinder täglich 1 Stunde lang im Bade sitzen. Rufz ist der Meinung, dass die Krankheitsdauer hiedurch auf 24 Tage abgekürzt wird; Köhler aber bemerkt hiezu, dass es auch Fälle gibt, wo die Verschlimmerung der Krankheit den Fortgebrauch der Schwefelbäder verbietet.

Was die psychische Behandlung der Choreakranken betrifft, so wird mit Strenge viel häufiger geschadet als genützt, womit jedoch nicht gesagt sein soll, dass die Anregung der Willenskraft ganz ausser Acht gelassen werden solle. Man muss durch Güte und Versprechen kleiner Geschenke die Kinder veranlassen stille zu halten, bis 10 oder 20 und sofort gezählt worden, man muss sie kleine leichte Hand- und Fussbewegungen machen lassen und sie nach gelungener Ausführung beloben etc.

Das Festhalten, Binden und Schienen der Kinder hat man bisher für nachtheilig gehalten, in neuerer Zeit sind jedoch wieder einzelne Fälle bekannt gemacht worden, in denen die Anlegung von Schienen — zuerst nur des Nachts, wo wegen Heftigkeit der Chorea die Kinder nicht zur Ruhe kommen konnten, dann auch Tag und Nacht mehrere Tage lang fortgesetzt — eine auffallende Besserung und sofortige Heilung zu Wege brachten. (Monahan in Dublin.) Es wird bei dieser Behandlung wohl nur für eine sanfte Fixirung der Extremitäten durch passend gebogene und gepolsterte Schienen gesorgt werden dürfen, während den Bewegungen des Rumpfes kaum Einhalt gethan werden könnte. Jedenfalls ist diese Methode genauerer Prüfung würdig.

Die oben empfohlenen kleinen willkührlichen Bewegungen hat die schwedische Heilgymnastik systematischer ausgebildet, indem zuerst passive, dann die sog. duplicirten und endlich active complicirtere geübt werden.

Die diätetische Behandlung ist von keiner besonderen Wichtigkeit. Die unregelmässig und schlecht genährten Kinder der Armen heilen ungefähr ebenso schnell als die der wohlhabenden Klasse, wo jedes Stückchen Brod und Fleisch erst nach Einholung des ärztlichen Consenses gereicht wird. Eine gesunde trockne Wohnung und Aufenthalt in frischer Luft beschleunigt die Heilung, geistige Anstrengung verzögert sie, bei Onanisten gelingt sie häufig gar nicht mehr.

Fassen wir die ganze Therapie zusammen, so besteht sie im Wesentlichen in kalten Begiessungen und Bädern, Darreichung von Eisen und vernünftiger psychischer Willensstärkung. Bei den heftigsten Formen ist Chloroform den Narcoticis vorzuziehen, auch wäre ein Versuch mit den Schienen nicht contraindicirt.

4) Chorea major. Der grosse Veitstanz. Chorea Germanorum.

Ein ausserordentlich seltnes Uebel, unter welchem man auch wieder Krampfkrankheiten verschiedener Art versteht. Die Chorea major befällt fast nur Mädchen, und zwar nur solche, welche sich der Pubertät nähern. Das Wesentliche der Krankheit besteht darin, dass die Kinder

Paroxysmen von geordneten, scheinbar mit Bewusstsein und eigenem Willen ausgeführten Bewegungen bekommen, wobei sich eine eigenthümliche Potenzirung der geistigen Fähigkeiten einstellt. Der Uebergang zum Somnambulismus, Metallfühlen, thierischen Magnetismus, zur Wundersucht und wie diese räthselhaften Zustände sonst noch heissen mögen, liegt sehr nahe, und es bedarf des ganzen ärztlichen Scharfsinnes, hier die richtige Grenze zwischen Betrug, Selbsttäuschung und wirklichen pathologischen Processen zu treffen.

Symptome.

Die Erscheinungen sind bei den einzelnen Kranken so mannigfach, dass es schwierig ist, ein für alle Fälle passendes Krankheitsbild zu entwerfen. Dem Ausbruch der Paroxysmen gehen fast immer psychische und körperliche Vorboten voraus. Zu den ersteren gehören Traurigkeit, grosse Zerstreutheit, ängstliches Wesen, Gespensterfurcht, lebhafte Träume, unruhiger Schlaf, zu den letzteren Herzklopfen, Cardialgie, Verdauungsstörungen, Appetitmangel, Kopf- und Rückenschmerzen.

Endlich kommt es zu wirklichen Paroxysmen. Die Kranken beginnen scheinbar willkührliche, bald einfache, bald complicirte Bewegungen zu machen, die sie mit unnatürlicher Kraft, Sicherheit, Schnelligkeit und Ausdauer ausführen. Man sieht die Kranken schwimmen, klettern, springen, tanzen, kriechen und die merkwürdigsten Körperverrenkungen versuchen.

Bei anderen kommt es wieder mehr zur rein psychischen Alienation oder Exaltation, sie fangen an zu dichten, zu predigen, zu singen, mit grosser Zungenfertigkeit oder gesteigertem Pathos Unsinn zu schwätzen, oder Thierlaute zu imitiren.

Der Willenseinfluss ist nicht immer vollkommen aufgehoben, die einen können durch kein Hinderniss und keine Schmerzerzeugung aus ihrem Paroxysmus gebracht werden, während andere durch ein einziges Glas Wasser, auf einmal in's Gesicht gegossen, wieder zur Vernunft gebracht werden.

Am besten lässt sich dieser Zustand mit einer nicht vollkommenen Chloroformnarkose vergleichen, in der die Kranken eben auch in einer ungewohnten Aufregung sich befinden. Diese Paroxysmen dauern bald nur einige Minuten, bald mehrere Stunden und enden entweder, indem die Kranken ruhiger werden, sich verwundert umsehen und wie aus einem Traum erwachen, oder indem sie in einen tiefen, oft viele Stunden dauernden Schlaf verfallen. Die Erinnerung an den Zustand ist verschieden. Sie erinnern sich an das, was im Anfalle gesagt und geschehen ist, entweder so, wie man sich eines Traumes erinnert oder es haftet gar nichts davon im Gedächtniss.

Reflexbewegungen auf äussere Reize bleiben während des Anfalles ganz aus oder kommen nur auf einzelne derselben zu Stande, wodurch immer der Verdacht auf Betrug sich regen muss. Wenn z. B. ein Mädchen Kneipen, Stechen, Schlagen unbeachtet erträgt, auf Kitzeln der Nasenlöcher aber niest, auf kaltes Begiessen momentan zusammenfährt und durch Brennen unter Wehklagen zu sich kommt, so liegt gewöhnlich keine wirkliche Erkrankung, sondern vielmehr eine Geistesverwirrung zu Grunde, in Folge deren die exaltirten Kinder um jeden Preis Aufsehen erregen wollen.

Der Verlauf der ganzen Krankheit ist wieder ein sehr verschiedener. Es kann mit einem einzigen Anfalle alles beendet sein, oder es folgen viele Anfälle in kleinen oder grossen Intervallen von einigen Stunden bis zu vielen Tagen aufeinander. Ist die Zwischenzeit zweier Paroxysmen eine kurze von nur einigen Tagen, so wird das Allgemeinbefinden kaum jemals normal, indem immer Muskelschwäche, wunderliches, verstörtes Wesen und Verdauungsstörungen zurückbleiben. Die ganze Krankheit dauert gewöhnlich nur einige Wochen oder Monate, und geht mit Eintritt regelmässiger Menstruation in vollkommene Genesung über. Es sind auch Recidive beobachtet worden, wobei die Periode von neuem zurückblieb oder unregelmässig wurde. Nach der Genesung stellt sich bei den meisten dieser Mädchen, namentlich den sog. Hellseherinnen, eine ausserordentliche Fruchtbarkeit und Neigung zur Fettleibigkeit ein.

Was das Alter betrifft, so befiel die Krankheit nach einer Statistik von Wicke, der 126 Fälle gesammelt hat, 88 Mädchen und 38 Knaben. Von 107 Kranken, bei welchen der Anfang der Krankheit ermittelt werden konnte, standen 84 zwischen dem 10. — 20. Lebensjahre und unter diesen wieder 62 zwischen dem 10.—16. Jahre. Erbliche Anlage ist öfter nachzuweisen, fast immer wurde die Erziehung dieser Kranken von hysterischen, überspannten Müttern geleitet.

Ueber die materielle Basis dieses Zustandes im Gehirne lassen sich nur Vermuthungen angeben. Keines Falles sind einzelne bestimmte Theile desselben erkrankt, sonst müssten die Symptome constanter und gleichmässiger sein, und keinesfalles wird hier ein entzündliches Exsudat oder überhaupt eine bleibende räumliche Veränderung im Gehirne angenommen werden dürfen, weil die Krankheit fast immer in Genesung endigt und nur ausnahmsweise in Paralyse oder Epilepsie übergeht. Die Gesammtthätigkeit des ganzen Gehirnes ist eben in erhöhtem Maasse gesteigert und diese Steigerung macht sich bald mehr in einer grösseren Reizbarkeit des motorischen Nervensystemes, bald mehr in einer Exaltation der psychischen Richtung des Gehirnes geltend. Hasse sagt sehr treffend: „Es gibt nur einen Zustand, welcher zur Erklärung dieser sonderbaren Krankheit benützt werden kann, der Schlaf und das Träumen. Denkt man sich das so mannigfaltige, bald einförmige, bald wechselvolle Spiel der Träume in wirkliche Aktion übersetzt, so hat man eigentlich alle Vorgänge des grossen Veitstanzes beisammen."

Zur Vervollständigung dieser Analogie kommt noch, dass der Paroxysmus mit einer Art von Einschlafen, von Versunkensein beginnt und mit einem Erwachen, wie aus einem Traume, wieder aufhört, so dass wir nach dieser Anschauung in der Chorea major nichts als einen potenzirten lebhaften Traum mit grosser Reizbarkeit des Sensoriums vor uns hätten.

Die Prognose ist wohl in so ferne günstig, als die Krankheit nicht tödtlich ist und die Anfälle fast immer, wenn auch erst nach langer Zeit, sistiren; hingegen bleibt diesen Individuen lebenslänglich etwas wunderliches, bizarres zurück, das den näheren Umgang mit ihnen nicht wünschenswerth erscheinen lässt. Bald verfallen sie religiöser Schwärmerei, bald exaltirten Liebeshändeln, und fast niemals stehen sie im Rufe einer ruhigen, vernünftigen Frau.

Behandlung.

Es gibt keine Medicamente, welche mit Sicherheit die Anfälle vermeiden, nicht einmal solche, die die Krankheit abkürzen können. Hingegen bietet die übrige Beschaffenheit des Körpers häufig Gelegenheit zu therapeutischen Eingriffen. In der Regel leiden diese Mädchen an

Chlorose und hartnäckiger Obstipation, wesshalb Eisen und dazwischen Laxantien gewöhnlich indicirt sind. Meistens ist die Verstopfung so schwer zu beseitigen, dass man endlich zu starken Drasticis greifen muss, auf welche dann schliesslich einige copiöse Ausleerungen folgen.

Die Hauptsache bleibt immer die psychische Behandlung. Wenn die Anfälle einmal zum Gegenstand allgemeiner Bewunderung und des Stadtgespräches geworden sind, so hören sie Jahre lang nicht mehr auf. Es ist desshalb vor Allem nöthig, den Kindern eine passende Umgebung zu schaffen und bei exaltirten Angehörigen ist es am besten, wenn sie sofort in ein eigenes Zimmer gebracht werden. Die Anfälle müssen ruhig abgewartet, und wenn sie vorüber sind, vollkommen ignorirt werden. Im übrigen hat man dafür Sorge zu tragen, dass sie sich keinen Schaden durch die unbändigen Bewegungen zufügen.

Niemals darf man den Kindern wieder erzählen, was sie während der Anfälle gethan und gesprochen haben.

Alle aufregende Lektüre und Gesellschaft ist strenge zu meiden, angemessene körperliche Bewegung und selbst Anstrengung hat den doppelten Vortheil, dass hiedurch die Verdauung angeregt und der Geist von schädlichen Phantasien abgehalten wird. Hasse hält die Versuche mit dem animalischen Magnetismus und überhaupt alles Experimentiren für verwerflich. In dem einzigen Falle, der mir aus eigener Praxis zu Gebote steht, war das kalte Wasser von entschiedenem Nutzen. Nachdem das höchst überspannt erzogene 12jähr. Kind endlich einmal von seiner halbverrückten Mutter getrennt und zu dem vernünftigen Grossvater gebracht worden war, hörten die Anfälle nach wenigen kalten Begiessungen gänzlich auf. Die Anfälle bestanden darin, dass sich das Mädchen plötzlich auf den Boden setzte, ein eigenthümliches, grunzendes Geschrei erhob und sich blitzschnell dabei um sich selbst drehte. Einige Gläser kalten Wassers mit Vehemenz ihr in's Gesicht geschüttet brachten sie alsbald wieder zu sich, und nachdem diess 5mal wiederholt worden, blieben die Paroxysmen vollständig aus.

5) Epilepsie, Morbus sacer, comitialis, caducus, Fallsucht, die hin-fallende Krankheit.

Unter Epilepsie versteht man convulsivische Paroxysmen, die sich öfter wiederholen und von plötzlicher, vollständiger Unterbrechung des Bewusstseins und der Sinnesfunktionen begleitet sind.

Die Handbücher der speciellen Pathologie handeln alle so ausführlich von der Epilepsie, ihren Ursachen, der Art der Paroxysmen und deren Folgen, dass es unnöthig erscheint, hier ebenfalls eine erschöpfende Besprechung zu geben, und füglich auf die vortrefflichen Schilderungen von Canstatt, Romberg und Hasse in deren Lehrbüchern verwiesen werden kann. Nur einige den Kindern zukommende Eigenthümlichkeiten seien hier erwähnt.

Symptome.

Bei Erwachsenen bemerkt man häufig entfernte und fast immer nahe Vorboten (Aura). Die ersten bestehen in veränderter Gemüthsstimmung, grosser Reizbarkeit, Kopfschmerz, Schwindel, Müdigkeit; die letzteren, welche unmittelbar dem Anfalle vorausgehen und oft so kurz sind, dass die Kranken kaum Zeit haben, sich in ihrer Lagerung vorzubereiten, geben sich kund als Kopfschmerz, Schwindel, Ohrensausen,

Schwarzwerden vor den Augen, Wahrnehmung übler Gerüche, Zittern, Frost, Beklemmung und Herzklopfen. Von den entfernten Vorboten bemerkt man bei Kindern schon desshalb nichts, weil die Anfälle bei diesen viel häufiger sind, sich täglich oder wenigstens wöchentlich wiederholen und es desshalb gar nicht zu sehr entfernten Prodromen kommen kann und die nahen Vorboten, die Aura, werden von den Kindern auch meistens nicht berücksichtigt, weil sie weniger auf sich achten und der Anfall in der That auch so blitzschnell die ruhig spielenden Kinder ergreift, dass überhaupt fast gar keine Aura angenommen werden kann.

Was nun den Paroxysmus selbst betrifft, so beginnt er fast regelmässig mit einem unarticulirten, ungewohnten Schrei oder Stöhnen, auch fliessen wohl Thränen über die Wangen, woraus man schliessen will, dass der Beginn des Anfalls schmerzhaft sein müsse, die fernere Schmerzempfindung aber durch die rasch eintretende Bewusstlosigkeit aufgehoben werde. Während oder unmittelbar nach diesem Schrei stürzen die Kinder gewaltsam nieder, sie sinken nicht einfach in die Kniee und so zu Boden, sondern sie fallen mit solcher Vehemenz hin, als wenn sie durch einen plötzlichen heftigen unsichtbaren Stoss von oben und seitwärts niedergeschleudert würden. Die Richtung, nach welcher sie fallen, wird lediglich bestimmt durch die Stellung des Körpers im Momente des Anfalles und hat keine pathognomonische Bedeutung. Der Fall ist so heftig, dass durch das Niederschlagen schon bedeutende Verletzungen, die selbst den Tod zur Folge hatten, entstanden sind. Es kann mit ziemlicher Bestimmtheit angenommen werden, je plötzlicher der Beginn und jäher der Sturz, um so heftiger und länger wird der Anfall währen.

Nachdem die Kinder hingefallen sind, beginnen die mannigfachsten Convulsionen, bald tonische, bald klonische, bald beide mit einander abwechselnd. Durch Ungleichheit in der Form der Krämpfe zeichnet sich die Epilepsie der Kinder vor der der Erwachsenen besonders aus. Während bei Erwachsenen, namentlich Männern, immer ein Anfall geradeso verläuft wie der andere, ist bei Kindern die Dauer und die Art der Krämpfe oft eine verschiedene und es sind nicht immer die nämlichen Muskelgruppen bei der Contraktion betheiligt. Die häufigsten Erscheinungen sind Zähneknirschen, tetanische Stösse und Verdrehungen der Extremitäten, Einschlagen der Daumen, Rückwärtskrümmung des Kopfes und die mannigfaltigsten Verzerrungen der Gesichts- und Augenmuskeln. Doch ist keines dieser Symptome so constant, dass sein Fehlen die Diagnose der Epilepsie schwankend machen könnte, wenn die übrigen diagnostischen Merkmale hierauf passen. Namentlich ist ohne Begründung die im Volke verbreitete Ansicht, dass Krämpfe, bei denen die Daumen nicht eingeschlagen sind, nicht zu den epileptischen gerechnet werden dürften. Es fehlt dieses allerdings häufige Symptom bei einer beträchtlichen Anzahl sonst ganz ausgesprochener Fälle.

Bei stärkeren Anfällen betheiligen sich auch die Respirationsmuskeln, wodurch das Athmen nicht mehr gehörig rhythmisch von Statten geht und besonders die Exspiration wegen der fortwährenden Contraktion der Muskeln, welche hiebei zur Relaxation kommen sollten, mangelhaft wird. Der Thorax erweitert sich in Folge dessen nach allen Richtungen und das Athmungsgeräusch wird nur mehr schwach gehört, insoferne man überhaupt die Lungen auscultiren kann, indem die allgemeine Unruhe des Körpers und dann das bald sich einstellende Röcheln, herrührend von dem im Larynx sich ansammelnden Schleim, eine Untersuchung der Lungen oft unmöglich macht. Die unmittelbaren Folgen dieser Respirationsstörungen sind: Cyanose, Schwellung der Halsvenen, Injection der Augen, Anschwellung der Zunge und des ganzen Gesichtes und endlich sogar Blutungen der Conjunktiva, der Nasen- und Mundschleimhaut. Nicht alle Blutungen aus dem Munde jedoch haben ihren Grund in der Respiration, viel häufiger rühren sie von Bisswunden der Zunge her, welche zwischen die knirschenden Zähne gerathen ist.

Der Herzmuskel betheiligt sich fast niemals an den Krämpfen, der Puls wird in Folge der allgemeinen Anstrengung wohl etwas beschleunigter jedoch nicht unrhythmisch und kehrt nach beendetem Paroxysmus sogleich zur normalen Zahl zurück.

Bei Kindern geht häufiger als bei Erwachsenen während des Anfalles Stuhl und Urin ab, und da bei ihnen die Schleim- und Speichelsecretion der Mundhöhle überhaupt eine reichlichere ist, so findet sich auch ziemlich regelmässig der bekannte weisse oder auch blutig roth gefärbte Schaum vor dem Munde. In Folge der grossen körperlichen Anstrengung tritt gegen Ende immer ein profuser Schweiss ein, dabei lassen die starken Verzerrungen nach und die Kinder erwachen wie aus einem Traume und schauen tief seufzend um sich. Die Anfälle dauern fast nie länger als 5 Minuten, die Zeit kommt aber den bekümmerten Angehörigen natürlich viel länger vor und wird ihre Angabe desshalb unwillkürlich sehr übertrieben. Während es erwachsene Epileptische gibt, welche kaum alle Jahre einmal einen Anfall bekommen, werden die leidenden Kinder mindestens jede Woche einmal davon befallen, doch ist durchaus keine Annäherung an eine Regelmässigkeit zu beobachten, bald entstehen längere Pausen, bald treten wieder alle Tage die Anfälle ein, bald kommen mehrere nach einander zur selben Stunde, so dass man bestimmt einen intermittirenden Charakter annehmen zu dürfen glaubt und desshalb Chinin, natürlich immer vergebens, reicht, bald wieder ein jeder zu einer anderen Tageszeit.

Nicht immer sind die einzelnen Paroxysmen so ausgeprägt entwickelt wie die obige Schilderung angibt, sondern es gibt auch viele leichtere Formen, die man mit dem Namen des epileptischen Schwindels belegt hat. Die Kinder fallen hiebei nicht zusammen, taumeln höchstens etwas, suchen sich niederzusetzen oder setzen im Gehen begriffen mit starr verzerrten Gesichtszügen ihren Weg wie im Traume fort. Dieser Zustand dauert kaum länger als eine Minute, kehrt aber öfter im Tage wieder. Auch gibt es Kinder, die verschieden starke Anfälle, bald nur einen leichten Schwindel bald einen heftigen Krampfanfall mit Zusammenstürzen haben. Von diesem leichten Schwindel bis zu den grässlichsten Paroxysmen mit Muskelzerreissung, Knochenbrüchen und Blutungen bestehen nun die mannigfachsten Uebergänge. Nach einem leichten Anfalle werden die Kinder schnell wieder munter, essen und spielen wie zuvor, nach einem schweren aber verfallen sie in einen langen tiefen Schlaf, aus dem sie mit Kopfweh und Mattigkeit, die noch mehrere Tage fortdauert, erwachen.

In den freien Intervallen ist der Gesundheitszustand verschieden je nach der Dauer, der Heftigkeit und Häufigkeit der Anfälle. Manche Kinder, die nur an der leichteren Form leiden, behalten ihr gesundes Aussehen und entwickeln sich körperlich und geistig gehörig fort, andere aber bekommen, besonders nach mehrjähriger Dauer einer heftigen Epilepsie, einen thierischen Ausdruck, werden mürrisch, jähzornig, gefrässig, machen in ihrer geistigen Entwicklung stets Rück- statt Fortschritte, bleiben auch körperlich zurück und verdummen endlich zu vollkommenen

Cretins. Ausserdem finden sich am Körper immer eine Menge Narben und Contusionen in Folge des Hinstürzens, die Zähne werden durch das Knirschen abgerieben und die Zunge in Folge der Bisswunden zerklüftet. Leichtere Formen jedoch werden das ganze Leben hindurch ohne Consequenzen ertragen, wie es ja auch bekannt ist, dass geistig eminent begabte Menschen bis an das Ende ihres Lebens an Epilepsie gelitten haben. Die hervorragendsten Epileptiker sind: Julius Cäsar, Mahomet, Carl V., Petrarka, Fabius Columna, Rousseau und Napoleon I.

Der Verlauf der Epilepsie ist exquisit chronisch, indem die Kranken sie ihr Leben lang behalten und mit in's Grab nehmen; der Beginn ein exquisit acuter, denn es gehen meist nur ganz unbestimmte Vorboten voraus und die Krankheit lässt sich erst durch den ersten Anfall diagnosticiren. Je jünger die Kinder, um so häufiger die Anfälle. Mit dem Alter nimmt die Häufigkeit ab, bis zur Pubertät, wo wieder eine Verschlimmerung bemerkt wird, nach Eintritt der Geschlechtsreife nehmen die Anfälle eine constantere Form an und die Intervalle werden gleichmässiger. Eine deutliche Zunahme der Anfälle bemerkt man auf Onanie, Spirituosen und alle geistigen Aufregungen. Mit dem Wachsen und der Abnahme des Mondes, der bei den Laien eine grosse Rolle spielt, kann kein wissenschaftlicher Zusammenhang nachgewiesen werden. Hingegen ist das Klima oder vielleicht nur die Temperatur bei einzelnen Fällen nicht ohne Einfluss. Ich kenne einen Mann, der nur in den kalten Wintermonaten an einer leichten Epilepsie leidet, im Sommer ganz frei ist. Seitdem er nun 2 Jahre hindurch den Winter in Algier verlebt hat, ist gar kein Anfall mehr eingetreten.

Während acuter, fieberhafter Krankheiten pausirt die Epilepsie, durch Verschlimmerung chronischer, krankhafter Zustände, wie Helminthen, Verstopfung, Neuralgien nimmt sie aber zu. Ihr Einfluss auf die Geistesfunktionen wurde oben schon angeführt.

Der gewöhnlichste Ausgang ist eben Fortbestand bis zum Tode. Die Epilepsie hindert die Individuen zwar nicht, gross zu werden und ein Alter von 30—40 Jahren zu erreichen, aus statistischen Berechnungen geht jedoch deutlich hervor, dass sie dieses Alter nur selten überleben. Heftige Fälle gehen gewöhnlich in andere Gehirnleiden, Hirnapoplexie, Manie oder Blödsinn über, welchen die Kranken alsbald erliegen. Genesung ist ein ganz seltenes Ereigniss, das bei Kindern jedoch noch öfter zur Beobachtung kommt als bei Erwachsenen. Man hat bei Kindern Epilepsie aufhören sehen, nachdem die 4 Backenzähne durchgebrochen waren, zuweilen auch auf Ortswechsel. Das Nähere hierüber ist bei der Aetiologie nachzulesen. Die Genesung ist entweder eine plötzliche oder eine allmälige. Es ist entweder der letzte Anfall noch ebenso stark, als die früheren, oder die Anfälle nehmen gradatim ab und gehen über in einen leichten epileptischen Schwindel, der schliesslich auch ausbleibt.

Aetiologie.

So schwierig es in den meisten Fällen ist, die wahre Ursache der Epilepsie zu ergründen, so muss doch gerade hier ein besonders sorgfältiges Examen und eine genaue Inspektion des ganzen Körpers vorgenommen werden, weil nur darauf hin eine rationelle Behandlung eingeleitet werden kann. Die Form der Anfälle gibt wenig oder gar keine Anhaltspunkte für die Aetiologie, und bei Kindern kann man um so weniger auf die Beschreibung einer bestimmten Art von Aura hoffen, als dieselbe überhaupt sehr kurz ist und nach dem Anfalle gleich wieder vergessen wird.

Was das Lebensalter betrifft, so verschont die Epilepsie gar keines. Die kleinen Kinder leiden im Allgemeinen selten an wahrer Epilepsie, wenn, was nothwendig geschehen muss, die häufigere Eclampsie streng davon ausgeschieden wird. Die Eclampsie unterscheidet sich von unserer Krankheit deutlich dadurch, dass sie fast nur beim Ausbruche acuter Krankheiten sich einstellt, dass also das Allgemeinbefinden nach Beendigung des Anfalles durchaus nicht in den früheren Zustand zurückkehrt und dass sie ziemlich oft tödtlich ist, während epileptische Anfälle fast regelmässig gefahrlos sind.

Nach einer statistischen Zusammenstellung von Beau vertheilen sich 211 Epileptische dem Alter nach folgendermassen:

Angeborene Epilepsie	. . 17	Beginn von 20—30 Jahren	.	29
Beginn bis zu 6 Jahren	. . 22	„ von 30—40 „	.	12
„ von 6—12 Jahren	. 43	„ von 40—50 „		15
„ von 12—16 „	. 49	„ von 50—60 „	.	5
„ von 16—20 „	. 17	„ von 60—61 „	.	1

Zwei Dritttheile dieser Kranken also hatten bei Beginn der Krankheit noch nicht das 16. Lebensjahr erreicht.

Bezüglich des Geschlechtes ist es für Erwachsene allgemein angenommen, dass mehr Frauen epileptisch sind als Männer, eine tabellarische Zusammenstellung epileptischer Kinder, nach dem Geschlecht geschieden, ist mir nicht bekannt, aus den Fällen, die mir bis jetzt vorgekommen sind, kann man ein derartiges Verhältniss nicht entnehmen, indem mir mehr Knaben als Mädchen im Gedächtniss sind.

Die Erblichkeit ist allgemein selbst bei den Laien anerkannt. Es ist durchaus nicht nöthig, dass die ererbte Epilepsie auch eine angeborene, d. h. eine bald nach der Geburt eintretende sei, sie kann lange latent bleiben und erst zur Zeit der Pubertätsentwicklung oder selbst noch später sich einstellen. Die angeborene Epilepsie wird namentlich beobachtet, wenn epileptische Mütter während der Schwangerschaft häufig an Anfällen zu leiden hatten. Sie ist bei Kindern unter 1 Jahr nur sehr schwer von Eclampsie oder allgemeinen Fraisen zu unterscheiden und charakterisirt sich erst durch den chronischen Verlauf und den Mangel aller nachfolgenden Krankheiten nach überstandenem Anfall.

Zuweilen überspringt die Epilepsie eine ganze Generation und kehrt bei der zweiten mit früherer Heftigkeit wieder, oder sie befällt nur einen Theil der Nachkommen, bald die weiblichen, bald die männlichen.

Ausser den genannten Ursachen werden in den Lehrbüchern noch viele andere nähere aufgeführt, deren Stichhaltigkeit jedoch sehr in Frage gestellt werden muss. So ist es z. B. doch ziemlich willkürlich, grosse Gemüthsbewegungen, namentlich Schreck, Furcht oder Zorn, als wirkliche Veranlassungen anzuklagen. Wenn diess der Fall wäre, so müsste wohl die übergrosse Mehrzahl aller Menschen epileptisch sein. Je nachdem die Aura ihren Ausgangspunkt wählt, unterscheidet man eine Epilepsia spinalis — thoracica — abdominalis — nephritica — genitalis — peripherica, ohne dass bei den Sectionen sich diese Ausnahmen gewöhnlich bestätigen.

Bei den Kindern kommt hauptsächlich eine auf Tuberculose basirte Fallsucht vor. Ein grosser Tuberkel in den Bronchialdrüsen oder im Gehirne, eine hypertrophirte, tuberculöse Lymphdrüse übt auf die umliegenden Nerven einen Druck aus, als dessen Resultat die Epilepsie entsteht. Dasselbe gilt von den seltenen günstigen Fällen, wo der Crypt-orchidismus die Ursache ist. Diese heilen, wenn der Hode noch nach-träglich heruntersteigt, oder, im Falle des Steckenbleibens im Canalis inguinalis, nach dessen Dilatation und Castrirung des Hodens. Unter den peripheren Veranlassungen ist die häufigste der Durchbruch eines Backenzahnes, auch eines Weisheitszahnes, worauf man auch schon Ge-nesung hat eintreten sehen. Viel seltener ist die oft wiedererzählte Hei-lung durch Ausschneidung einer Narbe. Seitdem dieses Faktum bekannt geworden, sucht man bei den Epileptikern oft nach Narben, findet deren wohl auch und excidirt sie mit den besten Hoffnungen, die Anfälle keh-ren sich aber gewöhnlich gar nicht an dieses Verfahren, sondern beste-hen vor wie nach fort.

Die Sektionen Epileptischer liefern durchaus keine gleichmässigen Resultate. Zuweilen fallen sie ganz negativ aus. In vielen Fällen erge-ben sich die mannigfachsten Veränderungen des Gehirnes, Atrophie und Hypertrophie, Verhärtung und Erweichung, plastisches und seröses Exsu-dat der Gehirnhäute, Blutungen, Tuberkel und Abscesse der Substanz, Brüche, Exostosen, Caries oder Nekrose der Kopfknochen. Bei den an-geborenen Epilepsien findet man ausserdem asymmetrische Schädelkno-chen, Abflachung der Stirne, breites oder zugespitztes Hinterhaupt, die Schädelknochen bald auffallend verdickt, bald wieder verdünnt. Elliot-son hat vollkommen Recht, wenn er sagt, diese Art der Schädelknochen bedinge nicht nothwendig Epilepsie; nur so viel ist gewiss, dass dieses Uebel bei mangelhafter Entwicklung des Gehirnes sich oft genug ein-stellt. In den älteren Compendien spielen die Gefässinjectionen des Ge-hirnes und Rückenmarkes eine grosse Rolle, in neuerer Zeit hält man mit Recht diese Anomalien der Blutvertheilung für Erscheinungen, die in der Agone oder gar erst nach dem Tode entstehen. Der Befund in den übrigen Organen kann noch mannigfacher sein als der im Gehirn, d. h. mit andern Worten, die Epileptiker können ausser an den Folgen dieses chronischen Leidens an allen möglichen acuten und chronischen Krankheiten zu Grunde gehen.

Bei genauer Präparation des Nervensystemes hat man schon öfter Neurome gefunden.

Diagnose.

Bei weiblichen Erwachsenen ist die Hauptschwierigkeit der Diagnose, die hysterischen Anfälle von wirklichen epileptischen zu unterscheiden, was namentlich dadurch möglich ist, dass eben bei ersteren das Bewusst-sein nicht vollständig schwindet, desshalb auch kein Hinstürzen und keine Bisswunden der Zunge vorkommen können. Bei Kindern handelt es sich nicht um Hysterie, sondern um Eclampsie. Ein eclamptischer Anfall für sich allein kann unmöglich von einem epileptischen unterschie-den werden, erst der darauffolgende Zustand liefert Unterscheidungs-merkmale. Nach einem eclamptischen fühlen sich die Kinder niemals wohl, fiebern immer, bekommen ein acutes Exanthem oder irgend eine andere acute Krankheit oder erbrechen wenigstens unverdaulichen Ma-geninhalt. Epileptische Kinder sind am selben oder wenigstens am da-rauffolgenden Tage wieder vollkommen wohl und ohne Spur von Fieber.

Ganz verdorbene Kinder kommen zuweilen auch auf den Gedanken, Epilepsie zu simuliren, um sich vor körperlichen Strafen zu schützen, indem sie sehr richtig bemerkt haben, dass wirklich epileptische Kinder niemals strenge bestraft werden. Es wird ihnen diese Simulation hauptsächlich in grossen Instituten und Schulen erleichtert, wo sie häufig Gelegenheit haben, epileptische Anfälle zu beobachten. Die Unterscheidung ist, wenn die Kinder gehörig raffinirt sind und Nachahmungstalent haben, nicht immer leicht und es darf keinesfalls · unbedingt Simulation augenommen werden, so lauge nicht evidente Beweise vorliegen. Den Lehrern ist anzurathen, 'solche Kinder jedenfalls für den Anfang mit der den Epileptischen gegönnten Nachsicht zu behandeln und lieber sich das eine oder andere Mal betrügen zu lassen als den Zustand eines wirklich kranken Kindes durch ungeeignete Strenge beträchtlich zu verschlimmern. Schwerlich dürfte den Simulanten die Nachahmung der starken Turgescenz des Gesichtes während des Anfalles und noch weniger die darauffolgende abnorme Blässe gelingen. Nach M a r c ist es sehr beschwerlich, einem wirklichen Epileptischen den Daumen zu strecken und die Faust zu öffnen, wenn diess aber einmal geschehen ist, so bleibt die Hand geöffnet. Der Simulant weiss von dieser Eigenthümlichkeit nichts und wird die Faust gleich wieder schliessen, sobald er keinen Widerstand mehr fühlt. Es müsste jedoch erst noch eine grössere Reihe Epileptischer auf dieses Symptom untersucht werden, bevor man ihm unbedingte Geltung zuerkennen darf.

Behandlung.

Unter allen Kapiteln der spec. Therapie ist das von der Epilepsie das längste und zugleich unerspriesslichste. Es finden sich hier alle möglichen Mittel vertreten und die ihnen zugeschriebenen Erfolge sind so brillant, dass eine grosse medicinische Skepsis dazu gehört, sie zu bezweifeln. Mag auch bei vielen Mitteln Betrug oder wenigstens Selbsttäuschung und mangelhafte Beobachtung der Grund der vermeintlichen Wirkung sein, so wird eine klare Einsicht durch den Umstand besonders noch erschwert, dass auf alle Mittel, gleichviel welcher chemischen Beschaffenheit sie sein mögen, jedesmal am Anfange deutlichere Besserung eintritt. Diese schon von E s q u i r o l gemachte Erfahrung hat sich seitdem unendlich oft bestätigt und zeigt deutlich, dass der psychische Zustand von einigem Einfluss auf den Krankheitsprocess ist.

Die Behandlung selbst umfasst 1) die Prophylaxis, 2) die Entfernung der Ursachen, 3) die Anwendung der Specifica und 4) eine allgemeine körperliche und geistige Hygieine.

ad 1) Die P r o p h y l a x e besteht darin, dass man wegen der anerkannten Erblichkeit Epileptische vom Heirathen abhält und dass man das Kind einer epileptischen Mutter nicht an diese, sondern an eine gesunde Amme legt. Im übrigen müssen die Kinder epileptischer Eltern mit möglichster Schonung erzogen werden. Man vermeide jede Ueberreizung des Nervensystemes durch frühzeitiges und angestrengtes Lernen oder durch schreckenerregende Eindrücke, Ausschelten, Strafen, Gespenstergeschichten etc.

ad 2) Die c a u s a l e Behandlung ist, wo die Ursache wirklich ergründet worden, weitaus die günstigste. Leider gelingt die Auffindung der wahren Ursache viel seltener als gewöhnlich angenommen wird, denn die von den Angehörigen gemachten Angaben, von einem Fall, von einem Schreck, von einer überstandenen Krankheit u. s. w. dürfen nur mit grösster Vorsicht aufgenommen werden.

Vor allem müssen die Kinder ganz entkleidet und sämmtliche Körpertheile einer minutiösen Untersuchung unterworfen werden, niemals soll die Aussage der Angehörigen, dass der ganze Körper normal gebildet sei, zur Unterlassung dieses Examens genügen. Man hat hiedurch schon öfter an den Gliedern und überhaupt in der peripherischen Nervenbahn eine auf den Nerven drückende Geschwulst, eine den Nerven zerrende Narbe, einen fremden, eingekapselten Körper gefunden, nach deren Entfernung die Epilepsie nicht wiederkehrte. Sogar durch Ausschneiden eines Hühnerauges und Ausreissen cariöser Zähne soll sie schon geheilt worden sein (?). Am sichersten wirkt bei dieser peripherischen Epilepsie die Resektion des betreffenden Nerven. Eine besondere Aufmerksamkeit verdienen natürlich die Zustände des Gehirnes und seiner nächsten Umgebung. Die Kopfknochen sind sorgfältig auf Narben, Eindrücke, Otorrhoen, syphilitische Exostosen etc. zu untersuchen, chronische Congestivzustände des Gehirnes sollen durch Ableitung auf den Darmkanal oder ableitende Hautreize, wie Vesicatore, Pustelsalben, Haarseile in den Nacken und selbst Moxen beseitigt werden. Zu diesem Zwecke wurden sogar schon die Carotiden unterbunden, später machte man auch Versuche sie zu comprimiren, die bisher negativ ausgefallen sind. Wenn nach Ausschneidung von Narben der Kopfschwarte die Anfälle nicht nachlassen, so ist die Trepanation des früher beschädigten Knochens indicirt, welcher Operation Tissot so sehr das Wort redet, dass er sie ·in allen aufgegebenen Fällen versucht wissen will.

Sind Würmer zugegen, so müssen sie durch die bei dem Kapitel „Eingeweidewürmer" angeführten Methoden entfernt werden. Neigung zu Verstopfung ist durch öftere Clystiere oder ein abführendes Wasser zu bekämpfen. Die Genitalien sind genau auf Onanie zu untersuchen. Schnell abgeheilte Hautausschläge und sistirte habituelle Schweisse können zuweilen wieder hervorgerufen werden.

Die Behandlung der Anfälle selbst besteht wesentlich im Schutze vor Verletzungen. Die Möbel seien abgerundet, der Ofen vergittert, der Boden mit Teppich belegt und die Lagerstätte niedrig, damit die Kranken bei nächtlichen Anfällen durch Sturz aus dem Bette sich nicht zu sehr beschädigen. Die Kranken dürfen nie ohne Aufsicht bleiben. Alles Fixiren bei Beginn des Anfalles ist schädlich, beengende Kleidungsstücke sind zu öffnen. Alle während des Anfalles vorgenommenen Proceduren, Reiben, Begiessen mit Wasser, Compression der Carotiden, Magnetisiren, Einathmen reizender Gasarten, Oeffnen der Daumen, Zubinden des Gesichtes und wie immer diese medicinischen und Volksmittel heissen mögen, sind entweder nutzlos oder bringen zum Theil auch wirklichen Schaden.

Die Versuche, bei einer länger dauernden Aura den Anfall selbst zu verhindern, sind bisher noch nicht sehr gelungen. Es können überhaupt nur die Anfälle möglicher Weise aufgehalten werden, welche peripherischen Ursprungs sind. Man unterbindet dann das betreffende Glied fest und nimmt die Binde erst nach mehreren Stunden allmälig lüftend wieder ab. Auf diese Weise gelingt es allerdings in einzelnen Fällen, den Anfall gänzlich zu verhüten, in anderen aber wirkt dieses Verfahren so beängstigend, dass die Kranken dringend um schleunige Entfernung der Binde bitten und lieber den Anfall aushalten. Nach dem Anfalle erholen sich die Kinder gewöhnlich sehr schnell, so dass von einer Nachbehandlung nicht die Rede sein kann. Bleibt längere Zeit Sopor, Müdigkeit oder Brechreiz zurück, so genügt ein Senfteig oder ein ableitendes Fussbad zu deren Beseitigung.

ad 3) Die antiepileptischen Specifica haben sich seit langer Zeit so gewaltig vermehrt, dass die noch immer übliche Bezeichnung „Specifica" als wahrer Hohn der Aerzte betrachtet werden kann. Es wäre unmöglich, das ganze Register der im Gebrauch gewesenen und noch gebrauchten Antiepileptica hier wieder zu geben, nur die bekanntesten seien kurz erwähnt.

Für die Behandlung frischer Fälle eignen sich nach Köhler folgende mild wirkende Stoffe.

1) Rad. Artemisiae vulgar. 10—30 Gran des frischen Pulvers möglichst kurz vor dem Anfalle gegeben.

2) Rad. Valerianae täglich ℈β—℈j des frischen Pulvers.

3) Flores Zinci von gr. j—xx überhaupt in möglichst grosser Dosis, von vielen Aerzten, namentlich von Herpin gerühmt. Die Behandlung soll bis zu 3 Monate fortgesetzt werden. Das baldriansaure Zink ist allerdings eine Verbindung zweier Epileptica, die Wirkung des Zinkes scheint jedoch durch Baldriansäure nicht verstärkt zu werden. Andere geben lieber das schwefelsaure Zink gr. j—v pro die.

Bei mehr veralteten Fällen, gegen welche die bisher genannten Mittel schon ohne Erfolg versucht worden sind, kommen folgende Mittel in Anwendung.

1) Der Kupfersalmiak und verschiedene andere Kupferpräparate, womit man wegen nauseoser Eigenschaft gewöhnlich nicht höher als auf $\frac{1}{8}$ höchstens $\frac{1}{4}$ Gran steigern kann.

2) Argentum nitricum, von vielen Autoren, namentlich von Heim empfohlen, bei Kindern täglich $\frac{1}{6}$ — 1 Gran, muss Jahre lang fortgereicht werden. Die Gefahr, dass die Haut sich dabei grau färbe, scheint keine sehr grosse zu sein, indem sie nur bei sehr wenigen Kranken eintritt, mir z. B. ist sie trotz mannigfacher Anwendung dieses Mittels noch niemals begegnet. Die grosse Vorsicht, die man anwendet, um das salpetersaure Silber als solches in den Magen zu bringen, ist wahrscheinlich überflüssig, indem sich bei den stets vorhandenen Chlorverbindungen des Magensaftes im Magen doch jedenfalls gleich Chlorsilber bildet.

3) Das Quecksilber, innerlich Calomel, Sublimat oder Zinnober, äusserlich als graue Salbe im Gebrauch, dürfte nur bei Verdacht auf Tophi syphilitici angezeigt, ausserdem aber wegen seiner constitutionellen Nachtheile sehr schädlich sein.

4) Von metallischen Mitteln sind noch zu nennen das essigsaure Blei, das Zinnoxyd, das salpetersaure Wismuth, die Eisenpräparate, Mangan und Arsenik.

5) Die Narcotica wurden vielfach gebraucht und finden sich regelmässig in den mannigfachen Geheimmitteln. Vom Opium weiss man keine bestimmte Heilwirkung, wohl aber sieht man bei dessen Gebrauch sehr häufig und rasch sich Blödsinn entwickeln. Belladonnawurzel, in neuerer Zeit das Atropin zu gr. $\frac{1}{60}$—$\frac{1}{10}$, Chloroform, Aether, Extr. Stramonii, Hyoscyamus, Digitalis, Agaricus muscarius, Narcissus, Pseudonarcissus, Nux vomica und Strychnin (gr. $\frac{1}{30}$—$\frac{1}{2}$ pro die) sind mannigfach empfohlen.

6) Schliesslich noch eine Reihe von Vegetabilien und anderer Medicamente aus den verschiedensten Klassen der Heilmittellehre: Selinum palustre, Indigo, Viscum quercinum, Sedum acre, Folia aurantiorum, Radix Paeoniae, Cotyledon umbilicus, Scutellaria geniculata, Asa foetida, Moschus, Bibergeil, Campher, Bernstein, China und deren Präparate, Rad. Dictamni albi, Pfefferkörner, Terpentinöl, Dippelsöl, Phosphor, mineralische Säuren.

ad 4) Die allgemeine körperliche und geistige Hygieine ist von grosser Wichtigkeit. Die Kost darf nicht zu nährend sein und die Alkoholica müssen ganz verbannt werden, indem man bei vielen Kranken auf jede Indigestion und noch sicherer auf jeden Schluck alkoholhaltigen Getränkes einen Anfall eintreten sieht. Verstopfung darf niemals geduldet werden. Unterstützung der Hautthätigkeit durch kaltes und warmes Baden und öfteres Transpiriren ist in allen Fällen angezeigt. Körperliche Anstrengung, namentlich im Freien, wie Gärtnerei und Feldbau, ist oft ein completes Heilmittel. Unter den körperlichen Uebungen dürfen natürlich nur solche gewählt werden, welche keine Gefahr im Falle eines eintretenden Paroxysmus mit sich bringen, so würde z. B. das Reiten und Schwimmen kaum empfohlen werden können. Reisen und Veränderung des Klimas, besonders das Vertauschen eines kälteren mit einem wärmeren, lässt die Anfälle oft vollständig pausiren, wozu die Zerstreuung und die angenehme Gemüthsstimmung, welche den meisten Reisenden eigen ist, nicht wenig beitragen mag. Es ist eine bekannte Thatsache, dass die Kinder fast niemals während ihrer Spiele oder einer körperlichen Beschäftigung einen Anfall bekommen, sondern nur des Nachts oder wenn sie mürrisch und müssig dasitzen.

Geistige Anstrengung darf ihnen nicht erlassen werden, es schlummert der Geist, wenn er nicht geübt wird, nur um so sicherer ein. Die Lehrstunden müssen aber so gegeben werden, dass die Kinder daran Interesse haben und gerne lernen, was freilich nicht jeder Lehrer zu erreichen versteht. In öffentliche Schulen sollten solche Kinder wo möglich nicht geschickt werden, denn sie lernen doch meistens schlechter als gesunde und werden wegen ihrer Anfälle von diesen gefürchtet oder gar verspottet. Die geistige Depression wird durch diese Verhältnisse beträchtlich gesteigert und es ist für ein Individuum, das in seiner Jugend an Epilepsie litt, später aber vollkommen genas, ein wesentlicher Nachtheil, wenn die ganze Stadt von der so verabscheuten Krankheit Kenntniss bekommen hat.

Anhang.

Geisteskrankheiten.

Bei Kindern kommt vorzugsweise Blödsinn, Idiotismus vor. Man muss zwischen wirklichem Idiotismus und zurückbleibender, langsamer Geistesentwicklung unterscheiden, obwohl es allerdings Uebergangsstufen gibt, bei denen diese Unterscheidung schwierig ist. Bei wahren Idioten bleibt immer auch die körperliche Entwicklung sichtlich zurück, während viele Kinder mit äusserst geringen Geistesgaben, sog. enfants arrières, gerade körperlich um so besser gedeihen.

Auch am Schädel der Idioten finden sich immer beträchtliche Abnormitäten, die auf angeborner Kleinheit des Gehirnes beruhen. Der Schädelumfang ist gering, der Kopf ist von vorne nach hinten oder von den Seiten zusammengedrückt, zugespitzt, im Gegensatz zu dem endemischen Cretinismus, der am exquisitesten in einzelnen Thälern Tyrols zu finden ist und sich durch grosse, dem Viereck sich nähernde Schädelform und Verdickung der Knochen zu erkennen gibt. Der auf Gehirnkleinheit beruhende Idiotismus kommt sporadisch und überall vor und scheint durch Verwandtenehe begünstigt zu werden. Nach den statistischen Zusammenstellungen von Bemis in Kentucky stammen von 100 Idioten 15 aus Ehen, welche zwischen Geschwisterkindern geschlossen worden sind. Der Cretinismus tritt nur in engen düstern Thälern auf und wird in der Ebene fast nie beobachtet. Ob Trunkenheit im Beischlaf auch blödsinnige Kinder erzeugt, muss sehr bezweifelt werden, indem dieselben in diesem Falle wahrscheinlich viel häufiger wären.

Symptome.

Die Grade des Idiotismus sind verschieden. Im höchsten Grade mangelt alle geistige Regung und auch die Sinnesorgane funktioniren nur höchst unvollkommen. Taubheit ist häufig. Vom Sprechenlernen ist keine Rede, nicht einmal der Versuch wird gemacht, durch Lallen sich verständlich zu machen, das Geschrei ist rauh, monoton. Die Kinder lernen spät sitzen, gar nicht laufen, verschlingen gierig die dargereichte Speise ohne alle Prüfung, lassen, so lang sie leben, Urin und Stuhl unter sich gehen und bekommen in Folge dessen atrophische Muskeln und eine rauhe, oft mit Geschwüren bedeckte Haut. Die meisten dieser Individuen sterben glücklicher Weise schon während der ersten Dentition unter Convulsionen und erreichen niemals die Pubertät. —

In einem minder hohen Grade lernen die Kinder lallen, später auch gehen, und es stellen sich Regungen des Instinktes ein. Sie begehren Speise und Trank, unterscheiden ihre Umgebung und lassen sich ungefähr wie gelehrige Thiere an Reinlichkeit und zu kleinen mechanischen Verrichtungen gewöhnen. Ihr Gang bleibt aber immer unsicher, der Gesichtsausdruck blöde, die Muskulatur schwach, oft treten Convulsionen und nachträgliche Paralysen ein. Auch diese Kinder überstehen selten die erste und zweite Dentition und erreichen kein hohes Alter.

Im geringsten Grade, der eben als Uebergang zur einfachen Geistesschwäche angesehen werden muss, ist die Kleinheit des Kopfes nicht mehr auffallend, der Körper entwickelt sich, wenn auch langsam, zu fast normaler Beschaffenheit und nur ein oder der andere Sinn bleibt stumpf, schwaches Gesicht oder Taubstummheit macht auch diese Individuen meistens zu unnützen Gliedern der menschlichen Gesellschaft.

Behandlung.

Mangelhafte Gehirnbildung kann natürlich nie der Gegenstand direkter Behandlung sein, sondern es kann immer nur eine möglichste Weckung der schwachen geistigen Fähigkeiten durch eine passende Erziehung erzielt werden. Die erste Bedingung, solche Kinder möglichst lang am Leben zu erhalten, ist die Gewöhnung zur Reinlichkeit, ohne diese tritt immer Geschwürsbildung der Haut und alsbald Atrophie ein. Am besten werden die Kinder aus dem elterlichen Hause entfernt, indem die hiezu nöthige Strenge und langjährige Consequenz selten bei der eigenen Mutter gefunden wird. Dann kommt es darauf an, durch fortgesetzte aufmerksame Beobachtung endlich eine oder die andere Regung zu entdecken und an diese geschickt anzuknüpfen, wobei sich als zwei Hauptschwierigkeiten die Indolenz und die complete Zerstreutheit der Idioten herausstellen. Der Unterricht dieser armen Geschöpfe erfordert eine fast übermenschliche Geduld, die sich nur äusserst selten findet, wesshalb es denn auch in den meisten Fällen bei der Gewöhnung zur Reinlichkeit verbleibt. —

Andere Geisteskrankheiten sind bei kleinen Kindern sehr selten, nach vollendeter zweiter Dentition werden sie öfter beobachtet. Nach einer statistischen Zusammenstellung der während 3 Jahren in Bicêtre vorgekommenen Fälle trafen durchschnittlich auf 1000 Geistekranke 10 jugendliche Irre — die Epileptischen und Blödsinnigen nicht mit eingerechnet. Aus der Anamnese ergab sich, dass bei allen Fällen ausser erblicher Anlage und früheren Krankheiten eine verkehrte Erziehung als Hauptursache galt. Le Paulmier, der Verf. dieser Statistik, unterscheidet

3 Formen von Manie im jugendlichen Alter: 1) die maniakalische Exaltation, 2) die Tobsucht und 3) die Verrücktheit.

Bei der ersten Form ist die Urtheilskraft nicht ganz aufgehoben, jedoch ein merklicher Mangel an Ueberlegung vorhanden. Die Kranken sind geschwätzig, aufgeregt, eitel und überlassen sich thörichter Verschwendung, sowie schamlosen und gewaltthätigen Handlungen. Im zweiten Grade, der Tobsucht, ist die Ideenverwirrung ausgesprochener, der Kranke springt unablässig von einem Gegenstande zum anderen, von einem Gefühlsextrem in das andere. Bei der dritten und höchsten Form endlich ist jede Ideenassociation aufgehoben; es gesellen sich dann nicht selten Panphobie und Grössenwahn hinzu, die Zeichen der beginnenden Paralyse und des Blödsinns.

Unabhängig von den eigentlichen Symptomen der Manie complicirt sich die Psychose im jugendlichen Alter oft mit Chorea oder einer Art von Starrsucht, welche in verschieden lange andauernden Anfällen auftritt und in unbestimmten Zwischenräumen wiederkehrt.

West spricht von geisteskranken Kindern, die erst 6—7 Jahre alt waren, die Mehrzahl dieser Kranken jedoch hat das 10. Jahr schon erreicht und nähert sich der Pubertät. Die Prognose ist im Allgemeinen günstiger als bei erwachsenen Irren, nach Delasiauve aber besteht immer eine grosse Neigung zu Rückfällen. Man hat beobachtet, dass, je länger das Stadium der Vorläufer dauert, um so schlimmer die Prognose sich gestaltet. Jedenfalls ist der Schluss gerechtfertigt, dass — wenn auch öfter die Heilung sich als eine andauernde erweist — immerhin eine im kindlichen Alter auftretende psychische Störung als eine sehr ernste Erkrankung zu betrachten ist.

Die Behandlung gelingt im elterlichen Hause nur sehr schwer, und es ist mit aller Energie auf die Transferirung in eine Irrenanstalt zu dringen.

D. Höhere Sinnesorgane.

I. Gesichtssinn.

Die Ophthalmologie hat sich jetzt zu einer so ausgebildeten Specialität entwickelt, dass es nicht mehr am Platze ist, die bei Kindern vorkommenden Augenkrankheiten in einem allgemeinen Lehrbuch der Pädiatrik ausführlich zu bearbeiten. Es muss vielmehr auf die speciellen Lehrbücher der Augenheilkunde verwiesen werden und die den Kindern ganz besonders zukommenden und die angeborenen Augenkrankheiten sollen hier auch nur eine cursorische Besprechung erfahren.

2) Epicanthus. Die angeborene Augenwinkelfalte.

Man versteht unter Epicanthus eine normwidrige Anhäufung von Cutis in der Gegend der Nasenwurzel nach den Augenwinkeln zu, wodurch auf beiden Seiten eine halbmondförmige Falte entsteht, die den inneren Augenwinkel taschenartig bedeckt. Die obere Spitze dieser Mondsichel befindet sich an der Nasenwurzel, die untere verliert sich in der Wangenhaut. Die Nasenwurzel ist immer sehr abgeflacht und die Nasenknochen stehen in einem ganz stumpfen Winkel zu einander, so dass die durch Fettanhäufung elevirten Hautfalten in einem Niveau mit der eingedrückten Nase liegen. Die Tasche geht niemals so weit, dass sie das Gesichtsfeld beeinträchtigte, bedeckt aber vollkommen den inneren Augenwinkel und kann bis zum inneren Rande der Cornea reichen. Die Ursache des Uebels ist nach v. Ammon in dem flachen Nasenrücken und einer laxen Anheftung der Cutis auf den Nasen- und Thränenbeinen zu suchen. Ganz genügend ist jedoch diese Aetiologie nicht, da es auch Kinder gibt mit eingedrückter Nase und leicht verschiebbarer Haut, welche diese Falte durchaus nicht zeigen.

Der Epicanthus ist immer angeboren und beiderseitig, kann aber auf der einen Seite grösser sein als auf der andern. Wenn man mit 2 Fingern die Haut des Nasenrückens zu einer Falte erhebt, so verschwindet er und es ist diess auch ein deutlicher Fingerzeig für die Richtung des operativen Eingreifens. Da man den Epicanthus nicht gar selten bei Neugeborenen, aber niemals bei Erwachsenen sieht, so geht daraus hervor, dass er bei zunehmendem Wachsthum sich verkleinert und endlich ganz verschwindet. Wo diess nicht frühzeitig geschieht, kann man durch Ausscheidung einer Längsfalte auf der Nasenwurzel und blutige Naht der Wundränder diesem kleinen Uebel leicht abhelfen.

2) Cyclopia, Monophthalmia.

Bei Monstrositäten kommt vollständiger Defekt der Augenhöhlen vor, das Stirnbein geht unmittelbar in den Oberkiefer über und statt der Orbita findet sich nur eine flache Rinne im Knochen. Bei mangelhafter Bildung des Gehirnes, Hemicephalia, sind die Knochen der Orbita nur rudimentär gebildet, und namentlich ist der obere Rand derselben sehr verkleinert und ganz in der Nähe des Schlocches. Die Cyclopie ist ebenfalls nur bei mangelhaften Orbitalknochen denkbar, hier fehlen immer das Siebbein, die Thränenbeine, die Nasenbeine, und auch das Keilbein ist in seiner Form verändert. Es sind dies lauter Bildungsfehler, die nur an lebensunfähigen Monstrositäten vorkommen und klinisch kein weiteres Interesse bieten.

3) Bildungsfehler des inneren Auges.

a) Coloboma iridis s. Iridoschisma, die angeborene Spalte der Iris, ist ein der Hasenscharte ähnlicher Process; die Spalte geht in den meisten Fällen nach unten und das Uebel ist häufiger auf beiden Augen als nur auf dem einen. Ihre Ränder convergiren gegen den Ciliarrand zu und sind nur selten parallel oder divergirend, so dass die Pupille meist die Form einer Birne mit nach abwärts gerichtetem Stiele bekommt. In seltenen Fällen beobachtet man eine Spalte im grossen Kreise der Iris allein, so dass eine normale runde Pupille und ausserdem eine peripherische, dreieckige, von ersterer durch einen irisfarbigen Querbalken getrennt, vorhanden ist. Bei abwechselnder Beschattung und Beleuchtung eines Colobomes sieht man nur an der der Spalte gegenüberliegenden Parthie deutliche Erweiterung und Verengerung, die Ränder des Colobomes verkürzen und verlängern sich nur wenig und können auch bei starker Beleuchtung nicht einander näher rücken. Erbfehigkeit des Uebels wurde schon mehrmals beobachtet. Als Complicationen kommen vor: Microphthalmus, ovale Cornea, Centrallinsenstaar, Hasenscharte; Hypospadiasis, Gehirndefekte und das Colobom des oberen Augenlides. Dieses letztere wird nur am oberen Lide beobachtet und besteht in einer engen Spalte des Lidknorpels, wobei die äussere Haut nicht mit gespalten ist. Eine embryologische Erklärung dieses Bildungsfehlers, wie sie z. B. für die Hasenscharte so einfach sich ergibt, ist hier nicht zu finden, da in keiner Zeit des Embryolebens das obere Augenlid aus 2 Theilen besteht.

b) Irideremia. Angeborener gänzlicher oder theilweiser Mangel der Iris wird immer auf beiden Augen zugleich beobachtet, einen einzigen von Morison beschriebenen Fall ausgenommen. Man sieht entweder gar keine Iris oder nur einen schmalen, rudimentären Streifen. Die Pupille ist dabei niemals gehörig schwarz, und bei gewissen Stellungen zum Lichte leuchtet der Augenhintergrund nach Art der Katzenaugen, was auch bei grossen Colobomen zuweilen vorkommt. Die Hornhaut ist gewöhnlich nicht normal, sie ist oblong oder geht allmälig in die Sklera über oder ist, ebenso wie die Linse, zuweilen etwas getrübt.

Solche Kinder sind natürlich immer kurzsichtig und zwicken wegen zu grosser Lichtperception die Augenlider zusammen, wodurch sie sich eine Art von Ersatz ihres Pupillenmangels schaffen.

Wegen dieser Unvollständigkeit der Sehkraft stellt sich auch ein fortwährendes Rollen des Bulbus (Nystagmus oscillatorius und rotatorius) ein.

Nach Arlt hat dieser Bildungsfehler niemals zur Erblindung durch Lähmung der Netzhaut geführt, wohl aber stellen sich häufig Entzündung der Cornea und Conjunctiva und auch allmälig Linsentrübung ein.

Die Behandlung muss sich darauf beschränken, durch blaue Gläser oder künstliche Diaphragmen den Ueberfluss von Licht zu dämpfen.

c) Der Kernstaar. Cataracta nuclearis ist ein scharf begrenzter, mohnkorngrosser, grauweisser Punkt im Centrum der Linse, um welchen zuweilen noch ein lichter Nebelhof gelagert ist. Er kommt meist auf beiden Augen vor und ist oft mit Irismangel oder Colobom complicirt. Ausserdem entwickeln sich bei Kindern auch nach der Geburt noch weisse Punkte in der Linse oder deren Kapsel und senden wohl auch radienartig weisse Streifen aus; das Sehvermögen wird hiedurch zwar getrübt, allein nicht vollständig aufgehoben und es kommt nie zu einer allgemeinen Trübung der ganzen Linse.

d) Atresia pupillae congenita. Der angeborene Verschluss der Pupille beruht auf dem anomalen Fortbestand der Pupillarmembran nach der Geburt. Nach Bischoff bilden die Membrana capsulopupillaris und die Membrana pupillaris zusammen einen gefässhäutigen Sack, welcher, von dem hinteren Umfange der Linsenkapsel ausgehend, sich durch die hintere Augenkammer bis gegen die Iris hinzieht, hier mit derselben durch Gefässe in Verbindung steht und durch seine vordere Wand die Membrana pupillaris darstellt. Da nun in früher Zeit die Linse dicht hinter der Cornea liegt und noch keine Iris vorhanden ist, so scheint dieser Sack ursprünglich nur die Linse und ihre Kapsel zu umhüllen. Wenn die Iris nun sich mehr entwickelt, so verwächst sie mit den vorderen Parthien dieses Sackes, hält bei weiterem Zurückweichen der Linse nach Entstehung der vorderen Augenkammer die verwachsene Membran zurück und es entsteht so eine wirkliche Haut vor der Pupille, die Pupillarmembran. Dieselbe sollte vom siebenten Monate an schwinden und bei der Geburt nicht mehr vorhanden sein, sie besteht aber oft als durchsichtige Membran mit wenig oder gar keinen Gefässen noch längere Zeit nach der Geburt fort.

Nach Stellwag von Carion gibt es eine Menge von Fällen, in welchen die Pupillarmembran in völliger Integrität an Neugebornen und selbst an Erwachsenen beobachtet worden ist. Sie erscheint als ein feines, graues Häutchen, welches, genau im Niveau des Sehloches ausgespannt, die Pupille verschliesst, das Sehvermögen bedeutend schwächt und die Iris unbeweglich macht. In einzelnen Fällen ist diese Haut schon durchlöchert oder es hängen nur mehr einzelne Fetzen am Pupillarrande. Stellwag warnt vor der leicht möglichen Verwechslung mit organisirten Exsudaten und Kapselstaaren und hält die Prognose des angebornen Pupillenverschlusses für günstig. Die Natur holt mit der Zeit nach, was sie vor der Geburt versäumt hat. Die Membran reisst unter dem Zuge der Irismuskeln ein und die zerrissenen Lappen werden allmälig aufgesaugt. Das Uebel ist übrigens ein sehr seltenes und ist einzelnen beschäftigten Oculisten noch nicht vorgekommen. —

So viel von den angebornen Bildungsfehlern des Auges. Zu Augenkrankheiten ist das kindliche Alter überhaupt bedeutend disponirt und wir müssten ein vollkommenes Lehrbuch der Ophthalmologie geben, wenn alle hier vorkommenden Zustände besprochen werden sollten. Zwei den Kindern speciell zukommende Augenleiden, die Blennorrhöe der Neugeborenen und die ödematöse Conjunktivitis während der Zahnung sind schon bei den entsprechenden Capiteln pag. 60 und 89 besonders abgehandelt worden. Ueber die Augenerkrankungen scrofulöser Kinder wird, um die Totalschilderung nicht zu schmälern, bei der Scrofulosis noch einiges nachgetragen werden. Die übrigen Augenübel unterscheiden sich fast in nichts von denen, die bei Erwachsenen vorkommen, und können somit füglich umgangen werden. Im Allgemeinen ist nur noch zu bemerken, dass bei Kindern namentlich die äusseren Gebilde, Cornea, Conjunctiva, Lider und Muskelapparat erkranken, während Erwachsene häufiger an Veränderungen des inneren Auges, Iris, Linse, Glaskörper, Chorioidea und Retina leiden.

II. Gehörsinn.

1) Bildungsfehler am Gehörorgane.

a) Mangel der Ohrmuschel. Defectus auriculae.

Es kommt zuweilen eine abnorme Kleinheit, Schrumpfung oder ein vollständiger Mangel der Ohrmuschel auf einer oder beiden Seiten angeboren vor, womit gewöhnlich noch Bildungsfehler anderer Organe complicirt sind. Ausser der sehr auffallenden Deformität wird hiedurch noch eine wenn auch nur geringe Beeinträchtigung des Gehöres bedingt.

Wenn überhaupt eine Behandlung eingeleitet werden soll, und nicht vorgezogen wird, durch die Haare den Defekt zu maskiren, was bei einiger Gewohnheit sehr leicht erreicht wird, so bleibt nichts übrig als das Tragen eines künstlichen Ohres. Die künstlichen Ohren aus Papiermaché, gepresstem Leder oder getriebenem Metall, mit Oelfarbe angestrichen, werden entweder mittelst einer Klammer an die rudimentäre Muschel, oder wenn gar kein Anhaltspunkt vorhanden ist, mittels einer über den Kopf gehenden, von den Haaren zu bedeckenden Feder fixirt. Es eignen sich hiezu natürlich nur ältere, vernünftige Kinder. Die Otoplastik, die Ohrbildung aus der benachbarten Haut hat nach Rau noch niemals ein der Ohrmuschel ähnliches Gebilde zu Stande gebracht und ist desshalb bei der Schmerzhaftigkeit der Operation und den nicht zu vermeidenden Narben ganz zu verwerfen.

Ausser dem Mangel kommt noch ziemlich häufig eine fehlerhafte Stellung der Ohrmuschel vor. Sie liegt entweder ganz dicht am Schädelknochen an, Auricula adpressa, oder steht im rechten Winkel vom Schädel ab. Gegen die erstere Abnormität wird, obwohl die Feinheit des Gehöres dadurch einigermassen geschwächt ist, fast niemals Hülfe gesucht, was gegen die letztere aus Schönheitsrücksichten sehr oft geschieht. Bei Neugeborenen lassen sich stark abstehende Ohren leicht durch Heftpflasterstreifen, die einige Wochen lang angelegt werden müssen, dauernd zurückbringen. Es wurde mir einmal ein Kind gebracht, dessen eines Ohr vollkommen normal stand, während die andere Muschel so nach vorwärts gebeugt oder eigentlich geknickt war, dass man bloss ihre hintere Fläche zu sehen bekam und der Gehörgang ganz damit bedeckt wurde. Auch diese bedeutende Difformität wurde durch mehrwöchentlichen Heftpflasterverband bleibend gehoben.

b) Die Verschliessung des Gehörganges. Atresia, sive Obliteratio, sive Imperforatio meatus auditorii.

Es kommt wohl vor, dass in Folge einer Knochenabnormität der knöcherne Canal gänzlich fehlt, gewöhnlich aber ist derselbe normal vorhanden und es ist nur seine Mündung membranös verschlossen. Dazu gesellt sich als Complication Defect oder Verkrüppelung der Ohrmuschel. Die Mündung des Gehörkanales ist entweder durch eine kleine Vertiefung angezeigt oder die verschliessende Haut ist so glatt darüber gespannt, dass man weder durch Gesicht noch durch Gefühl den Knochenring mit Bestimmtheit ermitteln kann. Selten ist diese Pseudomembran weiter innen zu finden, so dass der Gehörkanal als ein kurzer blinder Sack erscheint. Die quergespannte Membran unterscheidet sich vom wirklichen Trommelfell durch ihre oberflächliche Lage und durch ihre Unempfindlichkeit gegen Berührung mit der Sonde. Das Gehör wird durch dieses Uebel nahezu aufgehoben, glücklicher Weise jedoch kommt dieser Bildungsfehler gewöhnlich nur auf einem Ohre vor. Der membranöse Verschluss ist wohl zu unterscheiden von der mechanischen Verstopfung des Gehörganges durch Vernix caseosa oder bei grösseren Kindern durch Schmutz und fremde Körper aller Art. Es bleibt die Verschliessung des Ohres oft lange verborgen, wenn das äussere Ohr gut gebildet ist, und wird erst nach Jahren von den Kindern selbst bei zunehmender eigener Beobachtung entdeckt.

Behandlung.

Es kann nur durch Operation abgeholfen werden. Dieselbe besteht darin, dass man die verschliessende Membran mittelst eines Kreuzschnittes spaltet, die Lappen mit einer feinen Hackenpincette fasst und mit einem gekrümmten Scheerchen abträgt. Am schwierigsten ist die Nachbehandlung, indem eine grosse Neigung zur Wiederverwachsung besteht, welche man durch eingelegte Charpie, Pressschwamm, Darmsaiten und später durch feine silberne Röhrchen bekämpfen muss. Trotz dem verschliesst sich der Gehörgang zuweilen noch nach vielen Monaten. Bei knöchernem Verschlusse, welcher kaum jemals ohne anderweitige grössere Bildungsfehler, Hemicephalie etc. vorkommt, ist natürlich von einer Operation nichts zu hoffen.

2) Die einfache Entzündung des Gehörganges. Otitis externa.

Wir übergehen die Entzündungen und die übrigen Veränderungen der Ohrmuschel, welche ebenso wie andere Parthien der Körperoberfläche von verschiedenen Hautkrankheiten befallen werden kann, und wenden uns gleich zur Otitis externa acuta und chronica.

Symptome.

Der Gehörgang stellt einen blinden Sack dar, dessen Basis das Trommelfell bildet. Seine vorderen Parthien sind mit Talgdrüsen, seine hinteren, dem knöchernen Canale entsprechenden, mit Ohrenschmalzdrüsen versehen. Wenn auch seine Haut, so weit die Talgdrüsen gehen, der äusseren Haut analog ist, so sind doch die Charaktere der Auskleidung des knöchernen Gehörganges davon weit verschieden. Im physiologischen Zustande passt hiefür die Bezeichnung Schleimhaut durchaus nicht, indem das Secret, das Ohrenschmalz, nicht die geringste Aehnlichkeit mit Schleim hat. Im entzündlichen Processe freilich wird das Sekret schleimig citerig, mit Ausnahme des Geruches nicht von dem einer Ozoena zu unterscheiden und es kann dann wohl angenommen werden, dass die so erkrankte Haut die Eigenschaften einer Schleimhaut angenommen hat. Hat diese Umwandlung stattgefunden, so hören die Ohrenschmalzdrüsen auf zu funktioniren, und es kann als ein Zeichen von eingetretener Besserung angesehen werden, wenn wieder Ohrenschmalz zum Vorschein kommt.

Bei der Entzündung des Gehörganges nun kann man eine erythematöse und eine catarrhalische Form unterscheiden.

Bei der erythematösen Otitis findet man bei genauerer Untersuchung mit dem Ohrenspiegel Röthung des Gehörganges und Vermehrung eines braunen Ohrenschmalzes. Nach einigen Tagen desquamirt der ganze Gehörgang in grösseren oder kleineren Schuppen, das massenhaft angesammelte Ohrenschmalz trocknet zu bröckligen Krusten ein und fällt bei passender Lagerung von selbst heraus oder wird im Bade herausgespült. Schmerzhaft ist dieser sehr häufige Process fast gar nicht, man kann die Ohrmuschel an allen Seiten drücken und zerren, ohne dass die Kinder Schmerz äusserten. Das Allgemeinbefinden bleibt hiebei ungestört, und es wird die ganze Veränderung meist zufällig bei Kindern entdeckt, welche wegen anderer Erkrankungen vorgestellt werden.

Die catarrhalische Otitis macht viel bedeutendere örtliche und allgemeine Symptome wie die erythematöse. Nach einem Anfangs juckenden, dann wirklich empfindlichen Schmerze, der mehrere Tage ohne weitere Veränderungen dauern kann, stellt sich gelbweiser, gleichmässig flüssiger oder flockiger Ausfluss ein, der zuerst unbedeutend, später intensiv nach stinkenden Fettsäuren riecht. Der Ausfluss ist nicht fortwährend gleich stark und lässt sich am besten nach den Flecken taxiren, welche sich des Morgens auf dem Kopfkissen der Kinder finden. Diese Flecken erreichen bei profusen Otorrhöen die Grösse einer halben Hand. Nach einigen Tagen oder Wochen hört bei der einfachen, nicht dyskrasischen Otitis externa der Ausfluss auf, er wird sparsam käseartig und die Secretion des Ohrenschmalzes stellt sich wieder ein. Die während der Otorrhöe eingetretene Schwerhörigkeit hebt sich ebenfalls wieder vollkommen. Das gelieferte Secret vertrocknet theilweise in der Ohrmuschel, ätzt sie an und es entstehen leichtblutende Erosionen und grössere flache Geschwüre in der Ohrmuschel, an dem Ohrläppchen und den nächst gelegenen Halsparthien. Zugleich schwillt die Haut des Gehörganges so bedeutend an, dass sich die Wandungen fast berühren und man auch nach gründlicher Reinigung bei dem besten Licht kein Tympanum zu sehen bekommt. Die Untersuchung mit dem Ohrenspiegel ist äusserst schmerzhaft, veranlasst leicht Blutungen und ist bei ihrer Erfolglosigkeit wegen der Schwellung der entzündeten Theile ganz zu unterlassen.

Bei dyskrasischen, namentlich scrofulösen Kindern wird die Otorrhöe leicht chronisch. Sie setzt oft Monate lang in der warmen Jahreszeit aus und kehrt im Winter mit erneuter Heftigkeit wieder. Das Secret ist bald glasig schleimig, bald wieder gelb eiterig und ätzt gewöhnlich das Ohrläppchen auf. Die Schleimhaut ist weniger infiltrirt als bei der acuten Form, bei längerem Bestehen können aber endlich polypöse Wucherungen auf ihr sich bilden, welche eine Zunahme der Schwerhörigkeit bedingen.

Eine chronische Otorrhöe ist selbst bei vollkommener Sistirung des Ausflusses niemals geheilt zu betrachten, wenn man in der Tiefe des Gehörganges kein Ohrenschmalz, sondern nur eine käsig schmierige, übelriechende Masse findet, ein Beweis, dass die Haut noch nicht zu ihrer normalen Funktion zurückgekehrt und die eiterige Secretion nur gemindert ist.

Erst wenn deutliches Ohrenschmalz vorhanden, darf eine vollkommene Genesung angenommen werden. Die chronische Otorrhöe befällt selten beide Ohren zu gleicher Zeit und gleich stark, sondern es findet gewöhnlich ein alternirendes Verhältniss statt.

Die Prognose richtet sich wesentlich nach der Beschaffenheit der Auskleidung des Gehörganges und nach der Constitution des Kindes. Je stärker die Schwellung, die Excoriationen oder gar die Granulationen und polypösen Wucherungen hier sind, um so langsamer wird Heilung erzielt werden. Bei scrofulösen Kindern gelingt die Heilung ebenfalls sehr schwer und das Uebel kehrt bei jeder Erkältung, nach jedem Unwohlsein wieder. Nach Rau und Wilde kommen die gefürchteten, schlimmen Ausgänge, Perforation des Trommelfelles, secundäre Periostitis und Gehirnerkrankung, niemals im Gefolge der einfachen catarrhalischen Otitis externa vor. Es soll diese Anschauung aus ungenauen Diagnosen entstanden sein, welche freilich hier um so verzeihlicher sind, als man eben trotz allen Ausspritzens doch mehrere Wochen lang keine gehörige Einsicht des Gehörganges bekommen kann, wenn die Anschwellung eine bedeutende ist.

Aetiologie.

Es existirt bei vielen Kindern ein inniger Zusammenhang zwischen den Erkrankungen des Mundes und des Ohres, wie sich diess bei der anatomischen Nachbarschaft auch leicht einsehen lässt. So gibt es namentlich Kinder, welche beim Durchbruch eines jeden Zahnes sowohl in der ersten als auch zweiten Dentition Ohrenschmerzen und eine kürzer oder länger dauernde Otorrhöe bekommen. Besonders häufig tritt dieselbe auch secundär nach Scharlach und Masern auf und gesellt sich zu scrofulösen Kopfausschlägen, wo man dann auch die Hauteruption ganz deutlich im Gehörgange erkennt. Die Otorrhöen kleiner atrophischer Kinder vor Beginn der Zahnung gehören in den meisten Fällen nicht zu den einfachen, externen, sondern zu den Entzündungen des mittleren Ohres, deren Beschreibung unten folgen wird.

Therapie.

Die einfache, äussere Otitis verläuft auch ohne Behandlung gewöhnlich günstig. Man quäle die Kinder nicht mit den so sehr beliebten Vesicatoren und Pustelsalben, wodurch zum ersten Uebel nur ein zweites hinzugefügt wird ohne Minderung des ersteren. Am Anfange genügen täglich 2 — 3 Einspritzungen mit lauwarmem Wasser und ein leichter Verschluss des Ohres mittels feiner Charpie. Bei grosser Schmerzhaftigkeit und anhaltender Schlaflosigkeit gibt man den Kindern je nach dem Alter Abends 1 — 4 Tropfen Opiumtinktur. In den ersten Tagen des Ausflusses nützen adstringirende Einspritzungen nichts, sondern verursachen meistens nur Schmerzen und nach kurzer Abnahme eine profuse Vermehrung des Ausflusses, wesshalb man sich am besten 8 Tage lang auf Injektionen mit warmem Wasser beschränkt. Unter den adstringirenden Mitteln halte ich für das beste und reinlichste eine Alaunlösung (ℨj auf ℥j Wasser), wovon man nach vorgängiger Wassereinspritzung und sanfter Abtrocknung des Ohres bei schiefgehaltenem Kopfe einige Tropfen Morgens und Abends einträufelt. Es wirkt diese Lösung ebenso adstringirend als Höllenstein und hat dabei den wesentlichen Vortheil, dass sie weder Haut noch Wäsche schwarz färbt. Nach einigen Wochen sistirt der Ausfluss gänzlich. Wenn kein Ohrenschmalz sich zeigen will, so sind die Einträufelungen von Leberthran mit Jod (ℨj—gr. j) am Platze, worauf unter länger dauerndem Jucken die normale Secretion zurückkehrt. —

Bei scrofulösen Kindern ist dabei stets noch eine allgemeine Behandlung mit Leberthran, Eisen, Bädern, Landluft, Gymnastik etc., wie diess weiter unten bei der Scrofulose ausführlicher erörtert werden soll, einzuleiten.

3) Abscesse im Gehörgang. Otitis externa phlegmonosa.

Die Symptome der Phlegmone mit Eiterbildung sind viel stürmischer als die der vorigen Form. Da vorzugsweise nur der vordere knorpelige Theil des Gehörganges eine Zellgewebsschichte besitzt, während im knöchernen Theile die Beinhaut mit der Bedeckungshaut in innigem Zusammenhang steht, so kommen die Abscesse auch lediglich nur in den vorderen, leicht sichtbaren Parthien des Gehörganges vor. Der Schmerz ist Anfangs erträglich und nichts als allgemeine Röthe und leichte Schwellung zu bemerken.

Nach 24 — 48 Stunden steigert sich aber der Schmerz zu einer fürchterlichen Höhe, die Kinder schreien Tag und Nacht ohne auszusetzen, essen und schlafen nicht mehr, und jede Bewegung des Unterkiefers vermehrt den Schmerz noch, wesshalb sie nur undeutlich sprechen und vorsichtig schlucken. Selbst kleine Kinder von wenigen Monaten können hievon befallen werden und machen ihre Umgebung durch häufiges Greifen nach dem Ohre aufmerksam auf den Sitz des Uebels. Nachdem diese Schmerzen 2 — 3 Tage in gleicher Heftigkeit und endlich klopfend fortgedauert haben und nur durch verhältnissmässig grosse Gaben Morphium auf einige Stunden beruhigt werden konnten, ist der Gehörgang inzwischen vollständig verschwollen, und wenn man nun mit einer Sonde untersucht, so findet man, dass die Geschwulst keine gleichmässige mehr ist, sondern von einem Theile des Gehörganges, gewöhnlich dem unteren, als ein kleiner, erbsengrosser, fluktuirender Eitersack sich erhebt. Sticht man diesen Sack mit einer Staarnadel auf oder öffnet er sich spontan, so sind nach Ausfluss einiger Tropfen Eiter und Blut die Schmerzen plötzlich gehoben, der kleine Abscess eitert nur wenige Tage, schliesst sich dann vollkommen, die Röthe und Geschwulst der Nachbarschaft geht zurück, und in kürzester Zeit ist das ganze Uebel, welches die Umgebung des Kindes fast zur Verzweiflung gebracht hatte, spurlos verschwunden.

Wirkliche, unfehlbare Ursachen sind mir nicht bekannt. Der Ohrabscess befällt ebenso gut gesunde wie scrofulöse, besonders häufig aber zahnende Kinder. Die Prognose ist ausserordentlich günstig, was dem minder Erfahrenen bei den stürmischen Anfangssymptomen nicht immer wahrscheinlich vorkommt. Fast niemals bleiben Verhärtungen oder Bloslegung des Knorpels und Knochens mit Exfoliation zurück. Die Periostitis im äusseren Gehörgange ist bei Kindern ausserordentlich selten, hingegen rühren die unten folgenden Erkrankungen des mittleren Ohres oft genug von Periostitis her. —

Therapie.

Die Hauptaufgabe ist die Milderung des wirklich höchst quälenden Schmerzes, zu welchem Zwecke die vorsichtige Darreichung von Opium oder Morphium als das zweckmässigste erscheint. Sehr wesentlich ist es auch, den Kranken ein hartes Kopfkissen von Rosshaaren zu geben, wodurch sie leichter im Stande sind, das Ohr frei von der Berührung des Kissens zu halten. Oertlich wird am besten laues Wasser eingespritzt und der Dampf von heissem Chamillenthee auf den Abscess abgeleitet, Cataplasmen machen beim Anlegen und Wegnehmen unfehlbar heftige Schmerzen und beschleunigen die Abscessbildung nicht merklich. Die grösste Erleichterung verschafft man den Kranken, wenn man möglichst früh den Abscess öffnet, wozu ein einfacher Einstich vollkommen genügt. Nachdem noch einige Tage laue Injektionen gemacht worden, ist das ganze Uebel fast regelmässig gehoben.

4) Entzündung des mittleren Ohres. Otitis interna.

Bei der Entzündung des mittleren Ohres kann entweder bloss die Schleimhaut allein oder nebst der Schleimhaut auch das Periost und der Knochen afficirt sein, wesshalb man 1) einen Catarrhus und 2) eine Periostitis auris mediae unterscheiden muss.

a) Catarrhus auris mediae.

Da diese Krankheit gewöhnlich auf beiden Ohren vorkommt, so ist sie auch als die häufigste Ursache der später entstehenden Taubheit zu betrachten. Der Catarrh setzt sich wahrscheinlich von der Eustachischen Trompete in die Trommelhöhle fort, und die einmal catarrhalisch entzündete Trommelhöhlenschleimhaut verhält sich eben so wie andere chronisch afficirte Schleimhäute. Es kommen bald Besserungen, bald wieder Verschlimmerungen vor, am schlechtesten hören die Kinder bei feuchtem Wetter und wenn sie an Schnupfen oder Angina leiden. Zuweilen stellt sich nach starkem Räuspern, Niesen oder Erbrechen plötzlich ein mässig gutes Gehör ein, das aber nach einigen Stunden regelmässig wieder verschwindet.

Die Diagnose des Catarrhes der Trommelhöhle lässt sich bei Kindern nicht so bestimmt und objektiv stellen als bei Erwachsenen, indem erstere sich die Eustachische Trompete nicht gutwillig catheterisiren lassen und hiemit der objektive Hauptbeweis, die Untersuchung mittelst der Luftdouche, abgeht. Die Untersuchung des äusseren Gehörgangs mit dem Ohrspiegel liefert negative Resultate, es ist hier durchaus nichts abnormes zu entdecken, und die schwachen Farbenveränderungen des Tympanums, auf welche einzelne Otiatriker grossen Werth legen, bieten auch keine hinlänglichen diagnostischen Anhaltspunkte.

Das Hauptsymptom ist eben eine je nach dem Wetter wechselnde Schwerhörigkeit verbunden mit catarrhalischen Erscheinungen in der Mund- und Nasenhöhle, und ein negativer Befund im äusseren Gehörgang. — Der Verlauf ist ein sehr trauriger, indem fast in keinem Falle von chronischem Catarrh ein feines Gehör wiederkehrt, sondern die Kranken sehr zufrieden sein müssen, wenn das Uebel sich nicht mehr und mehr verschlimmert und in völlige Taubheit übergeht. Die Ursache ist meistens Erblichkeit und zwar der scrofulösen Dyskrasie, welche bei diesen zur Schwerhörigkeit geneigten Kindern sich auffallend weniger auf andern Theilen, den Augen, der Nase und der Haut localisirt.

Behandlung.

Da, wie schon erwähnt, bei Kindern sich der Catheterismus der Eustachischen Trompete und somit die Luftdouche nur selten leicht appliciren lässt, so muss sich die örtliche Behandlung auf Exstirpation der vergrösserten Mandeln, Abschneidung des verlängerten Zäpfchens und Einblasungen von Alaunpulver auf die hintere Pharynxwand beschränken. Da die meisten schwerhörigen Kinder scrofulös sind und ich vielfach beobachtet habe, dass gerade diese nur selten und in geringem Maasse an Hautausschlägen leiden, so habe ich bis jetzt in 3 Fällen Jahre lang einen Pustelausschlag abwechselungsweise hinter den Ohren und an verschiedenen Stellen des Halses unterhalten und kann mit dieser Behandlung nur zufrieden sein, indem 2 dieser Kinder entschieden besser hören, das dritte aber keine merkliche Verschlechterung erkennen lässt. Ich streiche folgendes Pflaster:

Rp. Emplastr. adhäsiv. flav. ℨjv
Tartar. stibiat. ℨj

Thaler gross auf Leinwand und lasse es 4 Tage lang auf der Haut liegen, worauf dieselbe mit blutigen Pusteln bedeckt ist, die mehrere Tage nicht zur Heilung kommen. Sobald diese Pusteln ganz geheilt sind, wird an einer andern Stelle dasselbe Verfahren wiederholt.

Im übrigen hat man die Kinder vor Catarrhen zu wahren, was am besten durch Abhärtung, durch tägliche kalte Waschungen und Landaufenthalt geschieht. Gegen die Scrofulosis ist Leberthran und Eisen indicirt.

b) Die Beinhautentzündung des mittleren Ohres. Periostitis. Die eigentliche Otitis interna.

Die Periostitis des mittleren Ohres ist die wichtigste und gefährlichste aller Ohrenkrankheiten, indem durch dieselbe nicht bloss die heftigsten Schmerzen verursacht werden und häufig vollkommener Verlust des Gehöres eintritt, sondern auch das Leben durch eiterige Meningitis im höchsten Grade gefährdet ist. Sie hat desshalb von jeher die ungetheilte Aufmerksamkeit der Otiatriker auf sich gezogen und ihre Symptome und Ausgänge sind ausführlicher beschrieben als die aller übrigen Ohrenkrankheiten.

Symptome.

Die Krankheit beginnt bei Kindern fast immer plötzlich und befällt glücklicher Weise nur ein Ohr, niemals beide zugleich. Es stellt sich ein rasch zunehmender, bohrender, stechender Schmerz in dem erkrankten Ohre ein, der nach den Nachbartheilen, den Schläfen, dem Hinterhaupt, dem Halse und den Kiefern ausstrahlt und in kürzester Zeit so intensiv wird, dass die Kinder sich wie rasend gebehrden, unaufhaltsam toben und schreien und sich auf keine Weise beruhigen lassen. Die grösste Intensität erreicht der Schmerz zur Nachtzeit, auch wird er durch alle Bewegungen am Kopfe, Schlucken, Niesen, Husten und besonders auch durch laute Geräusche gesteigert. Die erhöhte Reizbarkeit des Gehörnerven jedoch, die sich durch grosse Empfindlichkeit gegen Lärm und durch fortwährendes Ohrensausen zu erkennen gibt, lässt nur zu bald nach und macht einer mehr oder minder vollkommenen Taubheit Platz. Diese so stürmischen örtlichen Symptome verfehlen natürlich nicht ihre Rückwirkung auf das Allgemeinbefinden. Es tritt heftiges Fieber, sehr frequenter, harter Puls, heisse Haut, allgemeines Unbehagen, Angstschweiss und grosser Durst ein.

Bei Säuglingen lassen sich die eben aufgezählten Symptome nicht alle eruiren. Dieselben sind ausserordentlich unruhig, vermehren ihr Geschrei bei jedem Lärm, greifen öfter nach dem Ohre, erwachen endlich eingeschlummert durch das leiseste Geräusch unter schmerzlichen Wehklagen und reiben den Kopf fortwährend hin und her. Druck auf das erkrankte Ohr verursacht laute Schmerzensschreie. An die Brust gelegt saugen sie nur ganz kurze Zeit und setzen dann schreiend ab, weil die Saugbewegung den Schmerz ebenfalls vermehrt, hingegen nehmen sie aus einem Löffel gereichtes Getränke mit Begierde zu sich. Wie jeder Schmerz und jede fieberhafte Krankheit, so kann auch dieser Zustand partielle oder allgemeine Convulsionen veranlassen, worauf dann die Verwechslung mit anderen Cerebralerkrankungen leicht geschehen kann.

Die Untersuchung des äusseren Gehörganges ergibt in den ersten Tagen der Erkrankung kein positives Resultat, sie ist übrigens namentlich bei Zuziehung des Ohrenspiegels ausserordentlich schmerzhaft.

Diese heftigen Erscheinungen dauern niemals länger als 5, höchstens 6 Tage. Es kann bis zu dieser Zeit in Ausnahmsfällen der Tod unter Convulsionen und meningitischen Erscheinungen eingetreten sein, es kann wohl auch unter allmäligem Nachlass des Schmerzes eine wirkliche einfache Zertheilung der Entzündung stattfinden, wobei jedoch immer der Verdacht auf einen diagnostischen Irrthum bestehen bleibt, meistens aber setzt diese Entzündung Eiter und das gesetzte eiterige Exsudat bricht sich nun auf verschiedenen Wegen Bahn nach aussen.

Der gewöhnlichste Ausgang ist Perforation des Trommelfelles, Ausfluss eines blutig gestreiften, höchst stinkenden Eiters, Abgang der Gehörknöchelchen und einzelner Knochenstückchen und endliche Heilung der Periostitis mit vollständiger Taubheit des erkrankten Ohres. Es kommt übrigens auch vor, dass die Gehörknöchelchen nicht mit abgehen, dass das durchlöcherte Trommelfell sich nach Abfluss des Eiters wieder schliesst und dann nur eine geringe Schwerhörigkeit zurückbleibt.

Für die Entleerung des Eiters durch die Eustachische Trompete existiren in der Literatur einzelne Beispiele. Sie scheinen sich jedoch nur sehr selten zu ereignen und sind übrigens bei Kindern, welche diesen Eiter schlucken und nicht durch Räuspern aus dem Munde entfernen, schwer nachzuweisen.

Der zweite oft zu beobachtende Ausweg des Eiters geht in die Hohlräume des Zitzenfortsatzes. Eine ödematöse Röthe zeigt sich dann hinter der Ohrmuschel, es wölbt sich die geröthete Parthie mehr und mehr, fluktuirt immer deutlicher und bricht, sich selbst überlassen, endlich auf. Der Anfangs copiös abfliessende, blutgemischte Eiter hat ebenfalls einen penetranten Geruch, führt einzelne Knochenkörnchen mit sich und wird nach einigen Wochen schleimig, fadenziehend. Die Untersuchung mit der Sonde ergibt fast immer einzelne rauhe Knochenstellen, zuweilen sind dieselben wegen gekrümmten oder winkeligen Verlaufes nicht zu entdecken, und der Eiter ist so reich an Schwefelwasserstoff und Schwefelammonium, dass die silberne Sonde rasch anläuft. Erst nach vielen Monaten, selbst nach Jahren schliesst sich endlich die Fistelöffnung, die eingezogene Hautnarbe aber bleibt mit dem Knochen verwachsen. Auch hier ist der gewöhnlichste Ausgang: Taubheit, der seltene günstige: ein geringer Grad von Schwerhörigkeit. Kommt die Caries in das Bereich des Fallopischen Canales, so ensteht Krampf und später Lähmung der entsprechenden Gesichtsmuskeln wegen Reizung und Druck des hier durchtretenden N. facialis. Nicht in allen Fällen ist diese Lähmung eine bleibende, sondern kann nach baldigem Abflusse des den Druck ausübenden Eiters wieder verschwinden; wenn sie aber einmal einige Monate gedauert hat, so besteht sie gewöhnlich Zeitlebens fort.

Als das schlimmste Ereigniss ist zu betrachten die Betheiligung des Labyrinthes und Necrose des Felsenbeins mit consecutiver eiteriger Meningitis und Encephalitis. Die Eiterheerde der Gehirnsubstanz communiciren gewöhnlich mit dem Eiter des inneren Ohres und können bei Durchbruch des Trommelfelles sich sogar nach aussen entleeren. Es kommen aber auch Abscesse im Gehirne vor, ohne dass das Felsenbein deutlich erkrankt ist, wodurch bewiesen wird, dass die Otitis interna auch ausser direkter, mechanischer Fortsetzung eine consensuelle Hirnentzündung bedingen kannn. Diese Gehirnerkrankungen scheinen regelmässig zum lethalen Ende zu führen.

Prognostisch ist, wenn man von der höchst zweifelhaften Zertheilung mit Recht absieht, die Perforation des Trommelfelles mit Abfluss des Eiters nach aussen als der günstigste Ausgang zu betrachten, zumal wenn das seltene Glück sich ereignet, dass die Gehörknöchelchen erhalten bleiben und die Oeffnung im Tympanum sich wieder schliesst.

Minder glücklich ist schon die Caries des Zitzenfortsatzes, wobei die Schwerhörigkeit gewöhnlich bedeutender wird, die Fisteln Jahre lang nicht zuheilen und schmerzhafte, eingezogene Narben entstehen. Bei Caries des Felsenbeines, die sich durch schwere meningitische Symptome, halbseitige Convulsionen und später Lähmung zu erkennen gibt, ist die Prognose fast durchgängig lethal zu stellen. Im Allgemeinen ist anzunehmen, dass die an Otitis interna erkrankenden Kinder im höchsten Grade scrofulös sind und dass sich demnach mit grosser Wahrscheinlichkeit nach Eintritt der Pubertät Tuberculose der Lungen entwickeln wird.

Aetiologie.

Scrofulosis und Tuberculosis geben das Hauptmoment für diese Affektion ab. Sie alternirt entweder mit scrofulösen Exanthemen, und die Krankheit localisirt sich nach deren raschem Vertrocknen sogleich im inneren Ohre ohne gleichzeitige äussere Otorrhöe, oder es verursacht ein ebenfalls scrofulöser Ohrenfluss des Gehörganges endlich Durchbruch des Trommelfelles und der Eiter gelangt nun in das mittlere Ohr. Auch im Gefolge acuter Exantheme, namentlich des Scharlachs, tritt dieses Leiden auf. Als Gelegenheitsursachen sind zu erwähnen: fremde Körper im äusseren Ohre, die das Trommelfell reizen, chemische, ätzende Flüssigkeiten, die muthwillig, zufällig oder in verbrecherischer Absicht in das Ohr gebracht werden, und endlich heftigere Verletzungen und Schläge auf die Ohrengegend.

Behandlung.

Die ausserordentliche Heftigkeit der Schmerzen im Anfange der Krankheit veranlasst die Angehörigen des Kindes zu dem Begehren, möglichst rasch Abhülfe zu schaffen, was jedoch in den meisten Fällen nicht so rasch, als es wünschenswerth ist, geschehen kann. Das souveränste unter den schmerzstillenden Mitteln, das Opium, darf nämlich bei kleinen Kindern, die die erste Dentition noch nicht überstanden haben, nicht gereicht werden, weil hiedurch sofort Sopor und dann Gehirnreiz entstehen und so die Wirkungen des Opiums und des auf das Gehirn sich fortsetzenden Krankheitsprocesses nicht mehr unterschieden werden können. Man darf zwar auch bei kleinen Kindern vorsichtige Versuche mit Opium anstellen: denn nicht bei allen treten diese gefürchteten Nachwirkungen ein, allein man muss sich dann auf so kleine Dosen beschränken, dass die gewünschte Schmerzstillung gewöhnlich auch ausbleibt.

Bessere Erfolge hat man bei kleinen Kindern vom Bittermandelwasser und dem Belladonnaextrakt gesehen. Da fast alle davon befallenen Kinder scrofulös sind, so muss man mit den topischen Blutentziehungen, deren schmerzstillende Wirkung allerdings nicht zu verkennen ist, sehr sparsam sein, indem der Schmerz und das Fieber die Kinder ohnedies schon weit genug herunterbringt.

Man soll den Kindern niemals mehr Blutegel hinter das Ohr setzen, als sie Jahre zählen. Allgemeine Blutentziehungen sind gänzlich zu meiden.

Im äusseren Gehörgang und auf der Ohrmuschel dulden sie meistens gar nichts und der Schmerz ist am leichtesten zu ertragen, wenn das Ohr ganz frei, mit nichts in Berührung steht. Wird der Schmerz nach einigen Tagen klopfend und röthet sich die Gegend des Zitzenfortsatzes, so kann man mit Vortheil in den Gehörgang warme Dämpfe von Chamillenthee leiten und die hintere Ohrgegend cataplasmiren. Mit dem Durchbruch des Eiters durch das Trommelfell oder den proc. mastoideus nach aussen hört plötzlich aller Schmerz auf und es handelt sich nun hauptsächlich darum, den Abfluss gehörig zu erhalten. Es ist zu diesem Zwecke dringend nöthig, den Angehörigen eine gute Spritze von Zinn, nicht von Glas zu verschaffen, und ihnen den Gebrauch derselben gründlich beizubringen. Fleissige, 2 — 3 stündliche Injektionen mit warmem Wasser bieten die einzige Garantie, dass der Eiterabfluss ohne Störung und schmerzlos von Statten gehe. Das Ausfegen des Gehörganges mit der zusammengedrehten Ecke eines Schnupftuches ist reizend und desshalb verwerflich. Geschieht aber gar nichts zur Entfernung des Eiters, so bilden sich, besonders am Zitzenfortsatz, Krusten, der Abfluss stockt und es entstehen neue Schmerzen. Wenn das entzündliche Stadium schon vor einigen Wochen abgelaufen ist, kann man mit adstringirenden Injektionen beginnen, wozu sich am besten eine Alaunlösung ($\Im$j — $\Im$j)

Wasser) eignet. Rau empfiehlt bei Caries des Zitzenfortsatzes eine Kupfervitriollösung, (gr. jj — xii auf ℥j Wasser) zum Einspritzen in die Knochenhohlräume.

Innerlich gibt man allgemein während des entzündlichen Stadiums bis zum Durchbruche des Eiters Calomel in kleinen Dosen, wodurch jedenfalls der Stuhl offen gehalten und die Fieberhitze gemindert, der Uebergang in Eiterung jedoch nicht verhindert wird. Später bedürfen die Kinder einer roborirenden, antiscrofulösen Behandlung, Leberthran, Eisen, China, Bier, Wein, Fleischkost, Seebäder und Landluft.

Indem wir bezüglich der selteneren Entzündungen des inneren Ohres, dann des Ohrenzwanges und der nervösen Taubheit auf die Specialwerke von Rau, Tröltsch und Erhard verweisen, bleiben uns nur noch übrig einige Bemerkungen über:

5) Die fremden Körper im Ohre.

Es hängt innig mit der natürlichen Neugierde des Kindes zusammen, dass es an seinem Körper verschiedene Experimente vornimmt und die an die Oberfläche mündenden Höhlen genauer untersucht. Aus diesem Grunde besteht auch eine ganz besondere Neigung, kleine Gegenstände in die Höhlen zu schieben und nun deren Wirkung abzuwarten. Die in den Gehörgang geschobenen Gegenstände lassen sich bei einfallendem Sonnenlicht meistens leicht erkennen, nur wenn schon Anschwellung in Folge des Reizes sich eingestellt hat, kann die Untersuchung schwierig werden. Sonden dürfen nur mit grosser Vorsicht gebraucht werden, da der fremde Körper hiedurch leicht tiefer hineingestossen wird.

Die Symptome, welche durch einen fremden Körper im Ohre erzeugt werden, sind sehr verschieden je nach Form und Beschaffenheit desselben. Glatte, runde Körper, die im Ohre nicht aufschwellen, machen oft lange gar keine Symptome, über kurz oder lang schwillt jedoch der Gehörgang immer an und es entsteht schmerzhafte Otorrhöe. Durch die Otorrhöe und besonders auch durch misslungene Extraktionsversuche wird das Trommelfell leicht perforirt und es treten nun alle Zeichen der im vorigen Abschnitt beschriebenen Otitis interna auf. Unter den eingebrachten Gegenständen sind die gewöhnlichsten: Kirschkerne, Traubenkerne, Erbsen, Bohnen, Linsen, Steinchen, Glasperlen, Papierkugeln, Zuckerplätzchen. Die bei alten Leuten so häufig vorkommenden Klumpen, aus verhärtetem Ohrenschmalz, Baumwolle und Schmutz bestehend, sowie auch die steinigen Concremente, die sog. Otolithen kommen bei Kindern fast niemals vor. Lebende Thiere machen zwar Anfangs sehr unangenehme Empfindungen, bleiben jedoch bald am Ohrenschmalz kleben und sterben ab oder können auch leicht durch einige Tropfen Wasser oder verdünnten Weingeist getödtet werden. Die Forficula auricularis, der vom Volk so gefürchtete Ohrwurm, bringt keine besonderen Gefahren mit sich, sondern verhält sich im Ohre so unschädlich wie alle übrigen lebenden Thiere desselben Calibers.

Am heftigsten sind die Symptome bei ätzenden Stoffen, Höllenstein, Kalilauge und mineralischen Säuren, wodurch das Tympanum in kürzester Zeit zerstört und die ganze schreckliche Symptomenreihe der Otitis interna verursacht wird. Von den nicht ätzenden Körpern sind jene die schlimmsten, welche organischer Natur sind und durch die warme Feuchtigkeit des Gehörganges aufquellen, was besonders für Erbsen, Bohnen und Linsen, in geringerem Grade auch für alle Fruchtkerne gilt. Steinchen und Glasperlen werden lange ohne Beschwerden ertragen, wenn sie nicht durch allzu forcirte Extraktionsversuche fest eingekeilt worden sind. Am günstigsten gestaltet sich das Verhältniss bei eingebrachten, harten Zuckerwaaren, welche bald erweichen und zerfliessen, was durch einige Tropfen Wasser natürlich sehr befördert wird.

Behandlung.

Der einzigen und Hauptindication, der Entfernung des fremden Körpers, kann nicht immer sogleich Genüge geleistet werden, indem die Schwellung und Schmerzhaftigkeit des Gehörganges zuweilen dieselbe momentan unmöglich macht. Diese Symptome müssen durch Blutegel Cataplasmen, Einträufelungen von Oel und Einspritzen mit lauem Wasser zuerst gemildert werden. Die Methoden den fremden Körper zu entfernen sind sehr mannigfach, zum Theil aber auch umständlich und abenteuerlich. Das sicherste und einfachste Mittel, ihn flott zu machen, ist jedenfalls die forcirte Einspritzung eines Warmwasserstromes. Der fremde Körper ist fast niemals genau von der Form des Gehörganges, das Wasser gelangt also hinter denselben und bringt ihn allmälig zum Schwimmen, worauf er am Ausgang des Gehörganges zum Vorschein kommt und leicht herausgenommen werden kann. Gelingt die Entfernung auf diese Weise nicht, so muss man zu den Hebeln greifen. Die Hebel verfertigt man sich selbst, indem man das stumpfe Ende einer feinen Haarnadel nach der Fläche krümmt und damit am besten an der hinteren Seite des Gehörganges den fremden Körper zu umgehen sucht. Auch kleine spitze Hacken, die man flach einführt und dann von hinten scharf einsetzt, können in verzweifelten Fällen benutzt werden, es ist jedoch dabei grosse Vorsicht nöthig, denn die Spitze des Häckchens bricht schnell ab und man verletzt bei einiger Unruhe des Kranken leicht das Trommelfell. Pincetten sind bei runden Körpern, wie bei Erbsen, Bohnen, Steinchen, Perlen etc. meist nutzlos oder sogar schädlich, indem ihre beiden Branchen zu viel Raum einnehmen und den grössten Durchmesser doch nicht erfassen können. Sie gleiten meistens ab und stossen dadurch den fremden Körper nur tiefer hinein.

Eine dritte Methode, welche zwar sehr schonend, allein häufig erfolglos ist, besteht in der Extraktion mittels eines Klebstoffes, den man vorher in passender Weise mit dem fremden Körper in Verbindung gebracht hat. Man schiebt zu diesem Zwecke einen vorne und hinten glatt abgeschnittenen Federkiel in das Ohr und durch diesen auf den fremden Körper ein in Leim getränktes Bändchen. Nach einigen Stunden klebt das Bändchen ziemlich fest an und es gelingt nun zuweilen die Extraktion in erwünschter Weise. Bei fest eingekeilten Steinchen etc. kommt jedoch das Bändchen meist allein zum Vorschein und die ganze Procedur war vergeblich.

Alle diese Extraktionsversuche erfordern eine ausserordentliche Ruhe und Standhaftigkeit des Patienten, die man von einem Kinde nicht erwarten darf. Es muss desshalb in den meisten Fällen eine Chloroformnarkose vorgenommen werden, wodurch die ganze Manipulation ausserordentlich erleichtert wird. Die hierauf sich einstellende Otitis und Otorrhöe muss nach den schon angegebenen Principien behandelt werden, hört aber auch ohne Behandlung viel schneller wieder auf als ein dyskrasischer Ohrenfluss.

6. Capitel.

Krankheiten der Harn- und Geschlechtsorgane.

A. Nieren.

1) Bildungsfehler der Nieren.

Die Nieren fehlen niemals gänzlich und sind selbst bei den unvollkommensten Missgeburten zum Theile vorhanden. Häufiger ist nur eine Niere vorhanden, wobei Rokitansky einen Unterschied zwischen der unpaarigen und der einfachen Niere macht. Bei der erstern findet sich an normaler Stelle, links oder rechts von der Wirbelsäule, eine Niere, die sich auch in Gestalt nur wenig von der gewöhnlichen unterscheidet, während auf der gegenüberliegenden Seite keine Spur zu finden ist. Die einfache Niere hingegen ist eine abnorme Verschmelzung zweier Nieren, als deren geringster Grad die Hufeisenniere (ren unguiformis) zu betrachten ist. In diesem Fall existiren noch zwei getrennte Nieren von normaler Gestalt, welche an ihrem unteren Ende mittels einer platten Substanzbrücke verbunden sind. Je mässiger diese Verbindung wird, um so deutlicher tritt die Form der einfachen Niere hervor. Endlich verschmelzen auch die beiden Hilus und es erscheint an der Vorderseite ein Hilus. Die einfache Niere rückt immer weiter nach unten und liegt in der Regel in der Gegend des Promontoriums, selten gleich der unpaarigen ausserhalb der Medianlinie.

Ausserdem kommen noch verschiedene, kleinere Abweichungen der Gestalt vor, wobei zu bemerken ist, dass die Niere der Neugeborenen auch im Normalzustande eine etwas grosshöckerige bucklige Gestalt hat, im Allgemeinen rundlicher ist und nach oben eine deutliche Abflachung zeigt.

2) Der Harnsäureinfarkt der Neugeborenen. Infarktus renalis.

Der Harnsäureinfarkt ist eine Entdeckung der Neuzeit, um welche sich besonders Vernois, Engel, Schlossberger, Virchow, Hessling und Martin in Berlin verdient gemacht haben. Er stellt sich dar als eine scharf markirte, goldgelbe Streifung der Pyramiden, und diese Streifen laufen alle concentrisch in den Papillen zusammen, wesshalb sie dort auch am dichtesten gefunden werden. Unter dem Miskroscope geben sie sich als cylindrische Säulchen zu erkennen, welche bei stärkerer Compression zerfallen und nun ein rothes Pulver, bestehend aus amorphen, harnsauren Salzen, ferner Epithelien der geraden Harnkanälchen und kleinen, rhomboëdrischen Harnsäurekrystallen, zum Vorschein kommen lassen. Wenn man diese goldgelben Streifen in den Papillen findet, so liegen gewöhnlich auch einzelne derselben als carminrothes Pulver im Nierenbecken und im abhängigsten Theile der Harnblase.

Der Harnsäureinfarkt kommt bei zwei Drittheilen der Kinder vor, welche nach dem zweiten und vor dem elften Lebenstage gestorben sind. Bei Todtgeborenen zeigt er sich fast niemals, bei Kindern, die nur einen Tag lang geathmet haben, selten, hingegen besteht er häufig länger als elf Tage, so dass man ihn ausnahmsweise sogar noch bei Kindern trifft, welche 4—6 Wochen lang gelebt haben.

Dass wir es hier nicht mit einem pathologischen, sondern einem physiologischen Processe zu thun haben, geht schon aus der Häufigkeit, aus dem Mangel aller krankhaften Zeichen bei Lebzeiten und aus dem immer zufälligen Befunde bei Kindern, die an anderen Krankheiten gestorben sind, hervor. Es lässt sich dieser Vorgang nach Virchow ganz ungezwungen auf folgende Weise erklären: Unmittelbar nach der Geburt beginnt in Folge des Athmungsprocesses eine viel raschere Oxydation der Gewebe, als deren Resultat unter anderen Produkten auch die Harnsäure sich einstellt. Dieselbe wird an Basen gebunden in die Niere ausgeschieden, findet aber bei den Neugeborenen noch nicht die hinreichende Wasserzufuhr, um gelöst zu bleiben. Die massenhaft ausgeschiedenen harnsauren Salze schlagen sich nun in den geraden Harnkanälchen nieder und erscheinen gelb, indem sie den Farbstoff hiebei binden. Der später in grösserer Menge secernirte und desshalb verdünntere Harn löst sie zum Theil wieder auf, zum Theil schiebt er sie ungelöst vor sich her und führt sie in die Blase und von da nach aussen. Man findet auch in der That bei den meisten Neugeborenen in den Windeln hie und da ein rothes Pulver, das sich bei genauerer Untersuchung als Harnsäureinfarkt charakterisirt. Zu dieser Erklärung passt allerdings das wenn auch äusserst seltene Vorkommen des Harnsäureinfarktes bei Todtgeborenen nicht und es geht daraus hervor, dass dieselbe nicht vollkommen erschöpfend ist. Der Harnsäureinfarkt ist zwar als ein entschieden physiologischer Vorgang anzusehen, doch gibt er auch Veranlassung zu pathologischen Processen, nämlich zu dem so häufigen Abgange von Gries und zur Bildung von Blasensteinen. Der Kern der Blasensteine besteht bei den Kindern in Wirklichkeit auch immer aus Harnsäure.

Für die gerichtliche Medicin ist der Harnsäureinfarkt nicht ohne Bedeutung, indem er ein jedenfalls ebenso sicherer Beweis für das Leben ist als der Luftgehalt der Lungen und vor diesem Zeichen noch den Vorzug hat, dass er sich bei beginnender Fäulniss nicht so schnell verändert. Im Uebrigen ist er bis jetzt blos von pathologisch anatomischem Interesse.

3) Morbus Brightii. Die Brightische Nierenerkrankung.

Bei Kindern kommt fast nur die acute Form von Morbus Brightii vor und zwar nur als Nachkrankheit des Scharlachs. Die chronische Form ist so selten, dass ich sie erst ein einziges Mal bei einem tuberculösen Knaben von 10 Jahren beobachtet habe. Die letztere unterscheidet sich in nichts von der bei Erwachsenen vorkommenden Erkrankung, und wir können desshalb in dieser Beziehung auf die neueren Handbücher und namentlich auf die Frerichs'sche Monographie, das Prototyp einer fleissigen, erschöpfenden Abhandlung, verweisen.

Wir beschränken uns auf eine eingehendere Betrachtung der acuten Form.

Pathologische Anatomie.

Die Nieren zeigen gewöhnlich jene Veränderungen, die Frerichs dem Ende des ersten oder dem Anfange des zweiten Stadiums zuschreibt. Sie sind sichtlich vergrössert und zwar in Folge einer Volumszunahme der Corticalsubstanz, welche dunkelroth gefärbt, mürbe und brüchig ist. Die Schnittfläche ist sehr feucht und lässt ein klebriges, blutiges Serum abstreifen. Auch findet man häufig kleine, stecknadelkopfgrosse Blutextravasate in ihr. Die Pyramiden sind bei weitem weniger verändert und zeigen nichts als stärkere Gefässinjektion, die eine allgemeine, dunkle Röthung veranlasst.

Die Vergrösserung der Niere hat ihren Grund in einem Faserstoffexsudate, das die gewundenen Harnkanälchen ausfüllt und in der von der Schnittfläche abgestreiften Flüssigkeit mikroskopisch nachgewiesen werden kann. Es finden sich dann unter dem Mikroskope zahlreiche brightische Cylinder, die bald klar, hyalin, bald noch mit Epithelzellen umgeben sind, bald deutliche Blutkörperchen einschliessen. In viel geringerer Menge kommen die Cylinder auch in den geraden Harnkanälchen vor, fehlen übrigens nie im Bodensatze des eiweisshaltigen Urines. Wenn die Kinder gleich zu Anfang dem Process erliegen, so enthält der Urin viele Blutkörperchen und ist davon dunkelroth gefärbt, nach längerer Zeit ist er hellgelb, trübe, Blutkörperchen und Blutfarbstoff sind verschwunden, Eiweiss und Cylinder aber immer noch nachzuweisen. In diesem letzteren Falle zeigt die Corticalsubstanz mehr die Charaktere des zweiten Stadiums nach der Eintheilung von Frerichs.

Sie verliert dabei ihre dunkelrothe Farbe mehr und mehr und wird zuerst stellenweise, dann überall blassgelb. Die Blutkörperchen in den verstopften Capillaren zerfallen, werden sammt dem Farbstoff resorbirt oder weiter geschwemmt und das Exsudat innerhalb der Harnkanälchen geht ebenfalls eine Rückbildung ein. Die Cylinder zerfallen zu Fettmoleculen, behalten wohl noch lose ihre Form, verlieren sie aber schon durch den einfachen Druck des Deckgläschens, wesshalb dessen Anwendung in diesem Stadium nicht immer thunlich ist.

Die Niere behält ihre Volumszunahme bei, ist sehr brüchig, die Capsel lässt sich leicht abziehen und die Oberfläche zeigt sich alsdann etwas granulirt. Diese leicht höckerige Beschaffenheit entsteht dadurch, dass die Fettmetamorphose und der darauffolgende Schwund nicht in allen Theilen der Rindensubstanz gleichmässig vor sich geht. Während die eine Parthie schon collabirt und zu schwinden beginnt, ist eine andere noch starr von Exsudat und nimmt noch den früheren grossen Raum ein.

Die Menge des Urines in der Blase ist in ganz acuten Fällen eine geringe, bei Kindern, die erst nach mehreren Wochen zu Grunde gehen, kann sie wieder zu ihrem normalen Maasse zurückgekehrt sein.

Ausserdem findet man fast in allen Leichen Anasarka und hydropische Ergüsse im Peritonäalsack, in den Pleuren, im Herzbeutel, oft combinirt mit entzündlichen Ausschwitzungen namentlich auf der Pleura. In den übrigen Organen kommen jene so constanten Veränderungen, welche wir bei der chronischen Form Erwachsener finden, nicht vor.

Symptome.

Die ersten Zeichen der Nierenerkrankung stellen sich gewöhnlich zur Zeit der stärksten Desquamation, am Ende der dritten Woche ein. Die Kinder, schon ganz munter und längst wieder bei gutem Appetit, verlieren denselben plötzlich wieder. Sie bekommen Uebelichkeiten, wohl auch Erbrechen; Fieber und Mattigkeit stellen sich von neuem wieder ein. Zu gleicher Zeit bekommt das Gesicht ein gedunsenes Aussehen, die Haut der unteren Augenlider wölbt sich zu kleinen glänzenden Säckchen und in wenigen Stunden ist die ganze Körperoberfläche von Anasarka ergriffen. Dabei bemerkt man eine sichtliche Sistirung der Harnsekretion, oft lebhafte Schmerzen in der Nierengegend, in den acutesten

Fällen lassen die Kinder länger als 24 Stunden keinen Urin und entleeren endlich unter lebhaften Schmerzen einige Tropfen blutig gefärbten, concentrirten Harnes. In vielen Fällen aber ist der Harn nicht so sehr vermindert und nicht blutig gefärbt, sondern von blassgelber Farbe und klar, so dass die einfache Besichtigung gar keine Veränderung an ihm erkennen lässt. Die chemischen und mikroskopischen Veränderungen des Harnes sind dieselben, wie bei Morbus Brigthii der Erwachsenen. Die Menge des Eiweisses ist in den ersten Tagen, wenn nicht sehr viel Blut beigemischt ist, geringer als später und hält sich zwischen 10 und 30 pro mille. Die approximative Bestimmung des Eiweissverlustes lässt sich anstellen, indem man täglich eine gewisse Menge Harn in einem in Grade eingetheilten Probirröhrchen kocht und das gefällte Eiweiss 24 Stunden lang sich senken lässt. Weiss man nun die Menge der ganzen täglichen Harnmenge, so kann man leicht berechnen, wie viel Cubikcentimeter Eiweiss täglich durch den Urin entleert werden. Bei Kindern ist jedoch das Sammeln des 24stündigen Urines mit ziemlichen Schwierigkeiten verbunden, indem sie immer bei der Stuhlentleerung auch Urin lassen.

Die Cylinder findet man am sichersten und in grösster Menge, wenn man einen vor mehreren Stunden gelassenen Urin langsam abfliessen lässt und den Rest in ein hohes Champagnerglas giesst. In diesem Glase bleibt der Urin wieder mehrere Stunden ruhig stehen, hierauf giesst man ihn bis auf einige Tropfen ab und untersucht nun diese letzten Tropfen mikroskopisch. Findet man auf diese Weise keine Cylinder, so kann man sicher sein, dass wirklich keine vorhanden sind. In allen Fällen von acutem Morb. Brightii aber sieht man dieselben dicht gedrängt neben und übereinander liegen und bekommt durch Besichtigung und Vergleich einer grösseren Anzahl dieser Gebilde die gehörige Einsicht in das Wesen der ganzen Krankheit. Je nach der Dauer des Uebels haben die Cylinder die verschiedenen Eigenschaften, von denen schon oben bei der pathologischen Anatomie gesprochen wurde.

Die Harnmenge ist im Allgemeinen vermindert, die Salze sind ebenfalls vermindert, der Farbstoff aber hat in den meisten Fällen zugenommen, im Verlaufe jedoch bekommt der Urin wieder eine normale, strohgelbe Farbe. Die häufigen Trübungen und Sedimente rühren her theils von der Gegenwart sehr vieler Cylinder, theils von reichlichen Epithelien und von harnsauren Salzen.

Besteht die Entleerung eines eiweisshaltigen Urines einige Tage lang fort, so nimmt das Anasarka mehr und mehr überhand und bald stellen sich auch die Symptome von Höhlenwassersucht ein. Der Unterleib wölbt sich mehr und mehr, percutirt man ihn in sitzender Stellung, so findet man vollkommene Dämpfung an den unteren Parthien, in der Rückenlage ergibt sich deutliche Fluktuation, die übrigens hier nebenbei noch einen zweiten Grund in der Hautwassersucht hat. Noch auffälliger sind die Symptome der Brustwassersucht. Je grösser der seröse Erguss in den Pleurasäcken wird, um so schneller und beschwerlicher athmen die Kinder, der matte Percussionsschall geht weiter und weiter herauf, man hört wenig oder gar kein Respirationsgeräusch mehr, sondern nur durch die Rippen fortgeleitete Rasselgeräusche. Das meistens gleichzeitig eintretende Hydropericardium macht den Puls unregelmässig, aussetzend, klein, die Dämpfung in der Herzgegend nimmt an Umfang zu, ist jedoch wegen des daneben bestehenden Hydrothorax nicht genau zu begrenzen. Dabei steigert sich die Athemnoth der Kinder in erschrecklicher Weise. Sie sitzen nach Art der Krupkranken aufrecht in ihrem Bettchen und schlafen, wenn es überhaupt hiezu kommt, mit vorgebeugtem Kopfe. Sie klammern sich mit den Händen an das Bett an, um die mm. pectorales zu fixiren und zur möglichsten Erweiterung des Thorax benutzen zu können, und sehen sich mit kläglich ängstlichen Blicken allerwärts nach Hülfe um.

Die Kinder können bei zunehmendem Hydrothorax suffokatorisch, wohl auch durch Glottisödem zu Grunde gehen oder es stellen sich in Folge der tiefen Nierenerkrankung urämische Symptome ein. Die letzteren manifestiren sich als heftige Kopfschmerzen, Abnahme des Gesichtes, des Gehöres, Sopor und Delirien, auch kann ein Erschöpfungstod durch hartnäckiges Erbrechen und profuse Diarrhöen herbeigeführt werden.

Uebergang in die chronische Form des M. Brigthii kommt bei Scharlach fast niemals vor, entweder sterben die Kinder bald unter den oben bezeichneten Symptomen oder es nimmt nach 2—3 Wochen das Eiweiss im Urine ab, derselbe wird in grosser Menge gelassen, die Oedeme und Ergüsse in den serösen Säcken verschwinden wieder und es tritt hierauf eine vollständige Genesung ein. Hievon konnte ich mich einmal durch die Sektion eines Kindes überzeugen, das ich kein halbes Jahr vorher an acutem M. Brigthii behandelt hatte und später durch einen heftigen Typhus verlor. Die Corticalsubstanz der Nieren war hier ganz normal, weder zu gross noch zu klein und unterschied sich auch mikroskopisch in keiner Weise von einer gesunden Niere.

Nicht alle Nephritides, die mit und nach dem Scharlach auftreten, verlaufen mit Hydrops, resp. es kommt in einzelnen Fällen nicht hiezu, indem der Tod zu früh eintritt. Es gehören hieher die meisten Scharlachfieber, welche unter Convulsionen, Erbrechen und Coma rasch tödtlich enden und deren unglücklicher Ausgang oft irrthümlich auf die Heftigkeit des Fiebers, auf ein vorzeitiges Zurücktreten des Exanthemes, auf Hydrocephalus acutus oder noch bequemer auf die intensiv toxische Wirkung des Contagiums geschoben wird. Die genauere Untersuchung der Nierenrinde ergibt in den meisten dieser rapid verlaufenden Fälle eine deutliche Veränderung und zwar die des ersten Stadiums brightischer Erkrankung.

Umgekehrt kommen aber auch einzelne Fälle von Hautwassersucht nach Scharlach ohne Erkrankung der Nieren, ohne Albuminurie vor. Nach Frerichs wird dieses einfache Anasarka durch Erkältungen während der Desquamationsperiode veranlasst und beruht auf einer Paralyse der Gefässnerven der Haut und des Unterhautzellgewebes.

Ueber das Vorkommen und die Häufigkeit der Nephritis nach Scharlach bestehen die widersprechendsten Angaben. Während die einen Autoren $^2/_3$ und selbst $^3/_4$ aller Scharlachkinder daran erkranken sehen, beobachten ihn andere nur sehr selten, unter 20 oder 30 Fällen einmal. Die ersteren glauben, es käme nur darauf an, in allen Fällen gründlich und genau den Harn zu untersuchen, die letzteren weisen diesen Vorwurf mit Entrüstung zurück und zeihen ihre Gegner der gröbsten Uebertreibung. Beide aber können möglicher Weise vollkommen Recht haben, denn es richtet sich diess lediglich nach dem Charakter der Epidemien und nicht nach der Intensität der Erkrankung. In einzelnen Epidemien werden fast alle Scharlachkranken hydropisch, in anderen kaum einige Procent.

Von 100 Scharlachkranken beobachteten Hydropsie

Haidenhain bei . . . 80 Proc.
James Miller bei . . 27 Proc.
Wood in Edinburg bei . 12½ Proc.
Rösch bei . . . . . 10 Proc.
Frerichs bei . . . . 4 Proc.

Seit mehreren Jahren ist der Scharlach in München endemisch, jedoch nur schwach contagiös und ich habe mindestens 50 bis 60 Fälle behandelt, erst zweimal kam mir Albuminurie und zwar nur sehr vorübergehend vor.

Behandlung.

Das meiste in dieser Krankheit leistet der Arzt durch eine umsichtige Prophylaxis. Man muss die Lokalität, in welcher ein Scharlachkind liegt, sorgfältig auf Luftbewegung, Temperaturverhältnisse und Feuchtigkeit prüfen und muss jenem Zimmer den Vorzug geben, in welchem durch Oeffnen der Thüre kein unangenehmer Zug entsteht, das gehörig erwärmt und gelüftet werden kann und dessen Wände selbstverständlich trocken sind. Da Fetteinreibungen die Haut notorisch gegen Temperaturunterschiede weniger empfindlich machen, so sind dieselben jedenfalls anzustellen, wenn sie auch bei weitem nicht jene Garantie bieten, die Schneemann ihnen octroyren wollte.

Mit diesem Regime ist fortzufahren, bis die Desquamation vollständig vorüber und das Kind durch einige Bäder wieder an grössere Temperaturwechsel gewöhnt worden ist.

Ist einmal die Wassersucht und Albuminurie eingetreten, so sucht man am besten die Stase in den Nieren durch Anregung anderer Sekretionen, der Haut und des Darmes, zu paralysiren. Aus der Klasse der Laxantien gibt man am besten das Calomel, das Ol. Ricini, später auch Senna, Jalappa und Coloquinthen und meidet mit Recht die salinischen Abführmittel, da die Salze grössten Theils resorbirt und dann durch die Nieren ausgeschieden werden. Bei Kindern, welche überhaupt zur Diarrhöe geneigt sind, muss man jedoch sehr vorsichtig sein, indem sonst profuse, bis zum Tode fortbestehende Durchfälle veranlasst werden können. Die Hautsekretion, welche bei Anasarka sehr vermindert ist, kann man durch kleine Dosen Tartar. stibiat. oder, wenn die Kinder sehr unruhig sind, durch kleine Dosen Opium oder Campher anzuregen versuchen. Das Hauptaugenmerk ist immer auf die Urinsekretion zu richten. Kommt diese gehörig in Gang, so genesen die Kinder fast alle bei guter Wart und Pflege, bleibt sie aber vermindert, so muss man sie durch Diuretica vermehren. Als das beste Diureticum, das einzige, das keine unangenehmen Nebenwirkungen hat und längere Zeit ohne Störung der Verdauung gereicht werden kann, ist der Roob Juniperi, möglichst frisch bereitet, zu empfehlen. Die Kinder nehmen ihn gezuckert und mit etwas Wasser verdünnt meist gerne und man kann ihnen leicht 2—3 Kaffeelöffel in 24 Stunden beibringen. Ich habe mich schon zum öfteren von der augenscheinlich günstigen Wirkung dieses Mittels überzeugt und gebe ihm bei Kindern den Vorzug vor der Digitalis, dem Weinstein und dem Kali aceticum.

Die drohende Urämie muss durch Pflanzensäuren und Laugenbäder bekämpft werden. Gegen profuse Durchfälle zeigt sich der Bleizucker, täglich zu 2 — 3 Gran, mit Opium verbunden, am wirksamsten. Sollte das Oedem und die Albuminurie nach 3—4 Wochen nicht verschwunden sein, was jedoch gewöhnlich der Fall ist, so ist eine tonisirende Behand-

24 *

lung mit Tannin, China und Eisenpräparaten angezeigt. Gegen die zurückbleibende Anämie genügt die Darreichung guter, leicht verdaulicher Kost und der Genuss einer frischen Landluft.

4) Nierensteine, Nierentuberkel, Nierencysten.

Obgleich die Concrementbildung im uropoëtischen Systeme der Kinder häufig ist und ihren Grund in dem schon besprochenen, physiologischen Harnsäureinfarkt hat, so kommt es doch nur sehr selten zu grösseren Steinen, welche beträchtliche Symptome veranlassen müssten. Man beobachtet in diesen Fällen entschiedene Nierenschmerzen, einen eiterigen Bodensatz im Urin und Abgang von kleinen Concrementen unter heftigen Schmerzen im Verlaufe der Uretheren und der Harnröhre. Der Eiter im Harne rührt her von einer secundären Entzündung des Nierenbeckens und der gereizten Schleimhaut der Harnleiter und der Blase.

Die Behandlung besteht im Wesentlichen darin, die Kinder möglichst viel Wasser trinken zu lassen, indem hiedurch einerseits die bestehenden Concremente leichter fortgeschwemmt werden und andererseits ein diluirter Urin eher eine Verkleinerung des Grieses als einen neuen Ansatz von Niederschlägen bewirken muss. Wenn grosse Ulcerationen im Nierenbecken entstanden sind, so stellt sich Fieber ein, das bald den Charakter des hektischen annimmt, und es tritt der Tod ein, oder die erkrankte Niere kann endlich ganz obsolesciren und es vicarürt· für sie die noch übrige gesunde.

Der Nierentuberkel tritt in doppelter Form auf. Das eine Mal wird die Niere zugleich mit den meisten übrigen, parenchymatösen Organen von Miliartuberculose befallen, welche fast gar keine Nierensymptome macht und erst in der Leiche entdeckt wird, das andere Mal ist die Tuberculose bei Knaben mehr örtlicher Natur und erstreckt sich von einem tuberculösen Hoden aus auf die Schleimhaut der Blase, der Uretheren und endlich auch auf die Nieren. In diesem Falle kann ein grosser Theil der Niere von gelbem, käsigem Tuberkel durchsetzt werden und so hypertrophiren, dass die Oberfläche höckerig wird. Es kommt sogar Schmelzung des gelben Tuberkels vor, wodurch zuletzt die tuberculöse Nierencaverne und endlich Nierenphthise entsteht. Die Behandlung der Nierentuberculose ist sehr trostlos und muss sich lediglich darauf beschränken, durch roborirende Mittel und Leberthran die Constitution zu verbessern.

Die Cystenformation ist in den Nieren ein sehr gewöhnlicher Process und kommt sogar schon angeboren vor. Es sind in der Literatur Geburtsfälle bekannt, in denen der Leib durch fötale Cystenbildung in beiden Nieren so aufgetrieben wurde, dass dadurch ein Hinderniss der Geburt gegeben war. Einzelne Cysten von der Grösse eines Hanfkornes bis einer Kirsche findet man sehr häufig bei den verschiedensten Sektionen. Sie sind immer ganz oberflächlich in der Corticalsubstanz gelagert und meist mit hellem dünnflüssigen Serum gefüllt. Die chemische Untersuchung dieses Serums ergibt einen geringen Eiweissgehalt und nur ausnahmsweise die den Harn charakterisirenden chemischen Körper, Harnstoff und Harnsäure. Als Ursache dieser Cysten nimmt man allgemein Verstopfung einzelner Harnkanälchen durch Harnsäureinfarkt, später auch durch kalkige Concremente, Extravasate und cylindrische Exsudate an. Der Akephalocystensack und die zusammengesetzten Cystoide sind in der Niere der Kinder überaus selten und können desshalb füglich umgangen werden.

B. Harnblase.

1) Bildungsfehler.

A. **Völliger Mangel der Blase** kommt höchst selten vor und ist immer mit Bildungsfehlern anderer Organe combinirt. Die Harnleiter münden dann in den Nabel, den Mastdarm oder die Scheide. Häufiger wird beobachtet:

B. **Spalte der Harnblase**, Prolapsus, s. Defectus, s. Ectopia, Inversio vesicae urinariae. Man versteht unter allen diesen Bezeichnungen einen Defekt der vorderen Blasenwand und des entsprechenden Theiles der Bauchwand, so dass die hintere Blasenwand frei zu Tage liegt. Tafel III. Fig. 10.

Man unterscheidet 2 Formen, eine **totale** und eine **partielle**. Bei der ersteren erstreckt sich die Bauchspalte vom Nabel bis in das Schambein und die Genitalien, bei der letzteren findet sich ein wohlgebildeter Nabel, normale Genitalien und nur eine kleine Oeffnung in der vorderen Bauchwand. Beim Neugeborenen besteht in der Gegend der Urinblase eine hochrothe Lücke von der Grösse eines Thalers und darüber, welche von einem scharfen Hautringe begrenzt wird. Erst nach der Geburt wird diese rothe Lücke, gebildet aus der hinteren Blasenwand, durch die Anwendung der Bauchpresse während des Schreiens und der Stuhlentleerung nach auswärts gestülpt und erscheint dann als eine fleischartige, weiche, fluktuirende Geschwulst. Dieselbe ist stets feucht und schlüpfrig und zeigt nach unten jeder Seits ein kleines Knöpfchen, die Einmündungsstelle der Uretheren, welche man besonders deutlich erkennt, wenn man die Geschwulst etwas nach oben verschiebt. Bei längerer Beobachtung sieht man den Urin tropfenweise aus diesen Punkten aussickern, und es entsteht bei dieser feinen Vertheilung des Harnes eine sehr rasche Entwicklung von kohlensaurem Ammoniak, das an dem bekannten scharfen Geruche zu erkennen ist.

Nach einigen Jahren wächst der Hautring unter zunehmender Wulstung etwas über den Vorfall hinüber und verkleinert so die Ansicht der Blasenschleimhaut, immer aber bleibt ein grosses Stück der hinteren Blasenwand unbedeckt. Dieses freiliegende Stück verliert nach und nach den Charakter der Schleimhaut, wird oberhalb der Uretheren ziemlich trocken, callös, unempfindlich, unterhalb derselben excoriirt der Prolapsus häufig in Folge des fortwährend abfliessenden, ammoniakalischen Harnes und bekommt ein fungöses Aussehen.

Die completen Harnblasenspalten erstrecken sich immer bis in die Genitalien. Der Penis ist sehr kurz, nahe der umgestülpten Blase, und entweder total oder theilweise gespalten, in letzterem Falle hat er das Aussehen, als wäre er von der Harnröhre aus nach oben gespalten, so dass die Harnröhre keinen geschlossenen Canal, sondern eine nach oben offene Rinne darstellt. Bei weit gehenden Spalten hängt an beiden Seiten ein längerer Appendix, der gespaltene Penis, und es kann sich die Theilung bis in das Scrotum erstrecken, wodurch die Unterscheidung des Geschlechtes zweifelhaft werden kann. Diese Unterscheidung wird um so schwieriger, wenn, wie es gewöhnlich der Fall ist, die Hoden noch in der Bauchhöhle geblieben sind.

Beim weiblichen Geschlechte finden sich analoge Spaltungen. Die Clitoris ist getheilt, die grossen und kleinen Labien klaffen und die Scheide fehlt oft gänzlich. Der Damm ist ausserordentlich kurz und der After liegt unmittelbar hinter den Genitalien, er kann sogar so weit nach vorne gedrückt sein, dass er in die hintere Blasenwand selbst einmündet und der Koth sich ebenfalls aus dem Blasenvorfall entleert.

Bei so hochgradigen Spaltungen sind die queren Schambeinäste nur rudimentär vorhanden. Sie hören in der Nähe des Vorfalles entweder einfach auf, oder hängen hinter demselben durch ein schmales Band mit einander zusammen. Das Becken ist in seinem queren Durchmesser sehr weit, von hinten nach vorne aber verengt. Das Kreuz- und Steissbein sind stark nach vorne gekrümmt, womit wohl auch die Kürze des Dammes und die Mündung des Afters weit nach vorne zusammenhängt. — Die Folgen dieses Uebels sind je nach seiner Ausdehnung verschieden. In allen Fällen entwickeln die damit behafteten Kranken einen eckelhaften Uringeruch und leiden an beständigen Excoriationen in der Umgegend der Uretherenmündung. Bei Spaltung des Penis, dem höchsten Grade von Epispadie, oder bei mangelhafter Entwicklung der Scheide sind die Individuen natürlich fortpflanzungsunfähig. Uebrigens sind solche Kinder vollkommen lebensfähig, und man kennt Fälle, in denen das vierzigste Lebensjahr erreicht wurde. Huxham beschreibt sogar einen sehr merkwürdigen Fall von einer Frau, welche mit Prolapsus vesicae congenitus und Cloakenbildung behaftet war, im 23. Jahre heirathete, concipirte und gebar!

Der Gatte eines solchen Wesens verdient fast eine ebenso grosse Bewunderung als dieses selbst.

Ueber die Entzündung der Ektopie der Blase wurden schon mannigfache Hypothesen aufgestellt. Die Erklärung, welche J. Müler giebt, erscheint als die plausibelste.

Nach diesem Autor bildet sich die Harnblase nicht durch Umlegen eines Blattes, sondern nur durch allmälige Erweiterung des mit dem Urachus vom Sinus urogenitalis sich abschnürenden Schlauches. Der Urachus entsteht aber ebenfalls nicht durch Umlegen eines Blattes, sondern ist nur der Hals der Allantois, welche ursprünglich als Bläschen aus dem Darmkanal hervorwächst. Aus diesen beiden Thatsachen folgert J. Müller, dass wir es hier nicht mit einer Bildungshemmung, nicht mit einem Stehenbleiben der Harnblase auf einer früheren Entwicklungsstufe zu thun haben. Er ist vielmehr der Ansicht, dass der Mangel der vorderen Blasenwand auf einer Ruptur der Blase beruht, welche zu einer Zeit sich ereignet, wo die Bauchdecken noch nicht vollständig gebildet sind. Die Ruptur muss ihren Grund in einer ständigen oder vorübergehenden Unwegsamkeit der Harnröhre haben, wodurch der in der Blase angesammelte Harn dieselbe so weit ausdehnt, bis sie endlich platzt. Es entsteht hiedurch eine Oeffnung zwischen dem Nabel und den äusseren Genitalien. Der leichteste Grad dieser Missbildung ist Epispadie, Abfluss des Harnes an der oberen Fläche des Penis oder oberhalb der Scham, die gewöhnliche Folge aber ist eine grössere Oeffnung zwischen Nabel und Schambeinen.

Behandlung.

An eine Verschliessung des Defektes durch Anfrischung der Ränder und Vereinigung mittelst Nadeln lässt sich überhaupt nur denken, wenn eine permeable Harnröhre vorhanden ist, aber auch in diesem, übrigens selteneren Falle, wird meines Wissens die Operation regelmässig durch den die Wundfläche berührenden Urin vereitelt. Man muss sich also darauf beschränken, durch möglichste Reinlichkeit und Bestreichung mit Oel die Excoriationen zu verhüten und zu heilen. Wenn die Kinder grösser werden, kann man versuchen, durch den Apparat von Earle den ekelhaften Geruch zu mindern. Derselbe besteht in einem hohlen Silberschild, in welchen eine mit einem Hahne verschlossene Cautchoukröhre führt. Er wird durch ein doppeltes Bruchband an die umgestülpte Blase angedrückt. —

C. Cloakenbildung. Communication des Mastdarmes mit der Blase wurde schon bei den Bildungsfehlern des Mastdarmes besprochen.

2) Blasencatarrh, Blasenentzündung, Cystitis.

Eine seltene Krankheit im Kindesalter. Sie kommt vor in Folge äusserer Verletzungen oder rauher Blasensteine, ausserdem nur noch auf Missbrauch von Cantharideu, und endlich noch am Schlusse schwerer Krankheiten, Typhus, Cholera, Blattern.

Pathologische Anatomie.

Die eben angeführten Ursachen veranlassen fast immer nur die Cystitis mucosa, den Catarrh der Schleimhaut, und nur die äusseren Verletzungen können in ganz seltenen Fällen Cystitis serosa — Entzündung des serösen Ueberzuges der Blase — oder Pericystitis — Entzündung des die Blase locker umgebenden Bindegewebes — verursachen.

Die entzündete Blasenschleimhaut ist stark injicirt, bei längerem Bestehen braungrau pigmentirt, verdickt, am Boden finden sich grössere Mengen Schleim, auch kommen wohl Excoriationen, Geschwüre und Divertikelbildungen vor. Die grössten Veränderungen finden sich immer bei Gegenwart eines Steines mit rauher Oberfläche.

Symptome.

Die Blasensymptome können sich in einzelnen Fällen sehr rasch entwickeln, z. B. bei Kindern, welche gegen Cantharidenpflaster empfindlich sind, schon 12 Stunden nach Application des Pflasters, bei Blasensteinen hingegen treten sie sehr schleichend ein, bessern sich oft wieder und recidiviren von neuem.

Die nie fehlenden Symptome sind Schmerz und Empfindlichkeit der Blasengegend, des Dammes und der Harnröhre, fortwährender Harndrang und schmerzhafte, tropfenweise Entleerung eines dunkeln, trüben, selbst blutigen Urines. In den höchsten Graden, wozu es bei Kindern jedoch fast niemals kommt, vollständige Harnverhaltung, Ausdehnung der Blase, Fieber, typhöse und peritonitische Symptome, Sopor, grünes Erbrechen, Collapsus, Angstschweiss etc.

Der Harn enthält immer grosse Mengen von Blasenepithel, Schleim und Eiter, wird molkig trübe gelassen, klärt sich auch nach längerem Stehen nicht vollkommen und bekommt einen dicken, zähflüssigen Bodensatz. Er zersetzt sich sehr schnell, entwickelt Ammoniak und färbt endlich auch silberne Instrumente bräunlich. Bei diphtheritischer Cystitis, welche nur in schlecht ventilirten Spitälern mit Diphtheritis anderer Schleimhäute complicirt beobachtet wird, gehen unter heftigem Drängen auch grössere Membranen mit dem Urine ab, die mikroskopisch leicht als Diphtheritis zu erkennen sind.

Der Verlauf der Cystitis ist sehr verschieden nach den Ursachen. Am schnellsten und sichersten vergeht die durch Cantharidenpflaster erzeugte. Nach einigen Tagen wird hier der Urin wieder vollkommen klar, ohne Schmerz entleert und der ganze Process ist spurlos verschwunden. Länger dauert die Cystitis am Ende schwerer Krankheiten, doch endet auch diese, wenn anders der Körper sich überhaupt wieder erholt und kräftigt, nach einigen Wochen in Genesung. Die Prognose der traumatischen Cystitis richtet sich nach der Schwere der Verletzung, wobei man stets im Auge behalten muss, dass gemäss der grösseren Reproductionskraft im kindlichen Alter auch grosse Traumen in überraschend kurzer Zeit heilen können.

Am schlimmsten verhält sich die durch Blasensteine unterhaltene Cystitis. Es kann zwar auch hier ausnahmsweise vorkommen, dass trotz der Anwesenheit des Steines der Blasencatarrh verschwindet, was vielleicht bei ganz glatter Oberfläche des Steines möglich ist, gewöhnlich aber dauern die entzündlichen Symptome so lange fort, als der Stein in der Blase sich befindet, und schwinden erst gänzlich nach dessen gelungener Entfernung. Steinkranke Kinder mit Blasencatarrh entwickeln sich geistig und körperlich sehr schlecht, und man kann, wenn die Diagnose einmal hinlänglich gesichert ist, nicht rasch genug zum Steinschnitte schreiten, zumal diese Operation bei Kindern ungleich leichter und gefahrloser ist, als bei Erwachsenen.

Behandlung.

Die Beseitigung der Ursachen ist der wesentlichste Theil der Cur. Liegt das Cantharidenpflaster noch auf der Körperoberfläche, so muss es natürlich sogleich entfernt werden. Es kommt nicht gerade selten vor, dass langsam wirkende Vesicatore mehrere Tage liegen bleiben, ohne örtlich besonders zu belästigen, plötzlich stellen sich die Blasenschmerzen ein und die unkundige Umgebung ahnt nicht im geringsten den innigen Zusammenhang zwischen dem schlechten alten Pflaster und den heftigen, beunruhigenden Symptomen.

Im übrigen hat man durch grosse Mengen Mandelmilch oder Hanfemulsionen den Harn möglichst zu verdünnen und durch blande Diät, Milch und Wassersuppen, ihn möglichst arm an Salzen zu machen.

Die Quantität des gelassenen Harnes muss strenge controllirt und die Blasengegend öfters percutirt werden. Sobald sich hier eine Dämpfung zeigt, ist der Urin mittelst des Catheters zu entleeren. Letzterer darf aber niemals in der Harnröhre liegen bleiben, indem der Zutritt der Luft die Entzündung bedeutend vermehrt.

Die interne Behandlung hat auf eine zweckmässige Entleerung des Darmes und Anregung der Darmsecretion zu wirken, wobei man die salinischen Abführmittel natürlich meiden muss. Am besten wirken hier einige eingränige Calomelpulver. Gegen den Harnzwang erweisen sich feuchte, warme Tücher auf die Blasengegend gelegt sehr wirksam, bei Schlaflosigkeit sind die Opiumpräparate und das Bittermandelwasser zu empfehlen. Bei chronischem Blasencatarrh gibt man Tannin innerlich, täglich mehrere Grane, oder mittels Injektionen in die Blase. Steinkranke müssen unter allen Bedingungen operirt werden.

3) Enuresis, Incontinentia urinae, Mictio involuntaria. Das nächtliche
Bettpissen.

Beständiges Harnträufeln und ganz unwillkührlicher Harnabgang
kommt bei älteren Kindern nur vor, wenn bedeutende Gehirnfehler zugegen sind, bei Idiotismus und chronischem Wasserkopfe. Es beruht
dann dieser Zustand auf einer wirklichen Blasenlähmung, sowohl der
Muskelhaut als des Blasenhalses, wodurch trotz reichlichen Inhaltes der
Blase doch immer nur einzelne Tropfen abfliessen. Dieser Zustand besteht unaufhörlich bei Tag und Nacht fort und ist wohl zu unterscheiden
von dem nächtlichen Bettpissen sonst gut entwickelter Kinder.
Letzteres kommt viel häufiger bei Knaben vor als bei Mädchen und
dauert meistens bis zum 12. Lebensjahre, in Ausnahmsfällen selbst bis
zum Eintritt der Pubertät. Es beruht keinesfalls auf grossen örtlichen,
noch cerebralen Veränderungen, sonst ginge es nicht regelmässig in Genesung über und würde auch am Tage fortbestehen. Es muss hier eine
geringere Perceptionsfähigkeit der Blase auf den Harnreiz bestehen, in
deren Folge derselbe im Schlafe nicht vollständig zum Bewusstsein gelangt, oder der Schlaf muss so tief sein, dass der gewöhnliche Reiz des
Harnes auf die gefüllte Blase nicht hinreicht, die Kinder zu erwecken.
Für letztere Anschauung spricht besonders der Umstand, dass viele Kinder bestimmt angeben, sie hätten deutlich geträumt, wie sie auf dem Topf
sassen und ihren Harn in der gewöhnlichen Manier entleerten. Gewöhnlich pissen sie nur einmal des Nachts und zwar schon in den ersten
Stunden des Schlafens in's Bett. Mit der Erklärung, dass Trägheit, üble
Gewohnheit oder Unachtsamkeit die gewöhnliche Ursache der Enuresis
nocturna sei, kann ich mich nicht einverstanden erklären. Bei den meisten von mir beobachteten Fällen waren die Kinder durch ihr eigenes
Ehrgefühl oder mannigfache Strafen lebhaft dafür interessirt, das Uebel
zu vermeiden, und doch gelingt ihnen diess ohne passende Behandlung
erst nach vielen Monaten oder gar Jahren.
Die Ansicht einzelner Autoren, es möchten chemische Veränderungen des Harnes die Schuld hieran sein, kann ich ebenfalls nicht bestätigen, indem mich in 3 Fällen angestellte Harnuntersuchungen lehrten,
dass weder quantitativ noch qualitativ der Harn in irgend einer Weise
von seiner normalen Zusammensetzung abweicht. Hingegen ist die Angabe richtig, dass die meisten davon befallenen Kinder sich überhaupt
keiner vollkommenen Gesundheit erfreuen und gewöhnlich an scrofulösen
Affektionen der verschiedensten Art, an Rachitis oder an Helminthen
leiden.
Die Folgen dieses Uebels sind ziemlich unangenehme, indem namentlich die psychische Entwicklung dabei leidet. Das Ehrgefühl der Kinder
wird durch die vielen Strafen, die sie erfahren, abgestumpft, und worden
scheu, lügenhaft und bekommen keinen persönlichen Muth. Wenn nicht
grosse und desshalb ziemlich kostspielige Reinlichkeit gehandhabt wird,
so bekommt das Bett und bald auch das ganze Zimmer einen schwer zu
vertilgenden, urinösen Geruch, und es mischen sich der Luft Gasarten
bei, die keinesfalls dem Stoffwechsel günstig sind. Endlich bekommen
die Kinder durch den Urin tiefe, langsam heilende Geschwüre an den Nates und an den unteren Extremitäten.

Behandlung.

Eine causale Behandlung kann nothwendig werden, wenn sich deutliche Symptome von Eingeweidewürmern, von Scrofulosis oder nervöser Hyperästhesie kund geben. Man gibt in diesen Fällen Anthelmintika, Leberthran, Eisen, China und aromatische Bäder. Die letzteren empfiehlt besonders Lallemand sehr. Er lässt 4 — 5 Hände voll aromatischer Kräuterspecies in einem bedeckten Gefässe anbrühen, dann dieses Decoct und ausserdem ein Glas Branntwein in's Bad giessen, worauf dasselbe mit einem Tuche bedeckt wird, so dass bloss der Kopf des Kindes heraussieht. Die Kinder bleiben $1/4$ — $1/2$ Stunde lang in diesem Bade, und nach einigen Bädern kann die Quantität der Kräuter und des Branntweines verdoppelt werden. Solche Bäder müssen täglich oder jeden zweiten Tag einige Wochen lang fortgesetzt werden, worauf Genesung eintritt.

Die diätetische Behandlung hat darauf Rücksicht zu nehmen, dass die Kinder schon mehrere Stunden vor dem Schlafengehen nichts Flüssiges mehr bekommen, wodurch die Urinsecretion jedenfalls auf ein Minimum herabgesetzt wird, und, wenn auch Nachts der Harn unwillkürlich abgeht, die Quantität jedenfalls eine ganz geringe ist. Da man zu wiederholten Malen die Beobachtung gemacht hat, dass die Kinder regelmässig einpissen, wenn sie auf dem Rücken liegen, und rein bleiben in der Seitenlage, so lässt man sie in letzterer Lage einschlafen. Damit sie im Schlafe nicht auf den Rücken zu liegen kommen, bindet man ihnen ein Tuch um den Leib, in welchen ein harter Knopf sich befindet, der gerade auf die Wirbelsäule gebunden wird. Sobald sie sich im Schlafe drehen und auf den Rücken legen wollen, weckt sie der alsdann entstehende Schmerz auf.

Es klingt dieser Rath sehr einfach und plausibel, die Ausführung desselben misslingt aber gewöhnlich, weil die Kinder keine so feste Binde um den Leib vertragen, dass der Knopf die ganze Nacht hindurch nicht verrutschte. Die Kinder pissen eben meistens doch ein, und wenn man sie aufhebt, so ist der Knopf nach der Seite geschoben.

Zu psychischen und körperlichen Züchtigungen braucht der Arzt niemals zu rathen. Diese Mittel sind gewöhnlich schon im ausgedehntesten Maasse aber erfolglos angewendet worden, bevor er consultirt wird. Noch weniger sind Schreckmittel, die Androhung des glühenden Eisens nach Boerhave und Casper, zu gestatten oder gar zu empfehlen, indem hiedurch ein sehr schädlicher Einfluss auf das Nervensystem geübt werden kann.

Unter den inneren Mitteln sind namentlich zwei besonders wirksam, die Belladonna und die Nux vomica.

Man gibt das Belladonnaextrakt, jeden Abend zu $1/12$ — $1/6$ Gran, und steigt mit der Dosis bis zur Erweiterung der Pupille. Bei dieser Behandlung hört die Enuresis allerdings einige Tage auf, allein Recidive sind sehr gewöhnlich, und es ist doch nicht rathsam, allzulange mit grossen Dosen dieses Mittels fortzufahren. Eine viel nachhaltigere Wirkung habe ich schon in vielen Fällen vom Strychnin. nitric. gesehen. Es ist diesem Präparate der Vorzug vor dem Extr. nucis vomicae spirit. zu geben, indem der Strychningehalt des letzteren durchaus kein constanter ist und eine allmälige Steigerung desshalb viel weniger Garantie gegen Vergiftungssymptome bietet. Man gibt es am besten in Pulverform, einfach mit Zucker abgerieben. Kindern, die über 3 Jahre alt sind, lässt man zuerst $1/32$ dann $1/24$ etc. bis zu $1/8$ Gran nehmen und muss immer starken Kaffee vorräthig haben, wodurch allenfalls eintretende Zuckungen, die ersten Intoxicationssymptome, am sichersten beseitigt werden.

Mit dieser Behandlung kommt man in 8—14 Tagen vollständig zum Ziele, und gewöhnlich hat die Heilung auch Bestand.

Der nahe liegende Versuch, den Penis mit einem Bändchen anzubinden, um so rein mechanisch den Abfluss des Harnes zu vermeiden, ist unausführbar, indem hiedurch rasch Oedem des Penis und Erektionen entstehen. Es ist mir sogar schon der Fall vorgekommen, dass ein Knabe aus Furcht vor den brutalen Züchtigungen, die er wegen seiner Enuresis zu erleiden hatte, sich den Penis so fest zuband, dass er am andern Morgen den Knopf nicht mehr lösen konnte. Es stellte sich endlich partielle Gangrän und eine Harnröhrenfistel ein.

4) Ischuria, Harnverhaltung. (ἴσχω, hemmen, τὸ οὖρον Harn).

Die Harnverhaltung ist bei Erwachsenen und Kindern nur ein Symptom verschiedenartiger Krankheitszustände, keine selbstständige Krankheit. Man unterscheidet desshalb eine Ischuria paralytica, spastica, inflammatoria, organica und mechanica. Von allen diesen Arten kommt bei kleinen Kindern nur eine einzige vor, Ischuria spastica. Reizbare Kinder, die viel an Blähungen und Colik leiden, lassen zuweilen länger als 12 Stunden keinen Urin mehr, wodurch die sie wartenden Personen in grosse Angst gerathen. Die Kinder sind dabei sehr unruhig, lassen ein pressendes Geschrei vernehmen, ziehen die Beine an den Leib und saugen nur kurze Zeit an der Brust. Die geringe Aufnahme von Getränk macht es ihnen nur um so länger möglich, keinen Urin zu lassen. Das Uebel ist übrigens sehr unbedeutend, und mir sind noch nie Fälle vorgekommen, wo wirkliche mechanische Hindernisse zu überwinden gewesen wären. Das einzige, was man bei Kindern von wenigen Wochen zu berücksichtigen hätte, ist der Abgang des Harnsäureinfarktes in Gestalt kleiner, rother, zum Theil scharfkantiger Körnchen.

Behandlung.

Dieselbe ist äusserst einfach, indem die Einführung einer etwas gekrümmten, geölten Sonde in die Blase jedesmal sogleich Urinentleerung veranlasst. Zur Verhütung fernerer Blasenkrämpfe ist die Auflegung eines Camillensäckchens auf die Blasengegend sehr zu empfehlen, wie überhaupt die Camillen in der Kinderpraxis eine viel auffälligere Wirkung haben als bei Erwachsenen.

5) Der Blasenstein. Calculus vesicae. Steinkrankheit, Lithiasis.
(ὁ λίθος, Stein).

Die Steinkrankheit ist bei Knaben verhältnissmässig sehr häufig. Beinahe 40 Procent sämmtlicher zum Steinschnitt kommender Individuen sind Kinder unter 10 Jahren, wie aus den statistischen Angaben von Prout erhellt, der von 1256 Steinschnitten, die in den grossen Spitälern von Bristol, Leeds und Norwich gemacht wurden, berichtet. Die Gründe dieser merkwürdigen Erscheinung finden sich 1) im physiologischen Harnsäureinfarkt, wovon leicht einige Körnchen in der Blase liegen bleiben und den Kern des Steines abgeben können und 2) in der Menge von Phosphaten, welche sich im Harne rachitischer Kinder finden. Der Harn wird bei der Rachitis so reich an phosphorsaurem und kohlensaurem Kalk, dass, wenn die Kinder an den Boden des Zimmers uriniren und der Harn daselbst verdunstet, eine deutliche Schichte weissen

Pulvers zurückbleibt, worauf ich selbst schon von einer gut beobachtenden Kinderfrau aufmerksam gemacht wurde.

Uebrigens kommen bei Kindern alle Arten von Blasensteinen vor, Urate, Oxalate und Phosphate. Die Harnsäuresteine bestehen aus dieser Säure und ihren Salzen, sind ziemlich hart, aber glatt, meist braungelb gefärbt, — weil der Farbstoff des Harnes fast immer zugleich mit den Harnsäureniederschlägen herausfällt — und bilden in der Regel den Kern eines Steines, wenn auch die äusseren Schichten eine andere chemische Zusammensetzung haben. Die aus phosphorsaurem Kalk und Trippelphosphat bestehenden Steine sind meist weich, heller gefärbt, von geringerer Schwere, aber an der Oberfläche rauh. Die Oxalsäuresteine endlich, welche bei Kindern nur sehr selten sich bilden, sind die härtesten, von brauner Farbe und höckeriger, warziger Oberfläche, wesshalb sie auch Maulbeersteine genannt werden. Die Steine aus Cystin, dann die aus kohlensaurem Kalk sind ausserordentlich selten. Die erstgenannten Steine können sich auch combiniren, wobei dann gewöhnlich der Kern aus Harnsäure, die äusseren Schichten aus Phosphaten bestehen.

Gewöhnlich findet sich nur ein einziger Stein in der Blase, kommen mehrere vor, so schleifen sie sich, ähnlich wie die Gallensteine, an einander ab. Glatte Steine sind sehr beweglich, rauhe oder gar stachelige bleiben an irgend einer Stelle des Blasengrundes liegen und verwachsen mit der Schleimhaut. Die Folgen eines Steines sind nach den aufgeführten Umständen verschieden. Es gibt Steinkranke, welche keine Spur von Blasencatarrh haben und fast keine Beschwerden vom Steine empfinden, bei anderen wieder ist die Entleerung des trüben, flockigen Urines mit dem grössten Schmerze verbunden und es stellen sich vom catarrhalisch afficirten Blasenhalse aus excentrische Schmerzen in dem Mastdarm, dem Penis und den Oberschenkeln ein.

Symptome.

Es gehört zuweilen grosse Aufmerksamkeit und Uebung dazu, einen Stein mit Bestimmtheit zu diagnosticiren, zumal die Diagnose so sicher sein muss, dass eine eingreifende, lebensgefährliche Operation darauf hin unternommen werden kann. Nach Pitha sind die zuverlässigsten Zeichen:

1) Die subjektive Empfindung von einem schweren, beweglichen Körper in der Blase, welcher nach der Stellung des Körpers seine Lage ändert, ein bei Kindern selten zu beobachtendes Symptom.

2) Schmerzen im Blasenhalse beim Stehen, Gehen, Sitzen, Stuhldrang, die durch anhaltend ruhiges Liegen verschwinden, durch forcirte Bewegungen, Laufen, Fahren, Reiten bis in's Unerträgliche sich steigern, worauf dann der bestehende Blasencatarrh sich beträchtlich vermehrt und endlich sogar blutiger Urin abgehen kann.

3) Diese Schmerzen werden oft ebenso empfindlich an der Spitze der Eichel und im Verlauf der Harnröhre gefühlt, wodurch die Knaben veranlasst werden, beständig ihren Penis in der Hand zu halten, endlich onaniren und einen auffallend mächtigen Penis mit langem Präputium bekommen.

4) Schmerz und Beschwerden während des Urinirens. Die Schmerzen werden gegen das Ende zu am heftigsten und dauern noch längere Zeit nachher an. Zuweilen wird der Harnstrahl plötzlich unterbrochen und kehrt erst wieder, wenn das Kind sich zurückgelegt oder irgend eine andere Stellung eingenommen hat. Die Kinder beschreiben dann deut-

lich das Gefühl eines plötzlich sich vorlegenden fremden Körpers, den sie durch andere Körperlagerung wieder wegbringen können.

5) Das wesentlichste Zeichen liefert immer die Untersuchung mit der Steinsonde. Ein durch die Sonde erzeugter, vernehmbarer Klang kann von gar nichts anderem als einem Blasensteine herrühren. Ueberdiess kann man durch den mehr oder minder hellen Klang und durch leises Berühren des Steines selbst einen approximativen Schluss auf dessen Härte, Glätte und Beweglichkeit machen. Je kleiner der Stein, um so schwieriger natürlich dessen Aufsuchung. Man muss zuweilen die Kranken in verschiedenen Positionen, im Stehen, Sitzen in der Bauch- oder Seitenlage, bei voller und halbvoller Blase untersuchen, bis man den Stein deutlich zu percutiren bekommt. In einzelnen Fällen kann man ihn mittelst des in den Mastdarm eingeführten Zeigefingers erreichen. Bei Kindern gelingt dieser Catheterismus mit der Steinsonde nur selten vollkommen ohne Chloroformnarkose.

Der Verlauf der Krankheit ist fast immer derselbe. Nur in ganz seltenen Fällen gehen Steine, welche die Grösse einer Bohne einmal übersteigen, noch durch die Harnröhre ab, noch seltener werden sie in Folge eines Ulcerationsprocesses durch den Mastdarm, die Scheide oder den Damm entleert.

Die Kranken behalten, wenn keine Kunsthilfe eintritt, ihren Stein bis an das Ende des Lebens, welches jedoch unter beständigen Beschwerden viele Jahre lang fortbestehen kann. Endlich werden sie durch hektisches Fieber, Appetitmangel, Erschöpfung und Schlaflosigkeit atrophisch und gehen elend zu Grunde, oder es stellen sich auch urämische Symptome und Nephritis ein, wobei der Tod rasch erfolgen kann.

Behandlung.

Die einzige Indication ist Entfernung der Krankheitsursache, des fremden Körpers aus der Blase. Dieselbe wurde schon durch die verschiedensten internen Mittel, die sog. Lithotriptica, und durch direkte Injektionen in die Blase versucht; die Wirkung der steinlösenden Mittel ist jedoch immer noch eine höchst problematische. Man empfiehlt verschiedene Bäder, namentlich Vichy, Kreuznach, Eger, Franzensbad etc., unter den Medicamenten die kohlensauren Alkalien, das Phosphorammonium, die Herba uvae ursi, endlich noch den Elektromagnetismus und schwache Injektionen von Flüssigkeiten, welche concentrirt den Stein wohl lösen könnten, allein in diesem Verhältniss nicht in die Blase gebracht werden dürfen.

Die mechanische Entfernung des Steines durch die Harnröhre gelingt nur bei ganz kleinen Exemplaren im weiblichen Geschlechte. Die männliche Harnröhre eignet sich wegen ihrer Enge und Länge fast niemals hiezu.

Es bleibt also nur die chirurgische Hilfe, der Steinschnitt und die Lithotripsie, übrig. Die Beschreibung dieser Operationen gehört in die chirurgische Operationslehre und findet sich vortrefflich in Pitha's Krankheiten der männlichen Geschlechtsorgane, Virchow's Pathologie und Therapie. Bezüglich der Wahl der Operation, ob Steinschnitt oder Lithotripsie, sei hier nur erwähnt, dass bei Kindern noch viel mehr als bei Erwachsenen dem Steinschnitte der Vorzug zu geben ist. Die Kinder liefern nach Angabe aller erfahrenen Chirurgen ein ausserordentlich günstiges Genesungsverhältniss. Die Steine sind selten gross, die Reaktion meist gering und die Heilung erfolgt fast in allen Fällen rasch, während der Lithotripsie besonders die Enge der kindlichen Harnröhre entgegensteht, wodurch eben auch bei jeder Sitzung chloroformirt werden muss und die consecutiven Schmerzen beim Abgang der Fragmente sehr heftig werden.

C. Männliche Genitalien.

I. Penis.

1) Bildungsfehler.

α) Angeborene Phimosis (ἡ φίμωσις, Verengung.) Man versteht hierunter eine angeborene so bedeutende Verlängerung und zugleich Enge der Vorhaut, dass dieselbe nicht über die Eichel zurückgezogen werden kann. Ein gewisser Grad dieses Zustandes ist bei kleinen Knaben physiologisch und nur selten kann die Vorhaut bis zur gänzlichen Entblössung der Eichel zurückgebracht werden, in der Regel jedoch so weit, dass man die Mündung der Harnröhre und die nächst gelegenen Parthien leicht zu Gesicht bekommt.

Kann man auf keine Weise das Präputium bis zur Harnröhrenmündung zurückziehen, so nennt man diesen Zustand angeborene Phimosis. Die Folgen hievon sind gewöhnlich sehr gering. Die Oeffnung in der Vorhaut ist weit genug, dass der Harn in einem Strahle abfliessen kann und bei zunehmenden Jahren bleibt dieser Ueberfluss von Vorhaut in seinem Wachsthum zurück, die Spitze der Eichel wird sichtbar und bei eintretender Mannbarkeit ist das ganze Uebel gehoben.

Zuweilen entsteht theils durch Unreinlichkeit, theils durch äussere Verletzung, theils in Folge einer Balanitis beträchtliche Schwellung der Vorhaut und nun kann der Urin wirklich die geschwellte Oeffnung nicht mehr passiren. Die Vorhaut dehnt sich blasenartig aus, wird missfärbig, die Kinder sind sehr unruhig und pressen unter heftigem Schreien nur wenige Tropfen Urin aus der fast gänzlich verschlossenen Oeffnung. Man hat sogar schon Gangrän entstehen sehen.

Die zuweilen vorkommenden festen Verwachsungen der inneren Platte der Vorhaut mit der Eichel sind gewöhnlich nicht angeboren, sondern Folge früherer Ulcerationsprocesse dieser Theile.

Behandlung.

Leichtere Grade von Schwellung der überflüssigen Vorhaut kann man durch Bestreichen mit Oel und durch Reinlichkeit heben, bei beträchtlicheren Hindernissen ist es am einfachsten, den unnöthigen Hautzipfel mit der Scheere abzuschneiden, worauf die äussere Platte der Vorhaut sich bedeutend weiter zurückzieht als die innere straff gespannte, in welche man desshalb noch einen kleinen Längsschnitt machen muss. Die beiden Wundränder legen sich alsdann ziemlich genau zusammen oder können wohl auch durch einige Serre fines zusammengehalten werden, die Blutung und consecutive Schwellung ist nur gering und in wenigen Tagen ist die Heilung vollendet.

β) Angeborene Paraphimosis. Sie kommt mit und ohne Hypospadie vor und beruht auf einer wahren Hemmungsbildung. Die Eichel hat nämlich in frühester Zeit des Embryolebens noch keine Vorhaut, ist imperforirt und die künftige Harnröhrenmündung ist nur durch eine weisse Stelle angezeigt. Erst allmälig bildet sich hinter der Corona glandis eine Hautfalte, die zukünftige Vorhaut, welche rasch nach vorne wächst und bald die ganze Eichel, in welcher mittlerweile die Harnröhre sich entwickelt hat, bedeckt. Ein Zurückbleiben dieses Wachsthums, wobei gewöhnlich auch das rudimentäre Präputium mit der Eichel verwächst, stellt die Paraphimosis congenita, oder richtig gesagt, den Defectus praeputii congenitus, dar. Häufig ist hiemit Hypospadie verbunden und besonders oft ist das Frenulum so verkürzt, dass bei später erfolgenden Erektionen die Harnröhrenmündung nach unten gezerrt wird. Eigenthümlich ist die von Ammon erzählte Beobachtung, dass bei Judenknaben angeborener Defekt der Vorhaut gar nicht selten vorkommt, also Forterben eines künstlich erzeugten Formfehlers sich einstellt. Eine Analogie für diese Thatsache weist auch das Thierreich auf, indem bei Hunderacen, welchen man den Schweif zu stutzen pflegt, viel häufiger schweiflose Junge geboren werden, als bei anderen Racen, die durch diese Unsitte nicht verstümmelt werden.

Therapeutische Eingriffe gegen diesen Formfehler sind durchaus unnöthig, nur bei zu kurzem Frenulum könnte vielleicht in späteren Jahren eine Durchschneidung nothwendig werden, wenn bei eintretenden Erektionen hiedurch die Eichel schmerzhaft verzerrt würde.

γ) Angeborene Verwachsung der Harnröhre. Atresia urethrae. Es kann entweder bloss das Orificum urethrae verklebt, häutig verschlossen sein, oder es ist ein grösseres Stück der Harnröhre unwegsam. Im ersteren Falle sieht man beim Uriniren die Harnröhre bis zum Verschlusse sich ausdehnen und kann durch einen leichten Längseinstich mit dem Explorativ-Troikart das ganze Uebel heben, im zweiten Falle, der jedoch sehr selten ist und fast nur mit Hypo- oder Epispadie complicirt vorkommt, ist die Operation sehr schwierig, und es muss schliesslich, wenn die Auffindung der Harnröhre in keiner Weise gelingt, der Blasenstich vorgenommen werden.

δ) Anomale Mündung der Harnröhre. Hypospadia und Epispadia. Bei der Hypospadie ist die Harnröhre an ihrer unteren Fläche nicht bis zur Spitze des Penis verwachsen, sondern stellt gegen diese zu eine offene Rinne dar, so dass die Mündung der Röhre nicht am Ende, sondern an der unteren Fläche des Penis sich findet. Bei den leichteren Graden von Hypospadie, wo die Oeffnung noch im Verlaufe des Penis ist, haben die Individuen keine andere Unbequemlichkeit, als dass eben der Strahl des willkührlich abzulassenden Harnes nicht direkt nach vorne, sondern gerade nach abwärts fliesst, was jedoch grössere Kinder durch Aufwärtshalten des Penis corrigiren lernen. Bei den höchsten Graden aber ist nicht nur die ganze Harnröhre, sondern auch der Hodensack und selbst noch das Perinäum gespalten, und die Blase mündet ganz direkt in diese Spalte. Die Verwechslung mit Hermaphrodismus liegt hier sehr nahe, zumal wenn die Hoden in der Bauchhöhle zurückgeblieben sind, was gewöhnlich der Fall ist. Mit Bestimmtheit lässt sich in diesen Fällen das Geschlecht erst in späteren Jahren entscheiden, wenn die Geschlechtsliebe erwacht, männliche Stimme, männlicher Körperbau und Bartwuchs sich einstellen.

Ihrem genetischen Charakter nach ist die Hypospadie eine ächte Bildungshemmung; denn die Harnröhre des Penis ist ursprünglich nicht vorhanden, sondern nur durch eine Rinne angedeutet, und mündet an dem ebenfalls noch gespalteten Hodensack.

Die Versuche auf chirurgischem Wege eine normale Harnröhre herzustellen und die anomale Oeffnung zu schliessen, gelingen wegen der ätzenden Eigenschaften des unvermeidlichen Urines nur sehr selten.

Unter Epispadie versteht man Spaltung der Harnröhre nach oben, so dass ihre eigentliche Mündung an der Dorsalfläche des Penis liegt. Die Spaltung beschränkt sich entweder nur auf die Eichel, oder auf den ganzen Penis und als der höchste Grad dieses Bildungsfehlers ist die Ektopie der Blase anzusehen, deren ausführlichere Schilderung schon oben pag. 371 gegeben wurde. Es ist dieser Zustand viel seltener als die Hypospadie. Wenn die Oeffnung der Harnröhre nahe der Eichel ist, so können die Kinder nach Willkühr uriniren und vermögen später dabei den Penis auch so zu halten, dass sie sich nicht verunreinigen. Ist aber die Mündung ganz an der Wurzel des Penis, so besteht gewöhnlich Incontinenz und es stellen sich alle die traurigen Folgen dieses Uebels ein. Zeugungsfähigkeit ist solchen Individuen nur dann direkt abzusprechen, wenn die Mündung so weit nach hinten liegt, dass sie bei der Immissio penis nicht in die Vagina gelangt.

2) **Balanitis.** Die Entzündung der Vorhaut ($\dot{\eta}$ $\beta\dot{\alpha}\lambda\alpha\nu o\varsigma$, die Eichel).

Zuweilen häuft sich bei grösseren Knaben das Smegma praeputii in beträchtlicher Menge an, wird hart und geht chemische Zersetzungen ein, wodurch die Eichel und die Vorhaut sich entzünden. Dasselbe kann auch durch äussere Verletzungen und fortwährendes Spielen mit der Vorhaut, wie diess den Onanisten und Wurmkranken eigen ist, veranlasst werden.

Man sieht alsdann die Vorhaut geschwollen, an ihrer Mündung verklebt und kann sie nur unter lebhaften Schmerzensäusserungen zurückziehen. Die Eichel erscheint geröthet, mit Eiter bedeckt und bei ihrer vollständigen Entblössung kommen grössere Klumpen einer käsigen, höchst penetrant riechenden Masse aus der Vorhautfalte zu Tage. Mit Entfernung dieser Massen ist gewöhnlich schon die Ursache des Uebels gehoben, das dann nach wenigen Tagen spontan heilt. Die Heilung wird zweckmässig durch Bäder und Umschläge mit Bleiwasser unterstützt.

Wenn die Vorhaut wegen zu starker, ödematöser Schwellung nicht zurückgebracht und so die Hauptveranlassung, das verhärtete Smegma, nicht entfernt werden kann, so dauert die Entzündung bedeutend länger, es kann sogar zu Abscessen und Perforation des Präputiums kommen. Ich behandelte einmal einen Knaben an einer sehr heftigen Balanitis und konnte in keiner Weise die Vorhaut zurückbringen, Einspritzungen von Oel und warme Umschläge, welche sonst das Oedem zum Schwinden bringen, blieben erfolglos. Da zeigte sich am dritten Tage an der Vorhaut in der Nähe des Bändchens eine blauschwarze Stelle, es stellte sich circumscripte Gangrän ein und auf einmal sah man in dieser Gangrän eine hellere Stelle, die sich bei genauerer Untersuchung als der Knopf eines Fadens zu erkennen gab. Nachdem man diesen Knopf mit der Pincette möglichst hervorgezogen und durchschnitten hatte, kam ein langer Faden zum Vorschein, nach dessen Entfernung die Gangrän sich begrenzte, die Balanitis schwand und in wenigen Tagen Heilung eintrat. Der muthwillige Knabe hatte sich nach zurückgezogener Vorhaut den Faden um die Eichel, welche alsbald anschwoll, geknüpft, und konnte nun denselben nicht mehr losbringen. Die Furcht vor Strafe verhinderte ihn am Geständniss seines unglücklichen Experimentes, und so musste er warten, bis sich der Faden diese Bahn gebrochen. Da sich jedoch die Gangrän auf eine erbsengrosse Stelle beschränkte, so blieb der ganze Process ohne weitere Folgen.

Die Behandlung der einfachen Balanitis beschränkt sich auf Entfernung des Smegma's, Reinlichkeit und adstringirende Bäder und Umschläge. Verwachsungen zwischen Präputium und Eichel sind nicht zu befürchten.

3) Erworbene Paraphimosis.

Bei Kindern entsteht Paraphimosis wegen des langen, engen Präputium's viel häufiger als bei Erwachsenen. Die Knaben spielen und zerren gerne daran, bis sie plötzlich die ganze Eichel frei gebracht haben. Der enge Rand der Vorhaut, durch die kegelförmige Eichel allmälig und schmerzlos ausgedehnt, contrahirt sich nun hinter der steilabfallenden Corona glandis wieder, und es gehört eine viel grössere Geschicklichkeit dazu, die Vorhaut wieder vorzubringen, als zu deren Zurückziehen nöthig war. Die bestürzten Kinder suchen gewöhnlich ihr Missgeschick zu verheimlichen, die Einschnürung veranlasst mittlerweile eine bedeutende Schwellung und Difformität des Penis, und die Eltern, endlich aufmerksam gemacht, erschrecken ausserordentlich über diese ihnen ganz fremde Form des Gliedes. Sich selbst überlassen nimmt die Geschwulst der Eichel mehrere Tage lang zu und gestaltet diese endlich zu einem unförmlichen, blauen Knopfe um, alsdann aber tritt nach und nach spontane Abnahme des Volums ein, indem der Vorhautrand sich erweitert, und endlich schlüpft die Eichel spontan wieder hinter die Vorhaut zurück. Gangrän der Eichel sah ich noch niemals durch einfache Einschnürung des Vorhautrandes, wohl aber durch Einschnürung mittels eines Fadens, wie oben schon mitgetheilt wurde, entstehen. Die geringere Gefahr im ersteren Falle rührt eben von der endlichen Ausdehnbarkeit der Vorhaut selbst her.

Behandlung.

Es gibt nicht leicht eine dankbarere Behandlung als die der Paraphimosis. Die höchst bestürzte Mutter bringt ein nach ihrer Ansicht schon verstümmeltes Kind zum Arzte und verlässt denselben nach einigen Minuten freudestrahlend, indem durch die gelungene Reposition die normale Form des Gliedes hergestellt worden.

Das Verfahren der Reposition besteht einfach darin, dass man mit beiden Zeige- und Mittelfingern die hinter der Eichel gewulstete Vorhaut fasst und zu gleicher Zeit mit beiden Daumen auf die Eichel von vorne drückt; es entsteht hiedurch an der Vorhaut ein Zug nach vorne, an der Eichel eine Bewegung nach rückwärts, und das Resultat dieser Manipulation ist ein Herübergleiten der Vorhaut über die Corona glandis, worauf die letztere in kürzester Zeit wieder ihre normale Form und Farbe annimmt. Bei veralteten, Tage lang bestehenden Fällen kann man durch einen continuirlich über das Glied geleiteten Strahl kalten Wassers das Volumen der Eichel verkleinern und den bei der Reposition unvermeidlichen Schmerz verringern. Mir sind schon viele solche Paraphimosen vorgekommen, ich war bisher noch bei einer jeden im Stande, die Reposition zu machen und glaube desshalb, dass die Pädiatriker, welche Umschläge mit Bleiwasser und verschiedenen Adstringentien bis zur spontanen Heilung anrathen, mit obigem Verfahren nicht vertraut sind.

Nachbehandlung ist in keiner Weise nöthig, indem die wieder an

Ort und Stelle gebrachten Theile alsbald die normale Form annehmen. Vor Recidiven ist man auch gesichert, indem die einmal so geängstigten Kinder niemals mehr darnach Verlangen tragen, ihre ganze Eichel entblösst zu sehen.

4) Onanie, Masturbatio.

Kommt zwar auch bei Mädchen vor, bei diesen jedoch viel seltener und in ihren Folgen unbedeutender als bei Knaben. Man versteht hierunter verschiedene Berührungen des Penis, namentlich Reiben in der hohlen Hand oder Kneten, wodurch derselbe zur Erektion und endlich zu einem vorzeitigen Samenergusse gebracht wird. Mädchen kitzeln sich selbst oder gegenseitig mit den Fingern oder andern länglichen Gegenständen in der Vagina und bringen hiedurch Schmerz, Röthung und stärkere Sekretion der Vaginalschleimhaut zu Stande, wodurch die Unart für die Zukunft sich von selbst verbietet. Anders verhält sich die Sache bei Knaben. Dieselben bekommen hiedurch ein so gesteigertes Wollustgefühl, dass sie trotz der härtesten Strafen und der besten eigenen Vorsätze Jahre lang von diesen unglücklichen Manipulationen nicht mehr lassen können. Sie magern hiebei sichtlich ab, bleiben in ihrer körperlichen und besonders auch geistigen Entwicklung zurück, werden anämisch, bekommen braune oder bläuliche Färbung der unteren Augenlider, einen apathischen Gesichtsausdruck und schlaffe Muskulatur. Früher beliebte Spiele werden ihnen gleichgültig, sie ziehen sich überall schnell zurück und sind am liebsten allein, um ungestört ihrer Neigung zu fröhnen. Der Gang wird unsicher, schleppend mit nach einwärts gebogenen Knieen. Die Abmagerung ist am auffallendsten an den unteren Extremitäten und der Lendengegend, während der Penis an Länge und Dicke unverhältnissmässig zunimmt. Die Vorhaut wird verkürzt und geht so leicht zurück wie bei Erwachsenen, eine kurze Berührung des Penis genügt, eine Erektion zu veranlassen. Zur vollkommenen Tabes dorsalis und Lähmung der unteren Extremitäten kommt es nur äusserst selten, indem die eben geschilderten Symptome doch endlich die Kinder zur Besinnung bringen und sie nun selbst sich alle Mühe geben, das Uebel zu vermeiden. Es kommt sehr viel darauf an, in welchem Alter die Knaben dieses Laster erlernen. Je später sie dazu kommen, je näher der Mannbarkeit sie sind, um so geringere Folgen werden beobachtet. Knaben, die über 10 Jahre alt sind, bringen es durch längeres Onaniren endlich zur Ejaculation einer schleimigen Flüssigkeit; ob dieselbe schon Samenfäden enthält, ist meines Wissens noch nicht untersucht worden, es könnte möglicher Weise auch prostatischer Saft sein. Das kleinste Kind, bei dem bis jetzt Onanie beobachtet wurde, war ein 11 Monate altes Mädchen. Dasselbe schob sich nach der Schilderung von Krafft die beiden Händchen abwechslungsweise in die Schamspalte, immer heftiger und hastiger, zog die Beine an den Leib, verzerrte die Gesichtszüge grinsend und liess ein lautes Schreien vernehmen. Es ist dieser Bericht einzig in seiner Art, es fragt sich nur, ob nicht das Kind einen kleinen Ausschlag oder einen fremden Körper in der Vagina hatte, in welchem Falle dann die Bewegungen viel einfacher als juckende zu erklären wären.

Bei weitem nicht alle onanirenden Knaben leiden an den geschilderten Folgen, sondern viele behalten ein blühendes Aussehen und gedeihen körperlich und geistig so gut wie vorher. Hausärzte in grösseren Knabeninstituten versicherten mir, dass die Mehrzahl der constatirten Onanisten keinen körperlichen Nachtheil davon hatten, und viele robuste Männer mit grosser Zeugungskraft, welche mich wegen anderen Unwohlseins consultirten, gestanden häufig, dass sie in ihrer Jugend Jahre lang onanirten.

Ursachen.

Die gewöhnlichste Veranlassung ist der Nachahmungstrieb der Knaben. Es zeigt ein Onanist seine Kunststücke oder macht sie wohl gar am Penis eines anderen unerfahrenen Knaben, und von dieser Stunde an beginnt der letztere dasselbe Laster. Es kommt desshalb die Onanie bei Knaben, welche in Instituten erzogen werden, viel häufiger vor, als bei solchen, die in der Familie bleiben können.

Alles was Erektion macht, befördert den Hang zur Onanie. Hieher gehören schwere Federbetten, zu nahrhafte Fleischkost, alkoholische Getränke und unsittliche Bilder und Erzählungen. Ausserdem kann das Uebel direkt veranlasst werden durch juckende Ausschläge am Penis, grössere Anhäufung von Smegma praeputii und durch Oxyuris vermicularis, welche vom Mastdarm aus unter die Vorhaut oder in die Vagina kriechen können.

Behandlung.

Nach den Mittheilungen eines erfahrenen Institutsarztes ist medicamentös gar nichts gegen beginnende Onanie zu machen, sondern man kann blos durch strenge Aufsicht die Ausübung des Lasters so viel als möglich erschweren. Zu diesem Behufe müssen in den Schlafsälen beständig Wachen aufgestellt sein, welche die Bewegungen unter der Decke controliren und die Knaben im Betretungsfalle sogleich abdecken und bestrafen müssen. Die Matrazen müssen hart gepolstert sein, die Zudecken sollen nicht aus Federkissen, sondern aus wollenen Decken bestehen, durch welche man die Conturen des Körpers viel leichter erkennt. Die Bestrafungen solcher Knaben müssen sehr streng sein, doch vor den übrigen geheim gehalten werden, überhaupt kommt alles darauf an, dass möglichst wenig Knaben das Laster kennen lernen, wesshalb die schleunigste Entlassung eines Onanisten das beste Mittel gegen weitere Verbreitung ist. Für Entfernung der oben angeführten Ursachen muss ängstlich Sorge getragen werden. Es ist nicht statthaft, dass Knaben, welche der Onanie verdächtig, jedoch nicht überwiesen sind, ausführlich und öfter am Penis untersucht werden, indem noch unschuldige hiedurch aufmerksam gemacht und dazu veranlasst werden können. Gegen die Folgen der Onanie, Abmagerung und mangelhafte Entwicklung gelten kalte Begiessungen und Bäder als das beste Mittel, gegen die zuweilen eintretende Fettsucht solcher Kinder, wodurch ihnen ein höchst auffallendes, komisches Aussehen gegeben wird, darf unter keiner Bedingung mit Jod noch jodhaltigen Mineralwässern eingeschritten werden, da hierauf gewöhnlich Abmagerung und rasch Tuberkulosis sich einstellt.

Sehr ungeeignet sind übrigens die Drohungen mancher Lehrer und Vorstände, es würde hiedurch die Gesundheit unfehlbar untergraben und der Tod müsse bald eintreten. Die Knaben lassen allerdings hierauf auch oft von der Onanie, verfallen aber in eine tiefe Melancholie, die sie bis in's Mannesalter hinein nicht mehr verlässt. Eine tüchtige körperliche Züchtigung führt ebenso gut zum Ziele und dieser traurige Seelenzustand wird gänzlich vermieden.

II. Hoden.

1) Cryptorchidia. (κρυπτός verborgen, ὁ ὄρχις Hode).

Im 9. Monat des Fötuslebens steigen die Hoden aus der Bauchhöhle in das Scrotum herunter und ein ausgetragener Knabe kommt mit beiden Hoden an ihrer normalen Stelle zur Welt. Siebenmonatskinder werden gewöhnlich mit leerem Hodensacke geboren und häufig bleibt auch bei ausgetragenen Kindern der eine oder andere Hoden, selten beide längere Zeit zurück, so dass ungefähr gegen 10 Procent sämmtlicher neugeborener Knaben in dieser Beziehung Abnormitäten zeigen. In der übergrossen Mehrzahl dieser Fälle steigt der Hode in den ersten Lebenswochen ohne alle Symptome herunter und nur selten sieht man grössere Knaben mit nur einem Hoden; noch seltener aber mit ganz leerem Hodensack. Man nennt diese Individuen Monorchides, Testicondi, Cryptorchides. Die letztere Bezeichnung ist die treffendste, denn sie besitzen keineswegs nur einen Hoden, sondern zwei, die aber nicht an ihrer normalen Stelle sich befinden. Kommt ein Cryptorchis zur Sektion, so findet man den zurückgebliebenen Hoden nicht an seiner ursprünglich physiologischen Stelle, den Nieren. Er liegt gewöhnlich am Eingange des Canalis vaginalis oder in diesem selbst, oder vor demselben in der Leistengegend, wo man ihn auch bei Lebzeiten als harte, elliptische Geschwulst, schmerzhaft auf stärkeren Druck, entdecken kann.

Zuweilen holt die Natur bei beginnender Pubertät das Herabsteigen des Hodens nach, descensus testiculi scrotinus, was nicht immer unter besonderen Symptomen, sondern ganz unvermerkt geschehen kann. Der Hoden steigt jedoch nie mehr in den Grund des Scrotums, indem der Saamenstrang etwas an seinem Längenwachsthum eingebüsst hat. In andern Fällen soll hiebei ein heftiger, pressender Schmerz entstehen, und man will sogar beobachtet haben, dass Menschen hieran gestorben sind. Die mechanische Todesursache ist meines Wissens nicht genau eruirt und dürfte vielleicht in Gangrän des abgeschnürten Hodens zu suchen sein.

Nach Ammon kann sich der Hode auch einen falschen Weg bahnen und unter dem Schenkelbogen, wo er mit einer Cruralhernie verwechselt werden könnte, oder am Damm zum Vorschein kommen. Weitere unglückliche Folgen der Cryptorchie gibt es nicht, namentlich ist sie nicht die Ursache von Impotenz.

Durch Kunsthülfe lässt sich dieser Bildungsfehler nicht corrigiren. Es gibt kein Mittel, den in der Bauchhöhle zurückgebliebenen Hoden hervorzulocken, und nur direkten Schaden kann man anstellen, wenn man das Herabsteigen des im Scheidenkanale befindlichen Hodens durch Expulsivverbände beschleunigen wollte. Selbst wenn eine Darmschlinge zugleich mit dem Hoden aus dem Scheidenkanale austritt, sind Compressionsversuche nicht rathsam. Das beste in diesem Falle ist, zu warten, bis der Hoden im Scrotum angelangt ist, dann die Hernie zu reponiren und durch ein gutes Bruchband zurückzuhalten.

2) Hydrocele. Der Wasserbruch.

Ein seröser Doppelsack, die Tunica vaginalis propria, hüllt den Hoden und Nebenhoden ein und enthält im physiologischen Zustande nur wenig Tropfen Serum, um die Schlüpfrigkeit der serösen Flächen zu vermitteln. Eine Vermehrung dieses Serums dehnt den Sack nun aus, seine äussere Fläche berührt nirgends mehr die innere und das Scrotum hat eine sichtliche Vergrösserung erfahren. Wir nennen diesen Zustand Hydrocele.

Bei kleinen Knaben kommt die Hydrocele ausserordentlich häufig vor, gewöhnlich ist nur ein Hode erkrankt, zuweilen auch beide. Ihre Entstehung verdankt sie in den meisten Fällen einem mangelhaften Verschlusse des Canalis vaginalis, nachdem der Hoden ihn passirt hat. Es senkt sich nun das Sekret des ganzen Peritonäums in den Hodensack und stellt eine Hydrocele dar. Dieselbe ist im strengsten Sinne des Wortes nicht angeboren, sondern entsteht erst einige Tage oder Wochen nach der Geburt. Die Disposition hiezu, der offene Vaginalcanal jedoch ist angeboren, und desshalb kann diess auch vom Wasserbruche selbst gesagt werden. Man unterscheidet folgende vier Arten:

1) Hydrocele canalis vaginalis testiculi aperta. Tafel III. Fig. 11. In ihrem ausgesprochenen Grade eine seltene Form. Sie gibt sich zu erkennen als eine längliche Geschwulst, die vom Grunde des Scheidenhautcanales bis unter den Hoden reicht. Der Hoden ist gar nicht oder nur sehr undeutlich zu fühlen, der Samenstrang ist wegen des ihn umspülenden Wassers zur Dicke eines Bleistiftes ausgedehnt. Charakteristisch für diese Form ist, dass bei Eintritt der Bauchpresse die Geschwulst bedeutend grösser und praller, bei Nachlass derselben wieder kleiner und weicher wird. Dasselbe geschieht, wenn man den Hodensack in die Höhe hebt, wodurch sein Inhalt in die Bauchhöhle zurückfliesst, was zuweilen bei engerer Communication nur auf angebrachten Druck gelingt. Die Verwechslung mit einem äusseren Leistenbruch ist nicht immer leicht zu vermeiden. Die Form ist dieselbe und der Inhalt lässt sich ebenfalls reponiren. Die Wassergeschwulst jedoch ist gegen Sonnen- oder Kerzenlicht entschieden transparent, der Percussionsschall derselben ist matt, während eine Hernie immer sonor klingt, und der Hoden ist bei der Hydrocele nicht zu isoliren, was bei einer Hernie leicht möglich ist. Dem geübteren Diagnostiker genügt zur Sicherstellung einer Diagnose schon die Art wie die Geschwulst schwindet. Der Darm tritt auf Druck meist plötzlich und mit einem gurrenden Geräusche zurück, während die Hydrocele nur allmälig, durchaus nicht ruckweise sich verkleinert.

2) Hydrocele fundi canalis vaginalis testiculi clausa. Tafel III. Fig. 12. Bei weitem die häufigste Form. Sie ist gewöhnlich nicht angeboren, sondern entsteht erst einige Wochen nach der Geburt. Die Geschwulst ist rund, durchscheinend und lässt sich durch Druck nicht verkleinern. Der Hode liegt nach oben und hinten und kann nur dunkel durchgefühlt werden. Der Samenstrang zeigt ein ganz normales Verhalten. Diese Hydrocele ist häufig beiderseitig und wird dann von den Angehörigen wegen der gleichmässigen Vergrösserung beider Hoden weniger leicht bemerkt, als, wenn nur ein Hode erkrankt ist.

3) Hydrocele colli canalis vaginalis aperta. Taf. III. Fig. 13. Man findet hier den Samenstrang von seiner Bauchhöhlenmündung an bis hinab in die Hälfte des Hodensackes erweitert und mit Wasser gefüllt, während ein ganz normaler, nicht vergrösserter Hode in der Tiefe des Scrotum's deutlich zu fühlen ist. Die Scheidenhaut umgibt den Hoden allseitig und ist erst oberhalb desselben hydropisch ausgedehnt. Auf Druck verkleinert sich die Geschwulst, das Wasser kann in die Bauchhöhle zurückgedrängt werden, der Samenstrang wird aber wegen der Verdickung der Scheidenhaut niemals so dünn als der der gesunden Seite. Zu dieser Hydrocele und zu der sub. 1 beschriebenen können

sich, da der Vaginalkanal offen steht, leicht Hernien gesellen. Von einer Hernie sie zu unterscheiden ist oft nicht leicht, die Art wie die Geschwulst schwindet, ob langsam oder plötzlich mit einem gurreuden Geräusche, ist hier noch der beste Anhaltspunkt. Auch diese Form ist sehr selten.

4) Hydrocele colli canalis vaginalis clausa. Taf. III. Fig. 14. Hier ist der Samenstrang an seiner Austrittsstelle aus dem Inguinalringe von normaler Dünne und verläuft auch in dieser Weise eine kurze Strecke, dehnt sich dann plötzlich zu einer länglichen Cyste aus, die nach unten eben so rasch wieder abnimmt, und der Hoden ist ebenso wie bei der vorigen Form von normaler Grösse und Consistenz. Man unterrichtet sich von den eben beschriebenen Verhältnissen am besten, wenn man zuerst die beiden Hoden aufsucht, sie mit einander vergleicht und dann an dem der fraglichen Seite einen leichten Zug ausübt, wodurch die Untersuchung des Samenstranges wesentlich erleichtert wird. Diese Form ist ziemlich häufig, gewöhnlich aber monolateral. Sie lässt sich wohl verschieben, so gut wie ein gesunder Samenstrang, wird aber durch Druck nicht kleiner, indem der Scheidenkanal verschlossen ist.

So viel von den einzelnen Formen. Die häufigste ist die zweite, ebenfalls noch häufig die vierte, während die erste nur selten und die dritte am seltensten beobachtet wird.

Der Inhalt dieser Hydrocele ist, wenn noch keine eingreifendere Behandlung mit ihnen vorgenommen worden, ein dünnflüssiges, klares, hellgelbes Serum von der chemischen Zusammensetzung eines mit etwas Wasser verdünnten Blutserums. Wenn schon öfter punktirt worden, ein Setaceum durchgezogen oder reizende Salben eingeschmiert worden sind, so wird die dann punktirte Flüssigkeit milchig trübe und zeigt einen ziemlichen Zellenreichthum.

Der spontane Verlauf der sämmtlichen Formen ist, wenn auch langsam, fast regelmässig günstig. Die ungünstigste Complication ist eine durch den offen gebliebenen Inguinalkanal mit hervorgetretene Hernie, wodurch der Verschluss dieses Canales und somit die Resorption der Hydrocele sehr retardirt wird. Fast in allen übrigen Fällen stellt sich mit der Zeit, wenn auch erst nach Monaten, eine spontane Resorption des ergossenen Serums ein und es restirt nur mehr eine Verdickung der Tunica vaginalis propria. Auch in den seltenen Fällen der mit der Bauchhöhle communicirenden Hydrocelen tritt Resorption ein, nachdem bei zunehmendem Gebrauch der unteren Extremitäten der Leistenring sich zu schliessen pflegt.

Behandlung.

Da fast alle Hydrocelen bei Kindern, die das erste Lebensjahr noch nicht überschritten haben, spontan heilen, so handelt es sich nur darum diese Naturheilung durch zweckmässige Mittel zu unterstützen; als solche sind beliebt: trockene Wärme, aromatische Räucherungen, adstringirende Fomente aus Salmiak und Essig, Wein, verdünnter Jodtinktur etc. und endlich Compression der Geschwulst durch Heftpflaster oder Collodium. Die angeborene, offene Hydrocele heilt am schnellsten, wenn man ihren Inhalt in die Bauchhöhle zurückdrückt und hierauf ein Bruchband anlegt. Das einfachste und sicherste Mittel bleibt übrigens immer die Acupunktur. Dieselbe kann mit jeder beliebigen Nähnadel bewerkstelligt werden. Man spannt sich den Wasserbruch mit 2 Fingern und sticht nun die Nadel mehrmals in die gespannte Haut, wodurch ebenso viele Tröpfchen Serum zum Vorschein kommen, als Einstiche gemacht worden sind. Die äusseren

Hautstiche schliessen sich sogleich wieder, die Einstiche in die Scheidenhaut jedoch klaffen länger und es entsteht nun durch Austritt des Serums
ein Oedem des Hodensackes, das sich in einigen Tagen spontan resorbirt und mittlerweile das äussere und innere Blatt des Scheidenkanales
so aneinandergedrückt hat, dass Verklebung und kein neuer Erguss mehr
eintritt. Gelingt auf den ersten Versuch noch keine vollständige Heilung,
so kann diese kleine Operation ohne allen Nachtheil öfters wiederholt
werden.

Hydrocelen bei älteren Kindern und die des Samenstranges weichen auch ohne alle chirurgischen Eingriffe einer länger fortgesetzten
Bepinselung mit Jodtinktur.

D. Weibliche Genitalien.

1) Bildungsfehler.

Die Bildungsfehler der weiblichen Geschlechtstheile sind im Allgemeinen seltener als die der männlichen und werden mit wenigen Ausnahmen erst zur Zeit der Pubertät entdeckt, indem die dadurch veranlassten Symptome erst mit der Geschlechtsreife sich bemerkbar machen.

Zu einem richtigen Verständnisse dieser Entwicklungsfehler muss
die Bemerkung aus der Embryologie vorausgeschickt werden, dass der
Uterus mit seinen Eileitern und die Scheide sich in der Weise aus den
Müller'schen Gängen hervorbilden, dass der untere Theil der letzteren
zum Canalis genitalis verschmilzt und dann eine quere Einkerbung erfolgt, wodurch er in 2 Stücke, die Gebärmutter und Scheide getheilt
wird. Aus diesem Grunde lassen sich nach Veit alle diese Missbildungen
in 2 Classen bringen, die erste entsteht durch eine mangelhafte Entwicklung des einen oder beider Müller'schen Gänge, die zweite durch eine
mangelhafte Verwachsung der beiden übrigen vollkommen ausgebildeten
Gänge.

1. Classe. a) Die Müller'schen Gänge sind vollständig in ihrer
Entwicklung zurückgeblieben und es findet sich demnach weder Scheide
noch Uterus, sondern die äusseren Genitalien münden in einen ganz
kurzen Blindsack. b) Die Scheide ist in normaler Länge vorhanden, es
fehlt aber der Uterus oder ist nur rudimentär entwickelt. c) Scheide
und Vaginalportion sind von normaler Grösse, der Uterus jedoch ist
wegen mangelhafter Verwachsung des Anfangsstückes der Müller'schen
Gänge getheilt, Uterus bicornis, atrophisch und endigt in 2 atrophische
Eileiter. d) Nur der eine Müller'sche Gang ist verkümmert oder fehlt
gänzlich, wodurch der Uterus unicornis entsteht. Das entsprechende
Ovarium ist in diesem Falle meist normal gebildet, ausserdem sind bei
Verkümmerung des Uterus auch die Ovarien mit verkümmert.

Diese sämmtlichen Missbildungen bleiben bei Kindern ohne alle
Symptome und da sie keine äussere Formveränderung veranlassen, auch
unentdeckt. Erst bei Eintritt der Periode stellen sich Störungen ein,
es bildet sich irgend eine Menstruatio vicaria aus.

2. Classe. a) Der Uterus ist gut entwickelt, aber seine Hörner
sind getrennt, Uterus bicornis. Die Trennung geht durch das ganze
Organ, es ragen 2 Vaginalportionen in die einfache oder auch doppelte
Vagina, wobei sogar 2 Hymen bestehen können. c) Es ist äusserlich
am Uterus gar keine Formveränderung oder nur eine seichte Furche

zu entdecken, seine Höhle aber ist durch eine mittlere Scheidewand in 2 senkrecht nebeneinander gelagerte Fächer getheilt, Uterus bilocularis.

Auch diese Missbildungen haben durchaus keinen Nachtheil für die Entwicklung des Kindes und werden fast immer nur zufällig bei Sektionen gefunden. Nur die getheilte Scheide oder doppeltes Hymen werden der äusseren Besichtigung nicht entgehen.

Die als Entwicklungsfehler der äusseren Genitalien bezeichneten Zustände sind gewöhnlich nicht wirklich angeboren, sondern bilden sich erst im Verlaufe der Jahre aus ursprünglich normalen Genitalien heraus. Diess gilt namentlich von der vergrösserten Clitoris und den verlängerten grossen Schamlefzen, den sog. Hottentottenschürzen. Ein partieller Verschluss der äusseren Labien kommt ausserdem noch bei kleinen Mädchen vor, welche an tief gehenden, diphtheritischen Ulcerationen derselben gelitten haben und nicht mit der gehörigen Reinlichkeit und Sorgfalt behandelt wurden.

2) Catarrh der Genitalschleimhaut. Fluor albus, Leucorrhoea.

Symptome.

Unter Fluor albus versteht man eine derartig vermehrte Secretion der Vagina und Vulva, dass das Secret tropfenweise an den grossen Schamlippen zum Vorschein kommt, theils über die Schenkel und den Damm fliesst und die Wäsche beschmutzt, theils auch verdunstet und sich als Krusten an den Schamlippen ansetzt. Es entsteht hiedurch eine secundäre Schwellung und Röthung und bei geringer Reinlichkeit oder in der Sommerhitze auch Excoriation der äusseren Genitalien und benachbarten Theile.

Das Secret ist Anfangs dickflüssig, hellgelb, homogen, später gegen Ende des Processes, oder bei scrofulösen Mädchen gleich im Beginne, schleimig, fadenziehend, zellenarm, nach Art des catarrhalischen Nasenschleimes. Wenn es einmal zu Excoriationen gekommen, so mischt sich das daher stammende Blut dem Schleime bei und verleiht ihm eine braunrothe Farbe. Ueber den Ort der Entstehung des Secretes, ob aus dem Uterus oder der Vagina oder aus beiden, kann man bei kleinen Mädchen nicht entscheiden, indem das Hymen stets geschwollen ist und eine Erweiterung der Vagina mittelst kleiner Specula mit Recht nur ungern vorgenommen wird. Der raschere Verlauf der kindlichen Leukorrhöe spricht dafür, dass sie von der Schleimhaut der Vagina und nicht von der des Uterus stammt, während bekanntlich die Blennorrhöen des Uterus bei Erwachsenen mindestens Jahre lang trotz aller Behandlung fortdauern.

Weicht man die Krusten, welche die äusseren Genitalien verkleben, auf und untersucht die kleinen Labien, den Eingang der Vagina und das Hymen, so findet man diese Theile geschwollen, geröthet und schmerzhaft bei Berührung. Urethritis, welche sich durch Ausfliessen eines Tropfens Eiter aus der Harnröhre und lebhaften Schmerz beim Uriniren zu erkennen gibt, ist zuweilen, jedoch nicht häufig zugegen. Grössere Mädchen klagen auch über Schmerzen an den Genitalien und gehen, namentlich wenn Excoriationen zugegen sind, mit gespreizten Beinen, um jede Reibung möglichst zu vermeiden.

Der Verlauf der Leukorrhöe ist zwar immer ein chronischer, und ich erinnere mich keines Falles, der unter 6 Wochen geheilt wäre, doch steht die Genesung immer viel näher in Aussicht als bei Erwachsenen, indem sie stets nach längstens einigen Monaten eintritt. Nur bei Kindern mit vorgeschrittener Tuberculose und hektischem Fieber sah ich sie bis zum Tode in ungeschwächtem Grade fortdauern, worauf sich dann bei der Sektion jene warzige, granulirte Beschaffenheit der Vagina zeigte, die wir so häufig bei alten Leukorrhöen Erwachsener beobachten.

Ursachen.

Es kann allerdings nicht geläugnet werden, dass auch schon bei Kindern von wenigen Jahren Infektion durch Trippergift vorkommt. Ein unglückseliger Aberglaube besteht im Volke, dass der Tripper des männlichen Gliedes schwindet, wenn dasselbe mit einem Hymen in Berührung gebracht wird, und auf Grund dieses Gerüchtes wird so manche Verführung zur Unzucht begangen. Wer öfter solche unglückliche Kinder untersucht und beobachtet hat, wird deutlich den sonderbaren, unkindlichen, befangenen Ausdruck derselben bemerkt haben. Und stellt man nun . die einfache Frage, woher denn diese Krankheit komme, so verliert sich der letzte Rest von Unbefangenheit. Die Kinder betheuern entweder gleich mit einer auffallenden verrätherischen Lebhaftigkeit ihre Unschuld, oder sie kommen durch diese Frage in sichtliche Verlegenheit und sagen nur schüchtern und leise aus, dass sie nichts darüber wüssten. Ist gar keine Veränderung in dem Betragen der Kinder zu bemerken, so kann man mit ziemlicher Bestimmtheit annehmen, dass keine Infektion stattgefunden hat, und muss dann eine spontane oder mechanische Entstehung für wahrscheinlich halten. Entstehen an den grossen Schaamlippen und um den After herum Condylome, so ist gar kein Zweifel mehr vorhanden, dass eine wirkliche Infektion stattgefunden hat.

Spontan entsteht die Leukorrhöe besonders oft bei scrofulösen und tuberculösen Kindern in feuchten Wohnungen, mechanisch entweder durch zufällige Einbringung fremder Körper, oder durch Ueberkriechen von Oxyuris in die Scheide, oder endlich durch Onanie. Das in der gerichtlichen Medicin so sehr urgirte Symptom für stattgehabte Nothzucht, die trichterförmige Beschaffenheit und beträchtliche Schwellung der äusseren Genitalien, ist nur in ganz exquisiten Fällen und häufiger Wiederholung zu verwerthen. Durch eine einfache Berührung der männlichen Eichel mit dem Hymen kann niemals eine bleibende Formveränderung, nicht einmal eine beträchtlichere Quetschung und consecutive Schwellung entstehen.

Behandlung.

Für die Behandlung ist es ganz gleichgültig, ob die Leukorrhöe durch Tripperinfektion oder spontan entstanden ist. In beiden Fällen leisten Reinlichkeit und tägliche ganze Bäder die wesentlichsten Dienste. Am schnellsten heilen die mechanisch entstandenen. Nach Entfernung eines Stückchen Holz, einer Bohne, einer Glasperle etc., welche Gegenstände hinter dem Hymen sich verbergen und nicht ganz leicht wieder herausgezogen werden können, hört die Röthung und Eiterung in wenigen Tagen auf.

Fast ebenso rasch gelingt die Heilung der durch Oxyuris bedingten Leukorrhöe, wenn man täglich mehrmals den Mastdarm mit kaltem Wasser, und wegen grösserer Empfindlichkeit die Vagina mit warmen Wasser gehörig ausspritzt. Schlimmer schon wird die Prognose, wenn Onanie die Veranlassung ist. Die Mädchen hören wegen des Schmerzes wohl einige Tage lang auf zu onaniren, sobald derselbe aber nachgelassen, beginnt die alte Unart von neuem und erzeugt so fortwährend Recidive, die nur durch die strengste Aufsicht, welche Tag und Nacht unaufhörlich fortzusetzen ist, verhütet werden können. Die aus Berührung mit Trippercontagium entstandene Leukorrhöe dauert mindestens 6 Wochen, kann aber auch mehrere Monate währen, die entzündlichen Erkrankungen, Röthe, Schmerz und Geschwulst sind Anfangs so bedeutend, dass die Kinder nicht mehr im Stande sind zu gehen, und das Secret excoriirt schnell die Labien und Schenkel. Am hartnäckigsten ist das Uebel auch ohne Infektion bei sehr scrofulösen oder vorgeschrittenen tuberculösen Individuen. Es dauert hier Jahre lang und besteht, wenn hektisches Fieber zur Tuberculose hintritt, bis zum Tode.

Kräftigen, vorher gesunden, durch Infektion erkrankten Kindern reicht man sehr vortheilhaft Laxantien, Jalappa, Senna, Aloë und Mittelsalze längere Zeit fort, dyskrasische Individuen hingegen müssen gleich von vorncherein roborirend mit Eisen, China und Fleischdiät behandelt werden.

Die örtliche Behandlung erstreckt sich bei den ungünstigen Raumverhältnissen der kindlichen Genitalien auf fleissige Injektionen mit kaltem oder warmem Wasser und zur Nachtzeit auf Einlegen eines Charpiebausches in die Vulva. Diese Charpie wird sehr passend mit einer Alaunlösung ($\mathfrak{z}j$ auf $\mathfrak{z}j$ Wasser) oder mit einer Tanninlösung ($\ominus j$ auf $\mathfrak{z}j$ Wasser) getränkt. Der Eisenvitriol und der Höllenstein wirken allerdings auch sehr günstig auf die blennorrhoische Schleimhaut ein, verderben aber die Wäsche vollkommen, wesshalb sie von ökonomischen Müttern sehr ungern in Gebrauch gezogen werden.

Bei scrofulösen Kindern leisten Seebäder oder jodhaltige Brunnen, Heilbronn, Kreuznach, sowie der Leberthran die besten Dienste. An den äusseren Genitalien bestehende Hautausschläge, Eczem, Impetigo und Prurigo, müssen mit Reinlichkeit und trocknenden Salben möglichst rasch beseitigt werden, indem das Vaginalsecret sie fortwährend bespült und die beiden Uebel nachtheilig aufeinander einwirken.

3) Diphtheritis und Gangrän der weiblichen Genitalien.

Diphtheritis kommt fast niemals sporadisch, sondern immer nur in schlecht ventilirten Spitälern, Findel- und Waisenhäusern vor. Sie ist bei uns im Allgemeinen selten und entwickelt sich noch am häufigsten während und nach einer bösartigen Masernepidemie, wo sie dann auch in den überfüllten, feuchten Wohnungen des Proletariats sich einstellt. Die Diphtheritis ist keine locale, vielmehr eine Allgemeinerkrankung, wie diess schon beim Krup erörtert wurde und aus dem Fieber, dem schnellen Collapsus und gewöhnlich tödtlichen Ausgange zur Genüge zu ersehen ist.

Das Uebel beginnt wie der einfache weisse Fluss mit Röthung und Schwellung der Vulva, jedoch stellt sich sogleich heftiges Fieber, heisse Haut, frequenter Puls und Zunahme des Durstes ein. Zieht man nun die grossen Labien auseinander, so sieht man die Schleimhaut mit grauweissen Membranen inselförmig bedeckt. Die Gestalt derselben ist bald kreisrund, bald durch Confluiren mehrerer Inseln unregelmässig contourirt. Sie lassen sich Anfangs nur schwer mittels einer Pincette abziehen, zerfallen aber bald fetzig und hinterlassen einen graugelben Grund, auf welchem nach Abfall der ersten Fetzen sich sogleich wieder neue, membranöse Exsudate entwickeln. Die von Membranen freie Schleimhaut ist geschwellt und schmutzig roth. Der Geruch des jauchigen Secretes ist ein sehr intensiver, der Tage lang an den Händen haftet. Das Allgemeinbefinden verschlechtert sich hiebei zusehends, das Fieber nimmt einen typhösen Charakter an, colliquative Diarrhöen stellen sich ein, die Jauche riecht endlich brandig, auch die Membranen und ihr Grund werden brandig, und wenige Tage nach Beginn des Uebels tritt der Tod ein.

Die Gangrän der Vulva entsteht entweder aus der eben geschilderten Diphtheritis oder gerade so wie Noma bei Kindern, welche eine fieberhafte Krankheit, Typhus, Blattern, Scharlach, Masern, eben durchgemacht haben. Sie stellt sich zuweilen so rasch und ohne subjective Symptome ein, dass erst der brandige Geruch die Umgebung zu einer aufmerksameren Untersuchung veranlasst. Man findet dann in der Regel an der Innenfläche der grossen Schamlippen einige Brandblasen, welche rasch platzen und eine brandige Jauche entleeren. In anderen Fällen, wo die Gangrän in den tieferen Gewebsschichten der Labien sich entwickelt, beginnen die letzteren ödematös zu schwellen, werden erst nach mehrtägigen Schmerzen an einzelnen Stellen blau und brechen endlich auf, wobei dann eine grössere Brandfläche zum Vorschein kommt. Der Brand ist meistens feucht, schreitet rasch vorwärts und endet gewöhnlich mit dem Tode. In der Leiche findet man ausser den örtlichen Zerstörungen noch einen Catarrh der Schleimhaut und öfters auch pyämische Keile in den Lungen, der Milz etc.

Therapie.

Die Behandlung dieser Processe ist eine sehr missliche. Gegen Diphtheritis wird die innerliche Darreichung des kohlensauren Kali's (tägl. 3j) als specifisch wirkend empfohlen. Gewöhnlich jedoch kann auch hiedurch das lethale Ende nicht aufgehalten werden. Gegen Gangrän ist sogleich eine möglichst roborirende Behandlung einzuleiten. Oertlich macht man Einpinselungen mit concentrirten Mineralsäuren oder einer starken Sublimatlösung. Die letztere übt auf Diphtheritis eine entschieden günstige Wirkung aus, während eine solche in den von mir beobachteten Fällen von Gangrän regelmässig vermisst wurde.

4) Haemorrhagia vaginae. Vaginalblutung.

Bei neugeborenen oder einige Tage alten Mädchen wird in seltenen Fällen eine leichte Vaginalblutung beobachtet. Die Blutung ist gewöhnlich unbedeutend und es sickern täglich nur einige Tropfen zwischen den Labien hervor. Häufig schwellen zu gleicher Zeit die Brustdrüsen etwas an und entleeren auf mässigen Druck einige Tropfen einer milchigen Flüssigkeit.

Die Vaginalblutungen werden niemals profus und als solche gefährlich. In den zwei Fällen, die ich bisher zu beobachten Gelegenheit hatte, trat jedoch nach einigen Tagen profuser Darmcatarrh und Atrophie ein, was sich übrigens viel natürlicher auf den Mangel der Mutterbrust als auf die vorausgegangene Blutung zurückführen lässt.

Billard und Ollivier d'Angers haben diese kleinen Blutungen öfter beobachtet und konnten keine nachtheiligen Folgen wahrnehmen.

Therapie.

Bei der Geringfügigkeit der Blutung erscheint es nicht angemessen, sie durch kalte Injektionen oder Einbringung blutstillender Mittel vorzeitig zu stillen. Man wartet am besten bis sie von selbst sistirt und setzt nur während ihres Bestehens die warmen Bäder aus.

5) Die Entzündung der Brustdrüse. Mastitis neonatorum.

Als zu den weiblichen Genitalien gehörend reihen wir hier die Mastitis an, obwohl die Stelle, die sie dem Systeme zu Lieb findet, nicht ganz die geeignete ist, denn sie kommt ebenso häufig bei neugeborenen Knaben als Mädchen vor. Zum Verständniss dieses eigenthümlichen, nur in den ersten Lebenswochen zu beobachtenden Processes muss vorausgeschickt werden, dass die Brustdrüsen Neugeborener in den meisten Fällen auf sanften Druck etwas dünne Milch entleeren, die erst nach 8—14 Tagen, beim männlichen Kinde auf immer, beim weiblichen bis zur ersten Schwangerschaft, versiegt.

Nach den Untersuchungen Guillot's reagirt sie neutral oder alkalisch, wird nach längerem Stehen sauer und theilt sich hiebei in zwei Theile. Mikroskopisch findet man in ihr vorherrschend Colostrumkugeln. Sie schmeckt, wie ich mich selbst öfters überzeugt habe, durchaus nicht süss, sondern entweder fade oder gar etwas salzig.

Diese vorübergehende Milchsecretion macht die Brustdrüsen der Neugeborenen ebenso zu Entzündungen geneigt, als wir diess oft genug bei stillenden Frauen beobachten. Ein Druck, eine Quetschung, die ja bei der Geburt schon unvermeidlich sind, genügen, die Brustdrüse zur Schwellung und Abscedirung zu bringen. Häufig tragen geschäftige Hebammen die Schuld an dieser Krankheit, indem sie den unerfahrenen Müttern glauben machen, man müsse die Milch sorgfältig ausdrücken. Es entsteht hierauf fast regelmässig eine Schwellung und Röthung der Brustdrüse. Die Kinder erheben ein klägliches Geschrei, wenn man sie berührt, die Geschwulst nimmt mehr und mehr zu, fluktuirt an einzelnen Stellen und bricht unter Entleerung einer grösseren Menge dicken Eiters auf. Nachdem die Eiterung einige Tage gedauert, schliesst sich der Abscess, die Drüse bleibt noch einige Zeit indurirt, nach einigen Wochen aber ist eine völlige Restitutio in integrum eingetreten. Bei kachektischen Kindern, die zu gleicher Zeit an Soor und Durchfall leiden, erstreckt sich die erysipelatöse Röthe über einen grossen Theil der Brust, es stossen sich nach spontaner oder künstlicher Eröffnung des Abscesses grössere Fetzen Zellgewebes ab und längere Zeit hindurch bleiben Fistelgeschwüre zurück. Die einzige schlimme Folge der eiterigen Mastitis bei Mädchen ist, dass durch die Eiterung die Brustwarze und selbst die ganze Drüse schrumpfen kann, worauf die so veränderte Mamma zur Zeit, wo das Geschäft des Stillens beginnen sollte, gar nicht oder nur unvollkommen funktionirt.

Therapie.

Die Hauptsache ist eine vernünftige Prophylaxis. Sind die Brustdrüsen geschwellt, jedoch noch nicht geröthet und schmerzhaft, so kann man den Uebergang in Eiterung meistens verhüten, wenn man mit Sorgfalt allen Druck, jede Reibung vermeidet und der Verstopfung der Milchgänge durch sanfte Oelbepinselung vorbeugt. Zur Erfüllung der ersteren Indication legt man auf die Brüste eine feine, geölte Leinwand und über dieselbe etwas Baumwolle. Auf diese Weise gelingt es in den meisten Fällen, die Drüsen ohne Eiterung zum Schwinden zu bringen und auf ihre normale Beschaffenheit zurückzuführen. Geht sie dennoch in Eiterung über, so ist der Oellappen nichts desto weniger am Platze, die Baumwolle vertauscht man passender mit trocknen, gewärmten Kleiensäckchen, weil hiedurch die Reifung des Abscesses beschleunigt wird. Fühlt man nach 2—4 Tagen deutliche Fluktuation, so ist es rathsamer, den Abscess zu öffnen als ihn der Natur zu überlassen, indem in letzterem Falle die Oeffnung meistens zu klein und der Eiterabfluss somit gehindert wird. Man hat beim Einstiche die Brustwarze zu meiden, denn die hierauffolgende Narbencontraktion muss dieselbe in allen Fällen verkleinern und verzerren, was bei Mädchen in späterer Zeit sehr ungünstigen Einfluss auf das Stillen ausüben könnte. Der Schnitt falle in einen Radius der Mamma. Nach Entleerung des Eiters legt man am einfachsten feuchte, warme Compressen auf, wodurch Krustenbildung und vorzeitige Verklebung der Wundränder verhütet wird. Die Wunde schliesst sich bei sonst gesunden Kindern nach wenigen Tagen, bei atrophischen, wo durch die Eiterung der Collaps nur beschleunigt wird, wird der Eiter flockig, dünnflüssig und die Wunde bleibt offen bis zum Tode.

---

7. Capitel.

Krankheiten der Haut.

Bei Kindern kommen alle Hautkrankheiten und zwar die meisten noch viel häufiger als bei Erwachsenen vor. Da jedoch bei der Anlage dieses Lehrbuches Kenntniss der spec. Pathologie, somit auch der Hautkrankheiten, vorausgesetzt wird, so können wir uns darauf beschränken, nur jene Veränderungen der Haut zu geben, welche fast ausschliesslich bei Kindern beobachtet werden, oder, wenn sie auch bei Erwachsenen häufig vorkommen, bei Kindern wegen grösserer Zartheit der Haut eine andere Therapie verlangen. Einzelne Hautkrankheiten wurden schon in früheren Capiteln besprochen, der Gneis pag. 5, die Zellgewebsverhärtung pag. 56, der Wasserkrebs pag. 80, die Ausschläge während der ersten Dentition pag. 89, während des Abdominaltyphus pag. 155, der Naevus vasculosus pag. 279, andere entschieden dyskrasische sollen noch bei den Dyskrasien, Syphilis und Scrofulosis, abgehandelt werden, und so bleiben uns für diesen Abschnitt nur die acuten Exantheme und einzelne wenige chronische Efflorescenzen übrig.

1) Scharlach. Scarlatina.

Der Scharlach ist, wie überhaupt alle acuten, contagiösen Exantheme, nicht als einfache Hautkrankheit, sondern vielmehr als eine Allgemeinerkrankung aufzufassen, als deren augenfälligstes Symptom allerdings die Veränderung auf der Haut gelten kann. Er war von jeher der Gegenstand anhaltender Aufmerksamkeit der Autoren, so dass sich bei Canstatt allein bis zum Jahre 1846 eine Literatur von 191 Arbeiten findet, welche bis auf unsere Tage noch um einige Dutzend Nummern vermehrt worden sind. Der Grund dieser Unzahl von Abhandlungen liegt theils in der Leichtigkeit der Beobachtung und dem häufigen Vorkommen, theils in der eigenthümlichen Erscheinung, dass fast jede Epidemie kleine Variationen bietet, welche in den früheren nur wenig und unvollkommen beobachtet wurden. Zur Vereinfachung wird hier zuerst die Beschreibung eines regelmässigen Scharlachs gegeben werden, worauf dann sämmtliche Variationen und Complicationen in einem speciellen Abschnitte folgen sollen.

A. Normaler Scharlach. Scarlatina legitima.

Symptome.

Der legitime Scharlach durchläuft 3 ziemlich scharf geschiedene Stadien: 1) Die Incubation und die Vorläufer, 2) den Ausbruch und die Blüthe des Exanthemes und 3) dessen Schwinden mit endlicher Desquamation.

1) Das Incubations- und Vorläuferstadium.

Die Incubation dauert vom Tage der Ansteckung bis zum Auftreten des Fieberfrostes, von wo an man das Vorläuferstadium rechnet. Es ist dieser Zeitraum durchaus nicht bei allen Kindern gleich lang, in den meisten Fällen dauert er 6 — 8 Tage. Hievon bedeutend abweichende Angaben müssen mit grosser Vorsicht aufgenommen werden, indem es während einer Epidemie nur sehr selten gelingt, den Tag der Ansteckung mit absoluter Bestimmtheit anzugeben. Die Gelegenheiten der Ansteckung durch persönlichen Verkehr, namentlich mit noch desquamirenden Reconvalescenten, dann durch Uebertragung von dritten Personen sind so mannigfach und schwer controlirbar, dass man wohlberechtigt ist, an Angaben, die von der gewöhnlichen Mittelzahl 6 — 8 Tage, bedeutend differiren, zu zweifeln.

Wenn man nicht weiss, dass die Kinder inficirt sind, so bemerkt man während der Incubationszeit gewöhnlich keine krankhaften Symptome. Haben die Eltern aber in Erfahrung gebracht, dass sich ihr Kind einer Ansteckung ausgesetzt hat, so beobachten sie von dieser Stunde an eine Menge von Veränderungen an ihm, welche meist subjektiver Natur einen deutlicheren Beweis elterlicher Sorgfalt als medicinischen Scharfblickes liefern. In der That kommen aber einige wenige Fälle vor, wo vom Momente der Ansteckung an die Kinder sich unwohl fühlen, niedergeschlagen sind, unruhig schlafen und geringeren Appetit zeigen, bis endlich deutlichere Fiebersymptome den Anfang des Vorläuferstadiums anzeigen.

Das wirkliche Vorläuferstadium umfasst einen Zeitraum von 1 — 3 Tagen. Die Symptome, die während desselben eintreten, sind immer so deutlich, dass die Umgebung sie bemerkt, jedoch keineswegs desshalb stets die gleichen. Gewöhnlich haben sie nicht viel Charakteristisches. Leichtes Frösteln, abwechselnde Hitze und Kälte, oder auch ein wirklicher Schüttelfrost, erhöhte Hauttemperatur, sehr beschleunigter Puls, starker Durst, Appetitmangel, Uebelkeit, bei plötzlichem Eintritt des Fiebers auch Erbrechen sind die gewöhnlichen Erscheinungen. Ein Symptom macht, namentlich während des Herrschens einer Epidemie, den Ausbruch des Scharlachs mehr als wahrscheinlich, es ist diess eine leichte Angina, verursacht durch allgemeine Röthe und Schwellung des ganzen hinteren Abschnittes der Mundhöhle, des Gaumensegels, der

Mandeln und hinteren Pharynxwand. Wichtige Anhaltspunkte für den Ausbruch eines Scharlachs sind ferner der auffallend heisse Athem, die grosse Pulsfrequenz, die Glühhitze der Haut und die starken abendlichen Exacerbationen, welche sich bis zu Delirien und Convulsionen steigern können.

Nachdem diese Symptome einen, längstens drei Tage gedauert haben, beginnt die Eruption des Ausschlages und hiemit das zweite Stadium.

2) Das Stadium der Eruption und Florescenz.

Das Exanthem zeigt sich zuerst am Halse und im Gesichte und breitet sich von da aus rasch über den ganzen Körper aus, in 12 Stunden ist gewöhnlich der Ausbruch vollendet. Es beginnt in der Weise, dass sich zuerst kleine, kaum sichtbare noch fühlbare Pünktchen am Halse einstellen, auf welche dann rasch eine deutliche Röthe folgt. Wenn die Röthe nicht gleichmässig den ganzen Körper bedeckt, sondern nur in Form von grösseren, rothen Flecken auf weissem, normalem Grunde auftritt, so bezeichnet man diese Art: Scarlatina variegata, ist der ganze Körper geröthet: Scarlatina levigata. Diese beiden Formen lassen sich nicht exakt trennen, indem oft an einzelnen Körperparthien die eine, an anderen die andere beobachtet wird und noch häufiger die Sc. variegata auf der Höhe des Ausschlages zur levigata sich steigert.

Vorher gesunde, gutgenährte Kinder werden im wahren Sinne des Wortes krebsroth, je anämischer, je schwächlicher die Kranken vorher waren, um so weniger intensiv entwickelt sich die Scharlachröthe. Am dunkelsten wird die Röthe bei der abendlichen Exacerbation und bei körperlicher Anstrengung, z. B. Schreien, am schwächsten, wenn die Kinder sich blosslegen und kühl werden.

Der normale, einfache Scharlach steht deutlich 4 Tage lang, in den ersten beiden Tagen erreichen die Hautröthe und die allgemeinen Symptome ihren Gipfel, in den zwei letzten Tagen nehmen sowohl die örtlichen als allgemeinen Erscheinungen wieder ab.

Zugleich mit dem Ausbruche des Exanthemes steigern sich die anginösen Beschwerden beträchtlich, doch ist die Scharlachangina nie so heftig und schmerzhaft, als eine einfache Tonsillitis mit bedeutender Anschwellung, wenn sie eben in Eiterung übergeht. Die sog. Scharlachzunge ist auch am charakteristischsten nach der Eruption. Sie ist an der Wurzel und in der Mitte weiss belegt, an den Rändern und der Spitze dunkelroth gefärbt, die Papillae filiformes sind etwas geschwellt und geben der Zunge ein granulirtes Ansehen, weshalb man ihr bei der Aehnlichkeit der Farbe nicht unpassend den Namen „Himbeerzunge" beigelegt hat. Zuweilen ist die Schwellung der Papillen eine so bedeutende, dass sie auch weiter hinten, wo schon der weisse Beleg begonnen hat, noch als rothe Punkte hervorragen und somit die weisse Zunge roth getüpfelt erscheinen lassen.

Die Hauttemperatur ist in den ersten beiden Tagen enorm hoch, dem Gefühle nach höher an jenen Hautstellen, welche gehörig geröthet sind. Ich fand sie einmal am 1. Tage der Eruption in der Achselgrube bis auf 41,5 C. gestiegen. Der Puls ist ebenfalls sehr beschleunigt, der Durst gross. Die tiefe, allgemeine Depression, welche vor dem Ausbruche des Exanthemes zuweilen so bedeutend wird, dass die Kinder ganz collabirt wie Sterbende aussehen, lässt nach erfolgtem Ausbruche nach.

Heim gab zuerst an, dass die Scharlachkranken einen eigenthümlichen Geruch verbreiteten. Der Geruch wird als sehr intensiv geschildert, indem man ihn mit Häringslauge, altem Käse oder gar mit einem Menageriegeruche verglichen hat. Ich bin nun mit einem ausserordentlich feinen Geruchsorgane begabt und untersuchte bei vielen Kranken diesen angeblich specifischen Geruch mit aller Aufmerksamkeit, muss jedoch gestehen, dass mir ein so specifischer Geruch noch niemals vorgekommen ist. Sehr viele Kinder riechen allerdings unangenehm, was eben daher kömmt, dass die Angehörigen durchaus die Bett- und Leibwäsche nicht wechseln lassen, die Kinder im Bett selbst auf den Nachttopf setzen und sie oft über 8 Tage lang mit keinem nassen Schwamme berühren. Es entsteht hiedurch ein Gemisch von Gerüchen, wozu Fäces, Urin und Schweiss die Hauptbestandtheile liefern. Sobald man aber den Anus und die Genitalien ordentlich reinigen, die Wäsche wechseln und die Kinder in ein frisches Bett bringen lässt, verschwindet in allen Fällen der sog. specifische Geruch.

Es ist möglich, dass zu Heim's Zeiten der Scharlach von einem solchen begleitet war, in unserer Zeit existirt derselbe nicht mehr.

Gegen den 4. Tag zu lassen nun die örtlichen und allgemeinen Symptome bedeutend nach. Die Angina verschwindet spurlos, das Exanthem erblasst, das Fieber beschränkt sich auf immer schwächer werdende abendliche Exacerbationen, die Kinder setzen sich wieder auf, fangen an zu spielen und begehren wieder zu essen.

3) Stadium der Desquamation.

Die Hautröthe erblasst an den Stellen, wo sie zuerst bemerkt wurde, also am Halse und auf der Brust auch wieder zuerst, und schwindet zuletzt von der Lendengegend und der inneren Schenkelfläche, wo die letzten Spuren noch bis zum 6. und 7. Tage vom Ausbruche an gesehen werden. Vor der Desquamation stellt sich meist ein profuser Schweiss und anhaltendes, ziemlich heftiges Hautjucken ein, worauf dann die Epidermis rissig wird und sich in grösseren Schuppen stellenweise in ganzen Fetzen ablöst. Die neue Epidermis ist in den ersten Tagen schwach rosenroth gefärbt und von besonderer Glätte, nimmt aber bald die Eigenschaften der eben abgeschälten an. Am grossartigsten ist die Abschälung an den Fingern und Zehen, wo sich zuweilen die ganze Epidermis in einem Stücke wie ein Handschuhfinger abziehen lässt. Ein ähnlicher Desquamationsprocess geht auch auf den Schleimhäuten vor sich. Die Kinder räuspern und husten ohne Beschwerden einen trüben Schleim aus, die Zunge stösst ebenfalls ihr Epithel ab, der Harn wird trüb und enthält aus den verschiedenen Abschnitten des uropoëtischen Apparates ungeheure Mengen Epithelzellen. Es werden endlich auch einige grosse schleimige Stühle von aashaft penetrantem Geruche entleert.

Die Desquamation beginnt gewöhnlich gleich nach dem Erblassen des Exanthemes, kann sich aber auch bis 14 Tage später verzögern, was besonders dann stattfindet, wenn die Genesung durch irgend einen anderen intercurrirenden Process, z. B. die Zahnung oder einen Catarrh der Bronchien, des Darmcanals etc. unterbrochen wird. Je stärker die Röthe, um so schneller und grosslappiger die Abschuppung.

Diess wäre das Bild des legitimen Scharlachs. Die Variationen davon sind ausserordentlich mannigfach und lassen sich niemals ganz erschöpfend geben. Sie können am besten von folgenden Gesichtspunkten aus betrachtet werden: 1) Unvollkommenheit oder formelle Verschiedenheit des Exanthemes, 2) Modificationen der Schleimhautbetheiligung, 3) Intensität der Allgemeinerkrankung und 4) anomale Localisationen.

B. Variationen des Scharlachs.

i) Unvollkommenheit oder formelle Verschiedenheit des Exanthemes.

Zu einem vollkommenen Scharlach gehören als Hauptsymptome Röthung der Haut und Angina; fehlt eines dieser beiden, so haben wir die Variation des unvollkommenen Scharlachs und zwar je nachdem das eine oder andere fehlt: 1) Scarlatina sine angina und 2) Scarlatina sine exanthemate.

ad 1). Diese Form wird ziemlich oft beobachtet. Das Exanthem kann vollkommen zum Ausbruch kommen, regelmässig verlaufen, auch die Desquamation sich rechtzeitig und gehörig einstellen, und doch klagen die Kinder nie über Schlingbeschwerden, und die Mandeln sind dem entsprechend nicht geschwollen und kaum geröthet. Die allgemeinen Symptome sind hiebei niemals von besonderer Heftigkeit, und die Schleimhautkrisen immer unbedeutend.

ad 2). So leicht und sicher die erste Unvollkommenheit zu diagnosticiren ist, so schwer ist es die zweite, indem Verwechselung mit einfachen Anginen, welche die Kinder während einer Scharlachepidemie ja auch acquiriren können, kaum zu vermeiden sind. Bei der Scharlachangina gelten als charakteristische Momente: die weite Verbreitung der Röthe, die Himbeerzunge, die Seltenheit der Abscessbildung in den Mandeln und die Heftigkeit des Fiebers, welche Symptome möglicherweise aber sämmtlich auch ohne Scharlach bei der einfachen Angina eines reizbaren Kindes sich zeigen können. Man kann mit Bestimmtheit die Scharlachangina nur dann diagnosticiren. wenn man dasselbe Individuum schon früher an einfacher Angina behandelt hat und nun eine beträchtliche Verschiedenheit in der Form und dem Fieber wahrnimmt.

Dass die Kinder nach Scharlach ohne Exanthem auch vollständig sich häuten sollen, wird mehrfach von Autoren angegeben, ich habe diess noch niemals beobachtet und halte es für räthlicher, bei wirklicher Desquamation einen, wenn auch nur wenige Stunden stehenden Hautausschlag anzunehmen.

Zwischen diesen beiden Formen liegt natürlich eine Reihe von Uebergängen. Es gibt ganze Epidemien, wo das Exanthem verhältnissmässig stark, die Angina schwach ist und umgekehrt Epidemien, wo die Angina sehr heftige Beschwerden verursacht, während das Exanthem oft nur ganz kurze Zeit und nur an einzelnen Körperstellen sichtbar wird.

Bezüglich der Form des Exanthems haben wir vor allem 1) die Scarlatina variegata, 2) die S. levigata. Bei der ersteren entstehen zuerst thaler- bis handgrosse rothe Flecken, welche durch eine gewisse Parthie gesunder Haut von einander getrennt bleiben. Bei der zweiten wird die ganze Haut vom Gesicht bis zu den Füssen krebsroth, in welchem Falle immer die Desquamation am beträchtlichsten ist. Die erstere Form geht auf der Höhe des Exanthemes wohl auch in die zweite über.

Wenn das Exsudat der Cutis massenhaft wird, so entstehen auf der Oberfläche eine Unzahl kleiner Knötchen, wodurch die Haut rauh, wie eine Gänsehaut sich anfühlt.

Diese Knötchen entstehen durch Vergrösserung der Hautpapillen. Man nennt diese Art Scarlatina papulosa.

Bei noch grösserer Exsudation endlich sammelt sich das Exsudat zu Bläschen, die ganze Haut bedeckt sich mit unzähligen mohnsamen-grossen Vchikeln, welche eine alkalisch reagirende, trübe Flüssigkeit ent-halten, platzen und eine mehrfache Desquamation veranlassen. Scarla-latina miliaris, der Scharlachfriesel.

In einzelnen Epidemien stehen diese Bläschen so dicht, dass sie zu grösseren Blasen confluiren können, was man Scarlatina vesiculosa, pu-stulosa, pemphigoidea genannt hat. Zur Miliarenbildung kömmt es ge-wöhnlich nur bei ganz ausgesprochenen, schweren Fällen. —

2) Modificationen der Schleimhautbetheiligung.

Dass der Scharlach keine Hautkrankheit sondern eine Allgemein-erkrankung ist, geht hauptsächlich aus den mannigfachen Affektionen der Schleimhäute hervor.

An der normalen Stelle, in der Mundhöhle, sind die Veränderungen von sehr verschiedener Intensität. Das Gaumensegel und die Mandeln sind entweder nur einfach geröthet, oder geröthet und beträchtlich ge-schwellt, oder sie bedecken sich in bösartigen Epidemien unter ungün-stigen, äusseren Verhältnissen mit grauweissen Membranen, es tritt die Angina diphtheritica auf. Die diphtheritischen Membranen finden sich am häufigsten auf den Mandeln und können durch Gurgeln theilweise losgelöst werden, worauf die Schleimhaut geröthet, erodirt zum Vorschein kommt und sich nach wenigen Stunden mit einer neuen Membran be-deckt. Der Geruch aus dem Munde ist hiebei sehr widerlich, das Schlin-gen ist erschwert und aus der Nase fliesst ein übelriechender Schleim, wenn sich die Diphtheritis nach aufwärts in den Choanen verbreitet hat. Die nächstgelegenen Submaxillar- und Halsdrüsen sind dann immer ge-schwellt und gehen zuweilen in Eiterung über. Die Allgemeinerkrankung ist hiebei stets sehr intensiv und schneller Collaps tritt ein, wenn die Diphtheritis brandig wird. Dabei wird der Geruch aus dem Munde unerträglich aashaft, es stellen sich grosse Schling- und Athembeschwer-den, Diarrhöen, Delirien oder Coma und bald darauf der Tod ein.

Bezüglich ihrer Ausdehnung zeigt die Angina ebenfalls Verschie-denheiten. Sie beschränkt sich in gutartigen Epidemien auf das Gau-mensegel und die Mandeln, erstreckt sich aber, namentlich wenn die diphtheritische Form auftritt, auch auf die Eustachischen Röhren, die Nasenhöhle, die Highmorshöhle, den Pharynx und den Larynx, wodurch je nach den ergriffenen Parthien Schwerhörigkeit, Coryza, grosse Schling-beschwerden oder krupähnliche Symptome auftreten können. Die Epide-mien mit diphtheritischer oder gar gangränöser Angina gehören immer zu den bösartigsten.

3) Intensität der Allgemeinerkrankung.

Unsere Vorfahren nahmen 1) einen erethischen, 2) einen synocha-len, 3) einen torpiden und 4) einen septischen Scharlach an. Wenn sich auch diese Trennung in verschiedene Formen nicht immer streng durchführen lässt, indem häufig bei einem und demselben Falle mehrere derselben nach einander beobachtet werden, so muss doch zugestanden werden, dass der Charakter der allgemeinen Reaktion in den einzelnen Epidemien ein sehr verschiedener sein kann. Hiezu kommt noch die Verschiedenheit je nach der Individualität. Im Allgemeinen kann angenommen werden, je kräftiger und gesunder ein Kind vor der Aufnahme des Scharlachgiftes war, um so synochaler, entzündlicher ist die Reaction seines Organismus, je schwächlicher und dyskrasischer, um so septischer wird der Process verlaufen.

Unter erethischem Scharlach versteht man das Krankheitsbild, welches wir als normalen Scharlach obenan gestellt haben. Die Vorläufer, der Ausbruch, die örtlichen und allgemeinen Veränderungen treten mit keiner gefährlichen Heftigkeit auf und der Verlauf ist desshalb immer ein günstiger. Es darf aus einem normalen Vorläuferstadium und Ausbruch jedoch noch nicht mit Bestimmtheit auf einen ebenso normalen Verlauf gerechnet werden, indem zu jeder Zeit der Charakter des Fiebers sich ändern kann.

Die synochale, entzündliche Form zeichnet sich durch rasches Auftreten der Krankheit, heftiges Fieber, stark entwickeltes Exanthem mit Frieselbildung, beträchtliche Angina und Gehirnerscheinungen, Schlaflosigkeit, Delirien, Kopfschmerz und Lichtscheu aus. In einzelnen Epidemien ist die torpide oder nervöse Form die vorherrschende. Die Krankheit beginnt hiebei sogleich mit grosser Prostration, Schwindel, stillen Delirien, Ohnmachten und Coma. Der Puls ist zwar ausserordentlich beschleunigt, aber klein und leicht zu comprimiren, die Angina hat Neigung in Diphteritis überzugehen. Das Exanthem bricht unvollkommen, nur an einzelnen Körperstellen aus, die Extremitäten sind öfter kühl als warm. Die Zunge wird trocken, wie bei Typhösen, es stellen sich wohl auch profuse Diarrhöen ein und die Kranken sterben gewöhnlich sehr bald am 2.—4. Tage der Erkrankung. Bei der Sektion findet man in der Regel keine den Tod genügend erklärende örtliche Ursache, so dass man die Einwirkung des Scharlachgiftes auf das Blut und das Nervensystem als solche annehmen muss. Genesen solche Kinder, so sind sie gefährlichen Nachkrankheiten ausgesetzt und reconvaleciren in allen Fällen nur sehr langsam.

Als höchsten Grad der torpiden Form kann man die septische gelten lassen, wo der Ausschlag gewöhnlich gar nicht zum Ausbruche kommt und die Diphtheritis der Mundhöhle schnell brandig wird, da unter Bildung von Petechien, unter profusen Blutungen der Nasenschleimhaut, des Darmes und der Nieren der Tod sich in kürzester Zeit einstellt.

4) Anomale Localisationen.

Nicht immer beschränken sich die örtlichen Veränderungen auf die Haut und die Mundhöhle, sondern in einzelnen Epidemien erkranken neben diesen genannten Organen noch andere beträchtlich. So wird von Epidemien berichtet, in welchen viele Kinder auf der Höhe der Krankheit Pleuritis oder Pneumonie bekamen, und daran zu Grunde gingen; in anderen starben sie plötzlich unter tetanischen Krämpfen und man fand dann in der Leiche starkes Oedem, wohl auch eiterige Ablagerung in den Gehirnhäuten. Zuweilen betheiligt sich, namentlich bei beginnender Desquamation, die Darmschleimhaut in hohem Grade und es entstehen profuse Darmcatarrhe oder dysenterische Diarrhöen mit sehr schmerzhaftem Tenesmus. Die häufigste aber unter allen anomalen Localisationen ist die auf die Nieren, wodurch der acute brightische

Hydrops entsteht. Derselbe ist pag. 365 schon ausführlich abgehandelt. Er kommt in einzelnen Epidemien sehr häufig, in andern fast gar nicht vor. In den letzten Münchner Epidemien gehörte er zu den grössten Seltenheiten und stellte sich selbst da nicht ein, wo in der ärmsten Classe der Bevölkerung der Mangel aller Pflege und Aufsicht ihn sicher erwarten liess. In anderen Epidemien werden die Hälfte und noch mehr der Erkrankten trotz aller Pflege hydropisch, so dass man einer vorsichtigen Behandlung die Möglichkeit einer Prophylaxis zwar nicht abstreiten darf, jedoch bekennen muss, dass die Hauptveranlassung in dem Charakter der Epidemie zu suchen ist.

Wo die Angina bedeutend ist, da stellt sich auch sehr gewöhnlich Anschwellung der Lymphdrüsen des Halses, zuweilen auch Parotitis ein. Das Nähere hierüber findet sich pag. 95 im Abschnitte von der metastatischen Parotitis. Aus gleichem Grunde kann sich auch eine Coryza oder eine Otorrhöe entwickeln, indem die Schleimhauterkrankung, namentlich die diphtheritische Form sich in die Nasenhöhle fortpflanzen kann, oder durch die Mitleidenschaft der Eustachischen Röhre Otitis interna veranlasst, worauf dann das Tympanum perforirt, und der Eiter nach aussen abfliesst.

Endlich werden noch Metastasen in das Unterhautzellgewebe mit grossartiger Abscessbildung beobachtet und bei der torpiden und septischen Form kann rasch gangränöser Decubitus sich einstellen. —

Die Nachkrankheiten eines starken Scharlachs sind sehr mannigfach. Am häufigsten werden beobachtet: chronische seröse Ergüsse in der Pleura, dem Bauchfell oder einem Gelenke nach Morbus Brightii, Blödsinn, Chorea, Lähmungen, Taubheit, Blindheit nach heftigen Gehirnerscheinungen; bei cachektischen Kindern und unreinlicher Pflege auch Noma.

Die Differentialdiagnose von Scharlach und Masern wird weiter unten bei den Masern gegeben werden. Weder die pathologische Anatomie noch die chemischen Untersuchungen des Blutes und der Excrete geben irgend eine Aufklärung über das Wesen des Scharlachgiftes. Man findet in der Leiche mit Ausnahme der Schwellung oder Diphtheritis der Mandeln gar keine constanten Veränderungen.

Aetiologie.

Der Scharlach entsteht durch Contagium. Dasselbe haftet am stärksten an den Hautfetzen, welche während der Desquamation von der Haut sich ablösen, wesshalb auch zu dieser Zeit, nicht während der Blüthe des Exanthems, am häufigsten die Ansteckung erfolgt und eine Verschleppung möglich ist. Uebrigens ist der Zeitpunkt, mit welchem die Ansteckungsfähigkeit beginnt und wieder erlischt, noch nicht festgestellt. Es werden Fälle erzählt, wo Kinder schon im Vorläuferstadium angesteckt haben sollen, und wieder andere, wo nach längst beendeter Desquamation noch Infection stattgefunden hat.

Die Contagiosität ist nicht in allen Epidemien gleich ausgesprochen, in manchen ist sie so eminent, dass alle Kinder einer Familie erkranken, sobald bei einem der Scharlach ausgebrochen, in andern ist sie so gering, dass die Mehrzahl der Kinder trotz häufiger Berührung mit Kranken gesund bleibt. Die Inoculationen mit Scharlachblut oder Serum der Frieselbläschen wurden von Stoll, Harwood und Miquel mannigfach angestellt und hatten häufig den Erfolg, dass Scharlach entstand, welcher eben so heftig und selbst heftiger war, als der zur Impfung verwendete. Wenn man durch Impfung nur eine Ansteckung, aber keine Schwächung und engere Localisirung des Giftes erzielen kann, so entspricht sie natürlich ihrem Zwecke nicht. Man braucht hiezu gar nicht diese complicirtere Manipulation, sondern nur eine einfache Berührung mit Scharlachkranken. Am empfänglichsten sind die Kinder zwischen 2—12 Jahren. Kleine Kinder bekommen ihn nur selten, bei ganz heftigen Epidemien. Die Sterblichkeit wechselt zwischen 2—20 Procent. Dass ein Individuum zweimal den Scharlach bekommen könne, wird von einzelnen, zuverlässigen Autoren versichert. Es scheint sich diess jedoch so ausserordentlich selten zu ereignen, dass man eher geneigt ist, einen Beobachtungsfehler, der bei den diagnostischen Schwierigkeiten mancher Fälle sehr verzeihlich ist, anzunehmen.

Behandlung.

Die Verschiedenheit der einzelnen Epidemien macht es unmöglich, eine auf alle Scharlacherkrankungen passende Therapie anzugeben, und schwächt schon vornherein das Vertrauen auf die vielen als Specifica gerühmten Mittel im höchsten Grade.

Es ist überflüssig, die vielen prophylaktischen Mittel aufzuzählen, da keines sich in Wirklichkeit bewährt hat. Die einzige vernünftige Prophylaxe besteht in einer vollkommenen Absperrung der Kinder von allen Scharlachkranken und allen Personen, die mit solchen in Berührung kommen. Diese Absperrung muss jedenfalls 5—6 Wochen für jeden Kranken dauern, wie weit aber und auf welchen Umwegen der Scharlach durch dritte Personen verschleppt werden kann, ist gar nicht zu ermitteln. In schweren Epidemien, in welchen ein grosser Theil der Erkrankten zu Grunde geht, ist es am sichersten, wenn die Kinder die Stadt ganz verlassen, was, da die Epidemien oft lange dauern und in vielen Städten zugleich herrschen, mit grossen Opfern verbunden ist.

Die Behandlung des Scharlachs wird entweder mit specifischen Mitteln und Methoden versucht oder ist eine einfach exspectativ symptomatische.

Zu den specifischen Mitteln gehören: das kohlensaure Ammoniak zu ʒj — ʒjj auf ℥v Lösung — das Chlorwasser ʒj auf ℥vjjj Lösung — die Mineralsäuren — die Essigsäure ʒβ—j pr. die.

Als specifische Methoden waren oder sind zum Theil noch in Gebrauch: Allgemeine Blutentziehungen — Brech- und Abführmittel — kalte Begiessungen, die methodischen Kaltwassercuren haben zwar den von den älteren Aerzten gefürchteten Schaden nicht gebracht, in schweren Epidemien jedoch sich wirkungslos erwiesen — Fetteinreibungen, schon öfter gerühmt und wieder vergessen, von Schneemann neuerdings zugleich mit einer kühlenden Behandlung dringend empfohlen. Schneemann lässt die Scharlachkranken vom ersten Tage an drei Wochen lang Morgens, Mittags und Abends, in der vierten Woche nur einmal täglich am ganzen Körper, den Kopf ausgenommen, mit Speck einreiben. Dabei soll die Zimmertemperatur höchstens 13° betragen, das Bett nur während der Eruption strenge gehütet, so lang das Fieber dauert, kühlende Diät und innerlich kein Medicament verordnet werden. Mit Recht legt Schneemann ein grosses Gewicht auf gründliche, oft wiederholte Ventilation, übertreibt jedoch seine Abkühlung, wenn er räth, die Temperatur des Zimmers auf 10—12° herunterzubringen und jeden Tag die Fenster des Krankenzimmers 3 Stunden lang zu öffnen. —

Es bedarf wohl kaum einer besonderen Berichtigung, dass diese sog. Specifica und specifischen Methoden durchaus keine specifische

Wirkung haben, sondern in schweren Epidemien alle mit einander an der Virulenz des Scharlachgiftes zu Schanden werden. In leichten Epidemien empfehlen sich die am meisten, wodurch die Kinder am wenigsten gequält und an Kräften geschwächt werden. Unter den Mitteln wird desshalb einer verdünnten Mineralsäure, unter den Methoden einer mässigen Fetteinreibung der Vorzug zu geben sein. —

Die exspectativ symptomatische Behandlung beschränkt sich auf Abhaltung aller Schädlichkeiten, welche auf den Verlauf ungünstig einwirken könnten, und auf Minderung einzelner Beschwerden und besonders stürmischer Symptome.

Eine gehörige Ventilation des Krankenzimmers ist immer die wesentlichste Garantie eines günstigen Verlaufes. Dieselbe wird am vollständigsten bewerkstelligt, wenn man 2 neben einander liegende Zimmer zur Benützung hat, so dass der Patient die Hälfte des Tages in diesem, die Hälfte in jenem zubringen kann. Die Temperatur des Zimmers sei, während das Exanthem steht, 13 Grad R., nach Erblassen desselben, oder wenn es nicht gehörig zur Entwicklung kömmt, eher etwas höher als niedriger. Die Kleider und Bettdecken des Kindes müssen so eingerichtet sein, dass es nicht immer transspirirt, aber doch nicht vollkommen sich abkühlen kann. Die Diät sei, so lange Fieber vorhanden, eine antifebrile, wo Verstopfung zugegen, eine leicht eröffnende, namentlich Compot, das die Kinder zu jeder Zeit gerne nehmen, und wo Neigung zur Diarrhöe besteht, eine stopfende Schleimsuppe, schleimige Getränke. Ist das Fieber verschwunden, so verzögert eine so karge Ernährung die Reconvalescenz; mit milden, leicht verdaulichen einfachen Nahrungsmitteln braucht man nicht so ängstlich zu sein.

Nachdem die Desquamation schon seit mehreren Tagen gehörig in Gang gekommen, kann ihre Vollendung durch einige mit grosser Vorsicht gegebene Bäder beschleunigt werden, worauf der Kranke allmälig wieder an die freie Luft gebracht werden darf. Um gegen alle denkbaren Vorwürfe sich sicher zu stellen, thut man gut, die Kinder im Ganzen 6 Wochen lang nicht aus dem Zimmer zu lassen, was in den niederen Ständen und bei mangelhafter Aufsicht freilich nicht immer durchzuführen ist. Interne reicht man bei normalem Scharlach ein indifferentes leicht säuerliches, salinisches oder schleimiges Medicament, bei schlecht entwickeltem Exanthem täglich 3β kohlensaures Ammoniak in 5 Unzen Vehikel.

Bei der symptomatischen Behandlung einzelner lästiger oder drohender Erscheinungen darf man nicht zu eilig noch zu energisch verfahren. Das starke Fieber vor der Eruption könnte zu Blutentziehungen, zu Calomel oder Brechweinstein verleiten, wodurch man jedoch sicherer den Verlauf verzögern als das Fieber zum Schwinden bringen wird.

Eine längere Verzögerung des Ausbruches sucht man durch Senfteige und reizende Waschungen mit warmem Essig oder mit Lauge abzukürzen. Das bestehende Exanthem wird sehr zweckmässig mit Speckeinreibungen behandelt, wodurch sowohl das lästige Hautjucken gemildert, als auch ein Schutz vor rascher Abkühlung gewährt wird.

Drohende Gehirnsymptome, Delirien, Schlafsucht oder Coma werden am deutlichsten durch intensive kalte Begiessungen des kurz geschorenen Kopfes, die stündlich wiederholt werden müssen, gebessert. Narcotica veranlassen zuweilen einen bedenklich raschen Collapsus und werden desshalb in den ersten Tagen besser gemieden. Bei den torpiden, septischen Formen muss man bald zum Chinin, Campher, Wein,

Moschus und Castoreum greifen und die Kräfte möglichst zu erhalten suchen.

Bei den bösartigen, diphtheritischen Anginen wäre eine energische örtliche Behandlung, Bepinselungen mit concentrirter Salzsäure oder Höllensteinlösung sehr erspriesslich. Die Prostration der Kinder und ihr Widerstreben tritt aber meist hinderlich in den Weg. Aus gleichem Grunde kommen nur selten Gargarismen in Anwendung und man muss sich darauf beschränken, den Kindern interne Mittel zu geben, welche als Antidiphtheritica gelten. Die besten sind das kohlensaure Natron und das chlorsaure Kali, das erstere hat einen wirklich günstigen Einfluss auf die Reinigung der Schleimhaut, das letztere nimmt den aashaften Geruch. Man gibt beide Salze getrennt in wässerigen Lösungen, von jedem täglich bis zu einer Drachme.

Die Behandlung der Albuminurie wurde schon früher besprochen, ebenso die der Parotitis nach Scharlach. Darmcatarrhe müssen durch Opium, Mucilaginosa und Adstringentien möglichst rasch beseitigt werden. Lähmungen und Krämpfe nach Scharlach erfordern die gegen diese Uebel schon früher pag. 324 angegebene Behandlung; consecutive Gelenkentzündungen und seröse Ergüsse bessern sich auf warme schmerzstillende Umschläge und Resolventien.

2) Masern. Morbilli.

Unter Masern versteht man einen acuten ansteckenden Hautausschlag, der in kleinen, runden, rothen Flecken besteht, mit catarrhalischen Erscheinungen verbunden ist und mit kleienartiger Abschuppung endet.

Da die einzelnen Masernepidemien, gerade so wie die Scharlachepidemien, bedeutende Variationen erkennen lassen, in ihrem Verlaufe, ihrer Gefährlichkeit und in ihren Nachkrankheiten sehr verschieden sind, so wird es am zweckmässigsten sein, zuerst ein Bild des normalen Verlaufes zu geben und dann die Variationen der Reihe nach aufzuführen.

A. Normale Morbilli.

Es lassen sich mit ziemlicher Schärfe 1) ein Stadium der Vorboten, 2) Stadium des Ausbruches, 3) Stadium der Blüthe und 4) Stadium der Abschuppung unterscheiden.

1) Stadium der Vorboten. Stadium invasionis.

Bei kräftigen Kindern und leichten Epidemien sind die Vorboten nicht so mächtig, dass die Kinder sich niederlegen und das Bild einer ernsten Erkrankung bieten. Die gewöhnlichen Beschwerden sind: Schnupfen, fliessende Nase und häufiges Niessen mit consecutiver Schwellung der Nasenschleimhaut, geröthete Conjunktiva, Thränen der Augen, leichte Blepharitis, Lichtscheu, Heiserkeit und trockner bellender Husten. Die allgemeinen Symptome reduciren sich auf Mattigkeit, Abgeschlagenheit, Appetitmangel, etwas erhöhte Hauttemperatur, Durst, abendliche Fieberexacerbation, die bei reizbaren Kindern sich Nachts bis zu Delirien steigern kann. Die Zunge ist belegt, der Geschmack schlecht, Druck auf den Magen empfindlich. Zuweilen lassen auf stärkeres Nasenbluten die Fiebersymptome nach.

Diese Zeichen steigern sich sämmtlich von Tag zu Tag und beginnen gewöhnlich erst einige Tage nach geschehener Ansteckung.

Nach Korschensteiner's genauen Untersuchungen verläuft in Familien mit mehreren Kindern, von denen eines an den Masern erkrankt ist, immer ein Zeitraum von 10—12 Tagen, bis weitere Erkrankungen eintreten. Panum, welcher auf den Faröern unter äusserst günstigen Verhältnissen eine Epidemie beobachtete, nimmt ein Incubationsstadium von genau 14 Tagen an. Da man weiss, dass das Exanthem, sobald es auf der Haut erschienen ist, auch ansteckt, so kann man mit grosser Wahrscheinlichkeit annehmen, dass die später erkrankten Kinder das Maserngift 10—14 Tage mit sich herumtrugen. Die oben geschilderten Vorboten stellen sich erst 3—5 Tage vor dem wirklichen Ausbruche des Exanthemes ein, und es ist demnach klar, dass das Maserngift die ersten 6—7 Tage nach seiner Infektion durchaus wirkungslos bleibt.

Stadium des Ausbruches. Stadium eruptionis.

Das Exanthem bricht zuerst im Gesichte, auf den Wangen oder dem Nasenrücken aus und kriecht von da über den Hals zum Rumpfe an die oberen und zuletzt auch unteren Extremitäten. Bei vorher gesunden Kindern ist der Ausbruch in 24 Stunden vollendet, geht im allgemeinen jedoch langsamer von Statten als der des Scharlachs.

Das Exanthem beginnt mit blassrothen, kleinen, runden Flecken von der Grösse einer Linse. Dieselben röthen sich mehr und mehr, fliessen, wenn sie sehr dicht stehen, auch wohl zu unregelmässigen Figuren zusammen, lassen aber immer stellenweise normale Haut zwischen sich. Mit zunehmender Röthe erheben sie sich auch über das Niveau der Haut und werden auf der Höhe der Erhabenheiten etwas gelblich, zu Blasenbildung kommt es jedoch niemals. Beim Ausbruche der ächten Blattern bestehen einige Stunden dieselben rothen erhabenen Hautstellen und lassen sich in keiner Weise örtlich von den Masern unterscheiden. Die allgemeinen Symptome jedoch sind bei diesen beiden Exanthemen sehr verschieden und die ächten Blattern kommen in civilisirten Ländern wegen allgemeinen Impfzwanges so gut wie gar nicht mehr bei Kindern vor.

Die rothen, erhabenen Stellen fühlen sich härter an als die normale Haut und die darüber streichende Hand bekömmt ein ganz eigenthümliches Gefühl von ungleicher Härte. Auf der Schleimhaut des Mundes sind wohl auch einzelne ungleich röthere Stellen zu entdecken, das Exanthem ist übrigens hier bei weitem nicht so deutlich als bei Scharlach.

Die allgemeinen Symptome erreichen mit dem Ausbruche des Fiebers ihren höchsten Grad, die meisten Kinder deliriren, sind sehr unruhig und machen den Eindruck schwerer Erkrankung. Der Stuhl ist angehalten, Urin hochroth, reich an Harnsäure und Harnstoff.

3) Stadium der Blüthe. Stadium florescentiae.

Die Masern stehen 4 Tage lang auf der Haut. Das Fieber und die Schleimhautsymptome dauern gemässigt fort, die allgemeine Verstimmung jedoch nimmt sichtlich ab. Der Ausschlag erblasst in derselben Reihenfolge, in der er erschienen ist, zuerst im Gesichte, dann am Rumpf und zuletzt an den unteren Extremitäten. Die grösste Schwellung und Spannung findet sich am 2. Tage nach dem Ausbruche, am 3.

Tage lässt dieselbe schon nach. Die Haut wird zuweilen gelblich, bevor sie zur normalen Färbung zurückkehrt und am 4. sieht man bloss mehr leichte Spuren des erblassenden Exanthemes. In gleichem Maasse mindert sich die Conjunctivitis und der Nasencatarrh, während der Bronchialcatarrh gemäss der grossen dentritischen Ausdehnung der Schleimhautfläche noch lange Zeit und oft in höherem Grade als zu Anfang anhält. Die Expektoration wird hiebei sehr beträchtlich. Sobald das Exanthem am ganzen Körper erblasst ist, beginnt das

4) Stadium der Abschuppung. Stadium desquamationis.

Ueberall, wo das Exanthem aufgetreten ist, da stösst sich die Epidermis ab, allein nicht so, wie beim Scharlach, in grösseren Lappen, sondern immer nur in ganz kleinen Schuppen, die oft wie ein weisser Staub auf der Haut liegen und am besten gesehen werden, wenn man dieselbe mit einem schwarzen Tuche reibt. Je stärker das Exanthem war, um so weisser und staubiger wird das schwarze Tuch. Die Schleimhaut der Nase und der Augen ist nun vollkommen frei, die der Bronchien aber liefert auch bei ganz normalen Masern noch mehrere Wochen lang eine ziemliche Menge Secret, das durch Husten entfernt wird. Das Allgemeinbefinden bessert sich ausserordentlich schnell, so dass es kaum möglich ist, die Kinder länger als 3—4 Tage nach Erblassung des Exanthemes im Bette zu halten. Sie bieten mit Ausnahme eines sie wenig belästigenden Hustens durchaus keine krankhaften Symptome mehr, der Schlaf ist gut, der Appetit vortrefflich, Stuhl und Urin normal und die durch das Fieber heruntergekommenen Kräfte sind in wenigen Tagen wieder ersetzt. Diess wäre das Bild der normalen Masern, wie sie in einer mässigen Epidemie bei einem sonst gesunden Kinde verlaufen.

B. Variationen und Nachkrankheiten.

Wir haben hier zu betrachten: 1) Abweichungen bezüglich des Exanthemes, 2) bezüglich der Schleimhäute, 3) bezüglich der Allgemeinerkrankung und 4) eine Reihe von häufigen, bösartigen Nachkrankheiten.

1) Modificationen des Exanthemes.

Das Exanthem stellt sich nicht immer in der oben geschilderten Ordnung ein. Bei reizbaren Kindern und übertrieben warmer Bedeckung bricht es schon am 2. Tage nach Eintritt der Vorboten aus und hält sich auch nicht an die gewöhnliche Reihenfolge. Es kann statt im Gesichte an den unteren Extremitäten zuerst auftreten. An einzelnen Stellen können die kleinen rothen Flecke confluiren, so dass man Schwierigkeit hat, das Exanthem vom Scharlach zu unterscheiden. Diese grösseren rothen Stellen sind aber niemals über den ganzen Körper verbreitet und man findet immer noch hinreichend charakteristisches Masernexanthem. Auch zu Masern gesellt sich zuweilen ein Bläschenausschlag, der sog. Friesel, jedoch viel seltener als zu Scharlach, worauf dann die Abschuppung in grösseren Schuppen und reichlicher sich einstellt. In bösartigen Epidemien wird das Exanthem bläulich, es verschwindet nicht spurlos, sondern hinterlässt Ecchymosen und ist mit den bösartigsten Schleimhauterkrankungen complicirt.

Die Dauer der Blüthe kann verschieden lang sein. Zuweilen steht es nur 2—3 Tage, es kann aber auch 5—6 Tage lang zu sehen sein, ja es wird sogar berichtet, dass es vollkommen verschwunden war und nach einigen Tagen mit neuem Fieber wiedergekehrt ist.

2) Betheiligung der Schleimhäute.

Die Schleimhäute erkranken im Allgemeinen bei den Masern viel ausgedehnter und intensiver als im Scharlach und es droht von daher viel häufiger Gefahr als von der Infektion des Blutes durch das Maserngift.

Die gewöhnliche Conjunktivitis kann sich zu einer bösartigen Blennorrhöe mit starkem Oedem der Lider steigern.

Der Nasencatarrh kann einen so heftigen Reiz der Schleimhaut bedingen, dass fortwährendes Niesen, eine bedeutende Congestion und endliche Erschöpfung eintritt.

Die Entzündung des Gaumensegels und des Kehldeckels verursachen zuweilen einen unaufhörlichen Hustenreiz, der zu wahren Paroxysmen nach Art des Keuchhustens, mit Erbrechen und Blutungen ausartet.

In bösartigen Epidemien bleibt es nicht bei einfacher Congestion und bei Catarrh der Schleimhäute, sondern es entwickeln sich alsbald diphtheritische Membranen auf denselben, wodurch Perforation der Cornea und Gangrän der Lider, aashaft riechende Coryza und Salivation, bei Uebergreifen auf den Larynx aber der so häufige und gefährliche diphtheritische Krup entsteht.

Lobäre und lobuläre Pneumonie sind bei den Masern ausserordentlich häufig, und namentlich erliegen denselben sehr viele kleine Kinder unter einem Jahre.

Der Darmkanal ist viel seltener bei der Erkrankung betheiligt als die Respirationsorgane, doch kommen auch Diarrhöen, zuweilen sehr perniciöser Art, vor. Das uropoëtische System erkrankt im Gegensatz zu Scharlach, wo Nephritis und Albuminurie zu den häufigsten Complicationen gehören, nur ganz ausnahmsweise. Bei Mädchen kommt zuweilen Diphtheritis der Vagina, die gewöhnlich mit Gangrän der Labien und Tod endigt, vor.

3) Charakter des Fiebers.

Man nimmt ebenso wie beim Scharlach 1) einen erethischen, 2) einen synochalen, 3) einen torpiden und 4) einen septischen Charakter der Masern an, welcher sowohl in ganzen Epidemien, als auch bei einzelnen Constitutionen sich geltend machen kann. Es gilt hier alles, was beim Scharlach schon angegeben wurde.

Der gewöhnliche Charakter ist der erethische, wie er unter „A. Normale Morbillen" geschildert worden ist. Kein Symptom gelangt zu einer gefährlichen Höhe, das Exanthem kömmt und verschwindet zu rechter Zeit, ist von mässiger Intensität, die Schleimhauterkrankungen, das Fieber und die Gehirnsymptome halten sich in den gehörigen Schranken und es treten keine Nachkrankheiten auf.

Wenn die Gefässreaktion sehr bedeutend wird, so nimmt man den synochalen, entzündlichen Charakter an. Er kündigt sich meist schon durch ein stürmisches Vorläuferstadium an. Die entzündlichen Affectionen der Schleimhäute sind sehr heftig, die Haut wird brennend heiss und der ganze Körper ist alsbald mit dunkelrothen, prominirenden

Flecken übersäet. Die Gehirnsymptome sind hiebei sehr bedrohlich, wilde Delirien wechseln mit tiefem, soporösem Schlafe ab. Das stark entwickelte Exanthem steht meist länger als 4 Tage und ist am 5. und 6. Tage noch deutlich zu erkennen. Die Abschuppung ist der vorhergehenden starken Hautcongestion entsprechend ziemlich beträchtlich. Nachkrankheiten werden häufig beobachtet.

In bösartigen Epidemien und bei dyskrasischen, besonders scrofulösen Kindern ist der torpide Charakter des Fiebers der vorherrschende. Es zieht sich hiebei schon das Prodromalstadium unter bedenklichen Symptomen in die Länge und von Anfang an fällt eine ausserordentlich schnelle Kräfteabnahme besonders auf. Die Kinder klagen über Schwindel und Gliederschmerzen, haben fortwährende Angst, Unruhe und Schlaflosigkeit. Der Puls ist sehr accelerirt, aber klein und leicht zu unterdrücken. Erbrechen, profuse Diarrhöen, krupähnliche Hustenanfälle lassen schon vor Ausbruch des Exanthemes eine sehr ungünstige Prognose stellen.

Das Exanthem selbst erscheint bei dieser Form nur selten zur rechten Zeit und gehörig entwickelt, es verschwindet bald wieder, zeigt sich nur an einzelnen Körperstellen und erreicht nicht die gewöhnliche, hochrothe Farbe.

Die Schleimhäute neigen sehr zur diphtheritischen Entzündung. Profuse Diarrhöen, maligne Bronchitis, Krup oder einfache Entkräftung ohne nachweisbare örtliche Veränderungen machen dem Leben nur zu oft ein Ende.

Die höchste Entwicklung dieses Charakters nun ist der septische oder putride. Das Exanthem tritt hier ebenfalls unregelmässig auf und ist sogleich mit Ecchymosen complicirt. Unter den Gehirnsymptomen sind Coma und Ohnmachten die vorwiegenden. Die diphtheritischen Schleimhäute neigen schnell zur Gangrän, die sich bei Mädchen bald auf die Vulva erstreckt. Profuse Nasen- und Darmblutungen können in kürzester Zeit einen hohen Grad von Anämie, einen scorbutischen Zustand herbeiführen.

Nicht immer muss dieser torpide oder putride Charakter von Anfang an zugegen sein. Es kommt auch vor, dass Masern, welche zuerst synochal auftraten, im Verlaufe von einigen Tagen ihren Charakter total zum torpiden umändern, wesshalb auch diese Trennung in verschiedene Formen weniger einen streng wissenschaftlichen als vielmehr praktischen, therapeutischen Werth hat.

4) Nachkrankheiten.

Die häufigste und zugleich bösartigste Nachkrankheit der Masern ist die Tuberculosis. Sie entwickelt sich zuweilen sehr rasch und intensiv als miliare Tuberculose, so dass die Kinder gar nicht mehr dazu kommen das Bett zu verlassen, sondern unmittelbar nach dem Verschwinden des Exanthemes fort und fort fiebern, husten und abmagern. Gewöhnlich aber wird ein längeres Intervall zwischen dem Exanthem und dem Eintritt der tuberculösen Symptome beobachtet. Die Kinder stehen wieder auf, sind fieberfrei und bei gutem Appetit und die überstandene Krankheit ist längst vergessen. Ein leichter Bronchialcatarrh jedoch ist zurückgeblieben und lässt sich durch die sorgsamste Pflege, gleichmässige Temperatur und die verschiedenen Expektorantien nicht beseitigen. Ganz allmälig stellen sich abendlich Exacerbationen, dann allgemeines Unwohlsein, Traurigkeit und Abnahme der Kräfte ein, wobei der

Husten immer stärker und häufiger wird. Die Abmagerung wird nun von Tag zu Tag deutlicher, die tuberculösen Erscheinungen lassen sich alsbald auch physicalisch nachweisen und nehmen in den meisten Fällen bis zum Tode zu. Nur ausnahmsweise können sie zum Stillstand und zur Rückbildung gebracht werden, worauf die Kinder noch Jahre lang eine Neigung zu Bronchitis behalten und oft genug auch neue tuberculöse Insulte erfahren. Die ausführlichere Schilderung der hieher gehörigen Symptome findet sich bei der Lungentuberculose pag. 240.

Eine andere Nachkrankheit, auch meistens complicirt mit Tuberculosis, ist Otorrhöe, welche der adstringirenden Behandlung oft viele Monate widersteht. Sehr gewöhnlich auch sind Impetigo und Eczem im Gesicht, am behaarten Theile des Kopfes und namentlich hinter der Ohrmuschel. Chronische Augenentzündung, vorwiegend Blepharitis, bleibt bei scrofulösen Kindern Jahre lang zurück.

Die Diphtheritis verursacht zuweilen noch sehr spät eine chronische Heiserkeit oder einen Krup, welcher im Allgemeinen eine etwas günstigere Prognose bietet als der rein fibrinöse Krup.

Darmcatarrhe kommen ebenfalls vor, werden aber selten colliquativ und lassen sich durch Diät und passende Adstringentien schnell beseitigen.

Bei schlecht gepflegten, dyskrasischen Kindern stellt sich zuweilen auch Noma ein.

Die übrigen als Nachkrankheiten aufgeführten Veränderungen, Hydrothorax, Ascites, Pericarditis, Meningitis etc. treten so selten ein, dass man in Zweifel geräth, ob man ihnen einen direkten Zusammenhang mit den Masern zugestehen soll.

Bei den Sektionen findet man lobuläre oder lobäre Pneumonie, Diphtheritis der Mundhöhle und ihre Folgen, Darmcatarrh, Gangrän der Vulva etc., aber weder im Blute noch in irgend einem Organe eine Veränderung, welche über das Wesen der Masern näheren Aufschluss geben könnte.

Diagnose.

Die Masern können vorzugsweise mit Scharlach und Erythem verwechselt werden. Sehr viele Neugeborene und Kinder von einigen Wochen bekommen ein fein punktirtes Erythem über den ganzen Körper, das der Form des Ausschlages nach sich durchaus nicht von den Masern unterscheidet. Dasselbe rührt höchst wahrscheinlich von mechanischen Ursachen her, indem die junge, zarte Lederhaut gegen den Reiz der atmosphärischen Luft, der Bäder und Kleidungsstücke noch nicht gehörig abgestumpft ist und die Hautpapillen sich entzünden und vergrössern. Dieses Exanthem besteht meist mehrere Tage, verschwindet, kehrt zuweilen wieder, ist aber gewöhnlich nicht mit catarrhalischen Symptomen complicirt. Sind diese zufälliger Weise auch zugegen, so verläuft der ganze Process doch nicht so typisch und wird nicht von so heftigem Fieber eingeleitet, als die Masern. Ausserdem kommt das Erythem der Neugeborenen ohne alle Contagion vor, und für die Annahme desselben spricht auch namentlich, dass Neugeborene sehr wenig empfänglich für das Maserncontagium sind und gewöhnlich verschont bleiben, wenn auch wirklich grössere Kinder in demselben Hause davon inficirt worden sind.

Die Unterscheidung zwischen Masern und Scharlach bietet zuweilen ziemliche Schwierigkeiten, zumal wenn beide Exantheme zu gleicher Zeit in einer Stadt vorkommen. Es wird desshalb nützlich sein, wenn die Hauptsymptome und Unterscheidungsmerkmale beider Krankheiten nochmals neben einander aufgezählt werden.

Differentialdiagnose.

Masern.	Scharlach.
Das Vorläuferstadium dauert 3—4 Tage.	Schon am 2.—3. Tage Ausbruch des Exanthemes.
Als Prodromalsymptome sind die constantesten: Conjunctivitis, Lichtscheu, Nasen- und Bronchialcatarrh, Niesen, Schnupfen, Heiserkeit, Husten. Pulsfrequenz und Hauttemperatur nur mässig erhöht.	Die catarrhalischen Symptome fehlen hier fast gänzlich. Hingegen sind deutliche Schlingbeschwerden, beruhend auf Röthung und Schwellung der Mandeln, zugegen. Das Fieber ist schon vor Ausbruch des Exanthemes sehr heftig.
Das Exanthem besteht in kleinen, rothen, rundlichen Flecken, welche schwach über der Haut erhaben sind und nur an wenigen Stellen zu grösseren ungleich erhabenen Flecken confluiren. Es bricht zuerst im Gesichte aus.	Das Exanthem überzieht meist den ganzen Körper oder stellt mindestens grosse platte, unregelmässige Flecken dar. Es ist am stärksten an den von Kleidern bedeckten Hautstellen. Es beginnt am Halse und verschont gewöhnlich das Gesicht.
Mit dem Ausbruch des Exanthemes schwinden die bedenklichen allgemeinen Symptome.	Fieber und Angina dauern ungeschwächt während der Blüthe fort.
Das Masernexanthem steht im Allgemeinen etwas länger als das des Scharlachs. Es ist am 4. Tage ganz deutlich, am 5. und 6. oft noch schwach zu sehen.	Das Scharlachexanthem ist in der Regel am 4. Tage vollkommen verschwunden.
Abschuppung in feinem, weissem Pulver.	Abschuppung in grossen Lappen.
Nachkrankheiten: Tuberculosis, Bronchitis, Augenentzündungen, Eczem, Krup und Pneumonie.	Nachkrankheiten: Nephritis, Hydrops, Parotitis, Otorrhöe.

Trotz dieser differentiellen Anhaltspunkte bleibt die Diagnose bei manchen Fällen zweifelhaft, wesshalb denn auch die freilich nichts sagenden Namen: Scarlatina morbillosa und Morbilli scarlatinosi geschaffen worden sind.

Die Prognose wird, wie beim Scharlach meist zu schlecht, bei den Masern zu günstig gestellt, indem man die nur scheinbar genesenen Kranken alle für wirklich geheilt hält. Die Tuberculosis jedoch, welche sich nach den Morbillen sehr häufig und unaufhaltsam entwickelt, rafft noch viele derselben weg, so dass, wenn man die Beobachtungen lange genug fortsetzen kann, das Mortalitätsverhältniss kein gar so günstiges mehr ist.

Während der Blüthe des Exanthemes oder unmittelbar nach der Desquamation sterben allerdings nur sehr wenig Kinder, besonders wenn sie das erste Lebensjahr schon zurückgelegt haben, hingegen befällt die nachfolgende Tuberculosis immerhin einige Procente von Kindern aller Altersklassen.

Aetiologie.

Die Masern sind eminent ansteckend, so dass bei uns in den Städten wenigstens fast alle Menschen, welche noch nicht durchgeseucht sind, davon ergriffen werden. Das Contagium ist sehr flüchtig, und es bedarf zur Ansteckung durchaus keiner direkten Berührung mit Masernkranken. Die Uebertragbarkeit durch dritte Personen lässt sich zuweilen klar nachweisen.

Die Impfversuche mit dem Blute Masernkranker, deren Exanthem sich in der Blüthe befindet, sollen meistens anschlagen und am 7.—10. Tage normale ziemlich gutartige Masern erzeugen. Da der Process hiedurch nicht localisirt wird und der Verlauf ungefähr derselbe ist, als wenn die Kinder zufällig angesteckt worden wären, so haben diese Inoculationen natürlich gar keinen praktischen Werth.

Das Maserncontagium verhält sich gegen andere Infektionen nicht exclusiv. So sah man namentlich schon Varicellen-, Blattern- und Intermittenskranke davon befallen werden. Wenn Krätzkranke Morbillen bekommen, so heilt die Krätze gewöhnlich spontan und auffallend schnell, was seinen Grund vielleicht darin hat, dass die Krätzmilbe durch das Contagium oder die materiellen Veränderungen der Cutis zu Grunde geht.

Auffallend ist schliesslich noch der Zusammenhang der Masern mit dem Keuchhusten. Man bemerkt, dass das eine Contagium gewöhnlich das andere ablöst, namentlich folgt der Keuchhusten oft auf die Masern, so dass man eine gewisse Verwandtschaft beider Processe annehmen bedarf.

Behandlung.

Wir haben keine prophylaktischen Medicamente gegen das Maserncontagium, alle bisher angegebenen haben nicht Stich gehalten. Die Impfung ist, wie schon erwähnt worden, unpraktisch, indem man mit vieler Mühe dasselbe erreicht, was die Kinder gewöhnlich von selbst acquiriren, nämlich einen vollkommenen Masernprocess. Die Absperrung von Masernkranken und allen mit ihnen zusammenkommenden Personen ist das einzige sichere Mittel, eine Infektion zu verhüten. Dieselbe gelingt aber während des Herrschens einer wirklichen Epidemie nur durch Ortswechsel sicher und ist hauptsächlich angezeigt bei ausgesprochen tuberculösen Kindern, bei welchen die Masern regelmässig eine rasche Zunahme der Dyskrasie verursachen.

Die einfachen regelmässig verlaufenden Masern erfordern lediglich eine exspektative Behandlung. Eingreifende Mittel, wie Blutentziehungen, Tartarus stibiatus oder Laxantien, stören in vielen Fällen den regelmässigen Verlauf ohne die gefahrdrohenden Symptome, wegen deren sie in Anwendung kommen, zu beseitigen.

Der beste Schutz gegen einen unregelmässigen Verlauf und gegen Nachkrankheiten ist eine gleichmässige ziemlich hohe Zimmertemperatur, 15° R. so lange die Kranken im Bett sind, 16° R. wenn sie aufstehen sollen. So lange eine Spur von Exanthem zu sehen ist, darf das Bett nicht verlassen werden, und nach vollständigem Verschwinden desselben muss wenigstens noch 14 Tage, bei ungünstiger Jahreszeit noch länger, das Zimmer gehütet werden.

Schwere Federbetten, in welche nach der alten Mode die Kinder bis an das Kinn sich stecken müssen, verursachen eine zu starke Transspiration, auf welche nur um so sicherer Erkältung eintritt. Rosshaarmatrazen und einfache wollene Decken sind dem Zwecke entsprechender,

Sehr wesentlich ist eine gründliche Ventilation des Krankenzimmers, die am besten gelingt, wenn der Kranke zwei nebeneinander liegende Zimmer benutzen kann. Reinlich gewöhnte Kinder empfinden es sehr unlieb, wenn ihnen mehrere Tage lang das Gesicht und die Hände nicht gewaschen werden, wie das noch von vielen älteren Aerzten verordnet wird. Allen Masernkranken, die ich bisher zu behandeln hatte, wurden täglich zweimal das Gesicht und die Hände mit lauwarmem Wasser gewaschen, ohne dass jemals von dieser Procedur schlimme Folgen beobachtet worden wären. Es ist demnach die unnütze Quälerei der Entziehung des Waschwassers gänzlich zu verwerfen.

Die Diät muss streng antifebril sein, so lange noch Spuren von Fieber sich regen. Bei erwachendem Appetite die Kinder fasten zu lassen, ist grausam und verzögert nur die Reconvalescenz. An blanden nicht versüssten Nahrungsmitteln, wie Milch, Suppe und trockenem Weissbrod essen sich die Kinder niemals krank. Bei Neigung zu Diarrhöe reicht man stopfende, bei Obstipation leicht eröffnende Nahrungsmittel und Getränke.

Die Behandlung der unregelmässigen Masern, der Complicationen und Nachkrankheiten ist eine problematische, indem man fast von allen hier empfohlenen Mitteln keine recht entschiedene Wirkung beobachtet.

Die Masern mit deutlich synochalem, entzündlichem Charakter vertragen Ƶj — Ƶjj Salpeter gut, bei ganz robusten, grösseren Kindern werden bedenkliche Kopfsymptome auch ganz passend durch einige Blutegel gemildert. Bei der torpiden, der nervösen Form sind Mineralsäuren, China und Wein indicirt. Heftiger Hustenreiz wird durch Narcotica, Belladonna, Bittermandelwasser oder Opium beruhigt. Schwere Gehirnsymptome erfordern kalte Begiessungen des kahlgeschorenen Kopfes. Zu rasch verschwindendes Exanthem oder eine Verzögerung des Ausbruches muss mit Hautreizen, am besten mit mehrfachen Senfteigen behandelt werden. Auch Clystiere mit verdünntem Essig sind zu diesem Zwecke empfohlen worden.

Starke Diarrhöen müssen in allen Fällen durch Opium und Adstringentien beseitigt werden, schwache Diarrhöen üben bei sonst gut genährten Kindern einen günstigen Einfluss auf die Gehirnsymptome aus.

Die diphtheritischen Schleimhautaffektionen bessern sich auf innerliche Behandlung mit grösseren Gaben chlorsauren Kali's, mindestens Ƶjj — Ƶj pro die, und müssen örtlich, so weit man zu kann, mit Höllensteinlösung bepinselt werden. Gegen wirkliche Sepsis, profuse Schleimhautblutungen, gangränöse Diphtheritis, Ecchymosen der Cutis, muss man ein möglichst roborirendes Verfahren mit grossen Dosen alten Weines, China, Moschus und Naphten einleiten. Aeusserlich hat man Waschungen mit Chlorwasser empfohlen. Ich kann jedoch nicht verhehlen, dass mich diese Behandlungsmethode in wirklich septischen Fällen noch immer im Stich gelassen hat.

Die nach Morbillen sich entwickelnde Tuberculosis bleibt verhältnissmässig öfter wieder stille stehen, als die ganz spontan entstehende. Einen günstigen Einfluss auf diesen Verlauf haben grössere Dosen Chinin, wovon man einen Tag um den andern 3 — 4 Gran auf einmal gibt. Ein Jahre lang fortgesetzter Gebrauch des Leberthrans kräftigt die Ernährung und bewahrt auch vielleicht den Organismus vor neuen tuberculösen Insulten. Landluft, Seebäder und eine vernünftige Abhärtung sind die besten Prophylaktica gegen Fortschritte tuberculöser Erkrankungen.

3) Rötheln. Rubeolae.

Aetiologie und Symptome.

Es gibt kaum eine Krankheit, über welche die Ansichten der Autoren so weit auseinandergehen als über die Rötheln. Die Einen halten sie für einen modificirten Scharlach, die anderen für Masern, wieder Andere für eine Mischform beider. Ueberdiess wurden fieberlose Erytheme, Urticaria, selbst Typhus - und Choleraexanthem als Rubeola beschrieben, und die Verwirrung wurde endlich so heillos, dass die neueren Autoren kurzen Process machten, die ganze Krankheit leugneten und allenfalls dunkle Fälle irgend einer der obengenannten Ausschlagformen zuzählten.

Zu dieser letzteren Ansicht bekannte ich mich auch, bis ich im Frühjahr 1865 eines Besseren belehrt wurde. Zu jener Zeit kamen von Mitte März bis Mitte Mai 11 Personen, 8 Kinder von $^1|_2$—8 Jahren und 3 Erwachsene in meine Behandlung, welche ohne deutliche Vorboten an einem acuten Exanthem litten, das sich in keiner Weise von Masern unterschied. 5 weitere Fälle bekam mein Freund Lindwurm zur selben Zeit zu behandeln, und einige Münchner Aerzte erinnerten sich auf mein nachträgliches Befragen, zur gleichen Zeit eine eigenthümliche Form einer fieberhaften Urticaria mit masernartigem Exanthem gesehen zu haben. Weder vornoch nachher ist mir dieser Ausschlag wieder zu Gesicht gekommen, auch ging keine Masern- noch Scharlachepidemie kurz voraus, noch folgten solche nach. Derselbe Process wird von Köstlin in Stuttgart folgender Massen geschildert: Im Winter $18^{60}/_{61}$ herrschte eine ausgedehnte Röthelnepidemie in der Dauer von 5—6 Monaten durch ganz Stuttgart. Das Exanthem war nicht glatt, sondern leicht papulös mit einem Stich in's Gelbliche, floss nicht zusammen, sondern bildete kürzere oder längere, öfters gewundene, selten gerade Streifen, meistens über die ganze Oberfläche des Körpers; nicht selten war das Exanthem von Hautjucken begleitet und verschwand in der Regel nach 2—3 Tagen, bisweilen noch schneller. Meist erschien und verlief dasselbe ohne jedwede catarrhalische Symptome, auch das Fieber fehlte oder war kaum angedeutet; dagegen zeigte das Exanthem grosse Ansteckungsfähigkeit, durchseuchte ganze Familien und einige Kinder wurden in derselben Epidemie zweimal befallen. Dasselbe Exanthem trat gleichzeitig an verschiedenen anderen Orten Würtembergs auf. —

In neuester Zeit wurden 23 weitere Fälle von exquisiter Rubeola in einer unter Thomas's Leitung von O. Oesterreich verfassten Leipziger Dissertation, sowie auch jene 5 Fälle von Lindwurm und eine eigene Beobachtung von dessen Assistenten Arnold im bayr. Intelligenzblatt veröffentlicht.

Die von mir beobachteten Symptome lassen sich kurz fassen. Das Exanthem unterschied sich in nichts von dem der Morbillen. Hanfkornbis Linsen- grosse rothe Flecke bedecken den ganzen Körper und verursachen meist beträchtliches Jucken. Diese Flecke stehen an manchen Stellen so dicht, dass sie confluiren und unregelmässige Figuren bilden. Sie erheben sich auf etwas über das Niveau der übrigen normalen Haut und bieten, wenn man sanft mit dem Finger darüber streicht, das Gefühl einer ungleichen Härte. Weit verschieden aber von den Masern verhält sich dieses Exanthem bezüglich der Dauer. Es schwindet nämlich schon nach einem längstens nach zwei Tagen vollkommen und die darauf folgende Abschuppung ist sehr unbedeutend, kaum merklich. Das gleiche gilt von den catarrhalischen Symptomen. Wenn auch bei stark entwickelten Exanthem im Gesicht, die Lider schwellen und die Conjunktiva etwas injicirt ist, so fehlt doch ausnahmslos der Bronchialcatarrh, welcher hingegen bei Morbillen ein charakteristisches nie ausbleibendes Symptom ist. Ein Vorläuferstadium war in meinen Fällen kaum zu bemerken und die deutlichen Fiebererscheinungen am ersten Tage verschwinden mit dem alsbald erfolgenden Erblassen des Exanthems so vollständig, dass die Kinder am dritten Tage nicht mehr im Bett zu halten sind und ohne jegliche Nachkrankheit sogleich complet genesen.

Behandlung.

Mit einer rein exspektativen Behandlung reicht man vollkommen aus. Innerlich verdünnte Säuren, äusserlich kalte Waschungen gegen das lästige Jucken war der ganze Heilapparat, der gegen dieses unschuldigste aller acuten fieberhaften Exantheme in Anwendung kam.

4) Variola, die Blattern.

Die ächten Menschenblatter nsind das ausgebildetste aller acuten Exantheme, kommen aber jetzt durch den in fast allen civilisirten Ländern eingeführten Impfzwang ausserordentlich selten vor und werden von den leichteren Formen der Variolois, auch Variola modificata genannt, und von den Varicellen wahrscheinlich ganz verdrängt werden.

Man versteht unter Variola einen fieberhaften, contagiösen, typisch verlaufenden Pustelausschlag, der sich in mehrere Perioden abtheilen lässt.

Symptome.

Wir unterscheiden 3 deutliche Stadien: 1) Das Stadium der Incubation und der Vorläufer, 2) das des blühenden Exanthemes und 3) das der Abtrocknung.

1) Stadium incubationis et prodromorum.

Die Zeit von der Aufnahme des Contagiums bis zum Ausbruch des Exanthemes schwankt zwischen 8 — 14 Tagen. Die ersten Tage dieses Zeitraumes gehen gewöhnlich ohne alle Symptome vorüber, nur in den letzten drei Tagen vor dem Ausbruche werden mehr und mehr pathologische Erscheinungen beobachtet. Indem ich den Verlauf der Blattern bei Erwachsenen als bekannt voraussetze, kann ich mich darauf beschränken, die Vorboten, welche bei kleinen Kindern unter einem Jahre vorkommen, zu schildern. Da bei geimpften Kindern ächte Variola nicht vorkommt und bei uns gewöhnlich vor beendigtem ersten Lebensjahre geimpft wird, so bekommt man nur mehr bei kleinen Kindern diese Form zu sehen.

Man bemerkt an denselben, nachdem sie einige Tage vorher mit ächtem oder auch modificirtem Blatterngifte inficirt worden sind, theils gastrische Symptome, Appetitmangel, belegte Zunge, Erbrechen und Obstipation, theils Symptome von Aufregung des Gefäss- und Nervensystemes, als heisse Haut, frequenten Puls, grosse Unruhe abwechselnd mit Schlafsucht, Aufschreien und Aufschrecken im Schlafe, Knirschen mit den Zähnen, Convulsionen, zuweilen Ohnmachten und raschen Collapsus. Diese sämmtlichen Symptome, welche durchaus nichts charakteristisches haben, — denn das bei Erwachsenen so bezeichnende, subjektive Gefühl von Rücken- und Lendenschmerz kann bei Mangel der Sprache nicht geäussert werden — steigern sich nun 3 Tage hindurch mit abendlichen Exacerbationen, bis schliesslich das Exanthem ausbricht.

2) Stadium eruptionis et florescentiae.

Die ersten Spuren des Ausschlages sieht man im Gesichte, von wo aus sich derselbe auf den Rumpf und die oberen Extremitäten und zuletzt auf die unteren verbreitet. In 24—48 Stunden ist die Eruption vollendet. Die Blatternpustel entsteht in der Weise, dass zuerst ein rother etwas erhabener Fleck auf der Haut sich bildet, der in keiner Weise vom Masernexanthem zu unterscheiden ist. Im Centrum dieses rothen Fleckes entwickelt sich ein kleines hartes Knötchen und auf demselben ein noch kleineres Bläschen, welches sich aber rasch vergrössert, am zweiten Tage die Grösse eines Stecknadelkopfes, am dritten die einer Linse annimmt und schliesslich die ganze ursprünglich rothe Stelle in eine pralle Blase von der Grösse einer halben Erbse mit einer centralen Delle umwandelt.

Nicht alle ursprünglichen rothen Flecken gehen diese Metamorphose ein, ein grosser Theil derselben kommt nicht zur Bläschenbildung, sondern verschwindet nach einigen Tagen spurlos, was am häufigsten an den unteren Extremitäten vorkommt. An den Füssen ist die Eruption überhaupt immer am schwächsten.

Der Verlauf der Blattern ist, was Form und Dauer des Exanthemes betrifft, bei Kindern genau derselbe wie bei Erwachsenen.

Wenn das Exanthem nicht gar zu ausgedehnt über den ganzen Körper aufgetreten ist, so lassen nach seinem Ausbruche die allgemeinen Symptome bedeutend nach. Die grosse Unruhe und die Delirien verschwinden, der Puls wird weicher und langsamer, das Athmen regelmässiger, der specifische Variolageruch aber ist nach dem Ausbruche deutlicher als vorher. Nur bei starker Eruption auf den Schleimhäuten der Augen, der Nase, des Mundes etc. wird keine Minderung der Aufregung bemerkt, indem die grossen, hiedurch veranlassten Schmerzen die Kinder nicht zur Ruhe kommen lassen.

Am 6. Tage nach der Eruption oder am 9. des Beginnes der Krankheit stellt sich auch bei den Kindern die Febris secundaria, das Eiterungsfieber, ein. Der Entzündungshof um die Pocken vergrössert sich, das Gesicht schwillt bis zur Unkenntlichkeit an, die Haut wird wieder heiss und es beginnt ein so unerträgliches Hautjucken, dass sie trotz aller Vorkehrungen die Pusteln, die sie mit den Nägeln erreichen können, aufkratzen. So kommt es endlich zum

3) Stadium. Stadium exsiccatonis.

Dasselbe beginnt nicht am ganzen Körper zu gleicher Zeit, sondern die Pusteln platzen und vertrocknen in derselben Reihenfolge, in der sie entstanden sind, zuerst die im Gesichte, dann am Halse, an den Handgelenken, am Rumpfe und endlich an den unteren Extremitäten. Jede Pustel vertrocknet ziemlich genau am 9. Tage nach ihrer Entstehung, so dass also, die 2 — 3 Tage Prodromalstadium eingerechnet, am 11.—12. Tage der Krankheit sämmtliche Pusteln die Abtrocknung begonnen haben. Zum spontanen Bersten oder zur einfachen Eintrocknung ohne Bersten kommt es bei Kindern fast niemals, indem sie nicht widerstehen können, das enorme Jucken durch Kratzen und Reiben zu mildern.

So bilden sich nun über den ganzen Körper, besonders aber im Gesichte, braune, dicke Krusten, welche, in Ruhe gelassen, nach 3—5 Tagen abfallen und eine mit Epidermis bedeckte Narbe zurücklassen, von den Kindern aber häufig vor der Zeit abgekratzt und durch neue dickere ersetzt werden. Die Blatternarben haben bei den Kindern dieselbe Beschaffenheit wie bei den Erwachsenen, nur ist die Cutis der Kinder noch bedeutend dünner, die Zerstörung desshalb seichter und es gleichen sich mit den Jahren auch Unebenheiten, die Anfangs sehr beträchtlich schienen, mehr und mehr aus.

Die Pocken der Mundhöhle werden in diesem Zeitraume zu flachen Geschwüren und veranlassen eine vermehrte Schleim- und Speichelsecretion. Mit der Abtrocknung schwindet die Febris secundaria, der Appetit stellt sich wieder ein und die Genesung schreitet rasch vorwärts. Zuweilen stossen sich die Nägel an den Fingern und Zehen ab.

Die Prognose ist bei Kindern unter einem Jahre ausserordentlich ungünstig, gegen 60 Procent erliegen.

Die Hauptgefahr für kleinere Kinder bringt 1) ein stürmisches Vorläuferstadium, wo tiefer Sopor oder Convulsionen das Leben bedrohen und 2) die Febris secundaria, welche einen typhösen, septischen Charakter annehmen kann.

Die quantitativen und qualitativen Verschiedenheiten sind bei Kindern dieselben als bei Erwachsenen. Auch hier haben wir Variolae discretae, cohaerentes, corymbosae, und confluentes, in qualitativer Beziehung Variolae crystallinae, siliquosae, depressae, cruentae, gangraenosae etc.

Die häufigsten Complicationen sind: Laryngitis, Pleuritis, Meningitis, Intestinalcatarrh, beträchtliche Augenerkrankungen, welche zu Phthisis bulbi führen können, Otorrhöen, Gangrän des Hodensackes.

Als die häufigsten Nachkrankheiten sind zu erwähnen: Furunkel, Zellgewebsabscesse, Pyämie, Gelenkentzündungen, Knochennekrosen und, was bei kleinen Kindern am auffallendsten ist, rasch sich entwickelnde Scrofulosis in allen ihren Formen und Localisationen. Die Sterblichkeit in Folge der Blattern ist bei Kindern unter einem Jahre eine sehr grosse, indem kaum 40 Proc. genesen.

Aetiologie.

Die Blattern sind eminent ansteckend und zwar durch die Atmosphäre, durch Contakt und durch Inoculation, am ansteckendsten während des Suppurations- und Abtrocknungsstadiums. Das wichtigste aber für die Praxis ist, dass nicht bloss ächte Blattern bei Ungeimpften wieder ächte Blattern erzeugen, sondern dass zuweilen auch die Berührung mit Varioloïden und selbst ganz leichten Varicellen bei einem ungeimpften Kinde die ächte Menschenblatter verursachen kann.

Behandlung.

Man spricht bei vielen Krankheiten von einer Prophylaxis, bei keiner aber lässt sich dieselbe mit solcher Bestimmtheit angeben und durch eine einfache unschädliche Procedur ausführen als bei Variola. Es ist diess die Impfung mit der Kuhpockenlymphe, die

Vaccination.

Bei unseren Hausthieren kommen Pustelausschläge vor und besonders kennt man schon seit langer Zeit die Pocken am Euter der Kühe. Ob dieselben immer durch ein Contagium oder auch spontan entstehen, ist noch nicht genügend entschieden, ihr Verlauf jedoch ist genau beobachtet. Canstatt berichtet darüber folgendermaassen:

Einige Tage vor dem Ausbruche des Exanthemes fressen die Kühe weniger, geben wenig Milch und haben am Euter eine erhöhte Tempe-

ratur. Es zeigen sich hierauf besonders an der Aussenfläche der Euter-
warzen kleine, röthliche Knötchen, die sich in gedellte Pusteln verwandeln und am 4.—7. Tage in voller Reife stehen. Die Pusteln sind perl-
farbig, Anfangs mit heller, später eiteriger Lymphe gefüllt und von einem
rothen Hofe umgeben. Die Berührung des Euters verursacht den Thieren deutliche Schmerzen. Am 12. — 14. Tage vertrocknen die Pusteln,
fallen ab und hinterlassen eine rundliche Narbe.

Dass die Knechte und Mägde, welche solche Thiere zu pflegen haben, angesteckt werden können, wusste man schon vor mehr als hundert
Jahren, auch war schon öfter aufgefallen, dass diese Leute von den ächten Blattern verschont blieben. Eine genaue Prüfung und experimentelle
Constatirung dieser Thatsache wurde aber erst von Jenner geliefert,
welcher am 14. Mai 1796 zum ersten male ein 8 jähr. Kind mit Stoff von
den Händen eines Melkers impfte. Nach regelmässigem Verlauf der Kuh-
pocke wurde bei diesem Kinde am folgenden 1. Juli die Gegenprobe gemacht, indem man ihm ächtes Blatterngift einimpfte. Das Kind blieb unversehrt. Dieser Versuch wurde nun oft wiederholt und im Jahre 1799
errichtete man in London schon die erste öffentliche Impfanstalt. Von
nun an verbreitete sich diese heilsame Maassregel bald über die ganze
civilisirte Erde und es gibt jetzt fast kein Land mehr, wo die Vaccination
im ersten Lebensjahre nicht gesetzlich vorgeschrieben wäre.

Die Vaccination wird am besten in folgender Weise vorgenommen:
Man verschafft sich vor allem ein volkommen normales, gut entwickeltes,
an keinerlei Ausschlag leidendes Kind, das 8 Tage vorher geimpft worden ist und mehrere legitime Impfpusteln an jedem Arme zeigt. Man
sticht nun mit schräg gehaltener Impfnadel eine Pustel mehrmals so
seicht an, dass nur reine, nicht mit Blut gemischte Lymphe austritt, was
in grösseren Tropfen erst nach 1 — 2 Minuten geschieht, indem die Vaccinepusteln bekanntlich nicht einfach blasig, sondern gefächert sind. Die
wohl abgetrocknete Impfnadel wird alsdann in diese Lymphe getaucht,
so dass sie auf der Vor - und Rückseite damit benetzt ist. Man fasst
hierauf den Oberarm des zu impfenden Kindes so unter der Achsel, dass
man sich die äussere Fläche desselben gehörig spannt und sticht nun
im oberen Drittheil 4 — 6 Mal die Nadel seicht ein. Die Stiche dürfen
nicht sogleich bluten und am sichersten gelingt die Impfung, wenn man
nach derselben nur einen kleinen rothen Tupfen bemerken kann. Die
Stiche müssen wenigstens 6 Linien von einander entfernt sein, weil sonst
die sich entwickelnden Pusteln confluiren.

Man impft am besten in den Sommermonaten, weil man im Winter
eine langsamere Entwicklung der Pusteln beobachtet. Das beste Alter ist
zwischen 3 und 12 Monaten. Bei herrschenden Blatternepidemien ist es
jedoch rathsam, schon wenige Tage nach der Geburt die Impfung vorzunehmen. Die zu impfenden Kinder müssen vollkommen gesund und nicht
gerade in einer Zahnperiode (vide pag. 11) begriffen sein.

Eine besondere Behandlung der Geimpften ist nicht nöthig. Sie
können nur wie nach gebadet werden, und um Reibung zu vermeiden
thut man gut, vom 4.—10. Tage den Arm mit einer feinen Leinwandbinde
einzuwickeln, wodurch das Erythem der Umgebung am sichersten auf
einem mässigen Grade erhalten bleibt.

Die Uebertragung der Dyskrasien durch Vaccination von einem
Kinde auf das andere ist nur bezüglich der Syphilis erwiesen. Scrofulosis und Rachitis können nicht übergeimpft werden, da im Publicum
jedoch häufig nicht die gehörige Einsicht hierin herrscht, so nimmt man,
um alle späteren Vorwürfe abzuschneiden, am besten nur ganz wohlge-
bildete Kinder ohne allen Ausschlag zur Abimpfung.

Die Vorsicht gebietet, immer Impfstoff vorräthig zu haben, damit bei Ausbruch einer Blatternepidemie derselbe nicht erst gesucht und verschrieben werden muss. Er wird ohne alle Mühe und Schwierigkeit auf folgende Weise gesammelt: Man sticht eine oder einige gut entwickelte, 8 Tage alte Impfpusteln eines gesunden Kindes mehrfach an, wartet ein Paar Minuten, bis die ausgetretenen Tropfen gehörig gross geworden sind und hält nun ein gewöhnliches gläsernes Capillarröhrchen mit seiner Mündung in schräger Richtung an den Tropfen. Das Capillarröhrchen muss desshalb schräg, flach aufgesetzt werden, damit bei allenfallsigen Bewegungen des Kindes keine Verletzungen stattfinden. Ich erinnere mich einmal ein Kind in Behandlung bekommen zu haben, bei dem während der Anlegung des Glasröhrchens durch ungeschickte Hand dasselbe zerbrach, die Glassplitter in die Pustel eindrangen und ein bösartiges Erysipel des ganzen Armes veranlassten. Nach den Gesetzen der Capillarität füllt sich das Röhrchen alsbald mit Lymphe, welche man bis zur Länge eines Zolles eindringen lässt. Man zieht nun das Röhrchen zurück, klopft mit der linken Hand ein Paar Mal auf den Rücken der rechten, wodurch bei senkrecht gehaltenem Röhrchen dessen Inhalt noch etwas weiter nach innen dringt und schneidet mit einer Scheere die Enden so ab, dass auf jeder Seite das Glas $1/_3$—$1/_2$ Zoll über die Lymphe hinausragt. Die beiden Enden werden nun mit einem Tropfen Siegellack verschlossen und es kann der Impfstoff auf diese Weise Jahre lang in flüssiger Form aufbewahrt werden. In niedriger Kellertemperatur von 8 — 10° R. behält er seine Wirksamkeit bedeutend länger, als wenn man ihn in unseren Wohnzimmern bei circa 15° R. aufbewahrt.

Soll mit einem so conservirten Stoffe eine Impfung vorgenommen werden, so schneidet man mit der Scheere die beiden Siegellackknöpfe wieder ab, schiebt das Capillarröhrchen in ein etwas weiteres, ebenfalls gläsernes Röhrchen hinein, hält beide Röhrchen mit Daumen und Zeigefinger zusammen und bläst nun den Impfstoff direkt auf die Nadel. Die Impfung wird hierauf, wie jede gewöhnliche von Arm zu Arm, vorgenommen.

Die Entwicklung der Vaccinepustel geht in folgender Weise vor sich: Die kleinen Stiche lassen sich als rothe Tupfen noch einige Stunden lang bemerken. Hat gar keine Blutung stattgefunden, so verschwindet hierauf jede Spur des Einstiches, ist ersteres jedoch der Fall gewesen, so bleiben braune Punkte sichtbar. Am 3. Tage nach der Impfung röthet sich die Impfstelle stärker und es erhebt sich ein kleines, rundes, härtliches Knötchen, auf dessen Spitze sich bis zum 5. Tage ein perlfarbiges Bläschen entwickelt. Dieses Bläschen wächst nun täglich mehr in die Breite, bekommt eine deutliche Delle, wie die Variolapustel, und ist am 8. Tage als bläulichroth durchschimmernde Pustel mit rothem Hofe in vollster Blüthe.

Die Pusteln haben einen fächerigen Bau, ihr Inhalt fängt am 9. Tage an trüb zu werden, der rothe Hof vergrössert sich unter zunehmender Härte mehr und mehr, die Achseldrüsen werden empfindlich und es stellen sich allgemeine Symptome ein. Die Kinder werden sehr unruhig, schlafen die Nacht nicht, haben heisse Haut, grossen Durst und sind zu acuten Krankheiten, namentlich Pneumonieen und Darmcatarrhen sehr geneigt. Nach 2 — 3 Tagen verschwinden diese Allgemeinerscheinungen wieder. Am 11. Tage erblasst der harte rothe Hof mehr und mehr, die trübe Pustel verliert ihre Delle und spitzt sich etwas zu. Bei gehöriger Schonung platzt sie nicht, sondern trocknet zu einer braunen Kruste ein, welche in 2—3 Wochen abfällt und eine weisse, vertiefte, etwas unebene Narbe zurücklässt. Wenn sie aufgekratzt wird, so nässt sie einige Stunden und vertrocknet dann ebenfalls zu einer grösseren, unregelmässig conturirten Kruste.

Nicht immer ist der Verlauf der Vaccine so regelmässig und einfach wie er eben geschildert worden. Das secundäre Fieber wird zuweilen so intensiv, dass Gefahr für das Leben einzutreten scheint. Die Kinder bekommen heftige Convulsionen, collabiren, werden ganz bleich oder erbrechen anhaltend zuerst weissen, dann galligen Magenschleim. Von einem tödtlichen Ausgang, der lediglich durch das secundäre Fieber bedingt sein sollte, hört man jedoch niemals, und wenn Kinder mit Vaccinepusteln sterben, so findet man bei sorgfältiger Sektion gewöhnlich noch eine anderweitige Todesursache.

Bei Kindern mit feiner, reizbarer Haut erkranken andere Hautstellen, es tritt eine Nesselsucht oder ein varicellenähnlicher Bläschenausschlag am ganzen Körper ein. Scrofulöse Kinder bekommen einen ausgedehnten Pustelausschlag, an welchem namentlich die geimpften Oberarme sich betheiligen, wo dann die Impfpusteln gar nicht heilen, sondern zu scrofulösen Geschwüren sich umwandeln.

Die schlimmste Complication ist eine erysipelatöse Entzündung der Oberarme, welche bei roher Behandlung besonders dyskrasischer Individuen am 9.—12. Tage sich entwickeln kann. Das Erysipel breitet sich über den ganzen Arm, selbst noch über einen Theil des Rumpfes aus, das Fieber ist dabei sehr heftig, die Genesung geht nur langsam von Statten und die Pusteln ulceriren.

Als Anomalien des örtlichen Verlaufes sind eine zu rasche und eine verzögerte Pustelbildung zu erwähnen. Bei schlechtem Impfstoffe, der aus einer mangelhaft entwickelten Pustel stammt, bilden sich schon nach 2 — 3 Tagen kleine Bläschen, welche, wenig gedellt, kaum die Grösse einer Linse erreichen und nach 6 — 8 Tagen schon wieder vertrocknen. Als seltene, der vorigen entgegengesetzte Anomalie wird erzählt, dass die Eruption zuweilen bedeutend retardiren und die Incubationszeit 8—10 Tage dauern soll. Bei mehreren Hundert Impfungen, die ich bisher vorzunehmen Gelegenheit hatte, konnte ein solches Retardiren noch nicht beobachtet werden.

Als wirkliche Nachkrankheit einer mit allen Cautelen vorgenommenen Impfung ist nur der plötzliche Ausbruch scrofulöser Affectionen zu erwähnen, wovon die Kinder tuberculöser Eltern oft mit auffallender Schnelligkeit und Vehemenz befallen werden.

Die Frage, auf wie lange Zeit die Vaccination gegen Variola schützt, wurde schon vielfach ventilirt und die hierüber gepflogenen Untersuchungen haben endlich zur allgemeinen Einführung der Revaccination zur Zeit der Pubertät geführt. Mag man nun annehmen, die Vaccination schütze auf Zeitlebens oder nur auf 10 oder auf 20 Jahre, so viel steht jedenfalls fest, dass Kinder, welche ordentliche Vaccinepusteln gehabt haben, vor ächter Variola vollkommen geschützt sind. Die Vaccination ist somit als ein grosser Gewinn für die ganze Menschheit zu erachten, wesshalb das englische Parlament auch einen Akt der Dankbarkeit ausübte und ihrem Erfinder Jenner eine Nationalbelohnung von 30,000 Pfd. votirte.

Brechen in einer Familie, in welcher sich ein noch nicht geimpftes Kind befindet, die ächten oder modificirten Blattern aus, so hat man bei demselben die Impfung so schnell als möglich vorzunehmen, um den Verlauf des gewöhnlich doch ausbrechenden Exanthemes zu mildern. Es verlaufen dann die Vaccine- und die Blatternpusteln ungestört neben einander. Man hat jedoch beobachtet, dass, wenn die Vaccine dem allgemeinen Exanthem zuvorkommt, das letztere einen weniger gefährlichen Charakter annimmt.

So viel von der Vaccination. Die Behandlung der einmal ausgebrochenen Blattern ist ebenso exspektativ symptomatisch einzuleiten, als die des Scharlachs und der Masern. Man sorge für gute Ventilation, für eine gleichmässige Temperatur von 14° R. und enthalte sich aller schwächenden Behandlung, namentlich der Blutentziehungen, des Calomels und der Abführmittel überhaupt. Ist Darmcatarrh zugegen, was bei Kindern unter einem Jahre sehr gewöhnlich ist, so kann man denselben in mässigem Grade fortbestehen lassen, weil die Gehirnsymptome hiedurch sichtlich gemildert werden, sobald er aber profus zu werden droht, muss er durch kleine Dosen Opium, alle 3—4 Stunden 1 Tropfen Tinktur, zum Stillstand gebracht werden.

Mit dem Ausbruche der Pocken stellt sich die Indication ein, die Entwicklung der Pusteln im Gesichte und hiemit die so traurig entstellende Narbenbildung zu verhüten. Die zu diesem Zwecke bisher angegebenen Mittel lassen viel zu wünschen übrig und es entstehen in vielen Fällen trotz aller Behandlung bedeutende Narben. Das sicherste Mittel ist eine frühzeitige Aetzung, die man nach Bretonneau am besten in der Weise ausführt, dass eine goldene, spitze Nadel in eine concentrirte Höllensteinlösung getaucht und hiemit jede junge Pustel möglichst früh angestochen wird.

Aetzt man am zweiten Tage nach dem Ausbruche, so tritt ein Stillstand in der Entwicklung der Pustel ein, nach einigen Tagen wird die Oberhaut durch eine dünne Kruste emporgehoben und nach Abfall dieser Kruste bleibt keine entstellende Narbe zurück.

Diese Aetzung ist jedoch ziemlich schmerzhaft und erfordert bei confluirendem Exanthem eine längere Zeit, wesshalb man sich darauf beschränkt, die Augen, die Augenlider, den Nasenrücken und die Nasenflügel auf diese Weise zu behandeln, während man die übrigen Theile des Gesichtes, die Stirne, die Wangen und das Kinn mit Quecksilberpflaster bedeckt. Das Quecksilberpflaster muss jeden zweiten Tag gewechselt und sogleich da weggelassen werden, wo sich dennoch vollkommene Pusteln entwickelt haben. Ein Theil der Pusteln geht durch diese Behandlung sicher abortiv zu Grunde, ein anderer kommt nicht zu gehöriger, ausgedehnter Entwicklung und nur sehr wenige hinterlassen bleibende, entstellende Narben.

Ausserdem wurden Waschungen mit Sublimatlösung, mit Chlorwasser und Bepinselungen mit Jodtinktur empfohlen. Das allgemeine Verfahren beschränkt sich nach der Eruption auf antiphlogistische Diät, Offenerhalten des Stuhles und bei grosser Unruhe auf kleine Dosen Opium.

In der Periode der Eiterung und Abtrocknung wird es dringend nöthig, das Kratzen und vorzeitige Abreissen der Krusten möglichst zu verhüten, zu welchem Zwecke man den Kindern am besten leinene Fausthandschuhe anzieht. Gegen das heftige Hautjucken hat sich Bestreuen der Haut mit Stärkmehl oder Bestreichen mit einem Liniment aus Kalkwasser und Olivenöl als heilsam erwiesen. Die gleichmässige Zimmertemperatur dürfen die Kinder erst verlassen, wenn alle Krusten abgefallen sind und die jungen Narben anfangen weiss zu werden.

Wenn das Fieber den torpiden, septischen Charakter angenommen hat, so müssen die Nervina und roborirenden Mittel in Anwendung kommen, wie solche schon bei der Therapie des Scharlachs ausführlicher besprochen worden sind.

5) Die modificirten Blattern, Variolois, und die Schafblattern, Varicellae.

Schon lange Zeit vor Entdeckung der Vaccination war Aerzten und Laien eine leichte Kinderkrankheit, die Varicellen oder Schafpocken, bekannt. Von dieser niedrigsten Entwicklungsstufe der Blattern aber bis hinauf zur entwickeltsten Form der confluirenden Variola gibt es eine grosse Reihe von Uebergängen, welche man alle unter dem Namen Variolois, oder modificirte Blattern, Mittelblattern, zusammengefasst hat. Sie als eigene für sich bestehende Exantheme ohne direkten Zusammenhang mit den ächten Pocken anzusehen, geht desshalb nicht wohl an, weil es schon oft vorgekommen ist, dass Nichtgeimpfte von leichten Varicellenkranken die schwersten Formen der Variola bekamen, und umgekehrt, Geimpfte durch Berührung mit ächten Blatternkranken nur die Varicellen acquirirten.

Zur leichteren Verständigung bleibt es jedoch rathsam, die alten Bezeichnungen beizubehalten, und es sollen desshalb auch die beiden allerdings nicht scharf geschiedenen Krankheitsformen Variolois und Varicellae separat geschildert werden.

Symptome der Varioloiden.

Bei der Variolois können ganz dieselben Stadien beobachtet werden wie bei Variola, nur sind sie alle kürzer und weniger scharf marquirt. Die Gesammtdauer der Variola vom Beginn der Vorläufer bis zur Vertrocknung der Pusteln nimmt einen Zeitraum von 16—18 Tagen in Anspruch, die der Variolois nur von 7—11 Tagen.

Die Vorläufer sind die nämlichen wie bei Variola, sie dauern aber gewöhnlich keine vollen 3 Tage, sondern nur 24—36 Stunden und sind im Allgemeinen weniger intensiv. Der specifische Pockengeruch fehlt, hingegen stellt sich, was bei Variola gewöhnlich nicht der Fall ist, fast regelmässig ein dunkelrothes, grossfleckiges Hauterythem ein, das man mit dem Namen „Rash" bezeichnet. Dieses Erythem ist nicht als Anfang des Pustelausschlages zu betrachten, indem die später sich entwickelnden Pusteln eben so gut auf vorher von Rash verschonten als davon befallenen Stellen auftreten können.

Das Exanthem bricht rascher und weniger regelmässig aus. Die Eruption beginnt nicht im Gesichte allein und steigt auch nicht gradatim den Rumpf hinab bis zu den unteren Extremitäten, sondern stellt sich ziemlich gleichzeitig am ganzen Körper ein. Während bei Variola an ein- und derselben Körperstelle alle Blattern auf gleicher Entwicklungsstufe stehen und keine Nachschübe beobachtet werden, findet man bei Variolois sehr gewöhnlich Knötchen, Bläschen und grosse Pusteln neben einander, und die Zahl der Pusteln vermehrt sich mehrere Tage lang noch fort. Bei Variolois kommen allerdings einzelne Pusteln vor, welche sich bezüglich ihrer Grösse und Struktur in keiner Weise von ächten Blattern unterscheiden, die Mehrzahl derselben aber bringt es nicht zur genabelten Pustel, sondern vertrocknet als hanfkorngrosses, hyalines Bläschen zu einem entsprechend dünnen Schorfe.

Die allgemeinen Symptome, welche schon von vorneherein unbedeutender waren, verschwinden mit dem Ausbruche des Exanthemes entweder gänzlich oder reduciren sich wenigstens auf ein Minimum. Ein wirkliches secundäres Fieber kommt hier nicht vor und die Kranken befinden sich meist so wohl, dass sie kaum im Bette zu erhalten sind. Auch die entwickeltsten Pusteln beginnen spätestens am 5.—6. Tage zu vertrocknen, und zuweilen bemerkt man mitten unter den vertrocknenden noch einzelne Nachzügler, welche sich zu Bläschen erheben, gewöhnlich aber abortiv wieder zu Grunde gehen. Die Eiterung der Pusteln wird nicht so mächtig, dass die Umgebung sich erysipelatös röthet und dass die Mehrzahl der Pusteln zum Aufplatzen käme. Der gewöhnliche Fall ist, dass sie rasch eintrocknen, dass die Krusten nach einigen Tagen abfallen und leicht geröthete, kaum vertiefte Narben hinterlassen. Die Pusteln auf der Schleimhaut der Mundhöhle und des Pharynx heilen ebenfalls in kürzerer Zeit als bei Variola.

Die Nachkrankheiten sind hier selten und bei vorher gesunden Kindern wenig gefährlich. Zuweilen entwickelt sich eine hartnäckige Furunkulosis oder ein stark nässender Impetigo mit Schwellung der benachbarten Lymphdrüsen. Bei scrofulösen Kindern machen die dyskrasischen Affektionen meistens beträchtliche Fortschritte.

Die Prognose ist hier viel günstiger als bei Variola, indem von Kindern unter einem Jahre nur 8—10 Procent, von älteren Kindern kaum 5—6 Procent erliegen.

Die Gefahr beruht besonders auf Betheiligung des Larynx, wodurch Krupsymptome und plötzliches Glottisödem entstehen, ferner auf rasch tödtenden Convulsionen, auf Complication mit Pneumonie oder Meningitis und endlich auf dem ausnahmsweise sich entwickelnden septischen Charakter des Fiebers.

Therapie der Varioloiden.

Die Vaccination gewährt keinen Schutz gegen Variolois, sondern sie modificirt das Contagium der ächten Blattern so weit, dass dessen Uebertragung auf ein geimpftes Kind nur mehr im höchsten Falle Variolois zu erzeugen im Stande ist. Da man jedoch schon vielfach erfahren hat, dass die Variolois bei geimpften Kindern milder verläuft als bei Nichtgeimpften, so ist auch in dieser Beziehung die Vaccination als ein wohlthätiges Prophylacticum zu betrachten. —

Die Behandlung der einmal ausgebrochenen Krankheit ist eine rein exspektativ symptomatische. Es gilt hier alles, was bei der Therapie der Variola schon gesagt worden. Die Aetzung der Pusteln im Gesichte ist im diesem Falle nicht nöthig, indem die Pusteln weniger tief in die Cutis eindringen und nur seichte Narben zurücklassen. Eine Bedeckung der grösseren Parthien des Gesichtes mit Quecksilberpflaster genügt in der Regel zur Verhütung entstellender Narben.

Zu Anfang der Krankheit gibt man am besten verdünnte Mineralsäuren, wenn Diarrhöe zugegen, Mucilaginosa. Bei Larynxkrup leisten intensive Aetzung des Pharynx und der Epiglottis mit einer concentrirten Höllensteinlösung (3β—$\mathfrak{z}j$ Wasser) die besten Dienste. Die Ausführung der Cauterisation des Pharynx ist leicht; will man aber die Gewissheit haben, dass der Inhalt des Aetzschwämmchens in den Kehlkopf gelangt, so muss man mit einem raschen Griffe den Kindern den Zeigefinger der linken Hand weit in den Mund hineinstecken, den Kehldeckel mit der Fingerspitze fassen und nun den Schwamm auf der Stimmritze schnell ausdrücken. Der Kopf des Kindes muss hiebei gut fixirt werden. Diese Procedur erfordert immerhin eine gewisse Uebung und Geschicklichkeit. Bei Kindern, welche schon eine genügende Anzahl Zähne haben, ist es rathsam, das letzte Glied des einzuführenden Zeigefingers mit einem Leinwandstreifen zu umwickeln, weil sie ihren Widerstand durch starkes Beissen fortzusetzen sich bestreben.

Im Stadium der Abtrocknung kann man bei kleineren Kindern

durch Fausthandschuhe von Leinwand das übermässige Kratzen zu verhindern suchen, grössere Kinder werden durch diese Procedur natürlich
sehr indignirt und beunruhigt. Man begnügt sich hier, die Nägel an
Händen und Füssen möglichst kurz schneiden zu lassen.

Die Reconvalescenz macht gewöhnlich rasche Fortschritte und es
bedarf desshalb nur selten einer speciellen roborirenden Nachbehandlung.

Symptome der Varicellen.

Die Varicellen, auch falsche, Schaf-, Wasser- oder Steinpocken
genannt, sind das ungefährlichste, geringfügigste unter allen acuten
Exanthemen, so dass die Mehrzahl der Fälle, namentlich wenn eine
ausgebreitete Epidemie herrscht, gar nicht in ärztliche Behandlung
kommt.

Von Vorläufern wird bei grösseren, sonst gesunden Kindern so gut
wie nichts bemerkt. Zuweilen gehen einen, höchstens zwei Tage lang
gastrische Symptome, Erbrechen, Appetitmangel, Magenschmerz, ein
leichtes Fieber oder Urinbeschwerden dem Ausbruche des Exanthemes
voraus.

Ohne besondere Steigerung dieser Vorläufersymptome bricht nun
das Exanthem ordnungslos an verschiedenen Körperstellen zugleich aus.
Kleine rothe Flecken erheben sich rasch, in 6—12 Stunden, zu linsen-
bis erbsengrossen Blasen, welche man einzeln für sich betrachtet von
kleinen, durch Verbrennung entstandenen Bläschen nicht unterscheiden
kann. Sie sind meist rund oder etwas oval, und nicht gefächert, so dass
sie bei einfachem Anstechen ihren ganzen Inhalt entleeren. Eine Delle
ist gar nicht oder nur sehr seicht vorhanden. Die meisten dieser Bläschen finden sich auf dem Rücken und der Brust, weniger an den Extremitäten und die wenigsten im Gesicht, nur auf der Stirne kommt immer die eine oder andere Pustel zum Vorschein.

Gewöhnlich bleibt es nicht bei einer Eruption, sondern es stellen
sich die folgenden Tage Nachschübe ein, so dass frische und ganz vertrocknete Varicellenblasen nebeneinander vorkommen können. Wenn
auch die meisten Bläschen nicht über die Grösse einer kleinen Linse
hinauskommen, so findet man doch bei allen Varicellenkranken eine oder
einige Pusteln am Rücken oder auf der Stirne, welche schwach gedellt
entschieden an die ächte Variolapustel erinnern.

Der Verlauf der meisten Bläschen ist ein sehr rascher. Ihr Inhalt
trübt sich schon nach 2 — 3 Tagen und vertrocknet am vierten zu
einer flachen, blätterigen Kruste, welche nach einigen Tagen abfällt und
keine Narbe, sondern bloss einen rothen Flecken zurücklässt. Der
schmale rothe Hof, welcher sich zur Zeit des Trübwerdens der Bläschen gebildet hatte, verschwindet wieder sobald die Krusten vertrocknet
sind.

Der rothe Fleck, welcher noch einige Wochen lang den vormali-
gen Sitz der Krusten erkennen lässt, ist nach dieser Zeit nicht mehr zu
finden.

Wenn einzelne fieberlose Nachschübe den Verlauf nicht besonders
in die Länge ziehen, so ist die ganze Krankheit bis auf die rothen Spuren der Pustelchen nach 8—10 Tagen vollständig beendet. Nachkrankheiten werden hier nicht beobachtet, nur bei scrofulösen Kindern entwickeln sich zuweilen direkt aus den Bläschen chronische, nässende Ausschläge und widerstehen dann lange einer austrocknenden Behandlung.

Der constante Ausgang der Varicellen ist rasche und vollständige Genesung. Als Variationen dieser gewöhnlichen Schafpocken werden in der Literatur angeführt: die Varicellae lenticulares, wo gar kein Bläschen die Grösse einer Linse überschreitet und keines genabelt ist, und: die Varicellae coniformes oder acuminatae, die sog. Horn- oder Spitzpocken, wo sich zuerst harte Knötchen auf der Haut erheben, auf welchen dann am folgenden Tage kleine, spitze Bläschen entstehen. Das Bläschen trocknet schnell wieder ab, und ihre härtliche Basis schrumpft unter mehrmaliger Desquamation ein.

Recapituliren wir die wesentlichsten Unterschiede zwischen Variolois und Varicellen, so ergibt sich, dass die Varicellen im Gegensatze zu ersteren kurze oder gar keine Vorläufer haben, dass das Exanthem ganz ordnungslos mit vielen Nachschüben ausbricht, das Gesicht fast gänzlich verschont, nach 2—3 Tagen schon wieder abtrocknet und keine Narben hinterlässt. Lebensgefahr oder irgend ein bleibender Nachtheil ist bei Varicellen niemals zu fürchten. Vaccination und überstandene ächte Variola gewähren keinen Schutz gegen Varicellen.

Behandlung der Varicellen.

Wenn bei Variolois schon ein exspektatives Verfahren für ausreichend erklärt worden, so gilt diess noch vielmehr für Varicellen. Wenn die Kinder, wie gewöhnlich, fieberlos sind, so ist es eine schwere Aufgabe, sie im Bett zu halten. Die Bettwärme ist übrigens bei diesem Exanthem auch gar nicht dringend indicirt und selbst von grober Vernachlässigung einer gleichmässigen Temperatur bekommt man keine üblen Folgen zu sehen.

Sind fieberhafte Prodromalsymptome vorhanden, so gibt man leichte Abführmittel, Tamarinden oder Mittelsalze. Die Pusteln lässt man mit etwas Oel oder Coccusfett bestreichen, reducirt die Kinder einige Tage auf blande, vegetabilische Diät und hält sie in gleicher Zimmertemperatur. Nach Abfall der Krusten wird durch 3—4 lauwarme Bäder die gestörte Thätigkeit der Haut passend wieder angeregt.

6) Erythema neonatorum.

Abgesehen von der physiologischen, rothen Hautfärbung, mit welcher alle normalen Kinder zur Welt kommen, und die erst nach einigen Tagen zuerst gelbroth und endlich hell rosenroth wird, kommt bei Neugeborenen noch sehr häufig ein Erythema papulosum vor.

Symptome.

Dasselbe ist gewöhnlich auf der Brust und dem Rücken am stärksten entwickelt und besteht aus kleinen dunkelrothen Knötchen, welche auf einem ebenfalls rothen Grunde stehen. Die Cutis ist hiebei nur wenig infiltrirt, Hautjucken scheint zugegen zu sein, indem alle Kinder, so lange das Exanthem sichtbar ist, weniger ruhig sind. Auf Fingerdruck schwindet die Röthe schnell, um nach aufgehobenem Finger sogleich in erhöhtem Maasse wiederzukehren. Nach einigen Tagen erblasst das Erythem und die dunkelsten Stellen schuppen sich leicht ab.

Es ist im Verlaufe durchaus nichts typisches zu bemerken und der ganze Process kann bald in 2, bald erst in 14 Tagen vollendet sein. Auch kann ein und dasselbe Kind öfter als einmal davon befallen werden. Allgemeine Symptome werden hiedurch fast gar nicht veranlasst, die Kinder haben kein Fieber, keine Schleimhautbetheiligung, und behalten ihren Appetit, wodurch sich diess Erythema schon hinlänglich von Scharlach und Masern unterscheidet. Das Exanthem selbst hat allerdings oft die grösste Aehnlichkeit besonders mit Scharlach, und man muss in der That die begleitenden Symptome zu Hilfe nehmen, um obengenannte acute Exantheme sicher ausschliessen zu können. Uebrigens sind Neugeborene für die letzteren sehr wenig empfänglich.

Aetiologie.

Die Ursachen dieses Erythemes sind höchst wahrscheinlich äussere, wofür das Befallenwerden in den ersten Lebenstagen und die öftere Wiederkehr bei einem Individuum spricht. Die zarte Haut der Neugeborenen verträgt eben nicht immer gleich von Anfang an den Reiz der Kleider und Bäder gut und gelangt dann zu jenen hohen Graden von Hyperämie, welche das Erythema papulosum darstellt.

Behandlung.

Da das Erythem in kurzer Zeit spontan verläuft, so kann ohne allen Nachtheil ein rein exspektatives Verfahren eingehalten werden. So lange es besteht, muss alle Reibung der Haut gänzlich vermieden werden, und namentlich nach dem Bade, das keinen Tag ausgesetzt werden darf, sollen die Kinder einfach in trockne Tücher eingeschlagen, aber nicht gerieben werden. Leichte Fetteinreibungen mit Ol. Coccos oder irgend einem anderen reinen Fette scheinen die Kinder etwas zu beruhigen. Die Hemdchen und Windeln müssen während dieses Zeitraumes möglichst fein und weich sein.

7) Erysipelas. Rothlauf.

Bei grösseren Kindern von 5 — 15 Jahren kommen Erysipele vor, welche sich in nichts von der Rose der Erwachsenen unterscheiden, und desshalb hier auch nicht weiter berücksichtigt werden sollen. Das Erysipel der Neugeborenen und Säuglinge aber bietet, namentlich symptomatisch und prognostisch, so bedeutende Verschiedenheiten dar, dass eine besondere Abhandlung desselben nöthig erscheint. —

Es zeichnet sich diese Art von Erysipel durch seine grosse und constante Neigung zum Wandern aus, indem es sich nicht auf einen kleineren oder grösseren Theil des Körpers beschränkt, sondern über die ganze Hautoberfläche fortkriecht. Immer die zunächst liegenden Theile werden ergriffen, während die vorhererkrankten Parthien allmälig erblassen, und es tritt kein Stillstand der Krankheit ein, bis nicht die ganze Körperoberfläche heimgesucht worden ist. Selbst nicht einmal damit beruhigt sich dieser perniciöse Process, sondern beginnt in seltenen Fällen an einer beliebigen entfernten Stelle von neuem, um noch einmal eine grössere oder geringere Fläche zu durchwandern.

Die localen Symptome sind nicht verschieden von denen der gewöhnlichen Rose: Röthung, Schwellung, Wärme und Schmerz bei Druck. An ein und derselben Stelle bleibt das Exanthem in seiner Blüthe 1—3 Tage lang und erblasst auffallend rasch, sobald es neue Parthien ergriffen hat.

Der ganze Process dauert im seltenen Falle der Genesung 4 — 5 Wochen. Neugeborene erliegen regelmässig nach einigen Tagen, Kinder, welche schon mehrere Monate alt sind, genesen auch nur ausnahmsweise.

Aetiologie.

Bei Neugeborenen geht das Erysipel fast regelmässig vom Nabel aus und wird besonders häufig während der Puerperalfieberepidemien beobachtet, wo es niemals zu einer normalen Vernarbung des Nabels kömmt. Bei älteren Kindern können alle möglichen Hautverletzungen dazu Veranlassung geben. Am häufigsten erfolgt das Erysipel auf Vaccine- und Impetigopusteln, kann aber auch von einem einfachen Wundsein, Intertrigo, einer Hautfalte ausgehen. Bei der grossen Häufigkeit dieser Hautveränderungen einerseits und der Seltenheit der Rose andererseits muss jedoch immer noch eine bestimmte Disposition hiezu, ohne welche alle diese Momente ungefährlich bleiben, angenommen werden.

Behandlung.

Alle Versuche, das Erysipel zu localisiren, sein Weiterkriechen zu verhindern, sind bisher erfolglos geblieben. Selbst das Ferrum candens wurde versucht, es konnte jedoch auch durch diese höchst eingreifende Behandlung kein Stillstand erreicht werden.

Die interne Behandlung muss jedenfalls eine roborirende sein. Die Engländer wollen Erfolge gesehen haben von der Tinct. ferri muriatici oxydat. stündl. 2 Tropfen. Die wenigen Kinder, die ich bisher von Erysipel genesen sah, bekamen von mir täglich 2—3 Gran Chinin einige Tage hindurch und mehrere Wochen lang stündlich 1 Caffeelöffel Bordeaux. Oertlich wurde nur Ol. Coccos angewendet.

8) Intertrigo. Frattsein.

Unter Intertrigo versteht man ein Wundwerden, einen Epidermisverlust zwischen den Hautfalten, entstanden durch Reibung zweier gereizter, einander gegenüber liegender Hautflächen. Er kommt am häufigsten vor zwischen den Hinterbacken, in der Schenkelbeuge, unter den Achseln und am Halse. Fette Kinder können bei übrigens vollkommener Gesundheit und sorgfältigster Pflege in allen Hautfalten fratt werden, bei mageren geschieht diess nur, wenn diarrhoische Stühle und mit Urin durchnässte Windeln längere Zeit mit der Haut in Berührung bleiben.

Der erste Grad des Intertrigo ist Röthung und Feuchtwerden der betreffenden Hautfalte. Die Epidermis erweicht dann ausserordentlich schnell und lässt sich als ein weisser Schleim wegwischen, worauf die Cutis dunkelroth und schmerzhaft gegen Berührung zu Tage liegt. Die nun sich einstellende Secretion ist ziemlich beträchtlich und kann bis zu leichter Krustenbildung sich steigern. Bei einiger Reinlichkeit und passender Behandlung ersetzt sich die verloren gegangene Epidermis bald wieder, sind jedoch die Kinder dyskrasisch oder atrophisch und dauert die ursprüngliche Veranlassung, die Diarrhöe, fort, so nehmen die Erosionen den geschwürigen Charakter an, können sich mit diphtheritischen Membranen besetzen und in den schlimmsten Fällen sogar gangränös werden.

Der gewöhnliche Intertrigo der fetten Kinder weicht einem geeigneten Verfahren in 2—3 Tagen, der der atrophischen Kinder heilt fast niemals so lange Diarrhöe besteht.

Behandlung.

Als Prophylacticum streut man bei fetten Kindern ganz passend in die Hautfalten den Bärlappsamen, Semen Lycopodii, welcher die Berührung und Reibung verhindert und bei seiner schwach hygroscopischen Eigenschaft lange trocken bleibt. Gewöhnlich aber wird er von den Laien auch als Heilmittel bei schon verloren gegangener Epidermis benützt und ist hier keinesweges am Platze. Das gelieferte Exsudat verbindet sich mit dem Semen Lycopodii zu harten, grossen Krusten und vermehrt die Hautentzündung beträchtlich. Wo dieses ungeeignete Verfahren stattgefunden hat, muss man die Krusten mit etwas Oel erweichen und sanft entfernen. Die vorhandenen Excoriationen bestreicht man am besten mit Blei- oder Zinksalbe, welche man in der Armenpraxis durch einfachen Talg ersetzen kann. Tägliche, nicht zu warme Bäder, sind das beste Präservativ gegen das Frattwerden.

9) Furunculosis.

Kinder verschiedenen Alters leiden sehr häufig an vereinzelten Furunkeln oder Blutschwären, welche, dem rascheren Stoffumsatz im Allgemeinen entsprechend, in kurzer Zeit ihren Pfropf abstossen und verhältnissmässig schnell zur Heilung kommen. Anders verhält sich die Sache bei kleinen Kindern tuberculöser Eltern.

Hier stellen sich zuweilen am Hinterhaupte und am ganzen Kopfe überhaupt eine grosse Menge von Furunkeln ein, welche einer nach dem andern aufgehen und so mehrere Wochen lang dem Kinde ausserordentlich grosse Schmerzen bereiten. Das Exsudat ist gewöhnlich kein fester Pfropf, wie er bei den vereinzelten Furunkeln vorkommt, sondern ein dickflüssiger, gelber oder blutgemischter Eiter, nach dessen Entleerung sich flache mit den Haaren verklebende Krusten bilden.

Dabei schwellen die Drüsen des Nackens und Halses consensuell an, sind sehr schmerzhaft gegen Berührung und gehen wohl auch hie und da in Eiterung über.

Die Zahl dieser Furunkel kann so bedeutend werden, dass endlich das ganze Hinterhaupt mit confluirenden Krusten bedeckt ist, unter welchen immer wieder neue zum Vorschein kommen, die alten Krusten emporheben und nach Entleerung ihres Eiters die letzteren verdicken helfen. So zieht sich dieser äusserst schmerzhafte Process viele Wochen hin, die kleinen Kinder schlafen fast gar nicht, die grösseren am ehesten, wenn sie die Wärterin auf den Arm nimmt, wo sie dann ihr Gesicht auf deren Schulter legen. Endlich trocknen die Krusten ein und es folgen keine neuen Nachschübe mehr. Die Krusten werden locker und können nun leicht sammt den Haaren, insoferne selbe nicht schon vorher ausgefallen sind, abgeschnitten werden. Die Spuren der Furunkeln geben sich noch lange Zeit als blaurothe, glänzende Narben zu erkennen. Die consensuelle Anschwellung der Cervicaldrüsen verschwindet hierauf ebenfalls. Die Ernährung und Entwicklung der Kinder leidet durch die anhaltende Schlaflosigkeit in hohem Grade, geht aber, wenn die Verdauungsorgane nicht catarrhalisch afficirt sind, nach geheilter Furunkulosis wieder rasch von Statten.

Bei vollkommen gesunden Kindern wird dieses Uebel fast niemals beobachtet, sondern gewöhnlich ist es der Vorbote einer grossen Reihe von scrofulösen Erkrankungen.

Behandlung.

Abkürzen lässt sich dieser Process nicht. Das einzige, was der Therapeut thun kann, ist, dass er die anhaltende Unruhe und Schlaflosigkeit zu heben sucht, wodurch dem Kinde und dessen Angehörigen ein grosser Dienst geschieht. Es gelingt diess sehr leicht durch 1 — 2 Tropfen Opiumtinktur, wodurch bei einem jeden, auch dem unruhigsten Kinde einige Stunden lang ein erquickender Schlaf eintritt. Nachtheilige Folgen sieht man von einem mässigen Gebrauch der Opiumtinktur niemals. Oertlich behandelt man die Krusten am besten mit Fett. Man bestreicht sie mehrmals des Tages mit Oel oder irgend einer milden Salbe, worauf sie erweichen und bröcklig werden. Es werden hiedurch die schmerzhaften Zerrungen an den mit den Krusten verklebten Haaren vermieden. Eine vorzeitige Eröffnung der Furunkel bringt keine Erleichterung. Man muss sich darauf beschränken, die gelb durchscheinenden Eiterpünkte mit einer Nadel anzustechen, wodurch die schmerzhafte Spannung um einige Stunden abgekürzt werden kann. Zur Verhütung fernerer Krustenbildung müssen an den erkrankten Hautstellen die Haare so kurz als möglich geschnitten werden.

10) Scabies. Die Krätze.

Da bei Abfassung dieses Capitels Kenntniss der Hautkrankheiten im Allgemeinen vorausgesetzt wird, so kann ich die zoologische Beschreibung der Krätzmilbe füglich unterlassen und sogleich auf die durch sie verursachten Veränderungen auf der Haut kleiner Kinder übergehen. Die beste Beschreibung und Abbildung der Milbe findet sich in Simon's Hautkrankheiten und Küchenmeister's Parasiten.

Symptome.

Die Krätzmilben dringen in die zarte Epidermis der Säuglinge mit besonderer Vorliebe und auffallend rasch ein, und einige Tage nach erfolgter Ansteckung beginnt schon allenthalben das consecutive Exanthem zu erscheinen. Dasselbe ist bei kleinen Kindern je nach ihrem Alter verschieden. Ganz kleine, erst ein Paar Wochen alte Kinder bekommen es in geringerem Grade, weil sie noch zu ungeschickt sind, sich intensiv zu kratzen, während Kinder im Alter von mehreren Monaten fast am ganzen Körper damit bedeckt werden.

Das Exanthem ist meist am entwickeltsten an den Händen, am Gesäss und auf der Bauchhaut und bietet zuerst folgende Form. Es entstehen an verschiedenen Stellen des Körpers stark juckende, rosafarbige Papeln, auf deren Spitze sich kleine wasserhelle Bläschen entwickeln. Bleiben diese Bläschen unversehrt, so trübt sich nach einigen Tagen ihr Inhalt, wird eiterig und es entstehen somit grössere oder kleinere Pusteln, die spontan platzen und eine gelbe, rundliche Kruste hinterlassen. Werden die Bläschen jedoch, wie es gewöhnlich der Fall ist, vorzeitig aufgekratzt, so bluten die wundgekratzten Stellen etwas und es bilden sich kleine röthliche schwarze Krusten.

Je stärker die Kinder kratzen, um so ausgedehnter wird das Exanthem. Durch Confluiren einzelner Pusteln entstehen besonders oft an den unteren Extremitäten und dem Gesäss grössere Geschwüre, welche lange der Heilung widerstehen. Hat die Krätze nun längere Zeit fortbestanden, so nimmt die ganze Haut, auch jene Parthien, welche frei von Papeln sind, eine schäbige, trockene Beschaffenheit an.

Das Allgemeinbefinden krätzkranker kleiner Kinder leidet in Folge des unaufhörlichen Juckens und der schlaflosen Nächte beträchtlich, und die Kinder magern, wenn die Krätze nicht gehörig behandelt wird, was leider noch häufig der Fall ist, sichtlich ab.

Was das Alter betrifft, so sind lediglich die Neugeborenen davon verschont, weil eben die Milbe einige Tage Zeit braucht, bis sie sich in die Epidermis einbohrt und dann das consensuelle Exanthem veranlasst. Erst wenn dieses entstanden, wird man die Gegenwart der Gänge gewahr; denn vorher hat man meist keine Veranlassung, die Haut mit so grosser Aufmerksamkeit zu untersuchen. Sind die Kinder einmal einige Wochen alt, so werden sie für die Krätze sehr empfänglich und acquiren sie regelmässig, wenn eines oder das andere ihrer Geschwister sie in das Haus gebracht.

Die Krätze ist an kleinen Kindern schwerer zu diagnosticiren als bei Erwachsenen, weil die Milben nicht bei diesen eine Vorliebe für die Hände haben, sondern ihre Gänge am ganzen Körper und zwar sehr vereinzelt graben, so dass man bei einem Kinde oft lange suchen muss, bis man einen characteristischen Gang aufweisen kann. Das Auffinden der Gänge wird ferner noch dadurch erschwert, dass dieselben ganz weiss bleiben und nur wenig von der übrigen Haut abstechen, während die an den Händen Erwachsener in Folge der verschiedenen Beschäftigungen bald schwärzlich schmutzig werden und durch einfache Waschungen sich nicht mehr weiss waschen lassen. Der Schmutz, der unter die Epidermis gelangt ist, wird natürlich durch das Wasser kaum berührt. Am häufigsten findet man die Gänge bei kleinen Kindern auf der Haut des Bauches und des Gesässes, sie kommen jedoch auch im Gesichte vor, was man bei Erwachsenen niemals beobachtet. Das consensuelle Exanthem ist bei ersteren immer viel ausgedehnter und dichter als bei letzteren.

Aeltere Kinder mit feiner Haut haben zuweilen excessiv grosse eitrige Pusteln, welche die Grösse einer halben Erbse erreichen und selbst noch übersteigen können. Es entleert sich beim Anstechen ein grosser Tropfen Eiter und gewöhnlich füllen sich diese Pusteln nach Entleerung dieses ersten Tropfens noch einigemal wieder. Sie hinterlassen meist dunkel pigmentirte, lange Zeit sichtbare Narben. Man hat diesen grosspusteligen Ausschlag auch die fette Krätze genannt.

Der Verlauf der Scabies ist bei Kindern immer ein sehr langwieriger, wenn nicht die geeignete Therapie eintritt, und kann sich auf Monate hinaus ausdehnen. Die Pusteln und Excoriationen werden dabei immer grösser und zahlreicher, die Unruhe immer anhaltender und die Abmagerung macht bedenkliche Fortschritte. Endlich, wenn fast die ganze Haut mit dicken Schuppen und Krusten bedeckt ist, scheint auch eine spontane Heilung ohne direkt antiscabiöse Behandlung eintreten zu können.

Behandlung.

Die Behandlung scabiöser Kinder unterscheidet sich wesentlich von der der Erwachsenen, und ist verschieden, je nachdem der consensuelle Ausschlag bloss aus Papeln oder auch aus Pusteln und Geschwüren besteht. Bei kleinen Kindern, welche noch wenig kratzen können, ist er gewöhnlich nur papulös, und man kann in solchen Fällen ganz zweckmässig die Schnellkur anwenden.

Die Kinder werden am ganzen Körper, das Gesicht allein ausgenommen, mit grüner Schmierseife eingerieben und eine halbe Stunde darauf in ein warmes Bad gesetzt, in welchem die Seife sich rasch löst. Nachdem sie sanft abgetrocknet worden, schmiert man nun am besten die alte Helmerich'sche Salbe, bestehend aus 1 Theil kohlensaurem Kali, 2 Theilen Schwefel und 8 Theilen Fett, ebenfalls am ganzen Körper ein und lässt sie wo möglich 24 Stunden auf der Haut. Röthet sich diese letztere jedoch stärker und werden die Kinder sehr unruhig, so thut man

besser, sie durch ein zweites Bad schon früher zu entfernen. Dass sämmtliche Kleider und das Bett gewechselt und gehörig mit Lauge gereinigt
werden müssen, bedarf kaum einer besonderen Erwähnung. Zuweilen
verschwindet die Scabies schon auf die erste Einreibung vollständig, meistens jedoch muss diese Procedur noch 2—3 Mal wiederholt werden, was
Vorsichtshalber immer anzurathen ist und um so leichter auch geschehen
kann, als die Kinder dadurch nur wenig belästigt werden.

Anders gestalten sich die Verhältnisse, wenn die Haut sehr verkratzt und ausgedehnte Pustel - oder gar Geschwürsbildung sich eingestellt hat. Hier verursacht die grüne Seife auf der entblössten und geschwürigen Cutis ausserordentlich heftige Schmerzen, und es entsteht
sogar Geschwulst und erysipelatöse Röthe an einzelnen Körperstellen.
Man muss demnach von der Anwendung dieses Mittels vollständig abstehen. Auch die Helmerich'sche Salbe brennt wegen ihres Gehaltes an
kohlensaurem Kali hier zu heftig und wird letzteres desshalb besser weggelassen. Man begnüge sich, solche Kinder mit einer Salbe, bestehend
aus 1 Theil Schwefelblumen und 4 Theilen Fett, täglich einmal nach dem
Bade zu reiben und die Wäsche täglich ganz zu wechseln. Nach meinen neuesten Versuchen ist auch der peruvianische Balsam ein einfaches,
mildes Krätzmittel, womit man ebenso wie mit der modificirten Schwefelsalbe verfährt. Man wird erfahren, dass auch bei dieser nicht ätzenden Behandlung nach 10—14 Tagen das Hautjucken aufhört, die vorhandenen Pusteln abheilen und keine neuen Nachschübe mehr sich einstellen.

Besonders hohe Temperaturgrade, wie sie in manchen Spitälern
noch für die Krätzezimmer Vorschrift sind, tragen nur wenig zur rascheren Heilung bei und haben den grossen Nachtheil, dass die Kinder hiedurch sehr verweichlicht und zu Erkältungen disponirt werden.

Ich lasse bei dieser letzteren modificirten Behandlung mit der einfachen Schwefelsalbe oder Perubalsam die Kinder während der guten
Jahreszeit den ganzen Tag über im Freien.

Es versteht sich von selbst, das man in Familien, wo mehrere
Glieder an Scabies leiden, zu keinem günstigen Resultat kommt, wenn
man nicht alle zu gleicher Zeit einer entsprechenden, möglichst energi-
schen Behandlung unterwirft. In den unteren Classen der Bevölkerung,
wo nicht Wäsche genug zum Wechseln vorhanden und die Beschaffung
der Bäder zu kostspielig ist, sind die Chancen für eine baldige Genesung
sehr ungünstig und werden erst besser, wenn die älteren Glieder der
Familie in einem Spitale eine gründliche Cur durchgemacht haben.

11) Der angeborene Naevus, das Muttermal.

Nachdem der Naevus vasculosus, das Gefässmal, die Teleangiecta-
sie schon bei den Krankheiten der Gefässe (pag. 379) abgehandelt worden, bleiben nur mehr die angeborenen Pigmentmäler, die Warzen und
die angeborenen Fettgeschwülste zur Besprechung übrig.

Unter Pigmentmal, Fleckenmal, Spilus versteht man rundliche
oder mannigfache Figuren darstellende Hautflecken von verschiedener
Farbe. Sie sind gelb, braun, schwarz oder grau, und schwanken zwischen der Grösse einer Erbse und einer flachen Hand, ja bedecken in
manchen Fällen sogar einen grösseren Körpertheil, den ganzen Rücken,
eine ganze Extremität. Die Farbenveränderung rührt her von dem im
Malpighischen Netz abgelagerten Pigmente. Zuweilen ist die Haut an
diesen Stellen etwas gewulstet und höckerig, so dass das Mal über die
gesunde Haut prominirt, und ziemlich häufig ist sie mit dichten Haaren

28

besetzt, wodurch sie Aehnlichkeit mit dem braunen Pelze eines Thieres bekommt. Nicht immer ist die Pigmentirung an allen Stellen des Naevus gleich vertheilt, bald ist die Peripherie, bald das Centrum heller. Es vergrössern sich diese Pigmentmäler niemals anders als im Verhältnisse des allgemeinen Körperwachsthums und zuweilen wird sogar ein vorzeitiger Stillstand im Wachsthum beobachtet.

Unter Warzenmal versteht man höhere Prominenzen der Haut, welche durch Verlängerung der Papillen und Bindegewebsneubildung entstanden und gewöhnlich auch braun pigmentirt sind. Von diesen angeborenen unterscheiden sich wesentlich die so häufig später entstehenden Warzen älterer Kinder. Diese letzteren bestehen aus einer Anzahl senkrecht stehender Zapfen der verlängerten Hautpapillen, welche von einer harten Epidermislage bedeckt sind. Sie sind nicht pigmentirt, entwickeln sich an den verschiedensten Stellen der Hände und des Gesichtes und verschwinden nach einigen Monaten alle spurlos wieder, wesshalb sie auch für die sog. Sympathiecuren, für Dummheit und Betrug, ein beliebter Gegenstand der Aufmerksamkeit geworden sind. Die zuerst geschilderten, angeborenen Warzenmäler verschwinden niemals spontan.

Unter Naevus lipomatodes, Fettgeschwulst, versteht man rundliche oder cylindrische, mit normaler Haut bedeckte Fettauswüchse, welche meist gestielt sind, zuweilen aber auch mit breiter Basis aufsitzen. Sie gehören streng genommen nicht zu den Hautkrankheiten, weil die Cutis hiebei vollkommen unversehrt ist, sondern beruhen auf einer abnormen Fettwucherung des Unterhautfettes. Dieselben wachsen gewöhnlich im Verhältniss zum Körperwachsthum, in einzelnen Fällen aber auch schneller.

Therapie.

Bezüglich der totalen oder partiellen Exstirpation dieser verschiedenen Mäler und der dabei zu berücksichtigenden Cautelen je nach ihrem Sitze verweisen wir auf die Lehrbücher der Chirurgie. Bei kleineren Naevi können die chirurgischen Eingriffe häufig vermieden werden, indem man die Vaccination in und auf denselben vornimmt. Die Einstiche der Impfnadel müssen in diesem Falle so dicht neben einander gemacht werden, dass die daraus entstehenden Pusteln confluiren.

Es erhebt sich hierauf am 7.—8. Tage der ganze Naevus zu einer hohen, schmerzhaften Pustel, welche längere Zeit eitert und häufig ulcerirt, schliesslich aber meist eine rosarothe oder weisse Narbe zurücklässt. Wenn bei grossen Mälern auch nicht alles Pigment durch dieses Verfahren zerstört werden kann, so werden jedenfalls grössere pigmentlose Inseln in denselben erzeugt, welche spätere Operationen sehr erleichtern können.

Bei Kindern, welche schon geimpft sind, kann man durch fortgesetzte Localbehandlung mit Tartar. stibiat. oder Sublimat tiefe Pustelgeschwüre erzeugen, nach deren Heilung auch häufig weisse Narben zurückbleiben. Jedenfalls werden bei behaarten Mälern die Haarwurzeln hiedurch zerstört, was das Erschreckende derselben bedeutend mindert.

Bei den einfachen, nicht angeborenen Warzen grösserer Kinder, welche gewöhnlich fast mit einem Male an verschiedenen Stellen emporwuchern, sind alle chirurgischen Eingriffe, Schneiden und Cauterisiren unnöthig, indem sie eben so spontan wieder verschwinden, wie sie gekommen sind. Der innerliche Gebrauch kleiner Dosen kohlensaurer Alkalien oder der kohlensauren Magnesia soll das Abfallen der Warzen beschleunigen.

12) Verbrennung. Combustio.

Bei der Unerfahrenheit und Ungeschicklichkeit der Kinder kommen Brandwunden sehr oft vor und sind sogar sprüchwörtlich geworden. Ein gebranntes Kind fürchtet das Feuer. Am häufigsten brennen sich die Kinder an den oberen Extremitäten und im Gesicht, am gewöhnlichsten an heissen Gefässen oder mit heissen Flüssigkeiten, Milch, Wasser oder Suppe. Es sind aus diesem Grunde die höheren Verbrennungsgrade, völlige Zerstörung und Schorfbildung selten, und es kommt nur selten weiter als zur Blasenbildung.

Die Eiterung ist jedoch auch nach diesem geringeren Grade von Verbrennung sehr stark und langwierig und die Narben haben grosse Neigung sich zu contrahiren. Bei ausgedehnterer Verbreitung stellt sich schon am zweiten Tage eine enorme Reaktion, heftiges Fieber, bei reizbaren Kindern von Convulsionen begleitet, ein. Gewöhnlich sind die allgemeinen Symptome nicht sehr heftig und schwinden bei geeigneter Lagerung und Behandlung des verbrannten Theiles in wenigen Tagen.

Behandlung.

Die örtliche Behandlung richtet sich nach dem Grade der Verbrennung. Die Schmerzen des einfachen Erythemes werden am schnellsten durch Fetteinreiben mit darauffolgender Wattebedeckung beseitigt. Kälte ist nur bei kleinen Erythemen räthlich und wird bei ausgedehnten Verbrennungen von den erfahrensten Chirurgen, Walther, Nussbaum u. a. m., für gefährlich gehalten. Grosse Blasen muss man durch feine Einstiche entleeren, darf aber ja die Epidermis hierauf nicht entfernen, indem sie schneller als alle Pflaster die Krusten - und Narbenbildung vermittelt. Bestreichungen mit concentrirter Höllensteinlösung ($\mathfrak{z}\beta - \mathfrak{z}\beta$) leisten in diesem Falle die besten Dienste. Bei ausgedehnt blossliegender Cutis sind sie sehr schmerzhaft. Bei Eiterung verbindet man Anfangs mit Cerat, später mit Blei- oder Zinksalbe. Von Epidermis entblösste Flächen, z. B. zwischen den Fingern und Zehen, dürfen sich nie berühren, sondern müssen durch Ceratlappen und Heftpflaster sorgfältig getrennt werden.

Die bei ausgedehnten Verbrennungen zuweilen sich einstellende Diarrhöe wird am besten durch Opium gestillt. Die Behandlung der allgemeinen Symptome ist eine antiphlogistische, antifebrile. Gegen anhaltende Unruhe und Schlaflosigkeit ist wieder das Opium als souveränes Mittel zu empfehlen.

Bei tieferen Verbrennungen der Hände und Arme stellen sich mit der Vernarbung beträchtliche Verkürzungen der Sehnen ein, was man durch geeignete Streckverbände zu verhindern suchen muss.

13) Erfrierung. Congelatio.

So lange die Kinder noch nicht laufen können, kommen Erfrierungen der Extremitäten nicht leicht vor. Werden sie in so zartem Alter längere Zeit der Kälte ausgesetzt, so entsteht allgemeine Cyanose und die Kinder schlafen sehr schnell ein, um nicht mehr zu erwachen. Es mag dieses verbrecherische Verfahren wohl öfter ausgeübt werden, als es zu Ohren der Behörde kommt; denn der Nachweis an der Leiche ist kaum möglich.

Bei grösseren Kindern, welche schon gerne mit Schnee spielen und kalte nasse Füsse nur wenig respektiren, sind Frostbeulen im Winter ausserordentlich häufig zu beobachten. Man unterscheidet auch hier, wie bei den Verbrennungen drei Grade. 1. Grad: Röthung, leichte Schwellung, Jucken und Stechen, namentlich in der Wärme, Pernio, die Frostbeule. 2. Grad: Blutige Blasen, welche zum Theil durch die Einwirkung der Kälte, zum Theil aber auch durch den Druck der Schuhe entstehen und desshalb vorzugsweise an den Zehen und Fersen vorkommen. 3. Grad: Gangrän der Haut oder ganzer Extremitäten. Die ersten beiden Grade sind es hauptsächlich, welche bei Kindern sich einstellen.

Behandlung.

Erfrierungen ersten Grades werden, wenn sie noch frisch sind, am besten mit Schnee einige Zeit gerieben. Bestehen dieselben schon länger, so ist deren rasche Beseitigung nicht möglich und das Uebel ist in der Regel zu unbedeutend, als dass die Kinder desshalb Wochen lang einer consequenten Cur unterworfen werden müssten. Mit Eintritt der warmen Jahreszeit vergehen die Pernionen meist spontan. Gegen das lästige Hautjucken haben sich Bepinselungen mit concentrirter Höllensteinlösung oder Jodtinktur als das ersprieslichste erwiesen. Als Volksmittel werden verschiedene Fette und Salben, gleiche Theile Talg und Branntwein etc., besonders auch der Tischlerleim, von dem man zuweilen frappante Wirkung sehen kann, empfohlen.

Die tonischen, missfärbigen Geschwüre, welche im 2. Grade aus den Blutblasen entstehen, widerstehen der Heilung geraume Zeit. Sie müssen öfter mit Höllenstein cauterisirt und mit Digestivsalbe so lange fort verbunden werden, bis schöne rothe Granulationen im Niveau der gesunden Haut sich zeigen. Aller Druck muss natürlich fern gehalten werden. —

Diess wären im wesentlichsten die Hautkrankheiten, welche in der Form oder Behandlung von denen Erwachsener sich unterscheiden. Alle übrigen, z. B. Favus, Ichthyosis, Pityriasis, Lichen, Zoster, Urticaria, Peliosis etc. verhalten sich bei Kindern ebenso wie bei Erwachsenen, wesshalb sie hier keine weitere Berücksichtigung finden können. Von einzelnen entschieden dyskrasischen wird in den Abschnitten von der Syphilis und der Scrofulosis noch speciell gehandelt werden. —

Es lag ursprünglich im Plane dieses Werkes, auch den Krankheiten der Bewegungsorgane, der Knochen und Muskeln ein eigenes Capitel zu widmen. Bei genauer Prüfung ergibt sich aber, dass der grösste Theil derselben rein chirurgisch-orthopädischer Hilfe bedarf und dass die hierauf sich verlegenden Specialisten schon eine grosse Literatur geschaffen haben. Wir müssten desshalb entweder sehr ausführlich werden oder uns begnügen einen einfachen Auszug der neueren Chirurgien und zahlreichen orthopädischen Aufsätze zu liefern und ziehen es daher vor, lieber gleich auf diese zu verweisen. Es gehörten in dieses Capitel die Hemmungs- und Missbildungen an Händen und Füssen, der Klumpffuss, Plattfuss, Pferdefuss, die Verkrümmungen der Wirbelsäule, die traumatischen Luxationen und Frakturen.

Bei der Beschreibung der Dyskrasien wird die Veränderung der Knochen durch Rachitis und Scrofulosis gegeben werden.

8. Capitel.

Allgemeine Erkrankungen der Säftemasse. Dyskrasien.

1) Rachitis. Englische Krankheit, Zweiwuchs, doppelte Glieder.

Unter Rachitis versteht man eine Entwicklungskrankheit des Skeletes, als deren Hauptsymptom eine Abnahme der Kalksalze in den Knochen zu betrachten ist. Die ersten genaueren Angaben datiren aus der Mitte des siebenzehnten Jahrhunderts und wurden von den englischen Aerzten Whistler, Boot und Glisson gemacht. Es gingen nämlich um diese Zeit aus den verschiedensten Gegenden Englands Berichte über eine neue Kinderkrankheit ein, zu deren genauerer Erforschung eine Commission, bestehend aus den genannten Aerzten, gewählt wurde.

Seit jener Zeit wurde die Einsicht in den rachitischen Process nur um weniges klarer, bis endlich vor 15 Jahren Elsässer die Rachitis des Schädels entdeckte. Die pathologische Anatomie wurde durch die Untersuchungen Kölliker's, Virchow's und Herrmann Meyer's bedeutend aufgeklärt und bereichert.

Pathologische Anatomie.

Zum richtigen Verständniss der rachitischen Veränderungen muss das physiologische Wachsthum der Knochen in Kürze recapitulirt werden. Jeder Röhrenknochen wächst in die Länge und in die Dicke. In die Länge wächst er, indem sich zwischen dem Epiphysenknorpel und dem Ende des Knochens immer neue Schichten von Knorpelzellen bilden, .in welche sich dann Knochenerde ablagert. In die Dicke wächst er in der Weise, dass sich unmittelbar unter dem Periost aus dem Gewebe, womit die Beinhaut an die Knochenoberfläche gelöthet ist, neue Schichten von Knochenmasse ansetzen. Da das Wachsthum in die Dicke viel unbedeutender ist und langsamer von Statten geht als das in die Länge, so sind auch Störungen des physiologischen Wachsthums an den Knorpelenden viel auffallender und leichter ersichtlich.

Während der Knochen an seiner Aussenseite sich nach allen Richtungen vergrössert, indem sich neue Gewebselemente ansetzen, nimmt in dessen Innerem auch der Raum der Markhöhle an Umfang zu. Wir haben also nach aussen fortwährend Knochenneubildung, nach innen Knochenresorption. Der Femur eines Kindes kann mit Leichtigkeit in die Markröhre desselben Knochens eines Erwachsenen hineingelegt werden, so dass, wenn das Kind ausgewachsen ist, der ursprüngliche Kinderknochen jedenfalls vollständig regenerirt wird.

Das physiologische Wachsthum eines Knochens besteht also darin, dass

1) an seiner Oberfläche sich neue Gewebselemente ansetzen
2) in denselben sich alsbald Verknöcherung einstellt und
3) im Centrum des Knochens Resorption stattfindet.

Das Wesen der Rachitis besteht aber einfach darin, dass der 1. und 3. Akt vollkommen normal, der 2. jedoch nur unvollständig oder gar nicht von Statten geht, wodurch verschiedene, sehr augenfällige Veränderungen seiner Farbe, Form und Consistenz zum Vorschein kommen.

Was die Farbe betrifft, so zeichnen sich die rachitischen Knochen besonders durch dunklere Röthe, welche am Schädeldache sogar in's

Blaurothe spielen kann, aus. Je röther der Knochen, um so länger und intensiver hat der rachitische Process schon gedauert. Auch an ein- und demselben Skelet sind nicht alle Knochen gleichmässig geröthet, sondern die einen sind dunkler, die anderen heller gefärbt, woraus allein schon hervorgeht, dass die Rachitis kein einfacher, chemischer Process ist, sondern auf einem complicirteren pathologisch anatomischen Vorgange beruht.

Kein rachitischer Knochen behält seine normale Form. Alle scharfen Knochenkanten stumpfen sich hiebei ab, die Röhrenknochen verkürzen sich in allen Fällen, resp. wachsen nicht weiter mehr in die Länge, schwellen an den Epiphysen kolbig an, was am besten an den Sternalenden der Rippen zu studiren ist und krümmen sich nach verschiedenen Richtungen. Es kommen an dem Röhrenknochen einfache Krümmungen, z. B. regelmässig an den Rippen, vor, sehr häufig aber ereignen sich besonders an den Extremitäten wirkliche Fracturen oder genauer gesagt Knickungen. Wie wir bei der Untersuchung des Knochengewebes es noch ausführlicher schildern werden, enthalten nämlich bei vorgeschrittener Rachitis die äusseren Knochenschichten so wenig Kalksalze, dass sie gar nicht mehr im Stande sind, vollständig zu brechen.

Die inneren, der Markhöhle zunächst gelegenen Parthien des Knochens, welche schon vor Eintritt der Rachitis vorhanden waren, können allerdings brechen und brechen wegen ihrer Verdünnung in Folge der von innen fortschreitenden Resorption auch sehr häufig, die äusseren weichen jedoch, welche nur knicken aber nicht sich trennen können, gestatten kein Auseinanderweichen der Bruchenden. Die nach Art eines Federkieles oder einer Weidenruthe geknickten Knochen heilen dann immer in einem stumpfen Winkel, was durch das Uebergewicht der Flexoren sich erklärt.

Die Spitze des Winkels am Vorderarm sieht in diesem Falle nach aussen und vorne, die des Oberarms fast gerade nach aussen, die des Oberschenkels nach vorne und aussen und die der Tibia, welche gewöhnlich nahe am Fussgelenke knickt, gerade nach vorne.

Durchsägt man nach vollendeter Heilung eine solche Infraktion der Länge nach, so findet man an der convexen Fläche nur compakte, an der concaven eine breite Schichte spongiöser Substanz. Die Markhöhle ist an der Stelle des Bruches durch dicke Knochenwucherungen, die sich später wohl wieder verdünnen, aber niemals mehr vollständig verschwinden, gänzlich verschlossen. Wir werden bei der Symptomatologie noch ausführlicher auf die Formveränderungen der einzelnen Skelettheile zurückkommen.

Sehr auffallend ist die Abnahme der Consistenz bei rachitischen Knochen. Man kann ohne besondere Anstrengung linientiefe Einschnitte, bei sehr entwickelter Krankheit sogar vollständige Durchschnitte machen, ohne dass das Messer hiedurch Scharten bekäme. Diess wären die gröberen pathologisch anatomischen Merkmale eines rachitischen Knochens.

Untersucht man nun ein so erkranktes Skelet genauer, so ergeben sich folgende, an allen Knochen mehr oder weniger erkennbare Veränderungen: Das Periost ist dicker als gewöhnlich, an vielen Stellen milchig getrübt, von rosenrother Farbe. Versucht man dasselbe vom Knochen abzuziehen, so bleiben kleine zuweilen selbst grössere, dunkelrothe Knochenfragmente daran hängen und der Knochen ist immer dunkelroth und von besonders rauher Oberfläche. Man beobachtet dieses Verhalten des Periostes am deutlichsten an den Stirnbeinen bei Craniotabes. Das Schädeldach lässt sich in diesem Falle sehr leicht durchsägen oder gar mit dem Messer abschneiden, an den hinteren Parthien jedoch kann die Säge gar nicht in Anwendung kommen, indem die zur Dünne eines Kartenblattes geschwundenen Stellen nachgeben, sich eindrücken und bei fortgesetzten Sägezügen unregelmässig zerreissen. Aus der vorderen Hälfte des Durchschnittes, den Stirnbeinen, sickern kleine Tropfen eines blutigen Serums aus, der Durchschnitt der Schläfen- und Parietalknochen ist schon trockner und der des Hinterhauptes ist von einer hellrosa Farbe ohne eine Spur blutigen Serum's. Die Stirnbeine sind immer etwas, oft um das Doppelte, verdickt, ebenso die Seitenwandbeine, vornehmlich ihre vordere an die Kronennaht anstossende Parthie, die hintere hingegen ist ebenso häufig verdünnt als normal, gegen die Lambdanaht aber und auf dem Durchschnitt des Occiput trifft man häutige, bewegliche Stellen von gelbröthlicher Farbe, der übrige nicht ganz geschwundene Knochen ist unverhältnissmässig dünn, von heller Farbe und enthält gar keine spongiöse Substanz. Hält man das Schädeldach gegen das Licht, so übersieht man mit einem Blicke die Ausdehnung und den Grad der Verdünnung, den die Rachitis des Schädels, die Craniotabes erreicht hat.

Betrachtet man das Schädeldach von innen, so findet man lediglich am Hinterhaupte den Impressiones digitatae ähnliche Eindrücke, die jedesmal einem Gyrus entsprechen und eine Verdünnung der Knochensubstanz, einen Knochenschwund bedingen. Zuletzt berühren sich die dura mater und das Pericranium, wodurch im getrockneten Präparate die knöchernen Hüllen durch einfache, häutige Membranen durchbrochen erscheinen. Zuweilen sieht man in diesen, den getrockneten Fontanellen gleichenden Membranen noch einzelne weisse, undurchsichtige Punkte, die sich bei näherer Untersuchung als Reste der noch nicht ganz resorbirten Knochenerde herausstellen. Elsässer hat in seiner bahnbrechenden Abhandlung „der weiche Hinterkopf" eine Schädelkappe mit circa 30 Löchern abgebildet, was schon zu den exquisitesten Fällen gerechnet werden muss. Das Pericranium ist überall, wo es die Löcher überzieht, sowie in deren Umgebung undurchsichtig und verdichtet. Taf. VI. Fig. 4.

Der ganze Process des weichen Hinterkopfes lässt sich in zwei Akten zusammenfassen:

1) Die gewöhnliche, mangelhafte Phosphatablagerung in den äusseren Knochenschichten des ganzen knöchernen Schädels und

2) Resorption der durch die Schwere des Gehirnes gedrückten, erweichten Knochenparthien des Hinterhauptes.

An den Epiphysen der Röhrenknochen sind weitere charakteristische Merkmale zu beobachten. Auf einem Längsdurchschnitt durch den aufgetriebenen Gelenkkopf, z. B. des Oberschenkels, sieht man eine viel mächtigere Knorpelschichte als im Normalzustande Taf. VI. Fig. 1—3a und die Linie zwischen Knochen und Knorpel ist statt gerade viel verschieden zackig und wellenförmig, Taf. VI. Fig. 1—3b. Die Spitzen der vom Knochen in den Knorpel sich erhebenden Wellen sind stark injicirt und markiren sich scharf von dem bläulichen Knorpel ab. Die microscopische und chemische Untersuchung der breiten, bläulichen Uebergangsschichte zwischen Knochen und Knorpel lehrt, dass wir es mit einem in der Verkalkung zurückgebliebenen Knochen zu thun haben, in welchem sich gar keine Knochenkörperchen und überhaupt nur geringe Spuren von Kalkablagerung finden.

An den Diaphysen der Röhrenknochen treten ebenfalls. bedeutende Veränderungen auf. Das Periost ist beträchtlich verdickt und lässt sich nicht glatt vom Knochen abziehen, sondern reisst immer einzelne an seiner Innenfläche haftende, poröse Knochenfragmente mit. Unmittelbar unter dem Periost finden sich breite, weissliche oder röthliche Schichten, an welchen man einen fein porösen, bimsteinartigen Bau erkennt.

Nach Virchow stehen die Balken dieser bimsteinartigen Masse als senkrechte Radien auf der Knochenfläche. Noch tiefer sieht man diese Radien durch eine erste weisse und derbere Linie von Rindenschicht, welche der Knochenoberfläche parallel ist, unterbrochen. Dann folgt eine neue Lage bimsteinartiger, röthlicher Masse mit stärkeren Radien, die wieder durch eine compaktere Parallellage durchsetzt wird. So wiederholen sich diese Schichtungen verschieden oft, nur werden, je näher der Markhöhle, die Radien der spongoiden Lage immer dicker und ihre Zwischenräume grösser und röther, während die Parallellagen compakter und fester werden.

Der rachitische Röhrenknochen ist unmittelbar unter dem Periost am weichsten und porösesten und wird gegen das Centrum zu immer fester. Aus der Verdickung des Periostes und dem Weichbleiben der äusseren Schichten erklärte sich auch der sonderbare Vorgang der Infractionen und die Unmöglichkeit, hiebei wirkliche Verschiebung der Bruchenden und Crepitation zu entdecken. Diess wären die wesentlichsten Angaben über die pathologische Anatomie der Knochenveränderung. Am ausführlichsten und gründlichsten werden dieselben von Virchow geschildert in dessen Archiv Bd. 5.

Die chemische Untersuchung rachitischer Knochen hat stets eine bedeutende Verminderung des phosphorsauren und kohlensauren Kalkes ergeben, so dass die Knochenerde statt $2/_3$ oft nur $1/_5$ des getrockneten Knochens ausmacht. Im Harne hingegen findet man die Phosphate um das Drei- bis Fünffache vermehrt.

Man hat sich diese Zunahme der Phosphate im Harne und ihre Abnahme in den Knochen nicht zu denken, als ob in den Knochen schon deponirte Salze wieder gelöst und dann durch den Urin ausgeschieden würden. Die in den Knochen schon abgeschiedenen Salze bleiben in denselben, nur eine geringe Quantität mag in Folge der Resorption zunächst der Markhöhle wieder in den Kreislauf kommen — die neuen Vergrösserungen aber im Längs- und Dickendurchmesser erhalten keine Knochenerde mehr und die mit den Nahrungsmitteln eingeführten Kalksalze finden desshalb keine Verwendung im Organismus, sondern werden sogleich durch den Harn wieder ausgeschieden.

Warum die Ablagerung der Kalksalze in die Knochen mit einem Male total aufhört, ist noch in ein vollständiges Dunkel gehüllt, nur so viel ist gewiss, dass wir es mit keiner einfachen chemischen Wiederauflösung des schon fertigen Knochens durch eine Säure zu thun haben, indem sonst das Gewebe desselben an allen Stellen, an der Peripherie und im Centrum gleich arm an Knochenerde sein müsste, was durchaus nicht der Fall ist. Die der Markhöhle der Röhrenknochen zunächst liegenden Schichten sind viel compakter und zahlreicher als die peripherischen.

Untersucht man das Skelet mehrjähriger Kinder, welche die Rachitis überstanden haben, so findet man die Knochen noch mannigfach gekrümmt, den Schädel gross, sein Dach verdickt und die einzelnen Knochen sind auffallend schwer an Gewicht. Alle die weiche, spongiöse Knochenmasse, welche sich während der Rachitis angesetzt hatte, ist zu dichtem, compaktem Knochengewebe geworden und es übersteigt diese nachträgliche Ossification an Härte noch die normale Knochenbeschaffenheit, wesshalb man sie auch Sklerosis und in den exquisitesten Fällen sogar Eburneatio genannt hat.

In den übrigen Organen findet man keine constanten Veränderungen, nur die Lungen zeigen in allen Fällen von beträchtlicherer Thoraxrachitis erworbene Atelektase und starken Bronchialcatarrh, worin schon im Capitel der Lungenkrankheiten pag. 230 ausführlicher gesprochen wurde. Die Muskeln sind blass und welk und lassen an verschiedenen Stellen, namentlich auch am Herzen, beginnende Fettdegeneration erkennen. Die Leber zeigt häufig einen beträchtlichen Reichthum an Fett.

Symptome.

Die Rachitis entwickelt sich meist ziemlich acut und zwar zuerst die des Kopfes, immer vor Schluss des ersten Lebensjahres, dann die der Rippen, einige Wochen nach beginnender Schädelrachitis erkennbar, und zuletzt die der Extremitäten, des Beckens und der Wirbelsäule.

Man hat früher ein eigenes Vorläuferstadium angenommen und hiezu gestörte Verdauung, Säure der ersten Wege und überhaupt fehlerhafte Beschaffenheit der Excrete mit allgemeinem Unwohlsein gerechnet. Es muss hiegegen erinnert werden, dass man vor Entdeckung des weichen Hinterkopfes durch Elsässer 1834 die Anfangszeit der Rachitis gar nicht gekannt hat und dass nun die meisten Zeichen des Vorläuferstadiums weit in die Krankheit selbst hineinfallen.

Die Rachitis ist eine sichtbare und greifbare Krankheit und es ist desshalb nöthig, die bei Lebzeiten sich ergebenden Veränderungen der einzelnen Körpertheile näher zu untersuchen.

A. Rachitis des Schädels.

Die Schädelrachitis mit ihrer eigenthümlichen Erscheinung des weichen Hinterkopfes ist eine Entdeckung Elsässer's. Vor Veröffentlichung der Elsässer'schen Arbeit hatte unbegreiflicher Weise kein Arzt eine Ahnung von den so grossen und leicht zu untersuchenden Veränderungen des Hinterhauptes. So sagt z. B. Neumann: Nie erweichen die Kopfknochen durch Rachitis, im Gegentheil, sie wachsen sogar oft auf Kosten anderer Körpertheile; Miescher: Alle Knochen erweichen, nur der Kopf nicht, vielmehr entstehen an ihm anderweitige Veränderungen, sein Wachsthum nimmt nämlich über die Maassen zu; Schnitzer und Wolff: Die Kopfknochen erweichen nie, sie wachsen sogar, scheinbar auf Kosten des Wachsthums aller anderen Theile.

Ueber die allgemeinen Veränderungen am rachitischen Schädel ist folgendes zu berichten:

Die grosse Fontanelle, welche sich bei einem normalen Kinde spätestens bis zum Schlusse des zweiten Jahres schliesst, bleibt hier 3—4 Jahre offen und kann sogar bis ins 6. Jahr knorpelige Textur behalten. Die Pfeilnaht, die wir sonst schon zu Ende des ersten Jahres geschlossen finden, ist oft im dritten Jahre noch nicht verwachsen. Die Kronennaht bleibt, statt 4 Monate, 2 Jahre, und die Lambdanath, statt 3 Monate, 1¼ Jahr geöffnet. Rufz hat genaue Messungen des Schädels angestellt;

die Längen- und Querdurchmesser zeigten nur geringe Abweichungen vom Normalen, allein das eigenthümliche, eckige Hervorstehen der Stirn- und Scheidelbeinhöcker raubt dem Schädelgewölbe die gewöhnliche Kugelform und gibt ihm eine viereckige, unbeholfene Gestalt (tête carrée).

Längs der Kronennath bildet sich nach Ablauf der Krankheit gewöhnlich eine Vertiefung, die dem Schädeldache von oben betrachtet die Form eines Flaschenkürbisses verleiht und von einer Hypertrophie der Stirnbeine herrührt. Es entstehen überhaupt durch die Rachitis mannigfache Gruben und Höcker, die der Cranioskopie ein weites Feld der Discussion eröffnen können.

Der weiche Hinterkopf kommt schon vom dritten Lebensmonat an vor und wird nur selten bei Kindern, welche das zweite Jahr überstanden haben, mehr aufgefunden. Constante Vorboten lassen sich nicht angeben. Es haben wohl viele Kinder einen Bronchial- oder Darmcatarrh vorher durchgemacht, andere aber erfreuen sich bis zum Eintritt der Craniotabes des besten Wohlseins, sind gut genährt, frisch und munter.

Die Krankheit beginnt mit profusen Kopfschweissen, die oft das ganze Kissen durchnässen, und zugleich macht sich eine gradatim zunehmende, nächtliche Unruhe bemerklich. Kinder, die sonst mehrere Stunden ununterbrochen im Schlafe lagen, wachen nun alle Viertelstunden mit Weinen, Reiben des Kopfes und Bohren in das Kissen auf. Eine Lageveränderung des Kopfes beruhigt sie schnell, doch immer nur auf kurze Zeit. Das beständige Reiben verursacht eine complete Kahlheit des ganzen Hinterhauptes.

Nach einiger Zeit nimmt auch bei Tage die Weinerlichkeit und Unzufriedenheit zu und aufmerksame Kindsmägde beobachten bald, dass das ganze Unbehagen sich nach den verschiedenen Stellungen des Kopfes richtet. Die Kinder schreien nämlich unter fortwährendem Reiben und Bohren beständig, wenn man sie horizontal auf beide Arme nimmt, um sie zu füttern oder einzuschläfern, werden hingegen schnell wieder ruhig, wenn man sie aufhebt und das Hinterhaupt von allem Drucke befreit. Sie lassen sich dann mit grossem Wohlbehagen füttern und ziehen es auch vor, das Gesicht auf die Schulter der Wärterin gestützt, mit freiem Hinterhaupte einzuschlafen. Die meisten Kinder werden in dieser Lage sogleich ruhig; etwas ältere drehen sich in ihrem Bettchen gerne auf den Bauch und bohren mit der Stirne ins Kissen.

Bei genauerer Besichtigung des Schädels fällt der schwache Haarwuchs überhaupt und die Kahlheit des Hinterhauptes sogleich auf, das Hinterhaupt ist meist abgeflacht und die Tubera sind eckiger als gewöhnlich. Zum Behufe einer genaueren, manuellen Untersuchung nimmt man das Hinterhaupt auf beide Hände und beginnt nun mit den Fingerspitzen zu tasten.

Ich untersuche die ganze Hinterhauptsgegend vom Lambdawinkel bis zu den Zitzenfortsätzen mit allmäliger Beugung der Fingerspitzen zweimal. Das erste Mal darf der Vorsicht halber nur ein ganz gelinder Druck mit flachem Finger ausgeübt werden, um, wenn grosse, sehr weiche Stellen sich vorfänden, keine zu grosse Gewalt auf das ungeschützte Gehirn auszuüben. Das zweite Mal beuge ich die Finger etwas mehr und drücke nun derb auf alle einz   Stellen des ganzen Occiput und der Parietalknochen. Durch dieses Verfahren wird auch die kleinste liniengrosse Verdünnung und Eindrückbarkeit sicher und rasch entdeckt.

Die eindrückbaren Stellen finden sich am häufigsten, linsen- bis bohnengross, in der Nähe der Lambda- und dem hinteren Theile der Pfeilnaht vor und unterbrechen zuweilen die Kontur der Nähte. Nur die Protuberantia externa oss. occipit. bleibt immer verschont. Die erkrankten Knochenparthien sind elastisch, lassen ihre ursprüngliche Convexität in eine ebenso grosse Concavität verwandeln und fühlen sich wie ein Kartenblatt auf hohler Unterlage oder eine aufgeblasene, getrocknete Schweinsblase an. Der Schmerz ist bei einer nicht zu vehementen Untersuchung von keiner Bedeutung.

Als häufigste Complication sind Krämpfe der verschiedensten Muskelparthien zu erwähnen. Am häufigsten und gefährlichsten ist der Spasmus glottidis, dessen thatsächlicher, jedoch keineswegs physiologisch erklärter Zusammenhang mit Craniotabes schon pag. 207 ausführlich erörtert wurde.

Ausser am Schädeldache macht die Rachitis sich hauptsächlich noch an den Kieferknochen bemerkbar. Die Zähne bleiben im Wachsthum zurück, so dass die Kinder 12 und 18 Monate alt werden, bis die ersten Schneidezähne durchbrechen. Nachdem dieselben endlich zum Vorschein gekommen, werden sie alsbald wieder schwarz und zerbröckeln wegen Mangel an Schmelz. Fehlt der Schmelz vollständig, so verschwindet auch der Zahn bis zum Niveau des Zahnfleisches, zuweilen fehlt er nur an der Spitze und es begrenzt sich nun die Schwärze da, wo der Schmelz anfängt. Zur Zeit der zweiten Dentition ist die Rachitis längst abgelaufen, wesshalb an den bleibenden Zähnen dergleichen Erscheinungen nicht beobachtet werden.

Das stellenweise Fehlen des Zahnschmelzes bei älteren Kindern soll nach Angabe mehrerer Autoren vom Gebrauche der Quecksilberpräparate, namentlich des Calomel, herrühren. Sollte sich in Wirklichkeit statitisch nachweisen lassen, dass die Mehrzahl dieser Kinder Calomel bekommen haben, so müsste in Zukunft die Indication desselben in engere Grenzen gezogen werden.

B. Rachitis des Thorax.

Schon Glisson und seine Zeitgenossen erkannten in der Hühnerbrust richtig den rachitischen Process und die späteren Autoren beschäftigten sich viel mit ihrer Entstehungsweise, so dass wir viel ausführlichere Angaben über die Thoraxrachitis als über Craniotabes haben.

Sie stellt sich gewöhnlich etwas später als der weiche Hinterkopf ein und es erkranken an ihr noch viele Kinder, die letzterem glücklich entgangen sind und schon aufrecht getragen werden. Deutlich greifbare Veränderungen beobachtet man selten bei Kindern unter 6 Monaten, während man die Craniotabes oft schon im 3. Lebensmonat nachweisen kann. Wenn einzelne Compendien lehren, die Hühnerbrust entstände vom ersten bis vierten Jahre, so ist das so zu verstehen, dass man auch noch vierjährige Kinder mit diesem Uebel zu Gesicht bekommt. Nach vollendeter erster Dentition tritt aber bei einem bisher intakten Kinde keine Rachitis mehr auf.

Das erste Symptom der Rachitis der Rippen ist ein deutlicher Schmerz bei Berührung oder Druck auf die Thoraxwandung. Die Wartfrauen klagen häufig: „Das Kind schreit jedesmal, wenn wir es auch noch so sanft aufheben." Man gibt gewöhnlich von ärztlicher Seite auf solche Angaben nicht viel, weil die meisten derselben auf Vorurtheilen und unrichtigen Anschauungen beruhen. Die Häufigkeit dieser Klagen fiel mir jedoch schon vor langer Zeit auf und ich überzeugte mich selbst zu wiederholten Malen, dass viele Kinder zwischen 5 und 10 Monaten plötzlich schmerzliche Schreie ausstosen, wenn man sie mit beiden Händen unter den Achseln ergreift und sanft aufhebt. Sobald man sie hinlegt, beruhigen sie sich schnell wieder. Man braucht sie übrigens gar nicht aufzuheben, ein leichter Fingerdruck in die Achselhöhle oder die Seitenfläche des Thorax überhaupt genügt zur Erzeugung des Schmerzes. Hebt man ein solches Kind, mit einer Hand den Hals, mit der anderen das Becken stützend, sanft auf, so bleibt es ruhig, als ob es auf dem Kissen läge und gestattet einen schmerzlosen Wechsel seiner Unterlage. Zu dieser Zeit ist am Sternalende der Rippen, auf der Grenze zwischen Rippenknorpel und Knochen, noch gar keine oder nur eine unbedeutende Anschwellung zu fühlen. Erst nach einigen Wochen treten die Sternalenden der Rippen kolbig abgerundet hervor und sind dem Finger, später auch dem Auge deutlich erkennbar. So entstehen zu beiden Seiten des Thorax am Ende der Rippenknorpel zwei regelmässige Reihen von Knöpfen, der sog. rachitische Rosenkranz. Die äusserlich schon deutlich fühlbaren Knöpfe ragen an der Innenfläche der Rippen als noch viel grössere, eckige Knoten in den Brustraum hinein.

Haben diese Anschwellungen der Sternalenden einmal längere Zeit bestanden, so erfolgt in allen Fällen eine Missbildung des Thorax. Das ebenfalls weich werdende Sternum entfernt sich mehr und mehr von der Wirbelsäule und wölbt sich nach aussen, der Schwertfortsatz wird sehr beweglich, steht nach aussen und begrenzt eine tiefe Grube im Scrobiculo cordis. Bei den höchsten Graden der Hühnerbrust gehen die Rippenknorpel unmittelbar hinter dem Brustbein gerade nach hinten, so dass sie verlängert die Querfortsätze der Wirbelsäule treffen würden, und die Rippen bilden an ihrem vorderen Ende statt einer Convexität eine Concavität.

Der Durchmesser des Thorax wird kleiner von einer Seite zur andern und grösser von vorne nach hinten, wie aus einem schematischen Durchschnitt Taf. V. Fig. 2 erhellt. Der Querdurchschnitt des Thorax nimmt die Gestalt einer Birne, deren Stiel in das Sternum gedacht wird, an. Der rachitische Rosenkranz findet sich hauptsächlich von der zweiten bis achten Rippe, die falschen Rippen werden rechts durch die Leber, links durch den Magen und die Milz mächtig herausgedrückt. Der Bauch ist in Folge des constanten Meteorismus und einer Verkürzung und Krümmung der Wirbelsäule zu einer grossen Kugel angeschwollen, auf welcher der Thorax gleich einer dreiseitigen abgestumpften Pyramide, eine Kante gerade nach vorne gerichtet, aufsitzt. Die Wirbelsäule krümmt sich in sitzender Stellung am meisten und es tritt desshalb auch in dieser Position die Kugelform des Abdomens am auffälligsten hervor. Legt man diese Kinder auf den Bauch und hebt sie in dieser Lage mit zwei Händen auf, so verschwindet die Krümmung nach aussen vollständig und die Wirbelsäule nimmt wieder ihre normale Form an. Bei Vernachlässigung und mehrjährigem Bestehen der Rachitis tritt endlich auch bleibende Bogen-, niemals Angularverkrümmung der Brustwirbel nach hinten und seitwärts ein.

Die Entstehung der Hühnerbrust erklärt sich theils durch den Druck der äusseren Luft auf die weichen Rippen, theils durch den Zug des Diaphragmas, dem dieselben als Insertion dienen und nun nach Verlust der gehörigen Festigkeit den fortwährenden Zerrungen nach innen nicht mehr widerstehen können.

Durch die Rachitis des Thorax entsteht also 1) eine Veränderung der Krümmung der Rippen und 2) was als das wichtigere zu betrachten ist, ein Stillstand im Längenwachsthum und somit unausbleiblich eine Verkleinerung des Brustraumes. Die Erkrankung der Lungen, die erworbene Atelektase hat hierin ihren triftigen Grund, wie solches schon ausführlich pag. 230 erörtert worden ist.

Die Prognose richtet sich ausschliesslich nach der Erkrankung der Lungen. Wenn ein grosser Theil derselben atelektatisch, unwegsam geworden, so genügt natürlich ein bedeutender Catarrh im restirenden, normalen Gewebe, die grösste Athemnoth, Erstickungszufälle und den Tod herbeizuführen. In der That ist auch in diesem Umstande die gewöhnlichste Todesursache rachitischer Kinder, wie schon Romberg, Guersant u. Andere bemerkt haben, zu suchen.

C. Rachitis des Beckens und der Extremitäten.

Das Becken verkrümmt sich erst, wenn das rachitische Kind gehen kann und zwar entweder in Folge einer Scoliosis oder einer Ungleichheit der unteren Extremitäten nach Art der Beckenverschiebung bei Coxarthrocace. Die wichtigen Consequenzen dieser Veränderung für das weibliche Geschlecht finden in der Geburtshilfe eine genügende Erörterung. —

Die Rachitis der Extremitäten wird zuerst an einer Anschwellung der Epiphysen des Radius und der Ulna am Handgelenke erkannt. Die Anfangszeit fällt etwas später als die der Rippen, in die letzten Monate des ersten Lebensjahres. Den Grad der rachitischen Erkrankung erkennt man immer am deutlichsten am Handgelenk, weil hier die Epiphysen im Normalzustand fast gar nicht prominiren und bei ihrer oberflächlichen Lagerung leicht untersucht werden können.

In der Leiche findet man die unteren Extremitäten ebenso stark rachitisch als die oberen, da aber hier auch bei gesunden Kindern am Knie- und Fussgelenk bedeutende Verdickungen vorkommen, so verursacht die Rachitis keine so auffallende Formveränderung als am Handgelenke. Wenn es freilich einmal zu Krümmungen und Knickungen gekommen; so erkennt man die Rachitis der unteren Extremitäten schon am Gange, ohne die Kinder vorher entkleiden zu müssen. Die Knöpfe an den Enden der rachitischen Röhrenknochen stellen eigentlich deren Längswachsthum vor. Es setzt sich an den Epiphysen immer neuer Knorpel an, die Verknöcherung der neuangesetzten Masse kommt aber nicht zu Stande und so wird der weiche Knorpel durch den Zug der Muskeln und den Druck, welchen die Knochen auf einander ausüben, breit gedrückt. Die Kolbenform wird in der Folge immer ausgesprochener, indem sich nun wieder neuer Knorpel in der neugegebenen Richtung ansetzt.

Aus diesem Aufhören des Längswachsthumes resultirt ein verhältnissmässiges Kleinbleiben aller Röhrenknochen. Dasselbe gibt sich am deutlichsten an den Rippen zu erkennen und hat eine Obsolescenz grösserer Lungenparthien, die erworbene Atelektase, zur Folge. Die Verkürzung der unteren Extremitäten ist noch Jahre lang nach überstandener Rachitis bemerkbar und solche Kinder sind immer kleiner als ihre gesunden Altersgenossen.

Die einfachen Verkrümmungen gleichen sich im Laufe der Jahre wieder aus, die Hühnerbrust kann sich vollständig wieder ausdehnen und die krummen Säbelbeine können wieder ganz gerade werden. Die Infraktionen aber hinterlassen eine lebenslängliche Formveränderung.

Was die Funktionen der rachitischen Extremitäten betrifft, so bleiben dieselben sehr zurück. Solche Kinder lernen erst im zweiten oder dritten Lebensjahre stehen, und noch später laufen. Zuweilen kommt es vor, dass Kinder, welche schon gestanden sind, die Rachitis noch acquiriren, und dann erst viele Monate später wieder anfangen zu stehen. Die Rachitis ist nahezu die einzige Krankheit, welche die Kinder so langsam auf die Beine kommen lässt. Mögen die Kinder im ersten Lebensjahre auch noch so kränklich gewesen sein, sobald sie sich einmal erholt haben und nicht rachitisch geworden sind, was freilich sehr häufig sich ereignet, fangen sie dennoch spätestens mit 18 Monaten an zu stehen.

Die Entstehung der Infraktionen konnte ich einmal genau beobachten. Ein 4 Monate altes Kind bekam Convulsionen, ich untersuchte das Skelet genau und fand die Röhrenknochen gerade, jedoch einen rachitischen Rosenkranz und am Handgelenke angeschwollene Epiphysen. Nachdem sich die Convulsionen in der Nacht gesteigert hatten, waren am folgenden Tage ein Vorderarm und ein Unterschenkel, beide am unteren Drittheil in einen stumpfen Winkel geknickt, die Umgebung etwas geschwollen und äusserst schmerzhaft. Die Bruchenden crepitirten natürlich nicht, waren jedoch in geringem Grad beweglich. Die Bezeichnung „Bruchenden" passt streng genommen hier nicht, indem gar keine vollständige Continuitätstrennung, sondern nur eine Knickung zu Stande gekommen ist.

So viel von den Symptomen, welche durch die Veränderung der Knochen bedingt werden. Ausser diesen besonders charakteristischen Zeichen finden sich aber auch noch andere nicht minder constante in andern Organen. Mit dem Erscheinen der Rachitis oder einige Zeit nachher treten regelmässig heftige Kopf-, dann allgemeine Schweisse ein, in Folge deren mehrfache Hautkrankheiten sich entwickeln. Es bilden sich wirkliche Sudamina, oder noch häufiger die sog. Sudamina rubra, ganz kleine, trübe Bläschen mit rothem Hofe, welche so dicht stehen, dass oft der ganze Rumpf und die Beugeseite der Extremitäten geröthet und feinhöckerig erscheint. Später, wenn die Kinder anfangen abzumagern, erblasst die Haut, bedeckt sich mit einem kleienartigen, squamösen Exanthem und die Schweisssecretion sistirt fast vollständig.

Die Bänderapparate, namentlich das Kapselband des Hüftgelenkes, sind ausserordentlich erschlafft, so dass die Kinder leicht ihre Füsse in's Gesicht bringen können, und mit besonderer Vorliebe die Zehen in den Mund nehmen.

Im Bereich der Respirationsorgane finden sich sehr häufig die Glottiskrämpfe, deren schon bei der Craniotabes gedacht wurde, und constante Bronchialcatarrhe, welche bei zunehmender Carnification einzelner Lungenparthien sich ebenfalls beträchtlich steigern.

Die Verdauung kann während der ganzen Krankheit sehr wohl intakt bleiben; stellen sich aber Diarrhöen ein, so verschlimmert sich sowohl der Knochenprocess als das Allgemeinbefinden in bedenklicher Weise. Es ist eine merkwürdige Erscheinung, dass kleine, hochgradig rachitische Kinder mit verminderter Esslust dennoch den Leberthran vertragen und während dessen Anwendung sogar eine bessere Verdauung bekommen.

Noch einige Worte über den Zusammenhang unserer Krankheit mit Tuberculose und Scrofulose. Man pflegte früher die Rachitis „die Scrofulosis der Knochen" zu nennen und betrachtete sie als eine der vielen Localisationen der scrofulösen Dyskrasie. Erst Rufz bewies durch

20 Krankengeschichten und Sektionen rachitischer Kinder, dass die Mehrzahl derselben gar nicht scrofulös war und seit jener Zeit lernte man mehr und mehr die Rachitis als eine selbständige Allgemeinerkrankung betrachten.

Sie ist nach meinen mannigfachen Beobachtungen an vielen Hunderten von Fällen eine ganz unabhängige Krankheit, die man in einem gewissen Alter und unter gewissen Bedingungen fast willkürlich an jedem Kinde, an einem mehr, am andern weniger, hervorrufen kann. Scrofulöse Kinder acquiriren sie nicht öfter als gesunde, und wenn in München nur selten in einem Individuum Rachitis und Scrofulosis vereint vorkommen, so ist das ein Beweis, dass die Mehrzahl der Kinder dieses Alters nicht scrofulös ist.

Aetiologie.

Ueber die Ursachen der Rachitis existiren auffallend wenig sichere Daten. Bei einer grösseren Zahl von Kranken ist die Erblichkeit nicht zu verkennen. Ich kenne mehrere Familien, deren Kinder bei aller möglichen Sorgfalt und rationellen Prophylaxis stets in einem gewissen Alter rachitisch werden und Jahre lang es bleiben. Vater und Mutter zeigen dann gewöhnlich die eigenthümliche rachitische Schädelform mit den stark prominirenden Stirn - und Scheitelbeinköckern. Elsässer und andere führen ebenfalls viele sichere Beispiele hiefür an. Von Seite des Vaters ist mir schon öfters Syphilis, die jedoch längst abgelaufen war, gestanden worden. Vielleicht kann auf diese Weise die Rachitis mancher Kinder aus der besitzenden Klasse erklärt werden.

In anderen Fällen sieht man dieselbe auf acute Krankheiten, Masern, Pneumonie, Diarrhöe etc. schnell und mit Bestimmtheit sich entwickeln.

Von äusseren Ursachen lässt sich nur eine einzige mit Bestimmtheit behaupten, nämlich der Mangel an frischer Luft, der von allen Beobachtern einstimmig als häufigstes Causalmoment angeführt wird. Hieraus erklärt sich auch, warum die Rachitis am häufigsten und exquisitesten im Frühling, am seltensten im Herbste beobachtet wird.

Der lange Aufenthalt im geschlossenen, meist schlecht ventilirten Zimmer zur Winterzeit hat sie veranlasst, der Aufenthalt unter freiem Himmel während des Sommers sie wieder geheilt. Aus gleichem Grunde kommt die Rachitis in südlichen Climaten fast gar nicht vor. Es muss jedoch bemerkt werden, dass auch diese Annahmen keine allgemeine Geltung haben. In meinem jetzigen Wohnorte Dorpat kommt Rachitis auffallend selten vor und zeigt sich nur in den mildesten Formen, während sie in München, das 10 Breitengrade südlicher liegt, zu den häufigsten Vorkommnissen zählt.

Prognose.

Die Rachitis als einfache Knochenveränderung ist niemals gefährlich und kommt in vielen Fällen nach Beendigung der ersten Dentition zum Stillstand und schliesslich zur Heilung. Ihre Complicationen aber sind höchst perniciös und durch sie wird ein grosser Theil der rachitischen Kinder hinweggerafft.

Schon gleich im Beginne der Rachitis bei kaum bemerkbarem, weichem Hinterkopfe stellt sich häufig der Spasmus glottidis ein und tödtet die Mehrzahl der davon befallenen Kinder. Bei zunehmender Thoraxrachitis ist die Verödung einzelner Lungenläppchen unvermeidlich, indem die Lungen sich vergrössern, der Brustkorb aber sich nicht erweitert, sondern durch das Hineinragen des rachitischen Rosenkranzes vielmehr kleiner wird. Wenn diese Verödung oder Carnification oder erworbene Atelektase grösseren Umfang gewinnt, so entsteht beträchtliche Athemnoth und eine leichte, catarrhalische Erkrankung des restirenden, gesunden Gewebes führt fast regelmässig zum Tode.

Die Knickungen und Verdickungen der Röhrenknochen endlich können bleibende Difformitäten, Verkürzung einer oder der anderen Extremität, Beckenverengerung und Verschiebung und beträchtliche Funktionsstörungen veranlassen.

Behandlung.

Vor der Einführung des Leberthranes in die Therapie war eine Unzahl von Mitteln in Gebrauch. Man empfahl vornehmlich Cort. Aurant., Rad. Gentian. rubr., Herb. Absinth., Rasura lig. Quassiae, Calam. aromat., China, Colombo und Eisenpräparate. Aeusserlich wurden Bäder, Waschungen und Räucherungen mit allen möglichen aromatischen Kräutern und deren Präparaten angewendet. Später kam, hauptsächlich von Feiler und Wendt angeregt, die Färberöthe in Gebrauch, deren rother Farbstoff bekanntlich in den Knochen theilweise abgelagert wird. Eine direkte Einwirkung auf den Knochen ist somit nicht abzuleugnen, allein die Veränderung der Farbe bringt keine Zunahme des Kalkes mit sich.

Meissner glaubte bemerkt zu haben, dass die Vaccination die Fortschritte der Rachitis aufhalte, was Rufz jedoch entschieden und zwar mit Recht verneinte. De la Fontaine meinte dasselbe von der Krätze! Andere kamen auf den Gedanken, es fehle wirklich an Material zur Knochenbildung und versuchten die Einführung desselben durch den Darmkanal. In dieser Richtung machte Wurzer mit Phosphorsäure Versuche, die ganz erfolglos blieben, und in neuerer Zeit machte Benecke den phosphorsauren Kalk als Antirachiticum geltend. Die Berichte über die jetzt allenthalben damit angestellten Experimente lauten keineswegs günstig und man ist jetzt ziemlich allgemein davon zurückgekommen.

Im Jahre 1824 endlich wurde von Schütze, Schenk und Tourtual in Deutschland auf den Leberthran aufmerksam gemacht, während die Franzosen ihn erst 5 Jahre später durch Brétonneau, dem ein Laie aus Holland darüber berichtete, kennen lernten. Seit dieser Zeit haben sich die günstigen Berichte über das Ol. jecor. Asell. in einer Weise gehäuft, dass alle bisher angeführten Mittel hierdurch verdrängt worden sind.

Ueber den eigentlich wirksamen Stoff im Leberthran ist schon viel gestritten worden. Die Einen glauben, er wirke einfach als Respirationsmittel durch seinen Fettgehalt, Andere suchen seine Wirksamkeit in den Spuren von Jod und Brom, Andere endlich in seinen Fettsäuren und den Beimischungen faulender Leberbestandtheile, welche in jedem Leberthrane sich finden.

Da die Versuche mit reinem Fette, sowie auch die mit kleinen Dosen Jod oder Brom nicht den gewünschten Erfolg hatten, so scheint vorderhand die letzte Ansicht die stichhaltigste zu bleiben.

Man gibt den braunen Leberthran am besten pur, in steigender

Dosis, zuerst kaffeelöffel-, später esslöffelweise, 1—2 Mal im Tage. Die meisten Kinder gewöhnen sich in wenigen Tagen so gut daran, dass sie ihn als Leckerbissen betrachten und mehrere Unzen auf einmal austrinken, wenn sie über das Leberthranfläschchen kommen können. Der Genuss des Thrancs allein heilt die Rachitis sogar bei sonst ungünstigen Verhältnissen. Durch möglichste Verbesserung der Wohnung und Nahrung wird die Cur jedenfalls beschleunigt und gesichert. Es ist hiebei folgendes zu bemerken.

Frische, reine Luft ist vor Allem nothwendig. Kinder in feuchten, dumpfen Wohnungen, welche im Winter viele Wochen lang nicht gelüftet werden, acquiriren die Rachitis am schnellsten und stärksten, und auf diese Individuen hat auch der Leberthran nur eine langsame, nicht-constante Wirkung.

Als zweites Adjuvans ist eine sorgsame Hautpflege anzuführen. Die Kinder müssen täglich ein Bad mit aromatischen Kräutern bekommen und die gekrümmten Glieder werden ausserdem täglich mit Branntwein gewaschen.

Auch kleine Kinder mit Craniotabes vertragen meistens den Leberthran gut, die Unruhe derselben wird am besten durch kalte Waschungen des Kopfes, welche alle 2 — 3 Stunden repetirt werden, beseitigt. Das von Elsässer angegebene Kopfkissen, in dem ein birnförmiges Loch mit nach unten gerichteter Spitze sich befindet, gewährt manchen Vortheil. Wegen der starken Transspiration sollen rachitische Kinder niemals auf Federn sondern immer auf Rosshaaren, Stroh oder Seegrass liegen.

Kinder, welche noch an der Brust sind, sollen möglichst lange fortgestillt, nebenbei aber mit Brei gefüttert werden. Die Kuhmilch ist für Kinder bis zu 3 Jahren das beste, durch nichts zu ersetzende Nahrungsmittel und muss so reichlich wie nur immer möglich gegeben werden.

Eine orthopädische Behandlung lässt sich während der Krankheit selten durchführen, erst nach Ablauf derselben können passende Maschinen und Verbände, wie sie jetzt von den Specialisten in grösster Mannigfaltigkeit gefertigt werden, in Anwendung kommen.

Grössere rachitische Difformitäten können zuweilen noch bei Erwachsenen durch richtig berechnete Aussägung von Knochenkeilen und Anlegung eines passenden Verbandes beseitigt werden.

2) Tuberculosis und Scrofulosis.

Ueber den Unterschied zwischen Tuberculosis und Scrofulosis wurde schon viel debattirt. Die Einen betrachten diese beiden Zustände als vollkommen identisch, die Andern finden wieder, dass gar keine Aehnlichkeit zwischen ihnen besteht.

Es kommt nur darauf an, von welchem Standpunkte aus man den Vergleich anstellt. Vom pathologisch-anatomischen Standpunkte aus kann mit Bestimmtheit behauptet werden, dass die Coxarthrocace und die scrofulosen Gelenkentzündungen, der Winddorn, die Spondilitis, die Erkrankungen der Conjunctiva und Cornea, die Otorrhöen und die scrofulösen Hautkrankheiten gewöhnlich auf keiner Tuberculosis der ergriffenen Theile beruhen. Der Kliniker aber sieht viele hundert-, ja tausendmal, dass die eben genannten Erkrankungen 1) keineswegs locale sind, sondern theils alternirend, theils an verschiedenen Stellen zugleich auftretend vorkommen, 2) dass solche Kinder immer von tuberculösen Eltern stammen und 3) dass sie nach Ablauf der scrofulösen Affektionen, welche gewöhnlich gegen die Zeit der Pubertät hin verschwinden, mehr oder weniger deutlich tuberculös werden.

Der Kliniker also kann nicht anders, er muss einen innigen Zusammenhang zwischen den beiden Dyskrasieen annehmen. Der pathologische Anatom aber, der mehr mit den fertigen Krankheitsprodukten als deren Entstehung sich abgibt, kann sehr wohl die entstandenen Veränderungen gesondert betrachten. Doch weist auch die pathologische Anatomie in sehr vielen Fällen den materiellen Zusammenhang nach. Man findet nämlich fast bei allen Kinderleichen, welche scrofulöse Veränderungen, Knochen- oder Lymphdrüsenerkrankung zeigen, auch irgendwo im Inneren, gewöhnlich in den Bronchialdrüsen, einen oder einige grosse gelbe käsige Tuberkel, welche als die Wurzel, als der Heerd der mehrfachen, peripherischen, scrofulösen Erkankungen anzusehen sind.

Nach dieser Constatirung des Zusammenhanges können wir nun übergehen zur Betrachtung A) der Tuberkulosis und B) der Scrofulosis.

A) Tuberculöse Dyskrasie.

Da der ganzen Anlage dieses Lehrbuches entprechend die Krankheiten nach den einzelnen Organen und nicht nach dem Wesen der pathologischen Veränderungen zusammengefasst worden sind, so ist auch der Tuberculosis schon mehrfach gedacht worden. Wir können desshalb, um Wiederholungen zu vermeiden, auf frühere Abschnitte verweisen. Die Tuberculosis der Lungen findet sich pag. 240, die der Bronchialdrüsen pag. 242, die des Gehirnes pa. 282, die des Gehöres pag. 362, die der Mesenterialdrüsen pag. 182, die der Nieren pag. 382, die tuberculöse Peritonitis pag. 182 abgehandelt. Es erübrigt nun mehr die Besprechung der allgemeinen Symptome der Tuberculosis und ihrer Aetiologie. Die Behandlung kann schliesslich mit der der Scrofulosis zusammengefasst werden. Die allgemeinen Anschauungen des Tuberkels aber, seine Entstehung und Rückbildung werden als bekannt vorausgesetzt.

Allgemeine Symptome der Tuberculosis.

Wenn die Tuberculosis einzelne Organe besonders intensiv befällt, so treten natürlich die Funktionsstörungen derselben deutlicher hervor und verdrängen die der Dyskrasie eigenthümlichen Symptome, wie dies besonders häufig bei Tuberculose der Lungen, des Gehirnes und des Peritonäums beobachtet wird. Sehr gewöhnlich aber, wenn dieses Prävaliren eines einzelnen erkrankten Organes weniger ausgeprägt ist, treten folgende, ziemlich constante, allgemeine Symptome auf.

Die Gesichtsfarbe ist im Allgemeinen blass, fahl und anämisch, die Wangen zeigen häufig eine einseitige circumscripte Röthe, welche nach wenigen Stunden wieder schwindet. Wenn grosse Circulationsstörungen in den Lungen oder sehr voluminöse Bronchialdrüsen zugegen sind, so kann auch Cyanose entstehen, worauf gewöhnlich bald das Ende erfolgt. Der Gesichtsausdruck tuberculöser Kinder ist meist wehmüthig traurig, die trägen Bewegungen der Augenlider und des Bulbus, dessen Sclera entschieden bläulich wird, verleihen ihm etwas überschwengliches.

Das Fieber, bestehend in Erhöhung der Hauttemperatur und beschleunigtem Pulse, ist ein constantes Symptom bei allgemeiner Tuberculose. Man muss unterscheiden zwischen der gewöhnlichen, oft exacerbirenden Gefässaufregung der chronisch Tuberculösen und zwischen dem hektischen Fieber, das im letzten Stadium sich einstellt und bis zum Tode währt. Alle tuberculösen Kinder haben oft, namentlich gegen Abend, heisse trockne Stirne und Hände, vermehrten Durst und eine allgemeine Erhöhung der Hauttemperatur, nach einigen Stunden aber verschwinden diese Symptome sämmtlich und kehren oft Wochen lang nicht wieder. Bei diesen vorübergehenden Gefässaufregungen leidet die Ernährung der Kinder nicht wesentlich und sie können auch vollständig sistiren, wenn keine neuen tuberculösen Insulte eintreten.

Ganz anders verhält sich das hektische Fieber. Der Puls anfangs hart, später klein und leicht zu unterdrücken, beschleunigt sich hiebei bis zu 150 und mehr Schlägen, jeden Abend tritt eine Exacerbation ein, niemals aber mehr ein vollständig fieberloser Zustand. Dieses Fieber kann Monate und selbst Jahre lang dauern, ist im letzteren Falle natürlich weniger intensiv, führt eine Abmagerung bis zum Skelet herbei und verlässt die Kinder nicht mehr bis zum Tode. Dem Gefühle nach steigt die Hauttemperatur gegen das Ende zu nicht mehr im geraden Verhältniss zur Pulsbeschleunigung, sondern sinkt vielmehr an den Prominenzen unter die normale.

Am Anfang der Tuberculosis, oder wenn das kranke Kind noch nicht lange genug beobachtet wird, kann dies Fieber leicht zu Verwechselungen Veranlassung geben. Die abendlichen Exacerbationen können eine Intermittens simuliren, welche Täuschung durch den mangelhaften Erfolg grösserer Gaben Chinin leicht aufgeklärt wird. Zuweilen schwankt die Diagnose mehrere Wochen lang zwischen acuter Tuberculosis und Typhus, was bei Kindern um so leichter möglich ist, als der Kindertyphus bei weitem weniger ausgesprochene Symptome hat, wie der der Erwachsenen. Sind die tuberculösen Lungensymptome etwas vorherrschender, so ist man auch häufig in Zweifel, ob nicht eine abnorm verlaufende Pneumonie das anhaltende Fieber unterhalten könnte.

Die Ernährung leidet bei allen tuberculösen Kindern beträchtlich und es tritt eine erschreckende Abmagerung ein, welche jedoch diagnostisch von geringerer Bedeutung ist, da alle fieberhaften, länger dauernden Kinderkrankheiten dieselbe ebenfalls veranlassen. Nur die acute Tuberculosis kleiner Kinder unter einem Jahre macht hievon eine Ausnahme. Es behalten nämlich diese Kinder, namentlich wenn sie an der Mutterbrust sind, ihre Fettpolster fast bis zum Tode, die anhaltend heisse Haut und der fortwährende Husten, mit welchem viel weisser Schaum aus dem Munde befördert wird, liessen schon bei Lebzeiten die Diagnose aller Wahrscheinlichkeit nach auf Tuberculosis acuta stellen, und die Sektion bestätigt in den meisten Fällen diese Wahrscheinlichkeitsdiagnose.

Bildet sich bei grösseren tuberculösen Kindern So or der Mundhöhle, so kann man fast mit Gewissheit ein baldiges lethales Ende prognosticiren. Die Zunge bietet wenig charakteristisches. Der Appetit ist selbst bei Febris hectica oft noch sehr gut, man bemerkt übrigens nicht, dass diese Kinder weniger abmagerten und länger lebten als andere, welche an anhaltender Dyspepsie leiden. Diarrhöen sind häufig, beruhen jedoch nur selten auf tuberculösen Darmgeschwüren, sondern meist auf einfachen Catarrhen der Darmschleimhaut.

Die Haut bleibt in der chronischen Tuberculosis niemals normal, sie verliert ihre ursprüngliche Glätte und wird in Folge der Abnahme des Unterhautfettes welk und runzlich. Häufig stellt sich am Rumpf und Halse eine kleienartige Abschuppung ein, welche auf einige Zeit verschwindet, bald aber wiederkehrt und sich zuweilen mit Pityriasis versicolor complicirt. Die stark desquamirenden, rauhen Hautstellen schwitzen wenig, die übrigen dafür um so bedeutender. . Am Kopf namentlich dringt der Schweiss in grossen Tropfen hervor, so dass die Haare und das Kopfkissen häufig ganz nass werden. Sudamina werden demgemäss vielfach beobachtet.

Allgemeine Hautwassersucht kommt bei einfacher Tuberculosis nicht vor, nur um die Knöchel herum und auf dem Fussrücken finden sich im letzten Stadium leichte Oedeme. Bei kleinen Kindern sind diese Oedeme sichere diagnostische Anhaltspunkte, indem sie der Tuberculosis fast ausschliesslich zukommen und die physicalische Untersuchung der Brusthöhle gewöhnlich keine genügende Aufklärung gibt. Zuweilen entsteht ein particlles Oedem des Gesichtes und der oberen Extremitäten, was auf locale Circulationsstörungen zurückzuführen ist. Man hat beobachtet, dass stark vergrösserte Bronchialdrüsen einen Druck auf die V. Cava descendens ausüben und somit Stauung in deren Gefässgebiet verursachen können.

Die chronische Tuberculose behält entweder ihren Charakter bis zum Tode bei und die Kinder sterben an den Folgen des Fiebers, der Abmagerung und der Erschöpfung, oder es wird das lethale Ende noch durch acute Miliartuberculose und Hydrocephalus acutus beschleunigt.

Die Prognose darf auch bei ziemlich vorgeschrittener Tuberculose nicht unbedingt lethal gestellt werden, indem es Fälle gibt, in welchen trotz aller schlechten Zeichen noch einmal Stillstand und nach Jahre langem Siechthum endlich wieder vollkommene Ernährung und Fortentwicklung eintritt.

Aetiologie.

Keine Krankheit ist so bestimmt erblich als die Tuberculosis, und diese Erblichkeit lässt sich in vielen Fällen so eclatant nachweisen, dass ich fast vermuthe, sie ist die einzige und allein wahre Ursache der Dyscrasie. Die Kinder bringen keine vollendeten Tuberkeln mit auf die Welt, und man findet sie bei Sektionen Neugeborener meines Wissens niemals. Aber schon in den ersten Lebenswochen kann die Tuberculosis sich vollkommen entwickeln, so dass man bei einem Kinde, das nur 2 — 3 Monate gelebt hat, miliare zuweilen auch sogar grosse gelbe Tuberkel finden kann.

Die Grade der Intensität sind sehr verschieden je nach der Art der elterlichen Constitution. Ist nur der eine Theil der Eltern tuberculös, der andere aber aus einer vollkommen gesunden Familie, so brauchen durchaus nicht alle Kinder dieser Ehe tuberculös, nicht einmal scrofulös zu werden. Es geht mit der Erblichkeit der Tuberculosis wie mit der äusseren Körperbeschaffenheit. Wenn der Vater schwarze Haare und braune Iris, die Mutter blonde Haare und blaue Iris hat, so bekommen die Kinder gewöhnlich kein Gemisch dieser Farbennüancen, sondern meist schlägt ein Theil derselben ganz dem Vater, ein anderer ganz der Mutter nach. Ist nun der Vater tuberculös, die Mutter aber gesund oder umgekehrt, so kann es sehr wohl sein, dass ein Theil der Kinder ganz gesund, ein anderer ganz tuberculös wird. Häufig bemerkt man jedoch einerseits eine Abschwächung der Dyskrasie, welche in milderen mehr scrofulösen Formen sich äussert und andererseits bei den scheinbar gesunden Kindern leichte scrofulöse Affektionen und eine Neigung zu Bronchial-Catarrhen, chronischer Blepharitis und phlyctänöser Conjunctivitis.

Durch Kreuzung zwischen Starktuberculösen, Schwachtuberculösen und Gesunden entsteht nun eine Menge von Abstufungen, und bei der unendlichen Verbreitung, welche die Dyskrasie jetzt erfahren hat, wird es nur nur wenige Familien geben, welche von aller Neigung zur Tuberculose, von allen dieselbe andeutenden scrofulösen Symptomen gänzlich frei geblieben wären. Die Hauptschwierigkeit, welche man zu überwinden hat, wenn man die Entstehung der Tuberculosis nur durch Erblichkeit zu erklären strebt, ist die, dass eben leichtere Grade von Tuberculosis, einzelne beschränkte, vielleicht schon verkalkte Tuberkel nicht zu diagnosticiren sind. Man findet ja oft genug bei Sektionen der kräftigsten, wohlgenährtesten Individuen, welche an einer beliebigen, acuten Krankheit gestorben sind, in einer Lungenspitze oder den Bronchialdrüsen die Reste eines früheren tuberculösen Processes, von dem Niemand etwas geahnt hatte. Es kann desshalb auch niemals bestimmt behauptet werden, dass keine hereditäre Anlage zugegen, und dass in einem gegebenen Falle die Tuberculose lediglich durch andere, äussere Ursachen bedingt sein müsse.

Zu den äusseren Veranlassungen der Tuberculosis rechnet man allgemein: schlechte Luft, Aufenthalt in engen, nicht ventilirten, staubigen Zimmern, feuchte Wohnung und schlechte Kost, worunter man namentlich den ausschliesslichen Genuss von Schwarzbrod und Kartoffeln und die Entbehrung der Fleischkost versteht. Wenn man aber aus einer grossen Armenpraxis, wie sie mir seit mehreren Jahren geworden, seine Erfahrungen bezüglich dieser äusseren Veranlssungen resümirt, so stellt sich deutlich heraus, dass eben unendlich oft hiedurch keine nachweisbare Tuberculosis erzeugt wird, und andererseits dass bei vollständigem Mangel dieser äusseren Ursachen dieselbe sehr häufig gefunden wird.

Am frappantesten gestalten sich die Verhältnisse, wenn Kinder von verschiedenen Eltern in einer Familie zusammen aufwachsen, was man in München sehr häufig findet, indem die illegitimen Kinder nicht bei ihrer Mutter bleiben dürfen, sondern in die Kost gegeben werden müssen. Hat nun die Familie, welche das Kostkind aufgenommen hat, ebenfalls Kinder, so leben alle Kinder mit einander unter ganz denselben Bedingungen. Sie schlafen in demselben Zimmer, sie essen aus derselben Schüssel, sie bekommen, resp. vermissen die Hautpflege in gleichem Maasse, und dennoch wird viele Dutzend Mal beobachtet, dass das Kostkind vollkommen gesund bleibt, während die eigenen Kinder das ganze Jahr hindurch an scrofulösen Affektionen in Behandlung stehen, oder dass der umgekehrte Fall eintritt. Wenn sich nun diese Thatsachen so oft repetiren, dass jeder beschäftigte Arzt ganze Reihen davon aufzählen kann, so wird der Glaube an die äusseren Ursachen, schlechte Kost, Wohnung und Hautpflege mehr als schwankend gemacht und die Tuberculosis müsste bei der grossen Masse von Proletariat, welches in den Städten beisammen wohnt, noch viel häufiger vorkommen, als diess in der That der Fall ist. Es müssten ganze Häuser und selbst Strassen, in welche diese armen Leute eingepfercht sind, tuberculös sein, eine Beobachtung, die meines Wissens noch in keiner Stadt gemacht worden ist.

Für Kinder, welche den Keim der Tuberculosis in sich tragen, mögen diese äusseren Ursachen von grosser Bedeutung sein und die Art sowie die Anzahl der einzelnen Insulte vergrössern und verschlimmern. Wo aber der erstere nicht vorhanden, da entwickeln sich die Kinder wohl langsamer, bleiben blass, mager und klein, zeigen jedoch keine Tuberculose, nicht einmal Scrofulose.

Betrachten wir die Sache von der Kehrseite. Bei den Kindern der wohlhabenden Bevölkerung fehlen die äusseren Ursachen und es müssten also um so viel weniger wohlhabende Kinder tuberculös sein, als arme Kinder diess durch ihre schlechten Verhältnisse geworden sind. Nun sind aber, soweit der allgemeine Ueberblick reicht (in Procenten lassen sich diese Verhältnisse nicht berechnen), die Kinder wohlhabender Leute durchaus nicht seltener tuberculös als die der Armen, vielmehr scheint die Krankheit besonders häufig und verheerend in dem ersteren Stande vorzukommen. Aus dieser Anschauung resultirt ebenfalls, dass auf die Kost, Wohnung und Hautpflege bei weitem weniger Gewicht zu legen ist als auf die hereditäre Anlage.

Wenn die äusseren Ursachen bezüglich der Erzeugung von Tuberculosis in ganz gesunden Individuen von nur geringer Bedeutung sind, so muss doch zugestanden werden, dass sie ein mächtiges Agens werden, wo hereditäre Anlage vorhanden. Viel wichtiger jedoch in dieser Beziehung sind vorausgegangene andere Krankheiten, namentlich Masern, Syphilis, Keuchhusten und Typhus. Nach diesen acuten Processen entwickelt sich bei Kindern, welche früher dem Anscheine nach ganz gesund waren, plötzlich Tuberculose. Am häufigsten stellt sie sich nach Masern ein, wo sie eine so gewöhnliche Folge ist, dass die Annahme gerechtfertigt erscheint, es erkranke gar kein mit hereditärer Anlage behaftetes Kind an Masern, ohne hierauf nicht wirklich tuberculös oder wenigstens scrofulös zu werden. Diese nach Masern eintretende Tuberculose zeichnet sich vor der spontan entstehenden auch dadurch aus, dass bei ihr ein Stillstand und endlich sogar entschiedene Besserung viel häufiger zu beobachten ist, als bei letzterer.

B. Scrofulöse Dyskrasie.

Man versteht unter Scrofulosis eine Reihe entzündlicher Processe auf der Haut und den Schleimhäuten, an den Sinnesorganen des Gesichts und des Gehöres, in den Lymphdrüsen, an den Knochen und Gelenken, welche pathologisch anatomisch keinen Zusammenhang haben, in ihrem Verlaufe jedoch von einfachen traumatischen Entzündungen dieser Theile sich wesentlich unterscheiden und selten ganz vereinzelt, sondern meist an mehreren Körperstellen zugleich oder nach einander vorkommen.

Die Untersuchung der erkrankten Theile ohne Berücksichtigung des gesammten Organismus ergibt häufig schon solche Eigenthümlichkeiten, dass man mit Bestimmtheit zum entzündlichen Process das Beiwort „scrofulosus“ zusetzen kann. Es gilt diess namentlich für einzelne Erkrankungen der Augen, für die verschwärenden Lymphdrüsen und die Knochen- und Gelenkkrankheiten, während die meisten Hautausschläge, die Schleimhautcatarrhe und der Ohrenfluss erst durch die Hartnäckigkeit ihres Verlaufes und die gleichzeitige Complication mit deutlichen scrofulösen Affektionen anderer Organe als dyskrasisch erkannt werden können.

Die Gegner der scrofulösen Diathese, welche ihr Auge gegen den so nahe liegenden und täglich zu beobachtenden innigen Zusammenhang der eben genannten Affektionen hartnäckig verschliessen, berufen sich namentlich darauf, dass die Dyskrasie im Blute nicht nachgewiesen sei. Unbegreiflicher Weise vergessen sie hiebei, dass man überhaupt noch in gar keiner Dyskrasie, weder in der Syphilis noch im Krebs, noch in der Tuberculosis etwas Specifisches im Blute hat finden können; dass aber hier Allgemeinerkrankungen vorliegen, hat doch noch jeder denkende Arzt zugestanden. Vom klinischen Standpunkte ist an folgenden Sätzen festzuhalten:

1) Es gibt gewisse, chronische Entzündungen, welche einen innigen ätiologischen Zusammenhang haben.

2) Die daran erkrankenden Kinder stammen, zum grössten Theil nachweisbar, von tuberculösen Eltern und

3) Diese Kinder werden sehr häufig nach Eintritt der Pubertät, wenn die scrofulösen Erscheinungen zurückgetreten, selbst wieder tuberculös.

Es erscheint demnach die Scrofulosis als der Anfang, vielleicht auch als eine Abschwächung der Tuberculosis. Nach meinen Beobachtungen, die leider wegen des schwierigen Nachweises der elterlichen Tuberculosis niemals zu präcisen Zahlen führen können, kommt sie hauptsächlich in Familien vor, wo ein Theil der Eltern gesund, der andere aber tuberculös ist. Wo Vater und Mutter tuberculös sind, gehen die Kinder meistens in den ersten Lebensjahren an wahrer Tuberculosis zu Grunde und überspringen diese milderen Uebergänge.

Was die allgemeinen Symptome, den sog. scrofulösen Habitus, betrifft, so sind die meisten hiefür angegebenen Zeichen nur die einfachen Folgen der örtlichen Processe und beruhen nicht auf gewissen ererbten Constitutionsanomalien. Es ist dies auch der Grund, warum die Schilderungen des sog. scrofulösen Habitus nicht in ein Bild zusammengefasst werden, sondern in zwei Formen, der erethischen und der torpiden, gegeben werden müssen.

Bei genauerer Prüfung reduciren sich diese beiden Formen auf höchst vage Angaben. So sollen die erethisch scrofulösen Kinder einen gracilen Körperbau, schwache Muskulatur, scharfes Fassungsvermögen, zarte Gesichtsbildung, schöne Augen, bläuliche Sclera und erweiterte Pupillen haben. Der torpide Scrofelhabitus hingegen soll zu erkennen sein an groben Gesichtszügen, grossem Kopfe, breiten Kinnbacken, aufgeschwollener Nase und Oberlippe, gerötheten Augen, geschwollenen Lymphdrüsen und grossem Bauche.

Es sind ungeeigneter Weise in diesen Schilderungen allgemeine constitutionelle Veränderungen mit örtlichen Krankheitsprocessen zusammengeworfen worden. Die allgemeinen Charaktere sind höchst unbestimmt und überdiess vollkommen unrichtig, die örtlichen, geschwollene Nase und Oberlippe, geröthete Augenlider, Drüsenhypertrophieen und meteoristisch aufgetriebener Unterleib sind allerdings Theilerscheinungen der Scrofulosis, allein sie sind nicht so constant, dass sie den Habitus bedingen können, und ihr Fehlen oder Wiederverschwinden beweist noch lange nicht, dass die Kinder nicht mehr scrofulös sind.

Die Kinder können ihren scrofulösen Habitus, ihre Adenitis meibomiana, ihre geschwollene Nase und Oberlippe, welche eben nur local durch chronischen Catarrh der Nasenschleimhaut und dessen ätzendes Sekret bedingt sind, sehr wohl vollkommen wieder verlieren und nach einigen Monaten dieselben oder andere scrofulöse Affektionen wieder acquiriren. Es wird also, je nachdem diese localen Entzündungen gerade zugegen oder verschwunden sind, der Habitus vorhanden sein oder nicht.

Was nun die örtlichen Processe anlangt, so sind sie sämmtlich durch langwierigen Verlauf, häufige Recidive und hartnäckigen Widerstand gegen alle Localbehandlung mit Cauterisationen, Umschlägen und Salben aller Art, ausgezeichnet. Sie bieten grösstentheils so charakteristische Symptome, dass sie eine gesonderte Betrachtung verdienen.

a) Haut.

Am häufigsten finden sich hier die nässenden Ausschläge, Eczem, Impetigo und Ecthyma.

Die Furunculosis, welche ebenfalls nur Kinder tuberculöser Eltern befällt, wurde schon pag. 429 eingehend besprochen.

Unter Eczema versteht man eine Hautentzündung, bei welcher ein flüssiges Exsudat unter die Epidermis ausschwitzt und in Form von kleinen, dicht aneinander stehenden Bläschen eine grössere Fläche der Haut einnimmt. Je nachdem der Grund und die zunächst gelegenen Hautparthien schwach oder stark geröthet und geschwollen sind, unterscheidet man Eczema simplex u. rubrum. Wenn die Bläschen grösser werden und von Eiter strotzen, bezeichnet man diese Abart als Eczema impetiginodes. Es sind hier natürlich keine besonderen Formen anzunehmen, sondern es können sehr wohl an einem Individuum zu gleicher Zeit oder wenigstens nach einander alle 3 Formen beobachtet werden.

Symptome.

In allen Fällen bilden sich durch Platzen und Eintrocknen der Bläschen und Pusteln gelbe Krusten, welche durch nachdringendes flüssiges Exsudat immer wieder aufgehoben werden, worauf dann der frühere Eintrocknungsprocess in derselben Weise von Neuem beginnt. Am behaarten Theile des Kopfes werden die Krusten wegen des Anklebens an die Haare beträchtlich dicker als an unbehaarten Körperstellen. Zuweilen wird die Sekretion so bedeutend, dass aus einzelnen Rissen und Sprüngen der vorhandenen Krusten grosse Perlen eines trüben Serums aussickern und sogar abfliessen können. Dieses Exsudat erodirt auch ferner gelegene, bisher ganz verschonte Hautstellen und es kann daselbst ebenfalls ein nässender Ausschlag entstehen.

Das Eczem hat weder mit dem Follikel- noch dem Drüsenapparate speciellen Zusammenhang, sondern ist eine reine Cutisentzündung; am häufigsten kömmt es bei scrofulösen Kindern am Kopfe und im Gesichte vor (Kopfgrind, Tinea capitis, Porrigo), verschont übrigens gar keine Hautstelle gänzlich. Es kommt gewöhnlich in 4—8 Wochen spontan zur Heilung und nässt nur höchst selten länger als ein halbes Jahr an einund derselben Stelle fort.

Wenn es länger als 4 Wochen bestanden hat, so schwellen regelmässig die nächst gelegenen Lymphdrüsen an, besonders die des Halses, indem, wie schon bemerkt, das Eczem am häufigsten am Kopfe sich etablirt. Diese Drüsenanschwellungen haben das Eigenthümliche, dass sie fast niemals in Eiterung übergehen, sondern nach Heilung des Ausschlages sich wieder gänzlich verkleinern oder auch schwach indurirt noch längere Zeit fortbestehen können.

Das Eczem heilt ohne Substanzverlust, nur bleibt an den nicht behaarten Stellen eine dunklere Pigmentirung der Haut zurück, welche nach einigen Monaten jedoch sicher schwindet. Recidive kommen sehr häufig vor.

Behandlung.

Es soll hier nur von der örtlichen Behandlung die Rede sein, indem die allgemeine am Schlusse des ganzen Abschnittes folgen wird. Nach meiner tausendfachen Beobachtung genügt die einfache Reinlichkeit und, für die behaarten Stellen, die Entfernung der Haare vollkommen zur Heilung. Selbst diese letztere Procedur ist nicht dringend nothwendig, sondern beschleunigt nur das Abtrocknen und ist eine grosse Wohlthat für die Kinder, welche durch die mit den Haaren dick verklebten Krusten im höchsten Grade belästigt werden.

Eitle Mütter entschliessen sich aber höchst ungerne dazu, ihren Töchtern die Haare abzuschneiden. Die Kinder werden durch das Waschen und Auskämmen der verklebten Krusten allerdings viel gequält, allein es ich nicht zu verkennen, dass auch bei dieser irrationellen, zuweilen sogar grausamen Behandlung endlich ein Zeitpunkt eintritt, wo keine neue Exsudation mehr erfolgt und nach Abfall der gänzlich vertrockneten Krusten eine normale Haut zum Vorschein kommt.

Die Entfernung der Krusten wird am besten vorgenommen, wenn man sie erst mit Oel tränkt, worauf sie weich werden und schmerzlos weggenommen werden können. Es lässt sich nicht verhüten, dass die Kinder kratzen, den hiedurch entstehenden beträchtlichen Hautreiz aber kann man mildern, wenn man ihnen die Fingernägel zweimal die Woche so kurz als möglich schneidet. —

Unter Impetigo versteht man eine Hautentzündung, bei welcher sich auf geröthetem Grunde kleinere und grössere Pusteln erheben, die zu dicken, gelben oder braunen Krusten vertrocknen. Die Exsudation dauert unter den Krusten fort, hebt sie empor, und es liegt für einige Stunden das geröthete Corium zu Tage, das jedoch schnell wieder mit neuen Krusten sich bedeckt. Der Verlauf, die übrigen Symptome und die örtliche Behandlung unterscheidet sich in nichts von Eczema.

Unter Ecthyma und Rupia versteht man vereinzelte grosse Pusteln, welche nur vorübergehend braune Krusten veranlassen und gewöhnlich in torpide Geschwüre übergehen. Der Entzündungshof ist meistens unbedeutend, wird aber, wenn die Cachexie sehr ausgeprägt ist, livid - bläulichroth. Die nach dem Abfallen der Krusten entstehenden Geschwüre liefern fast gar kein Secret, sind nahezu trocken, heilen aber nichtsdestoweniger nur sehr langsam und bestehen häufig bis zum Tode fort. Es kömmt dieser Ausschlag nur bei mageren, atrophischen Kindern vor.

Behandlung.

Man muss versuchen, durch reizende Salben, Ung. digestivum oder Sabinae, oder durch leichte Bestreichungen mit Höllenstein mehr Reaktion in.die torpiden Geschwüre zu bringen. Die örtliche Behandlung bleibt aber in der Regel erfolglos, wenn nicht eine constitutionelle Besserung erzielt werden kann. Die hier angezeigten Mittel sollen am Schlusse angeführt werden.

Ausser diesen Bläschen- und Pustelausschlägen ist namentlich noch der Scrofulosis eigen die fressende Flechte, der Lupus.

Symptome.

Der Lupus kömmt bei Kindern in allen 4 Formen vor, welche die Dermatologie lehrt. Wir haben 1) einen L. exfoliatus 2) L. tuberosus, 3) L. exulcerans und 4) L. serpiginosus oder ambulans.

Der Lupus exfoliatus besteht in kleineren und grösseren Hauthypertrophieen von glänzender, abgeschliffener Oberfläche, welche fortwährend sich abschuppen und lästiges Hautjucken verursachen. Die

Farbe dieser Hypertrophien schwankt zwischen der rosenrothen bis zur blaurothen. Die Härte ist charakteristischer als die Hervorragung über das Niveau der gesunden Hautparthien.

Der Lupus tuberosus unterscheidet sich von der ersteren Form nur durch stärkere Prominenz der Knoten, welche durch Aggregation zu grossen, blaurothen Tumoren anschwellen können und zuweilen sehr hart, zuweilen aber auch schwach fluktuirend sich anfühlen. Die Abschuppung und die Farbe verhält sich wie bei dem ersteren.

Der Lupus exulcerans, auch phagedaenicus genannt, entsteht selten primär als solcher, sondern entwickelt sich aus einer der beiden eben beschriebenen Formen. Er charakterisirt sich durch ein hartes Cutisexsudat, welches rasch schmilzt und tiefe, unebene Geschwüre zurücklässt. Diese Geschwüre sondern keinen dickflüssigen Eiter, sondern eine bräunliche Jauche ab und heilen ausserordentlich langsam, sie greifen besonders in die Tiefe und verschonen nicht einmal die Knochen. Die Krusten, welche von Zeit zu Zeit durch eine momentane Abnahme der Secretion sich bilden, werden gewöhnlich bald wieder abgestossen.

Der Lupus serpiginosus endlich zeichnet sich aus durch Bildung tiefer Geschwüre, welche durch immer neue Exsudation in die Geschwürsränder grösser und grösser werden, während die erst ergriffenen Stellen sich contrahiren, abflachen und zur Heilung anschicken. Die Narben bleiben stets vertieft, weiss, strahlig und die Substanzverluste, namentlich wenn der Lupus an der Nase oder den Augenlidern gesessen hatte, sind sehr entstellend.

Diese sämmtlichen 4 Formen finden sich niemals bei gesunden Kindern, sondern nur bei dyskrasischen und zwar hauptsächlich bei ausgesprochen scrofulösen, seltner bei syphilitischen. Ihr Sitz ist vorzugsweise im Gesicht, am häufigsten an der Nase, dann an den Wangen und den Lippen, viel seltner finden sie sich am Rumpfe und den Extremitäten.

Der Verlauf ist ein sehr chronischer und die Heilung lässt meist Jahre lang auf sich warten, die Substanzverluste sind immer beträchtlich und die Narben das ganze Leben durch zu erkennen.

Behandlung.

Die örtliche Behandlung des Lupus, namentlich fressender Form, ist von grösster Wichtigkeit. Es ist dringend nothwendig, dem Fortschreiten des Uebels durch systematische Cauterisation ein Ziel zu setzen. Der Höllensteinstift ist für diese Fälle nicht eingreifend genug, man muss zur Arsenik- oder Chlorzinkpaste greifen. Das Dupuytren'sche Arsenikpulver (98 oder 99 Theile Calomel und 2 oder 1 Theil weisser Arsenik) ist besonders geeignet zu oberflächlichen Aetzungen, nicht zu nahe am Munde und der Nasenhöhle. Es wird in Pulverform $^1/_3$—$^1/_2$ Linie dick auf die gereinigte Geschwürsfläche gestreut und mit einer Schichte von Gummipulver bedeckt, wodurch bei Feuchtwerden der Paste eine feste Verklebung entsteht. Nach 8—10 Tagen fällt die Paste ab, muss aber meistens einige Male repetirt werden.

Weniger gefährlich wegen möglicher Vergiftung und dennoch sehr zuverlässig wirkt die Chlorzinkpaste. Man mischt 1 Theil Chlorzink mit 2—3 Theilen Stärkmehl und bringt nun mit einigen Tropfen Wasser die Paste auf das gereinigte Geschwür. Das Clorzink ätzt ebenso tief als die Dicke der aufgelegten Schichte ist. Nach Abfallen des Schorfes müssen die Aetzungen so lange erneuert werden, bis schöne granulirende Flächen erzielt worden sind. In neuester Zeit behandelt Thiersch den

Lupus sehr glücklich mit einer Lösung von essigsaurer Thonerde, welche er mit Charpie als Verbandmittel so verdünnt benützt, dass nur geringe Schmerzen dadurch entstehen dürfen.

Ohne interne Behandlung mit Leberthran, welche Jahre lang fortgesetzt werden muss, kann auch durch die stärksten Aetzungen kaum ein vorübergehendes Zuheilen bewirkt werden. Es bedarf keiner besonderen Erinnerung, dass die Auftragung des Chlorzink ohne Chloroformnarkose kaum durchführbar ist.

b) Schleimhäute und Sinnesorgane.

Wir fügen hier die Veränderungen der Sinnesorgane gleich an die der Schleimhäute überhaupt an, weil bei den scrofulösen Erkrankungen der Organe des Gesichts und Gehöres sich regelmässig und hauptsächlich deren Schleimhaut betheiligt.

Die Schleimhaut des Mundes und des Ernährungsschlauches zeigt keine charakteristische scrofulöse Erkrankung. Die bei scrofulösen Kindern so häufigen und langwierigen Bronchialcatarrhe sind viel wahrscheinlicher durch wirkliche Lungentuberkulose als durch Scrofulose bedingt. Im uropoëtischen Systeme kommen ebenfalls keine besonderen Veränderungen vor, in der Vagina aber findet sich bei scrofulösen Kindern oft eine langwierige Leukorrhöe, deren genauere Schilderung schon pag. 391 gegeben wurde.

Deutlich scrofulöse Localisationen etabliren sich nur auf der Schleimhaut der Nase, des Auges und des Ohres.

Nase.

Sehr häufig kömmt in den Nasenlöchern an der Uebergangsstelle der Schleimhaut zur Cutis ein nässender Ausschlag, Eczem oder Impetigo, vor, in Folge dessen die ganze Schleimhaut sich verdickt und ein ätzendes Sekret in grösserer Menge liefert. Die Nasenlöcher werden durch immer dickere Krusten endlich ausgefüllt, die ganze Nasenspitze schwillt an, und das über die Oberlippe herunterfliessende scharfe Sekret verursacht eine chronische Röthung und Infiltration dieser Hautparthie. Die Anschwellungen der Nase und Oberlippe kommen so häufig vor, dass man aus ihr den scrofulösen Habitus zu entnehmen pflegt.

Wenn allerdings nicht geläugnet werden kann, dass so beschaffene Kinder stets scrofulös sind und noch weitere scrofulöse Erkrankungen aufweisen, so geht hieraus noch keineswegs hervor, dass Kinder, welche keine geschwollene Nase und Oberlippe haben, nicht auch scrofulös sind. So häufig ist diese Affection in keinem Falle, dass man sie mit dem dyskrasischen Habitus identificiren könnte.

Die Heilung lässt viele Monate, selbst Jahre auf sich warten, und nach endlichem Verschwinden des Ausschlages bleibt noch lange Zeit die Infiltration der Cutis zurück. Mit Lupus, Polypenbildung und eitriger Coryza, Ozaena, haben diese einfachen Eczeme nichts gemein und gehen auch nicht in solche Zustände über.

Die scrofulöse Ozaena besteht in einem eiterig blutigen Ausflusse aus einem oder beiden Nasenlöchern und unterscheidet sich von der eben geschilderten Schleimhauterkrankung durch den nie fehlenden penetranten Geruch des abfliessenden Eiters. Sie ist ebenfalls sehr langwierig, sistirt zuweilen einige Wochen und kehrt hierauf mit früherer Heftigkeit wieder. Es liegt ihr meistens eine Periostitis eines Theils der Nasenhöhlenwandung zu Grunde, auch wird zuweilen das Abgehen

kleiner Knochenstückchen beobachtet. Es erklärt sich hieraus hinlänglich der intensive Geruch des Eiters und der chronische Verlauf.

Behandlung.

Wenn die Kinder schon etwas grösser und vernünftiger sind, leisten
Injektionen mit kaltem Wasser oder mit schwachen Adstringentien vortreffliche Dienste. Bei kleinen Kindern, welche sich gegen diese Procedur gewaltig sträuben, muss man sich damit begnügen, eine schwache
Salbe aus rothem Präcipitat (gr. jjj auf 3j Fett) mittelst eines dünnen
Bourdonnet's einzuführen. Die allgemeine Behandlung bleibt auch hier
wieder die Hauptsache.

Auge.

An den Lidern verschwären häufig die Meibom'schen Drüsen. Es
bilden sich mehrere Hordeola, welche theils in Eiterung theils in Induration übergehen. Die nächstgelegenen Theile des Augenlides sind hiebei geschwollen und excoriiren schnell in Folge der Anätzung des vermehrten Secretes. Diese Erkrankung dauert ebenfalls viele Monate und
endet häufig mit theilweisem oder gänzlichem Verlust der Cilien.

Am häufigsten jedoch localisirt sich die Dyskrasie auf der Conjunctiva bulbi.

Bei der Conjunctivitis scrofulosa entstehen auf der Sclcroti-
kalbindehaut fast regelmässig Phlyktänen, flache, weissgelbe Pusteln,
von der Gösse eines Stecknadelkopfes bis zu der einer Linse, welche
von dick angelaufenen, blaurothen Gefässen umgeben sind. Die Hauptmasse der Gefässe geht gewöhnlich in Form eines strangartigen Bündels
von einem Augenwinkel gegen die Phlyktäne zu.

Nach einigen Tagen platzen die Phlyktänen und collabiren, die zuführenden Gefässe verkleinern sich und verschwinden bald darauf gänzlich. Wenn der Process vollständig abgelaufen, ist durchaus kein bleibender Nachtheil für das Auge noch ein sichtbarer Rückstand mehr zu
bemerken. Anders gestalten sich die Verhältnisse, wenn die Cornea ergriffen wird.

Die Keratitis scrofulosa stellt sich dar entweder als einfache
Weiterentwicklung der Gefässe der Sklerotikalbindehaut auf die Cornea,
so dass an einzelnen Stellen oder an der ganzen Peripherie der Hornhaut radiale Gefässchen in ihren Rand hineingehen, oder es bilden sich
an irgend einer Stelle der Cornea grössere oder kleinere Geschwüre.

Diese Hornhautgeschwüre entstehen ebenfalls aus Pusteln, welche
den Phlyktänen der Sklera entsprechen, dieselben platzen aber hier ungemein schnell und man sieht in kurzer Zeit nach Beginn des Leidens
keine Pustel auf der Cornea, sondern einen Substanzverlust, eine kleine,
seichte Grube, in deren Umgebung die Cornea rauchig oder milchig getrübt ist. Die so entstandenen Geschwüre, deren sich oft mehrere zugleich
vorfinden, bedürfen nun längere Zeit bis zur vollständigen Vernarbung.
Die Stelle, wo sie sassen, sieht zuweilen aus wie abgeschliffen — Facetten-
bildung, — die rauchige Trübung des Geschwürsgrundes aber und seiner
Umgebung verliert sich erst nach vielen Jahren oder bleibt Zeit Lebens
sichtbar — Macula corneae. —

Bei stark dyskrasischen Individuen können die Geschwüre tiefer
und immer tiefer greifen und endlich perforiren. Wenn das Geschwür
central gesessen, so dass nach Abfluss des Wassers der vorderen Augenkammer die Perforation nicht durch die Iris verlagert werden kann, tritt

gewöhnlich Phthisis bulbi ein. War das Geschwür aber mehr peripherisch, so fällt die Iris vor, bedeckt sich mit Exsudat und die Kinder
kommen mit einer verzerrten Pupille davon, wodurch das Sehvermögen
nur wenig behindert wird. Es bleibt hier an der Verwachsungsstelle der
Iris mit der Cornea ein weisser Fleck mit einem schwarzen, centralen
Punkte übrig, von welchem aus sich nachträglich ein Staphylom entwickeln kann.

Die Perforation scrofulöser Hornhautgeschwüre ereignet sich übrigens selten, es perforirt kaum eines von hundert und unter den perfo-
rirten Geschwüren tritt der günstige Ausgang der Irisvorlagerung noch
verhältnissmässig oft ein.

Sehr charakteristisch für die scrofulöse Augenentzündung ist der
. Blepharospasmus, der Krampf der Lider. Derselbe ist bedingt
durch eine grosse Lichtscheu, welche nur in den allerwenigsten Fällen
fehlt. Die Kinder öffnen das leidende Auge den ganzen Tag nicht, sie
suchen am Tage dunkle Ecken und Kammern auf, halten die Hände vor
das Gesicht und verhindern so gut als möglich das Einfallen der Licht-
strahlen. Wenn auch zugestanden werden muss, dass willfährige, freundliche Kinder sich auf vieles Zureden oft entschliessen, das Auge zum
Behuf einer ärztlichen Besichtigung momentan zu öffnen oder sich wenigstens gutwillig öffnen zu lassen, so verursacht doch in anderen Fällen
das einfallende Licht eine so heftige Reizung, dass mit dem besten Willen des Kindes eine Eröffnung des Auges unmöglich ist. Man kann wohl
ein solches Kind fixiren lassen und mit grosser Gewalt beider Hände die
Lider aus einander reissen, es entsteht aber hierdurch immer eine kleine
Blutung am äusseren Augenwinkel und eine beträchtliche Schwellung der
Lider.

Therapeutisch bringt dieses gewaltsame Aufreissen keinen Nutzen,
indem die Behandlung dieselbe bleibt, ob Geschwüre vorhanden sind oder
nicht, wohl aber deutlichen Schaden durch die beträchtliche Schwellung
und unvermeidliche Quetschung der Lider. Wichtiger kann diess Verfahren für die Prognose sein; denn man kann den tiefbekümmerten Eltern
mit Bestimmtheit eine vollkommen günstige Prognose stellen, wenn gar
kein oder nur ein peripherisches Hornhautgeschwür entdeckt wird.

Die Lichtscheu steht nicht immer im geraden Verhältnisse zur materiellen Veränderung der Cornea, die erstere ist oft im höchsten Grade
vorhanden und die letztere nichts destoweniger intakt. Die Thränensecretion ist bei der Lichtscheu immer profus und die vielen Thränen verursachen gemeinschaftlich mit den mechanischen Reibungen und dem fortwährenden Zuhalten des Auges bald einen nässenden Bläschenausschlag
der ganzen Gesichtshälfte.

Die scrofulösen Augenentzündungen recidiviren ausserordentlich
häufig, ja man kann beinahe sagen, regelmässig. Es dauert mindestens
ein halbes Jahr, oft aber viele Jahre, bis die armen Kinder endlich dazu
kommen, sich ihres Lebens wieder gehörig freuen zu können. Die heftigen, anhaltenden Schmerzen, von welchen diese Affektionen begleitet
werden, bedingen gewöhnlich auch etwas Fieber und Appetitmangel, worauf eine sichtliche Abmagerung des ganzen Körpers sich einstellt.

Eigenthümlich ist die Veränderung der Cilien bei chronischen scrofulösen Entzündungen. Sie entwickeln sich zuerst zu einer besonderen
Länge und Dicke, verlieren aber dabei ihre einfach geschwungene Bo-
genform und werden wellenförmig, fast gelockt. Später fallen diese entarteten Wimpern sämmtlich aus und werden für die ganze Lebenszeit
durch kleine, spärlich stehende ersetzt.

An den scrofulösen Ophthalmien sieht man am allerdeutlichsten das Alterniren der verschiedenen lokalen Ausdrücke der Dyskrasie. Trotz aller örtlichen und allgemeinen Behandlung können sich die Hornhautgeschwüre viele Monate hindurch mehren und verschlimmern, da tritt plötzlich ein Eczem am Kopfe, eine Otorrhöe, eine Bronchitis oder eine scrofulöse Knochenerkrankung ein und die hartnäckigste Augenentzündung ist in wenigen Tagen vollkommen verschwunden. Lichtscheu, profuse Thränensecretion und Gefässinjection ist wie weggeblasen, es restirt nichts als die Trübung der Hornhaut, welche mit Ausnahme des verminderten Sehvermögens nicht weiter belästigt.

Behandlung.

Trotz aller rationellen und irrationellen, schmerzhafter und schmerzlosen, alten und neuen Mittel, welche die Ophthalmologen in grosser Menge angepriesen haben, besteht noch keine Behandlungsweise, welche deutlich abkürzend und mildernd auf den Verlauf dieses widerspenstigen Uebels einwirkte. Man verbiete das Zubinden des Auges mit einem grossen Tuche und gestatte nur das Verhängen mit einem gewöhnlichen Augenläppchen. Alle Salben und Einträufelungen in das Auge mit adstringirenden Augenwässern sind, solange Röthung und Schmerz besteht, schädlich und vermehren die Reizung. Es passt in diesem entzündlichen Stadium nichts besser als lauwarmes, destillirtes Wasser, womit stündlich das Auge leicht betupft oder übergossen werden kann. Durch Kälte und kaltes Wasser wird in den meisten Fällen Schmerz und Röthe vermehrt. Das Bestreben der Kinder, dem Lichte sich gänzlich zu entziehen, darf nicht unterstützt werden. Sie sollen mit einem einfachen Augenlappen, Umbraculum, versehen in einem nicht verdunkelten Zimmer sich aufhalten. Einigen Nutzen sieht man von der täglich einmal zu wiederholenden Einträufelung einer concentrirten Atropinlösung (gr. j—ʒjj Wasser) und von dem innerlichen Gebrauch des Belladonnaextraktes, wovon in 24 Stunden gr. β gegeben werden kann. Die Untertauchungen des Kopfes in kaltes Wasser haben eine entschieden günstige, jedoch nur einige Stunden währende Wirkung auf den Blepharospasmus. Die Manipulation kann nur unter heftigem Sträuben der Kinder und deren Eltern vorgenommen werden, und der gewöhnliche Erfolg ist, dass sie sich zur zweiten Untertauchung nicht mehr einfinden. Ich bin desshalb seit Jahren von dieser etwas brutalen Behandlung abgestanden und kann von keiner Verschlechterung meiner jetzigen Resultate berichten. Wenn die Kinder nicht ausgesprochen tuberculös sind, was in der Regel nicht der Fall ist, so vertragen sie Einreibungen mit grauer Salbe sehr gut, und man bemerkt bei dieser Behandlung einen ziemlich günstigen, wenn auch nicht immer schnellen Verlauf. Die graue Salbe wird auf die Stirne eingerieben, täglich Ƽβ—Ƽj, worauf ein breites Band über die Stirne gebunden werden muss, weil die Kinder sie sonst überall hinschmieren und die Augenentzündung sich verschlimmert, wenn graue Salbe auf die Conjunctiva kommt. Gegen grosse Schmerzen, Schlaflosigkeit und allgemeine Aufregung ist Morphium ein souveränes Mittel. Ich lasse stets gr. β in ℥jjj Wasser lösen und gebe von dieser Lösung nach Bedarf kaffeelöffelweise. Ueble Nebenwirkungen kann man von so kleinen Dosen Morphium nicht wahrnehmen, wohl aber von den ebenfalls schmerzstillenden Blutegeln, welche früher oft im Gebrauch gezogen wurden und durch consecutive Anämie viel Schaden anrichteten.

Bei hartnäckigem Verlaufe und Abwesenheit alles Hautausschlages sieht man zuweilen durch Erzeugung von Brechweinsteinpusteln eine rasche, auffallende Besserung des Augenleidens eintreten. Die Autenrieth'sche Salbe ist jedoch zur Erreichung dieses Zweckes ein ganz ungeeignetes Präparat. Die Kinder jucken sich an den eingeschmierten Hautstellen und reiben sich dann mit ihren verunreinigten Fingern die Augen, wodurch sie ihre Ophthalmie sichtlich verschlimmern. Ich bediene mich seit Jahren einer Mischung aus 1 Thl. Tartar. stibiat. und 3 Thln. Emplastr. citrin., welche in der Grösse eines Thalers messerrückendick auf lange Heftpflasterstreifen gestrichen und am Nacken befestigt wird. Nach 4 Tagen wird dieser Verband abgenommen, worauf eine Menge grosser und kleiner Pusteln zum Vorschein kommt. Wenn diese Pusteln sich nach einigen Tagen zur Heilung anschicken, so kann man sie durch Ung. Sabinae noch lange offen erhalten.

Gegen die Blepharitis und Adenitis meibomiana bedient man sich austrocknender oder schwach reizender Salben. Es ist hier namentlich der weisse Präcipitat (gr. jj—iv auf ʒj Fett) und das Ung. Zinci zu empfehlen.

Wie schon erwähnt, haben alle diese örtlichen Mittel keine entschiedene, deutliche Wirkung und die Hauptsache bleibt immer eine Jahre lang fortgesetzte, umsichtige, allgemeine Behandlung.

Ohr.

Die Scrofulosis liefert das Hauptcontingent für Ohrenkrankheiten; namentlich die chronischen Otorrhöen, die Ausgänge der Otitis externa und interna, dann die Knochenerkrankungen des Gehörganges und des Felsenbeines kommen fast nur bei Kindern tuberculöser Eltern vor und sind combinirt oder alterniren mit anderen Localisationen der Dyskrasie. Die hieher gehörigen Zustände sind pag. 354 — 361 bereits ausführlich geschildert.

c) Lymphdrüsen und Unterhautzellgewebe.

Bei scrofulösen Kindern kommen ausserordentlich häufig Drüsenanschwellungen vor, welche meistens durch benachbarte Haut- oder Schleimhauterkrankungen veranlasst sind. Weitaus am häufigsten schwellen die Lymphdrüsen des Halses, seltener die in der Achsel- und Inguinalgegend an.

Man unterscheidet in der pathologischen Anatomie die einfache Hypertrophie und die Tuberculosis der Lymphdrüsen. In Praxi lässt sich dieser Unterschied nicht aufrecht erhalten. Man kann oft genug sehen, dass ein Kind in Folge eines Eczemes am Kopfe Drüsenschwellungen am Halse bekömmt, und dass diese Drüsen, welche ursprünglich einfach hypertrophisch waren, nach längst geheiltem Eczeme dennoch in Eiterung übergehen und tuberculisiren. Die Trennung der scrofulösen Drüsen von den tuberculösen ist kaum möglich, indem der Uebergang der ersteren Form in die letztere allmählig geschieht und nicht durch präcise Symptome sich äussert.

Pathologische Anatomie.

Zahlreiche Exstirpationen vergrösserter Drüsen und mannigfache Leichenuntersuchungen haben ergeben, dass an demselben Individuum einfache Hypertrophieen und tuberculöse Infiltrationen der Lymphdrüsen vorkommen können.

Bei den einfachen Hypertrophieen ist die Veränderung der Struktur nur unbedeutend. Je länger sie bestanden, um so fester, derber wird die Substanz. Die Oberfläche ist meist sehr gefässreich, auf dem Durchschnitt kann man durch Druck einen trüben Saft entleeren, welcher unter dem Microscop die bekannten Drüsenelemente, viele Kerne, wenig Zellen und einzelne Bindegewebsstränge erkennen lässt. Zuweilen findet man auch kleinere und grössere Hohlräume mit klarem Inhalt im Drüsenparenchym zerstreut vor.

Die tuberculösen Drüsen sind immer zugleich auch vergrössert und zeigen auf dem Durchschnitt entweder kleine, hyaline, graue Miliartuberkel oder es ist schon zur Bildung grösserer gelber Tuberkel und Tuberkelaggregate gekommen. Im höchsten Grade des Uebels ist fast das ganze Drüsenparenchym verschwunden und durch Tuberkelmasse verdrängt worden. Erweichung ist der gewöhnliche Ausgang der Drüsentuberculose, Verkalkung scheint bei Kindern selten einzutreten. Bei fortschreitender Erweichung entzündet sich das Parenchym und nächstgelegene Zellgewebe, es kömmt zum Abscesse und zu den bekannten, so langsam heilenden, fistulösen und unterminirten Geschwüren.

Symptome.

Der häufigste Sitz der Drüsentuberculose ist am Halse, und fast niemals erkrankt eine einzelne Drüse, sondern in der Regel fühlt man grössere Convolute zu beiden Seiten des Halses, unter dem Kinne, hinter und unter dem Ohre. Wenn die Drüsen ganz langsam und ohne Schmerzen sich vergrössert haben, so bleiben sie gewöhnlich ziemlich beweglich, im entgegengesetzten Falle und namentlich, wenn sie in Eiterung übergehen, werden sie prall und unbeweglich. Es tritt alsdann in allen Fällen ein lebhafter, auf Druck zunehmender Schmerz ein, die Hautdecke wird immer röther und dünner, bricht endlich auf und es entleert sich dann ein flockiger, dünnflüssiger Eiter, mit welchem zuweilen grössere Tuberkelkörner ausgeschieden werden. Gewöhnlich brechen mehrere Drüsen an verschiedenen Stellen zugleich oder nacheinander auf und die Eiterung ist stets ausserordentlich langwierig. Es entstehen ganz eigenthümliche Geschwüre mit callösen, gewulsteten Rändern und speckigem Grunde, aus welchem einzelne Drüsen höckerig hervorragen.

Endlich nach vielen Monaten erweichen die callösen Ränder, die Geschwüre reinigen sich und heilen freilich nur unter Bildung entstellender Narben zu. Merkwürdig ist, dass das Allgemeinbefinden hiebei gewöhnlich gar nicht leidet, sondern die Kinder blühend aussehen und gedeihen, vorausgesetzt, dass die Tuberculosis auf die Drüsen isolirt bleibt und nicht gleichzeitig die Lungen ergreift. Der Verlauf ist, die entstellenden Narben abgerechnet, in der Mehrzahl der Fälle ein günstiger, und es stellen sich, wenn einmal alle Geschwüre vollkommen geheilt sind, gewöhnlich keine neuen Anschwellungen und Vereiterungen mehr ein.

Was die Complicationen betrifft, so gesellt sich nach Lebert's bekannten Untersuchungen bei $^7/_{16}$ aller Kranken scrofulöse Ophthalmie dazu oder geht voraus, $^2/_5$ der Fälle compliciren sich mit Knochenkrankheiten, $^1/_4$ mit Hautkrankheiten, ebenfalls $^1/_4$ mit Gelenkkrankheiten und $^1/_6$ mit oberflächlichen Geschwüren und Abscessen. Nach den Angaben desselben Autors ist die Drüsentuberculose zwischen dem 1. — 5. Lebensjahre sehr selten, ($^1/_{12}$ seiner Fälle), häufiger zwischen dem 5.—10. Jahre ($^1/_5$) am häufigsten zwischen dem 10. — 15. Jahre, (fast $^1/_3$ seiner sämmtlichen Fälle). Vom 15.—20. Jahre ist die Frequenz auch noch bedeutend, $^2/_7$. Von da an wird die Krankheit immer seltener; denn die Tuberculosis ergreift nach dieser Zeit viel häufiger die Lungen als die Lymphdrüsen.

Die Lymphdrüsentuberculose ist an und für sich ungefährlich, die Tuberculosis der Lungen stellt aber nach Eintritt der Pubertät sehr gewöhnlich sich ein und es muss desshalb prognostisch immer die Gefahr auch angedeutet werden.

Behandlung.

Bei der einfachen und der entzündlichen Drüsenhypertrophie muss vor allem das causale Moment berücksichtigt werden. So lange die sie veranlassende scrofulöse Haut - oder Schleimhauterkrankung noch besteht, verkleinern sich die Drüsen niemals. Erst wenn dieselbe geheilt ist, und die Drüsengeschwülste noch nicht geschwunden sind, kann man versuchen, sie durch Bepinselung mit Jodtinktur, 2—3 Mal wöchentlich, zu beseitigen. Einfache Drüsenschwellungen schwinden auf solchen längeren Gebrauch der Jodtinktur, tuberculöse entzünden sich aber hiedurch schneller und kommen rascher zum Aufbruch. Es darf jedoch dieser letztere Process nicht als ein ungünstiges Ereigniss betrachtet werden, indem die tuberculösen Massen auf diese Weise wirklich aus dem Körper eliminirt werden und nicht weiter resorbirt werden können.

Die tuberculöse Erweichung geht zuweilen erstaunlich langsam von Statten, bleibt aber fast niemals aus, indem Verkalkung im kindlichen Alter so gut wie gar nicht vorkommt. Alle Reizmittel der Haut scheinen sie zu befördern, und es ist desshalb rationell, solche anzuwenden. Es gehören hieher alle die Haut rothmachenden Salben und Pflaster, deren in der Volksmedicin eine grosse Menge cursirt.

Die einmal aufgebrochenen Geschwüre werden nach den allgemein gültigen Grundsätzen der Chirurgie behandelt. Wenn die Heilung gar zu lange auf sich warten lässt, kann durch rothe Präcipitatsalbe ein merklicher Fortschritt erzielt werden. Gegen einfache Indurationen ist Jod das souveräne Mittel. Nur muss man mit dessen innerlichem Gebrauch sehr vorsichtig sein, indem die immer zu vermuthende Lungentuberculose hiebei zuweilen sichtliche Fortschritte macht. Am geeignetsten ist der längere Gebrauch Jod- und Brom-haltiger Mineralwässer, unter welchen die Heilbronner Quelle oben an steht. Oertlich kann man durch fortgesetzte Bepinselungen mit Jodtinktur hypertrophische Drüsen bald verkleinern, jedoch nur selten ganz zum Schwunde bringen.

Von Exstirpation der Drüse kann erst die Rede sein, wenn die entzündlichen Erscheinungen längst geschwunden und nur einzelne Drüsen hypertrophisch geblieben sind. Im entgegengesetzten Falle hat man zu gewärtigen, dass die Operationswunde, statt zu heilen, den Charakter eines scrofulösen Drüsengeschwüres mit den bekannten callösen Rändern annimmt.

d) Knochen.
Entzündung der Beinhaut. (Periostitis scrofulosa.)

Die Entzündung der Beinhaut ist nicht selten Ausdruck der Scrofulose oder Theilerscheinung anderweitiger scrofulöser Leiden, und tritt entweder als acute Entzündung auf oder hat einen chronischen, schleichenden mitunter sehr heimtückischen Verlauf. Umwandlung einer ursprünglich chronischen Periostitis in eine acute hat man in manchen Fällen zu beobachten Gelegenheit.

Die Erkrankung erstreckt sich bald in mehr oder weniger grosser Ausbreitung über einen Theil des Knochen, bald befällt dieselbe die Beinhaut eines Knochen in ihrem ganzen Umfange. Der Sitz sind vorzugsweise die langen Röhrenknochen der Extremitäten (Tibia, Femur, Humerus) und compacte Knochen, selten werden spongiöse Knochen ergriffen.

Der anatomische Charakter der acuten Periostitis, welche in ziemlich gleicher Häufigkeit wie die chronische vorkömmt, ist ausgezeichnet durch lebhafte Injection der Knochenhaut, meist in Form einer gleichmässigen Röthung, durch Schwellung, Auflockerung und schwammiges Aussehen; späterhin ist das Periost mit einer schleimigen zähflüssigen Exsudationsflüssigkeit durchsetzt und leicht abzuziehen. Bei der schleichend auftretenden Periostitis ist die Hyperämie geringer, mehr in Form einer streifigen oder fleckigen Röthe, die Beinhaut stellt eine speckige, grauröthliche oder grauweissliche Masse dar, die sich weniger leicht vom Knochen und den benachbarten Weichtheilen abtrennen lässt. Letztere wie das veränderte Periost selbst enthalten bei längerer Dauer häufig Knochensplitterchen oder kleine Knochenlamellen von neugebildeter Knochensubstanz, da Neubildung dieser stets bei Periostitis von einiger Dauer einzutreten pflegt.

Die weiteren Veränderungen, welche das entzündete Periost bei Scrofulösen eingeht, sind folgende:

Vollständige Zertheilung und Rückkehr zur normalen Textur ist äusserst selten; etwas häufiger, doch im Ganzen ebenfalls selten, kommt bleibende Verdickung und Volumszunahme mit Organisation der Entzündungsprodukte zu stabilem Gewebe vor, überwiegend häufig ist der Ausgang in Eiterung oder Jauchung. Es bildet sich bei letzteren Vorgängen in dem entzündlichen Perioste, sowie zwischen Periost und Knochen Eiter, es entstehen in den benachbarten Weichtheilen nicht selten Abscesse, die sich mit dem Eiterherde am Knochen vereinigen, und so eine grössere Höhle bilden können. Ist Aufbruch nach Aussen erfolgt und war die Periostitis auf einen kleineren Umfang beschränkt, so kann wohl Heilung und Vernarbung erfolgen, doch sind diess seltene Vorkommnisse, in der Regel ist das Periost auf eine grössere Strecke vom Knochen weggehoben und unterminirt, letzterer ausserhalb der zu seiner Existenz nothwendigen Ernährungsverhältnisse gebracht worden, so dass die nächste Folge Necrose des Knochens ist. In anderen Fällen nimmt unter dem fortdauernden Einflusse der Scrofulose die Eiterung den Charakter der Jauchung an, welche auch auf den unterliegenden Knochen sich erstrecken und in demselben den gleichen Process — hervorrufen kann. (S. Caries und Necrose.)

Seltener als die scrofulöse Knochenentzündung hat die scrofulöse Knochenhautentzündung die Bedeutung der Tuberculose, indem als Entzündungsproduct tuberculöse Massen zum Vorschein kommen. Die Symptome der scrofulösen Knochenhautentzündung sind im Allgemeinen die der Periostitis überhaupt und verschieden je nach dem acuten oder chronischen Verlauf. Im Anfange besteht meist ein örtlicher nicht genau umschriebener Schmerz, welcher sich längs des Knochens ausbreitet und eigenthümlich dumpfer Natur ist, bei Druck sich verstärkt. Bald wird der im Beginne nur zeitweise vorhandene Schmerz anhaltender, stärker, besonders bei schlechten Witterungsverhältnissen, häufig auch zur Nachtzeit. Das leidende Glied schwillt je nach dem Charakter der Entzündung schneller oder langsamer an, die Haut wird prall gespannt, kann nicht mehr in Falten erhoben werden; die Anschwellung ist in den ersten Stadien hart und derb, tritt Eiterung ein, so entsteht an einer oder mehreren Stellen Weichheit, deutliche Fluctuation, und der Aufbruch erfolgt, nachdem die Cutis blau-röthlich gefärbt wurde, die Epidermis sich erhoben hatte. Aus den entstandenen Oeffnungen, die sich oft rasch vergrössern, wuchern schwammige Granulationen, welche leicht bei Berührung bluten. Der aus ihnen zum Vorschein kommende Eiter richtet sich in seiner Beschaffenheit nach den in der Tiefe verlaufenden Processen. (Caries oder Necrose.)

Das Allgemeinbefinden nimmt bei chronischem Verlaufe, wenn dasselbe nicht durch gleichzeitige anderweitige scrofulöse Affectionen gestört ist, manchmal wenig Antheil: bei acutem hingegen sowie bei Eiterbildung ist dasselbe in Form von Fieberbewegungen wohl immer ergriffen, welche bei ausgebreiteter reichlicher Eiterung bei der ohnehin häufig vorhandenen Schwäche des Individuum zum hectischen Fieber sich ausbilden können. Dasselbe endigt mit Aufreibung des Kranken.

Die Diagnose wird nach der angegebenen Symptomatologie keinen besonderen Schwierigkeiten unterliegen.

Die Prognose ist wegen der so häufig nachfolgenden Necrose oder Caries ungünstig zu nennen, ebenso kann die Periostitis, ehe noch diese Processe sich deutlich ausbilden, durch die reichliche Eiterung dem Leben des Kranken gefährlich werden.

Therapie.

Die Behandlung hat sich im Anfange auf zertheilende Mittel zu erstrecken, obwohl diese in wenigen Fällen zu dem gewünschten Ziele führen werden, nächstdem sind bei grösster Ruhe des befallenen Gliedes schmerzstillende Medicamente (innerlich gegeben, und örtlich applicirt) in Gebrauch zu ziehen: Cataplasmen heben die Schmerzen in der Regel am schnellsten und dauerndsten, besonders bei beginnender Eiterbildung. Kann diese constatirt werden, so ist mit Einschnitten nicht zu zögern, da durch den meist rasch zunehmenden massenhaften Eiter das Periost immer weiter losgewühlt und der Knochen in grösseren Strecken ausser Ernährung gebracht wird.

Entzündung des Knochenmarkes. (Osteomyelitis, Endostitis).

Die Entzündung des Knochenmarkes — in dem Markkanale — der Röhrenknochen kommt bei scrofulösen Individuen vor, und zwar in bedeutender Häufigkeit. Der pathologisch-anatomische Befund dieser Erkrankung ist: Hyperämie mit dunkelrother Färbung des Markes, neben welcher sich auch hie und da kleine Blutextravasate finden, folgende Eiterbildung anfänglich in kleinen zerstreuten Heerden, die sich mehr und mehr ausbreiten, während die Hyperämie nachlässt. Das Mark erhält eine schmutzig braun-gelbe Färbung, wird zerfliessend, die Knochenwände erscheinen entweder missfärbig mit Granulationen und Jauche durchsetzt, in fortschreitender Resorption begriffen, werden cariös, oder bei rascher Zunahme der Eiterung des Markes werden dieselben ihres Blutzuflusses beraubt und fallen der Necrose anheim (Caries und Necrosis centralis). Die Erkrankung kann nach und nach den Knochen in seiner ganzen Dicke befallen, das Periost in Mitleidenschaft ziehen und die nämlichen Processe hervorrufen, welche bei der Entzündung des Knochengewebes und ihren Ausgängen näher betrachtet wurden. Auch hinsichtlich der Symptomatologie und der Therapie kann auf diese Erkrankung verwiesen werden.

30 *

Eine bei Scrofulösen häufiger in die Erscheinung tretende Entzündung des Knochenmarkes ist diejenige, bei welcher das Mark in dem Markraume und den Knochenmaschen vom Röhrenknochen, besonders der kleinen Knochen der Hand und des Fusses, sich entzündet zeigt: dabei ist stets Entzündung des Periostes vorhanden. Der Process, welcher in seinen späteren Stadien als Osteoporosis, Osteospongiosis, Spina ventosa bekannt ist, verhält sich in seinen ersten Perioden in der Weise, dass man sämmtliche Maschenräume und die Markhöhle mit dunkelrothem, blut- und zellenreichem, selbst manchmal eiterig zerfliessendem Marke gefüllt findet, während das Periost hyperämisch, geschwollen sich erweist. Im weiteren Verlaufe findet im Inneren des Knochen durch entzündlichen Vorgang eiterige Schmelzung und Resorption von Knochensubstanz statt, wodurch die Markräume eine abnorm grosse Weite erlangen, während sich aussen vom gleichfalls entzündeten Perioste her unregelmässige dünne Knochenlamellen bilden, die ebenfalls zum Theil wiederum durch den von Innen her fortschreitenden Resorptionsprocess zerstört werden. Auf diese Art kann der Knochen im bedeutenden Maasse vergrössert sein, während seine Substanz doch abgenommen hat; indem das Innere aus ganz grobmaschigen, grossen Räumen oder unregelmässigen Zellen besteht, gleichsam als wäre der ganze Knochen stark aufgeblasen worden (daher die Benennung: Spina ventosa, Winddorn.) Eine Trennung in Markhöhle und maschiges Gewebe ist im entwickelten Zustande nicht mehr möglich.

Die Erkrankung kommt bei scrofulösen Kindern häufig an den Händen und Füssen, und zwar an den Mittelhand- und Mittelfussknochen oder den Phalangen vor, welche oft eine unförmliche Ausdehnung erhalten und grosse kolbige oder rundliche Geschwülste darstellen. (Aehnlichkeit mit Enchondromen an den Fingern, mit welchen der in Rede stehende Process auch darin übereinstimmt, dass bei ihm in der Regel die Gelenke frei bleiben). Aufbruch erfolgt nicht immer, ziemlich häufig fehlt derselbe, während im Falle eines Aufbrechens zwar zahlreiche Fistelöffnungen bestehen können, dieselben jedoch meist klein sind.

Therapie.

Durch den Gebrauch der passenden gegen die Grund-Krankheit gerichteten Mittel, sowie durch Bäder der leidenden Glieder (entweder in lauem oder mit Alkalien versetztem Wasser) und einem länger fortgesetzten Compressivverband erfolgt nicht selten Heilung mit nur geringer Deformität.

Entzündung des Knochengewebes. (Ostitis scrofulosa.)

Die Entzündung des Knochengewebes kommt bei scrofulösen Kindern häufig vor und hat ihren Sitz hauptsächlich in spongiösem Knochengewebe (den unregelmässigen und kurzen Knochen der Extremitäten, in den Epiphysen langer Knochen, den Wirbeln etc.), doch kommt dieselbe auch in glatten, compacten und Röhrenknochen vor, wie überhaupt kein Knochen des Skeletes ausgenommen ist. —

Unter mehr oder weniger deutlicher Hyperämie, die sich bis zum Austritte von Blut steigern kann, bildet sich an irgend einer Stelle des Knochengewebes ein Entzündungsherd, der rasch an Ausbreitung gewinnt, oder es sind deren mehrere entstanden, welche sich vereinigen. Die Knochenräume strotzen von einer fettig-gallertigen Flüssigkeit, die bald durch Granulationen ersetzt wird, die grossen Reichthum an Zellengebilden zeigen: die Maschen des Knochengewebes werden grösser, indem knöcherne Substanz durch die Wucherung der Granulationen zur Resorption gebracht wird (Osteoporose). Der Knochen selbst erscheint an den entzündeten Stellen voluminöser, obgleich seine Masse nicht zugenommen hat, im Gegentheile weniger geworden ist. Besonders auffallend gibt sich dieses Verhältniss, wenn die Entzündung nahe der Oberfläche des Knochens ihren Sitz hat, kund. Häufig bemerkt man, wenn die Entzündung auch in der Tiefe des Knochens ist und denselben nicht bis zur Oberfläche einnimmt, dass die benachbarten Weichtheile bereits Abscessbildung erkennen lassen.

Eine bei Scrofulösen häufig vorkommende, besonders die spongiösen Knochen und Epiphysen befallende Form der Entzündung ist die tuberculöse. Es bilden sich unter Hyperämie entweder ein oder mehrere Herde von rundlicher Form oder eine gleichförmige Infiltration der Knochenmassen mit einem halb durchscheinenden, graugelblichen, gallertigen Exsudate. Sind einzelne Heerde vorhanden, so sind dieselben hie und da mit einer Art Balg umgeben, welcher jenes Exsudat gleichsam einkapselt, bei den weiteren Veränderungen desselben jedoch schwindet. Es tritt bald Erweichung ein, die Herde bekommen eine gelbliche Färbung, in einer dickflüssigen, breiähnlichen Masse finden sich bröcklige käsige Theile und bei rascher Vergrösserung nicht selten kleine Knochenfragmente. Durch diesen Vorgang entstehen Höhlen im Knochen, welche durch Zusammenstoss mehrerer oft rasch eine bedeutende Grösse einnehmen können, so dass der Knochen morsch wird und gleichsam in sich zusammenbricht. Heilung kann in den ersten Stadien durch Resorption des flüssigen Inhaltes der Herde und Verkreidung oder Verkalkung des Restes desselben entstehen, während sich in der Nähe desselben Verdichtung des Knochengewebes bildet, wodurch Abkapslung manchmal zu Stande kommt; häufiger ist aber Durchbruch und Entleerung des tuberculösen Eiters mit Fortdauer des Processes als tuberculöse Caries, die dann ihre verschiedenen Metamorphosen durchmacht (S. Caries).

Die tuberculöse Infiltration befällt entweder einen ganzen Knochen (z. B. Wirbel) oder einen Theil desselben: oder es finden sich in dem von graugelblichem Entzündungsprodukte durchsetzten Knochen gelbliche Streifen und Flecken, die sich rasch vergrössern, zusammenfliessen und aus eitriger mit bröckligen Körnchen untermischter Flüssigkeit bestehen, die bald den Charakter der eiterig-jauchigen, saniösen annimmt. Unter ihrem Einflusse geht das Knochengewebe in grösseren und kleineren Partikeln zu Grunde und findet sich zuweilen in dem zum Vorscheine kommenden jauchigen Fluidum. Geht der Process weiter, so kann er auch auf das Periost übergreifen, Zerstörung, Verjauchung und Absterben desselben bedingen. In anderen, selteneren Fällen begrenzt sich die Krankheit nach Abstossung der infiltrirten Parthien, und es tritt Heilung ein durch Ausfüllung der Lücken mit Granulationen, ausgehend von einer benachbarten noch gesunden Knochenparthie oder vom Perioste und dessen Nachbarschaft. Die Ausgänge der Entzündung der Knochensubstanz, nachdem dieselbe längere oder kürzere Zeit als solche bestanden hat, sind:

1) Zertheilung. Vollkommene Zertheilung ist bei Scrofulösen nur äusserst selten und nur bei Entzündungen weniger umfangreicher Knochenparthien beobachtet worden. —

2) Eiterung mit nachfolgender Heilung ohne Uebergang in Caries. Der Uebergang in Eiterung findet ziemlich häufig statt, seltener

ist jedoch die Heilung, nachdem Aufbruch und Entleerung stattgefunden hat, meistens erfolgt dann unter dem Einflusse der krankhaften Diathese Verjauchung und langwierige Caries. Die Knochenräume sind bei diesem Ausgange ausgedehnt, vergrössert und voll von Eiter, es bilden sich durch Zugrundegehen des massigen Knochengewebes kleinere und grössere Höhlen: ein Process, welcher so weit führen kann, dass sich an Knochen nur eine Höhle befindet, welche von einer gewöhnlich immer dünner werdenden Knochenschale und dem Perioste begleitet ist — Knochenabscess. — Hat sich der Eiter einen Weg bis zu den Weichtheilen gebahnt, so kann er denselben entweder, besonders wenn in diesen bereits auch Abscessbildung nach vorhergegangener Entzündung stattgefunden hat, in gerader, dem Sitze der Erkrankung entsprechender Richtung durchbrechen oder er wandert eine Strecke zwischen denselben fort und erscheint in mehr oder weniger grosser Entfernung von der Ursprungsstelle. Der Eiter ist gelb oder gelblich weiss, ohne üblen Geruch, meist etwas dünn, ohne ätzende Eigenschaften. (Derselbe soll eine grössere Menge phosphorsauren Kalks ($^1/_{120}$ — $^1/_{170}$) enthalten, als der in Weichtheilen gebildete Eiter ($^1/_{300}$). Nach Entleerung desselben hört, nachdem der Ausfluss noch längere oder kürzere Zeit angehalten hat, die Eiterung in günstigen Fällen auf, die Oeffnungen schliessen sich, die Höhle füllt sich mit Granulationen, in welchen mit der Zeit Knochenneubildungen auftreten.

3) Caries.
4) Necrose.

Beide Entzündungsausgänge bieten so beträchtliche Eigenthümlichkeiten, dass sie gesondert betrachtet werden müssen. Die Symptome der Knochen-Entzündung sind verschieden, je nach dem Sitze und der Ausbreitung derselben, je nachdem die Weichtheile in den Entzündungsprocess gezogen sind. Die Schmerzen fehlen nie. Bisweilen sind sie fix, in anderen Fällen ausstrahlend.

Die Anschwellung des leidenden Theiles ist ebenfalls verschieden, und es ist in der Regel schwierig zu entscheiden, wie viel der Anschwellung den Weichtheilen, wie viel der Anschwellung dem Knochen und seinem Perioste zukommt. Die Haut ist meist sehr empfindlich, geröthet, besonders wenn Abscesse durchzubrechen drohen: Solche Abscesse entstehen nicht selten, ohne mit dem Leiden des Knochen in Berührung zu stehen, in den Weichtheilen, brechen auf, vernarben wieder und lassen unregelmässige, vertiefte Stellen zurück.

Das Allgemeinbefinden kann bei chronischer Knochenentzündung nur wenig gestört sein und erst bei beginnender Eiterung durch Fiebererscheinungen etc. Theil nehmen, bei acut auftretender Ostitis fehlen immerwährendes Fieber, Abmagerung, Kraftlosigkeit, Störung des Schlafes, Appetitmangel und Diarrhöen selten.

Behandlung.

Bei langsamem Verlaufe und bei mässiger Schmerzhaftigkeit kann man zum Zwecke der Rückbildung Jodsalben, Mercurialpflaster (wenn das Allgemeinleiden letzteres Mittel erlaubt) oder Vesicatore, Haarseile als Ableitungsmittel anwenden, bei acutem Vorgange müssen, da die Schmerzen in der überwiegenden Mehrzahl der Fälle sehr heftig sind und dabei an eine Zertheilung etc. nicht zu denken ist, neben absoluter Ruhe des Gliedes, schmerzstillende Mittel gebraucht werden: Cataplasmen, eine grössere öfters wiederholte Anzahl von Blutegeln: bei heftiger

Exacerbation Eis, kalte Irrigationen, Mittel, welche besser vertragen werden als diess nach der gewöhnlichen Ansicht der Fall ist.

Sind die Knochenabscesse nach Aussen aufgebrochen, so erfordert die Behandlung, dass dem Eiter gehöriger Ausfluss gegeben werde: Ausspritzen der Fistelgänge und der Höhle etc.

Caries, Ulceratio ossis.

Verschwärung des Knochen.

Caries entwickelt sich bei scrofulösen Individuen am häufigsten aus einer primären Knochenentzündung eines oder mehrerer Knochen, und zwar überwiegend häufig in spongiösen Knochen, seltener ist sie in Folge von Periostitis durch Uebergreifen der Verschwärung der Beinhaut auf den Knochen bedingt. Die Caries breitet sich demnach vom Centrum gegen die Peripherie von innen nach aussen (Caries centralis, C. profunda) oder von aussen nach innen, von der Peripherie gegen das Centrum aus, Caries peripherica, C. superficialis. Bald ist dieselbe circumscript und stellt so das eigentliche Knochengeschwür dar, bald diffus, bald nur auf einzelne Theile des Knochens, bald auf den ganzen Umfang desselben sich erstreckend, Caries partialis und totalis.

Die Caries entwickelt sich nach den erwähnten Entzündungserscheinungen dadurch, dass die Granulationen eine röthlich-braune Flüssigkeit absondern, welche im Verein mit den zerfallenden Fettzellen und den nur spärlich vorhandenen Eiterkörperchen die Jauche darstellen, mit welcher sich die Maschenräume füllen; dann kommt allmälig Schwund der Knochenbalken zum Vorschein, wodurch der so erkrankte Knochen weich, zusammendrückbar wird, bis derselbe durch die Schicht für Schicht fortschreitende Zerstörung vollständig verschwindet.

Häufig geht aber die Knochensubstanz nicht allein durch allmäligen Schwund und Zerfall zu Grunde, sondern auch durch Necrose, indem noch an und für sich normale Knochentheile, welche den cariösen Stellen zunächst liegen oder bereits ulcerirende Parthien ausser Ernährung gebracht werden, absterben und kleinere oder grössere Sequester bilden (Caries necrotica).

Die Verschwärung des Knochen breitet sich auch auf die umgebenden Theile, welche in der Regel schon durch die vorhergehende Entzündung in Mitleidenschaft gezogen wurden, aus: das Periost erfährt Zerstörung durch Verjauchung der Weichtheile, besonders das Zellgewebe wird da, wo das Periost zerstört ist, von Verschwärung ergriffen, es bilden sich in ihm grössere und kleinere Eiterherde, Fistelgänge und endlich erfolgt nach Perforation der entzündlichen Haut Durchbruch nach Aussen, worauf die cariöse Jauche abfliesst. Häufig findet man in den Weichtheilen, besonders in der Nähe des Periostes, Osteophytenbildungen.

Das Secret ist meist dünnflüssig, von fadem, widrigem Geruche (faulendem Fleische ähnlich) mit Knochenpartikelchen oder bei tuberculöser Caries mit käsigen Krümchen und Flocken (sowie ebenfalls mit Knochenstückchen) vermischt. Um die Fistelöffnung wuchern weiche, schwammige Granulationen, welche den Eingang in dieselbe häufig verlegen und bei der Berührung sehr leicht bluten. Die Fistelgänge laufen in der Regel in gerader oder schiefer Richtung gegen den erkrankten Knochen, doch manchmal auch erst nach mehreren Biegungen, selbst Knickungen, indem die Jauche nicht direct, sondern erst auf Umwegen zur Körperoberfläche gelangt. Je nach dem Verlaufe der Fistelgänge kommt man leichter oder schwieriger mit der Sonde zur erkrankten Knochenstelle und fühlt diese rauh, uneben, wie wurmstichig und leicht eindrückbar. (Die Sonde färbt sich häufig durch die Schwefelverbindungen der Jauche schwarz, ebenso die mit der letzteren in Berührung kommenden Bleipflaster etc.).

Das Allgemeinbefinden leidet bei Caries wenig, im Falle kleinere vom Körperstamme entferntere Knochen ergriffen sind. In anderen Fällen z. B. Wirbelcaries etc. ·ist dasselbe in höherem Grade alterirt (S. Spondylarthrocace). Heilung ist in der grössten Mehrzahl der Beobachtungen nicht möglich, wenn nicht die zu Grunde liegende Dyskrasie getilgt ist, und auch dann schreitet oftmals die Caries noch weiter bis zur Zerstörung des befallenen Knochen fort, auch wohl noch auf benachbarte übergreifend. — Soll Heilung zu Stande kommen, so muss die Jauchebildung und der Schwund der Knochensubstanz sistiren, die Granulationen werden dann fester, consistenter, faserreicher; von ihnen, wie von den benachbarten Gebilden, vorzüglich dem verdickten Perioste beginnt dann Verknöcherung, durch welche der Substanzverlust ausgeglichen wird.

Die Diagnose ergibt sich, ebenso wie die Prognose, grösstentheils aus dem Erwähnten. Kann man auch mit der Sonde den cariösen Knochen wegen complicirten Verlaufes der Fistelgänge nicht erreichen und die Diagnose ganz sicher feststellen, so wird die Beschaffenheit des Eiters, das Aussehen der Oeffnungen der Fistelgänge, die ganze Entstehungsweise im Einklang mit der Localität der Natur der Knochentheile — spongiöse Knochen — und dem Allgemeinleiden genügenden Aufschluss geben.

Behandlung der Caries.

Der Verband geschieht am besten durch feuchte Compressen oder feuchte Charpieballen und Bäuschchen, welche fleissig erneuert werden, während das betreffende kranke Glied so gelagert wird, dass der Ausfluss am leichtesten vor sich geht. Bei Blutungen aus den schwammigen Granulationen können diese mit Höllenstein betupft und mit leichten Adstringentien verbunden werden. Oertliche Bäder sind empfehlenswerth und sollen, wo immer die Oertlichkeit ihre Anwendung gestattet (Hand, Fuss etc.) gebraucht werden. Man verordnet am häufigsten ausser den Warmwasserbädern der Reinlichkeit wegen alkalische und schweflige Bäder, denen man bei grösserer Schmerzhaftigkeit narkotische Aufgüsse zusetzen kann.

Allgemeine Bäder sind ebenfalls von Nutzen, doch darf kein zu grosser Schwächegrad vorherrschend und mit dem Bade nicht etwa Gefahr verbunden sein (z. B. bei Wirbelcaries). Abscesse, die unmittelbar mit der Beinhaut oder dem Knochen in Verbindung stehen und deutliche Fluctuationen zeigen, sind zu eröffnen, Congestions - Abscesse so wenig und so spät als möglich anzugreifen.

Hinsichtlich operativer Eingriffe kann bei Caries die Resection kleinerer und grösserer Knochenparthien, die Amputation oder Exarticulation in Betracht kommen. Doch richten sich die Indicationen hiefür so genau nach dem einzelnen Falle bezüglich seines localen Leidens und seines Allgemeinbefindens gegenüber dem Nutzen, den ein operatives Verfahren gewähren kann, dass keine allgemeineren Anhaltspunkte aufgestellt werden können.

Brand, Absterben einer Knochenparthie.

Necrosis.

Die Necrose der Knochen kann bei der Scrofulose zu Stande kommen durch Entzündung des Periostes, der Knochensubstanz oder des Markes, wobei der Knochen, durch Loswühlung des Periostes oder der Markhaut, durch Unwegsamkeit seiner Gefässe in Folge von Verstopfung oder Druck massenhafter Exsudate ausser seine gewöhnlichen Ernährungsverhältnisse gebracht, absterben muss. Auf diese Weise können alle Ursachen und Veranlassungen zur Caries auch Necrose hervorrufen.

Die Necrose befällt gewöhnlich nur einen Theil des Knochens und zwar entweder die äussere Knochenlamelle als Necrosis externa (N. superficialis) oder die innere Lamelle einer Markröhre oder eines Stückes schwammiger Knochensubstanz in der Tiefe als Necrosis interna (N. centralis); sie kann auch den Knochen in seiner ganzen Dicke, selbst in seiner vollkommenen Totalität betreffen (Necrosis totalis).

Die Necrose kommt zwar bei der Scrofulose an allen Knochen vor, jedoch sind gewisse Knochen überwiegend häufig ergriffen, besonders die Diaphysen langer Röhrenknochen (Tibia, Femur, Humerus, Ulna, Radius), nächstdem die platten Schädelknochen. Im Verein mit Caries kommt sie in den spongiösen Knochen vor, ausserdem werden diese seltener von Necrose ergriffen. Der Vorgang der Necrose· gestaltet sich nach dem Sitze einigermaassen verschieden.

a) Bei centraler Necrose (Necr. interna) findet sich das ausser Ernährung gebrachte, abgesonderte Knochenstück — der Sequester — in einem von Granulationen ausgekleideten Raume — Sequestralkapsel, Todtenlade, — die Wände dieses Raumes bestehen aus altem Knochen und aus neuem, der sowohl in der Markhöhle als auch der Oberfläche des Knochen durch die hier bestehenden Entzündungsprocesse gebildet wurde und nach und nach in den compakten Zustand übergeht; der Knochen erscheint dadurch dicker, plumper. Von der Sequesterkapsel entstehen Oeffnungen in verschiedener Anzahl, welche mit Granulationen ausgekleidet sind und im Hohlgange sich fortsetzend nach Aussen münden — Cloaken. —

Die Oeffnungen am Knochen sind rund, oval, von verschiedener Grösse, aussen mit einem Granulationswalle umgeben; aus ihnen kommt, so lange der Sequester seinen Sitz in der Kapsel hat, Eiter zum Vorscheine, und wenn sie auch vorübergehend zuheilen, brechen sie doch in der Regel bald wieder auf.

Wird der Sequester entfernt, so füllt sich das Cavum durch Granulationen und sofort durch compacte Knochenmasse — vorausgesetzt, dass der Allgemeinzustand nicht sehr herabgekommen ist —, und die Fistelgänge schliessen sich meist mit Hinterlassung narbiger Einziehungen.

b) Bei superficialer Necrosis — in Folge von Periostitis — ist der Sequester in der Regel in keine vollständige Kapsel eingeschlossen. Derselbe gibt die· günstigsten Bedingungen zur Heilung, da er leichter ausgestossen oder entfernt werden kann, die Scheide¹, in der derselbe lag, wird mit Granulationen ausgefüllt und die Oeffnung schliesst sich zu einer auf dem Knochen aufsitzenden Narbe.

c) Bei Necrosis totalis kommt es ebenfalls selten zur Herstellung einer vollständigen Todtenlade durch die peripherische Knochenneubildung an der Grenze des Sequesters, sondern dieselbe ist mangelhaft durch Lücken unterbrochen, die Weichtheile sind von Fistelgängen meist von beträchtlicher Grösse und Weite durchzogen. Ist der Knochen abgestossen, so wird die grosse Lücke durch fortgesetzte Granulationsbildung von der Sequestralfläche, dem Perioste und sonstigen Weichgebilden ausgefüllt, in welchen freilich bald langsam bald schneller sich Knochensubstanz neu entwickelt.

d) Die Necrose ganzer Knochen kommt bei Scrofulose an der Hand und dem Fusse bisweilen vor und ist stets Folge einer intensiven Periostitis und Ostitis. Der aus dem ganzen Knochen bestehende Sequester zeigt daher meist Spuren der Entzündung, ist zuweilen sogar in hohem Grade cariös osteoporotisch und lagert in einer weiten mit Eiter und Jauche gefüllten Höhle. Nach Entfernung des Sequesters kann sich die Höhle mit Granulationen füllen, und aus dem verdickten Perioste und den Weichtheilen können neue Knochenspangen sich bilden.

Ueber die Symptomatologie der Necrose gilt wesentlich das bei der Betrachtung der Periostitis und Ostitis angegebene. Ist Aufbruch der Geschwulst erfolgt oder ist dieselbe geöffnet worden, so gelangt man, wenn der Process bereits zur Necrose vorgeschritten ist, durch die Oeffnung auf den abgestorbenen Knochen. Derselbe bietet in den meisten Fällen bei der Berührung einen härtlichen Ton, fühlt sich glatt und fest an, doch ist derselbe auch, z. B. bei der totalen Necrose spongiöser Knochen, rauh, uneben, brüchig, einen dumpfen Ton beim Anstossen gebend. In solchen Fällen ist die Unterscheidung zwischen Caries und Necrosis sehr schwierig, zumal da das Secret der Sequesterkapsel auch ein jaucheähnliches sein kann.

Was die Prognose betrifft, so ist diese am günstigsten bei oberflächlicher Necrose, bedenklicher ist dieselbe, wenn der Sitz in der Tiefe und die Erkrankung weit ausgedehnt ist, insbesondere sich durch die ganze Dicke eines Knochens erstreckt. Die Heftigkeit und Ausdehnung der Entzündung, weiterhin der Eiterung lassen bei scrofulösen Individuen die Gefahr des hektischen Fiebers nahetreten. Um so wichtiger ist, dass bei derartigen Fällen in der Regel nur durch operative Eingriffe geholfen werden kann, die an und für sich nicht gefahrlos sind.

Die Behandlung soll ausser der Bekämpfung der zu Grunde liegenden Dyskrasie vorzüglich darauf gerichtet sein, dass die Ausstossung oder künstliche Entfernung des Sequesters möglichst bald vor sich gehe. Bei oberflächlicher Necrose ist dieser Indication leicht Genüge zu leisten, man hat entweder den sich bildenden Abscess zu öffnen oder die bereits bestehende Oeffnung zu erweitern und den Sequester, vorausgesetzt, dass er vollständig gelöst ist, auszuziehen; sollte diess nicht der Fall sein, so ist Abwarten unter einem geeigneten einfachen Verbande jedem eingreifenden Verfahren, Brennen, Actzen, Ausschneiden vorzuziehen. Bei der eingekapselten Necrose (der centralen und häufig der totalen) hat man mechanische Hindernisse, welche die Ausstossung des Sequesters unmöglich machen oder wenigstens auf lange Zeit verzögern, durch mechanische Eingriffe zu beseitigen, da das längere Verweilen zu den ungünstigsten Zufällen Veranlassung geben kann. Die Mittel zur Befreiung des Sequesters aus der ihn umschliessenden Sequestralkapsel bestehen in einer hinlänglichen Eröffnung letzterer mittels des Trepan, des Osteotoms, kleiner Stichsägen oder des Meisels und Herausnahme des todten Knochenstückes mit der Kornzange etc. Die Ausfüllung der Höhle mit Granulationen, die Vernarbung u. s. w. wird unter einem einfachen Deckverband abgewartet und durch zweckmässige Behandlung des Allgemeinleidens zu beschleunigen gesucht.

Entzündung der Wirbel bei Scrofulösen.

Tuberculöse, destructive Wirbelentzündung, Tuberculose der Wirbel, Spondylarthrocace *), Malum Potii, Kyphosis paralytica.

Dieses bei scrofulösen Kindern so häufig vorkommende Uebel entsteht entweder ohne alle nachweisbare äussere Ursache als Theilerscheinung der Scrofulose, wird aber auch in manchen Fällen nach traumatischen Einflüssen: Stoss, Fall etc. bei scrofulösen Individuen hervorgerufen. Das Wesen der Krankheit ist Entzündung Eines oder mehrerer Wirbelkörper mit dem Charakter der tuberculösen und der entschiedenen Neigung zur Jauchung und ulcerösen Zerstörung der Knochen. In der Regel tritt die Erkrankung in der Form der infiltrirten Tuberculose — nach dem oben beschriebenen Vorgange — auf, seltener als abgekapselter Tuberkelknoten und zwar meistens in der Mitte oder nahe der Mitte des Wirbelkörpers. Seltene Fälle sind diejenigen, in welchen der Wirbelbogen, Quer- oder Schrägfortsätze das primär Ergriffene sind, noch seltener die Gelenkfortsätze. Die Zwischenwirbelscheiben erfahren zwar auch Zerstörung, allein erst secundär, wenn die Erkrankung auf dieselben überschreitet oder die Wirbelkörper zusammenknicken. Letzteres geschieht, nachdem der Körper des Wirbels ganz oder zum grössten Theile infiltrirt ist, wenn sich durch Schmelzung der Tuberkelmassen Cavernen gebildet haben, so dass der Wirbel der Last der oberhalb liegenden Theile nicht mehr Widerstand leisten kann. Die Knickung erfolgt zumeist nach rückwärts (Kyphosis, Pott'scher Buckel), ist aber in der Regel mit einer mehr oder weniger bedeutenden Seitenkrümmung verbunden, (Scoliose, Kyphosis scoliotica), sie entsteht meist allmählig, seltener schnell (bei sehr rascher Erweichung, bei einem auf die kranke Stelle wirkenden Trauma etc.) und geht nothwendiger Weise mit Veränderungen im Rückenmarkskanal und seinem Inhalte einher: Hyperämie, Entzündung und Erweichung der Rückenmarkshäute und des Rückenmarks, Compression dieser Theile, ohne dass jedoch in allen Fällen heftigere Erscheinungen zum Vorschein kommen, in manchen sind im Gegentheile dieselben sehr gering. Der Nervus sympathicus muss bei Knickung der Wirbelsäule eine Zerrung erfahren, doch ist über die dadurch bedingten Symptome nichts sicheres bekannt.

Die erkrankten Wirbel erregen und unterhalten in der Nachbarschaft einen Entzündungsprocess, welchem bald reichliche Eiterung folgt. Es bilden sich Eiteransammlungen, die meist als Senkungsabscesse an der vorderen Fläche der Wirbelsäule nach abwärts sich erstrecken und sich über die Schenkelbeuge oder in das kleine Becken herabbegeben können. Auch nach rückwärts — an der Rückenfläche — kommen solche Abscesse, die oft sehr bedeutende Grösse erreichen können, zum Vorschein; seltener erfolgt ein Durchbruch in den Wirbelkanal. Die Abscesse enthalten dünnflüssigen Eiter oder Jauche mit zersetzten oder zerfallenen Tuberkelmassen gemischt, auch wohl kleine Knochenfragmentchen und Brandreste; der Inhalt hat meist einen sehr intensiv-üblen Geruch, färbt Sonden schwarz etc. (S. Caries.)

Mit der Zerstörung der Wirbel kann andererseits in den benachbarten Theilen Knochenneubildung verbunden sein, und man findet auch

---

*) Der Name Spondylarthrocace, der für diese Krankheit gebräuchlichste, ist nicht gut gewählt, da die Theilnahme der Wirbelgelenke erst eine secundäre ist, diese auch ganz frei bleiben können.

häufig die nächsten Wirbel oder die Zwischenräume zwischen den Bögen und Fortsätzen mit zackiger, unregelmässiger Knochensubstanz besetzt und ausgefüllt. Spontane Luxation von Wirbeln ist ausser bei den beiden obersten Halswirbeln sehr selten beobachtet worden.

Die ersten Zeichen der Krankheit beziehen sich auf die Wirbelsäule und bestehen in schmerzhaften Gefühlen, von dieser ausgehend. Kleinere Kinder sind unruhig, bieten Aeusserungen von Unbehaglichkeit, weinen bei Berührung des Rückens oder schneller Bewegung, grössere vermeiden diese sorgfältig und klagen über bald fixe bald wandernde Schmerzen an der erkrankten Stelle oder deren Nachbarschaft.

Schon bei den ersten Angaben über Schmerzhaftigkeit ist eine genaue Untersuchung des Rückens und der Wirbelsäule nicht ausser Acht zu lassen; dieselbe muss durchtastet, percutirt werden, der Kranke soll verschiedene Körperbewegungen machen, da oft bei solcher genauere Angaben über den Sitz des Schmerzes möglich sind. Nebst diesen örtlichen Symptomen fehlen allgemeine Erscheinungen bei einigermaassen vorgeschrittenem Uebel nie: es entstehen Appetitlosigkeit, Fieberbewegungen, Schlaflosigkeit, Abnahme der geistigen Fähigkeiten.

Im weiteren Verlaufe sieht man wichtige örtliche Veränderungen entstehen, nämlich: die Knickung der Wirbelsäule nach hinten und zur Seite, mit welcher Hand in Hand eine Difformität des Thorax geht, indem die Rippen auf der Seite der Krümmungsconvexität weitere Abstände bilden, als auf der concaven Seite. Dabei zeigen sich in den weiteren Erscheinungen Modificationen je nach der Localität, welche die Erkrankung einnimmt.

1) Die Spondylarthrocace thoracica beginnt in der geschilderten Weise, dabei klagen die Kinder über Schmerzen in den Beinen, über Kribbeln und über das Gefühl von Ameisenlaufen in den Waden und Schenkeln, über Druck in der Herzgrube und dem Unterleibe, es gesellen sich nicht selten krampfhafte Affektionen in den genannten Theilen hinzu, Verstopfung und Schwierigkeit der Harnentleerung. Bewegungen der Wirbelsäule werden sorgfältig vermieden, der Hals wird möglichst nach rückwärts gezogen und verkürzt, so dass der Kopf tief zwischen den Schultern zu stecken scheint, die Ellenbogen werden an den Leib gehalten und die Hände auf den Schenkel gestützt. Hierauf kommen Senkungsabscesse, es stellen sich Lähmungserscheinungen ein, die allgemeinen Symptome nehmen die Bedeutung des hectischen Fiebers an, nicht selten von Bright'scher Nierendegeneration begleitet, und der Tod erfolgt nach längerer oder kürzerer Zeit. Doch kann der Kranke, wenn sich die Kräfte desselben nicht in zu hohem Grade erschöpft haben, in allen Stadien des localen Leidens in allerdings nicht häufigen Fällen mit dem Leben davon kommen, freilich mit einer unheilbaren Verkrümmung der Wirbelsäule und des Thorax, nebst den Lähmungserscheinungen der unteren Extremitäten, des Mastdarms und der Blase, die in der Regel ebenfalls jeder Behandlung Trotz bieten.

2) Spondylarthrocace cervicalis, Angina Hippocratis.

Je weiter die Erkrankung nach abwärts gegen die Brustwirbelsäule ihren Sitz hat, um so mehr hat das Krankheitsbild Aehnlichkeit mit dem eben erwähnten, nur kommen noch die Erscheinungen von Seite der oberen Extremität in Form von spasmodischen bis zu paralitischen Störungen in Betracht, je weiter nach aufwärts gegen das Hinterhaupt zu, um so mehr zeigen sich Symptome von Seiten der Schling-, Stimm- und Brustorgane. (Daher auch die alte Benennung Angina Hippocratis.) Bei dieser Form findet sich häufig Anschwellung der Nackengegend von bisweilen bedeutender Grösse, so dass dadurch selbst die Knickungsstelle der untersuchenden Hand verdeckt bleiben kann. Diese Schwellungen sind meist fest, prall, derb und haben zu der Benennung „Tumor albus nuchae" (analog dem Tumor albus der Gelenke) Veranlassung gegeben. Am gefahrdrohendsten ist der Sitz der Krankheit am ersten und zweiten Halswirbel, weil es an dieser Stelle leicht zur Compression der Medulla oblongata, und wegen der Wichtigkeit dieses Organes zum sofortigen tödtlichen Ausgang kommen kann. Ursache ist die grosse Beweglichkeit der Gelenkverbindungen, sobald nur das Ligamentum transversum Atlantis zerstört oder bedeutender alienirt ist.

Die Bewegung des Kopfes ist schmerzhaft, dieselbe wird möglichst gemieden und der Nacken und Hals steif gehalten, oder bei Bewegungen der Kopf und der Nacken mit der Hand gestützt. Die Kopfschmerzen sind meist lebhaft und foltern den Kranken besonders bei Nacht vielfach, die Schlingbeschwerden nicht selten sehr beträchtlich, besonders wenn die Krankheit zur Bildung der Retro-Pharyngeal-Abscesse vorgeschritten ist, die den Kranken die Einführung von Speise und Trank sehr erschweren, da sie eine bedeutende Grösse erreichen können. Diese Form der Wirbelcaries tödtet bei einiger Intensität der Erkrankung entweder durch die oben erwähnte Luxation der oberen Halswirbel, oder durch Uebergreifen derselben auf die Hirnhäute und das Gehirn, oder unter colliquativen Erscheinungen. Leichtere Grade können zur Heilung gelangen: in der Regel mit bleibender oder schwer zu verbessernder Difformität in der Haltung des Kopfes. (Eine Art des Caput obstip. leitet ihre Entstehung von dieser Krankheit ab.)

3) Spondylarthrocace lumbalis und sacralis.

Der Sitz dieser Form, der bei scrofulösen Kindern am wenigsten häufig auftretende, ist der untere Abschnitt der Lendenwirbelsäule, das Kreuzbein, in seltenen Fällen auch eine benachbarte Parthie des Darmbeines. Den eigentlichen Schmerzen gehen nicht selten unangenehme Empfindungen — in der Form der Ischias — in den Schenkeln voraus. Das Kind liegt mit angezogenen Schenkeln seitwärts im Bette, kann sich nur mühsam erheben, wobei es die Gesäss- oder Hüftgegend mit den Händen stützt. (Einige Aehnlichkeit mit Coxitis.) Eitersenkungen finden in das Becken statt und können sich durch das Hüftloch oder sogar in den Mastdarm entleeren, selten kommen sie in der Leistengegend zum Vorschein. Lähmung des Sphincter und der Harnblase ist bei dem tiefen Sitze selten, weil die diesen Organen vorstehenden Nerven bereits oberhalb des Krankheitssitzes sich befinden. Das Leben ist durch die Eiterung mit ihren Folgen bedroht, auch ist schon öfters lethale Meningitis oder Myelitis beobachtet worden.

Behandlung.

Die Therapie sollte ausser der Bekämpfung der Dyskrasie vorzüglich darauf gerichtet sein, die Ausbreitung der Erkrankung auf edle Gebilde, Hirn, Hirnhäute, Rückenmark, zu verhindern. Sorgsam muss jede mechanische Gewalt und jeder Insult auf die Wirbelsäule besonders — aus erwähnten Gründen —, wenn die Krankheit in dem obersten Abschnitte derselben sich befindet, vermieden werden. Daher ist, so lange der Krankheitsprocess noch nicht vollständig abgelaufen ist, ruhige horizontale Lage auf dem Rücken, oder wenn diess nicht möglich ist, in einer Seitenlage auf einer gut gepolsterten Matraze anzuordnen und der Patient allenfalls durch Vorrichtungen in derselben zu erhalten. Um den Kindern den Genuss der frischen Luft nicht zu entziehen, sind dieselben, wo es nur immer ermöglicht werden kann, auf ihrem Lager in das Freie zu verbringen.

Gegen die heftigen Schmerzen ist ausser mit Narcoticis, innerlich oder örtlich in Form von Opium, Morphium-Salbe angewendet, mit Ableitungen zu verfahren. Von Vortheil sind kleine Vesicantien (verbunden mit Einstreuen von Morphium). Eingreifender, jedoch ebenfalls gegen die Schmerzhaftigkeit nicht selten von Vortheil, ist das Haarseil.

Senkungsabscesse sind, so lange sie nicht voluminös sind, möglichst lange nicht zu öffnen, da die Erkrankung nach deren Eröffnung meist raschere Fortschritte macht: haben dieselben einen grossen Umfang erreicht, gehen sie mit lebhaften Schmerzen einher, steht Aufbruch nach Röthung und Entzündung der Haut in Bälde doch zu erwarten, so kann die Entleerung vorgenommen werden.

c) Gelenke.

Gelenkentzündungen finden sich bei scrofulösen Individuen sehr häufig als Theilerscheinung der allgemeinen Erkrankung, ohne dass eine weitere äussere Ursache nachzuweisen wäre, und sind in der Regel mit anderweitigen Erscheinungen der Scrofulose verbunden. Anatomisch unterscheiden sich diese Entzündungen durch nichts Wesentliches von anderen, durch Traumen, rheumatische Einflüsse etc. entstandenen, bekommen jedoch eben durch das Allgemeinleiden, welches ihnen zu Grunde liegt, hinsichtlich ihrer Erscheinungen einen eigenthümlichen Charakter. — Sie beginnen und verlaufen entweder acut oder chronisch, und nehmen entweder ihren Ursprung von den das Gelenk bildenden Knochenenden oder von der das Gelenk auskleidenden Membran der Synovialhaut — (manchmal von beiden zugleich) — und stellen auf diese Weise in ersterem Falle das klinische Bild der Arthrocace, in letzterem dasjenige der fungösen Entzündung (des Tumor albus) dar.

I. Arthrocace.

Die spongiösen Gelenkenden werden von Entzündungen befallen, welche nach der bei Ostitis etc. beschriebenen Weise ihren Ausgang in Suppuration und Caries nimmt. Es tritt Vereiterung, Verjauchung ein, die Knochenrinde wird in den cariösen Process gezogen, perforirt, es entstehen in den umgebenden Weichtheilen Abscesse, während gegen die Gelenkhöhle hin nach Zerstörung der knorpligen Theile der Eiter oder die Jauche sich Bahn macht und in derselben rasch suppurative Entzündung hervorruft. Nach Zerfall der knorpligen Gelenküberzüge und Destruction der Synovialhaut und des Bandapparates ragen die cariösen Gelenkenden der Knochen in das erweiterte mit Jauche gefüllte Cavum, wobei nicht selten Abstossung einzelner Knochenpartikelchen stattfindet. Lageveränderung der Gelenkenden ist bei der Aufhebung des zusammenfügenden Apparates sehr leicht möglich.

Diese Art der Entzündung befällt vor Allem häufig das Hüftgelenk.

II. Fungus articuli.

In anderen Fällen findet sich vorzugsweise die Synovialmembran erkrankt. Dieselbe zeigt sich in den Anfangsstadien der Entzündung gelockert, injicirt, mit kleinen Hervorragungen — Granulationen — bedeckt, von filzigem oder warzigem Ansehen, späterhin wuchern die Granulationen zu zottigen, kolbigen, verästigten, in die Gelenkhöhle ragenden Excrescenzen, die Membran ist verdickt, infiltrirt, mit Eiter durchsetzt. Ebenso nimmt auch die Nachbarschaft des Gelenkes an der Ent-

zündung Antheil: •das Zellgewebe, die Gelenkbänder etc. sind gallert-
artig oder speckig infiltrirt, mit üppigen Bindegewebswucherungen in
Form schwammiger Massen durchzogen. In Folge von Abscessbildung
werden die Weichtheile nicht selten von Fistelgängen durchbohrt, die
sich häufig bis in die nächste Nähe des Gelenkes begeben, um nach
Durchbrechung der Kapsel entweder von Aussen nach Innen oder in
umgekehrter Weise in dasselbe zu münden. Das Unterhautzellgewebe ist
meist serös infiltrirt und im Zustande der Hypertrophie, die Haut gespannt und, so lange kein Aufbruch erfolgt ist, (eine Erscheinung, welche
öfters lange auf sich warten lässt), weisslich glänzend: daher die ältere
Benennung Tumor albus. Die in der Nähe des Gelenkes befindlichen
Muskeln werden meist welk atrophisch und entarten fettig. Die Gelenkknorpel werden entweder von den fungösen Wucherungen überzogen
und gehen in denselben unter oder sie zerfasern durch den abnormen
Inhalt der Gelenkhöhle rasch und zerfallen zu einer pulpösen, fettigen
Masse. Die Knochen nehmen im weiteren Verlaufe ebenfalls Antheil,
und zwar werden dieselben in der Mehrzahl der Fälle cariös, so dass im
Endresultate diese Form der Entzündung mit der ersteren die grösste
Aehnlichkeit zeigen kann. Bei beiden hat man nicht selten Gelegenheit, in der Umgebung des Gelenkes, entweder an den knöchernen Parthien oder in den Weichtheilen, neugebildete Knochensubstanz in Gestalt
von unregelmässigen Hervorragungen, Splitterchen etc. zu finden.

In seltenen Fällen geht die Entzündung gleichzeitig vom Knochen und der Synovialis aus: es kommt jedoch hiebei nicht sowohl zu
massenhaften Wucherungen, von letzterer entspringend, sondern es wird
meist rasch Eiter in die Gelenkhöhle producirt. Im Uebrigen ist das
Verhalten der Weichtheile etc. das Gleiche.

Die fungöse Entzündung kommt hauptsächlich am Kniegelenke zur
Beobachtung.

Symptome.

Die scrofulöse Gelenkentzündung kann als eine acute, selbst sehr
acute auftreten und als solche verlaufen oder späterhin in den chronischen Zustand übergehen; der Beginn kann jedoch auch chronisch sein,
der fernere Charakter chronisch bleiben oder die Entzündung sich zur
acuten steigern. Bei letzterer treten — wenn nicht etwa eben anderweitige durch Scrofulose bedingte fieberhafte Erscheinungen vorhanden sind — Frostschauer, abwechselnd mit Hitzegefühl, Appetitlosigkeit,
grosse Unruhe auf, mit welchen Symptomen entweder sogleich oder in
kurzer Zeit darauf Schmerzen im erkrankten Gelenke und in dessen
Nachbarschaft nicht selten bis in ziemlich weite Entfernung sich kund
geben. Dieselben sind Anfangs meist intercurrirend, dumpf, sich bei
Bewegungen und Druck steigernd, werden jedoch bald anhaltend intensiv und erfahren bei Bewegungsversuchen des ergriffenen Gelenkes häufig eine derartige Steigerung, dass die Kinder laut aufschreien. Desshalb
hat auch das entzündete Gelenk sehr häufig eine gewisse Tendenz, eine
bestimmte Lage anzunehmen, und zwar eine solche, welche die um das
Gelenk herumliegenden Bänder und Muskeln in das grösstmöglichste
Gleichgewicht bringt und so wenig als möglich Spannung verursacht,
weil die dadurch vermiedene Zerrung der Theile den Schmerz noch am
ehesten erträglich macht. So z. B. wird der Schenkel bei Coxitis in
Flexion, Adduction und mässige Rotation nach Innen, beim entzündeten
Ellenbogengelenke der Vorderarm in die Mitte zwischen Pro - und Supination gebracht. Oertlich zeigt sich in der Regel bald Anschwellung

der Gelenkgegend, die entweder auf diese beschränkt ist oder sich in weiterer Ausdehnung verbreitet, eine runde, spindelförmige, unregelmässige Gestalt und Form hat, weich und teigig, oder hart, prall, fest, derb ist und erst späterhin Weichheit und Fluctuation erkennen lässt.

Die Haut ist bald geröthet, gespannt, mit kleineren und grösseren Gefässen (besonders Venennetzen) durchzogen, in ihrer Temperatur erhöht, heiss, oder sie bietet keine Farbenveränderung dar, lässt sich in mehr oder minder grosse Falten erheben, ist ohne vermehrtes Wärmegefühl. Kommt es zum Aufbruch der in der Tiefe und im Gelenk entstandenen Entzündungsproducte, so röthet sich die Haut, wird nicht selten bläulich gefärbt, die Epidermis hebt sich ab. Nach der natürlichen oder künstlichen Eröffnung lassen in der Regel die Schmerzen einige Zeit nach, so dass die Patienten ruhiger werden, dieselben beginnen jedoch in Bälde wieder, wenn auch nicht leicht mehr in dem bedeutenden Grade. In der weiteren Folge gestaltet sich das Krankheitsbild verschieden, je nachdem die Krankheit den acuten Verlauf durchmacht oder sich dem chronischen nähert. Im ersteren Falle erfolgt in der Regel der Tod einige Zeit nach dem Aufbruche unter den Erscheinungen eines pyämischen oder Consumptionsfiebers; beim zweiten Falle kann das Siechthum lange Zeit dauern und der Tod erst späterhin durch Erschöpfung oder bei einer neuen Exacerbation der Entzündung eintreten; oder es kann der Process sich zum günstigen wenden und einen der zu erwähnenden anderweitigen Ausgänge nehmen.

Die chronische Form der Entzündung beginnt meist mit mässigem Fieber, der Schmerz ist in der Regel ebenfalls anfangs gering und wird nur durch ausgedehntere Bewegungen, durch stärkeren Druck auf das Gelenk gesteigert oder erfährt bei nasskalter Witterung eine Vermehrung. Auf diese Weise kann der Process einen längeren Zeitraum durchmachen, bis Aufbruch eintritt, wobei dann die Erscheinungen sich ändern, je nachdem eine ausgebreitetere Entzündung auftritt oder die Krankheit auch jetzt noch ihren chronischen Charakter beibehält. Ist erstere Thatsache der Fall, so können auch dann noch alle Symptome einer acuten Gelenkentzündung mit rapidem Verlaufe zum Vorschein kommen. Nebst den erörterten ungünstigen Ausgängen kann die Gelenkentzündung, besonders wenn dieselbe auf die geeignete Weise allgemein und local behandelt wird, folgende Resultate darbieten:

1) Genesung ohne bedeutendere Störung der Funktion des Gelenkes. Dieser Ausgang setzt voraus, dass die Erkrankung keinen zu hohen Grad erreicht hat, dass die Gelenkknorpel und Bänder keine ausgebreitete Zerstörung erfahren haben. Da jedoch diese günstigen Vorbedingungen nur in wenigen Fällen gegeben sind, so gehört dieser Ausgang auch zu den selteneren.

2) Heilung, jedoch mit Beeinträchtigung der Function des Gelenkes, indem der entzündliche Process bereits derartige Veränderungen gesetzt hat, dass eine vollkommene Wiederherstellung nicht mehr ermöglicht werden kann. Es kommt in derartigen Fällen, wenn die knorpeligen und knöchernen Theile verhältnissmässig weniger gelitten, die Kapsel, die Gelenkbänder und umliegenden Weichgebilde hingegen grössere Zerstörung erfahren haben und der Heilungsprocess mit Zusammenziehungen, Verwachsungen, Anlöthungen einhergegangen ist, zur Steifigkeit mit gehinderter Bewegung (falsche Ankylose), oder wenn auch die knöchernen Theile und die Knorpel intensiver ergriffen worden und bei der Heilung durch Knochenneubildung gegenseitig verwachsen sind, zur wahren Ankylose. Letzteres Resultat bezwecken auch eine Reihe von Operations-

verfahren, — während Heilung mit wenigstens einiger Beweglichkeit — für gewisse Fälle vortheilhafter ist und ebenfalls durch operative Verfahren von den Chirurgen angestrebt wird. Die falsche Ankylose gibt nicht selten in der eben erwähnten Absicht Veranlassung zu operativen Eingriffen, während wiederum die wahre Ankylose, wenn sie mit bedeutenderen Difformitäten verbunden ist, Gegenstand manueller Behandlung wird.

3) Heilung jedoch mit Lageveränderung der das Gelenk zusammensetzenden Knochen, wenn im Laufe der Entzündung, nach Zerstörung der Haltbänder und Befestigungsmittel, sowie nach Eröffnung der Gelenkkapsel, durch irgend einen, meist geringfügigen Anlass, Ausweichen eines oder mehrerer Knochen aus der natürlichen Lage erfolgt ist (Luxatio spontanea). Hat eine derartige Lageanomalie länger bestanden, so wird sie selten ein erfolgreiches Objekt für chirurgische Eingriffe geben, nur hie und da wird bei abgelaufener Entzündung und bei nicht zu lange bestehender Lageveränderung ein solches Verfahren mit günstigem Resultate vorgenommen werden können.

Therapie..

Die Behandlung zerfällt in zwei Theile; 1) In eine allgemeine gegen die Grund-Krankheit und 2) In eine örtliche gegen die Local-Affection gerichtete.

In letzterer Beziehung ist eine vollkommen ruhige und passende Lage des kranken Theiles von grösster Wichtigkeit und erste Bedingung jeder Behandlung, die von Erfolg gekrönt sein soll. Es ist bereits darauf aufmerksam gemacht worden, dass die Kranken instinctmässig eine gewisse Lage des Gliedes aufsuchen und beibehalten, da jedoch diese Lage und Stellung des betreffenden Gelenkes im Laufe der Entzündung meist eine bleibende wird, dieselbe aber in manchen Fällen für die Function ungünstig erscheint, so muss möglichst darauf gesehen werden, dass die Lagerung eine solche ist, welche beim Ausgang in Ankylose die Gebrauchsfähigkeit in nicht zu hohem Grade beeinträchtigt. Der Kranke gewöhnt sich in der Regel bald an die dem Gliede gegebene Richtung, wenn dieselbe auch von der durch ihn selbst aufgesuchten entgegengesetzt sich verhält.

So lange die Entzündung noch besteht, muss ununterbrochen Ruhe eingehalten werden, und erst nach Abfluss derselben darf unter Anwendung jeder Vorsicht und unter möglichster Schützung des Gliedes mit Bewegungen begonnen werden.

Gegen die Schmerzen sind Narcotica sowohl innerlich, als äusserlich in Form von Morphiumsalbe etc. anzuwenden, und haben dieselben einen bedeutenden Grad erreicht, so hat man sich nicht vor dem Gebrauch der Kälte, selbst der Application des Eises zu scheuen.

Als zertheilende, Resorption befördernde Mittel hat man vielerlei empfohlen: am meisten werden die Jodpräparate (Jodkalisalbe, Richter'-sche Jodlösung zum Einpinseln: Jod. pur., Kali hydrojod. ana ʒj, Glycerin ʒjj) angewendet; Quecksilberpräparate erfordern viel Vorsicht.

Jobert empfahl neuerdings das salpetersaure Silber als ein treffliches Mittel bei chronischen Gelenkentzündungen. Man beginnt mit einer Salbe aus salpetersaurem Silber ʒj auf ʒj Fett und lässt davon zweimal täglich in der Menge von ʒβ—ʒj einreiben, allmälig steigt man mit dem salpetersauren Silber bis zu ʒjjj auf ʒj Fett. Als Ableitungsmittel sind Haarseile, Fontanellen, Moxen, das Glüheisen angewendet, besonders hat letzteres durch Rust grossen Ruf sich erworben. — Doch entspricht der Erfolg bei Weitem nicht immer den gehegten Erwartungen.

Gegen die Dyskrasie sowohl als gegen die örtliche Affection finden vielfach Bäder ihre Anwendung, dieselben sind jedoch nur unter der Voraussetzung zu gebrauchen, dass dem Kranken die Lageveränderung und die Bewegung nicht grösseren Schaden verursachen würde, als das Bad Nutzen stiften möchte. Vorzüglich sind es Jod- und Brombäder, welche sich eines gewissen Rufes erfreuen; ihrer Einfachheit und Wohlfeilheit wegen verdienen Bäder mit Kochsalz empfohlen zu werden. Hier schliesst sich die Priessnitz'sche Methode bei Gelenkleiden Scrofulöser an, welche zwar in ihrer ganzen Ausdehnung über den Körper wegen der geringen Menge von Kräften, die das Kind bei der erschöpfenden Kur zu verausgaben hat, zu verwerfen ist, jedoch local an dem kranken Gelenke volle Berücksichtigung verdient. Bei vorhandener Eiterung ist für guten Abfluss des Eiters, sowie für einfachen nicht reizenden Verband der Fistelöffnungen zu sorgen. Bei Abscessen, die sich in der Nachbarschaft des Gelenkes entwickeln, gegen die Haut vordringen, braucht mit der Eröffnung nicht gezögert werden, hingegen sollen solche Eiteransammlungen, welche mit dem Gelenke zusammenhängen oder nach Durchbohrung der Gelenkkapsel bis unter die Haut gelangt sind, möglichst spät geöffnet werden, wenn die Kräfte des Kranken im Sinken sind, da der Process dann in der Regel rascher seinem lethalen Ende zugeht.

Tritt Vereiterung im Gelenke ein und ist bei der geeignetsten localen und allgemeinen Behandlung nicht zu hoffen, dass sich Ankylose bildet, sondern verschlimmern sich die Zufälle und ist hectische Consumption zu befürchten, so kommen die chirurgischen Eingriffe als das letzte zur Lebensrettung mögliche Mittel in Frage, vorausgesetzt, dass der Zustand des Kranken — worüber natürlich jeder einzelne Fall Aufschluss geben muss — überhaupt noch ein operatives Verfahren zulässt. Bei denselben kann es sich um Entfernung der kranken Knochenparthien — Resection — oder um Wegnahme des kranken Gliedes, Amputation oder Exarticulation, handeln (vergl. darüber die einzelnen Erkrankungen der Gelenke).

Bei vollkommen chronisch gewordenen Gelenkentzündungen eignen sich in manchen Fällen die Druckverbände um das betreffende Glied mit oder ohne gleichzeitige Anwendung von Resorption befördernden Mitteln, besonders Jodpräparaten. Die Compression kann durch Leinwand- oder Flanellbinden ausgeübt, oder in dieser Absicht ein Gyps- oder Kleisterverband um das Gelenk applicirt werden, wodurch dieses auch am besten in der gewünschten Lage erhalten wird. Fistelgänge und Geschwüre um das Gelenk geben keine Contraindication: der Verband ist dann mit Fenstern, Oeffnungen zu versehen und öfters zu erneuen. Bieten Ankylosen, in so ferne sie den Gebrauch des betreffenden Gliedes in bedeutenderem Grade behindern, Veranlassung zur Behandlung, so wird man je nach der Natur derselben einfachere und gelindere, oder gewaltsamere und selbst operative Verfahren einzuschlagen haben. Zu ersteren sind zu rechnen: Locale und allgemeine Bäder, Douche, Fomentationen, unterstützt durch passive Bewegungsversuche, Apparate und Maschinen, die successive wirken; zu letzteren gehören die gewaltsamen Zerreissungen und Extensionen, entweder mit Hilfe von Maschinen — oder in der Narcose nach dem Vorgange von Langenbeck. Als erleichternder Act kann die subcutane Durchschneidung von verdickten aponeurotischen, sehnigen Gebilden, Bindegewebssträngen etc. vorausgeschickt werden. Als operative Eingriffe werden bei knöcherner Ankylose die einfache Durchschneidung des Knochens oder die Auschneidung oder Resection von verschieden gestalteten Stücken vorgenommen.

Die scrofulöse Entzündung im Hüftgelenke.

(Coxitis scrofulosa, Coxarthrocace, Coxalgia, Morbus Coxarum, Luxatio spontanea. Freiwilliges Hinken.)

Diese Krankheit kommt unter den Gelenkentzündungen bei Weitem am häufigsten vor und befällt die scrofulösen Kinder in den verschiedenen Lebensaltern, sehr oft zur Zeit der zweiten Dentitionsperiode. Dieselbe geht meist von den knöchernen Theilen des Gelenkes — am häufigsten vom Hüftbeinkopfe — aus, seltener von der Synovialmembran oder den umgebenden Weichtheilen und bietet, je nachdem der Verlauf einen acuten oder chronischen Charakter hat, Verschiedenheiten in ihren Stadien. Bei der acuten Entzündung entstehen schnell im Hüftgelenke und dessen Nachbarschaft heftige Schmerzen, welche sich vorzugsweise an der inneren Seite des Schenkels bis zum Knie ausbreiten und bei Berührung des Hüftgelenkes oder bei Bewegungsversuchen sich vermehren. Letztere werden sorgfältig gemieden, die Schenkel gegen den Unterleib angezogen und etwas nach Innen gewendet. Die Schmerzen nehmen meist bei der Nacht zu und stören den Schlaf oft vollkommen, dabei sind in der Regel lebhafte Fieberbewegungen vorhanden, welche die Kräfte oft auffallend rasch herabbringen. Das Stehen und Gehen ist dem Kinde höchst beschwerlich oder auch ganz unmöglich, es stützt dabei das ganze Gewicht des Körpers auf die gesunde Extremität, zieht die Hüfte der leidenden Seite in die Höhe und droht umzufallen. Die Gegend des Hüftgelenkes, besonders die Hinterbacke erscheint mehr oder weniger angeschwollen, die Falte derselben meist tiefer stehend; beide Extremitäten sind entweder gleich lang oder die kranke Extremität scheint etwas verkürzt oder verlängert. Zertheilt sich die Entzündung nicht — der seltenere Fall — so geht sie unter heftiger Verschlimmerung der allgemeinen und örtlichen Zufälle in Eiterung über; es kommen Abscesse in der Nähe des Hüftgelenkes oder in einiger Entfernung von demselben zum Vorschein, communiciren mit der im Gelenke gebildeten Eiteransammlung, brechen nach Röthung der äusseren Haut auf und geben zu einer intensiven Eiterung und Jauchung Veranlassung. Bei rasch fortschreitender Zerstörung der knöchernen Theile, wodurch der Gelenkkopf kleiner, der Pfannenraum grösser wird und also ein räumliches Missverhältniss zu Stand kommt, kann der Schenkelkopf sich leicht dislociren und zu einer wirklichen Veränderung seiner Längenverhältnisse gegenüber dem anderen Veranlassung geben. Das Fieber nimmt bald nach dem Aufbruche den Charakter des hectischen an, die Kräfte sinken, die Kinder magern bedeutend ab, die Muskeln der Hüfte und des Oberschenkels werden schlaff. Oft unterliegen nun die Kinder dem fortdauernden Consumptionsfieber, welches auch mit pyämischen Erscheinungen einhergehen kann, und sterben, indem der ganze Process nur sehr kurze Zeit gewährt haben kann — nur in seltenen Fällen mindert sich die Eiterung, es stossen sich Knochenstücke los und die Abscessöffnungen schliessen sich.

Beim chronischen Verlaufe der Hüftgelenksentzündung bemerkt man im Anfange ein oft nur ganz unbedeutendes Schleppen oder Nachschleifen der Extremität beim Gehen des Kindes, dabei stellt sich leichte Ermüdung mit Klagen über Schwäche und Steifheit im Beine ein, der Gang wird bei stärkeren Anstrengungen unsicher, wobei das Körpergewicht ebenfalls meist auf der gesunden Beckenseite und Extremität ruht. Der Schmerz ist nicht bedeutend und nicht anhaltend, ist meist vage im Schenkel herumziehend und gleicht dem rheumatischen: nicht selten ist derselbe am Morgen vorhanden, schwindet im Laufe des Tages und zeigt sich Abends unter leichten Fiebererscheinungen wieder. Am Hüftgelenke bemerkt man wenig Krankhaftes. Lässt man den Patienten die kranke Extremität in die Höhe heben, so bemerkt man hie und da schon eine geringe Rotationsbewegung des Schenkels nach Innen nebst leichter Adduction desselben. Diese Zufälle können bei schleichendem Verlaufe des Uebels Monate (selbst Jahre) lang dauern, wechseln wohl auch häufig in Besserung und Verschlimmerung.

Nach einem gewissen Zeitraume ändert sich, ohne dass oft eine bestimmte äussere Ursache nachzuweisen wäre, das Krankheitsbild, und neigt sich mehr und mehr der acuten Form zu. Es stellen sich die bekannten Schmerzen im Knie ein, welche meist sehr heftig sind, ohne jedoch durch die Berührung und durch Druck vermehrt zu werden. Die Knieschmerzen hat man durch Reizung der äussersten Hautzweige des Nerv. obturat. oder des Saphenus internus zu erklären gesucht. Der Gang wird stärker beeinträchtigt, es entsteht Hinken, der Fuss berührt nur mit der Spitze den Boden, während das Gewicht des Körpers auf dem ausgestreckten, gesunden Beine zu ruhen kommt. Beim Sitzen wird nur die Hinterbacke der gesunden Seite auf die Unterlage gebracht und will der Patient irgend einen Gegenstand vom Boden aufheben, so beugt derselbe nur das gesunde Knie, während die kranke Extremität steif gehalten wird.

Im weiteren Verlaufe treten Symptome ein, welche zu den verschiedensten Annahmen und Deutungen Veranlassung gegeben haben und deren bereits oben Erwähnung gethan wurde: nämlich eine Verlängerung oder Verkürzung des kranken Schenkels im Vergleiche zum anderen, ohne dass eine Lageabweichung der das Gelenk zusammensetzenden Knochen vor sich gegangen wäre. Man nahm früher hauptsächlich an, dass der Schenkelkopf durch das Exsudat aus der Pfanne heraus gedrückt würde, wodurch Verlängerung des Schenkels zum Vorschein käme oder dass derselbe durch stärkere Muskelcontraction in die Pfanne gepresst und dadurch die Verkürzung der Extremität hervorgebracht würde. Es hat sich jedoch mit aller Evidenz herausgestellt, dass die angenommene Verkürzung oder Verlängerung keine reelle, wirkliche sondern nur eine scheinbare ist, bedingt durch das Herabsinken der Beckenhälfte der kranken Seite, oder durch das Verschieben des Beckens auf der leidenden Seite nach Aufwärts mit nachfolgender Krümmung der Wirbelsäule. Um diese Verhältnisse genau zu eruiren und um nicht in sehr leicht mögliche Täuschungen zu verfallen, muss man genaue Messungen anstellen und zu diesem Zwecke beide Spinae anteriores superiores im Liegen des Kranken in eine gerade Linie bringen, auf welche eine vom Schwertfortsatz des Brustbeines direct nach Abwärts gezogene rechtwinklig auffällt. Dann sucht man die beiden Extremitäten in ganz gleiche Lagerungsverhältnisse zu setzen, und misst dann mit einem aus festem Materiale gearbeiteten Maassstabe, von der Spina bis zum Condylus internus tibiae und Maleolus internus.

Die Krankheit kann auch auf diesem Stadium zum Stillstand und zur Heilung gelangen: es schwinden dann auch die Erscheinungen der

Verlängerung oder Verkürzung, vorausgesetzt, dass in der Configuration des Beckens und der Wirbelsäule nicht sehr wesentliche Veränderungen vor sich gegangen sind, welche die gerade Stellung des Beckens nicht mehr gestatten.

Macht hingegen die Krankheit weitere Fortschritte, so tritt eine mehr oder weniger bedeutende Anschwellung in der Gefäss- und Hüftgelenkgegend ein, die Haut röthet sich, es zeigt sich Weichheit und Fluctuation, welchen Erscheinungen in der Regel bald Aufbruch folgt. Dieser findet jedoch nicht immer in der Nähe des Gelenkes statt, der Eiter kann sich vielmehr weit nach Abwärts einen Weg bahnen und in der Kniegelenkregion oder noch weiter abwärts zum Vorschein kommen. Wird die Gelenkkapsel vom Eiter durchbrochen, so geschieht diess meist an der hinteren oder unteren Seite, woselbst einerseits jene die geringste Dichtigkeit zeigt, andererseits auch der stärkste Andrang des Gelenkkopfes, besonders wenn man den Kranken die Lagerung der Extremität selbst überlässt, stattfindet. Gar nicht so selten bemerkt man, dass der Eiter aus der Gelenkhöhle durch die Communicationsstelle mit dem Schleimbeutel unter dem Muscul. Ilio-psoas in letzteren und von da aus in die Beckenhöhle dringt, wiewohl er auch durch Perforation des Darmbeines von der Glutäalmuskulatur aus in den Beckenraum gelangen kann. Die durch den Durchbruch der äusseren Haut gebildeten Fistelöffnungen sind meist von schwammigen, leicht blutenden, das Niveau der Haut überragenden Granulationen umgeben, nicht selten bilden sich auch entsprechend der Perforationsstelle ausgebreitete Geschwüre in der Haut und dem Unterhautzellgewebe.

Bei fortschreitender Zerstörung der Knochensubstanz an den das Gelenk zusammensetzenden Knochen entsteht Verkleinerung des Schenkelhalses und Vergrösserung des Pfannenraumes, also ein räumliches Missverhältniss, welches die Grundbedingung zu der sog. Luxatio spontanea ist, die mit wirklicher Verlängerung oder Verkürzung des Schenkels im Vergleiche zu dem gesunden einhergeht. Die Ausweichung des Schenkelkopfes oder des Restes desselben selbst erfolgt bei vorgeschrittenem cariösem Process oft sehr leicht durch die Veränderung der Lage im Bette, durch Aufheben des Kranken, durch energische Contracturen der Streckmuskeln und kann verschiedene Richtung einschlagen. Am häufigsten findet jedoch die Luxation nach oben und hinten auf die äussere Fläche des Darmbeines statt, weil der Kopf durch die Lage des Schenkels meist gegen den hinteren Pfannenrand drückt und dessen cariöse Zerstörung am ehesten vollendet ist, auf welche Art der Gelenkkopf ein oft äusserst geringes Hinderniss zu überwinden hat. Wird die Stelle des Darmbeines, welches dem ulcerirenden Schenkelkopf entspricht, auch in diesen Process gezogen, so kann Durchbruch der Darmbeinfläche und Eindringen des Kopfes in die Beckenhöhle vor sich gehen, obwohl diese Möglichkeit auch ohne Luxation durch Zerstörung des Bodens der Pfanne stattfinden kann.

Neben dieser gewöhnlichen Form der Ausweichung des Hüftbeinkopfes sind auch solche in das Foramen ischiadicum oder obturatorium, auf den horizontalen Schambeinast, wiewohl seltener beobachtet worden. Abstossung des kranken Kopfes und Elimination desselben durch eine grössere Fistelöffnung hat die Erfahrung gezeigt: im günstigsten Falle kann durch diesen Vorgang die Heilung, freilich mit grösserer Difformität, eingeleitet und ermöglicht werden.

Erfolgt Stillstand des Uebels und Genesung von dem in Rede stehenden Leiden nach geschehener Luxation, so bleiben die Folgen derselben in der erwähnten Weise zurück und stören den Gebrauch der Extremität meist in hohem Grade. In glücklichen Fällen bildet sich in weiterer Zeit eine Art von Gelenkhöhle neben der alten, in welcher der Kopf einige Beweglichkeit hat, meist aber ist derselbe in seiner neuen Stelle durch Adhäsionen, Verwachsungen festsitzend.

Häufiger ist jedoch die Ausweichung des Schenkelkopfes Vorbote der letzten Stadien der Krankheit. Die Eiterung wird immer profuser, die Haut wird nicht selten in grösseren Parthien necrotisch, die Extremität durch Gerinnungen in den Venen oder mechanischen Druck auf diese ödematös. Das Fieber nimmt mehr und mehr den hectischen Charakter an, es entstehen Frostschauer bis zu Schüttelfrösten und die Kinder sterben unter dem Bilde allgemeiner Consumption.

Bei der acuten Form der Hüftgelenkentzündung sowie bei der ausgebildeten Krankheit unterliegt die Diagnose nicht der mindesten Schwierigkeit: bei dem chronischen Verlaufe hingegen kann sie in den Anfangsstadien entweder mit anderen Processen verwechselt oder ganz übersehen werden. Verwechslung mit rheumatischen Affectionen, mit Hüftweh sind im Anfange der Krankheit nicht unmöglich, doch wird eine genaue Beobachtung der geschilderten Symptome, das Fehlen von Erscheinungen, den genannten Processen eigenthümlich, bald die richtige Diagnose treffen lassen, wenn auch nicht das Allgemeinleiden schon aufmerksam mamen müsste.

Therapie.

Bei der Coxitis ist vor allem auf strengste Ruhe der untern Extremität und des Hüftgelenkes zu sehen und zwar soll dieselbe in gestrecktem Zustande bei fixirtem Becken gelagert sein. Zu diesem Zwecke bedient man sich mit Vortheil der Verbände, wie dieselben für Schenkelhals- oder Schenkelfracturen angegeben wurden, am besten mit zwei Schienen für die äusseren Seiten der beiden Extremitäten, welche bis gegen die Schultern reichen, durch ein Fussbrett vereinigt sind, während für das Becken ein Riemen oder Gurt am Apparate angebracht ist. So sehr sich die Kinder Anfangs gegen diesen Apparat wehren und sträuben, besonders wenn sie schon eine Zeit lang die von ihnen selbst aufgesuchte gebogene adducirte Lagerung des Schenkels inne gehabt hatten, so leicht gewöhnen und vertragen sie denselben, besonders wenn man denselben Anfangs nur einige Zeit lang anlegt und dann erst allmälig weiter steigt, bis er fast immer gebraucht wird.

Auch der Gyps- oder Kleisterverbände bedient man sich mit Vortheil zur Ruhighaltung der Gelenkgegend und der Extremität: besonders mögen dieselben bei leichteren Fällen gebraucht werden, da sie der Verschiebung des Beckens, wie dieselbe in schweren fast immer eintritt, nicht genug Widerstand entgegensetzen.

Man hat in neuester Zeit auch die Resektion des Gelenkkopfes mit Vortheil ausgeführt. Durch die Zerstörung der Gelenkbänder und der Kapsel wird die Operation bedeutend erleichtert, so das man mit einem einfachen Längenschnitt meist ausreicht, durch welchen man dann in der Regel sogleich den Schenkelkopf erreicht und denselben mit einer gewöhnlichen oder der Kettensäge abschneidet. Andere Operationsmethoden gründen sich auf Anlegung eines drei-viereckigen, halbmondförmigen Lappens, obwohl sich keine bestimmte Schnittführung wegen der bestehenden Fistelgänge angeben lässt, sondern jeder Fall seine eigene Vorschriften gibt.

Ist die Heilung mit Ausweichung des Schenkelkopfes erfolgt, so hat die bedeutende Difformität und Behinderung des Gebrauches des Schenkels zu Heilversuchen geführt. Man hat, wenn die Luxation nicht zu lange bestand, die Einrichtung unter den nothwendigen Vorsichtsmaassregeln zu erreichen gesucht und dadurch in manchen Fällen wenigstens eine bessere Richtung des Schenkels erzielt, die sich unter längerer Anwendung von Maschinen noch vervollkommnete.

Die scrofulöse Entzündung im Kniegelenke.

Gonarthrocace, Gonalgia, Tumor albus genu, weisse Kniegeschwulst.

Der Ausgangspunkt dieser Erkrankung sind entweder die knöchernen Theile des Gelenkes und vorzugsweise die Gelenkknorren des Oberschenkels, seltener der Kopf des Schienbeines oder — und zwar häufiger — die Synovialkapsel mit oder ohne die Gelenkbänder. Die Erscheinungen sind verschieden, je nachdem das Leiden acut oder chronisch auftritt, im ersteren Falle können dieselben äusserst rapid und stürmisch sich zeigen und in kurzer Zeit mit Vereiterung des Gelenkes und selbst tödtlich endigen — im letzteren sind sie häufig Anfangs geringfügig und fast unmerklich, erst nach und nach sich steigernd.

Symptome.

Das Leiden beginnt mit dem Gefühle von Steifigkeit und etwas gehinderter Bewegungsfähigkeit im Gelenke, die Beugung fällt schwerer, während das Strecken meist weniger behindert ist. Frühzeitig erkennt man die Anschwellung des Gelenkes, die durch vergleichende Messungen leicht festzustellen ist, und durch welche die Gruben zu beiden Seiten des Patellarbandes, sowie die Kniekehle ausgefüllter, voller erscheinen. Die Temperatur des Gelenkes meist etwas erhöht. Mit dem Fortschreiten der Erkrankung stellt sich allmälig der Unterschenkel mehr und mehr in Beugung zum Oberschenkel, die Bewegungen sind schmerzhafter, namentlich jetzt auch die Beugung. Es entstehen Schmerzen auch ohne Bewegungsversuche: dieselben, anfangs dumpfer Natur, gewinnen nach und nach an Lebhaftigkeit und breiten sich bis zum Fusse aus, die Geschwulst wird grösser, fühlt sich meistens eigenthümlich elastisch an, ohne jedoch das Gefühl von Fluctuation zu geben, die Haut behält ihre Farbe, ist meist gespannt und glänzend. Beginnt Eiterung in der Gelenkhöhle, Abscessbildung in dem Umfange des Gelenkes, so nimmt das Volumen desselben rasch zu, die Haut röthet sich und man bemerkt in dem Grade, als sich die Eiteransammlung der Haut nähert, deutliche Fluctuation, meist mit starker Vermehrung der Schmerzen, die dem kranken Kinde nicht selten jede Ruhe rauben. Aufbruch erfolgt entweder im Umfange des Gelenkes oder der Eiter senkt sich längs des Unterschenkels herab und kann in manchen Fällen erst in der Gegend des Fussgelenkes zum Vorschein kommen: übrigens ist Aufbruch an jeder Stelle des Unterschenkels, jedoch sehr selten an der vorderen Fläche beobachtet worden. Auch eine Strecke weit nach Aufwärts am Oberschenkel ist der Eiter, begünstigt durch die Lage der Extremität, zum Vorschein gekommen. Schreitet der Process mit cariöser Zerstörung der Gelenkknochen und Ulceration der Kapsel und umgebenden Weichtheile fort, so kann ebenfalls Lageveränderung der das Gelenk zusammensetzenden Knochen erfolgen und zwar betrifft dieselbe meist den Unterschenkel, der eine ganze oder theilweise Abweichung aus seiner Lage darstellt.

Auf jeder Stufe der genannten Veränderungen im Krankheitsverlaufe kann der Process stille stehen und zur Heilung gelangen, wobei je nach der Grösse der anatomischen Störungen mehr oder weniger bedeutendere Beeinträchtigung der Bewegung und Configuration des Gelenkes zum Vorschein kommen wird. Meist erfolgt — wenn nicht die Behandlung diesen Ausgang verhütet hat — die Heilung mit Verwachsung der Gelenkenden: in günstigeren der Behandlung leichter zugängigen Fällen mit der Bildung von Bindegewebsadhäsionen, tendinösen Strängen etc. (bei Entzündungen von der Synovialhaut ausgehend und ohne bedeutendere Störung in den Knorpelüberzügen); in ungünstigen und nur durch tiefere mechanische Eingriffe zu beseitigenden durch Zusammenheilen und Verwachsen der knöchernen Theile (nach Abstossung der Gelenkknorpel und cariöser Entzündung der Knochen). Falsche und wahre Ankylose des Kniegelenkes.

Nimmt die Krankheit, ohne Stillstand zu zeigen, ihren weiteren Verlauf und tritt sie in die letzten Stadien, so zeigt der Unterschenkel ödematöse Anschwellung, die Jauchung ist meist sehr profus, die allgemeinen Erscheinungen werden immer bedenklicherer Natur und der Tod tritt in der schon mehrmals erwähnten Weise ein.

Therapie.

Bei der Behandlung gelten die erörterten Grundsätze; hinsichtlich operativer Eingriffe wird wohl hauptsächlich die Amputation des Oberschenkels in Betracht kommen, da die Resection des Gelenkes schon wegen der grossen Knochenflächen, die in neue Eiterung versetzt werden müssen und bei den geringen Aussichten zur Heilung kaum ausgeführt werden wird.

Die scrofulöse Entzündung des Fussgelenkes.

Tumor albus articuli pedis. Podarthrocace.

Der gewöhnliche Anfang dieser ziemlich häufig vorkommenden Erkrankung ist ein meist ganz mässiger, dann nach und nach intensiver werdender fixer Schmerz. entweder an der Vorderseite des Fussgelenkes oder an einer der seitlichen Gegenden, seltener die ganze Gelenkparthie einnehmend. Die Bewegung ist anfangs wenig gehindert, bald aber wird sie in der Weise beeinträchtigt, dass der Fuss etwas nachschleift, an Sicherheit im Tritte verliert, wobei dann gewöhnlich jeder falsche Tritt, jedes Anstossen an einen festeren Gegenstand, selbst das Auftreten auf feste Körper (Steine) als Schmerz im Gelenk empfunden wird. Bald zeigt sich auch eine elastische, von normaler Haut überzogene Anschwellung am Fussgelenke, wodurch die Räume unter den Knöcheln ausgefüllt und die ganze Gelenkgegend voluminöser gemacht wird. Der Schmerz ist anhaltender, dumpf oder reissend, sich über den Fuss ausbreitend.

Im weiteren Verlaufe wird die Haut geröthet, die Anschwellung weicher, es kommt an einer oder mehreren Stellen zu Fluctuation in Folge von Eiteransammlung entweder direkt aus dem Fussgelenke oder durch einen in der Umgebung entstandenen Abscess, dem dann bald Communication mit der Gelenkhöhle folgt. Vor dem Aufbruche haben die Schmerzen ihre höchste Höhe erreicht: ist jener erfolgt, so lassen dieselben meist an Intensität nach. Durch die Fistelöffnungen, deren sich manchmal eine bedeutendere Anzahl um das Gelenk herum vorfinden, gelangt man mit der Sonde leicht in die geöffnete Gelenkhöhle oder auf cariöse Knochentheile, den Unterschenkel - oder Fusswurzelknochen angehörig, während sich aus denselben meist sehr übel riechender, missfärbiger Eiter, der auch mit Bröckelchen und Stückchen von Tuberkelmasse und mit Knochenpartikeln durchsetzt sein kann, entleert. Die oft wirklich sehr zahlreichen Oeffnungen verdanken ihren Ursprung Abscessen, die in den Weichtheilen um das Gelenk herum entstehen und meist bis zur erkrankten Gelenkhöhle sich fortsetzen.

Der Fuss bekommt im weiteren Verlaufe, wenn die Krankheit nicht stille steht, eine unförmliche Gestaltung, indem der vordere Theil meist abmagert, die Gelenkgegend klumpig vergrössert erscheint, dabei ist derselbe nach Art des Pferdefusses durch die Achillessehne in die Höhe gezogen. In der Regel nimmt die Erkrankung einen langsamen Verlauf mit acuten und subacuten Steigerungen, heilt manchmal mit Difformität und bleibender Beeinträchtigung der Bewegung, kann aber auch mit tiefen Störungen des Allgemeinbefindens durch Jauchung und Entkräftigung zum Tode führen.

Therapie.

Ausser um die Amputation des Unterschenkels, welche bei dieser Form in Betracht kommen kann, handelt es sich vorzugsweise noch um die Resection des cariösen Fussgelenkes, wenn die Krankheit nur die untersten Gelenktheile des Unterschenkels und den oberen Theil des Astragalus ergriffen hat.

Die scrofulöse Entzündung des Ellenbogengelenkes.

Olecranarthrocace.

Das Ellenbogengelenk ist bei der Scrofulose nicht selten Sitz der Entzündung, und zwar geht dieselbe bald von der Synovialmembran aus und ergreift die knöchernen Gelenkenden, bald hat sie ihren Sitz zuerst in der spongiösen Substanz der das Gelenk bildenden Knochen. Die Krankheit beginnt in der Regel mit einer leichten Erschwerung der Bewegungen im Gelenke und mit gelinden Schmerzen: beide Erscheinungen nehmen an Intensität zu, während sich um das Gelenk herum eine Anschwellung bildet, die anfangs ziemlich derb und elastisch ist, nach und nach weicher wird und an einer oder mehreren Stellen aufbricht.

Der Vorderarm ist mehr oder weniger zum Oberarm gebeugt, dabei in einer Mittelstellung zwischen Pro - und Supination, die ganze Extremität bietet nicht selten ein eigenthümliches Ansehen, indem der Vorderarm atrophisch ist, der Oberarm auch durch die Unthätigkeit seiner Muskulatur abmagert, während die Gelenkgegend spindel- oder kugelförmig angeschwollen erscheint. Durch die Fistelöffnungen kann man sich durch Sondenuntersuchungen über die Zerstörung im Gelenke in der Regel genauer überzeugen, da dieselben meist keinen langen Gang bilden und direct gegen den Knochen führen.

Die allgemeinen Erscheinungen sind je nach dem chronischen und acuten Verlaufe in der mehrfach erwähnten Weise verschieden, hectisches oder pyämisches Fieber entwickelt sich aus dieser Art der scrofulösen Entzündungen seltener als aus den beschriebenen, kommt jedoch ebenfalls vor. Gelangt die Krankheit zur Heilung, so erfolgt diese mit mehr oder weniger bedeutender Difformität und Ankylose: Abweichungen der einzelnen Knochen aus ihrer gegenseitigen Lage erfolgen auch bei grösserer Zerstörung nicht häufig; am häufigsten Luxation der Ulna uach Hinten oder Ausweichen des Radiusköpfchens nach Innen zu.

Therapie.

Ausser der Amputation des Oberarmes, die bei sehr heftigen das Leben bedrohenden Entzündungen des Ellenbogengelenkes in Frage kommen kann, ist die Resektion der cariösen Knochen zu erwähnen, die nicht selten bei erschöpfender Eiterung zur Lebensrettung oder Abkürzung des krankhaften Processes im Gelenke vorgenommen wurde. In der Regel wird ein Längsschnitt parallel mit dem inneren Rand des Olecranon und zwei Finger über ihm beginnend und nach Abwärts ziehend zur Entfernung der Knochen genügen, ist diess nicht der Fall, so wird eine complicirtere, sich meist nach der Gegenwart der Fistelöffnungen richtende Schnittführung nothwendig sein. Bei allen Operationsmethoden ist auf die Erhaltung des Nervus ulnaris gebührende Rücksicht zu nehmen.

Allgemeine Behandlung der Tuberculose und Scrofulose.

Bei dem grossen Gewichte, das nach meiner Ansicht auf die hereditäre Anlage zu legen ist, kann weniger von einer Verhütung des Ausbruches der Dyskrasie als von der Erzielung eines möglichst milden, günstigen Verlaufes der verschiedenen Localisationen die Rede sein.

Sorgfältige Abhaltung aller Verdauungsstörungen und der Aufenthalt in gut ventilirten Räumen sind die zwei Hauptpunkte, auf welche der Arzt bei Kindern tuberculöser Eltern zu dringen hat.

Die Kinder müssen lange Zeit an der Brust einer gesunden Amme bleiben. Die Entwöhnung geschehe mit der grössten Vorsicht. Später sind hauptsächlich die blähenden Speisen zu meiden. Die Hauptnahrung sei in den ersten 10 Lebensjahren Milch und Milchspeisen, Fleischsuppe, weiches Fleisch, junge, zarte Gemüse, viel reifes Obst. Kartoffeln sind nicht zu häufig, das Brod nur wohl ausgebacken zu gestatten. Als Getränke brauchen die Kinder nichts als frisches Wasser. Kleine Quantitäten Bier können keinen Schaden bringen, Wein und andere Spirituosen aber sind strenge zu meiden.

Zum Frühstück eignet sich der Eichelkaffee, sobald die Kinder ihn aber nicht mehr gerne nehmen, darf nicht zum wirklichen Bohnenkaffee übergegangen werden, sondern die Kinder trinken dann wieder die pure Milch.

So lange die sich einstellenden scrofulösen Funktionen fieberlos sind, darf von dieser Ernährung keineswegs abgegangen werden, stellt sich Fieberbewegung ein, so verbietet sie der Instinkt, welcher bei Kindern noch viel deutlicher als bei Erwachsenen hervortritt, von selbst. — Was die Wohnung solcher Kinder betrifft, so ist ein sonniges Schlafund Wohnzimmer, möglichst gross und gut ventilirbar, dringend indicirt. Die Kinder müssen im Sommer den ganzen Tag, im Winter wenigstens 2 Stunden täglich im Freien sein. Häufige, lauwarme und noch besser kalte Waschungen und Bäder schützen am besten vor Erkältungen und den so häufigen Bronchialcatarrhen. Seebäder, auch Soolenbäder, sind für scrofulöse Kinder von besonderem Vortheil.

Im Sommer sollen sie auf dem Lande leben, im Winter in grossen geräumigen Zimmern. Der Aufenthalt in warmen Climaten während der kalten Jahreszeit hat zwar den grossen Vortheil, dass die Kinder dort viel mehr im Freien sein können; da aber dieser Ortswechsel alle Jahre vorgenommen werden muss, wenn die Kinder nicht in den folgen-

den Wintern beträchtlichen Schaden nehmen sollen, so werden sie hiedurch von frühester Jugend an ein unstätes Leben gewohnt und betrachten sich selbst als ewige Patienten. Dass solche Treibhauspflanzen
keiner frohen Zukunft entgegengehen, bedarf kaum einer weiteren Versicherung.

Unter den Arzneimitteln gebührt ohne Zweifel dem Leberthran die
erste Stelle. Contraindicirt ist derselbe bei fieberhaften Zuständen, bei
Appetitmangel und bei Diarrhöe, welche letztere Symptome er in der
heissen Jahreszeit häufig selbst erzeugt. Ausserdem wird er von allen
scrofulösen und auch ausgesprochen tuberculösen Kindern Jahre lang
mit grösstem Vortheil genommen.

Man gibt ihn am besten 1 — 2 Stunden nach dem Frühstück, zu
$^1/_2$—1 Esslöffel und lässt etwas Kaffee nachtrinken oder reicht ein kleines Stückchen Zucker. Bei den meisten Kindern ist es übrigens gar
nicht nothwendig, durch besondere wohlschmeckende Dinge eine Beloh-
nung für den genossenen Leberthran eintreten zu lassen, indem er ihnen
gewöhnlich gar nicht zuwider ist und sie selbst daran erinnern, wenn
er einmal vergessen wird. Man thut gut, sogleich beim Beginn der Cur
die Angehörigen aufmerksam zu machen, dass nur durch einen Jahre
lang fortgesetzten Gebrauch eine Besserung erzielt werden könne und
dass man viele Monate ihn fortgeben müsse, wenn auch Anfangs keine
Veränderung oder gar eine Verschlimmerung eintreten sollte.

Bei gutgenährten, übrigens stark scrofulösen Kindern kann man
dem Leberthran kleine Dosen Jodtinktur, 1—2 Tropfen auf die Unze,
beifügen. Zur länger fortgesetzten, internen Jodbehandlung möchte ich
jedoch niemals rathen. Jod-und bromhaltige Quellen, in erster Reihe
die Heilbronner, dann die Kreuznacher, sind bei scrofulösen Kindern
ohne Bronchitis von sehr wohlthätiger Wirkung, bei mageren Kindern mit
verdächtiger Bronchitis jedoch entschieden contraindicirt.

Wird nun der Leberthran nicht vertragen oder kann er unmöglich
genommen werden, so muss man ein Surrogat für ihn suchen. Als das
zweckmässigste erscheint der Wallnussblätterthee, wovon man täglich
2 — 3 Tassen trinken lässt. Hopfenabsud oder Kalmusaufguss werden
auch von manchen Kindern genommen, von vielen andern aber wegen
zu grosser Bitterkeit refusirt. Bei vorherrschender Blässe der Lippen
und der Schleimhäute müssen eisenhaltige Mineralwässer oder leichtver-
dauliche Eisenpräparate, z. B. die Tinct. martis pomat. in Anwendung
kommen.

Jede schwächende Behandlung, mag sie nun in Blutentziehungen
oder Brechmitteln, Abführmitteln, Antimonialien oder Mercurialien bestehen, bringt in allen Fällen eine Verschlimmerung der Dyskrasie und
ist desshalb gänzlich zu meiden.

Traurig endlich sind die Erfolge, welche die chirurgischen Eingriffe
an scrofulösen Knochen erzielen. Gewöhnlich entstehen an den Kno-
chenwunden von Neuem dieselben Knochenkrankheiten, wegen deren die
Operation vorgenommen worden, und trotz aller Plage und Schmerzen
wird der Process nur wenig hiedurch abgekürzt.

3) Hereditäre Syphilis.

Syphilitische Eltern erzeugen Kinder, welche entweder mit den Zeichen der Seuche geboren werden oder wenigstens in den ersten Lebensmonaten solche zum Vorschein kommen lassen. Prognostisch ist es
wichtig zu unterscheiden, ob die Kinder die entwickelte Syphilis mit auf
die Welt bringen oder erst nach einiger Zeit daran erkranken.

Kinder, bei denen im Mutterleibe die Syphilils ausgebrochen, werden meist zu früh und todt geboren oder sterben, wenn sie lebend mit Pemphigusblasen zur Welt gekommen sind, sicher bald nach der Geburt. Jene Kinder aber, welche von syphilitischen Eltern stammend, scheinbar gesund geboren werden und erst nach Wochen oder Monaten die Zeichen ererbter Syphilis erkennen lassen, genesen unter geeigneter Behandlung sehr häufig und können sich ohne alle weiteren dyskrasischen Erscheinungen vollkommen weiter entwickeln.

Bevor wir auf die ätiologischen Fragen genauer eingehen, erscheint es zweckmässig, zuerst sämmtliche zur hereditären Syphilis gehörenden Veränderungen zu analysiren.

Symptome.

Die angeerbte Syphilis gibt sich zu erkennen: 1) auf der Haut, 2) auf den Schleimhäuten, 3) im subcutanen Zellgewebe, 4) in den Muskeln und Knochen und 5) in den drüsigen inneren Organen.

ad 1) Haut.

Die syphilitischen Hautausschläge (die Syphiliden) theilen sich 1) in maculöse und squamöse, 2) papulöse und 3) pustulöse und bullöse.

Zur ersten Form gehört die

Roseola syphilitica. Man versteht hierunter linsen - bis bohnengrosse Flecken von bräunlich kupferiger Farbe. Sie beginnen über grösseren Strecken der Körperoberfläche zugleich als hellgelbe oder röthlichgelbe Flecken, anfänglich ohne Veränderung der darüber liegenden Epidermis und ohne Verhärtung noch Erhebung über die gesund gebliebenen Hautstellen. Mit der Zeit erheben sie sich jedoch etwas, bekommen eine kupferige Farbe und sehen aus wie abgeschliffen, oder bedecken sich in anderen Fällen mit feinen weissen Schuppen. In Folge einer antisyphilitischen Behandlung verschwinden sie spurlos, geschieht jedoch nichts dagegen, so infiltriren sie sich mehr und mehr, die darüber liegende Epidermis wird entweder faltig oder vertrocknet oder es fängt die Cutis an zu nässen und sich mit gelben Schorfen zu bedecken.

An Hautparthien, welche fortwährend mit Fäces verunreinigt werden, also an den Nates, der Schenkelbeuge und den unteren Extremitäten kömmt es oft zu Excoriationen und endlich auch zu tiefen ecthymaähnlichen Geschwüren.

Die verschonte Haut behält auch niemals ihre normale Farbe und Glätte. Sie vertauscht die rosenrothe Färbung mit einer rauchig-grauen, was am auffallendsten am Gesicht und zwar auf der Stirne zu beobachten ist. In Folge der bei Syphilis niemals ausbleibenden Abmagerung wird die Haut an vielen Stellen faltig und runzlig. Die Handteller und Fusssohlen bleiben selten intakt, es kömmt hier bald zu einer beträchtlichen Desquamation und bei Kindern, welche oft einen schmutzigen Schnuller mit den Händen halten, zu tiefen Excoriationen der Handteller. Diese Vorliebe der Syphiliden für die letztgenannten Hautstellen ist diagnostisch von besonderer Wichtigkeit, indem die übrigen, nicht syphilitischen Ausschläge gerade diese Theile unversehrt lassen.

Die zweite Form, die papulöse, besteht fast niemals für sich allein, sondern ist entweder mit der ersten oder mit der dritten Form, der bullösen complicirt. Die syphilitischen Papeln (Lichen oder Strophulus syphiliticus) sind von bräunlicher Farbe, hart, ohne Röthe der Umgebung, stehen meistens zerstreut und finden sich ebenfalls am häufigsten in der Handtellern und Fusssohlen. Sie sind nicht charakteristisch genug, dass man auf sie allein ohne alle weiteren Symptome die Diagnose der Syphilis stellen könnte. Wird keine Behandlung eingeleitet, so bleiben sie la· ze unverändert, nehmen an Zahl mehr und mehr zu, werden an vielen Stellen verkratzt und stellen dann grössere oder kleinere unregelmässige Geschwüre dar. Wird aber eine passende Behandlung eingeleitet, so schwinden sie in kurzer Zeit vollständig, was sich aus der geringen anatomischen Veränderung hinlänglich erklärt.

Die dritte Form, die bullöse und pustulöse, ist die bösartigste und kömmt nur bei hohen Graden der Dyskrasie vor. Sie wird repräsentirt durch den

Pemphigus syphiliticus.

Man versteht hierunter gelbe, gelbgrüne oder bräunliche Eiterblasen von der Grösse eines Hanfkornes bis zu der einer Bohne. Ihr Inhalt ist trüb, eiterig, reagirt alkalisch, und ihre Umgebung ist nur in schmalem Umkreise geröthet. Sie stehen meist isolirt, confluiren nur an wenigen Stellen und finden sich am sichersten wieder auf den Handtellern und Fusssohlen.

Nach einigen Tagen sinken diese Eiterblasen entweder ein und vertrocknen zu einer dünnen Kruste, oder sie platzen, der Inhalt fliesst ab und die hochgeröthete Cutis wird nach Abstossung der Epidermis sichtbar. Die nachfolgende Wundsecretion ist äusserst gering, so dass es nicht einmal zur Krustenbildung kömmt und die bedeckenden Kleidungsstücke nur wenig befleckt werden. Zu tieferen Ulcerationen kann es schon aus dem einfachen Grunde nicht kommen, weil die Kinder nicht lange genug am Leben bleiben, sondern rasch collabiren und ohne alle weiteren Erkrankungen lediglich unter den Zeichen der Lebensschwäche zu Grunde gehen.

Die Prognose kann bei diesem bullösen Exantheme mit grosser Bestimmtheit lethal gestellt werden. Kinder, welche die ausgebildeten Pusteln mit auf die Welt bringen, sterben schon einige Tage nach der Geburt wieder, entwickeln sich dieselben erst etwas später, zwischen dem 3. — 8. Tage des Lebens, so können die Kinder ein Paar Wochen leben, sterben hierauf aber auch fast alle. Nach Zeissl's reicher Erfahrung ist die angeborne Syphilis, welche sich fast ausschliesslich als Pemphigus manifestirt, unbedingt tödtlich.

Eigenthümlich ist, dass in der übergrossen Mehrzahl dieser Fälle die Syphilis vom Vater stammt, und dass die sorgfältigste Untersuchung der Mutter gewöhnlich zu keinem positiven Resultate führt, so dass schon öfter der Zusammenhang dieses Exanthemes mit der Syphilis bezweifelt worden ist. Die Zweifel entstanden hauptsächlich in Gebärhäusern, wo die betreffenden Väter natürlich nur selten zu ermitteln sind, während man in der Privatpraxis die früheren und jetzigen Gesundheitsverhältnisse des Vaters erforschen kann. Es stellt sich im letzteren Fall heraus, dass regelmässig der Vater an secundärer Syphilis leidet oder wenigstens gelitten hat. Man hat sogar schon öfter beobachtet, dass, nachdem der Vater einer vollständigen, antisyphilitischen Cur sich unterworfen hat, die hierauf erzeugten Kinder normal ohne alle Zeichen von Syphilis zur Welt kamen und auch in der Folge gesund blieben.

Ausser diesem charakteristischen Pemphigus kommen bei syphilitischen Kindern auch noch in späterer Zeit eiterhaltige Pusteln vor, welche jedoch auf hartem, rothem Grunde stehen und nach dem Platzen tiefe speckige Geschwüre zurücklassen (Ecthymapusteln).

Am charakteristischsten für die erst nach der Geburt ausbrechende Syphilis sind die Hautgeschwüre und Rhagaden, welche mit besonderer Vorliebe die Mundwinkel, die Lippenränder, den Anus und die Genitalien bedecken. Die Lippengeschwüre sind flach, haben einen gelben, wenig indurirten Grund und halten sich Anfangs genau an die rothe Linie, welche die Lippen umsäumt. Erst später verlassen sie diese ihre ursprüngliche Stelle und greifen über auf die nächstgelegenen Hautparthien, namentlich die Unterlippe und das Kinn, wo durch die Speisen und durch den Schnuller die Epidermis ohnedem erweicht und erodirt ist.

Unter Rhagaden versteht man Einrisse der Lippen in der Richtung der natürlichen Hautfalten. Sie entstehen zuweilen in ganz gesunden Lippen, gewöhnlich aber sind vorher die eben geschilderten Geschwüre vorhanden, durch deren Krusten die Lippen spröde werden, und bei stärkerer Ausdehnung, wie sie durch jedes Geschrei bedingt wird, einreissen. Die kleinen Einrisse werden nun durch den Geschwürseiter verunreinigt und es kommt zu ziemlich tiefen gelben Einschnitten, welche bei jeder Zerrung von Neuem bluten und aus demselben Grunde auch ausserordentlich langsam heilen.

Dieselben Rhagaden finden sich auch, jedoch viel seltener als am Mund, an den Nasenlöchern, am After und an der Vulva der Mädchen, und zuweilen auch an dem äusseren Augenwinkel. Die der Lippen sind desshalb noch von besonderer Bedeutung, weil durch sie eine sichere direkte Infektion von einem syphilitischen Säugling auf eine gesunde Amme vermittelt wird.

Was schliesslich die Hautsecretion betrifft, so kommen zuweilen bei syphilitischen Kindern übelriechende Schweisse am ganzen Körper, namentlich aber am Kopfe, vor. Dieselben verschwinden, sobald die Dyskrasie getilgt ist.

ad 2) Schleimhäute.

Die erste Erscheinung der hereditären, einige Wochen nach der Geburt entstehenden Syphilis ist eine Schwellung der Nasenschleimhaut. Die so erkrankten Kinder athmen immer mit offenem Mund und schnarchen während des Saugens. An der Aussenseite der Nase ist keine Veränderung zu bemerken, die Schleimhaut der Nasenlöcher aber erscheint geröthet und geschwollen. Nachdem diese Schwellung einige Tage bestanden, stellt sich eine eiterige Secretion ein, Coryza syphilitica, der Eiter ist Anfangs schleimig und wird später blutig, jaucheartig, worauf er auch die Oberlippe anätzt. Die alsdann weiterfressenden Geschwüre können endlich auch die Knochen ergreifen und Necrose und Exfoliation des Vomer, der Muscheln und des Siebbeines verursachen. Wenn anders die Kinder so intensive Syphilis überstehen, so sinkt zum mindesten hierauf die Nase ein und es bleibt das Gesicht Zeitlebens entstellt.

Auf der Mundschleimhaut und auf der Zunge entstehen dieselben flachen Geschwüre wie an den Lippenrändern, sie gehen niemals mehr in die Tiefe und vernarben leicht, wenn eine entsprechende Behandlung eingeleitet worden ist.

Die Rhagaden und Geschwüre am Mastdarm, an der Vulva und dem Präputium wurden schon erwähnt. Leucorrhoea und Ulceration der Vagina kömmt ziemlich oft vor. Die Otorrhöe und Ophthalmoblenorrhöe syphilitischer Kinder unterscheiden sich nur durch ihre grosse Intensität von denen der nicht syphilitischen. Bei dieser Ophthalmoblenorrhoe erweicht beiderseits die Cornea in kürzester Zeit und der Process endet höchst traurig mit Phthisis des Augapfels.

ad 3) Subcutanes Zellgewebe.

Bei vielen syphilitischen Kindern entwickeln sich kleine Eiterungen im Unterhautzellgewebe, welche keinen Zusammenhang mit den Lymphdrüsen haben. Mögen die Abscesse mit der Lancette geöffnet werden oder spontan aufbrechen, in allen Fällen wird die Eröffnungsstelle geschwürig und vernarbt erst nach längerer Zeit mit starker Pigmententwicklung. Sehr häufig beobachtet man Nagelverschwärungen, Onychia, zugleich an mehreren Fingern und Zehen. Auch diese Processe sind sehr langwierig, besonders wenn die Finger mit dem Schnuller viel in Berührung kommen, der neue Nagel wird dann gewöhnlich höckerig, unförmlich.

Die Lymphdrüsen in der Nähe syphilitischer Geschwüre schwellen wohl consensuell an, gehen aber selten in Eiterung über. Im Allgemeinen kann man sagen, dass der Lymphdrüsenapparat der Kinder durch Syphilis viel weniger afficirt wird, als durch Scrofulosis und Tuberculosis.

ad 4) Muskeln und Knochen.

Bei intensiver, in den ersten Wochen nach der Geburt sich entwickelnder Syphilis kommen auch Paralysen der oberen, seltener der unteren Extremitäten vor. Diese Lähmungen erstrecken sich nicht immer über ganze Extremitäten, und sind auch nicht immer vollständige, indem zuweilen eine schwache Bewegungsfähigkeit einzelner Muskelgruppen zurückbleibt. —

Die Knochen betheiligen sich selten an der hereditären Syphilis. Man hat die angeborene Fragilitas ossium, bei der sämmtliche Röhrenknochen auf die geringste Gewalt zerbröckeln, und welche natürlich nur bei todtgeborenen oder bald nach der Geburt sterbenden Kindern vorkömmt, mit Syphilis der Eltern in Zusammenhang gebracht.

Es ist dieser Process übrigens ausserordentlich selten, und bei den bisher bekannten Fällen wurde der Nachweis der Syphilis durchaus nicht immer in genügender Weise geliefert.

Periostitis und Necrose einzelner Knochenparthien, bei secundärer Syphilis der Erwachsenen ein sehr gewöhnlicher Process, kömmt bei hereditärer Syphilis der Neugeborenen nur selten vor.

ad 5) Drüsige, innere Organe.

Die Abscesse in der Thymusdrüse, von denen schon pag. 216 die Rede war, werden mannigfach bezweifelt, indem die physiologischen Hohlräume, die sich bei Resorption dieser Drüse bilden, von Abscessen kaum zu unterscheiden sind.

Die Veränderungen der Leber wurden pag. 173 schon ausführlich beschrieben. In den Lungen, der Milz und den Nieren hat man ebenfalls gummöse Geschwülste specifischer Natur gefunden. Es kommen die damit behafteten Kinder meist schon mit bullösem Exanthem zur Welt und sterben regelmässig nach wenigen Tagen.

Verlauf und Ausgänge.

Sobald die ersten Zeichen der hereditären Syphilis aufgetreten sind, was mit Ausnahme des angeborenen Pemphigus erst 1—6 Monate nach der Geburt zu geschehen pflegt, so magert das Kind ab, wird unruhiger und bekömmt alsbald das charakteristische, rauchige Aussehen. Die künstlich aufzufütternden Kinder erliegen gewöhnlich der Anämie oder einem dazutretenden Darmcatarrh. Die Brustkinder genesen bei geeigneter Behandlung ziemlich regelmässig. Je später die Syphilis sich einstellt, um so günstiger ist die Prognose, je früher, um so ungünstiger.

Aetiologie.

In der grossen Mehrzahl der Fälle stammt die hereditäre Syphilis vom Vater, nicht von der Mutter. Ist die Mutter secundär syphilitisch, so kömmt die Schwangerschaft fast niemals zu ihrem normalen Ende, sondern es erfolgt Abortus oder mindestens Frühgeburt. Es ereignet sich diess zwar auch bei secundärer Syphilis des Vaters, jedoch viel seltener, die Schwangerschaft verläuft hier gewöhnlich normal, das Kind aber kömmt entweder mit Pemphigus syphiliticus schon zur Welt, oder lässt die oben geschilderten Zeichen der hereditären Syphilis in den ersten 6 Monaten des Lebens erkennen.

Wenn der Vater an secundärer Syphilis leidet, so kann die Mutter ganz intakt bleiben und dennoch ein syphilitisches Kind gebären, ja es kann sich die Empfängniss und Geburt solcher Kinder sogar mehrmals repetiren, ohne dass die Mutter im geringsten inficirt würde. Diese oftmals constatirte Thatsache ist um so merkwürdiger, als das fötale Blut doch direkt mit dem mütterlichen communicirt und der Fötus den specifischen Pemphigus schon im Mutterleibe acquirirt.

Von der Mutter stammt die Syphilis nur, wenn sie vor oder während der Schwangerschaft primär inficirt und hierauf secundär wird. Wenn die Mutter erst in den letzten drei Monaten ihrer Schwangerschaft primär inficirt wird, so soll die Frucht unversehrt bleiben. Die Ansteckung eines gesunden Kindes durch primäre Schamlippengeschwüre, mit denen es während des Geburtsaktes in Berührung kommen kann, erscheint sehr unwahrscheinlich. Die Kinder sind mit einem dicken Vernix caseosus bedeckt, und haben an keiner Körperstelle Epidermisverluste erfahren; sie müssten in diesem Falle vor dem Ausbruche der allgemeinen Syphilis zuerst auch einen primären Schanker bekommen, was man kaum jemals beobachtet haben wird.

Eine weitere, höchst merkwürdige Thatsache ist: dass ein syphilitisches Kind, dessen Dyskrasie bei ganz intakter Mutter lediglich vom Vater stammt, seine Mutter durch Saugen niemals ansteckt, während eine gesunde Amme, welcher man ein solches Kind an die Brust legt, in der Regel inficirt wird. Es resultirt hieraus der therapeutisch wichtige Grundsatz, dass man die syphilitischen Kinder sehr wohl durch ihre eigene Mutter, aber niemals durch eine Amme stillen lassen darf, indem die letzteren nach geschehener Infection mit Recht gegen den Arzt klagend auftritt.

Der Weg, auf welchem ein syphilitischer Säugling eine gesunde Amme ansteckt, ist nicht immer deutlich nachweisbar. Am einfachsten gestaltet sich das Verhältniss, wenn die Lippengeschwüre des Kindes mit einer wunden Stelle an der Brustwarze der Amme in Berührung kommen. Es wird zuweilen beobachtet, dass die Brüste der Amme unversehrt bleiben und sich alsbald Symptome allgemeiner Syphilis einstellen. Umgekehrt kömmt es auch vor, dass eine syphilitische Amme auf ein gesundes Kind die Syphilis übertragen kann, ohne dass die Brustwarzen derselben erkrankt wären. Man braucht zur Erklärung dieser Fälle keineswegs seine Zuflucht zur Milch zu nehmen. Mir scheinen Berührungen mit der Mundhöhle oder mit den Fingern, welche die syphilitischen Parthien kurz vorher berührt haben, viel näher zu liegen. Es ist keineswegs nothwendig, dass ein secundär syphilitischer Vater immer syphilitische Kinder erzeugt. Eine erhebliche Anzahl solcher Kinder bleibt vollkommen frei von aller Dyskrasie. Am wenigsten empfänglich sind die Kinder eines Vaters, dessen Syphilis schon sehr inveterirt ist, die Haut und die Schleimhäute verlassen und sich als tertiäre Syphilis in den Knochen localisirt hat.

Behandlung.

Der Mercur wirkt bei der Syphilis der kleinen Kinder ausserordentlich schnell und zuverlässig, und zwar am besten auf endermatischem Wege. Ich gebe schon seit mehreren Jahren keine Quecksilberpräparate mehr innerlich, — die beliebtesten sind hier das Calomel und der Mercurius solubilis Hahnemanni — sondern lasse auf gesunde Hautstellen, welche sich immerhin noch in genügender Ausdehnung finden, täglich Ðβ—Ðj graue Salbe tüchtig einreiben. Wenn die Salbe Abends eingerieben, kann man, ohne die Cur zu benachtheiligen, am andern Abend ein Bad geben lassen, worauf sogleich von Neuem geschmiert werden muss.

Die örtlichen Geschwüre behandelt man am besten mit Camillentheeläppchen, wo solche sich anbringen lassen, die Rhagaden und Lippengeschwüre bessern sich auf mehrmalige Höllensteinstriche zusehends. Die Bäder mit Sublimat, wovon Ðj—Zj auf ein Bad genommen werden soll, sind kostspielig, für das Kind und dessen Wärterpersonal gefährlich und bei umsichtig geleiteter Schmierkur vollkommen zu entbehren. Der interne Gebrauch des Jodes kann bei kleinen Kindern selten lange genug fortgesetzt werden, indem hiedurch häufig Verdauungsstörungen und ein rasch fortschreitender Marasmus entstehen.

Die Diät sei möglichst nahrhaft. Am sichersten genesen die Kinder, welche an der Brust ihrer eigenen Mutter genährt werden. Bei künstlich ernährten Kindern ist die Hauptaufgabe, durch sorgfältig bereitete Kost und schleimige Getränke Diarrhöe zu verhüten. Wenn diess gelingt, so überstehen viele Kinder die Syphilis.

Erklärung der Tafeln.

Tafel I.

1. Placenta. II. Leber. III. Herz. IV. Nieren. V. Blase.
1) Aortabogen mit den aus ihm abgehenden Halsgefässen.
2) Ductus arteriosus Botalli.
3) Arteria pulmonalis.
4) Ductus venosus Arantii.
5) Vena cava superior.
6) Vena cava adscendens.
7) Venae pulmonales.
8) Vena umbilicalis.
9) Arteriae umbilicales.

Tafel II.

Fig. 1 u. 2. Schematische Zeichnungen des Scheitelbeines zur Demonstration der
physiologischen Vergrösserung der grossen Fontanelle.
Fig. 3. Normale Frauenmilch nach Funke.
Fig. 4. Normales Colostrum nach Funke.
Fig. 5, 6 u. 7. Schematische Durchschnitte der verschiedenen Arten von Cephalaematom. Fig. 5. Cephalaematoma subpericranicum. Fig. 6. Ceph. subaponeuroticum. Fig. 7. Ceph. durae matris.
1) Behaarte Kopfhaut. 2) Galea aponeurotica 3) Pericranium. 4) Schädelknochen. 5) Dura mater. 6) Knochenwall (nur bei Fig. 5 möglich).
Fig. 8. Schematischer Durchschnitt eines Nabelstumpfes. a) Der Stumpf. b) Der
ihn umgebende Hautring.
Fig. 9. a u. b Schematische Darstellung des sog. Fleischnabels. a) vor, b) nach
dem Abfalle der Nabelschnur.

Tafel III.

Fig. 1. Die Eindrücke der Zähne in die Zunge bei Stomacace.
Fig. 2. Soorpilze nach Küchenmeister.
a) Fragment einer abgelösten Soormembran. b) und c) Sporen. d) Thallusfäden mit Scheidewänden. e) Freies Ende eines Thallusfaden etwas angeschwollen. g) Thallusfaden mit Einkerbungen.
Fig. 4. A. Intussusception eines Darmstückes. B. Schematischer Durchschnitt nach
Förster. a) Das Intussusceptum. b) und c) Das es aufnehmende Darmrohr.
d) und e) Die Umschlagstellen. f) Das mit hineingezerrte Mesenterium.
Fig. 3. Längsdurchschnitt des Kreuzbeines und des Mastdarmes. 1) Kreuzbein.
2) Mastdarm. a) obere, b) mittlere und c) untere Parthie des Mastdarmes.
3) Peritonäum. 4) Uterus 5) Vagina. 6) Schamlippen. 7) Harnblase.
8) Perineum.
Fig. 5, 6, 7, 8 u. 9. Schematische Durchschnitte von Imperforation des Mastdarms

und von dessen abnormen Ausmündungen. r) Rectum. n) Natesfalte. a) Anuseinstülpung. b) Blase. v) Vagina.

Fig. 10. Schematische Zeichnung einer Ektopie der Blase, nach Förster.

Fig. 11, 12. 13 u. 14. Schematische Darstellung der Hydrocelen.

    Fig. 11. Hydrocele canalis vaginalis testiculi aperta.

    „ 12. Hydrocele fundi canalis testiculi clausa.

    „ 13. Hydrocele colli canalis vaginalis testiculi aperta.

    „ 14. Hydrocele colli canalis vaginalis testiculi clausa.

    a) Ein Stück Bauchfell von innen gesehen. b) Offener canalis vaginalis.
    c) Hoden. d) Hydropische Ausdehnung eines Stückes des Leistenkanales.

Tafel IV.

Fig. 1—3. Bothriocephalus latus.

    Fig. 1. Kopf in natürlicher Grösse.

    Fig. 2. Vergrösserter Kopf mit langem Halse.

    Fig. 3. Einzelne Stücke. Die Geschlechtsöffnung in der Mitte jeden Gliedes.

Fig. 4—7. Taenia Solium.

    Fig. 4. Kopf in natürlicher Grösse.

    Fig 5 u. 6. Vergrösserter Kopf von der Seite und von oben gesehen.

    Fig. 7. Die Geschlechtsöffnung auf der Seite.

Fig. 8- 9. Ascaris lumbricoides, Spulwurm

    Fig. 8. Ein aufgeplatztes Weibchen in natürlicher Grösse mit vorgefallenen
Eingeweiden. Der braungefärbte Schlauch ist der Nahrungskanal, die
weissen Schlingen sind die Eierstöcke.

    Fig. 9 Das eingekrümmte Schwanzende des Männchens mit doppelter Ruthe,
vergrössert.

Fig. 10—13. Oxyuris vermicularis, Pfriemenschwanz.

    Fig. 10 u. 11. Weibchen in natürlicher Grösse und vergrössert.

    Fig. 12 u. 13. Männchen vergrössert und in natürlicher Grösse.

Fig. 14 u. 15. Trichocephalus dispar, Peitschenwurm, natürliche Grösse.

    Fig. 14 Weibchen. Fig 15. Männchen.

Tafel V.

Fig. 1 u. 2. Schematischer Durchschnitt eines normalen (1) und eines rachitischen
kindlichen Thorax (2).

1) Sternum. 2) Rippenknorpel. 3) Rippenknochen. 4) In den Durchschnitt
fallende Rippen. 5) Intercostalräume. 6) Fünfter Rückenwirbel. 7. Herz.
8) Kolbige, rachitische Auftreibung.

Tafel VI.

Fig. 1. Rachitisches Rippenende nach Virchow.

Fig. 2. Dessen Durchschnitt.

Fig. 3. Durchschnitt eines rachitischen Oberschenkels.

Fig. 1, 2, 3 a) bläuliche Schichte der grosszelligen Knochenwucherung. b) Becher-
förmige Anschwellung des jungen Knochens. c) Zackige Wellenlinie zwischen
Knorpel und Knochen.

Fig. 4. Rachitischer Schädel. Craniotabes nach Elsässer. An den hellen Stellen ist
die Knochenerde geschwunden, dura mater und Pericranium berühren sich.

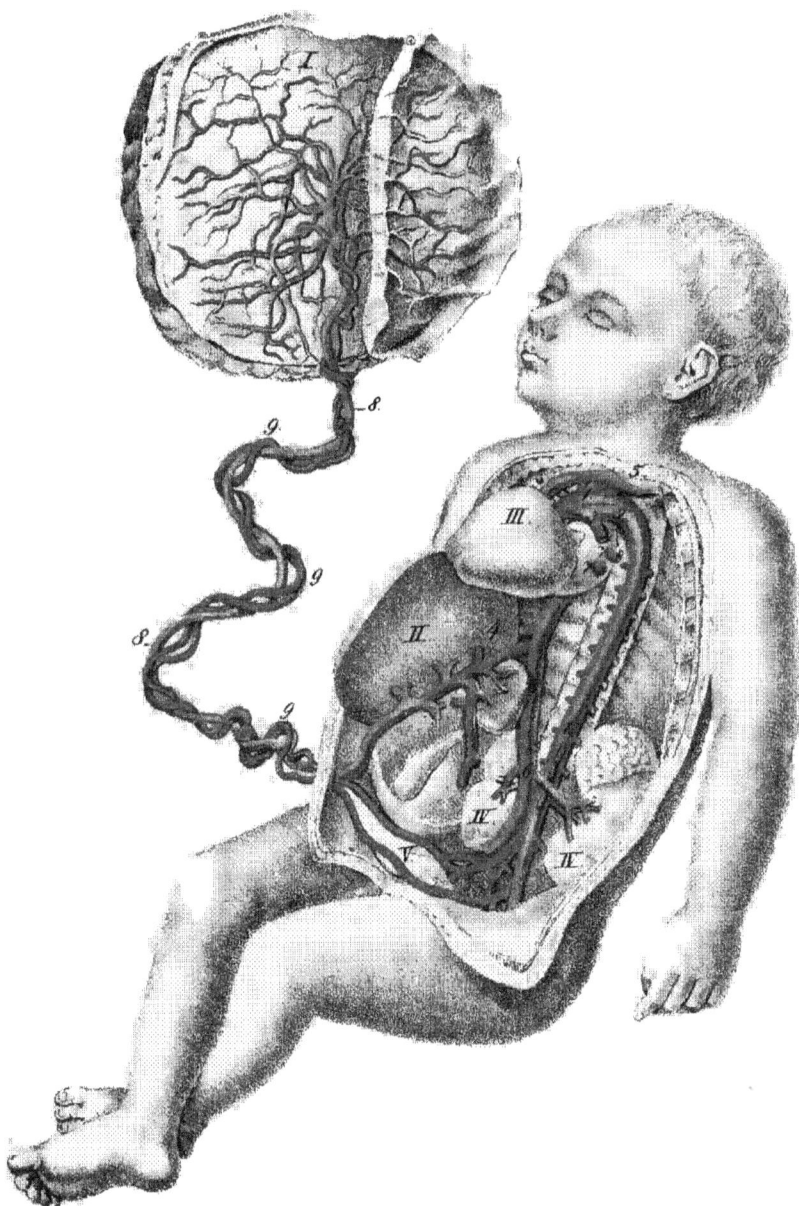

Tab I.

Tab. II.

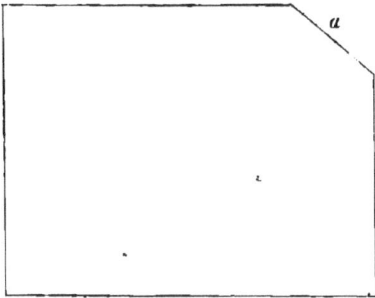

Fig. 1.

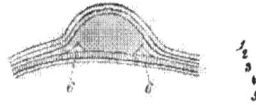

Fig. 5.

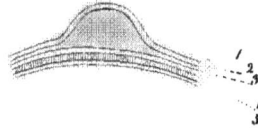

Fig. 6.

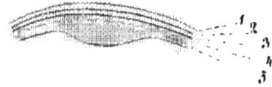

Fig. 7.

Fig. 8.

Fig. 9.

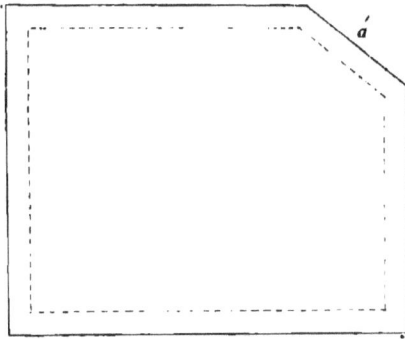

Fig. 2.

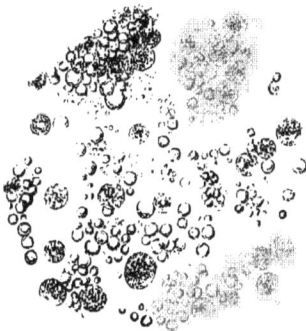

Fig. 4.

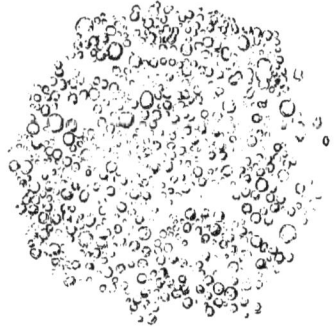

Fig. 3.

Tab. III.

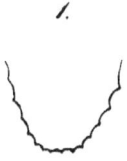

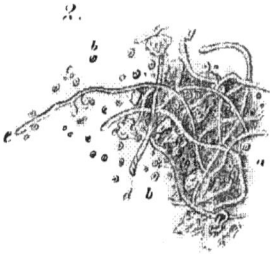

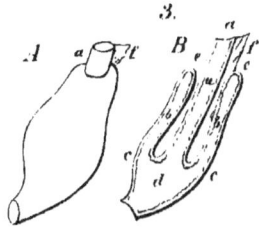

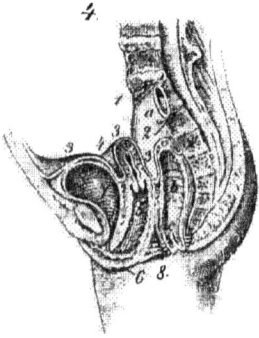

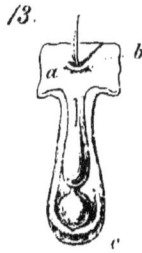

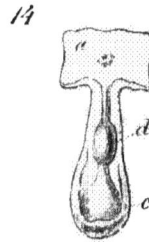

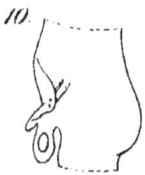

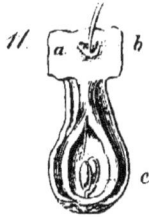

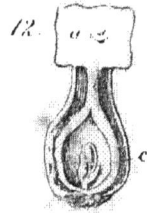

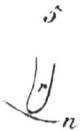

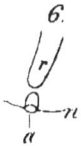

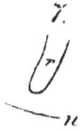

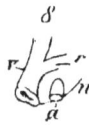

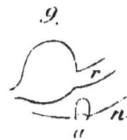

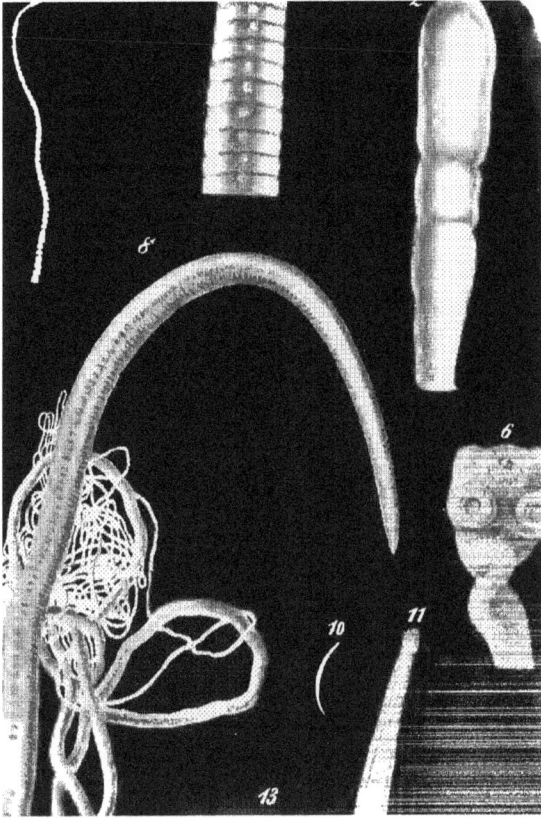

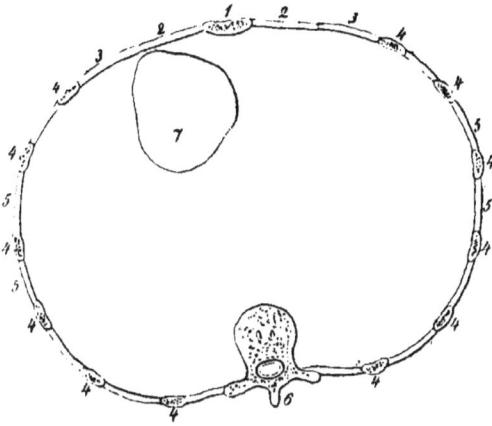

Fig. 1.

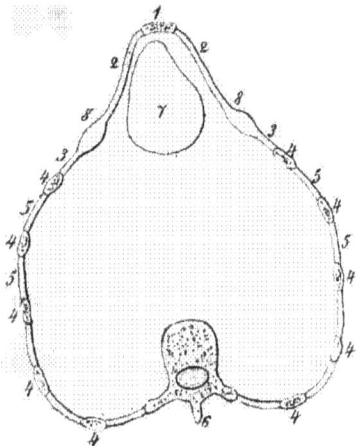

Fig. 2.

Tab. VI.

Fig 1

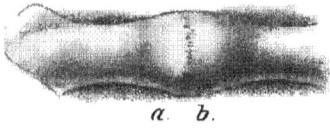

a. b.

Fig. 2.

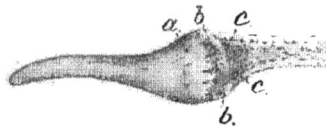

Fig. 4.

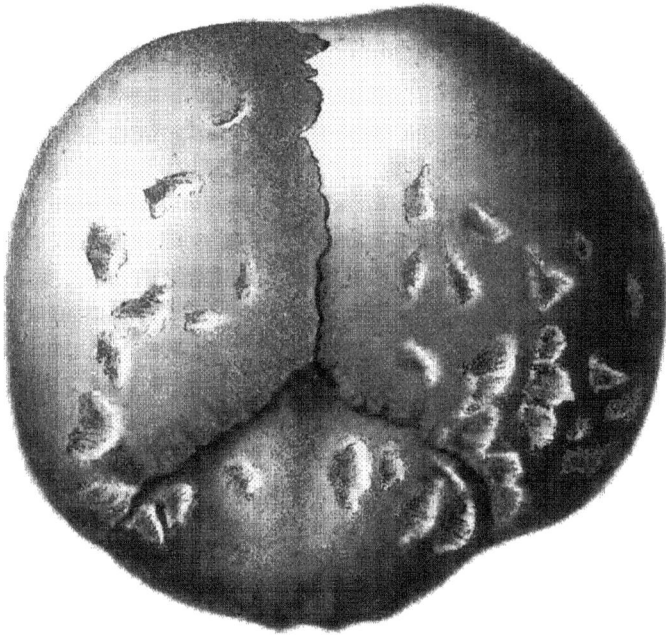

Fig. 3.

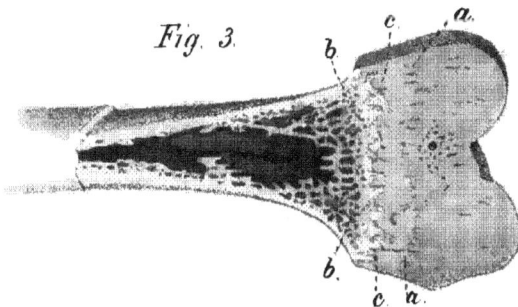